診療放射線技師

画像診断
マスター・ノート

監修 土屋一洋　杏林大学医学部放射線科助教授
編集 土屋一洋　杏林大学医学部放射線科助教授
　　 荒川浩明　獨協医科大学放射線科講師
　　 兼松雅之　岐阜大学医学部附属病院放射線部助教授
　　 新津　守　首都大学東京健康福祉学部放射線学科教授

Essentials of Diagnostic Imaging for Radiological Technologists

MEDICAL VIEW

本書では，厳密な指示・副作用・投薬スケジュール等について記載されていますが，これらは変更される可能性があります．本書で言及されている薬品については，製品に添付されている製造者による情報を十分にご参照ください．

Essentials of Diagnostic Imaging for Radiological Technologists
（ISBN 978-4-7583-0657-7 C3047）

Chief Editor: Kazuhiro Tsuchiya
  Editor: Kazuhiro Tsuchiya
     Hiroaki Arakawa
     Masayuki Kanematsu
     Mamoru Niitsu

2005. 9.10   1st ed

©MEDICAL VIEW, 2005
Printed and Bound in Japan

Medical View Co., Ltd.
2-30 Ichigayahonmuracho, Shinjyukuku, Tokyo, 162-0845, Japan
E-mail ed@medicalview.co.jp

監修の序

　スクリーニング的なものから手術などを前提とした精密検査に至るまで，日常診療のほとんどの領域において，画像診断技術はかつてないほど大きな役割を担っている。このような状況にあっては，診療放射線技師として，単に各種検査法の技術的な面のみならず，主要な病態についての知識の持ちあわせがなければ診断価値の十分な画像を臨床側に提供することができなくなっている。例えば脳動脈瘤を目的としたMR angiographyの画像を作る際にも，その好発部位や，どのように描出されるかを知っていて，疑わしい所見をみた場合には，ルーチンの画像に加え，その部分に絞った再構成を追加することで動脈瘤の診断をより確実にできるであろう。急速に普及しつつあるMDCTの画像再構成にしてもまた同様である。このようなニーズの高まりは診療放射線技師の国家試験で病変に関する問題が出題されていることからも現実に裏付けられていると言える。既にお定まりの撮影法のみで済まされる時代ではなくなっているのである。

　今回の企画はこのような背景をもとに，診療放射線技師養成学校生を主な対象とし，把握しておいて欲しい正常解剖や病態を「頭部・頭頸部」，「胸部・心臓・大血管」，「腹部・骨盤部」，「骨軟部・関節（脊椎を含む）」の4領域に分けて画像検査の立場から解説したものであるが，これまでは残念ながら適切な類書が無かったと言わざるをえない。各々の領域では正常解剖や疾患に加え，各種検査の技術的な面にも精通した諸先生に執筆して頂いた。疾患に関する部分では厳選された実際の画像その他の図を多く取り入れた。さらに検査法に関してはその効率的な選択に重きを置いた解説がなされている。この結果，単に国家試験対策用としてではなく，既に診療に携わっている方々の日常業務の手引きとしても十分な内容の質と量を備えた1冊になったものと自負している。また診療放射線技師のみならず看護師など他のコメディカルな職種の方々にも役立てて頂ければ幸いと考えている。

2005年7月

杏林大学放射線科
土屋一洋

執筆者一覧

監修

土屋一洋
杏林大学医学部　放射線科　助教授

編集

土屋一洋
杏林大学医学部　放射線科　助教授

兼松雅之
岐阜大学医学部附属病院　放射線部　助教授

荒川浩明
獨協医科大学　放射線科　講師

新津　守
首都大学東京　健康福祉学部　放射線学科　教授

執筆者（掲載順）

内野　晃
佐賀大学医学部　放射線医学　助教授

小玉隆男
宮崎大学医学部　放射線医学講座　助教授

土屋一洋
杏林大学医学部　放射線科　助教授

田中宏子
癌研有明病院　画像診断部

工藤與亮
北海道大学大学院　医学研究科　放射線医学分野

藤川　章
自衛隊中央病院　放射線科

中田安浩
東京大学大学院　博士課程医学系研究科
生体物理医学専攻（放射線診断学）

南部敦史
山梨大学医学部　放射線科　講師

石藏礼一
兵庫医科大学　放射線医学教室　講師

荒川浩明
獨協医科大学　放射線科　講師

高田恵広
兵庫医科大学　放射線医学教室

田中良一
国立循環器病センター　放射線診療部

安藤久美子
兵庫医科大学　中央放射線部　講師

井上康弘
岐阜大学医学部附属病院　放射線部
診療放射線技師

片瀬七朗
慈生会病院　放射線科　医長

衣斐賢司
岐阜大学医学部附属病院　放射線部
診療放射線技師長

市川秀男
大垣市民病院　診療検査科　科長補佐

川地俊明
大垣市民病院　診療検査科　科長補佐

三好利治
岐阜大学医学部附属病院　放射線部
診療放射線技師

横山龍二郎
岐阜大学医学部附属病院　放射線部
主任診療放射線技師

梶田公博
岐阜大学医学部附属病院　放射線部
診療放射線技師

岡田富貴夫
岐阜大学医学部附属病院　放射線部
主任診療放射線技師

富松英人
国立がんセンター
がん予防・検診研究センター　検診部

劉　林祥
国立がんセンター
がん予防・検診研究センター　検診部

飯沼　元
国立がんセンター　がん予防・検診研究センター
検診部　総合検診室長

五島　聡
岐阜大学大学院医学研究科　腫瘍制御学講座
放射線医学分野

加藤博基
岐阜大学大学院医学研究科　腫瘍制御学講座
放射線医学分野　臨床講師

前谷洋爾
京都大学大学院医学研究科　画像診断・核医学科

小井戸一光
札幌医科大学　放射線科　講師

廣川直樹
札幌医科大学　放射線科

佐藤大志
札幌医科大学　放射線科

晴山雅人
札幌医科大学　放射線科　教授

西田　睦
札幌医科大学医学研究科　放射線治療診断学

浅野隆彦
岐阜大学医学部附属病院　放射線科　臨床講師

本杉宇太郎
山梨大学医学部　放射線科

真鍋知子
中濃厚生病院　放射線科　医長

近藤浩史
岐阜大学医学部附属病院　放射線科

兼松雅之
岐阜大学医学部附属病院　放射線部　助教授

熊田　卓
大垣市民病院　消化器科　部長

新津　守
首都大学東京　健康福祉学部　放射線学科　教授

佐志隆士
秋田大学医学部　放射線医学教室　講師

植野映子
岩手医科大学　放射線医学講座

CONTENTS

疾患別目次 ──────────────────────── xii
「知って得するアラカルト」一覧 ─────────── xviii
「略語」一覧 ──────────────────────── xxiv

1 頭部・頭頸部　　　　　　　　　　　　　　　土屋一洋

頭部

【正常編】【内野　晃】
1　大脳・脳幹・小脳・頭蓋内の血管系 ──── 2
　● 単純CT ─────────────────── 3
　● 造影CT ─────────────────── 4
　● MRI横断像 ──────────────── 4
　● MRI矢状断像 ─────────────── 7
　● MRI冠状断像 ─────────────── 8
　● 内頸動脈造影 ────────────── 10
　● 椎骨動脈造影 ────────────── 12

【疾患編】
■ 脳血管障害【土屋一洋】
1　脳梗塞 ───────────────── 14
2　高血圧性脳内出血 ─────────── 16
3　くも膜下出血 ─────────────── 18
4　脳動脈瘤 ──────────────── 20
5　脳動静脈奇形 ────────────── 22

■ 脳腫瘍【工藤與亮】
1　膠芽腫 ───────────────── 24
2　下垂体腺腫 ─────────────── 27
3　神経鞘腫 ──────────────── 30
4　髄膜腫 ───────────────── 33
5　転移性脳腫瘍 ────────────── 36

■ 変性・炎症・脱髄【中田安浩】
1　脊髄小脳変性症 ──────────── 38

2　脳膿瘍 ───────────────── 40
3　ウイルス性脳炎 ──────────── 43
4　Creutzfeldt-Jacob病 ──────── 46
5　多発性硬化症 ────────────── 48

■ 頭部外傷【石藏礼一，高田恵広，安藤久美子】
1　急性硬膜外血腫 ──────────── 50
2　急性硬膜下血腫 ──────────── 52
3　脳挫傷 ───────────────── 54
4　慢性硬膜下血腫 ──────────── 56

■ 先天奇形【石藏礼一，安藤久美子，高田恵広】
1　神経線維腫症（type 1, 2） ───── 58
2　Chiari奇形（I, II型） ────────── 60
3　脳梁形成異常 ────────────── 62

頭頸部

【正常編】【片瀬七朗】
1　CT冠状断像 ────────────── 64
2　CT軸位断像 ────────────── 65
3　CT 3D再構成 ───────────── 68
4　MRI矢状断像 ──────────── 69
5　単純X線像 ─────────────── 71

【疾患編】
■ 頭蓋底【小玉隆男】
1　脊索腫 ───────────────── 72
2　傍神経節腫瘍 ────────────── 75

▪ 鼻部【小玉隆男】
1 急性／慢性副鼻腔炎 ─── 77
2 若年性血管線維腫 ─── 80

▪ 眼窩部【小玉隆男】
1 網膜芽細胞腫 ─── 83
2 視神経膠腫 ─── 85

▪ 耳部【小玉隆男】
1 真珠腫 ─── 87
2 耳硬化症 ─── 90

▪ 咽頭【田中宏子】
1 Tornwaldt 嚢胞 ─── 92
2 扁桃炎，扁桃周囲膿瘍 ─── 94

▪ 顎骨【田中宏子】
1 関節円板転位 ─── 96
2 歯根嚢胞 ─── 99

▪ 耳下腺【田中宏子】
耳下腺多形腺腫 ─── 101

▪ 喉頭【田中宏子】
FDG-PET：喉頭の生理的集積 ─── 104

▪ 甲状腺
1 異所性甲状腺・甲状舌管嚢胞【田中宏子】─── 106
　● 異所性甲状腺 ─── 107
　● 甲状舌管嚢胞 ─── 108
2 甲状腺機能亢進症（バセドウ病）と
　機能低下症（橋本病）【藤川　章】─── 110

▪ 副甲状腺【藤川　章】
副甲状腺腺腫 ─── 113

▪ 顔面外傷【藤川　章】
1 眼窩吹き抜け骨折 ─── 116
2 LeFort（ルフォール）骨折 ─── 118

▪ 頸部軟部組織【藤川　章】
1 第2鰓裂嚢胞 ─── 121
2 咽後膿瘍 ─── 123

2　胸部・心臓・大血管　　　荒川浩明

胸部

【正常編】【南部敦史】
1 単純X線 ─── 126
2 CT ─── 128
3 高分解能CT（HRCT）─── 130
4 気管支動脈造影 ─── 131
5 陰影の読影 ─── 132
　● 4つの陰影パターン ─── 132
　● 陰影分布 ─── 134

【疾患編】

▪ 呼吸器感染症【南部敦史】
1 細菌性肺炎 ─── 136
2 肺膿瘍 ─── 138
3 結核性肺炎 ─── 141
4 粟粒結核 ─── 144

▪ 肺癌【南部敦史】
1 肺癌 ─── 146
2 異型腺腫様過形成 ─── 150
3 転移性肺腫瘍 ─── 152

▪ 肺良性腫瘤【荒川浩明】
1 過誤腫 ─── 154
2 結核腫 ─── 156

▪ 縦隔腫瘍【荒川浩明】
1 前腸嚢胞 ─── 158
2 胸腺腫 ─── 160

■ 胸膜・胸壁病変【荒川浩明】
1. 胸水・膿胸 —— 162
2. 神経鞘腫 —— 164
3. 悪性中皮腫 —— 166

■ びまん性肺疾患【荒川浩明】
1. 過敏性肺臓炎 —— 168
2. サルコイドーシス —— 170
3. 特発性肺線維症 —— 172
4. 気管支拡張症 —— 174
5. 好酸球性肺炎 —— 176
6. 特発性器質化肺炎 —— 178
7. 肺気腫 —— 180

■ 職業性肺疾患【荒川浩明】
1. 珪肺 —— 182
2. アスベストーシス —— 184

■ その他【荒川浩明】
1. 気胸 —— 186
2. 無気肺 —— 188
3. 放射線肺臓炎 —— 190
4. 肺分画症 —— 192

心臓・大血管

【正常編】【田中良一】
1. 左心室造影 —— 194
2. 右心室造影 —— 195
3. 肺動脈造影 —— 196
4. 冠状動脈造影 —— 197

【疾患編】【田中良一】
1. 胸部大動脈瘤 —— 198
2. 大動脈解離 —— 202
3. 動脈管開存 —— 206
4. 高安病 —— 209
5. 血管輪 —— 212
6. 大動脈縮窄 —— 215
7. 左心不全 —— 217
8. 肺塞栓症 —— 220
9. 肺動静脈瘻 —— 224
10. 虚血性心疾患 —— 227
11. 弁膜症 —— 232
12. 川崎病 —— 236
13. 心室中隔欠損 —— 239
14. 心房中隔欠損 —— 243
15. Fallot四徴症 —— 246

3 腹部・骨盤部

兼松雅之

【正常編】
1. 腹部単純X線撮影【井上康弘, 衣斐賢司】—— 250
2. 上部消化管造影X線検査【市川秀男, 川地俊明】—— 253
   - ●食道 —— 253
   - ●胃 —— 254
   - ●小腸 —— 256
3. 下部消化管造影X線検査【 〃 】—— 258
   - ●大腸 —— 258
4. 腹部単純・造影CT
   【三好利治, 横山龍二郎, 衣斐賢司】—— 261
   - ●単純CT撮影 —— 261
   - ●造影CT撮影 —— 263
5. 骨盤部単純・造影CT【 〃 】—— 265
   - ●単純CT撮影 —— 265
6. 腹部単純・造影MRI
   【梶田公博, 横山龍二郎, 衣斐賢司】—— 267
   - ●単純MRI撮像 —— 267
   - ●ガドリニウム(Gd)造影MRI撮像 —— 269
   - ●その他のMRI撮像 —— 270
7. 骨盤部単純・造影MRI【 〃 】—— 271
   - ●単純・造影MRI撮像(女性) —— 271
   - ●単純・造影MRI撮像(男性) —— 273
8. 腹部血管造影【岡田富貴夫, 衣斐賢司】—— 274
9. 骨盤部血管造影【 〃 】—— 280

【疾患編】

■食道【富松英人，劉　林祥，飯沼　元】
消化管造影検査 ——————————— 282

■胃【飯沼　元，劉　林祥，富松英人】
消化管造影検査 ——————————— 284

■腸【劉　林祥，飯沼　元，富松英人】
消化管造影検査 ——————————— 290
- ●腫瘍性疾患 ——————————— 291
- ●非腫瘍性疾患 ————————— 294

■肝臓
1. 肝炎，肝硬変症【五島　聡】——— 298
2. 肝悪性腫瘍【 〃 】———————— 301
   - ●肝細胞癌 —————————— 301
   - ●胆管細胞癌 ————————— 303
   - ●転移性肝癌 ————————— 304
3. 非上皮性腫瘍【 〃 】———————— 305
   - ●平滑筋肉腫 ————————— 305
   - ●悪性リンパ腫 ———————— 306
4. 炎症性肝腫瘤【 〃 】———————— 307
   - ●細菌性膿瘍 ————————— 307
   - ●アメーバ肝膿瘍 ——————— 308
   - ●炎症性偽腫瘍 ———————— 308
5. びまん性肝疾患【加藤博基】——— 310
6. 良性肝腫瘤【 〃 】———————— 313
7. 小児肝腫瘍，先天疾患【 〃 】——— 316

■胆道【前谷洋爾】
1. 胆道結石 ——————————— 318
2. 胆嚢癌 ———————————— 321
3. 先天性胆道拡張症 ——————— 324
4. 黄色肉芽腫性胆嚢炎 —————— 326

■膵臓【小井戸一光，廣川直樹，佐藤大志，晴山雅人，西田　睦】
1. 膵悪性腫瘍（浸潤性膵管癌）——— 328
2. 膵管内乳頭粘液性腫瘍（IPMT）— 332
3. 膵内分泌腫瘍 ————————— 335
4. 急性膵炎 ——————————— 338

■副腎【浅野隆彦】
1. 副腎皮質腫瘍（腺腫・腺癌）——— 340
2. 副腎髄質腫瘍（褐色細胞腫）——— 343

■腎，尿路【本杉宇太郎】
1. 悪性尿路疾患（腎細胞癌）——— 346
2. 良性腫瘍（腎血管筋脂肪腫）——— 348
3. 尿管結石 ——————————— 350
4. 先天性腎尿路疾患（膀胱尿管逆流）— 352

■女性性器【真鍋知子】
1. 子宮悪性腫瘍 ————————— 354
   - ●子宮頸癌 —————————— 354
   - ●子宮体癌 —————————— 355
   - ●子宮筋肉腫 ————————— 356
2. 子宮良性腫瘤 ————————— 357
   - ●子宮筋腫 —————————— 357
   - ●子宮腺筋症 ————————— 358
3. 卵巣嚢腫 ——————————— 359
   - ●内膜症性嚢胞 ———————— 359
   - ●皮様嚢腫 —————————— 360
   - ●漿液性嚢胞腺腫 ——————— 361
   - ●粘液性嚢胞腺腫 ——————— 362
4. 先天性女性性器疾患 —————— 363
   - ●子宮欠損 —————————— 363
   - ●双角子宮 —————————— 364
5. 急性腹症を起こす女性性器疾患 — 365
   - ●子宮外妊娠 ————————— 365
   - ●卵巣出血 —————————— 366
   - ●卵巣茎捻転 ————————— 367

■腹部外傷・血管【近藤浩史，兼松雅之】
1. 腹部外傷 ——————————— 368
2. 血管 ————————————— 371

■超音波検査：正常編【熊田　卓，川地俊明】
正常超音波解剖 ————————— 373

■超音波検査：疾患編【熊田　卓，川地俊明】
1. 肝臓 ————————————— 376
   - ●肝細胞癌（HCC）——————— 376
   - ●転移性肝腫瘍 ———————— 377

- ●肝血管腫 —— 377
- ●肝囊胞 —— 378
- ●肝硬変 —— 378
- ●脂肪肝 —— 379

2 胆膵
- ●急性胆嚢炎 —— 380
- ●総胆管結石 —— 380
- ●胆嚢癌 —— 381
- ●胆嚢腺筋症 —— 381
- ●肝門部胆管癌 —— 382
- ●急性膵炎 —— 382
- ●慢性膵炎 —— 383
- ●膵癌 —— 383

3 腎尿路
- ●多発性囊胞腎 —— 384
- ●腎結石 —— 384
- ●水腎症 —— 385
- ●尿管結石 —— 385
- ●腎血管筋脂肪腫 —— 386
- ●腎細胞癌 —— 386
- ●急性膀胱炎 —— 387
- ●膀胱癌 —— 387

4 骨盤
- ●急性虫垂炎 —— 388
- ●大腸憩室炎 —— 388
- ●虚血性大腸炎 —— 389
- ●大腸癌 —— 389
- ●前立腺肥大 —— 390
- ●急性精巣上体炎 —— 390
- ●子宮筋腫 —— 391
- ●卵巣癌 —— 391

4　骨軟部・脊椎・関節　新津 守

骨軟部

■ 骨【新津 守】
1. 骨軟骨腫(外骨腫) —— 394
   - ●多発性外骨腫症 —— 396
2. 内軟骨腫 —— 397
3. 類骨骨腫 —— 399
4. 単純性骨囊腫 —— 401
5. 非骨化性線維腫 —— 403
6. 線維性異形成 —— 404
7. 血管腫 —— 406
8. 巨細胞腫 —— 407
9. 脊索腫 —— 409
10. 軟骨肉腫 —— 411
11. 骨肉腫 —— 413
12. Ewing肉腫 —— 416
13. 多発性骨髄腫 —— 418
14. 転移性骨腫瘍 —— 420

■ 軟部【新津 守】
1. 脂肪腫 —— 423
2. 血管腫(軟部) —— 424
3. 神経原性腫瘍 —— 426
4. 化骨性筋炎 —— 429
5. 脂肪肉腫 —— 431
6. 悪性線維性組織球腫 —— 433

■ 骨髄炎【新津 守】
骨髄炎 —— 434

■ 系統疾患【新津 守】
軟骨無形成症 —— 435

脊椎

【正常編】【新津 守】
1. 頸椎 —— 436
2. 胸腰椎 —— 437

【疾患編】【新津 守】

■ 脊椎症
1. 椎間板ヘルニア，変形性脊椎症 —— 438

CONTENTS

2 腰部脊柱管狭窄症 ——— 444
3 脊椎分離症,脊椎すべり症 ——— 445
4 後縦靱帯骨化症 ——— 447

炎症
脊椎炎,椎間板炎 ——— 450

骨折
脊椎圧迫骨折 ——— 451

脊髄病変
脊髄空洞症,Chiari 奇形 ——— 452

先天奇形
髄膜脊髄瘤,仙尾部脂肪腫,脊髄稽留症候群 ——— 453

脊髄腫瘍
硬膜外腫瘍,硬膜内髄外腫瘍,髄内腫瘍 ——— 454

関節

肩関節【佐志隆士】
1 正常解剖図譜 ——— 456
2 肩関節脱臼 ——— 457
3 腱板損傷 ——— 458
4 投球障害 ——— 459

肘関節
1 正常解剖【新津 守】 ——— 460
2 内側上顆炎【植野映子】 ——— 461
3 離断性骨軟骨損傷(離断性骨軟骨炎)【 〃 】 ——— 463

手・手関節
1 正常解剖【新津 守】 ——— 465
2 手根管症候群【植野映子】 ——— 466
3 Kienböck(キーンベック)病【 〃 】 ——— 467
4 舟状骨骨折【 〃 】 ——— 469
5 TFCC 損傷【 〃 】 ——— 471

股関節【新津 守】
1 正常解剖 ——— 473
2 大腿骨頸部骨折 ——— 474
3 骨盤骨折(仙骨不全骨折) ——— 475
4 大腿骨頭壊死症 ——— 476
5 発育性股関節脱臼 ——— 478

膝関節【新津 守】
1 正常解剖 ——— 480
2 前十字靱帯断裂 ——— 481
3 後十字靱帯断裂 ——— 484
4 内側側副靱帯断裂 ——— 486
5 半月板断裂 ——— 489
6 脛骨高原骨折 ——— 492

足・足関節【新津 守】
1 正常解剖 ——— 494
2 アキレス腱断裂 ——— 495
3 距骨ドームの骨軟骨損傷 ——— 496

索引 ——— 500

疾患別目次

あ

アキレス腱断裂	495
悪性線維性組織球腫	433
悪性中皮腫	166, 167
悪性尿路疾患	346, 347
悪性リンパ腫	286, 306
アスベストーシス	184, 185
胃癌	284, 285
異型腺腫様過形成	150, 151
異所性甲状腺	106, 108, 109
イレウス	251
咽後膿瘍	123, 124
ウイルス性脳炎	43, 44, 45
炎症性肝腫	307, 308
炎症性偽腫瘍	308
円板状半月	490
黄色靱帯骨化症	448
黄色肉芽腫性胆嚢炎	326, 327

か

潰瘍性大腸炎	294
潰瘍（良性）	285
過誤腫	154, 155
化骨性筋炎	429
下垂体腺腫	27, 29
家族性大腸ポリポーシス	292
肩関節脱臼	457
褐色細胞腫	344
過敏性肺臓炎	168, 169
川崎病	236, 238
肝悪性腫瘍	301, 303
肝炎	298
肝芽腫	317
眼窩吹き抜け骨折	116, 117
肝血管腫	313, 377
肝硬変	378
──症	300
肝細胞癌	301, 376
冠状動脈狭窄	227
冠状動脈瘤	236, 238
癌性腹膜炎	292
関節円板転位	96, 97, 98
肝損傷	368
肝嚢胞	315, 378
肝門部胆管癌	382
キーンベック病	467, 468
気管支拡張症	174, 175
気胸	186, 187
偽膜性大腸炎	295
急性硬膜外血腫	50, 51
急性硬膜下血腫	52
急性膵炎	338, 339, 382
急性精巣上体炎	390
急性胆嚢炎	380
急性虫垂炎	388
急性副鼻腔炎	77, 79
急性膀胱炎	387
狭心症	231
胸水	162, 163
胸腺腫	160, 161
胸部大動脈瘤	198, 201
虚血性心疾患	227, 230, 231
虚血性大腸炎	295, 389
距骨ドームの骨軟骨損傷	496
巨細胞腫	407
くも膜下出血	18, 19
脛骨顆間隆起剥離骨折	481
脛骨高原骨折	492
憩室炎	296
珪肺	182, 183
結核腫	156, 157
結核性肺炎	141, 143
血管腫	424
血管輪	212, 213, 214
限局性結節性過形成	315
腱板損傷	458
膠芽腫	24, 26
高血圧性脳内出血	16, 17
好酸球性肺炎	176, 177
後十字靱帯断裂	484, 485
後縦靱帯骨化症	447, 448
甲状舌管嚢胞	106, 108, 109
甲状腺機能亢進症	110, 112
甲状腺機能低下症	110
硬膜外腫瘍	454
硬膜内髄外腫瘍	454
骨髄炎	434
骨軟骨腫	394
骨肉腫	413, 414
骨盤骨折	475

さ

細菌性膿瘍	307

細菌性肺炎	136,137
左心不全	217,219
サルコイドーシス	170,171
耳下腺多形腺腫	101,102,103
子宮外妊娠	365
子宮筋腫	357,391
子宮筋肉腫	356
子宮頸癌	354
子宮欠損	363
子宮腺筋症	358
子宮体癌	355
耳硬化症	90,91
歯根嚢胞	99,100
視神経膠腫	85,86
脂肪肝	310,379
脂肪腫	423
脂肪肉腫	431
若年性血管線維腫	80,81,82
十二指腸潰瘍	287
手根管症候群	466
漿液性嚢胞腺腫	361
消化管間質腫瘍	286
小児肝腫瘍	316,317
食道アカラシア	283
食道進行癌	282,283
食道粘膜下腫瘍	283
食道表在癌	283
神経原性腫瘍	426,427
神経鞘腫	30,31,32,164,165,426
神経線維腫症	58,427
腎血管筋脂肪腫	348,349,386
腎結石	384
腎細胞癌	346,347,386
心室中隔欠損	239,241,242
真珠腫	87,89
腎損傷	370
心房中隔欠損	243,245
膵悪性腫瘍	328,329
膵癌	328,329,330,331,383
膵管内乳頭粘液性腫瘍	332,333,334
水腎症	385
膵頭部癌	328,329,330,331
髄内腫瘍	454
膵内分泌腫瘍	335,336,337
髄膜腫	33,35
髄膜脊髄瘤	453
脊索腫	72,74,409
脊髄空洞症	452
脊髄稽留症候群	453
脊髄小脳変性症	38,39
脊椎圧迫骨折	451
脊椎炎	450
脊椎すべり症	445
脊椎分離症	445
線維性異形成	404
仙骨不全骨折	475
前十字靱帯断裂	481,482
舟状骨骨折	469,470
前腸嚢胞	158,159
先天性腎尿路疾患	352,353
先天性胆道拡張症	324,325
仙尾部脂肪腫	453
前立腺肥大	390
双角子宮	364
総胆管結石	380
――症	318,319
僧帽弁閉鎖不全症	232,234
粟粒結核	144

た

第2鰓裂嚢胞	121,122
大腿骨頸部骨折	474
大腿骨頭壊死症	476
大腸悪性リンパ腫	293
大腸癌	389
大腸クローン病	294
大腸憩室炎	388
大動脈解離	202,205
大動脈縮窄	215,216
大動脈弁狭窄	235
大動脈弁閉鎖不全	235
高安病	209,211
多発性外骨腫症	396
多発性硬化症	48,49
多発性骨髄腫	418
多発性内軟骨腫症	398
多発性嚢胞腎	384
胆管細胞癌	303
単純性骨嚢腫	401,402
胆石症	327
胆道結石	318,319
胆嚢癌	321,323,381
胆嚢結石症	318,319
胆嚢腺筋症	381
腸結核	295

直腸カルチノイド	293
直腸癌	291, 297
陳旧性心筋梗塞	230
椎間板炎	450
椎間板ヘルニア	438, 439, 440
椎体血管腫	406
転移性肝腫瘍	377
転移性骨腫瘍	420, 421
転移性脳腫瘍	36, 37
転移性肺腫瘍	152, 153
投球障害肩	459
動脈管開存	206, 208
特発性器質化肺炎	178, 179
特発性肺線維症	134, 172, 173

な

内側上顆炎	461, 462
内側側副靱帯断裂	486, 487
内軟骨腫	397
内膜症性囊胞	359
軟骨肉腫	411
軟骨無形成症	435
尿管結石	350, 351, 385
粘液性囊胞腺腫	362
膿胸	162, 163
脳梗塞	14, 15
脳挫傷	54, 55
脳動静脈奇形	22, 23
脳動脈瘤	20, 21
脳膿瘍	40, 41, 42
脳梁形成異常	62

は

肺炎球菌肺炎	136, 137
肺癌	146, 147, 148, 149
肺気腫	180, 181
肺水腫	135
肺塞栓症	220, 222, 223
肺動静脈瘻	224, 226
肺動脈弁狭窄	235
肺膿瘍	138, 139, 140
肺分画症	192, 193
バケツ柄断裂	490
橋本病	110
バセドウ病	110, 112
発育性股関節脱臼	478
半月板断裂	489, 490
非骨化性線維腫	403
びまん性肝疾患	310, 312
皮様囊腫	360
副甲状腺腺腫	113, 115
副腎髄質腫瘍	343
副腎皮質腫瘍	340, 341, 342
腹水	251
腹部外傷	368, 370
腹部大動脈瘤	371
ヘモクロマトーシス	312
ヘルペス脳炎	43, 44, 45
変形性脊椎症	438, 441
扁桃炎	94, 95
扁桃周囲膿瘍	94, 95
弁膜症	232, 234, 235
膀胱癌	387
膀胱結石	252
膀胱尿管逆流	352, 353
放射線肺臓炎	190, 191
傍神経節腫瘍	75, 76

ま

マイコプラズマ肺炎	137
慢性好酸球性肺炎	134, 135
慢性硬膜下血腫	56, 57
慢性膵炎	383
慢性副鼻腔炎	77, 79
無気肺	188, 189
網膜芽細胞腫	83, 84

や

腰部脊柱管狭窄症	444

ら

卵巣癌	391
卵巣茎捻転	367
卵巣出血	366
離断性骨軟骨損傷	463, 464
良性肝腫瘍	313, 315
類骨骨腫	399
ルフォール骨折	118, 119, 120

疾患別目次

A

Achilles tendon rupture	495
achondroplasia	435
ACL tear	481,482
acute appendicitis	388
acute cholecystitis	380
acute cystiti	387
acute epididymitis	390
acute epidural hematoma	50,51
acute pancreatitis	338,339,382
acute sinusitis	77,79
acute subdural hematoma	52
adenomyomatosis	381
adrenal cortical tumor	340,341,342
adrenal medullary tumor	343
aortic dissection	202,205
arch anomaly	212,213,214
asbestosis	184,185
atelectasis	188,189
atrial septal defect	243,245
a typical adenomatous hyperplasia	150,151
AVM(arteriovenous malformation)	22,23

B

bacterial pneumonia	136,137
benign hepatic mass	313,315
benign prostatic hypertrophy	390
biliary tract stone	318,319
bladder carcinoma	387
blow-out fracture	116,117
BOOP(bronchiolitis obliterans and organizing pneumonia)	178,179
brain abscess	40,41,42
brain contusion	54,55
bronchiectasis	174,175
bucket handle tear	490
Budd-Chiari症候群	316

C

carcinoma of the gallbladder	381
carcinoma of the pancreas	383
cardiac valvular disease	232,234,235
carpal tunnel syndrome	466
cerebral aneurysm	20,21
cerebral infarction	14,15

C (cont.)

Chiari malformation	60,452
cholangio carcinoma	382
choledochal cysts	324,325
choledocholithiasis	380
cholesteatoma	87,89
chondrosarcoma	411
chordoma	72,74,409
chronic pancreatitis	383
chronic sinusitis	77,79
chronic subdural hematoma	56,57
coarctation of aorta	215,216
colonic cancer	389
compression fracture	451
congenital urinary disease	352,353
COP(cryptogenic organizing pneumonia)	178,179
Creutzfeldt-Jakob disease	46,47

D

DDH(developmental dislocation (dysplasia)of the hip)	478
diffuse liver disease	310,312
discitis	450
dislocation of the shoulder	457
diverticulitis of the colon	388
dysgenesis of corpus callosum	62

E

ectopic thyroid gland	106,108,109
emphysema	180,181
empyema	162,163
enchondroma	397
Ewing's sarcoma	416
extradural tumor	454

F

Fallot四徴症	246,247,248
fatty liver	379
femoral neck fracture	474
fibrous dysplasia	404
foregut cyst	158,159

G

gallbladder cancer	321,323
giant cell tumor	407
GIST (gastrointestinal stromal tumor)	286
glioblastoma	24,26
Graves' disease	110,112

H

hamartoma	154,155
Hashimoto's disease	110
HCC (hepatocellular carcinoma)	376
hemangioma	406,424
hepatic cyst	378
hepatic hemangioma	377
hepatitis	298
hydronephrosis	385
hypersensitivity pneumonitis	168,169
hypertensive intracerebral hemorrhage	16,17
hyperthyroidism	110,112
hypothyroidism	110

I

infantile hepatic tumor	316,317
inflammatory lesion	307,308
insufficiency fracture of the sacrum	475
internal derangement of temporomandibular joint	96,97,98
intervertebral disc herniation	438,439,440
intradural-extramedullary tumor	454
intramedullary tumor	454
IPF (idiopathic pulmonary fibrosis)	172,173
IPMT (intraductal papillary mucinous tumor)	332,333,334
ischemic colitis	389
ischemic heart disease	227,230,231

J

juvenile angiofibroma	80,81,82

K

Kawasaki disease	236,238
Kienböck disease	467,468

L

LeFort fracture	118,119,120
left heart failure	217,219
lipoma	423
liposarcoma	431
liver cirrhosis	300,378
lumbar canal stenosis	444
lumbosacral lipoma	453
lung abscess	138,139,140
lung carcinoma	146,147,148,149

M

malignant epithelial tumor	301,303
malignant mesothelioma	166,167
malignant tumor of the pancreas	328,329
malignant urinary disease	346,347
MCL tear	486,487
medial epicondylitis	461,462
meningioma	33,35
meningomyelocele	453
meniscal tear	489,490
metastatic bone tumor	420,421
metastatic brain tumor	36,37
metastatic liver tumor	377
metastatic lung tumors	152,153
MFH (malignant fibrous histiocytoma)	433
miliary tuberculosis	144
MLP (multiple lymphomatous polyposis)	293
multiple myeloma	418
multiple sclerosis	48,49
myoma of the uterus	391
myositis ossificans	429

N

necrosis of the femoral head	476
neurinoma	164,165
neuroendocrine tumor of the pancreas	335,336,337
neurofibromatosis	58
neurogenic tumor	426,427
non-ossifying fibroma	403

O

Ollier病	398

疾患別目次

OPLL(ossification of posterior longitudinal ligament) ——447,448
optic glioma ——85,86
osteochondral injury of the talar dome —496
osteochondritis dissecans ——463,464
osteochondroma ——394
osteoid osteoma ——399
osteomyelitis ——434
osteosarcoma ——413,414
otosclerosis ——90,91
ovarian cancer ——391
OYL(ossification of yellow ligament) ——448

P

paraganglioma ——75,76
parathyroid adenoma ——113,115
patent ductus arteriosus ——206,208
PCL tear ——484,485
peritonsillar abscess ——94,95
pheochromocytoma ——344
PIE syndrome ——176,177
pituitary adenoma ——27,29
pleomorphic adenoma of the parotid gland ——101,102,103
pleural effusion ——162,163
pneumothorax ——186,187
polycystic kidney ——384
pulmonary arteriovenous fistula ——224,226
pulmonary sequestration ——192,193
pulmonary(thrombo)embolism——220,222,223

R

radiation pneumonitis ——190,191
radicular cyst ——99,100
RAS(Rokitansky-Aschoff sinus) ——327
renal angiomyolipoma ——348,349,386
renal cell carcinoma ——346,347,386
renal stone ——384
retinoblastoma ——83,84
retropharyngeal abscess ——123,124
rotator cuff disease ——458

S

sarcoidosis ——170,171
scaphoid fracture ——469,470

schwannoma ——30,31,32,164,165
second branchial cleft cyst ——121,122
silicosis ——182,183
simple bone cyst ——401,402
spinocerebellar degeneration——38,39
spondylitis ——450
spondylolisthesis ——445
spondylolysis ——445
spondylosis deformans ——438,441
subarachnoid hemorrhage ——18,19
syringomyelia ——452

T

Takayasu disease ——209,211
tethered cord syndrome ——453
tetralogy of Fallot ——246,247,248
TFCC損傷 ——471
thoracic aortic aneurysm ——198,201
thymoma ——160,161
thyroglossal duct cyst ——106,108,109
tibial plateau fracture ——492
tonsillitis ——94,95
Tornwaldt's cyst ——92,93
trauma ——368,370
triangular fibrocartilage complex injury ——471
tuberculoma ——156,157
tuberculous pneumonia ——141,143

U

ureteral stone ——350,351,385

V

ventricular septal defect ——239,241,242
vesicoureteral reflux ——352,353
viral encephalitis ——43,44,45
von Meyenburg complex ——312

X

xanthogranulomatous cholecystitis——326,327

xvii

知って得するアラカルト一覧

あ

アスベスト	184
異型狭心症	227
意識障害の分類	53
石綿	184
イレウス	251
──の分類	251
機械性──	251
機能性──	251
陰性造影剤	265
ウィンドウ	
──条件	342
──幅	342
──レベル	342
エレファントマン	428

か

外傷	467
外側骨折	474
外反	463
顎骨性疾患	100
拡散強調画像	25,40
──で高信号を示す病変	45
過誤腫	59
下垂体のdynamic study	28
仮性動脈瘤	199
鷲足	488
川崎病の治療	238
眼窩内髄膜腫	85
眼窩内側壁	116
眼窩への直接外力のイメージ	116
間隙	123
観血的治療	469
肝硬変症	298
寛骨	477
肝実質のCT値	311
関節円板	96
──変形	97
肝臓および膵臓などにおける腫瘍鑑別のための検査	263
肝臓の濃度(CT値)がびまん性に上昇する病態	312
肝損傷分類	370
肝動脈門脈短絡	302
肝膿瘍	307
灌流画像	25
気管支動脈塞栓術	131
気管支透亮像	132
偽腔	371
危険間隙	123
機能性イレウス	251
機能的鼻内内視鏡手術	77
逆流重症度国際分類	353
急性膵炎のCT分類	339
急性膵炎の原因	338
狭窄後拡張	198
狭心症の分類	227
胸水の分類	164
胸部単純X線写真による動脈管の陰影	207
胸膜	129
──・気胸の概念図	187
空洞	138
グラディエント・エコー法によるヘモジデリン検出	408
クルーケンベルグ腫瘍	391
グレードと分化度	412
グレーブス病	111
頸椎の名称	455
劇症肝炎	298
血管炎	199
血管筋脂肪腫	349
血管攣縮	18
月経周期と子宮・卵巣の変化	361
結石	252
結節・腫瘤影	133
結節性硬化症	349
血栓閉塞型解離	202
原発性副甲状腺機能亢進症	113
──の原因	113
口蓋扁桃	94
岬角	410
好酸球性肺炎の分類	177
含歯性囊胞	99
後十字靱帯断裂の長期経過	485
甲状舌管	107
甲状腺	
──^{123}I摂取率の経時的曲線	112
──癌	108
──機能亢進症の原因	111
──機能低下症の原因	111
高頻度の骨折	469
高分解能CT	130
硬膜下水腫	57
小型円形細胞腫	417
骨腫瘍の年齢分布	395
骨腫瘍の発生部位	398

骨膜反応	414
鼓膜被蓋	88
コロナ様濃染	302
コンソリデーション	133

さ

最大短径	200
三角線維軟骨複合体	471
耳下腺腫瘍のダイナミック造影像	103
磁化率アーチファクト	73
歯原性囊胞	99
歯根囊胞	99
歯状核赤核淡蒼球ルイ体萎縮症	38
視神経膠腫	59
鰓部器官	121
脂肪腫	63
脂肪肉腫	432
脂肪のCT値	340
脂肪抑制画像	31
脂肪抑制法	272
──選択的──	272
シャンペングラス様	435
縦隔にできる腫瘍	161
手根管	466
──撮影	466
出血性梗塞	14
循環を温存するための術式	467
上衣腫	59
上咽頭	92
消化管造影検査	289
小骨盤腔	479
紙様板	116
上皮性腫瘍	146
静脈血サンプリング	28
静脈性尿路造影	350
小葉中心性結節	142
食道癌の肉眼分類	282
食道早期癌	283
腎癌の膵転移	335
真腔	371
神経原性腫瘍	58
神経腫性象皮症	428
神経線維腫症1型	85
腎細胞癌との鑑別	349
浸潤影	133
浸潤性膵管癌	328
真性動脈瘤	199

新変異型Creutzfeldt-Jakob病（CJD）	46
髄液の流れ	2
水腎症	350
膵胆管合流異常	324
水尿管	350
髄膜腫	59
スコッチテリアの首	446
ストレイン	461
すりガラス影	133
正円窓	90
脆弱骨骨折	475
精巣動脈	274
正中頸囊胞	108
脊索	93
──遺残	74
──管遺残	74
脊髄稽留症候群	453
脊髄小脳失調症	38
脊髄小脳変性症の画像所見	39
石灰化	252
──を示す眼球病変	83
ゼブラ濃染	269
占拠性効果	40
仙骨	410
線状・網状影	133
選択的脂肪抑制法	272
剪断損傷	55
仙椎の腰椎化	449
穿通枝	14
前庭窓前小裂	90
前方転位	96
造影FLAIR像	37
造影剤の増強効果	25
早期虚血サイン	15
象皮症	428
僧帽弁閉鎖不全のSellers分類	234
側頸囊胞	108

た

第2鰓裂囊胞の発生部位	121
大腿骨の単純X線写真撮影	415
大動脈炎症候群	209
大動脈憩室	212
大動脈弁逸脱	240
大動脈弁閉鎖不全のSellers分類	234
高安病	
──の好発年齢	209

──の症状	209
──の別名	209
多形腺腫	101
──の再発	102
多系統萎縮症	38
多断面再構成像	345
脱臼の画像診断	457
多発性骨髄腫の造影剤使用	419
ダブルアーテリアル撮像	269
多列検出器型CT	372
胆管癌の分類	382
担空胞細胞外軟骨症	74
短頭	430
胆囊癌の鑑別	381
胆囊癌のドプラ（FFT解析）	381
胆囊癌の肉眼形態	381
胆囊腺筋症の肉眼形態	381
中心瘢痕	314
注入時間一定法	263
超常磁性酸化鉄造影MRI	302
超常磁性酸化鉄造影剤	314
長頭	430
貯留囊胞	93
椎間板髄核	443
椎間板線維輪	443
椎間板ヘルニア	443
等方性ボクセル	88
動脈管の治療	206
特発性間質性肺炎	178

な

内臓逆位症	250
内側骨折	474
──の分類	474
軟骨肉腫	72
二重造影	282
日本消化器集団検診学会ガイドライン	254
日本脳炎	43
尿中ヒト絨毛性ゴナドトロピン（hCG）	365
尿路感染の診断	352
粘液性囊胞腫瘍	332
脳挫傷	54
脳実質内にリング状の増強効果を示す病変	42
脳神経鞘腫	59
脳髄膜と脳表の解剖	53
脳動脈瘤3大好発部位	20
脳ドック	20

囊胞腎の分類	384
脳梁の形成	63

は

バーチャルエンドスコピー	259
肺癌のCT検診	147
肺結節のランダムな分布	145
肺の2次小葉	130
肺囊胞	186
肺の空洞	138
肺胞置換型の発育	150
白色瞳孔	83
拍動性耳鳴	75
バセドウ病	111
ハニカムラング	171
ハムストリング	488
ハンスフィールド・ユニット	262,311,340
鼻咽頭	92
非上皮性腫瘍	146
肘を強制的に外反する投球動作	463
脾損傷分類	370
非特異的な扁桃腫大の所見	95
びまん性軸索損傷	55
びまん性脳損傷	55
不安定狭心症	227
復位	96
副腎腫瘍	343
腹部単純X線写真で腹水を読影する3つのポイント	251
不全（骨）骨折	475
ブラ	186
フルオロデオキシグルコース	104
プルサック腔	87
フローボイド	267
ヘモグロビン	51
弁逆流の分類	234
変形性関節症	97
扁桃	94
口蓋	94
膀胱尿管逆流の診断	352
放射性薬剤	104
放射性ヨード検査前の制限対象	111
傍神経節腫瘍の塞栓術	75
蜂巣肺	171
膨隆	443

知って得するアラカルト一覧

ま

マルファン症候群	203
ミオクローヌス	46
脈なし病	209
モアレ濃染	269
網内系	314
門脈	277
──圧亢進症	316
──造影	277

や

遊離ガス	252
癒着などにより範囲が限定された出血	198
容積効果	40
腰椎の仙椎化	449
ヨード	107
翼口蓋窩	80

ら

卵円窓	90
卵巣動脈	274
リング状の増強像を示す病変	25
肋骨横隔膜角鈍化	135

A

AAE(annulo aortic ectasia)	203
abutment syndrome	472
AHA(American Heart Association)分類	228
anulus fibrosus	443
A-P shunt	302
ASRM(american society for reproductive medicine)分類	363

B

Basedow's disease	111
b-factor	270
bolus tracking法	263
branchial apparatus	121
bulging	443
b-value	270

C

central scar	314
chemical shift imaging	311
CHESS(chemical sift selective saturation)	272
Chiari II型に伴う脳先天性形成異常	61
Chiari奇形	61, 452
──の形態異常	61
cisternography	31
consolidation	133
CPR(curved planar reformation)	329
CT2相性造影	102
CTAP(CT during arterial portography)	276
CTHA(CT hepatic arteriography)	276
CT撮影の工夫	102
CTダイナミック造影	102
CT値	262
curved MPR	345

D

DAI(diffuse axonal injury)	55
Dixon法	272
DRPLA(dentaterubropallidoluysian atrophy)	38
ductus line	207
dural tail sign	34
DWI(diffusion weighted imaging)	25, 40

dynamic contrast study	273
dynamic study	
——（頭頸部）	76
——（腹部）	345
——（下垂体）	28

E

ecchorodosis physalifora	74
entry	371
Ewing 肉腫	417

F

fat pad sign	462
FDG	104
——の生理的集積	105
——-PETにおける血糖値やインスリン値の影響	104
——-PETの集積に影響する因子	105
——-PETの集積に影響する治療	105
FIGO 分類	354
FLAIR 像	37
flow-related enhancement	17
flow void	17, 267
focal fat spared area	310

G

Graves disease	111

H

hamstrings	488
high-attenuating crescent sign	372
honeycomb lung	171
HRCT(High-Resolution CT)	130
HU(Hounsfield Unit)	262, 311, 340

I

IMH(intramural hematoma)	202
infundibulum sign	207
in phase 像	268
intimal flap	202, 371
intimal tear	202

K

Kasabach-Merritt 症候群	316
Kerley line	218
Kommerell 憩室	212
Krukenberg 腫瘍	391

L

lamina papyracea	116
LeFort 骨折	118
——分類	118
lessor pelvis	479
lumbarization	449

M

Marfan 症候群	203
mass effect	40
MCT(mucinous cystic tumor)	332
MDCT(multidetector-row CT)	372
MPG(motion probing gradient)	270
MPR[multiplanar reconstruction (reformation)]	345
MRCP(magnetic resonance cholangiopancreatography)	319
MR DSA	23
MRI 造影検査における脂肪抑制	80
MRI による頭頸部腫瘍の血行動態評価法	82
MRS(MR spectroscopy)	25, 40
MSA(multiple systemic atrophy)	38
MTC パルス	36
Müller 管発育異常	363

N

negative ulnar variant	467
neurofibromatosis 1 型	85
notochord	93
nucleus pulposus	443

O

opposed phase 像	268
osteomeatal unit	78

P

PAU(penetrating atherosclerotic ulcer) 203
penumbra —————————————14
positive ulnar variant ——————467
promontorium ——————————410
Prussak腔 ————————————87
pseudo-kidney sign ———————389
PWI(perfusion weighted imaging) ——25

R

re-entry ——————————————371
Rokitansky-Aschoff sinus(RAS) ——322
run-off sign ——————————————207

S

sacralization ————————————449
sacrum ——————————————410
salt and pepper ——————————76
SCA(spinocerebellar ataxia) ————38
SCD(spinocerebellar degeneration)の画像所見
——————————————————39
Scutum ——————————————88
sealed rupture ————————————198
shearing injury ————————————55
skip lesion ——————————————415
SLAP(superior labrum anterior(posterior)]
——————————————————459
small round cell tumor ——————417
sonographic Murphy's sign ————380
space ————————————————123
SPIO(super paramagnetic iron oxide)
　造影MRI ————————————302
　造影剤 ————————————————314
STIR(short TI inversion recovery)——272
sunburst appearance ————————34
SUV(standardized uptake value) ——105

T

^{99m}Tc-MIBIシンチグラム ——————114
tethered cord syndrome ——————453
TFCC(triangular fibrocartilage complex) 471
Tornwaldt嚢胞 ————————————74
true pelvis ——————————————479
truncation artifact —————————452

tumefactive demyelinating lesion ——49

U

ULP(ulcer like projection) ——————203

V

Valsalva洞動脈瘤 ——————————240
4-vessel study ————————————21
von Recklinghausen病 ———————85

W

WL(window level) ——————————342
WW(window width) —————————342

略語一覧

A・B	AAE	annulo aortic ectasia	大動脈弁輪拡張症	203,240
	ACL	anterior cruciate ligament	前十字靱帯	481,483
	Ae	abdominal esophagus	腹部食道	253
	AHA	American Heart Association	米国心臓協会	197,228
	AIP	acute interstitial pneumonia	急性間質性肺炎	178
	Ao	aorta	大動脈	194,195,373,374
	ASRM	American society for reproductive medicine	アメリカ生殖医学会	363
	AVM	arteriovenous malformation	脳動静脈奇形	22,23
	BBB	blood brain barrier	脳血管関門	25
	BHL	bilateral hilar lymphadenopathy	両側肺門部リンパ節腫大	171
	BOOP	bronchiolitis obliterans and organizing pneumonia	特発性器質化肺炎	178
C	CBD	common bile duct	総胆管	331,374
	CCA	cortical cerebellar atrophy	皮質性小脳萎縮症	38,39
	Ce	cervical esophagus	頸部食道	253
	CHA	commom hepatic artery	総肝動脈	330
	CHESS	chemical sift selective saturation	選択的脂肪抑制法	272
	CJD	Creutzfeldt-Jakob disease	クロイツフェルト・ヤコブ病	46,47
	COP	cryptogenic organizing pneumonia	特発性器質化肺炎	178
	COPD	chronic obstructive pulmonary disease	慢性閉塞性疾患	181
	CPR	curved planar reformation		329
	CTAP	CT during arterial portography	経上腸間膜動脈門脈造影下	276,302
	CTDI	Computed Tomography Dose Index	CT線量指標	262
	CTHA	CT hepatic arteriography	総肝動脈造影下	276,302
D・E	DAI	diffuse axonal injury	びまん性軸索損傷	55
	DDH	developmental dislocation(dysplasia)of the hip	発育性股関節脱臼	478
	DIC	drip infusion cholangiography	経静脈的胆管造影	320
	DIC-CT	drip infusion cholangiography CT	経静脈的胆管造影CT	319
	DIP	desquamative interstitial pneumonia	剥離性間質性肺炎	178
	DLP	Dose Length Product		262
	DRPLA	dentaterubropallidoluysian atrophy	歯状核赤核淡蒼球ルイ体萎縮症	38,39
	DSA	Digital Subtraction Angiography	デジタルサブトラクション血管造影法	369
	DWI	diffusion weighted imaging	拡散強調画像	25,270
	EGJ	esophagogastric junction	食道胃接合部	253
	EPI	echo planar imaging	エコー・プラナーイメージング	73
	ERCP	endoscopic retrograde cholangiopancreatography	内視鏡的逆行性胆管膵管造影	324,325,334
	EUS	endoscopic ultrasonography	超音波内視鏡	322
F	FDG	2-deoxy-2[^{18}F]fluoro-D-glucose	フルオロデオキシグルコース	104,147
	FDG-PET	2-deoxy-2[^{18}F]fluoro-D-glucose-positron emission tomography	フルオロデオキシグルコースペット	104,105,149
	FESS	functional endoscopic sinus surgery	機能的鼻内内視鏡手術	77
	FIGO	Federation Internationale de Gynecologie et d'obstetrique	国際産婦人科連合	354
	FNA	fine needle aspiration	穿刺吸引細胞診	338
	FNH	focal nodular hyperplasia	限局性結節性過形成	313
	FOV	field of view	撮像視野	7,9

F	FPD	flat panel detector	フラットパネルディテクター（平面検出器）	281
	FSE	fast spin echo	高速スピン・エコー法	73, 311, 315
G・H・I	GB	gallbladder	胆嚢	373, 374
	Gd	gadolinium	ガドリニウム	269
	GIST	gastrointestinal stromal tumor	消化管間質腫瘍	283, 286, 288
	GRE	gradient echo	グラジエント・エコー	311, 315
	HASTE	half Fourier acquision single shot turbo spin echo		319, 327
	HCC	hepatocellular carcinoma	肝細胞癌	277, 376
	hCG	human chorionic gonadotropin	ヒト絨毛性ゴナドトロピン	365
	HES	hypereosinophilic syndrome	好酸球増多症候群	177
	HPV	human papilloma virus	ヒト乳頭腫ウイルス	354
	HRCT	High-Resolution CT	高分解能CT	130
	HU	Hounsfield Unit	ハンスフィールド・ユニット	262, 340, 369
	I.I.	image intensifier	イメージインテンシファイア（蛍光増倍管）	281
	IMH	intramural hematoma	壁内血腫	202
	IPF	idiopathic pulmonary fibrosis	特発性肺線維症	178
	IPMT	intraductal papillarymucinous tumors	膵管内乳頭粘液性腫瘍	332, 333, 334
	IR	inversion recovery	反転回復法	272
	IVC	inferior vena cava	下大静脈	274, 373, 374
K・L	KUB	kidney, ureter, bladder	腎，尿管，膀胱	252, 350
	L-O	left ovary	左卵巣	375
	LA	left atrium	左心房	195
	LHV	left hepatic vein	左肝静脈	373
	LIP	lymphocytic interstitial pneumonia	リンパ球性間質性肺炎	178
	LK	left kidney	左腎	374
	LMT	left main trunk	左冠状動脈起始部	228
	Lt	lower thoracic esophagus	胸部下部食道	253
	LV	left ventricle	左心室	194, 195
M	MCL	medial collateral ligament	内側側副靱帯	486, 487
	MCLS	mucocutaneous lymph node syndrome	皮膚粘膜リンパ節症候群	237
	MCT	mucinous cystic tumor	粘液性嚢胞腫瘍	332
	MDCT	multidetector-row CT	多列検出器型CT	64, 299, 372
	MEN	multiple endocrine neoplasia	多発性内分泌腺腫症	335
	MFH	malignant fibrous histiocytoma	悪性線維性組織球腫	433
	MHV	middle hepatic vein	中肝静脈	373
	MJD	Machado-Joseph disease	マチャド-ジョセフ病	38, 39
	MLP	multiple lymphomatous polyposis	大腸悪性リンパ腫	293
	MPG	motion probing gradient	傾斜磁場	270
	MPR	multiplanar reconstruction (reformation)	多断面再構成	64, 73, 119, 124, 345
	MR DSA	MR digital subtraction angiography	MRデジタルサブトラクション血管造影法	23
	MRA	MR angiography	磁気共鳴血管撮影	9, 76, 80
	MRCP	magnetic resonance cholangiopancreatography	MR胆管膵管撮影	318, 319, 324
	MRS	MR spectroscopy	MRスペクトロスコピー	25, 40
	MRU	MR urography	MR尿路造影	353
	MSA	multiple systemic atrophy	多系統萎縮症	38, 39
	MSAD	multiple Scan Average Dose	多重スキャン平均線量	262
	Mt	middle thoracic esophagus	胸部中部食道	253
	MTT	mean transit time	平均通過時間	15

N・O

NF	neurofibromatosis	神経線維腫症	428
NSIP	non-specific interstitial pneumonia	非特異性間質性肺炎	178
OM	obtuse marginal branch	鈍縁枝	228
OPCA	olivo-ponto-cerebellar atrophy	オリーブ核橋小脳萎縮症	38,39
OPLL	ossification of posterior longitudinal ligament	後縦靱帯骨化症	447
OYL	ossification of yellow ligament	黄色靱帯骨化症	448

P・R

PB	body of pancreas	膵体部	374
PCL	posterior cruciate ligament	後十字靱帯	484,485
PET	positron emission tomography	ペット	146,147
PH	head of pancreas	膵頭部	374
PL	posterior lateral branch	後側壁枝	228
POEMS	polyneuropathy, organomegaly, endocrinopathy, M-protein, skin change		419
PSD	periodic synchronous discharge	周期性同期性放電	46
PT	tail of pancreas	膵尾部	374
PV	portal vein	門脈本幹	373,374
PWI	perfusion weighted imaging	灌流画像	25
R-O	right ovary	右卵巣	375
RA	right atrium	右心房	195
RAS	Rokitansky-Aschoff sinus		322,327,381
RB-ILD	respiratory bronchiolitis interstitial lung disease	呼吸細気管支炎関連性間質性肺疾患	178
rCBF	regional cerebral blood flow	局所脳血流量	15
RHV	right hepatic vein	右肝静脈	373
RK	right kidney	右腎	374
ROI	region of interest	関心領域	155
RV	right ventricule	右心室	195

S・T

SCA	spinocerebellar ataxia	脊髄小脳失調症	38,39
SCD	spinocerebellar degeneration	脊髄小脳変性症	38,39
SE	spin echo	スピン・エコー	311
SLAP	superior labrum anterior posterior	上方肩関節唇	459
SLE	systemic lupus erythematosus	全身性エリテマトーシス	477
SMA	superior mesenteric artery	上腸間膜動脈	330,374
SND	striato-nigral degeneration	線条体黒質変性症	38,39
SP	spleen	脾臓	374
SPA	splenic artery	脾動脈	330,336
SPECT	single photon emission computed tomography	スペクト	44,45
SPIO	super paramagnetic iron oxide	超常磁性酸化鉄	270,302,314
SPV	splenic vein	脾静脈	374
SSFSE	single shot fast spin echo	シングルショット高速SE	319
ST	stomach	胃	374
STIR	short TI inversion recovery		272
SUV	standardized uptake value		105
TAE	trans-arterial embolization	中硬膜動脈塞栓術	51
Te	thoracic esophagus	胸部食道	253
TFCC	triangular fibrocartilage complex	三角線維軟骨複合体	471
TOF	time-of-flight		15,21

U・V・W

ULP	ulcer like projection		203
UP	umbilical portion	門脈左枝臍部	373
Ut	upper thoracic esophagus	胸部上部食道	253
VR	volume rendering	ボリュームレンダリング	21,73,206,299
WL	window level	ウィンドウレベル	128,342
WW	window width	ウィンドウ幅	128,342

1 頭部・頭頸部

1 大脳・脳幹・小脳・頭蓋内の血管系
cerebrum・brainstem・cerebellum・intracranial vascular system

正常編

1 頭部　内野 晃

●大脳

- 大脳は左右ほぼ対称な1対の半球からなって，**脳梁**によって結ばれています。
- 大脳表面には**脳回**と**脳溝**があって，前頭葉と頭頂葉は**中心溝**，前頭葉と側頭葉は**シルビウス裂**，頭頂葉と後頭葉は**頭頂後頭溝**によって明瞭に境されますが，側頭葉〜頭頂葉，側頭葉〜後頭葉の境界は不明瞭です。
- シルビウス裂内には**島皮質**があります。
- 側頭葉内側には**海馬**があり，脳梁周囲の**帯状回**などとともに**大脳辺縁系**を形成しています。これらの皮質には神経細胞が密に存在し，「**灰白質**」と呼ばれます。一方，脳梁を含めた深部は**神経線維束**で，「**白質**」と呼ばれます。
- 深部にある神経核の集合体が**基底核**で，**被殻**，**淡蒼球**，**尾状核**などからなります。
- 以上は終脳で，間脳に分類される**視床**も神経核の集合体で，基底核とともに「**深部灰白質**」と総称されることもあります。
- 終脳の内部には1対の**側脳室**が，間脳の中心には**第3脳室**があって，**モンロー孔**で連絡しています。第3脳室の背側に**松果体**があります。

●脳幹

- 上方から連続する**中脳**，**橋**，**延髄**を総称したのが脳幹で，多数の神経核と縦横の神経線維束があります。
- 中脳腹側には1対の**大脳脚**があり，背側の被蓋部には**中脳水道**を挟んで**四丘体**があります。
- 橋には膨らみがあり，1対の大きな**中小脳脚**が小脳と連絡しています。
- 橋の背側には小脳との間に**第4脳室**があって，第3脳室から中脳水道を介して連続し，左右の**ルシュカ孔**と足方正中にある**マジャンディー孔**でくも膜下腔と連続しています。
- 延髄は縦長い構造で脊髄に移行しています。

●小脳

- 小脳は左右1対の**半球**とその間にある**虫部**によって構成されています。
- 小脳の表面には大脳とは異なって横走する細い**裂**が多数みられます。
- 深部には1対の**歯状核**などの神経核があります。
- 中脳，橋，延髄との間はおのおの**上，中，下小脳脚**によって結ばれています。

●頭蓋内の血管系

- 画像で確認できる程度の大きな動脈は，細長い穿通枝や脈絡動脈を除いて，脳表(くも膜下腔)に存在します。
- 前方に1対の**内頸動脈**があって，**前および中大脳動脈**を分岐し，大脳の大部分を栄養しています。
- 後方には1対の**椎骨動脈**があって，橋延髄移行部レベルで合流して**脳底動脈**となり，脳幹・小脳を栄養するほか，**後大脳動脈**を分岐して大脳の後部を栄養しています。
- 脳底部では**前交通動脈**と両側の**後交通動脈**によって，**ウィリス動脈輪**が形成されています。しかし，動脈の分岐形態には個人差が大きく，さまざまな破格が知られています。
- 画像で確認できる程度の大きな静脈は脳表と脳室壁に存在し，脳表の静脈は**上矢状静脈洞**などへ流入します。
- 脳室壁の静脈は脳底部の静脈とともに**ガレン静脈**に集まり，**直静脈洞**へ流入します。
- 上矢状静脈洞と直静脈洞が合流して，直ちに左右の**横静脈洞**に別れて，**S状静脈洞**を通って**内頸静脈**へ流出します。ただし，静脈の構造にも個人差が大きく，左右差もあって，さまざまな破格が知られています。

知って得するアラカルト

髄液の流れ

- 脳脊髄液は，側脳室などにある脈絡叢で産生され，第4脳室からくも膜下腔にでて上矢状洞近傍などに分布するくも膜顆粒から吸収されます。
- 吸収障害や産生過剰では第4脳室も含めて全脳室が拡大します。
- 中脳水道やモンロー孔に通過障害が生じると，その上流の脳室拡大が起こります。

● 単純CT

● 単純CT ●

本稿では外眼角と外耳道を結んだ線（OM Line）を基準にした水平断を示しますが，水晶体への被曝低減と小脳下部の検査のために頭蓋底に沿った面を基準に撮影する施設も多くみられます。

図1　延髄を通る水平断面
- 外眼角（lateral angle of eye）
- 外耳道（external acoustic meatus）
- 延髄（medulla oblongata）
- 小脳（cerebellum）

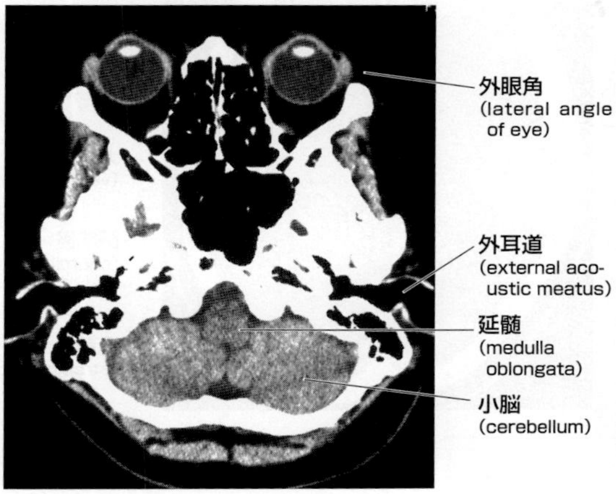

図2　橋を通る水平断面
- 側頭葉（temporal lobe）
- 下垂体（pituitary gland）
- 橋（pons）
- 第4脳室（fourth ventricle）

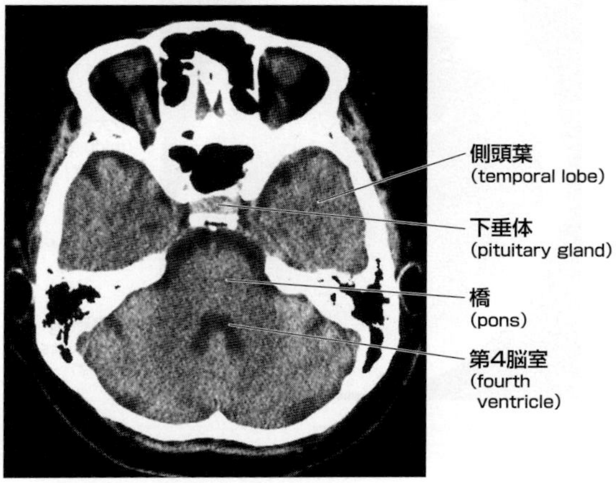

図3　中脳を通る水平断面
- 前頭葉（frontal lobe）
- シルビウス裂（sylvian fissure）
- 鞍上槽（suprasellar cistern）
- 中脳（midbrain）
- 後頭葉（occipital lobe）

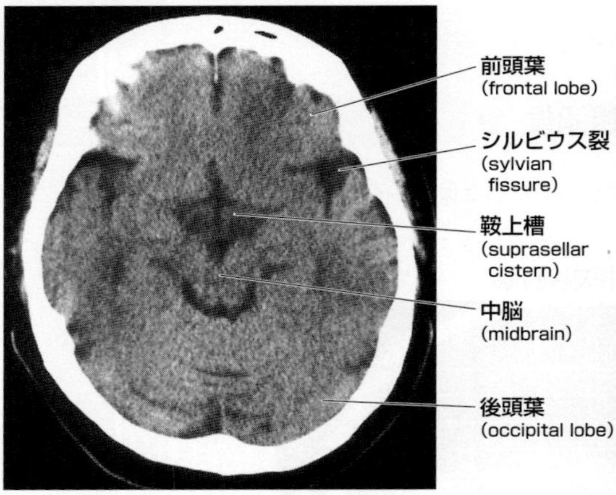

図4　視床・基底核を通る水平断面
- 側脳室前角（anterior horn, lateral ventricle）
- 基底核（basal ganglia）
- 第3脳室（third ventricle）
- 視床（thalamus）
- 側脳室三角部（trigone, lateral ventricle）

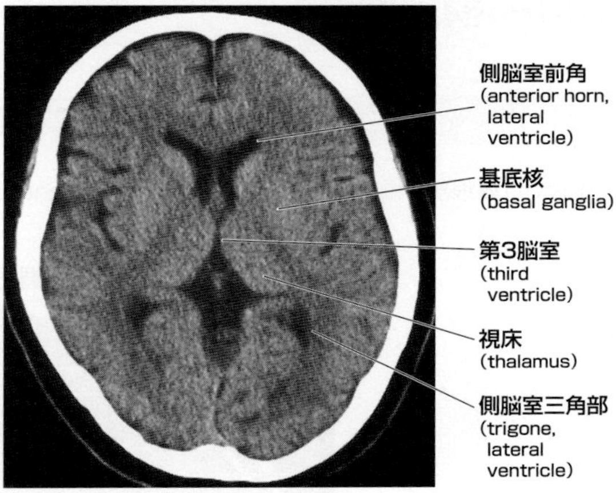

図5　側脳室体部を通る水平断面
- 側脳室体部（body, lateral ventricle）
- 大脳鎌（falx cerebri）

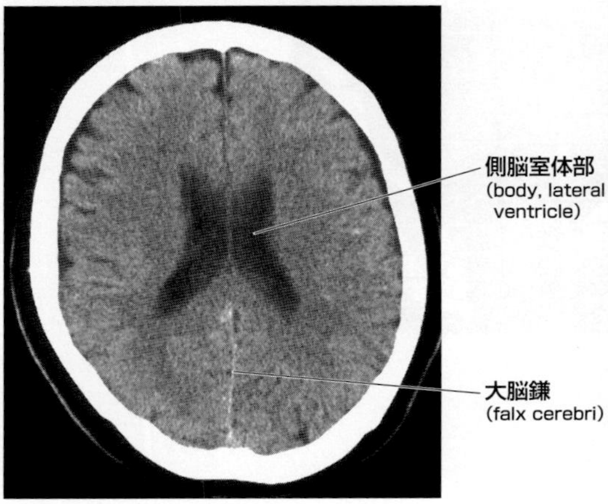

図6　頭頂部を通る水平断面
- 前頭葉（frontal lobe）
- 中心溝（central sulcus）
- 頭頂葉（parietal lobe）

頭部―正常編

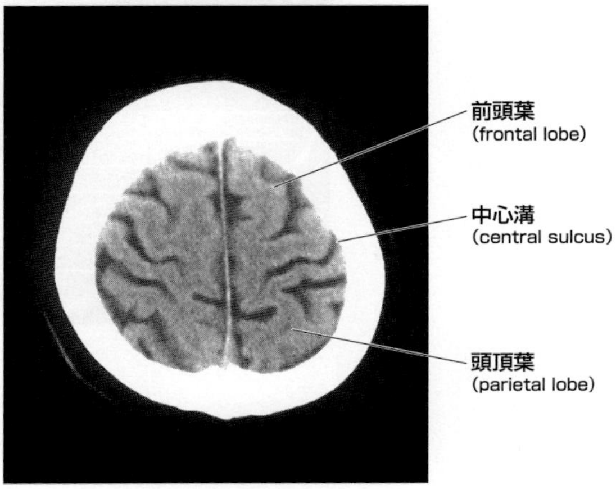

造影CT

造影CT

図1 中脳を通る水平断面

- 中大脳動脈 (middle cerebral artery)
- 脈絡叢 (choroid plexus)
- 横静脈洞 (transverse sinus)

図2 視床・基底核を通る水平断面

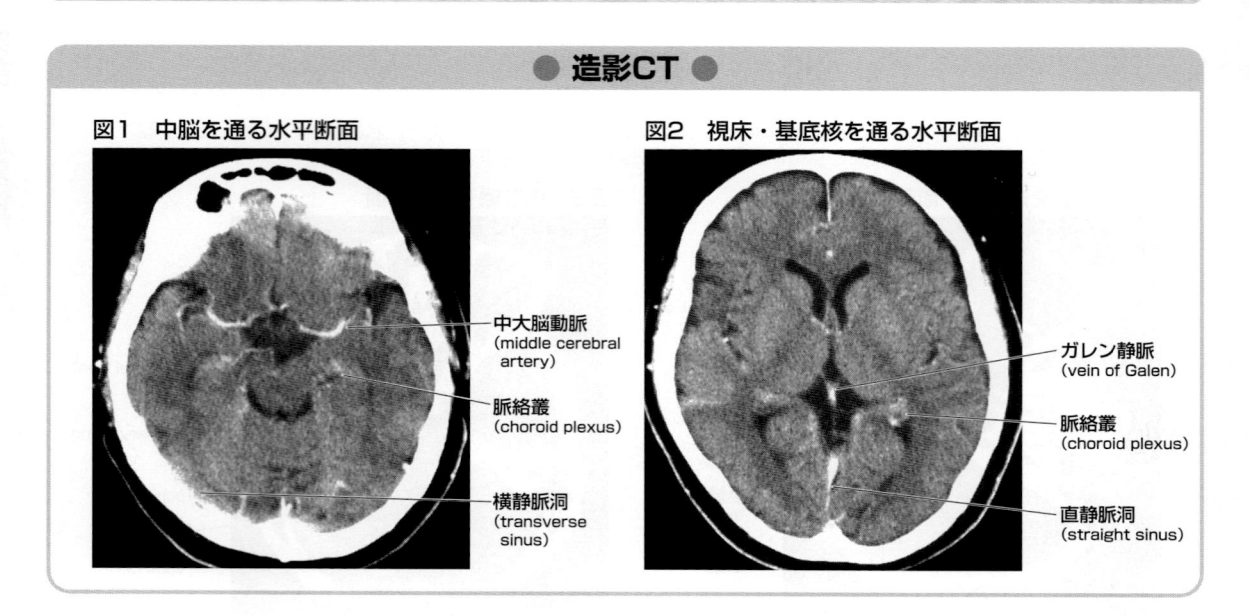

- ガレン静脈 (vein of Galen)
- 脈絡叢 (choroid plexus)
- 直静脈洞 (straight sinus)

MRI横断像

T1強調画像

本稿では鼻根部と橋延髄移行部を結んだ線をOM Lineに近似していると仮定して撮像した水平断を示します。

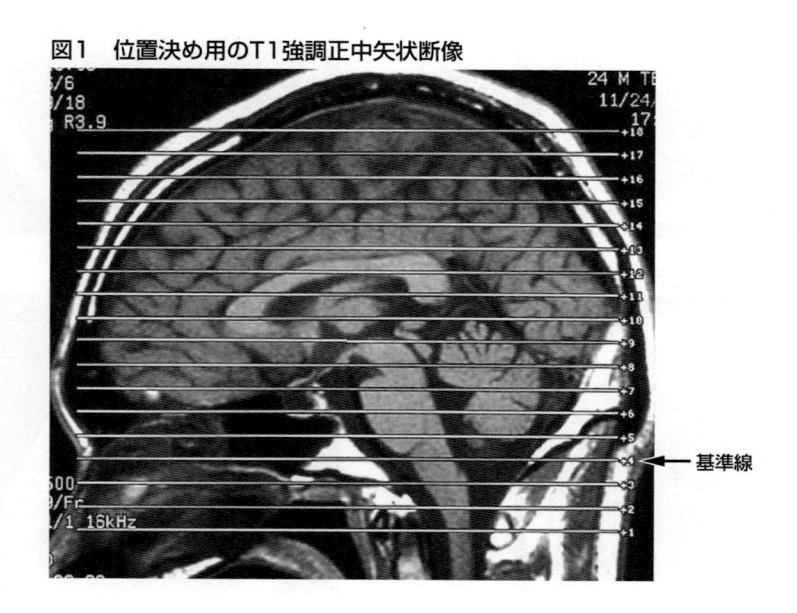

図1 位置決め用のT1強調正中矢状断像

基準線

大脳・脳幹・小脳・頭蓋内の血管系

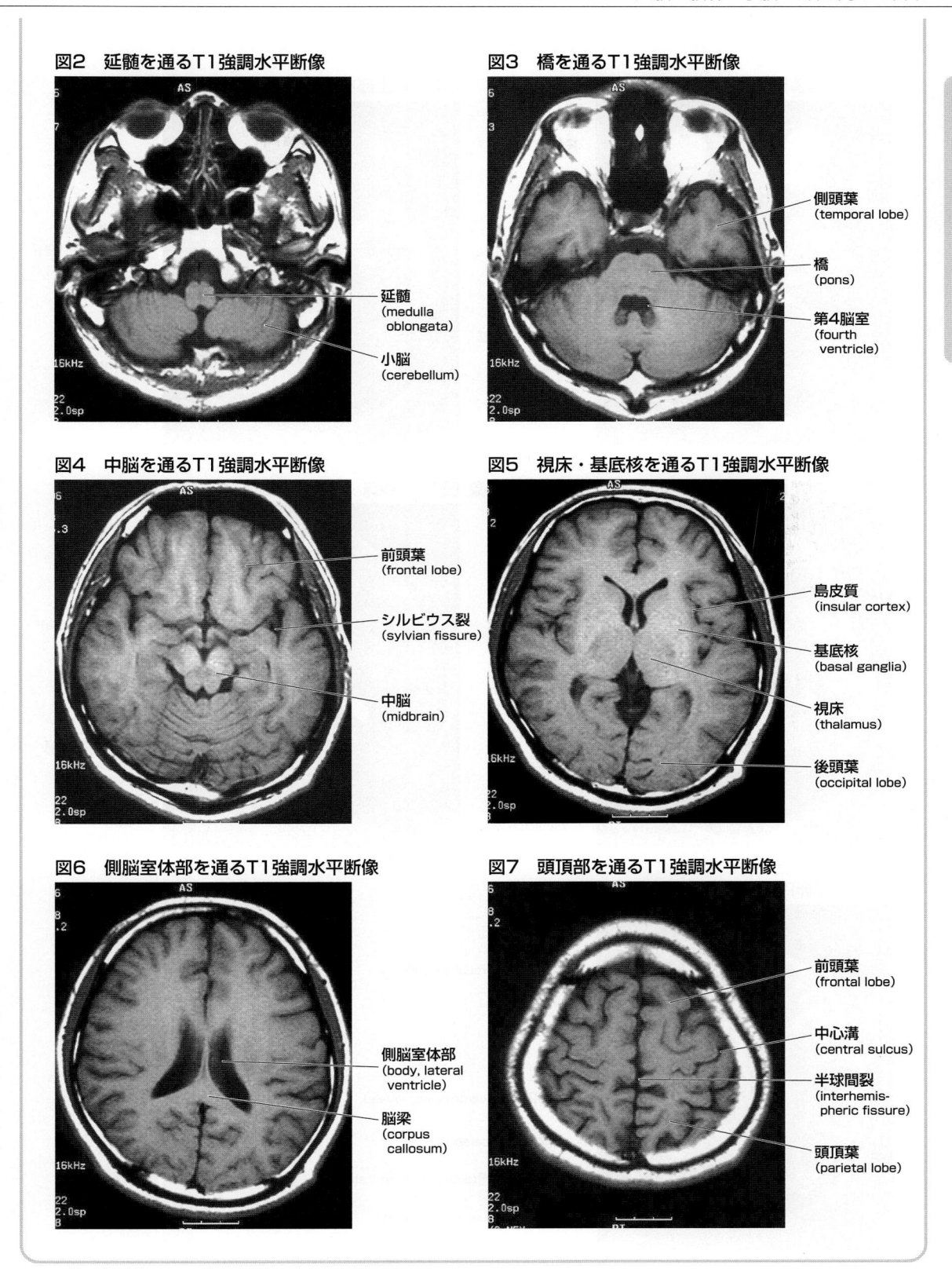

頭部―正常編

図2 延髄を通るT1強調水平断像
- 延髄 (medulla oblongata)
- 小脳 (cerebellum)

図3 橋を通るT1強調水平断像
- 側頭葉 (temporal lobe)
- 橋 (pons)
- 第4脳室 (fourth ventricle)

図4 中脳を通るT1強調水平断像
- 前頭葉 (frontal lobe)
- シルビウス裂 (sylvian fissure)
- 中脳 (midbrain)

図5 視床・基底核を通るT1強調水平断像
- 島皮質 (insular cortex)
- 基底核 (basal ganglia)
- 視床 (thalamus)
- 後頭葉 (occipital lobe)

図6 側脳室体部を通るT1強調水平断像
- 側脳室体部 (body, lateral ventricle)
- 脳梁 (corpus callosum)

図7 頭頂部を通るT1強調水平断像
- 前頭葉 (frontal lobe)
- 中心溝 (central sulcus)
- 半球間裂 (interhemispheric fissure)
- 頭頂葉 (parietal lobe)

● T2強調画像 ●

図8　橋延髄移行部を通るT2強調水平断像

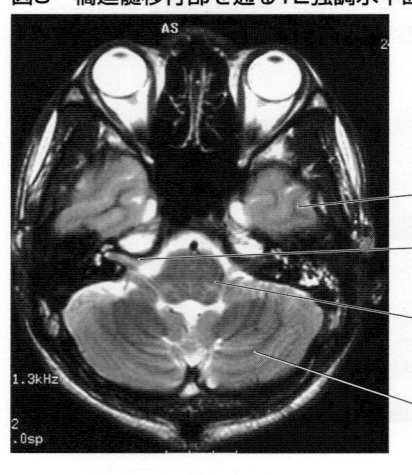

- 側頭葉 (temporal lobe)
- 内耳道 (internal acoustic meatus)
- 橋延髄移行部 (ponto-medullary junction)
- 小脳 (cerebellum)

図9　橋上部を通るT2強調水平断像

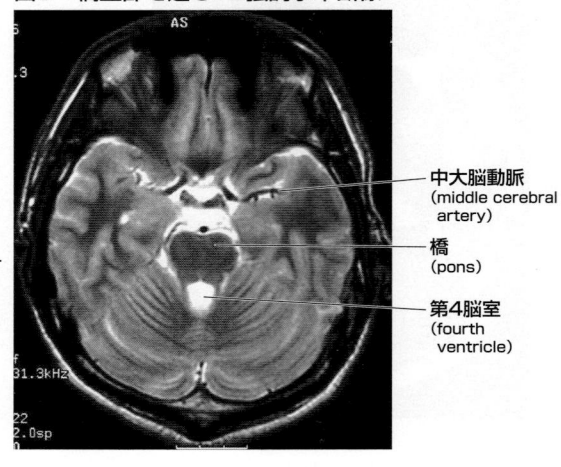

- 中大脳動脈 (middle cerebral artery)
- 橋 (pons)
- 第4脳室 (fourth ventricle)

図10　中脳上部・基底核下部を通るT2強調水平断像

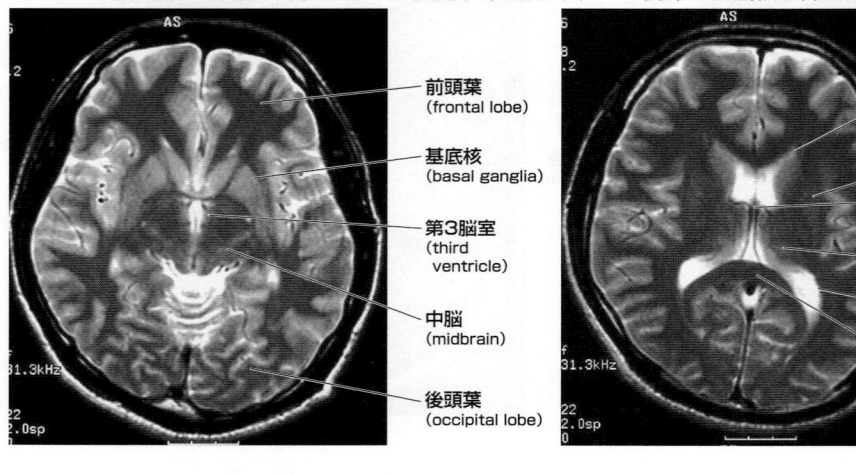

- 前頭葉 (frontal lobe)
- 基底核 (basal ganglia)
- 第3脳室 (third ventricle)
- 中脳 (midbrain)
- 後頭葉 (occipital lobe)

図11　視床・基底核上部を通るT2強調水平断像

- 側脳室前角 (anterior horn, lateral ventricle)
- 基底核 (basal ganglia)
- モンロー孔 (foramen of Monro)
- 視床 (thalamus)
- 側脳室三角部 (trigone, lateral ventricle)
- 脳梁 (corpus callosum)

図12　半卵円中心を通るT2強調水平断像

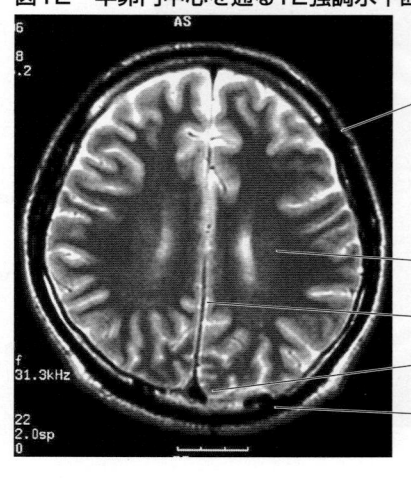

- 冠状縫合 (coronal suture)
- 半卵円中心 (centrum semiovale)
- 大脳鎌 (falx cerebri)
- 上矢状静脈洞 (superior sagittal sinus)
- ラムダ縫合 (lambdoid suture)

●MRI矢状断像

● T1強調画像 ●

図1　T1強調正中矢状断像

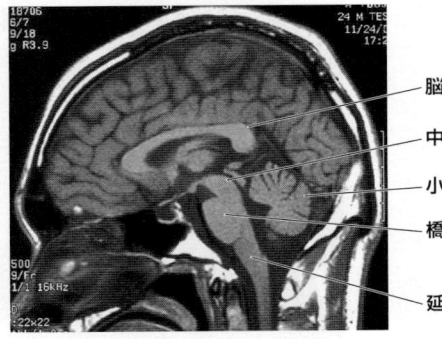

- 脳梁(corpus callosum)
- 中脳(midbrain)
- 小脳(cerebellum)
- 橋(pons)
- 延髄(medulla oblongata)

図2　T1強調矢状断像

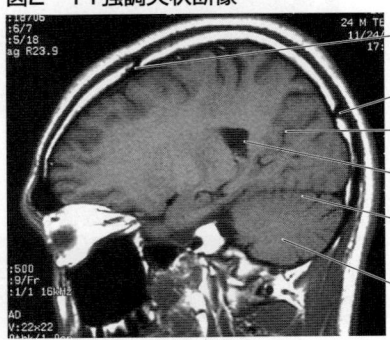

- 冠状縫合(coronal suture)
- ラムダ縫合(lambdoid suture)
- 頭頂後頭溝(parieto-occipital sulcus)
- 側脳室三角部(trigone, lateral ventricle)
- 小脳テント(tentorium cerebelli)
- 小脳(cerebellum)

図3　造影T1強調正中矢状断像(FOV 16cm)

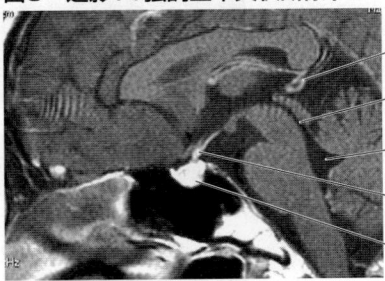

- 松果体(＊)(pineal body)
- 中脳水道(cerebral aqueduct)
- 第4脳室(fourth ventricle)
- 下垂体茎(＊)(pituitary stalk)
- 下垂体(＊)(pituitary gland)

＊造影剤によって増強されている。

図4　造影T1強調傍正中矢状断像(FOV 16cm)

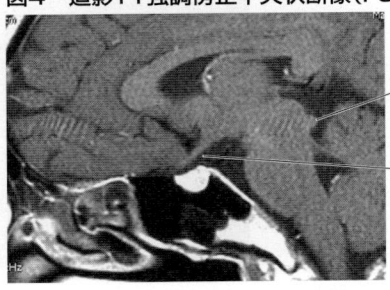

- 四丘体(中脳)(quadrigeminal bodies (midbrain))
- 視索(optic tract)

大脳・脳幹・小脳・頭蓋内の血管系

頭部―正常編

●MRI冠状断像

● T2強調画像 ●

本稿では脳幹背側の直線部分を基準線にして撮像した冠状断像を示しますが, OM Line に直交する冠状断面もよく撮像されます。

図1　位置決め用のT1強調正中矢状断像

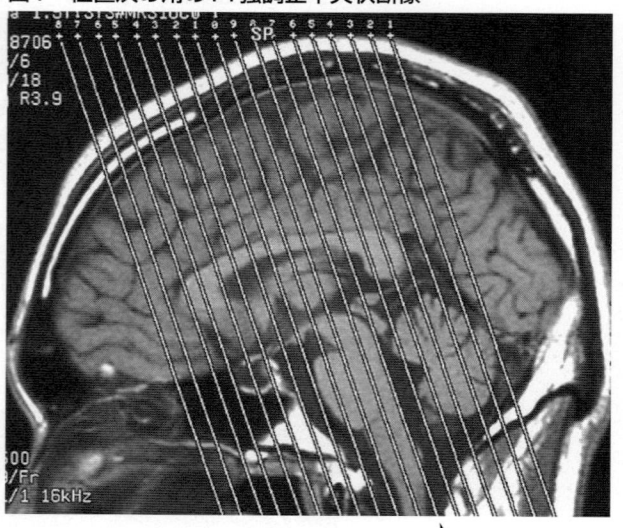

基準線

図2　基底核前部を通るT2強調冠状断像

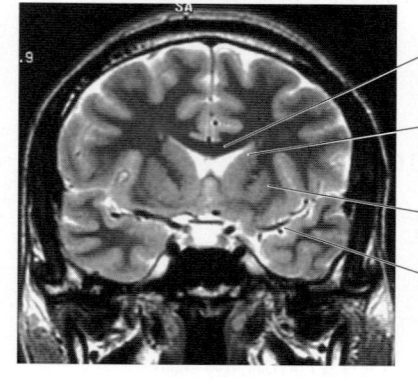

- 脳梁 (corpus callosum)
- 側脳室前角 (anterior horn, lateral ventricle)
- 基底核 (basal ganglia)
- シルビウス裂 (中大脳動脈) (sylvian fissure)

図3　第3脳室を通るT2強調冠状断像

- 基底核 (basal ganglia)
- 視床 (thalamus)
- 第3脳室 (third ventricle)
- 海馬 (hippocampus)
- 脳底動脈 (basilar artery)

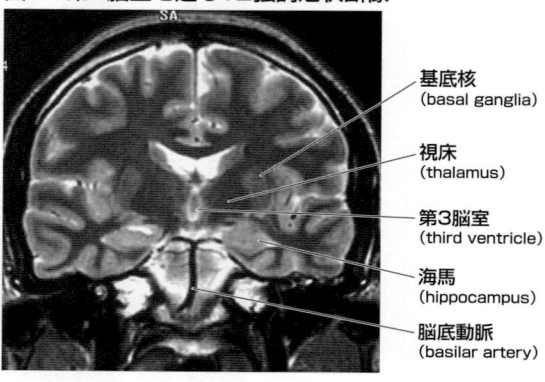

図4　脳幹を通るT2強調冠状断像

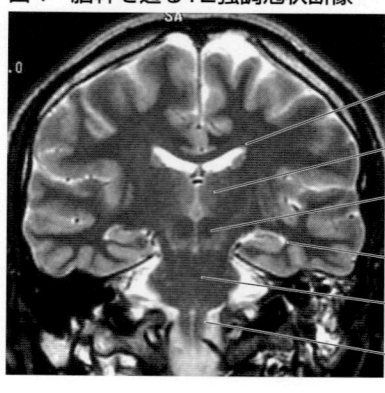

- 側脳室体部 (body, lateral ventricle)
- 視床 (thalamus)
- 中脳 (midbrain)
- 海馬 (hippocampus)
- 橋 (pons)
- 延髄 (medulla oblongata)

図5　第4脳室を通るT2強調冠状断像

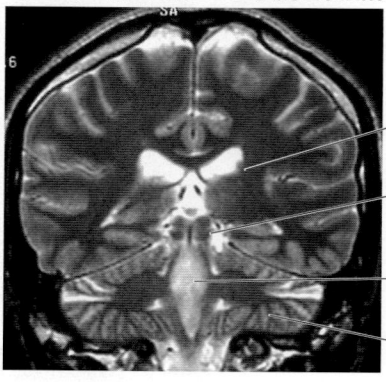

- 側脳室三角部 (trigone, lateral ventricle)
- 四丘体(中脳) (quadrigeminal bodies (midbrain))
- 第4脳室 (fourth ventricle)
- 小脳 (cerebellum)

大脳・脳幹・小脳・頭蓋内の血管系

頭部—正常編

図6　下垂体を通るT2強調冠状断像（FOV 16cm）

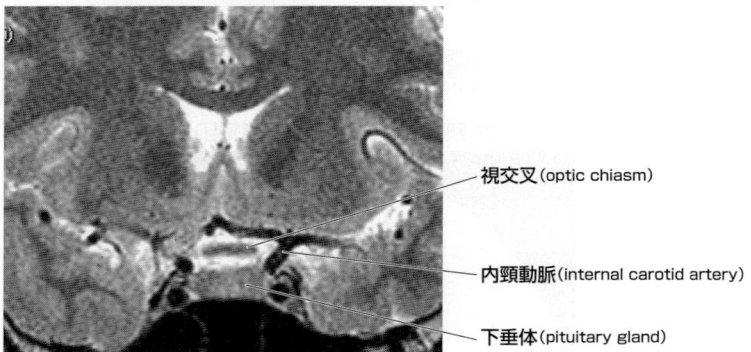

― 視交叉（optic chiasm）
― 内頸動脈（internal carotid artery）
― 下垂体（pituitary gland）

図7　海馬・扁桃体を通るT2強調冠状断像（FOV 16cm）

― 視床（thalamus）
― 基底核（basal ganglia）
― 第3脳室（third ventricle）
― 乳頭体（mamillary body）
― 扁桃体（amygdaloid body）

● MR angiography ●

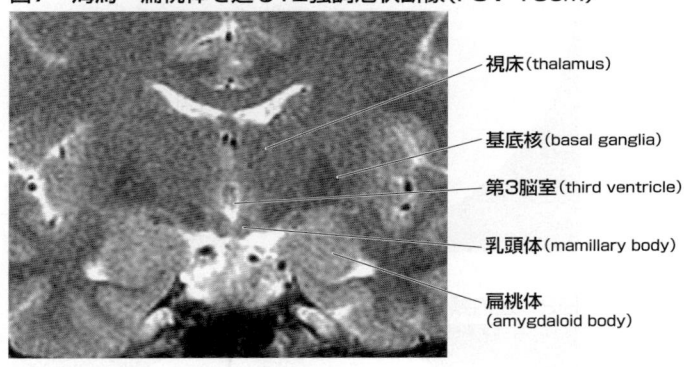

図8　頭蓋底から見あげたMR angiography（ウィリス動脈輪）

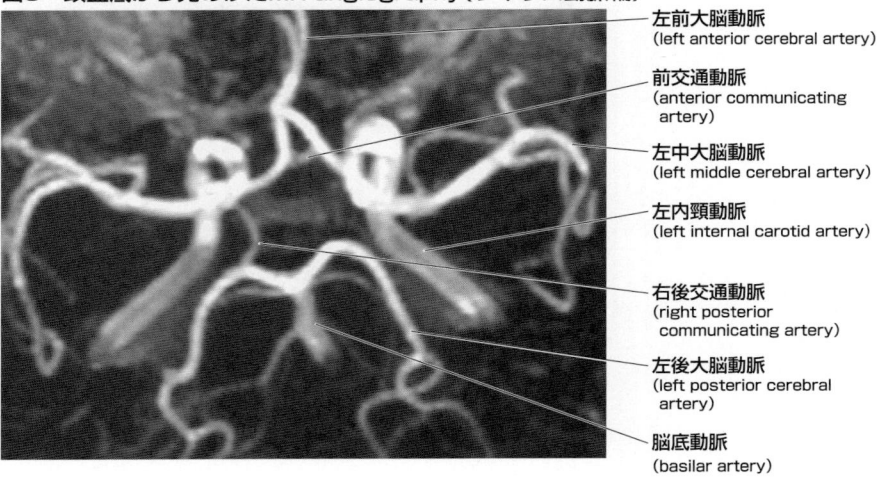

― 左前大脳動脈（left anterior cerebral artery）
― 前交通動脈（anterior communicating artery）
― 左中大脳動脈（left middle cerebral artery）
― 左内頸動脈（left internal carotid artery）
― 右後交通動脈（right posterior communicating artery）
― 左後大脳動脈（left posterior cerebral artery）
― 脳底動脈（basilar artery）

【注】　左後交通動脈は低形成のために画像化されていません。

●内頸動脈造影

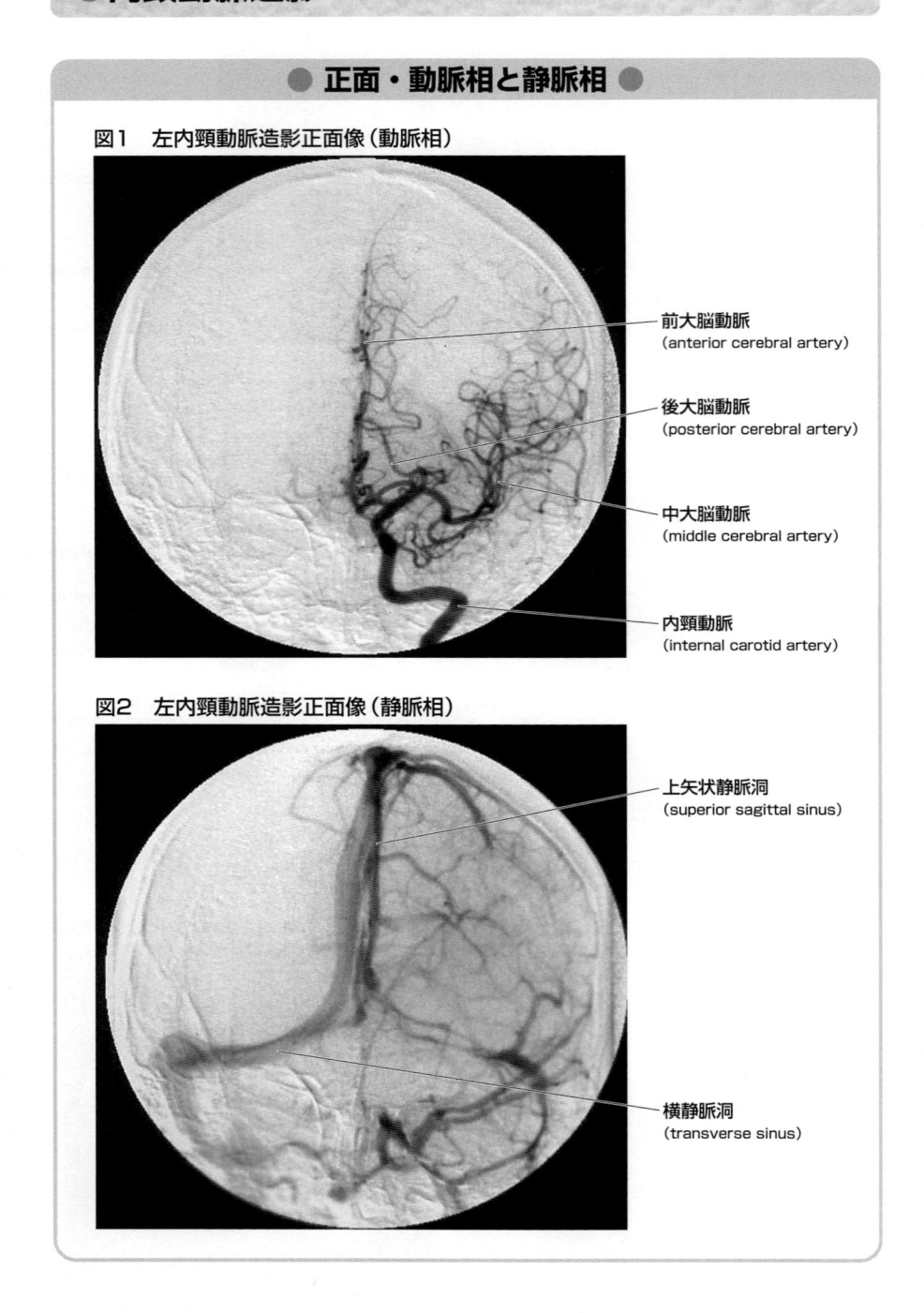

● 正面・動脈相と静脈相 ●

図1　左内頸動脈造影正面像（動脈相）

- 前大脳動脈 (anterior cerebral artery)
- 後大脳動脈 (posterior cerebral artery)
- 中大脳動脈 (middle cerebral artery)
- 内頸動脈 (internal carotid artery)

図2　左内頸動脈造影正面像（静脈相）

- 上矢状静脈洞 (superior sagittal sinus)
- 横静脈洞 (transverse sinus)

大脳・脳幹・小脳・頭蓋内の血管系

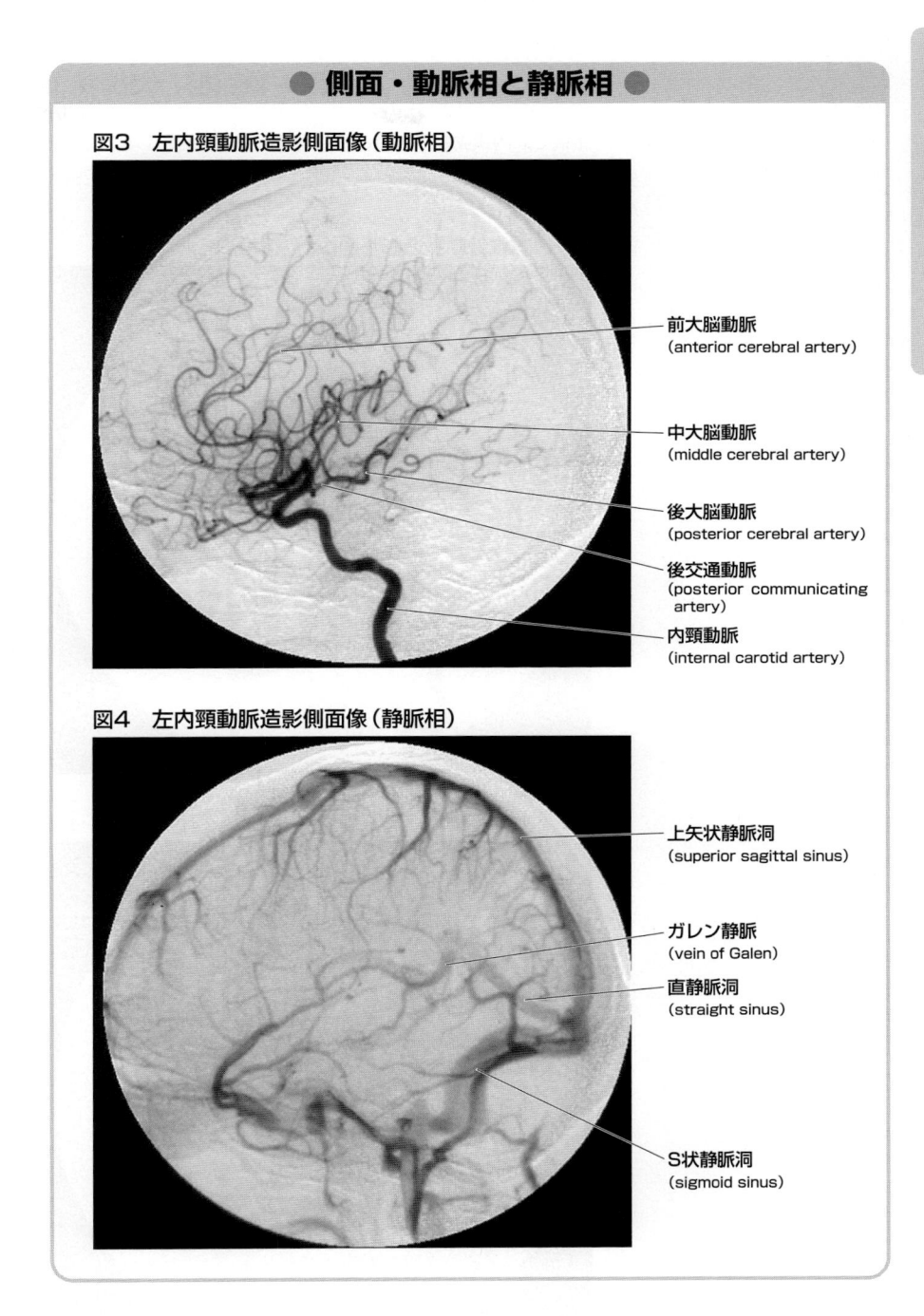

● 側面・動脈相と静脈相 ●

図3　左内頸動脈造影側面像（動脈相）

- 前大脳動脈（anterior cerebral artery）
- 中大脳動脈（middle cerebral artery）
- 後大脳動脈（posterior cerebral artery）
- 後交通動脈（posterior communicating artery）
- 内頸動脈（internal carotid artery）

図4　左内頸動脈造影側面像（静脈相）

- 上矢状静脈洞（superior sagittal sinus）
- ガレン静脈（vein of Galen）
- 直静脈洞（straight sinus）
- S状静脈洞（sigmoid sinus）

●椎骨動脈造影

● 正面・動脈相と静脈相 ●

本稿では内頸動脈撮影時と同じ角度の正面像を示しますが，椎骨動脈造影の正面像としてTowne像やStraight AP像もよく撮影されます。

図1　右椎骨動脈造影正面像（動脈相）

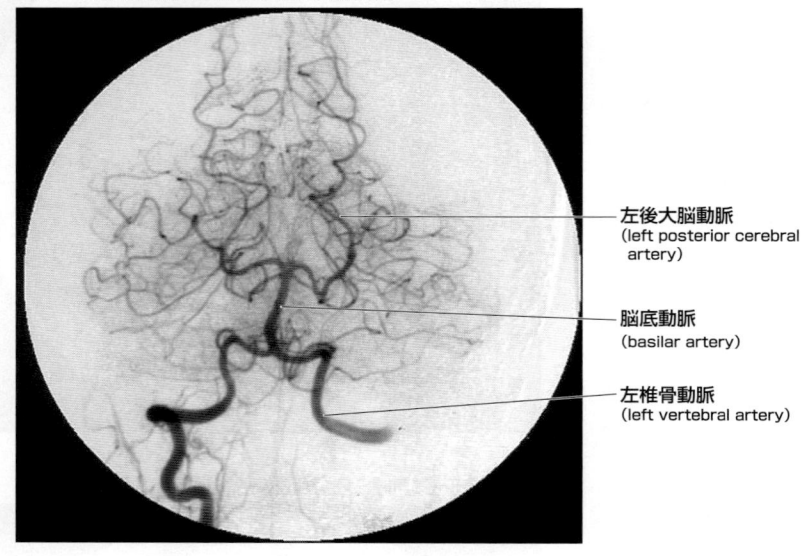

- 左後大脳動脈 (left posterior cerebral artery)
- 脳底動脈 (basilar artery)
- 左椎骨動脈 (left vertebral artery)

図2　右椎骨動脈造影正面像（静脈相）

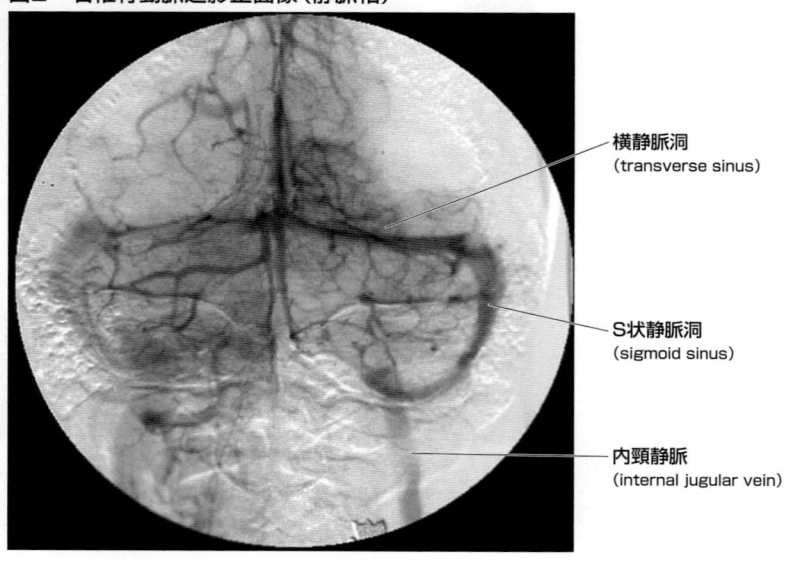

- 横静脈洞 (transverse sinus)
- S状静脈洞 (sigmoid sinus)
- 内頸静脈 (internal jugular vein)

● 側面・動脈相と静脈相 ●

図3　右椎骨動脈造影側面像（動脈相）

- 後大脳動脈（posterior cerebral artery）
- 脳底動脈（basilar artery）
- 椎骨動脈（vertebral artery）

図4　右椎骨動脈造影側面像（静脈相）

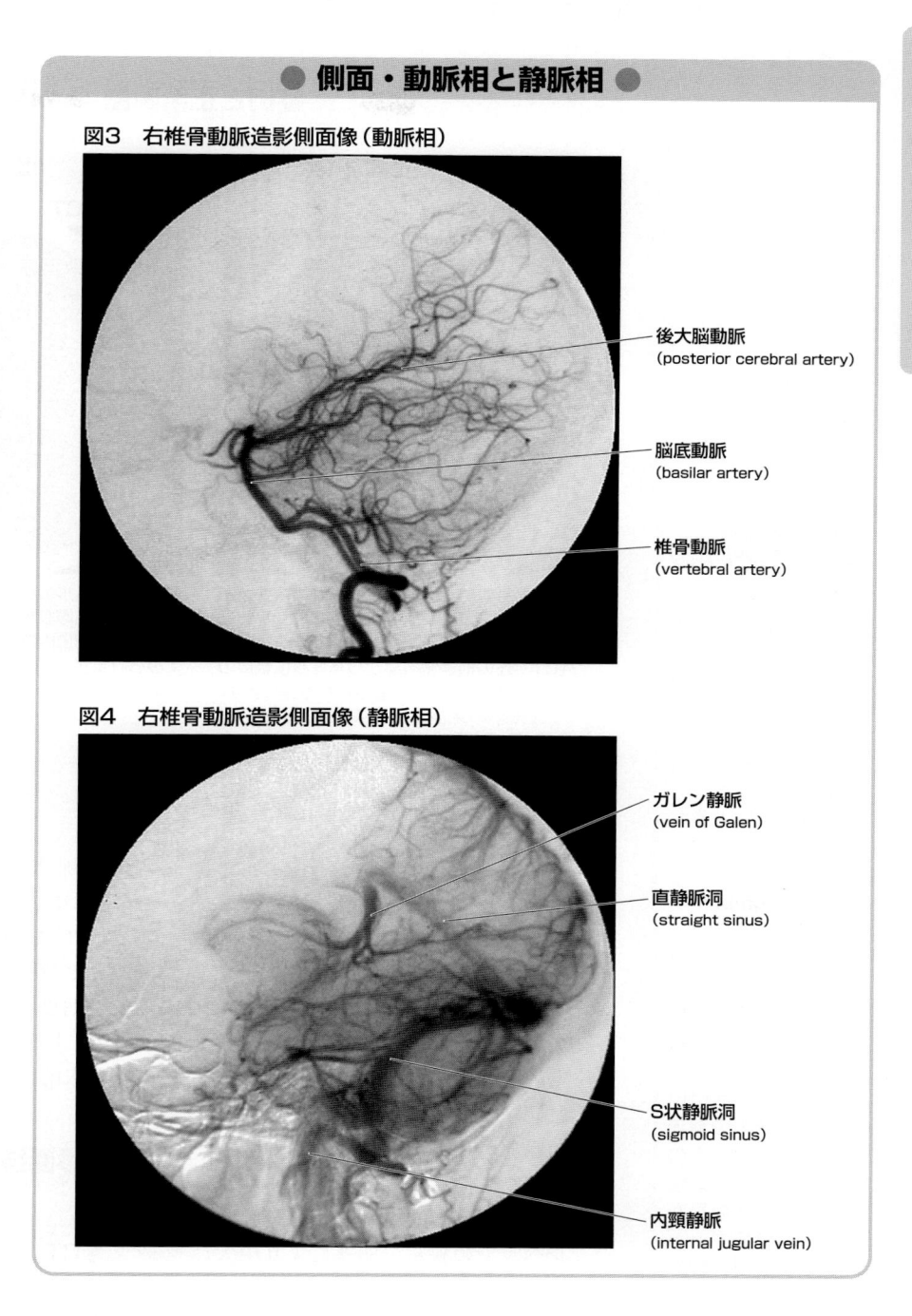

- ガレン静脈（vein of Galen）
- 直静脈洞（straight sinus）
- S状静脈洞（sigmoid sinus）
- 内頸静脈（internal jugular vein）

1 脳梗塞
cerebral infarction

疾患編—脳血管障害

頭部　土屋一洋

● 症例と正常画像 ●

脳梗塞
図1　単純CT

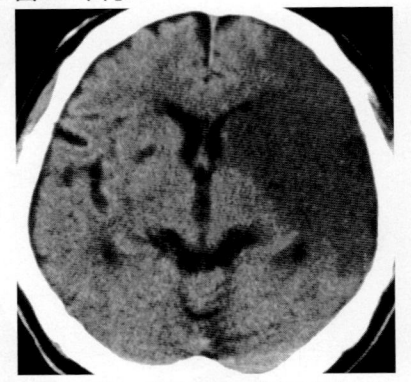

67歳，男性．糖尿病と心房細動の既往がありました．このCTの19時間前に右片麻痺と意識障害で発症し緊急入院になりました．単純CTで左の前頭側頭葉から基底核に軽度のmass effectを伴う低吸収域がみられます．中大脳動脈の穿通枝（レンズ核線状体動脈）*1を含む領域の梗塞の急性期の所見です．なお，右基底核にも小さな低吸収域があります．

正常
図2　単純CT

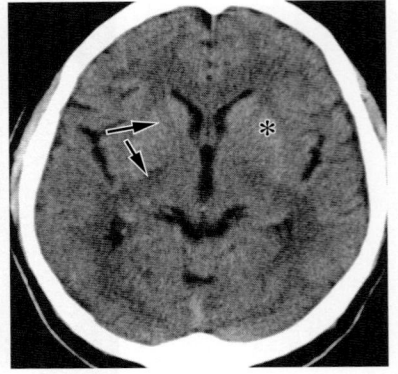

図1と同レベルの正常の単純CTです．被殻（*）が淡い高吸収を示し，その内側の尾状核や視床との間に内包（→）がやや低吸収を示してみられます．

知って得するアラカルト

***1　穿通枝**
・中大脳動脈や前大脳動脈などの主幹動脈から脳の表面を回って大脳皮質に入りこむ皮質枝に対し，主幹動脈から枝分かれして脳の深部に入る細い血管をいいます．

***2　penumbra**
・虚血部位のうち，治療によって助けることのできる範囲．血流低下域のうち不可逆性な損傷に至ったcoreの周囲の部分をいいます．MRIの灌流画像で血流低下のある部分と拡散強調画像で高信号を示す部分のギャップの範囲が一般に相当します．

***3　出血性梗塞**
・脳梗塞内部で自動調節機能を失った動脈から出血が起こることをいいます．予後を悪化させる原因の1つです．

●疾患概念

●脳梗塞の機序
① 心原性塞栓症（不整脈や弁膜症での血栓による）
② アテローム性血栓性梗塞症（頭蓋内動脈の動脈硬化性変化で生じた血栓が末梢で梗塞をきたす）
③ 動脈原性塞栓症（主に頸部動脈で生じた血栓による）
④ **分水嶺領域梗塞**（例えば内頸動脈レベルでの狭窄・閉塞により中大脳動脈と前大脳動脈の境界部に血行力学的に不全状態が生じ梗塞が発生する）
⑤ **ラクナ梗塞**（穿通枝レベルでの梗塞）

● 発症直後の静注での血栓溶解剤投与やカテーテルを用いた動脈内での血栓溶解が治療法として期待されています．

● 画像診断では超急性期（発症後3ないし6時間）に，上記のような治療で，出血が2次的に生じる危険はどうか，penumbra*2がどの程度かの検索が重要です．

● 亜急性期以降は**出血性梗塞***3やmass effectによる脳ヘルニアの発生の有無が臨床的に重要です．

●画像診断技術

● CT
● MRI
● 脳血管造影

modality

◆CT
● 脳梗塞のどの時期でも臨床的意義が大きいといえます．
● 虚血部位の診断には単純CTが有効です．

知って得するアラカルト

＊4　早期虚血サイン
・「脳血管障害画像診断ガイドライン」ホームページ（http://mrad.iwate-med.ac.jp/guideline/cvsgl-04.html）参照。

- 超急性期には**早期虚血サイン**（early ischemic sign）＊4の有無が重要な所見です。
- CT angiographyは単純CTに続いて施行でき閉塞部位や側副血行の評価が可能です。
- CT perfusionにより虚血の状態をmean transit time（MTT）やregional cerebral blood flow（rCBF）といったパラメータの画像で評価できます。

◆ MRI

- ルーチンの撮像よりも拡散強調画像で脳梗塞の早期診断が可能です。
- 灌流画像を組み合わせることでpenumbraの評価ができます。
- 3D time-of-flight（TOF）法でのMRAで血管の状態を無侵襲に診断できます。

◆ 脳血管造影

- 脳梗塞の診断には現在用いられません。動脈内からの血栓溶解治療で使われます。

● 画像所見のポイント

◆ CT

- 「早期虚血サイン」として脳実質にみられる所見としては，①皮髄境界消失，②レンズ核の不明瞭化，③脳溝の消失が知られています。
- 梗塞巣自体は発症後数時間にならないと低吸収域としては捉えにくく，24時間以降なら確実に認められます。
- 出血性梗塞になると内部に不整型の高信号域がみられます。
- CT angiographyでは閉塞部位が診断できます。

◆ MRI

- 梗塞巣がT1強調画像で低信号，T2強調画像で高信号を示すのも発症後数時間からです。
- ルーチンの撮像のうちFLAIR像では血流の低下した動脈内にしばしば高信号がみられます（intraarterial sign）（図3）。
- 拡散強調画像では虚血部位に発症直後から異常高信号がみられます（図4）。
- 灌流画像では血流低下部位にMTTやrCBFなどの異常が認められます。
- MRAでは閉塞血管を知ることができますが，狭窄が過大評価されたり，側副血行が十分評価できないことに注意が必要です（図5）。

MRI

図3　FLAIR像（脳梗塞） 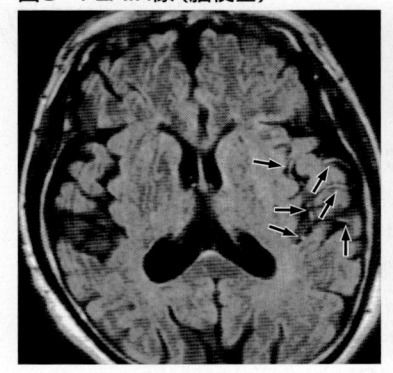
73歳，男性。発症後3時間。FLAIR像で左中大脳動脈分枝内各所に異常高信号がみられます（→）。

図4　拡散強調画像（脳梗塞） 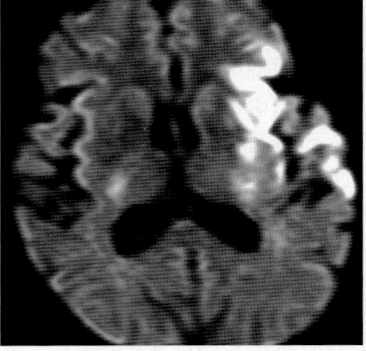
図3と同一症例同一レベルの拡散強調画像。FLAIR像では脳内の異常信号は明らかではありませんが拡散強調画像では左の前頭側頭葉や基底核の一部に虚血による異常高信号がみられます。

図5　MR angiography（脳梗塞） 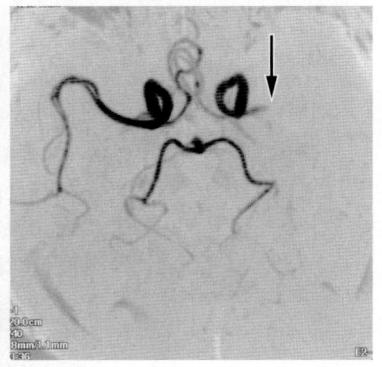
図3，4と同一症例。左中大脳動脈が起始直後に閉塞しています（→）。

2 高血圧性脳内出血
hypertensive intracerebral hemorrhage

疾患編—脳血管障害

1 頭部

● 症例と正常画像 ●

高血圧性脳内出血

図1　単純CT

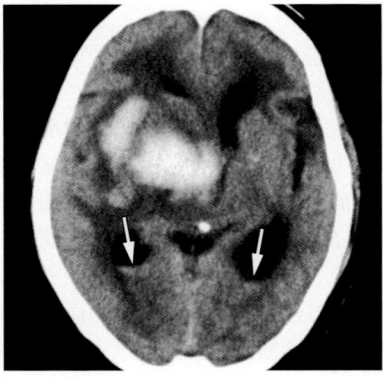

73歳，女性。高血圧と糖尿病がありました。左片麻痺と急激な意識障害をきたし緊急入院しました。単純CTで右の視床を中心に基底核にも広がる辺縁不整な高信号域があり周囲には浮腫を思わせる低吸収域がみられます。急性期の脳内出血の所見です。両側の側脳室に穿破した少量の血腫もみられます(→)。

正　常

図2　単純CT

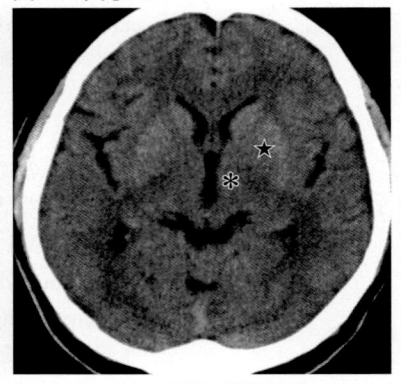

図1と同レベルの正常の単純CT像です。正常の視床(＊)とレンズ核(★)がみられます。

●疾患概念

- 長期にわたる高血圧症を背景にして，穿通枝〔「脳梗塞」の項の「知って得するアラカルト」(14ページ)参照〕レベルに壊死性変化あるいは小さな動脈瘤が形成された部分から出血が起こるとされています。
- 脳内出血の80％以上を占め，中年以降に多く，部位は被殻(60％)，視床(15％)，橋(10％)，小脳(10％)が代表的ですが，大脳皮質下にもしばしばみられます。
- 症状は出血の生じた場所により意識障害，片麻痺，失語症などさまざまです。

●画像診断の主な役割

① 脳内出血自体の診断を下す
② その治療方針決定を助ける(それ自体が生命に関わる量の出血であれば緊急血腫除去術の適応)
③ 予後を推測する
④ 高血圧症以外の原因(脳腫瘍や血管奇形など)の有無を明らかにする

●画像診断技術

- CT
- MRI
- 脳血管造影

modality

◆CT

- 症状をきたす脳内出血は単純CTでほぼ100％描出されます。
- 脳腫瘍や血管奇形が原因となった脳内出血が疑われる場合には，造影CTが診断を進めるうえで有用です。

◆MRI

- 急性期には施行の意義は小さく，高血圧性として非典型的な場合の精査に有効です。

- 血腫の正確な診断には血液の分解産物が時期によってT1強調画像やT2強調画像のいずれでも変化することを知っておく必要があります。
- 腫瘍が疑われる場合には造影T1強調画像，脳動静脈奇形が疑われる場合にはMRAが，それらの描出に有効です。

◆ 脳血管造影
- 脳内出血自体の診断には用いられません。
- 血管奇形（特に脳動静脈奇形）が疑われる場合には診断確定に必要です。

画像所見のポイント

◆ CT
- 発症直後から血腫は高吸収を示し，経過とともに周囲の浮腫の低吸収域が出現します。
- 血腫は2〜3週で正常脳と等吸収値となり，さらに低吸収値に変化し，最終的には囊胞状になります。
- 若年者や皮質下など，高血圧性として非典型的な場合，造影CTで脳腫瘍や血管奇形が増強効果を示すことがあります。
- 高齢者の大脳皮質下にしばしば多発あるいは反復する出血の原因に，**アミロイドアンギオパチー**があります。皮質や髄膜の血管壁のアミロイド沈着に起因するものです（図3）。

◆ MRI
- 急性期から亜急性期には血腫の信号がかなりの変化を示すことに注意が必要です（表1）。
- 周囲の浮腫はT1強調画像で低信号，T2強調画像で高信号を示します。数カ月以降の古い血腫は囊胞化しますが，T2強調画像で辺縁に**ヘモジデリン**の低信号がみられることで脳梗塞の古いものと区別されます。
- 脳動静脈奇形からの出血では血腫付近に異常血管のflow void*1がみられることが重要な所見になります。
- 脳腫瘍からの出血では造影T1強調画像で周囲に異常増強効果がしばしばみられます（図4）。

知って得するアラカルト

***1　flow void**
・MRIで正常流速の血管からは信号が得られないため，無信号に描出されるのを「flow void」といいます。病的状態では流速や流れのパターンによってはむしろ高信号にみられることもあります（flow-related enhancement）。

表1　超急性期から亜急性期の血腫のMRI信号

	T1強調画像	T2強調画像
4〜6時間	等信号	高信号
7〜72時間	等信号	低信号
4〜7日	等信号（中心部）高信号（辺縁部）	低信号
1〜4週	高信号	高信号

CT

図3　単純CT（高血圧性脳内出血）

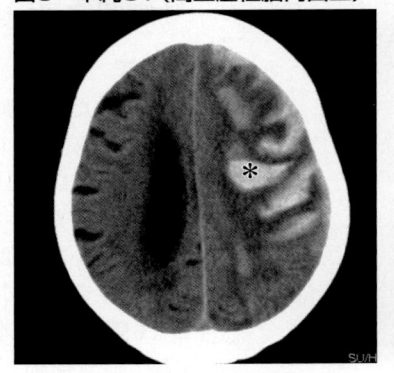

88歳，女性。左前頭葉の皮質下（*）とくも膜下腔（脳溝内）に広がる血腫がみられます。剖検で脳表の髄膜の血管のアミロイド沈着とそれからの出血が証明されました。

MRI

図4　T1強調画像（高血圧性脳内出血）

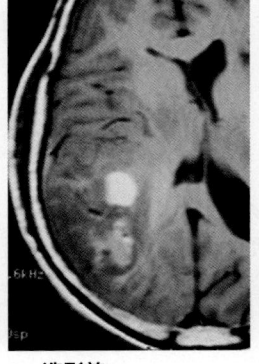

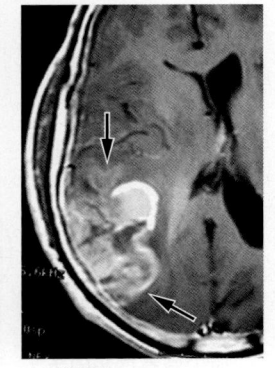

a　造影前　　　　　　　b　造影後

48歳，男性。右側頭後頭葉皮質下に亜急性期の血腫が造影前のT1強調画像（a）で高信号を示してみられます。造影T1強調画像（b）ではその周囲に異常増強効果がみられ（→），手術でこの部分は膠芽腫で，それが出血したことがわかりました。

3 くも膜下出血
subarachnoid hemorrhage

疾患編—脳血管障害

頭部 1

● 症例と正常画像 ●

くも膜下出血

図1　単純CT

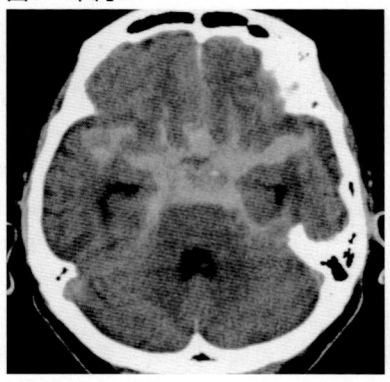

80歳，女性。突然の激しい頭痛と意識レベルの低下で来院しました。単純CTで鞍上槽から両側のシルビウス裂に高吸収を示す多量のくも膜下出血がみられます。

正常

図2　単純CT

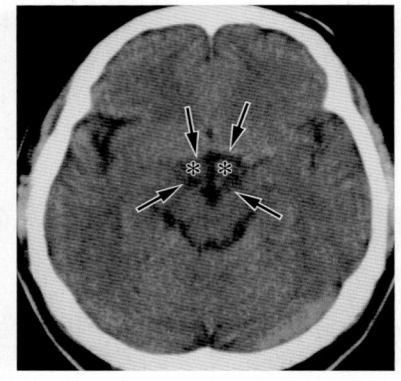

図1と同レベルの正常の単純CT像です。鞍上槽（→）が髄液の低吸収を示してみられ，その内部に視交叉（＊）が脳実質と等吸収値を示して認められます。

●疾患概念

- くも膜下出血の90％以上は脳動脈瘤（次項参照）の破裂によって起こります。
- 出血が脳動脈瘤の存在する脳槽を中心に広がり，さらに脳溝やときに脳室内にも及んでみられます。
- 典型的な症状は急激な激しい頭痛や悪心・嘔吐，髄膜刺激症状（項部硬直など），出血の程度によってさまざまな意識障害です。

●画像診断技術

modality
- CT
- MRI
- 脳血管造影

◆CT
- くも膜下出血を診断する最も一般的な検査法です。

◆MRI
- FLAIR像はCTで判然としないくも膜下出血を鋭敏に検出できる有用な撮像法です。

◆脳血管造影
- くも膜下出血の原因となった脳動脈瘤の診断確定に必要です（次項）。

●画像所見のポイント

◆CT
- 破裂した脳動脈瘤に近い脳槽を中心にくも膜下腔に高信号がみられます。ただし，出血量が少なかったり，発症直後でないとくも膜下腔の出血が明らかな高信号としてみられない可能性を忘れてはなりません。
- くも膜下出血に伴う脳室の拡大，脳腫脹，血管攣縮*1による脳梗塞の有無などの所見がみられることもあります。
- 頭部外傷でくも膜下腔の血管の破綻によって**外傷性くも膜下出血**が起こ

知って得するアラカルト

＊1　血管攣縮
・くも膜下出血で漏出した血液と反応することで血管の径が小さくなることをいいます。このために脳虚血が生じ，くも膜下出血の患者さんの予後を悪くする最大の要因の1つとなります。

18

ることがあります。これは脳挫傷など損傷部位の近傍に起こるものと、脳幹周囲の脳槽にみられることがあり（図3），後者では脳動脈瘤の破裂によるものと区別が困難なことがあります。

◆ MRI
● FLAIR像で通常は髄液が低信号にみられる脳槽や脳溝に異常な高信号が描出されます（図4）。

CT	MRI
図3　単純CT（くも膜下出血）	図4　FLAIR像（くも膜下出血）

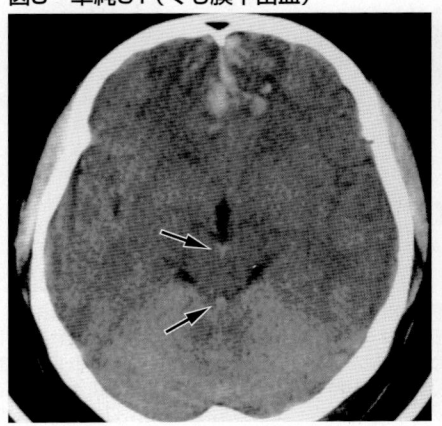

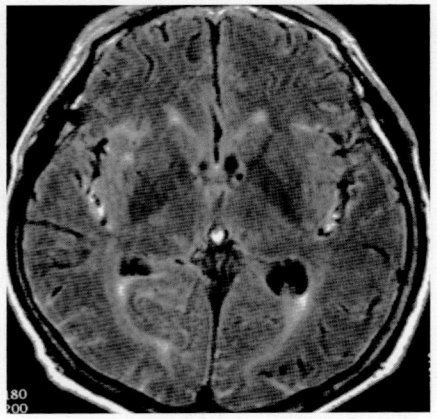

25歳，男性。中脳の前後に少量のくも膜下出血がみられます（→）。本例では両側前頭葉に脳挫傷もあり外傷性くも膜下出血の診断は容易です。

56歳，女性。両側のシルビウス裂や各所の脳溝内にくも膜下出血が高信号を示して描出されています。

Q & A

Q　「脳卒中」とは，どういうことを表す言葉ですか？

A
・「卒中」とは「卒然として邪風に中る（そつぜんとして"じゃふう"にあたる）」，つまり「突然，悪い風（病気）にあたって倒れる」という意味です。
・脳血管障害のうち，急性に発症する「脳梗塞」「脳内出血」そして本項の「くも膜下出血」を総称していう表現です。このうち，脳梗塞には心原性塞栓症，アテローム性あるいは動脈原性血栓性梗塞症やラクナ梗塞などの病型があるのは本文で述べたとおりです。
・最近（平成15年）のわが国の死因統計では，この脳卒中がかなりを占める「脳血管障害」は「悪性新生物」「心疾患」についで3位です。さらに，脳卒中の病型のなかでは，脳梗塞，脳内出血，くも膜下出血の順番（平成14年の人口動態統計では脳卒中の全死亡に占める割合はそれぞれ，63.9％，24.8％，11.7％）となっています。

1 頭部

疾患編―脳血管障害
4 脳動脈瘤
cerebral aneurysm

● 症例と正常画像 ●

脳動脈瘤

図1　右中大脳動脈造影像

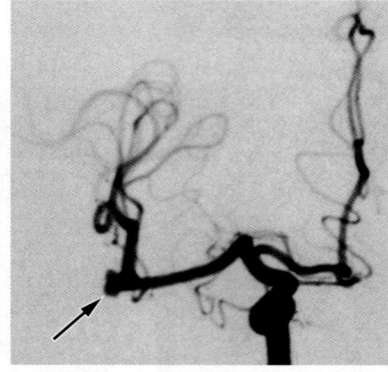

57歳，男性．他院で施行された「脳ドック*¹」で右中大脳動脈瘤を疑われて精査・加療のため来院しました．右中大脳動脈の分岐部（M1とM2の移行部）に外側に突出するハツ頭状の動脈瘤がみられます（→）．そのneckは比較的広くなっています．

正　常

図2　右中大脳動脈造影像

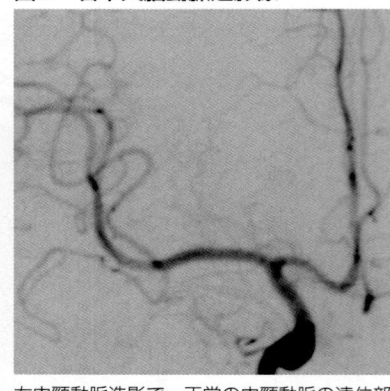

右内頸動脈造影で，正常の内頸動脈の遠位部から前大脳動脈と中大脳動脈の近位部が描出されています．両者で内頸動脈から分岐直後に水平に近く走行する部分をそれぞれ「A1」と「M1」と呼びます．続いて上向きに走行する部分はそれぞれ「A2」「M2」といいます．

知って得するアラカルト

＊1　脳ドック
・わが国では未破裂脳動脈瘤や虚血性病変などの検索のため，保険診療外での「脳ドック」が多くの施設で行われています．ルーチンのMRIに加え，未破裂脳動脈瘤の診断には後述のMR angiographyが大きな役割を果たしています．

＊2　3大好発部位
①前交通動脈
②中大脳動脈分岐部
③内頸動脈-後交通動脈分岐部

図3　脳動脈瘤好発部位

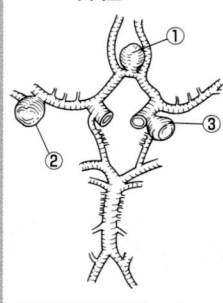

①前交通動脈(anterior communicating artery)
②中大脳動脈(middle cerebral artery)
③内頸動脈-後交通動脈分岐部(internal carotid-posterior communicating artery)

● 疾患概念

● ここでいう「脳動脈瘤」は以下のように分類されますので，覚えておきましょう．

①**囊状動脈瘤**
　　（saccular aneurysm）
　　→「囊」つまり「ふくろ状」になったもの，破裂しやすい
②**紡錘状動脈瘤**
　　（fusiform aneurysm）
　　→両端が細くなったもの
③**解離性動脈瘤**（dissecting aneurysm，次項参照）
　　→壁内の層が分離したもの

● 正常脳血管壁の中膜の弾性板や筋層が欠如し，限局性の突出をきたしたものをいいます．
● 破裂により**くも膜下出血**を生じます．また，未破裂のものが周囲への圧排症状（内頸動脈-後交通動脈分岐部動脈瘤での動眼神経麻痺など）で発症することがあります．
● 本例の**中大脳動脈**のほか**前交通動脈**と**内頸動脈-後交通動脈分岐部**が**3大好発部位*²**（図3）ですが，他の部位（特に動脈分岐部）にもみられます．
● 約20%の症例では多発動脈瘤がみられます．
● 2.5cmより大きいものは「**巨大動脈瘤**」と呼ばれます．
● 多房性やbleb（局所的な突出）があるものは破裂しやすいことを覚えておきましょう．
● 治療は開頭手術での**クリッピング**が基本ですが，最近では**コイル**による**瘤内の塞栓術**も選択されています．

●画像診断技術

modality
- 脳血管造影
- CT angiography
- MR angiography

◆脳血管造影
- 脳動脈瘤の最も診断的価値が確立した検査法です。
- 多発動脈瘤を確実に診断するため左右の内頸(または総頸)動脈と椎骨動脈の造影(**4-vessel study**[*3])が基本です。

◆CT angiography
- くも膜下出血の診断の第一選択である単純CTに続いて施行できます。
- multislice CTの導入でより広範囲を良好な空間分解能で撮影可能となりました。
- データの後処理技術の進歩も良好な画像の取得に寄与しています。
- 脳血管造影に匹敵する検出能があるとの報告もあります。
- 動脈瘤と骨との相対的関係の描出はしばしば術前情報として有用となります。

◆MR angiography
- **3D time-of-flight(TOF)法**での撮像を行います。
- 無侵襲であり、「**脳ドック**」などでスクリーニングに有効です。
- 動脈瘤の検出能は通常の脳血管造影に比べて劣ります。
- **volume rendering(VR)法**での3次元表示も有効とされています。

> **知って得するアラカルト**
>
> ***3　4-vessel study**
> 左：①内頸(または総頸)動脈造影
> 　　③椎骨動脈造影
> 右：②内頸(または総頸)動脈造影
> 　　④椎骨動脈造影

●画像所見のポイント

◆脳血管造影
- 嚢状の内腔突出としてみられます。
- 動脈瘤の発見のみならず、手術でクリップをかけるneckや周囲の動脈分枝との関係を明瞭にすることが必要です(**図4**)。
- くも膜下出血に伴う血管攣縮の有無も重要です。
- 動脈瘤と紛らわしい血管の巻きとは多方向での造影で鑑別します。
- 動脈起始部の拡張(infundibular dilatation)では先端から動脈が連続することが動脈瘤との鑑別点です。

◆CT angiography
- 基本的に、脳血管造影と同様の所見です(**図5**)。
- 同時に描出される周囲の動静脈や骨構造の重なりが邪魔な場合は、再構成領域を絞るなどで対処します。
- 3次元表示のみならず元画像や多方向断面での再構成画像、MIP画像もしばしば有効です。

◆MR angiography
- スクリーニング目的の場合、好発部位を中心に慎重なチェックが必要です(**図6**)。
- 瘤内の遅い流れや乱流で動脈瘤の信号が低下することがあります。
- 下垂体後葉などの短いT1の構造が動脈瘤と紛らわしい信号を示します。内部に血栓がある場合、元画像でわかりやすくなります。

脳血管造影

図4　左内頸動脈造影像（前交通動脈瘤）

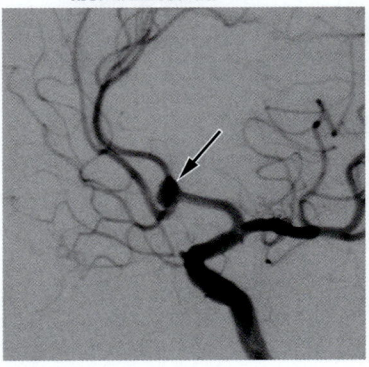

瘤全体の形状(→)を明瞭にするために左前斜位で撮影しています。

CT

図5　CT angiography（内頸動脈瘤）

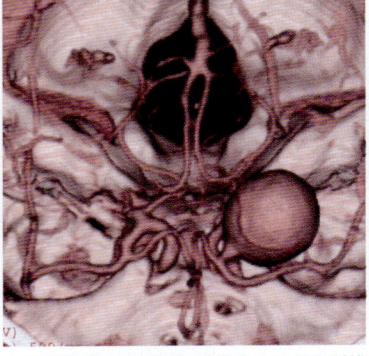

左内頸動脈本幹部の動脈瘤の大きさや形状は明らかですが、neckはこの方向ではわかりにくくなっています。

MRI

図6　MR angiographyの左右方向の投影画像（内頸動脈-後交通動脈分岐部動脈瘤）

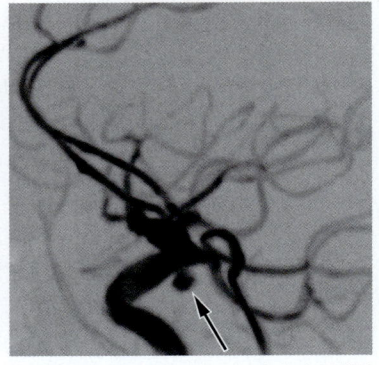

比較的狭いneckで下向きに突出する動脈瘤がみられます(→)。

5 脳動静脈奇形
arteriovenous malformation

疾患編—脳血管障害

頭部

● 症例と正常画像 ●

脳動静脈奇形

図1　MRI T2強調画像

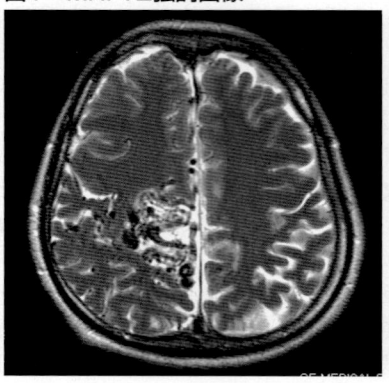

40歳，女性。左上下肢の脱力発作で来院しました。MRIのT2強調画像で右前頭から頭頂葉にかけての皮質下に不整型のflow voidがみられ，内部には髄液に近い高信号域の部分がみられます。その周囲の脳表にも異常血管を思わせるflow voidがあり，脳動静脈奇形の所見です。高信号の部分はグリオーシスなどを反映する所見です。

正常

図2　MRI T2強調画像

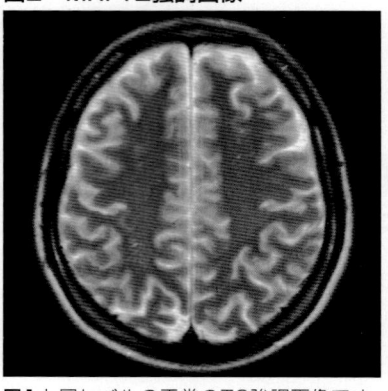

図1と同レベルの正常のT2強調画像です。前頭頭頂葉の正常の皮質と白質がみられます。

●疾患概念

- 脳動静脈奇形（arteriovenous malformation：AVM）は脳の中で動脈と静脈が毛細血管を経ずにつながっているという，脳血管の発生過程での奇形です。
- 動静脈の短絡がある異常血管塊を「nidus」といい，それに流れ込む異常動脈を「**栄養動脈**（feeding artery）」，それから流れ出る異常静脈を「**流出静脈**（draining vein）」と呼びます。
- AVMは脆弱な血管内を速い血流が流れるために出血し，脳内出血やくも膜下出血をきたすことが全体の約70％を占めます。未破裂のものの多くは痙攣発作や頭痛などで発症します。
- 治療には開頭による摘出術のほか，栄養動脈に超選択的にカテーテルを進めての塞栓術，ガンマナイフなどによる定位的放射線治療があります。AVMの大きさや存在部位などによってはこれらを組み合わせることもしばしば行われています。

●画像診断技術

- 脳血管造影
- CT
- MRI

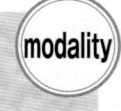

modality

◆脳血管造影

- AVMの最終診断は通常の脳血管造影で下されます。治療方針決定のためにも不可欠な診断法です。

◆CT

- 出血が生じた場合，その第1の検査法です。AVM自体も単純CTで比較的

> **知って得するアラカルト**
>
> **＊1 MR DSA**
> ・MR digital subtraction angiography。1コマ1秒ほどの高速撮像を同一撮像範囲で反復し，この間にGd造影剤を急速静注する方法です。造影剤の到達前後で画像の差引きをすることで血管の像が得られます。

特徴的な所見を示し，造影CTで異常増強効果からそれを明確にできます。
● CT angiographyでもAVMを低侵襲に描出できますが，3つの成分を分離して描出することが難しい点で，複雑なAVMの診断には不向きです。

◆ MRI
● AVMは異常なflow void〔「高血圧性脳内出血」の項の「知って得するアラカルト」（17ページ）参照〕として描出されます。
● MRAでもAVMを診断することができますが，3D time-of-flight法ではnidusや流出静脈が十分に描出されず，3D phase-contrast法やGd造影剤を静注後の3D time-of-flight法がしばしば有効です。
● AVMの経過観察にはMR DSA＊1も有用な手段です。

● 画像所見のポイント

◆ 脳血管造影
● 上記の3つのAVMの構成成分を確認することでAVMの診断が確定します（図3）。

◆ CT
● 単純CTではAVMの関連異常血管は管状や塊状の淡い高信号域としてみられ，それ自体はmass effectも乏しいのが通常です。ときに石灰化が部分的にみられます。
● 造影後に異常血管は他の部位の血管同様に強く増強されます（図4）。

◆ MRI
● 上述のようにflow voidとして無侵襲に描出されます。
● 出血したものではnidusと血腫の位置関係を捉えるのに有効です（図5）。
● 未破裂のAVMではその内部や周辺の脳の変化の詳細がわかります。

脳血管造影

図3　右内頸動脈造影像（脳動静脈奇形）

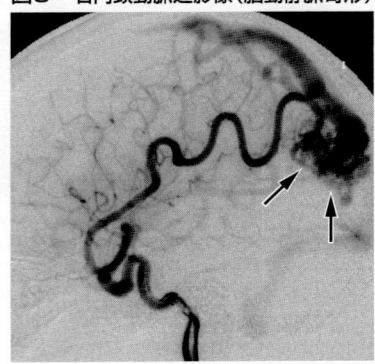

68歳，女性。右内頸動脈造影で，中大脳動脈の角回動脈が栄養動脈になったAVMのnidusが後頭葉の皮質下にみられます（→）。流出静脈は上矢状洞に向かっています。

CT

図4　CT（脳動静脈奇形）

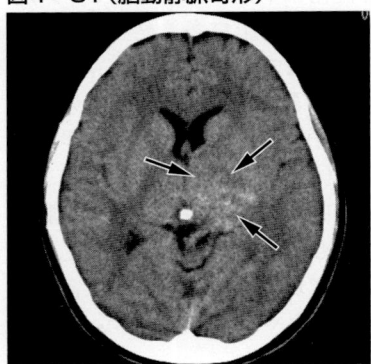

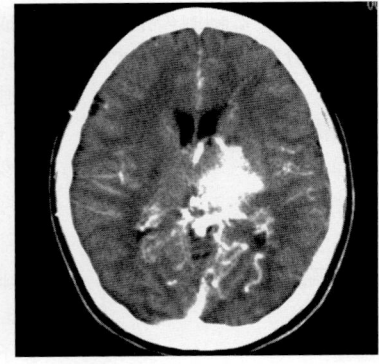

a　造影前
b　造影後

13歳，女児。単純CTで左視床にごく淡い高吸収域が辺縁不明瞭にみられます（a：→）。造影後（b）にはこれを中心に血管と同様の強い増強効果がみられます。

MRI

図5　T1強調冠状断像（脳動静脈奇形）

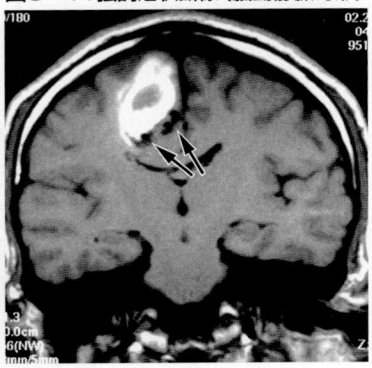

24歳，男性。右前頭葉のAVMが出血した症例です。血腫の内下方にAVMの異常血管がflow voidとしてみられます（→）。

1 膠芽腫
glioblastoma

疾患編―脳腫瘍

頭部　工藤與亮

● 症例と正常画像 ●

膠芽腫

図1　MRI T2強調画像

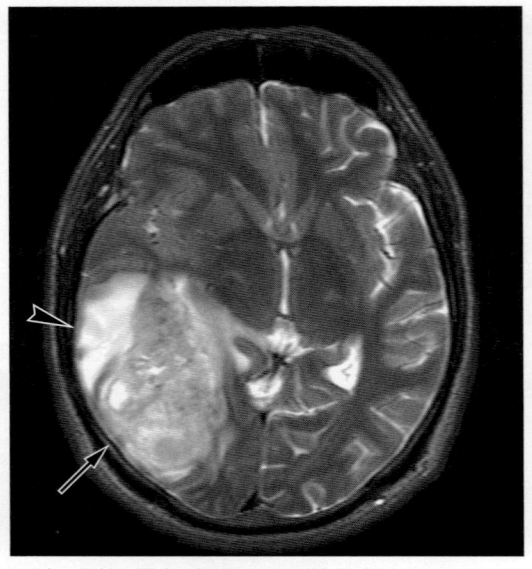

46歳，男性。頭痛の精査にてMRI検査が行われました。右側頭葉から後頭葉にかけて内部不均一な高信号を示す腫瘤性病変を認めます（→）。周囲に浮腫を示す高信号を伴っています（▶）。局所の脳溝は狭小化し，右側脳室三角部も圧排されており，中心構造も左方へ偏位しています。これらは腫瘍によるmass effectを示しています。

正常

図2　MRI T2強調画像

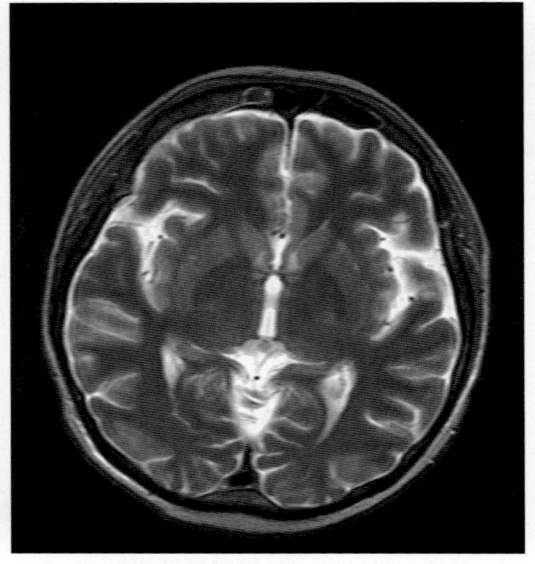

基底核レベルの正常像です。大脳脳溝，側脳室三角部，基底核，視床などはほぼ左右対称に認められます。中心構造も正中に位置しています。

● 疾患概念

- 膠芽腫は神経膠腫の一種です。
- 神経膠腫は原発性脳腫瘍の約30％を占め，腫瘍を構成する細胞の形態から以下のように分類されています。

① 星細胞系腫瘍
　・星細胞腫
　・退形成性星細胞腫
　・膠芽腫
② 乏突起細胞系腫瘍
　・乏突起膠腫
③ 上衣系腫瘍
　・上衣腫

- 膠芽腫は高齢者に多く，神経膠腫のなかで最も悪性度の高い腫瘍です。
- 多くは星細胞腫や退形成性星細胞腫が悪性化したものと考えられています。
- 成人のテント上に多く発生し，男女比は約2：1です。
- 腫瘍は大きく不整形で，局所の腫大（mass effect）が強く，周囲に浮腫性変化を伴います（図1）。
- 浸潤傾向が強いため，周囲の浮腫の部分にも腫瘍細胞が存在します。
- 細胞密度が高く腫瘍血管にも富んでおり，出血や壊死などを伴います。
- 予後は不良です。

知って得するアラカルト

＊1　造影剤の増強効果
・脳実質内病変で，造影剤により増強効果を受けるのは脳血管関門(blood brain barrier：BBB)が破綻していることを意味します。血流量を反映しているわけではありません。

＊2　脳腫瘍の診断に役立つ特殊シーケンス
・MR spectroscopy(MRS)は病変内部の代謝産物を測定することが可能です。
・拡散強調画像(DWI)では細胞密度を反映することが知られており，灌流画像(PWI)では血管構築や血流量を反映します。

＊3　リング状の増強像を示す病変
・膠芽腫
・転移性脳腫瘍
・多発性硬化症
・脳膿瘍

● 画像診断技術

- ● MRI
  - T1強調画像
  - T2強調画像
  - FLAIR像
  - 造影T1強調画像
- ● CT

◆ MRI
- ●脳腫瘍の診断のスタンダードです。
- ●腫瘍の存在診断や広がりの診断は**T2強調画像が基本**となります(図1)。
- ●星細胞腫や膠芽腫などの浸潤性の腫瘍の進展範囲を診断するのにはFLAIR像も有用です。
- ●造影前後のT1強調画像を比較することで腫瘍が造影剤によって増強されるかどうかをみます＊1。
- ●いずれのシーケンスも横断像が基本ですが，部位や広がりの診断では冠状断像や矢状断像も重要な場合があります。
- ●質的診断のために特殊なシーケンス＊2を用いる場合があります。

◆ CT
- ●脳腫瘍の診断において，CTは補助的に使われる場合があります。
- ●石灰化や出血の有無，開頭術前の骨情報などを得るのに用いられます。
- ●造影検査はMRIで行うことが望ましく，CTで造影を行う必要はありません。

● 画像所見のポイント

◆ MRI
- ●T2強調画像で高信号を示すのが基本ですが(図1)，細胞密度が高い場合はやや信号が低くなります。
- ●周囲の浮腫もT2強調画像で高信号を示します。
- ●膠芽腫は悪性度が高いため造影剤により**増強効果**を受けます(図3)。
- ●内部の**壊死**を伴うことが多く，壊死部分はT1強調画像で低信号，T2強調画像で高信号を示します。
- ●壊死部分は造影MRIでは増強されないため，リング状の増強像を示します＊3。
- ●さらに**出血**などにより，内部不均一な信号となります。
- ●脳梁などを介して反対側に浸潤することがあり，「**butterfly glioma**」と呼ばれます(図4)。
- ●脳脊髄液を介して脳の表面や脊髄に播種することがあります。

◆ CT
- ●膠芽腫は基本的にlow densityを示しますが，細胞密度が高い場合にややdensityが高くなります。
- ●周囲白質の浮腫や内部の壊死もlow densityを示します。
- ●石灰化はまれですが出血を合併することがあり，high densityを示します(図5)。

Q & A

Q　脳腫瘍の診断のポイントは何でしょうか？

A
・画像診断でのポイントとしては，mass effectがあることがポイントで，腫瘍を疑うきっかけとなります。ただし，mass effectがはっきりしない腫瘍や，逆に萎縮がみられる腫瘍もあるため注意が必要です。
・炎症や脱髄疾患，脳梗塞などでも急性期にはmass effectがあり，鑑別に苦慮することがあります。
・ある種の腫瘍は特定の部位から発生するため，発生部位を正しく診断することも重要です。
・画像以外にも多くのポイントがあります。
・急激な発症の場合には，腫瘍よりも血管障害や炎症などが疑われます。
・症状の進行速度により，ある程度の悪性度が予測できる場合があります。年齢も重要で，小児と成人では好発する腫瘍の種類が異なります。そのほか，既往歴や生活歴なども参考になる場合があります。

MRI

図3 造影T1強調画像（膠芽腫）

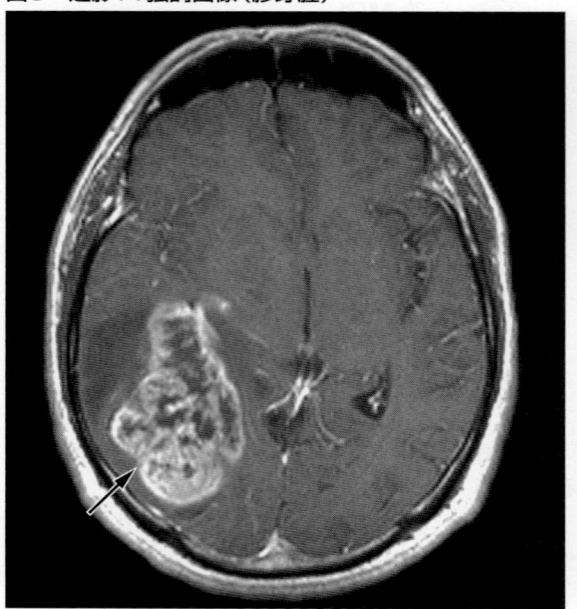

図1と同一スライスです。T2強調画像で高信号を示していた腫瘍は造影後不均一に増強されています（→）。内部壊死の部分は増強されていません。

図4 T2強調画像（膠芽腫）

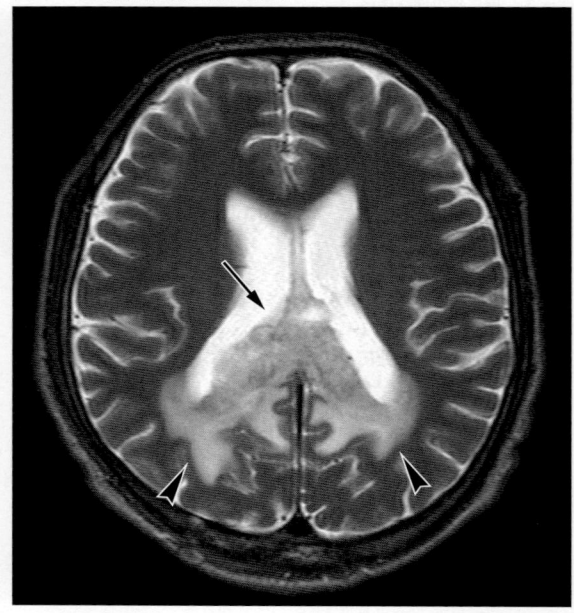

脳梁膨大部が腫大しており，この部分に不均一な高信号を示す腫瘍性病変を認めます（→）。両側頭頂葉白質に高信号が進展しており，浮腫や腫瘍浸潤が示唆されます（▶）。

CT

図5 単純CT（膠芽腫）

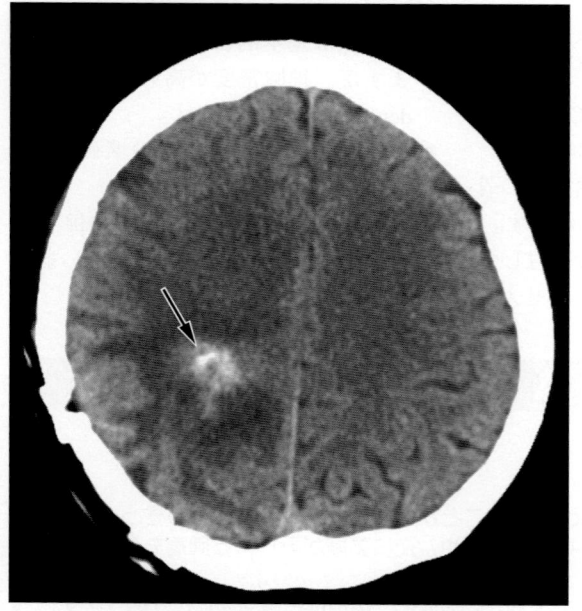

右頭頂葉に出血を示す不整形のhigh densityを認めます（→）。周囲の白質に沿って腫瘍浸潤や浮腫を示すlow densityがみられます。

2 下垂体腺腫
pituitary adenoma

疾患編—脳腫瘍

頭部

● 症例と正常画像 ●

下垂体腺腫
図1　造影MRI T1強調冠状断像

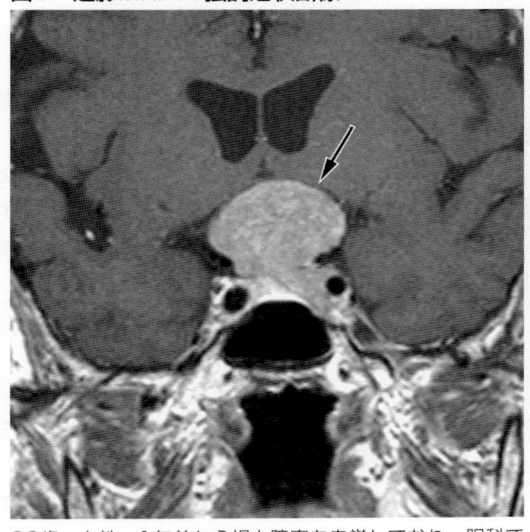

66歳，女性．1年前から視力障害を自覚しており，眼科での精査にて両耳側半盲を指摘されました．トルコ鞍内左側から鞍上部に大きく突出する腫瘤性病変を認め，内部不均一に増強されています（→）．視交叉は著明に圧排されています．

正　常
図2　造影MRI T1強調冠状断像

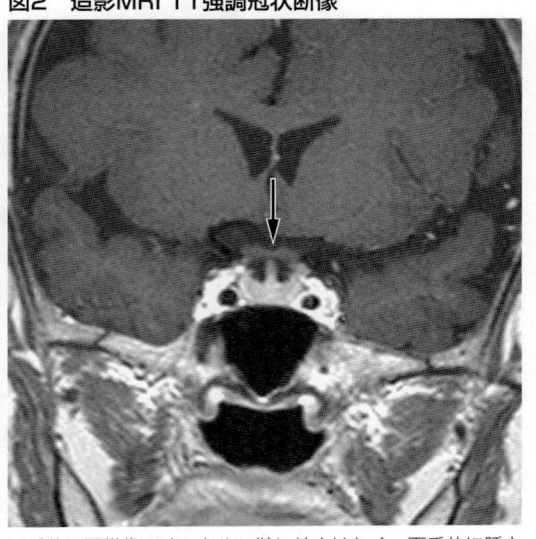

下垂体の正常像です．トルコ鞍に拡大はなく，下垂体に腫大はありません．下垂体柄は正中に位置しており，視交叉にも偏位を認めません（→）．

● 疾患概念

- 下垂体腺腫は下垂体前葉由来の腫瘍で，下垂体部に発生する腫瘍の半数以上を占めます．

①微小腺腫（microadenoma）
→　直径10mm以下でトルコ鞍内に限局するもの
②大腺腫（macroadenoma）
→　直径10mm以上のもの

- 内分泌学的に①ホルモンを産生する腫瘍（functioning adenoma）と②産生しない腫瘍（non-functioning adenoma）があります．

①ホルモン産生性腫瘍
・プロラクチン産生腫瘍
・成長ホルモン産生腫瘍
・副腎皮質ホルモン産生腫瘍
・甲状腺刺激ホルモン産生腫瘍
・性腺ホルモン産生腫瘍
・多種ホルモン産生腫瘍
②ホルモン非産生性腫瘍

- ホルモン産生性腫瘍は産生されたホルモンによる症状がでるため小さいうちに見つかることが多く，逆にホルモン非産生性腫瘍は大きなものが多いという特徴があります．
- 腫瘍は大きくなると周囲に浸潤し，上方では視交叉を圧排して両耳側半盲を生じます（図1）．

- 側方浸潤では海綿静脈洞，下方では蝶形骨洞に浸潤します。
- 治療は経蝶形骨洞的に手術が行われ，開頭手術をするのはまれです。

●画像診断技術

modality
- MRI
  - T1強調冠状断像
  - T2強調冠状断像
  - 造影T1強調冠状断像
  - T1強調矢状断像
  - 造影T1強調矢状断像
- CT
- 頭部単純X線側面像

◆MRI
- 下垂体腺腫はMRIにて診断します。
- **冠状断像と矢状断像が基本**で，特に冠状断像が有用です。
- T1強調画像やT2強調画像よりも，造影T1強調画像が腫瘍の描出に適しています。
- 微小腺腫の描出にはdynamic study*1が有用です（図3）。

◆CT
- 下垂体腺腫の診断ではCTの役割は少なく，補助的なモダリティです。
- 他の腫瘍との鑑別で石灰化の有無を知るために撮影することがあります。
- 経蝶形骨洞的手術の術前検討において，鼻腔から蝶形骨洞，トルコ鞍にかけての骨情報を得るのに用いることがあります。

●画像所見のポイント

◆MRI
- T1強調画像では脳実質と等信号から低信号，T2強調画像では軽度低信号から高信号を示します。
- 微小腺腫では正常下垂体よりも造影剤による増強効果が弱く，**造影T1強調画像で相対的に低信号**として描出されます。
- 大きな腫瘍ではある程度の増強効果を認めます。
- 造影T1強調画像で腫瘍を描出することができない場合でも，dynamic studyで染まりが遅い部位として描出できる場合があります（図3）。
- **嚢胞性変化**や**出血**などを伴う場合があります（図4）。
- トルコ鞍の拡大，鞍底部の傾斜，下垂体柄の偏位などが腫瘍の存在を示唆する場合があります。
- 視交叉の圧迫や海綿静脈洞浸潤の有無なども画像診断のポイントです。

◆CT
- 下垂体腺腫では石灰化はまれで，石灰化がある場合には頭蓋咽頭腫や髄膜腫などの他疾患の可能性が示唆されます。
- 術前の検討において，トルコ鞍の骨破壊の程度，蝶形骨洞の含気・骨発達，鼻腔の状態などが評価されます（図5）。

知って得するアラカルト

静脈血サンプリング
・臨床的に下垂体腺腫が疑われてもMRIで腫瘍が確認されない場合，海綿静脈洞の静脈血サンプリングが行われます。そのホルモン値により腺腫の診断がなされます。

＊1　下垂体のdynamic study
・造影剤を急速静注して連続的に撮像を行います。
・正常では下垂体柄と付着部が最初に増強され，そこから経時的に増強像が拡大していきます。
・微小腺腫は正常よりも増強されるタイミングが遅いため，相対的に低信号として描出されます。

MRI

図3　dynamic study冠状断像（下垂体腺腫）

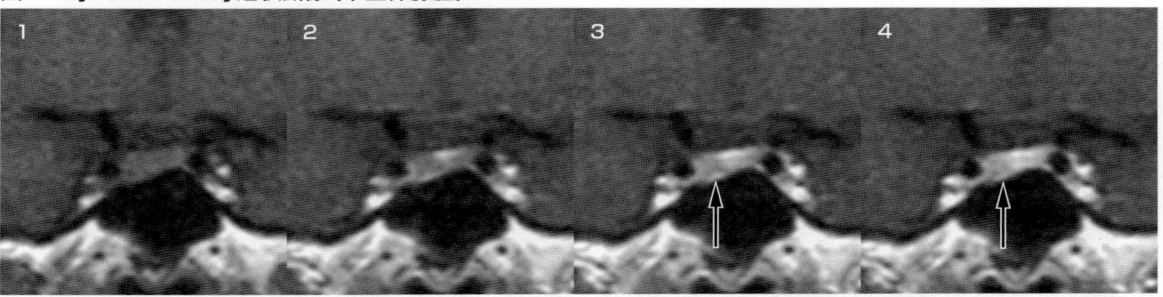

トルコ鞍底部が右に傾斜しています。下垂体は正中上部から染まりが拡大していますが，トルコ鞍内右側の染まりが遅く，この部分に微小腺腫が存在することがわかります（→）。

MRI

図4　T1強調矢状断像（下垂体腺腫）

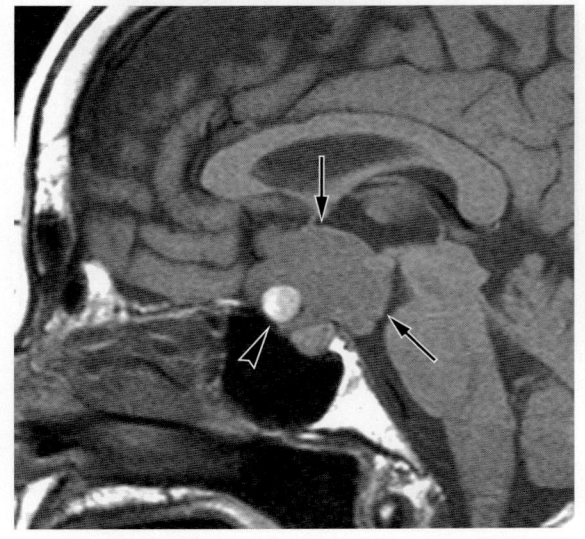

トルコ鞍上部に脳実質よりもやや信号の低い，大きな腫瘍性病変を認めます（→）。内部に類円形の高信号があり，出血の合併が示唆されます（▶）。

CT

図5　単純CT矢状断像（下垂体腺腫）

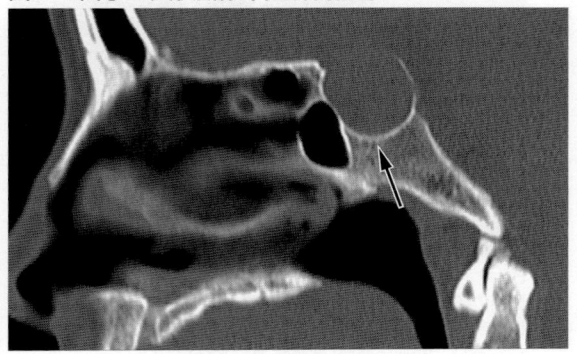

トルコ鞍に拡大を認めますが，骨破壊は認められません（→）。蝶形骨洞は小さく，発達が不良です。

Q & A

Q　下垂体腺腫と鑑別すべき疾患にはどんなものがありますか？

A
- トルコ鞍内やその近傍には多種多様な腫瘍・腫瘍類似病変が発生します。
  - ①頭蓋咽頭腫：鞍上部に発生し，囊胞や石灰化を伴います。
  - ②髄膜腫　　：鞍結節などの硬膜に付着して発生し，石灰化がみられることがあります。
  - ③ラトケ囊胞：トルコ鞍内に囊胞性病変として認められます。
  - ④血管腫　　：海綿静脈洞から発生し，T2強調画像で強い高信号を認めます。
  - ⑤神経鞘腫　：海綿静脈洞やメッケル腔内を走行する神経から発生します。
  - ⑥胚細胞腫瘍：若年者に多く，鞍上部から発生します。
  - ⑦動脈瘤　　：トルコ鞍近傍の内頸動脈や前大脳動脈から発生する動脈瘤が腫瘍と間違われることがあります。

頭部─疾患編

下垂体腺腫

頭部 1

疾患編―脳腫瘍

3 神経鞘腫
schwannoma

● 症例と正常画像 ●

神経鞘腫

図1 造影MRI T1強調画像

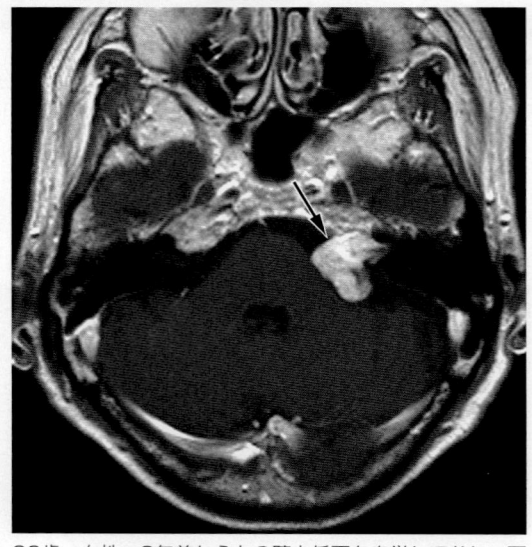

60歳，女性。2年前から左の聴力低下を自覚しており，耳鼻科での精査にて左側の感音難聴を指摘されました。左小脳橋角部に不整形の増強像を認めます（→）。左内耳道内に連続しており，聴神経腫瘍（神経鞘腫）の所見です。

正常

図2 造影MRI T1強調画像

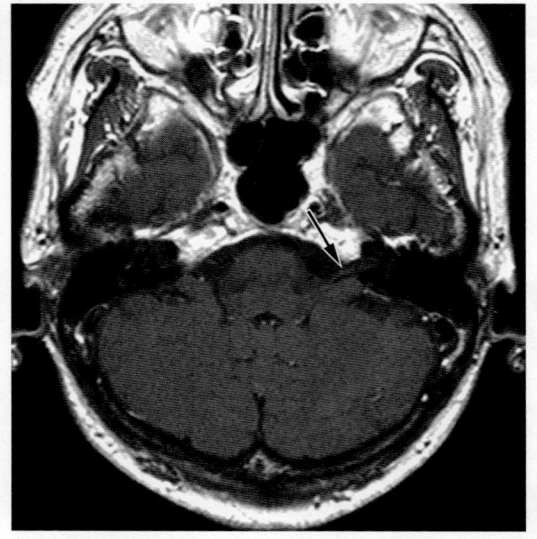

左聴神経が線状の構造として描出されています（→）。正常では増強効果を受けません。

● 疾患概念

- 神経鞘腫は末梢神経由来の腫瘍で，脳実質外腫瘍です。
- 頭蓋内では小脳橋角部が最も多く（約80％），第8脳神経（聴神経）由来ですが多くは前庭神経から発生します。
- そのほかには三叉神経や顔面神経などから発生します。
- 小児ではまれで，神経線維腫症では多発性に病変が認められます。

● 画像診断技術

modality

- MRI
  T1強調画像
  T2強調画像
  造影T1強調画像
  cisternography
- CT

◆ MRI

- 神経鞘腫はMRIにより診断されます。
- T1強調画像，T2強調画像，造影T1強調画像の撮像がスタンダードで，造影T1強調画像が腫瘍の描出に適しています。

- 内耳道内の腫瘍や，顔面神経管内，そのほか頭蓋底・頭蓋外に進展するような腫瘍を撮像する場合，T2強調画像や造影T1強調画像は**脂肪抑制**を併用することも有用です*1。
- 腫瘍の存在診断においては高解像度の水強調画像（cisternography）*2も有用です（図3）。
- cisternographyにより腫瘍自体が描出され，さらに周囲の正常構造物との関連も明瞭に描出されます。

◆ CT

- 神経鞘腫の診断において，CTは補助的に用いられます。
- 他の腫瘍との鑑別において，石灰化の有無を評価したり，骨の変形などを知ることができます。

● 画像所見のポイント

◆ MRI

- 脳実質外の腫瘍であることが重要です。
- 脳神経自体との連続性や，**脳神経の走行に沿った病変**であることが診断の助けになります（図4）。
- T1強調画像では脳実質と等信号から低信号，T2強調画像では等信号から高信号を示します。
- 造影後，腫瘍は増強効果を受けます。
- 大きな腫瘍では内部に囊胞を伴うことがあり，T2強調画像で強い高信号，造影MRIで増強されない部分として描出されます。
- 内耳道内に限局するような小さな腫瘍では，造影MRIでのみ病変を指摘することができます。

◆ CT

- 腫瘍自体は軽度低吸収を示し，石灰化はまれです（図5）。
- 石灰化がある場合には髄膜腫などの他疾患の可能性が示唆されます。
- 腫瘍により骨のエロージョンや変形が生じ，内耳道が拡大することがあります。

知って得するアラカルト

＊1　脂肪抑制画像
- 骨髄や皮下の脂肪はT2強調画像で高信号を示すため，病変も高信号の場合は病変自体を視認することが困難です。そこで脂肪抑制を併用すると病変の描出がよくなります。
- 同様に，造影後のT1強調画像も正常の脂肪組織が高信号であるため，脂肪抑制を併用すると増強効果がよくわかります。

＊2　cisternography
- 水が強い高信号を示し，水以外の構造が低信号を示します。よって脳槽内の神経や血管，腫瘍などが明瞭に描出されます。
- cisternographyによる撮像では造影剤を使う必要がないため，スクリーニング検査に適しています。
- 3Dで撮像することができるため，解像度も優れています。

3D cisternography

図3　3D cisternography像（神経鞘腫）

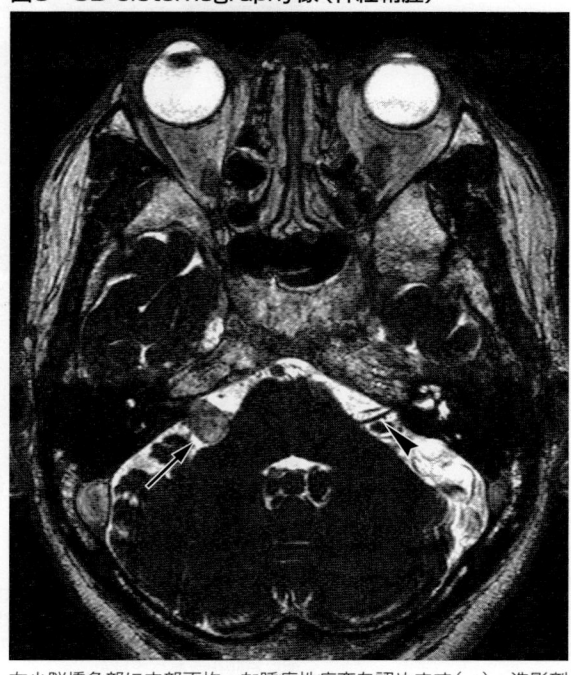

右小脳橋角部に内部不均一な腫瘤性病変を認めます（→）。造影剤を使うことなく，腫瘍の描出が可能です。左側では顔面神経と聴神経が線状に描出されています（▶）。

MRI

図4 造影T1強調画像(脂肪抑制併用)(神経鞘腫)

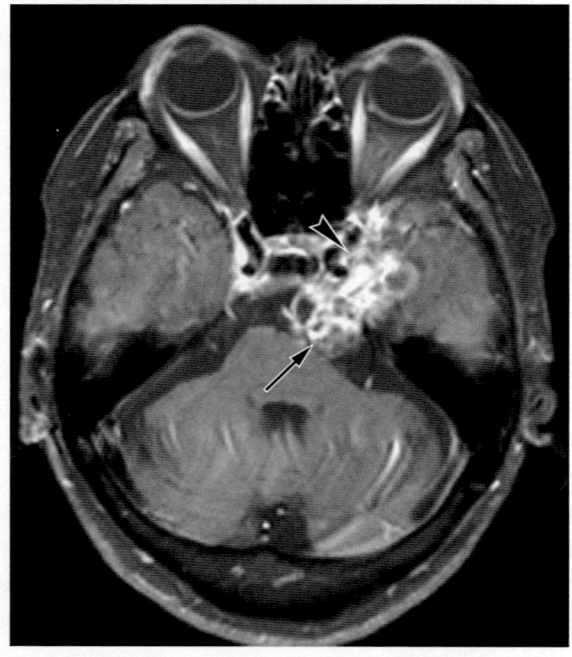

橋左腹側に内部不均一に増強される不整形の腫瘤を認めます(→)。左海綿静脈洞・メッケル腔に連続しており(▶)，三叉神経の走行に一致していることから三叉神経鞘腫が疑われる所見です。

CT

図5 単純CT(神経鞘腫)

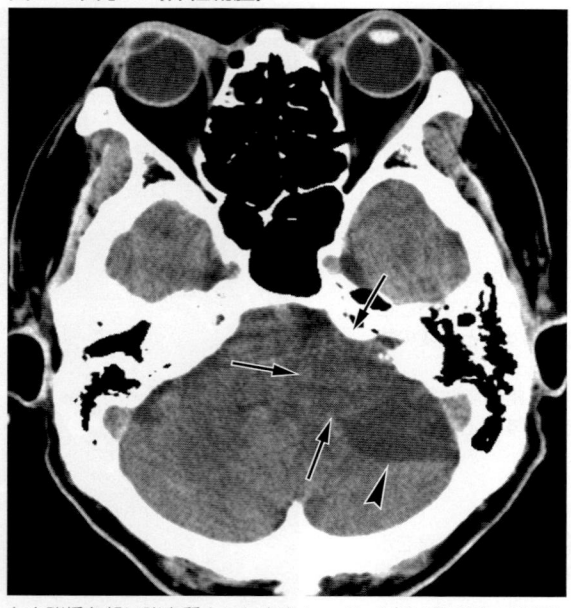

左小脳橋角部に脳実質よりもややdensityの低い類円形の腫瘤を認めます(→)。その背側にさらにdensityの低い領域があり，腫瘍の嚢胞成分あるいはくも膜下腔の拡大を示しています(▶)。腫瘍に石灰化はありません。

4 髄膜腫
meningioma

疾患編―脳腫瘍

頭部

● 症例と正常画像 ●

髄膜腫

図1 造影MRI T1強調画像

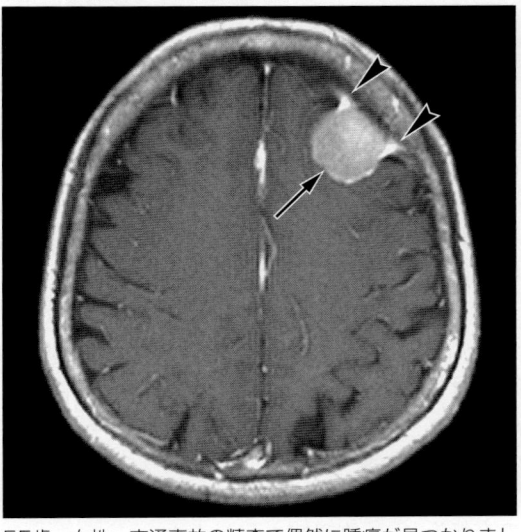

55歳，女性。交通事故の精査で偶然に腫瘍が見つかりました。左前頭葉の脳表上に類円形の増強像を認めます（→）。前頭骨内板に接しており，硬膜の付着部の肥厚（dural tail sign）を認めます（▶）。

正　常

図2 造影MRI T1強調画像

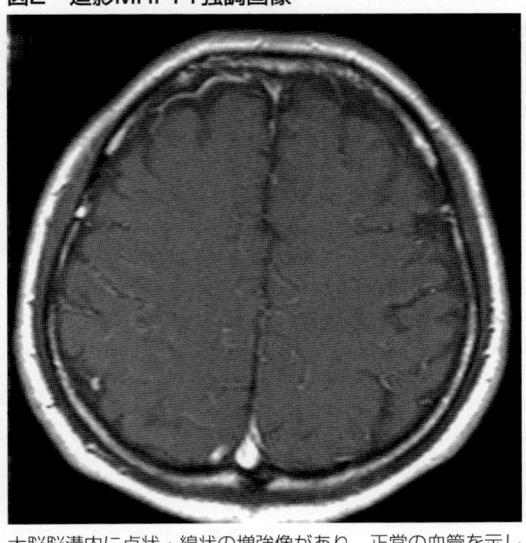

大脳脳溝内に点状・線状の増強像があり，正常の血管を示しています。上矢状静脈洞にも増強効果を認めます。

● 疾患概念

- くも膜の表層細胞由来の腫瘍で，通常は硬膜に接して存在し，まれに脳室内に発生します。
- 脳実質外腫瘍で最も頻度が高い腫瘍で，手術により根治可能な腫瘍です。
- 成人女性に多く，神経線維腫症2型では多発性に発生します。
- 発生部位により以下のような分類があります。

①傍矢状部髄膜腫
②大脳鎌髄膜腫
③円蓋部髄膜腫
④蝶形骨縁髄膜腫
⑤鞍結節髄膜腫
⑥嗅窩髄膜腫
⑦小脳橋角部髄膜腫
⑧テント髄膜腫
⑨斜台髄膜腫
⑩脳室内髄膜腫

●画像診断技術

modality
- MRI
  - T1強調画像
  - T2強調画像
  - 造影T1強調画像
  - cisternography
- CT
- 脳血管造影

知って得するアラカルト

＊1　dural tail sign
・髄膜腫は硬膜に接して存在しますが、付着部で硬膜が肥厚しているのが観察されます。これを「dural tail sign」と呼びます。

＊2　sunburst appearance
・血管造影上、腫瘍血管は硬膜の付着部から放射状に描出され、「sunburst appearance」と呼ばれます。

◆ MRI
- 髄膜腫の存在診断や質的診断はMRIが主流です。
- T1強調画像、T2強調画像、造影T1強調画像がスタンダードな撮像法です。
- 腫瘍と周囲脳実質などの関係を知るために、高解像度の水強調画像（cisternography）も有用です。

◆ CT
- 髄膜腫の診断では、**石灰化**の有無を知るためにCTが撮影されます。
- また、接している骨の情報を得るためにCTを行う場合もあります。

◆ 脳血管造影
- 腫瘍の血流支配や血流量を知るために脳血管造影が行われます。
- 血管に富んだ腫瘍であるため、術前に**塞栓術**を行う場合があります。

●画像所見のポイント

◆ MRI
- 脳実質外の腫瘍であり、腫瘍と脳実質の間に脳脊髄液や血管構造などが同定されます。
- T1強調画像やT2強調画像で脳実質と等信号から低信号、T2強調画像では等信号から高信号を示します。
- 造影後、腫瘍は強く均一な増強効果を受けます。
- 硬膜に広い底を有し、**dural tail sign**＊1を認めます（図1）。
- 血管増生の著明な腫瘍では、腫瘍内部に**flow void**を認める場合があります（図3）。
- 脳実質を圧迫している部分で浮腫を伴うことがあり、T2強調画像で高信号を示します。

◆ CT
- 腫瘍自体は脳実質と等吸収から軽度高吸収を示します。
- **石灰化**を認めたり、接している**骨が肥厚**することがあり、ほかの腫瘍との鑑別ポイントとなります（図4）

◆ 脳血管造影
- 外頸動脈系が腫瘍の栄養動脈であることが多く、拡張した腫瘍血管を認めます。
- **sunburst appearance**＊2を認めます（図5）。

Q & A

Q 髄膜腫のように、脳実質外から発生した腫瘍を診断するポイントは何でしょうか？

A
・腫瘍と脳実質との間に脳脊髄液や血管をみつけることがだいじです。
・冠状断像や矢状断像、ときには3Dでの撮像により、多断面で観察することが重要となります。
・接している脳実質の皮質や白質の形態を観察することも有用で、腫瘍と白質が接している場合には実質内腫瘍の可能性が高くなります（皮質が菲薄化している場合もあるので、一概にいえませんが）。
・血管造影にて外頸動脈系からの供血が多い場合は、実質外腫瘍の可能性が考えられます。

髄膜腫

MRI

図3 T2強調画像（髄膜腫）

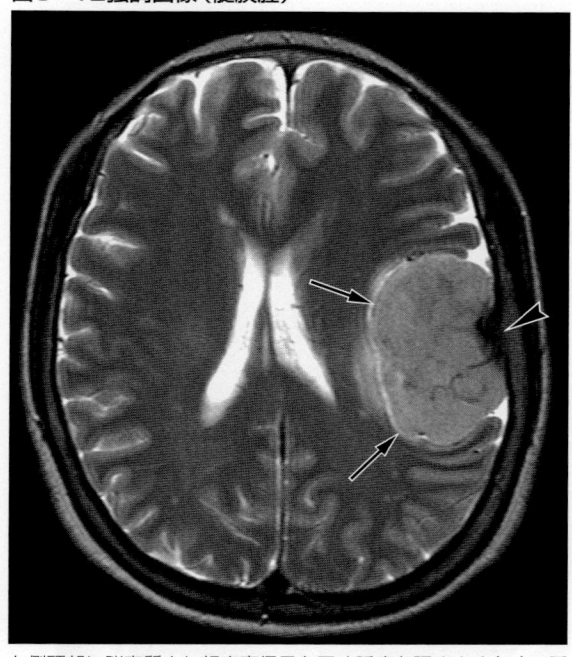

左側頭部に脳実質より軽度高信号を示す腫瘍を認めます（→）。腫瘍と脳実質の間には脳脊髄液を示す高信号や血管を示す点状の低信号を認めます。骨の付着部で骨肥厚があり（▶）、腫瘍内部にflow voidを認めます。

CT

図4 単純CT（髄膜腫）

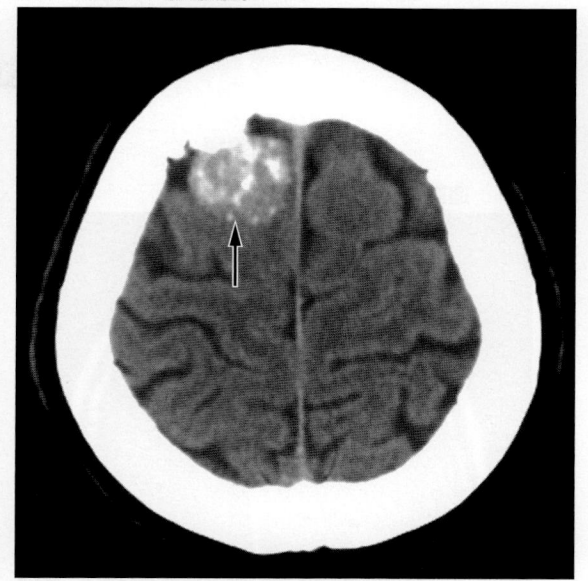

右前頭葉の脳表上に類円形の腫瘤があり、内部に点状のhigh densityを伴っています（→）。石灰化と考えられます。

脳血管造影

図5 左外頸動脈造影像（髄膜腫）

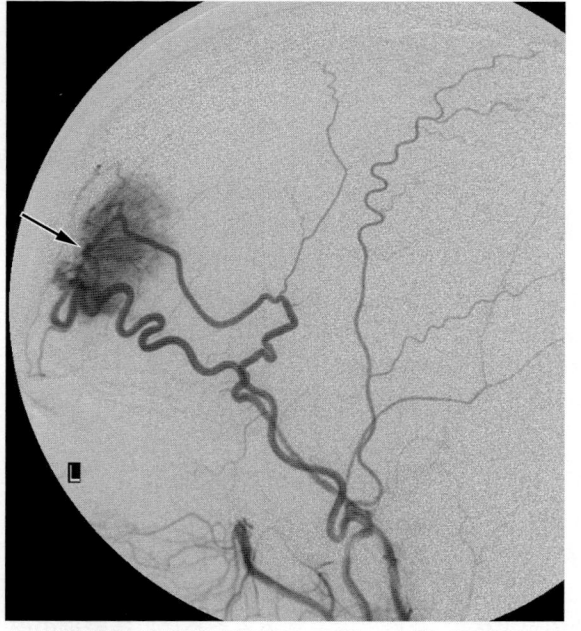

左中硬膜動脈と浅側頭動脈が拡張しており、末梢に腫瘍濃染を認めます。濃染した腫瘍内に放射状の血管構築を認め、sunburst appearanceと呼ばれます（→）。

5 転移性脳腫瘍
metastatic brain tumor

疾患編―脳腫瘍

頭部 1

● 症例と正常画像 ●

転移性脳腫瘍
図1　造影MRI T1強調画像

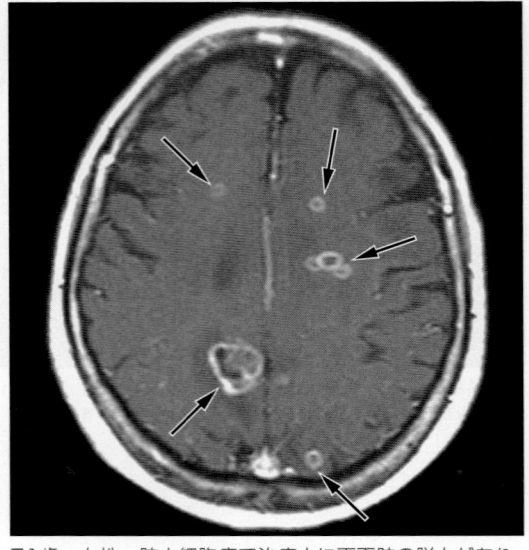

71歳，女性．肺小細胞癌で治療中に両下肢の脱力があり，転移性脳腫瘍のスクリーニング検査を施行しました．両側大脳半球にリング状の増強像を多数認めます（→）．

正常
図2　造影MRI T1強調画像

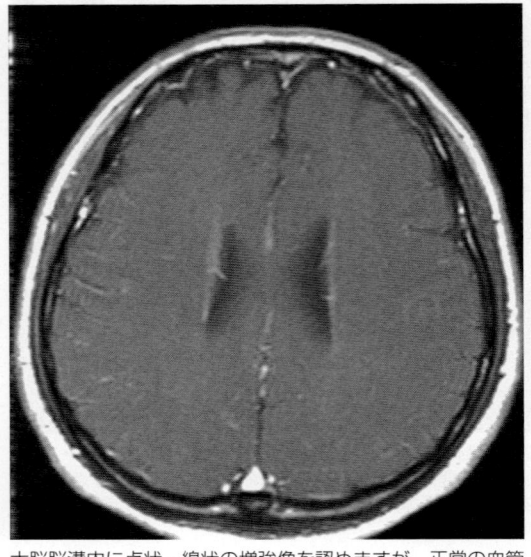

大脳脳溝内に点状・線状の増強像を認めますが，正常の血管の増強像と考えられます．脳室周囲にも線状の増強像があり，上衣下静脈を示しています．

● 疾患概念

- 脳腫瘍全体の15～20％を占め，臨床上，遭遇する頻度の高い腫瘍です．
- 原発臓器は**肺癌**が最も多く，次に乳癌，その他の腫瘍は比較的まれです．
- 脳内のあらゆる場所に生じる可能性がありますが，テント上では皮質髄質境界部に多いという特徴があります．
- 腫瘍内部の性状は原発腫瘍の性質を引き継ぎ，壊死や出血なども認められます．
- 大きな腫瘍では周囲に浮腫を伴います．
- 特殊型として，脳表やくも膜下腔に腫瘍が広がり，「癌性髄膜炎」と呼ばれることがあります．
- 治療は化学療法，放射線治療が主体ですが，単発の場合などで手術するときもあります．

● 画像診断技術

modality

- MRI
  T1強調画像
  T2強調画像
  造影T1強調画像
  造影FLAIR像

◆ MRI

- 転移性腫瘍はMRIで最もよく描出されます．
- **造影T1強調画像**による検出率が最も高く，転移性腫瘍のスクリーニングでは欠くことができない撮像法です．
- 検出率を高めるために，**造影剤の倍量投与やMTCパルス**[*1]の併用なども行われます．

知って得するアラカルト

＊1　MTCパルス
・水分子の共鳴周波数からやや離れた周波数のRFパルスを照射することで，脳実質の信号を抑制することができます．それにより，造影剤による増強効果を強め，転移性腫瘍を見つけやすくします．

知って得するアラカルト

＊2　造影FLAIR像
・造影後のT1強調画像では正常の血管も増強されるため，脳表付近の小さな病変を検出するのが難しい場合があります。
・造影後のFLAIR像では正常の血管はflow voidにより増強されず，腫瘍のみ増強されるので血管の除外が容易になります。

- 造影後のT1強調画像ではアーチファクトや血管の増強像と区別が難しい場合があり，**造影FLAIR像**＊2が有用です。
- 周囲の浮腫はT2強調画像やFLAIR像で高信号に描出されます。

●画像所見のポイント

◆ MRI

- 信号強度は非特異的であり，細胞密度や壊死，出血などによりさまざまに変化します。
- 原発巣によっては特徴的な信号強度を示し，例えば悪性黒色腫ではメラニンの含有によりT1強調画像で高信号を示します。
- 造影T1強調画像では**点状やリング状の増強像**を示し，しばしば多発します（**図3**）。
- 造影T1強調画像で増強されているようにみえても，造影FLAIR像で増強されていない場合は血管やアーチファクトの可能性が考えられます。
- T2強調画像では病変の周囲に浮腫を示す高信号を認めることがあります（**図4**）。
- **癌性髄膜炎**の場合は脳表やくも膜下腔に沿って増強像を認めます（**図5**）。

MRI

図3　造影T1強調画像（転移性脳腫瘍）

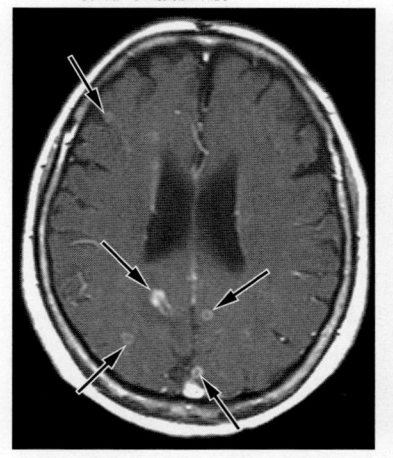

両側大脳半球にリング状の増強像を多数認めます（→）。多発脳転移の所見です。

図4　T2強調画像（転移性脳腫瘍）

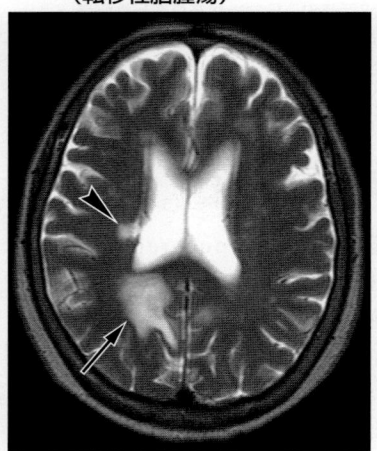

図3と同一スライスのT2強調画像ですが，右頭頂葉病変の周囲に浮腫を示す高信号を認めます（→）。そのほかの小さな病変はT2強調画像では指摘するのが困難であることがわかります。また，右側脳室体部外側に高信号がありますが，図3の造影T1強調画像では異常を認めず，陳旧性の梗塞と考えられます（▶）。

図5　造影T1強調冠状断像（転移性脳腫瘍）

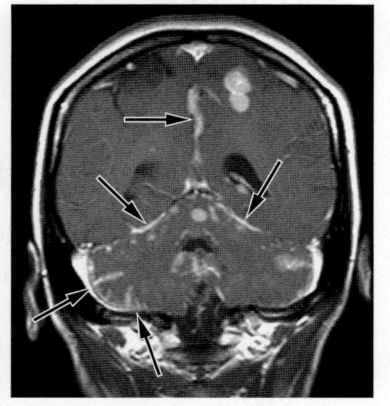

小脳の表面や脳溝内，大脳鎌に沿って増強像があり，癌性髄膜炎の所見です（→）。腫瘍が髄膜に沿って浸潤しているのが観察されます。

【参考文献】
1) Diagnostic Neuroradiology, Mosby Year Book, 1994.
2) 脳脊髄のMRI, メディカル・サイエンス・インターナショナル, 1999.
3) 脳神経外科学, 金芳堂, 2000.

1 脊髄小脳変性症
spinocerebellar degeneration

疾患編―変性・炎症・脱髄

頭部　中田安浩

● 症例と正常画像 ●

脊髄小脳変性症
図1　MRI T1強調矢状断像

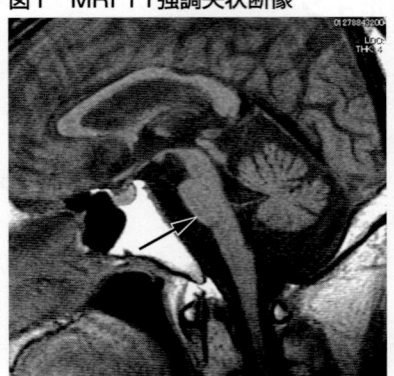

61歳，男性．2，3年前から歩行時のふらつきが出現，他院CTで小脳萎縮を指摘され来院しました．小脳は萎縮し，小脳上縁で小脳裂の軽度拡大を認めます．橋も萎縮し，前方へのふくらみが少なくなっています（→）．母親にも歩行時のふらつきがあり遺伝性脊髄小脳変性症が疑われ，遺伝子を検索中です．

正常
図2　MRI T1強調矢状断像

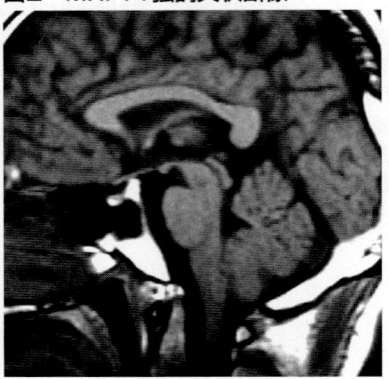

正常のT1強調矢状断像です．図1と比べると，図1では小脳や脳幹に萎縮があることが明らかです．

知って得するアラカルト

＊1　MSA
・MSAはかつてのオリーブ核橋小脳萎縮症（OPCA），線条体黒質変性症（SND），Shy-Drager症候群を包括する概念で，最近では初発症状により①小脳失調型（MSA-C）と②Parkinson型（MSA-P）に分類されます．

＊2　SCA
・これについてもいくつかのサブタイプに分類できます．ここではSCA6，SCA1，SCA2について述べています．なお，SCA3はMJDと同じものです．

＊3　DRPLA
・これも発症時期により，①遅発成人型（40歳以上），②早期成人型（20～40歳），③若年型（20歳以下）の3つに分類されます．

● 疾患概念

- **脊髄小脳変性症**（spinocerebellar degeneration：**SCD**）は，小脳性あるいは脊髄性の**運動失調**を主症候とし，小脳や脊髄の神経核や伝導路に病変をもつ変性疾患の総称です．
- SCDは**非遺伝性**と**遺伝性**に分類されます．
- 臨床症状や画像所見のほか，家族歴の有無が診断に重要になります．
- 遺伝性のもので，原因となる遺伝子が判明している場合は遺伝子診断で確定診断がなされます．

表1　主な脊髄小脳変性症の分類

	主に小脳のみが萎縮	主に小脳と脳幹が萎縮
非遺伝性	CCA	MSA
遺伝性	SCA6	SCA1, SCA2, MJD, DRPLAなど

①非遺伝性：皮質性小脳萎縮症（cortical cerebellar atrophy：CCA）
多系統萎縮症（multiple systemic atrophy：MSA）[*1]

②遺伝性：脊髄小脳失調症（spinocerebellar ataxia：SCA）[*2]
Machado-Joseph disease（MJD）
歯状核赤核淡蒼球ルイ体萎縮症（dentaterubropallidoluysian atrophy：DRPLA）[*3] など

- 主なSCDの画像所見の分類
  ①主に小脳のみが萎縮するもの
  ②主に小脳と脳幹の両方が萎縮するもの

●画像診断技術

modality ●単純MRI

◇単純MRI

- SCDの診断(特に非遺伝性の場合)には臨床症状のほかMRIの所見が重要です。
- **小脳や脳幹の萎縮をみるためのT1強調矢状断像，橋底部の線状高信号**などをみるためのT2強調軸位断像の撮像が必要です。
- 小脳や脳幹の萎縮をみるのはCTやMRIの通常の軸位断像では難しいため，**SCDが疑われる症例ではT1強調矢状断像の撮像が必要**です。
- T1強調矢状断像を画質の悪い位置決め画像(localizer)で代用しようとすると，小脳や脳幹の大きさが正確に評価できない場合があります。

●画像所見のポイント

◇単純MRI

- T1強調矢状断像で小脳のみの萎縮，あるいは小脳と脳幹の両方の萎縮を認めます。
- MSAやMJD，SCA1，SCA2などでは橋底部にT2強調画像で線状の高信号域を認めます。これらは橋横走線維の変性をみていると考えられています。
- 橋底部の線状の高信号域については，連続する2枚のスライスでこの所見がみられる場合は，確実に診断できます。

MRI

図3　T2強調軸位断像(脊髄小脳変性症)　　図4　T2強調軸位断像(脊髄小脳変性症)

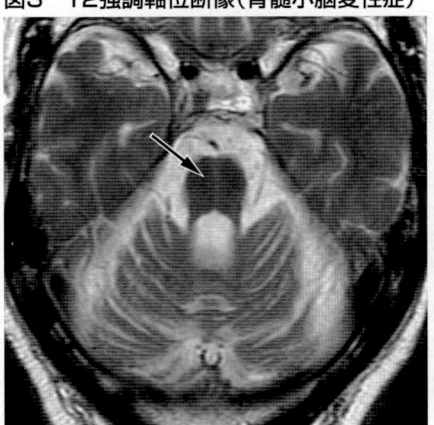

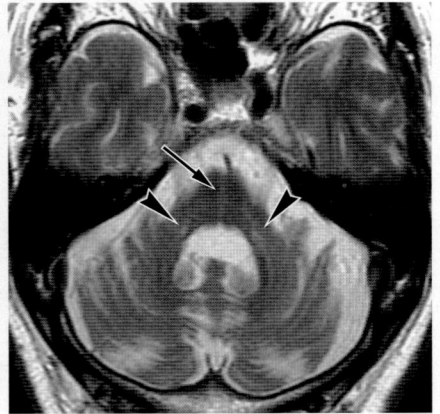

図1と同一症例で，連続する2枚のスライスです。小脳および橋が萎縮し，後頭蓋窩のくも膜下腔および第4脳室が拡大しています。橋底部には前後方向に線状の高信号域(→)を認め，図4では橋底部から中小脳脚にかけても線状の高信号(▶)を認めます。

知って得するアラカルト

SCDの画像所見

- 参考までに，それぞれの疾患の主な臨床的特徴と画像所見を以下に記します。
  - ①**CCA，SCA6**：いずれも小脳の萎縮のみになります。
  - ②**MSA**：進行例ではMSA-C，MSA-Pの画像所見が混在します。
  - ・**MSA-C**：小脳症状で発症します。小脳および脳幹の萎縮のほか，橋底部や中小脳脚にT2強調画像で線状の高信号域を認めます(橋横走線維の変性)。
  - ・**MSA-P**：Parkinsonismで発症します。被殻の萎縮のほか，被殻外側にT2強調画像で線状の高信号域を認めます。
  - ③**MJD，SCA1，SCA2**：いずれも臨床経過が長いのです。小脳および脳幹の萎縮のほか，橋底部にT2強調画像で線状の高信号域を認めます(横走線維の変性)。橋底部の所見はMSAより目立ちません。
  - ④**DRPLA**：いずれも小脳および脳幹の萎縮のほか,大脳も萎縮します。
    - ・**遅発成人型**：不随意運動，小脳失調で発症します。小脳，脳幹，大脳にT2強調画像で両側対称性の高信号域が多発します。
    - ・**早期成人型**：不随意運動,小脳失調，痴呆で発症します。両側小脳白質にT2強調画像で高信号域を認めますが,他の高信号域は遅発成人型より少なくなります。
    - ・**若年型**：進行性のミオクローヌスてんかんで発症します。T2強調画像での高信号域は認めません。

1 頭部

疾患編—変性・炎症・脱髄

2 脳膿瘍
brain abscess

● 症例と正常画像 ●

脳膿瘍
図1　造影MRI T1強調画像

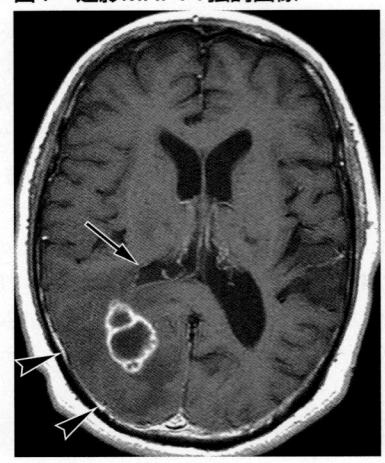

65歳，男性。発熱，頭痛にて発症しました。右側頭後頭葉に，辺縁に増強効果を示す腫瘤を認めます。腫瘤によるmass effect*1のため右側脳室後角が圧排され（→），腫瘤周囲の脳溝も狭小化しています（▶）。腫瘤周囲の脳実質には淡い低信号域が広がっており，浮腫と考えられます。

正常
図2　造影MRI T1強調画像

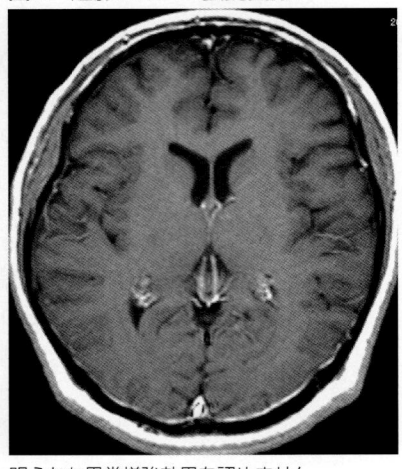

明らかな異常増強効果を認めません。

知って得するアラカルト

***1 mass effect**
- 「容積効果」「占拠性効果」ともいいます。
- 腫瘍などが体積を占めることにより，正常構造が圧排され偏位する状態を指します。

***2 拡散強調画像**
- 水分子のランダムな動き（拡散）を画像化する撮像法です。
- 拡散が多い部分が低信号，少ない部分が高信号に描出されます。

***3 MRS（MR spectroscopy）**
- 核磁気共鳴現象を起こす核種（通常はプロトン^{1}H）の周囲の代謝物質の種類の同定，定量を行う撮像法です。
- すなわち，指定された領域にどのような代謝物質がどのくらい含まれるかが計測可能となります。

●疾患概念

- 脳膿瘍は他部位の感染巣から脳に炎症が波及し，脳実質内に膿貯留をきたしたものを指します。
- 脳膿瘍の多くは，中耳炎や副鼻腔炎などからの直接感染や，感染性心内膜炎や膿胸などからの血行性感染が原因となっています。
- 起因菌としては黄色ブドウ球菌，肺炎球菌などが多くみられます。

●画像診断技術

modality
- CT（単純，造影）
- MRI（単純，造影）

◆ CT（単純，造影）
- 最も簡便で緊急時の検査も可能な検査法です。
- 単純CTのみでは腫瘤の存在を指摘するのが難しい場合があります。
- 造影CTではかなり良好に描出可能ですが，小さな病変が描出できない場合があり，治療方針決定には**造影MRIが必要**になります。

◆ MRI（単純，造影）
- 小さな病変も描出可能で，病変の局在や形状を正確に評価することができます。
- ただし，転移性脳腫瘍や膠芽腫でも同様の所見をとることが多く，鑑別診断のためには**拡散強調画像***2や**MRS***3が必要になります。

- MRSでは微小な病変は測定が難しく，検査に時間がかかることより，その有用性は限られています。拡散強調画像での鑑別が可能であるため，実際の臨床の検査で撮像されることはほとんどありません。

● 画像所見のポイント

◆ CT（単純，造影）
- 単純CTで**低濃度の腫瘤**として認められます。
- 造影CTでは腫瘍の辺縁に**リング状の増強効果**を示します。
- 腫瘍周囲の脳実質には低濃度域が広がっており，浮腫があると考えられます。

◆ MRI（単純，造影）
- 脳膿瘍の多くはT1強調画像で低信号，T2強調画像で高信号の腫瘤として認められますが，内部の膿の性状や時期により信号は変化します。
- 腫瘍周囲の脳実質は浮腫を反映し，T2強調画像で高信号，T1強調画像で低信号を示します。
- 腫瘍の**辺縁はときにT2強調画像で低信号**を示します（マクロファージの常磁性効果のためと考えられています）。
- 造影後には腫瘍の辺縁に**リング状の増強効果**を示します。
- ここまでで述べたCT，MRIの所見は，転移性脳腫瘍や膠芽腫でも同様の所見を示すため，鑑別診断が問題となります。
- 脳膿瘍は**拡散強調画像で内部が著明な高信号域**として認められます。脳膿瘍内部の膿ではその拡散が制限されているためと考えられています。この所見は転移性脳腫瘍や膠芽腫（内部は壊死巣）ではまれな所見であり，鑑別診断に役立ちます。
- MRSでは脳膿瘍で酢酸やアミノ酸の増加が検出されるのが特徴的とされています。転移性脳腫瘍や膠芽腫の壊死巣と同様に乳酸も増加します。

CT

図3 単純CT（脳膿瘍）

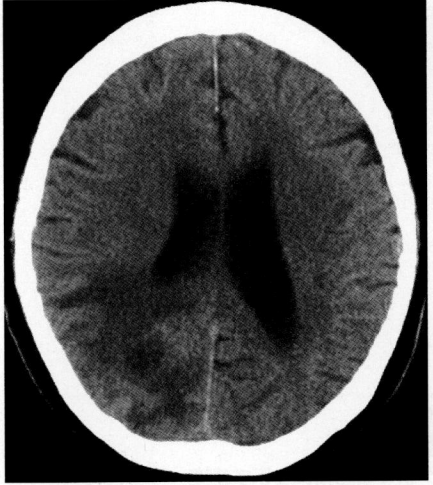

図1と同一症例です。右側頭後頭葉の白質に低吸収域が広がっています。mass effectにより右側脳室が圧排され，脳溝も狭小化しています。腫瘍の部分は周囲の脳実質よりわずかに低吸収ですが，単純CTのみでは腫瘍の存在を指摘するのは困難です。

図4 造影CT（脳膿瘍）

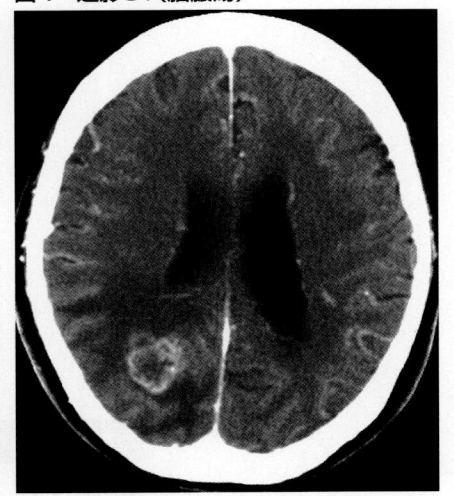

図1と同一症例です。低吸収域の中に，辺縁にリング状の増強効果を示す腫瘤を認めます。

MRI

図5 T2強調画像（脳膿瘍）

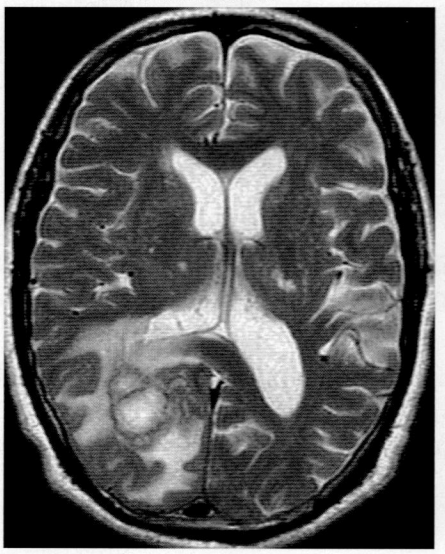

図1と同一症例です。右側頭後頭葉に辺縁が低信号，内部が高信号を示す腫瘤を認めます。腫瘤周囲の脳実質は高信号を示し，浮腫があると考えられます。CT所見と同様，mass effectにより右側脳室が圧排され，脳溝も狭小化しています。

図6 拡散強調画像（脳膿瘍）

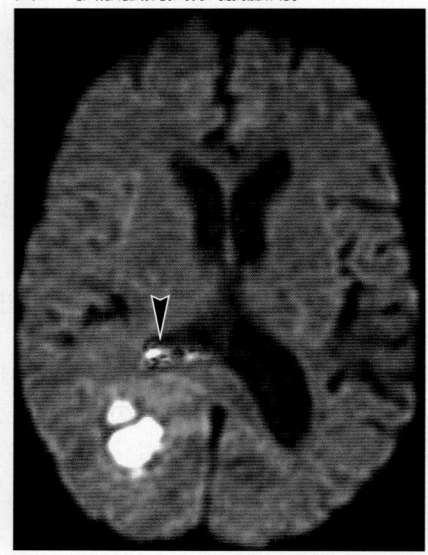

図1と同一症例です。右側頭後頭葉の腫瘤内部は著明な高信号を呈しています。これより下方のスライスでは膿瘍が脳室内に穿破しており，右側脳室後角内にも膿による著明な高信号域を認めます（▶）。この高信号域の内部にある点状の低信号域はアーチファクトと考えられます。

知って得するアラカルト

脳実質内にリング状の増強効果を示す病変
- 脳膿瘍
- 膠芽腫
- 転移性脳腫瘍
- 亜急性期出血
- 脱髄性病変（多発性硬化症，急性散在性脳脊髄炎）
- 放射線壊死

など。

3 ウイルス性脳炎
viral encephalitis

疾患編―変性・炎症・脱髄

頭部

● 症例と正常画像 ●

ウイルス性脳炎（ヘルペス脳炎）
図1　MRI FLAIR冠状断像

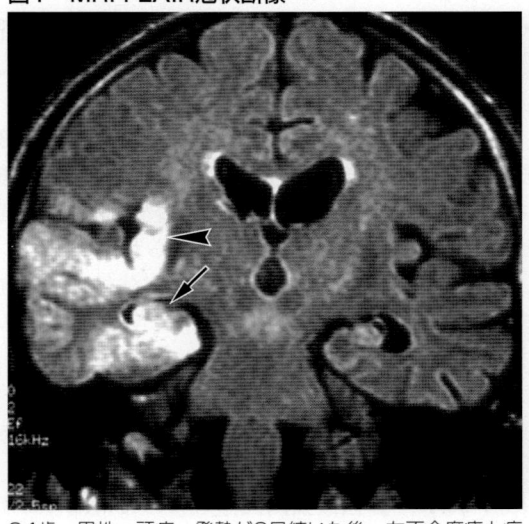

64歳，男性。頭痛，発熱が3日続いた後，左不全麻痺と痙攣を発症し来院しました。右側頭葉から海馬（→），島回（▶）にかけて皮質優位の高信号域を認めます。右側頭葉が全体に腫大し，左に比べて脳溝が狭小化しています。髄液検査にて1型ヘルペスウイルスが確認されました。

正常
図2　MRI FLAIR冠状断像

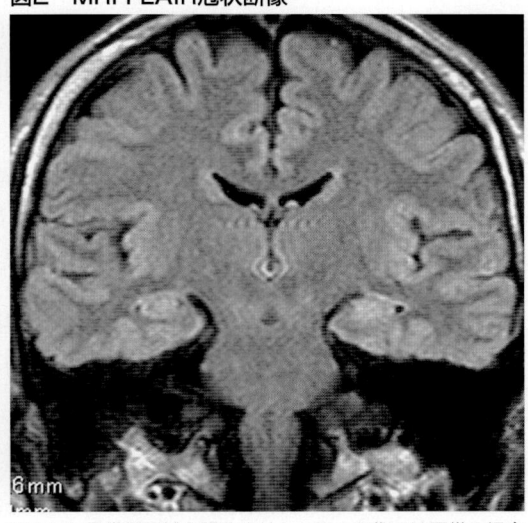

明らかな異常信号域を認めません。FLAIR像では正常の場合も皮質が軽度高信号にみえますが，左右差は認められません。

（症例は東京都立神経病院神経放射線科　柳下　章先生の御厚意による）

● 疾患概念

- **ウイルス性脳炎**は，ウイルスによって生じる脳炎です。
- **脳炎をきたしやすいウイルス**

  ① ヘルペスウイルス（単純ヘルペスウイルス，水痘ウイルスなど）
  ② エンテロウイルス（コクサッキーウイルス，エコーウイルスなど）
  ③ トガウイルス（日本脳炎*1 ウイルスなど）など

- このうち，ヘルペス脳炎，特に**1型単純ヘルペス**による脳炎が多くみられます。
- 症状は発熱，頭痛，髄膜刺激症状のほか，さまざまな神経症状を示します。
- 治療が遅れると致命的で，後遺症が残ることも多い疾患です。**早期診断，早期治療が重要**になります。確定診断には髄液検査および血清ウイルス抗体価の検査が必要ですが，画像所見や臨床所見でウイルス性脳炎を疑った時点で治療が開始されます。

知って得するアラカルト

***1　日本脳炎**
- 日本脳炎はコガタアカイエカの媒介する日本脳炎ウイルスによって生じるウイルス性脳炎です。
- 日本では非常にまれで，南アジアや東南アジアでの感染が多くみられます。
- MRIでは両側視床および黒質のT2強調画像/FLAIR像での対称性の高信号が特徴的な所見です。

●画像診断技術

modality
● MRI（単純，造影）
● 脳血流SPECT

◆ MRI（単純，造影）
- ウイルス性脳炎では頭部MRIが診断に有用です。頭部CTではヘルペス脳炎の好発部位である側頭葉の変化が，骨のアーチファクトでみえにくい場合があります。
- 皮質の異常信号はT2強調画像よりも**FLAIR像**でより明瞭に描出されます。
- 海馬や帯状回の病変の描出には**冠状断像**が有用です。
- 拡散強調画像では**より早期に病変の描出が可能**であり，早期診断に役立ちます。

◆ 脳血流SPECT
- MRIでの所見がわずかな段階でも**病変の早期描出が可能**です。
- 特にMRIでの所見（MRS以外）が亜急性期脳梗塞かウイルス性脳炎か鑑別困難な場合には，脳血流SPECTが鑑別に役立ちます。

●画像所見のポイント

◆ MRI（単純，造影）
- ヘルペス脳炎は三叉神経節に潜んでいるウイルスが再活性化して生じることが多く，**側頭葉や海馬，島回，帯状回などの皮質**が好発部位となります。
- T1強調画像では病変部の皮質の**肥厚**を認め，**T2強調画像/FLAIR像**では肥厚した皮質が**高信号**を示します。
- 拡散強調画像では**より早期に病変の描出が可能**で，病変部の皮質が**高信号**を示します。神経細胞の細胞毒性浮腫によると考えられています。
- 造影後には髄膜の増強効果を示すことがあります。

◆ 脳血流SPECT
- 病変部に一致した**血流増加**を認めます。
- **より早期に病変を描出できます。**
- 拡散強調画像も含めたMRIでの所見では，皮質を含む**亜急性期脳梗塞との鑑別**が問題となりますが，梗塞では血流が低下するため鑑別診断に役立ちます。

MRI

図3　T2強調画像
〔ウイルス性脳炎（ヘルペス脳炎）〕

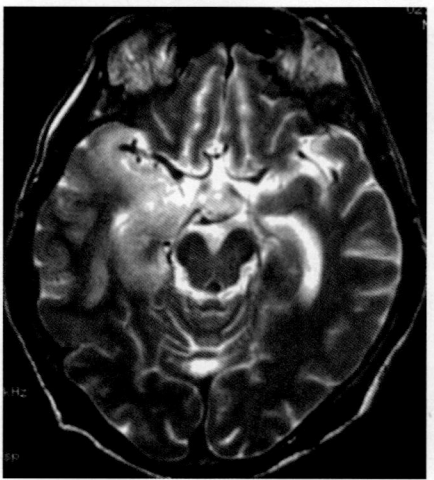

図1と同一症例です。右側頭葉から海馬にかけて，主に皮質が高信号を示しています。

図4　T1強調画像
〔ウイルス性脳炎（ヘルペス脳炎）〕

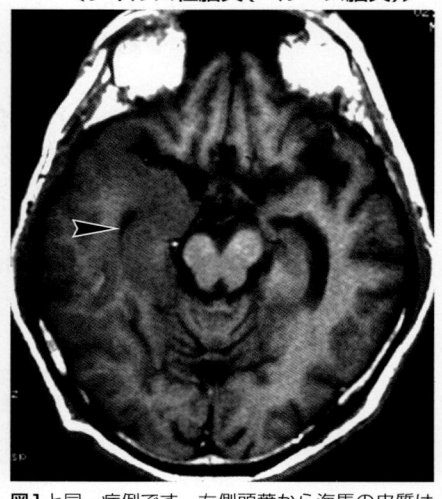

図1と同一症例です。右側頭葉から海馬の皮質は正常な皮質とほぼ等信号を示しますが，全体に腫大し脳溝が狭小化しています。右側脳室後角（►）も左に比べて狭くなっています。

脳血流SPECT

図5 拡散強調画像
〔ウイルス性脳炎（ヘルペス脳炎）〕

図6 脳血流SPECT（ECD，定性）
〔ウイルス性脳炎（ヘルペス脳炎）〕

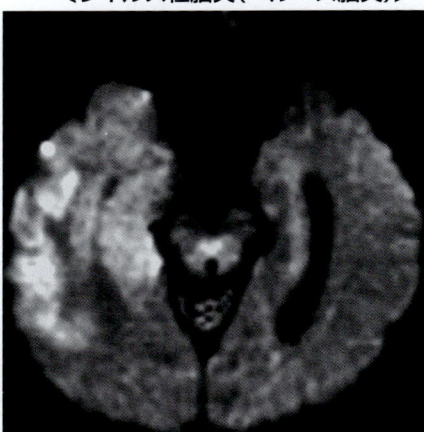

図1と同一症例です。右側頭葉および海馬の主に皮質が高信号を示します。中脳にも高信号域を認めますが，アーチファクトと考えられます。

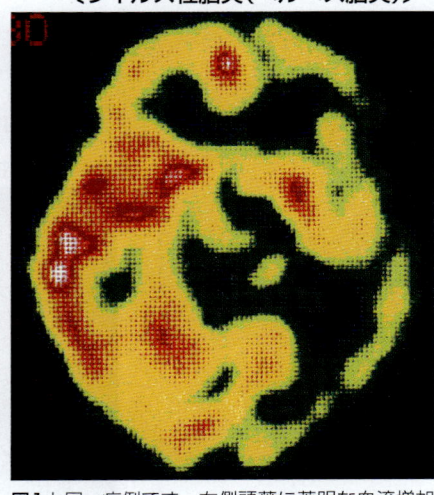

図1と同一症例です。右側頭葉に著明な血流増加を認めます。この症例では脳血流SPECTがMRIより先に施行され，この画像所見よりヘルペス脳炎の疑いとして治療が開始されました。

知って得するアラカルト

拡散強調画像で高信号を示す病変
- 急性期/亜急性脳梗塞
- 脳膿瘍
- 類上皮腫
- 出血
- ウイルス性脳炎
- Creutzfeldt-Jakob病
- 細胞密度の高い腫瘍（悪性リンパ腫など）

など。

4 Creutzfeldt-Jakob病
Creutzfeldt-Jakob disease

疾患編―変性・炎症・脱髄

1 頭部

● 症例と正常画像 ●

Creutzfeldt-Jacob病

図1　MRI拡散強調画像

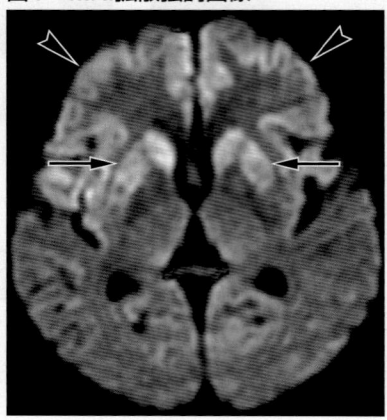

63歳，女性。4カ月ほど前より異常な言動が目立つようになり，1カ月前より発語がほとんどなくなり，精査目的で来院しました。他院で撮影された頭部CTでは明らかな異常を認めませんでした。両側の尾状核および被殻（→），前頭側頭葉の白質（▶）に高信号域を認めます。兄や姪が原因不明の脳症にて40～50歳代で死亡しており，遺伝子診断にて家族性Creutzfeldt-Jacob病（CJD）と診断されました。

正　常

図2　MRI拡散強調画像

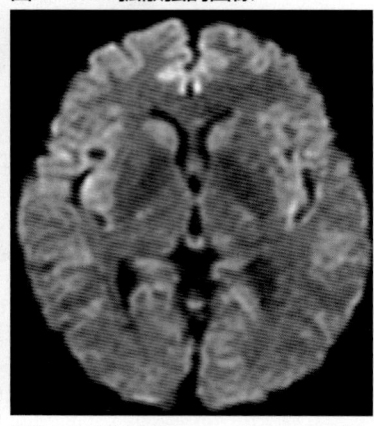

正常の拡散強調画像では，基底核や皮質も含めて明らかな異常信号域を認めません。両側前頭葉の皮質が他の皮質に比べてわずかに高信号を示していますが，アーチファクトと考えられます。

知って得するアラカルト

＊1　（新）変異型CJD
- 牛海綿状脳症（BSE，いわゆる「狂牛病」）との関連が疑われているCJDの一種で，その多くは英国で報告されています。
- 孤発性，家族性のCJDと異なり，20歳代の若年者に発症することが多く，脳波ではPSDがみられません。
- 画像所見としては，拡散強調画像やT2強調画像，FLAIR像での両側視床枕の高信号（pulvinar sign）を認めます。
- 平成17年2月には厚生労働省がわが国初の（新）変異型CJDが確認された，と発表しました。

＊2　ミオクローヌス
- 不随意運動の一種で，全身あるいは局所の痙攣様の反復する動きです。
- 持続時間は極めて短いとされています。

● 疾患概念

- Creutzfeldt-Jakob病（CJD）はプリオン病の一種で，脳内に異常なプリオン蛋白が蓄積することで生じます。
- 平成15年11月に改正された感染症法では，CJDは5類感染症に分類され，保健所への届出が必要となります。
- CJDには主に**孤発性，家族性，（新）変異型**[＊1]があります。また，異常プリオンで汚染された硬膜の移植で生じる医原性感染も知られています。
- わが国での有病率は約100万人に1人で，8割が孤発性，2割が家族性です。以下では孤発性，家族性の特徴について述べます。
- 臨床症状は**痴呆，ミオクローヌス**[＊2]，脳波の周期性同期性放電（PSD）が特徴的です。
- 発病は主に中年以降で**急速に進行**し，多くの症例では数カ月で無言動となり，数年で死亡します。

● 画像診断技術

● 単純MRI　modality

◆ 単純MRI

- CJDは頭部単純MRIで特徴的な所見をとり，Alzheimer病など他の痴呆性疾患との鑑別が可能です。
- 特に，拡散強調画像で最も早期に異常所見が現れるため，拡散強調画像

が早期診断に有用です。
● 急速に進行する痴呆の患者の撮像では，CJDの可能性を考慮し，拡散強調画像の撮像を追加する必要があります。

● **画像所見のポイント**

◆ **単純MRI**
● 拡散強調画像，T2強調画像，FLAIR像で大脳の皮質や基底核に高信号域を認めます。
● これらの所見はCJDに特徴的であり，Alzheimer病などの痴呆性疾患との鑑別が可能です。
● 特に，拡散強調画像で最も早期に異常信号が出現します。病初期には片側のみに異常がみられ，次第に両側に拡がります。
● さらに進行すると大脳が萎縮します。

MRI

図3 T2強調画像（Creutzfeldt-Jacob病）

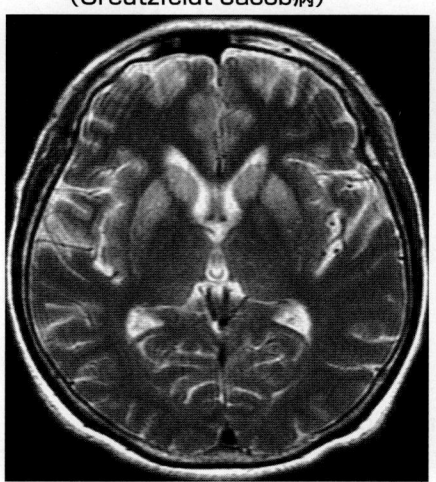

図4 FLAIR像（Creutzfeldt-Jacob病）

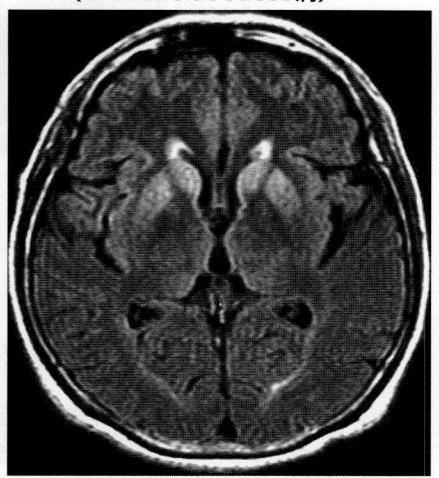

図1と同一症例です。T2強調画像，FLAIR像とも両側の尾状核および被殻に高信号域を認めます。前頭側頭葉の白質の高信号域はT2強調画像では同定が難しいですが，FLAIR像では軽度の高信号として描出されます。

Q & A

Q Creutzfelt-Jakob病（CJD）の院内感染を防ぐには，どうすればよいですか？

A
・平成15年3月に厚生労働省より発表された「クロイツフェルト・ヤコブ病感染予防ガイドライン」によると，「一般的診療のような非侵襲的医療行為，看護や介護スタッフの日常的な接触，およびMRIのような非侵襲的検査ではCJD感染の危険性はない。標準予防策で十分である」とされています。
・神経系組織（脳，脊髄，神経根，硬膜）や眼組織（視神経，網膜）では高いレベルの感染性がありますが，髄液や血液は感染性が低いとされています。しかし，「いずれにせよ，CJDの場合は現状において，発症予防可能なワクチンなどがないため，注意が必要である」と述べられています。
・プリオン蛋白は通常の煮沸，ガス滅菌，70％アルコール，ホルマリンなどが無効であり，完全消失させるためには焼却や3％ドデシル硫酸ナトリウム5分間100℃が必要になります。この「クロイツフェルト・ヤコブ病感染予防ガイドライン」は以下のホームページから入手できます。
http://www.ncnp.go.jp/nin/guide/r7/pdf/CJDGuideline-9.pdf

5 多発性硬化症
multiple sclerosis

頭部 1　疾患編—変性・炎症・脱髄

● 症例と正常画像 ●

多発性硬化症
図1　MRI FLAIR像

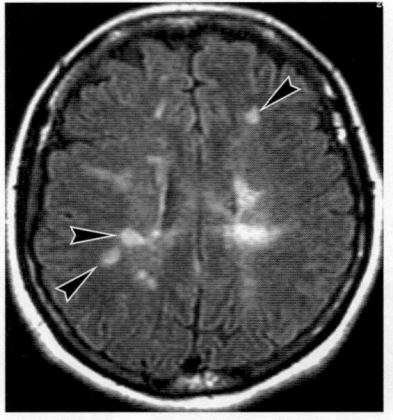

32歳，女性。多発性硬化症で他院にてfollow upです。両側の側脳室周囲の白質に高信号域が多発しています。楕円形を呈する病変もいくつか認められます（►）。

正常
図2　MRI FLAIR像

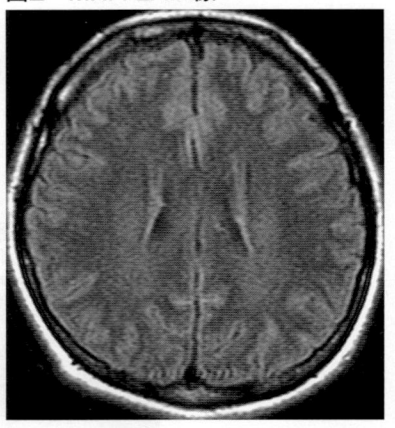

正常のFLAIR像では，明らかな異常信号域を認めません。

●疾患概念

- 多発性硬化症（multiple sclerosis）は，中枢神経に脱髄巣が多発し（**空間的多発**），それが増悪寛解をくり返す（**時間的多発**），原因不明の疾患です。
- 自己免疫の関与が疑われています。
- 若年から中年の女性に好発します。
- 多発性硬化症は白人に多く，日本人には少ないとされています。
- 日本人の多発性硬化症の場合は，視神経と脊髄の脱髄をくり返す**視神経脊髄型**（**Devic病**）が多くみられます。
- 症状は脱髄を起こす部位によりさまざまです。
- 好発部位は**側脳室周囲の白質，脳梁，脳幹，小脳脚，視神経，脊髄**などです。
- ステロイドによる治療が著効します。

●画像診断技術

●MRI（単純，造影）　modality

◆MRI（単純，造影）
- 側脳室周囲の病変を検索するには，T2強調画像よりも**FLAIR像**が有用です。
- 脳梁病変の評価のためには**FLAIR像の矢状断像**が必要です。
- 活動性の病変は増強効果を示すため，**造影MRI**も必要になります。
- **視神経**の病変をみるためには，眼窩内の脂肪組織の信号が邪魔にならない**脂肪抑制T2強調画像**（特に冠状断像）が有用です。造影後も同様に，脂肪抑制での撮像が有用です。
- 脳内に多発性硬化症を疑う病変がある場合は，症状によっては脊髄病変の検索も必要になります。

知って得するアラカルト

＊1　tumefactive demyelinating lesion

・孤発性で2cm以上の脱髄病変で，活動性の場合は増強効果を示します。

・脳腫瘍との鑑別が問題となりますが，病変の大きさに比べてmass effectが少なく増強効果がopen ring状である点が脳腫瘍とは異なる点です。

・ステロイドが著効するため，腫瘍と間違えられて手術されないよう正しい診断を下すことが大切です。

●画像所見のポイント

◆MRI（単純，造影）

- 多発性硬化症の病変は**T2強調画像/FLAIR像で高信号**を示します。
- 側脳室周囲の病変は楕円形で，長軸方向が脳室壁に垂直になるのが典型的です。
- 脱髄の程度が強い病変は，**T1強調画像で低信号**を示します。
- **活動性の病変**では辺縁に増強効果を示します。
- 辺縁の増強効果は，完全なリング状ではなく一部が途切れた**open ring状の増強効果**を示すのが典型的です。
- 孤発性で大きな病変の場合，脳腫瘍との鑑別が問題になることがあります（tumefactive demyelinating lesion＊1）。

MRI

図3　T1強調画像（多発性硬化症）

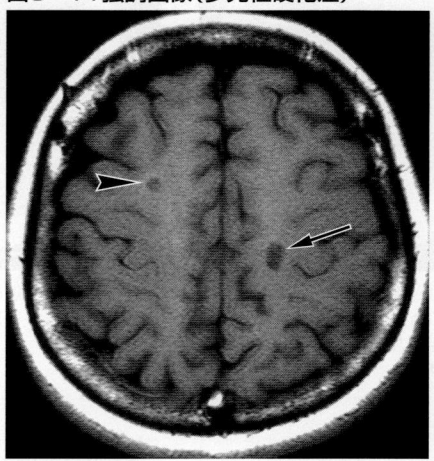

図4　造影T1強調画像（多発性硬化症）

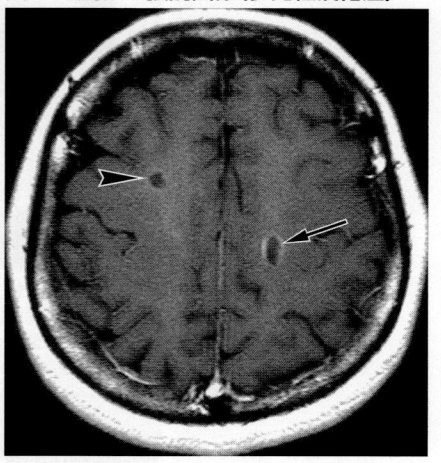

29歳，女性。右前頭葉（▶），左前頭葉（→）の白質の多発性硬化症の病変はT1強調画像で低信号を示します。造影後には左前頭葉の病変のみが辺縁に増強効果を示し（→），活動性の病変と考えられます。辺縁の増強効果は一部が途切れたopen ring状を呈します。

図5　造影脂肪抑制T1強調冠状断像（多発性硬化症）

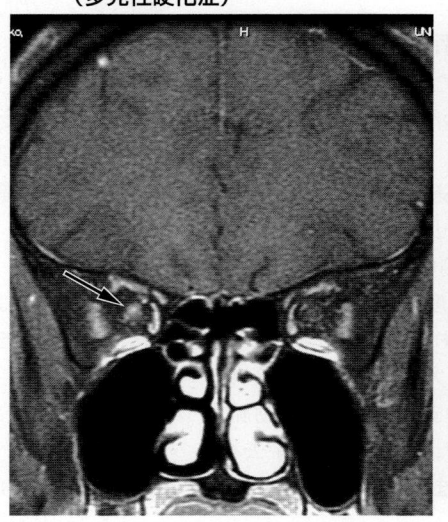

図6　造影T1強調矢状断像（多発性硬化症）

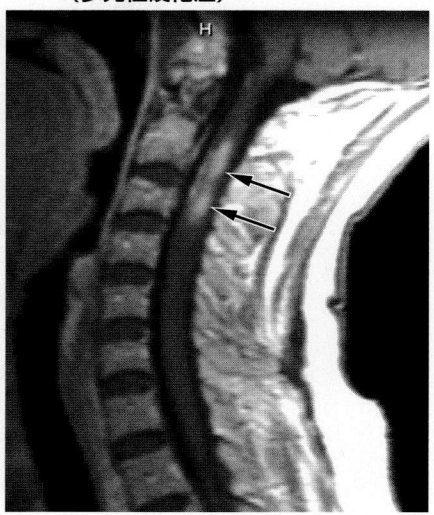

32歳，女性。右視神経は脂肪抑制T2強調画像で高信号を示し，造影後には増強効果を認めます（→）。活動性の多発性硬化症病変と考えられます。

64歳，女性。C3-4レベルの脊髄内にはT2強調画像で高信号を示す病変を認め，造影後には増強効果を認めます（→）。活動性の多発性硬化症病変と考えられます。

疾患編―頭部外傷

1 急性硬膜外血腫
acute epidural hematoma

石藏礼一，高田恵広，安藤久美子

● 症例と正常画像 ●

急性硬膜外血腫

図1　頭部CT

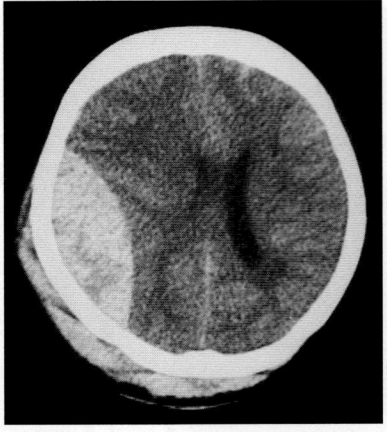

35歳，男性。右頭部外傷にてCTを施行しました。右側頭部に凸レンズ状の高吸収域を認め，右脳側室の変形がみられます。同側に皮下血腫を認めます。

正　常

図2　頭部CT

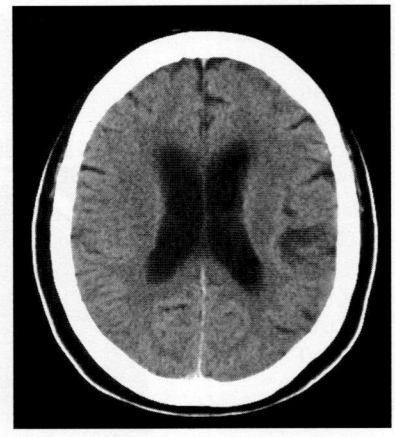

側脳室は左右対称にみられ脳内に高吸収域はみられません。

● 疾患概念

- 頭部外傷により，**頭蓋骨と硬膜外層の間にできる血腫**です。
- 原因は**中硬膜動脈や硬膜静脈洞の破綻**です。
- 90%に頭蓋骨骨折を伴います。
- 通常，打撲した側に存在します。
- 約半数に意識清明期（lucid interval）があります。
- 血腫は，頭蓋縫合線をこえて広がることはありません。
- 好発部位は，側頭から頭頂部です。
- 後頭蓋窩の頻度は低いのですが，小児に多くみられます。
- 治療は血腫の大きさ，脳への圧排の程度にもよりますが，多くは動脈性の出血なので，緊急で血腫除去術，止血術を行います。

● 画像診断技術

modality

- **CT**
  - ルーチン＋骨モード
  - のMPR，3D-CT
- **MRI**
  - T1強調画像
  - T2強調画像
  - FLAIR像
- **血管造影**

◆ CT

- 多くの場合はCTで診断が可能です。
- 骨折の合併をみるために骨モードも必要です。
- 陥没骨折がある場合は，MPR，3D-CTにより視覚的に把握が容易です。MPR，3D-CTは骨折の範囲をみるのにも有用です。

知って得するアラカルト

・CT画像において，出血は高吸収域として描出されます。
・高吸収域はヘモグロビンの関与が大きいので，血腫が経時的に高吸収域から低吸収域へと変化するのはヘモグロビンの変性によるものです。

◆ MRI
- 臨床的に脳損傷を疑わないのであれば，行う必要はありません。
- 脳挫傷などの合併や少量の出血の場合はMRIを施行します。特にFLAIRが有用です。

◆ 血管造影
- 中硬膜動脈からの出血が血管造影で認められれば，中硬膜動脈の塞栓術TAE（trans-arterial embolization）を施行することがあります。

● 画像診断のポイント

◆ CT
- 90％に頭蓋骨骨折（線状骨折が主，ときに陥没骨折）を合併します。
- 密着した頭蓋骨と硬膜の間を剥がしながら血腫ができるため**凸レンズ型の高吸収域**として描出されます（**図1**）。
- 受傷直後では血腫はみられないか少量であっても，後に急激に増大することがあるため，CTでの経過観察は重要です（3時間後，6時間後など経時的に）。

◆ MRI
- 血腫により圧排された硬膜が内側に偏位し，線状の低信号域として描出されます。
- 超急性期にはT1，T2強調画像ともに等信号域，亜急性期にはT1，T2強調画像ともに高信号域として描出されます。

頭部外傷

CT

図3　CT

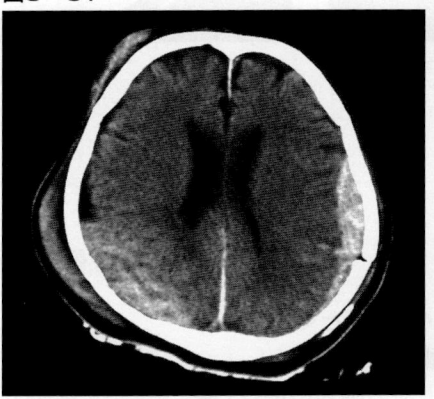

図4　CT（骨モード）

65歳，男性。両側頭頂部に硬膜外血腫がみられます。

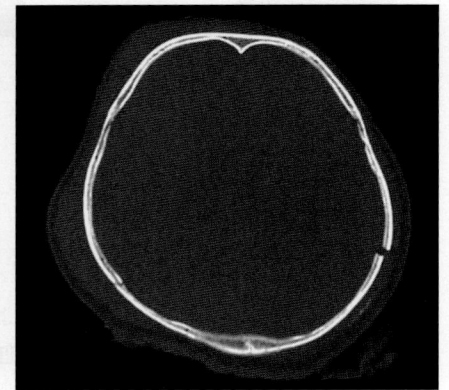

骨モードでは両側頭頂骨に骨折が認められます。

Q & A

Q 頭部外傷患者はMRIとCTはどちらを先にすべきですか？

A
- CTを先に行います。
- 頭部外傷患者は早急な診断が必要であり，そのためには検査時間が短いことが大切です。
- さらに，患者さんの状態が悪いときには生命監視モニターが必要ですが，MRI対応の生命監視モニターに付け替えなければなりません。
- 患者さんの意識レベルが悪いときは，患者さんから体内金属（ペースメーカー装着など）の有無を確認することができない場合があります。
- また，頭蓋骨の骨折，頭蓋内出血，脳内出血，脳挫傷の有無を診断することが必要です。
- これらの診断にはCTが有用です。

2 急性硬膜下血腫
acute subdural hematoma

疾患編—頭部外傷

1 頭部

● 症例と正常画像 ●

急性硬膜下血腫
図1 CT

正常
図2 CT

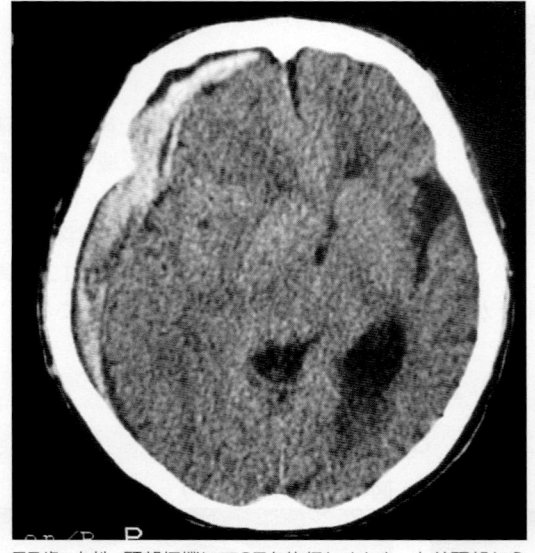

75歳，女性。頭部打撲にてCTを施行しました。右前頭部から側頭部にかけて脳外に三日月状の高吸収域がみられます。右大脳は浮腫状で，側脳室前角と後角が消失しています。また，正中構造が左側に変位しています。

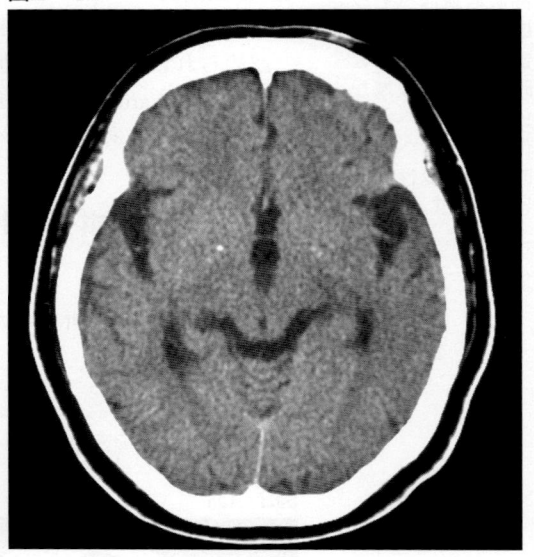

●疾患概念

- 頭部外傷により，**硬膜とくも膜との間にできる血腫**です。
- 原因は，脳挫傷部の**脳表の血管，架橋静脈からの出血**です。
- しばしば重篤な脳挫傷や脳内血腫を伴うこと，広範な脳浮腫を伴い，この場合は予後が不良です。
- ときには硬膜外血腫，くも膜下出血，脳内血腫を合併します。
- 打撲した側にみられる場合，対側にみられる場合があります。
- 頭部外傷直後より意識障害がみられます。
- 治療は，血腫の量と脳実質への圧排の程度により緊急に開頭し血腫除去術，止血術を行います。

●画像診断技術

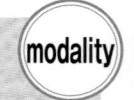

- CT
- MRI

modality

◆ CT
- 出血の診断には，CTが最も有用です。
- 急性の出血は，高吸収域になります。
- 慢性硬膜下血腫は低吸収域となります。

◆ MRI
- 血腫の量に比べて脳への圧排が強く，脳挫傷，脳浮腫を伴うことが多いため，急がないまでもMRI評価が必要です。
- 急性期のため血腫はT1強調画像で等信号域，T2強調画像で低から高信号域を呈します。

● 画像所見のポイント

◆ CT
- 硬膜下腔では，密着性がなく血腫は広がりやすく**三日月型や帯状の高吸収域**としてみられます。
- ときには凸型の高吸収域を呈することもあります。
- 血腫の部位，広がり，そして脳挫傷の有無にも注意を向けることが重要です。

◆ MRI
- 脳挫傷，脳浮腫は，T1強調画像で低信号域，T2強調画像で高信号域として描出されます。

> 知って得するアラカルト

1　意識障害の分類
・Japan coma scale（JCS，3-3-9度方式）

Ⅲ　刺激しても覚醒しない
　300　痛みや刺激にまったく反応しない。
　200　手足を動かしたり，顔をしかめる。
　100　払いのける動作をする。

Ⅱ　刺激すると覚醒する
　30　呼びかけをくり返すとかろうじて開眼する。
　20　大きな声や揺さぶると開眼する。
　10　普通の呼びかけで容易に開眼する。

Ⅰ　覚醒している
　3　名前や生年月日が言える。
　2　見当識障害がある。
　1　ほぼ意識清明だが，いま1つはっきりとしない。

2　脳髄膜と脳表の解剖

図3

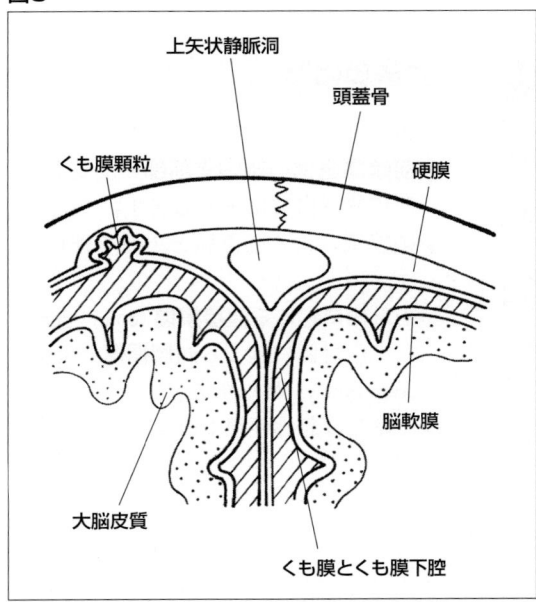

（図中ラベル：上矢状静脈洞，頭蓋骨，くも膜顆粒，硬膜，脳軟膜，大脳皮質，くも膜とくも膜下腔）

（高橋昭喜　編著:脳MRI①正常解剖．4　髄腔・脳室系，p74，秀潤社，2001.より改変引用）

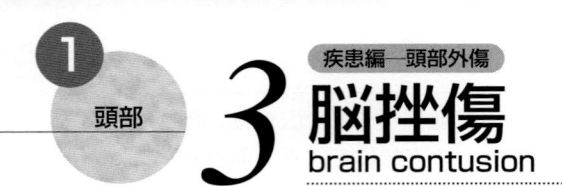

3 脳挫傷
brain contusion

疾患編―頭部外傷

頭部 1

● 症例と正常画像 ●

脳挫傷
図1 CT

正 常
図2 CT

26歳, 男性。頭部外傷にて頭部CTを施行しました。両側前頭葉に境界不明瞭で内部に淡い高吸収域を伴った低吸収域がみられます。

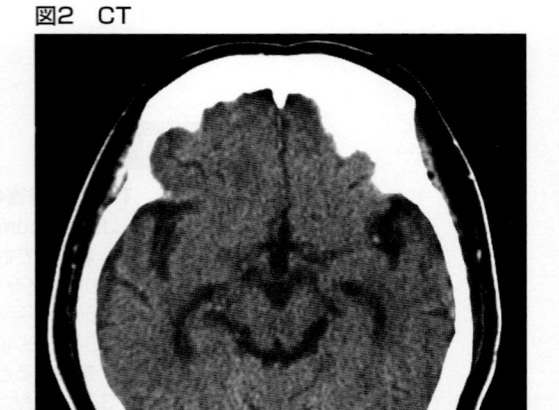

知って得するアラカルト

・脳挫傷は, 両側あるいは多発性に発生することが多いため, 画像は病変部1カ所だけではありません。多方向断像にて頭蓋内をくまなくみましょう。

●疾患概念

- 頭部外傷により発症します。
- **前頭葉底部**や**側頭葉前部**の皮質および皮質下白質に好発します。
- 脳挫滅による脳浮腫と出血を伴います。
- 衝撃側に起こる**直接損傷**(coup injury)と, 反対側に起こる**対側損傷**(contre-coup injury)があります。
- しばしば急性硬膜下血腫に伴います。

●画像診断技術

- CT
- MRI
  T2強調画像
  FLAIR像
  しばしば冠状断が有用

modality

知って得するアラカルト

- 大きな頭蓋内の占拠性病変がみられないにもかかわらず、頭部外傷直後より重篤な意識障害が遷延する場合があります。
- このような病態は「びまん性脳損傷」、あるいは「びまん性の軸索損傷（DAI：diffuse axonal injury）」と呼ばれています。
- 外傷により脳に回転性の外力が伝わり、脳の灰白質と白質、白質と脳梁などにズレが生じ、剪断損傷（shearing injury）になったものとされています。
- 病変部位は脳梁、大脳皮質下白質、軸索の損傷がみられ、検出には拡散強調画像、FLAIR像が有用です。

●画像所見のポイント

◆CT

- 脳浮腫や壊死による低吸収域内に、**点状あるいは斑状の出血による高吸収域**がみられ、ゴマ塩状にみられます。
- 受傷してまもない早期には、CTでは病巣の把握が困難な場合があります。

◆MRI

- 脳挫傷部は、T1強調画像では低信号域、T2強調画像では高信号域としてみられ、出血の部分は、T1強調画像は等から高信号域を呈します。
- FLAIR像は、脳表近くの病変の描出に適しています。脳脊髄液と病変を明確にできるからです。
- FLAIR像では不均一な高信号として描出されます。
- 脂肪抑制FLAIR像では皮下脂や板間層の脂肪の信号が抑制され、より詳細な情報を得られます。

MRI

図3　T2強調画像（脳挫傷、脳浮腫）

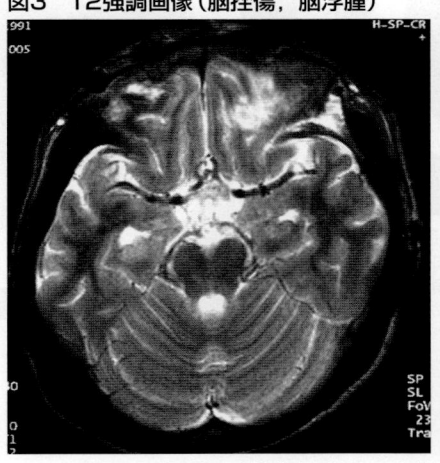

T2強調画像で左前頭葉に脳挫傷と思われる高信号域がみられますが、周囲の脳脊髄液も高信号であり、特に皮質の変化が判別困難です。

図4　FLAIR像（脳挫傷、脳浮腫）

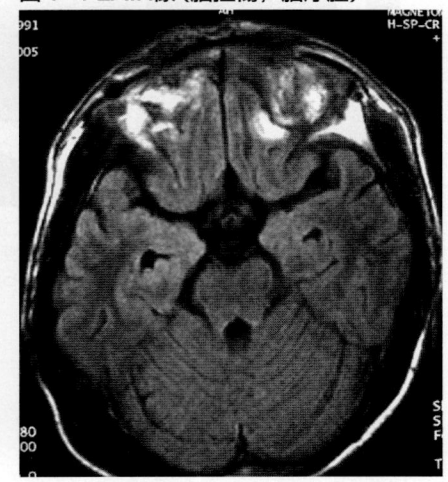

FLAIRでは左前頭葉だけでなく右前頭葉にもわずかな脳挫傷がみられます。

図5　脂肪抑制FLAIR像（脳挫傷、脳浮腫）

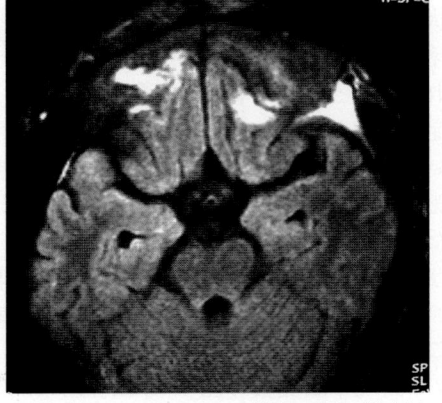

脂肪抑制後FLAIRでは皮下脂肪の信号が抑制され、脳挫傷に加えて左頬骨に骨挫傷を合併していることがわかります。

4 慢性硬膜下血腫
chronic subdural hematoma

疾患編—頭部外傷

頭部 1

● 症例と正常画像 ●

慢性硬膜下血腫
図1　CT

正常
図2　CT

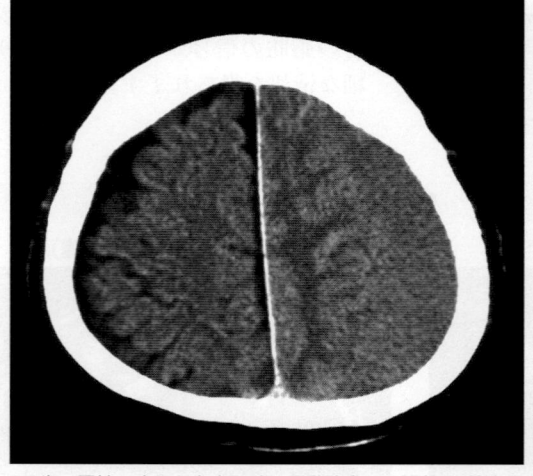

85歳，男性。痴呆と右上下肢の運動障害にて頭部CT検査を施行しました。左前頭部から頭頂部の硬膜下腔に三日月状の脳実質と等吸収域がみられます。左前頭葉から頭頂葉の脳溝は消失しています。

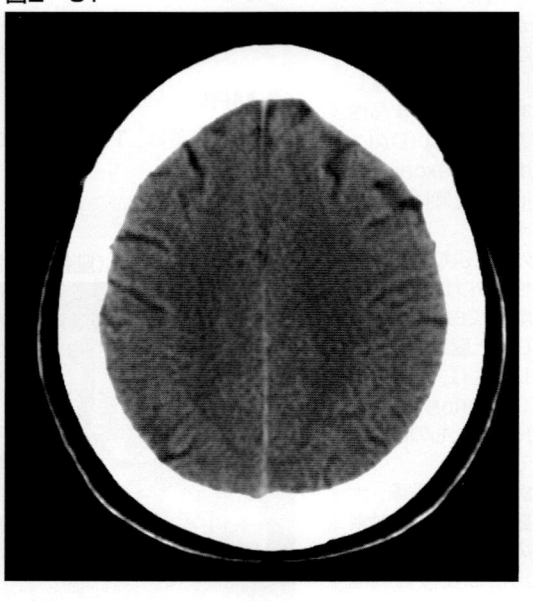

知って得するアラカルト

・圧倒的に男性に多く，比較的高齢者と幼児に好発します。
・アルコール多飲者にも多く，高齢者に起これば痴呆症と間違われることがあります。

●疾患概念

- 硬膜とくも膜との間にできる血腫です。
- 出血は架橋静脈，特に硬膜に付着する部分からみられます。
- 3週間以上期間を経て，徐々に血液が溜まってきた状態です。
- 一般に高年齢者に好発します。患者さん自身も忘れてしまうような軽い頭部打撲で発症します。
- いまだに詳しい原因はわかっていません（外傷の既往がはっきりとしない症例もあるためです）。
- 症状は脳圧亢進症状（頭痛，記憶喪失，尿失禁など）が主で，進行すると運動障害が起こります。
- 治療は，血腫の大きさ，脳実質の圧排度，症状により穿頭血腫除去術が行われます。一方，保存的に血腫が吸収し消失することもあります。

●画像診断技術

- CT
- MRI FLAIR像

modality

●画像所見のポイント

◇ CT
- 三日月型ですが，まれに凸レンズ型にもなります。
- 両側性のこともあります。
- 出血をくり返すため，**比較的新しい出血は高吸収域，古いものは低吸収域，等吸収域と，さまざまな吸収域**を呈します。
- 血腫内に，液面形成や層形成がみられることがあります（血腫の血漿成分と血球成分の分離により生じます）。

- 血腫が脳と等吸収域を呈している場合，さらに両側性の血腫にある場合は診断が困難な場合があります。好発する高年齢者では一般に前頭葉，頭頂葉の脳溝は開大していますが，**血腫がある場合，脳溝が見えにくくなっていることが鑑別点となります。**

◆MRI
- 一般的には，T1強調画像では低から高信号域，T2強調画像では脳脊髄液よりも高信号域，FLAIR像にて高信号域を呈することが多い疾患です。
- CTで，等吸収域を呈した場合は診断が困難なこともあり，頭部MRI（特にFLAIR像）のほうが診断は容易です。
- 出血の時期によって血腫はさまざまな信号強度を呈します。
- 血腫内に，液面形成がみられることがあります。

CT

図3　CT（両側慢性硬膜下血腫）

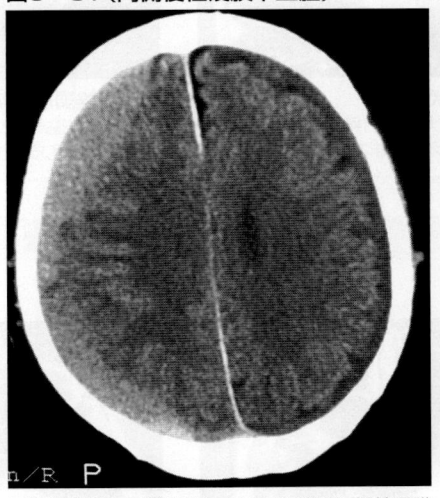

両側前頭部から頭頂部にかけて広範囲に慢性硬膜下血腫が認められます。そのため血腫の大きい右側では側脳室は圧排され消失しています。左右の慢性硬膜下血腫のdensityに違いがみられます。左側はdensityが低いので，より古いと考えます。右側は脳のdensityよりやや高いので比較的新しい血腫と考えられます。

MRI

図4　T2強調画像（両側慢性硬膜下血腫）

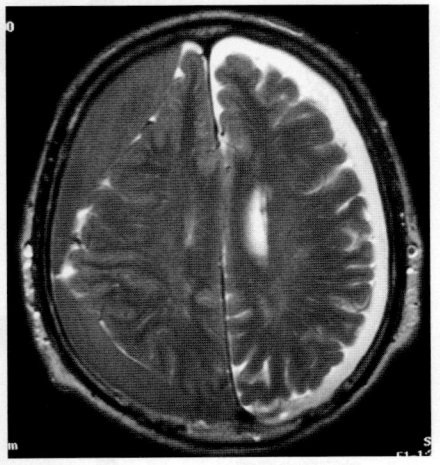

図5　FLAIR像（両側慢性硬膜下血腫）

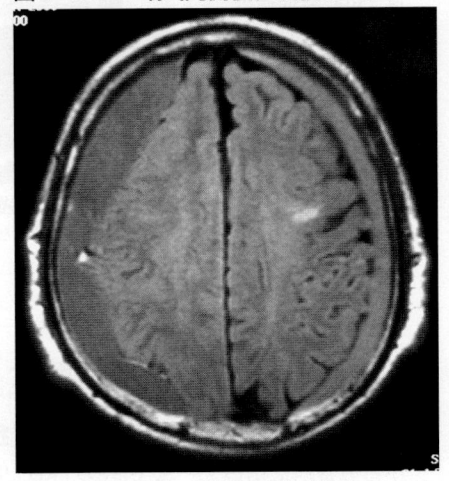

MRIはCTと比較して濃度分解能が優れているため，信号差がCTより明瞭となっています。

知って得するアラカルト
- 急性硬膜下血腫と違い，慢性硬膜下血腫は血腫が被膜で覆われています。これは，徐々に溜まった血腫の周囲で生体反応が起こり，肉芽組織ができるからです。

硬膜下水腫
- 慢性硬膜下血腫に似た硬膜下水腫があります。
- 硬膜下水腫は外傷，脳炎などで起こります。被膜がなく，髄液が硬膜下に貯留した状態です。くも膜の断裂によって起こるとされています。
- 経時的に増大することもあれば消失することもあります。

1 頭部

疾患編―先天奇形

1 神経線維腫症（type1,2）
neurofibromatosis

石藏礼一，安藤久美子，高田恵広

神経線維腫症1型

図1 MRI

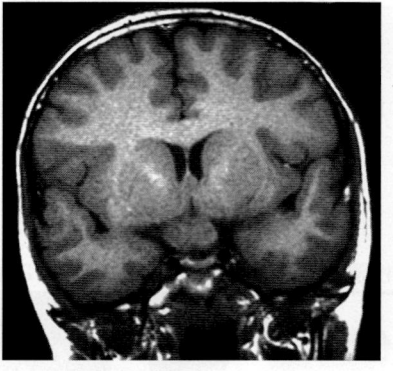

a T1強調冠状断像
視神経交叉は腫大し低信号を示しています。視神経膠腫と考えられます。

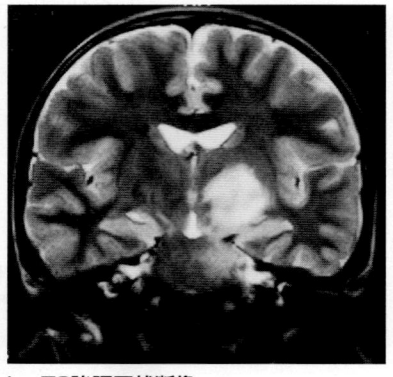

b T2強調冠状断像
左の視床，脳幹に高信号域を認め，いわゆる過誤腫と考えられます。

神経線維腫症2型

図2 MRI

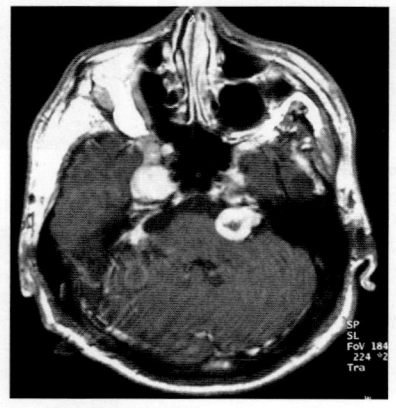

a 造影T1強調画像

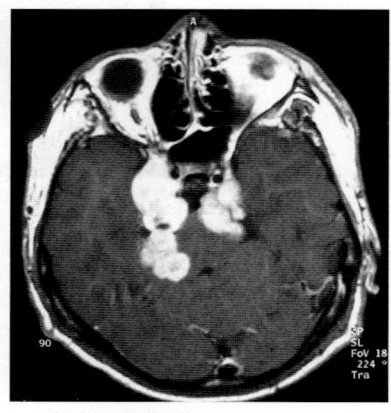

b 造影T1強調画像

両側内耳道～小脳橋角部に造影される腫瘤を認めます。また両側の三叉神経にも腫瘤を認めます。

知って得するアラカルト

＊1 神経原性腫瘍

・神経線維腫症1型では，知能発達遅延，Lisch結節（虹彩過誤腫），脊椎側彎，亀背四肢長管骨の彎曲変形，先天性偽関節，病的骨折の合併を伴うことがあります。

・生後数年でメラニン色素の沈着が明らかになります。色素斑の数は年齢とともに増加し，徐々に大きく黒くなりますが，腫瘍性のものではありません。

・神経線維腫は小児期から思春期に出現し，徐々に大きくなります。2～30％は悪性化の可能性があります。

●疾患概念

1 神経線維腫症1型

- 狭義の「Recklinghausen病」といわれています。
- 常染色体優性遺伝性疾患で17番染色体長腕に原因遺伝子（NF1）があります。
- 頻度は3,000から4,000人に1人の割合で，神経線維腫症の約90％を占めます。
- 皮膚，骨，中枢神経にさまざまな異常を伴います。
- **全身（皮下あるいは諸臓器）に多発する神経原性腫瘍＊1と皮膚のメラニン色素の沈着（café au lait spot）を認めます。** なかでも不整形で局所浸

知って得するアラカルト

＊2　視神経膠腫
- 神経線維腫症1型のいわゆる過誤腫のことです。
- T2強調画像で高信号域としてみられ、基底核（特に淡蒼球）、視床、内包後脚、脳幹、小脳、脊髄などに好発します。
- mass effectはなく、造影効果もありません。加齢による退縮が多くみられます。

＊3　脳神経鞘腫
- 視神経膠腫は神経線維腫症1型の5～40％にみられます。
- 組織学的には星細胞腫で、多くは良性の経過をたどります。視覚経路に沿って進展します。

＊4　髄膜腫
- 神経線維腫症2型の神経鞘腫のことです。
- 20歳代までの若年にみられる両側性の前庭神経鞘腫が最も重要な徴候です。
- そのほかに、三叉神経、脊髄後根などの感覚神経にも多発性に発生します。
- 舌下神経などの運動神経に発生することもあります。

＊5　上衣腫
- 神経線維腫症2型の髄膜腫のことです。
- 頭蓋内、脊髄に多発する髄膜腫は、第2に重要な徴候です。
- 神経鞘腫と同様に若年に発症する傾向があります。

＊6　過誤腫
- 神経線維腫症2型の神経膠腫のことです。
- 脊髄髄内あるいは馬尾に好発する上衣腫を特徴とします。

潤傾向をもつ蔓状神経線維腫が特徴的です。悪性化例も存在します。
- 中枢神経病変としては、視神経膠腫＊2が特徴的です。
- しばしば蝶形骨を中心とした顔面骨の形成異常を認めます。
- 腫瘍に対して、疼痛などの臨床症状が出現した場合や、美容上問題となる場合、可及的な外科的切除を行いますが、局所再発の可能性、創癒合の遷延化があります。悪性化例では治療に抵抗性で5年生存率は20％以下とされています。

② 神経線維腫症2型

- 4～5万人に1人の割合で発症します。
- 常染色体優性遺伝性疾患で22番染色体長腕に原因遺伝子（NF2）があります。
- 両側性の聴神経膠腫が特徴で、多発性の脳神経鞘腫＊3、髄膜腫＊4、脊髄内あるいは馬尾の上衣腫＊5を合併します。
- 皮膚病変は通常みられません。
- 多発する腫瘍に対して外科切除、放射線集光照射などが行われます。

● 画像診断技術

modality
- CT
  - 骨モード
- MRI
  - T2強調画像
  - 造影T1強調画像
  - 多方向断像
  - 脊髄造影T1強調画像

● 画像所見のポイント

① 神経線維腫症1型
◆ **CT**
- 視神経膠腫は視交叉と視神経が肥厚した像としてみられます。
- 神経膠腫は良性のものが多く、一般に低吸収域を示します。

◆ **MRI**
- 神経膠腫は一般にT1強調画像で低信号、T2強調画像で高信号を示します。視神経膠腫は造影を強く受けますが、ほかは造影されないことが多くなります。
- 小児期には深部灰白質や白質に不整形のT2強調画像で高信号を呈する、いわゆる過誤腫＊6をみることがあります。成人期までに縮小するとされています。

② 神経線維腫症2型
◆ **CT**
- 骨モードで両側内耳道の拡大がみられます。
- 神経膠腫は良性のものが多く、一般に低吸収域を示します。

◆ **MRI**
- 聴神経鞘腫はT1強調画像で低信号、T2強調画像で不均一な高信号、造影剤にて強い造影効果がある腫瘤として、内耳道から小脳橋角部に認められます。
- 神経鞘腫は三叉神経など他の脳神経、脊髄後根にもみられることがあります。
- 髄膜腫は大脳鎌や円蓋部の髄膜に接する、均一な造影効果のある腫瘤としてみられます。
- このほか、脊髄にも神経鞘腫、髄膜腫をみることがあるため、頭部全体をスキャンするとともに、できれば脊髄の造影MRIも撮像して病変をチェックしておくことが必要です。

頭部―疾患編

2 Chiari奇形（Ⅰ，Ⅱ型）
Chiari malformation

疾患編―先天奇形

頭部①

症例と正常画像

Chiari Ⅰ型奇形

図1　MRI T1強調矢状断像

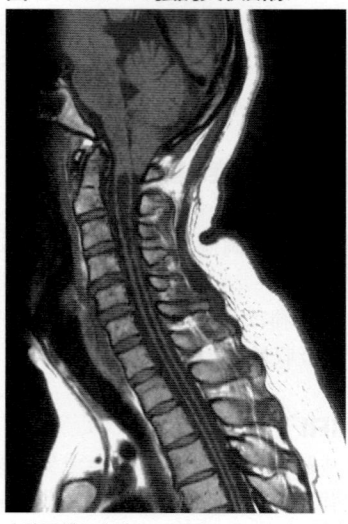

小脳扁桃は大孔より下垂しています。頸髄から胸髄には中心管の拡大を認めます。

Chiari Ⅱ型奇形

図2　MRI

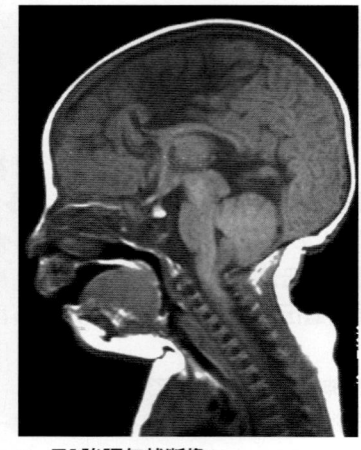

a　T1強調矢状断像
後頭蓋窩は小さく，小脳扁桃と延髄が大孔から下方へ下垂しています。脳梁は低形成です。

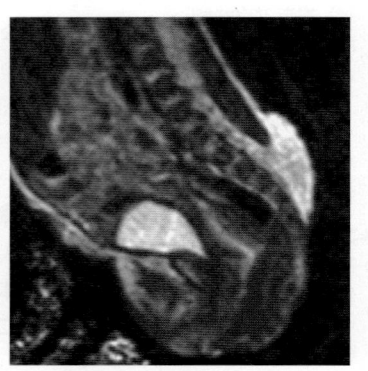

b　腰部T2強調矢状断像
腰部に髄膜瘤を伴っています。

正常

図3　MRI T1強調矢状断像

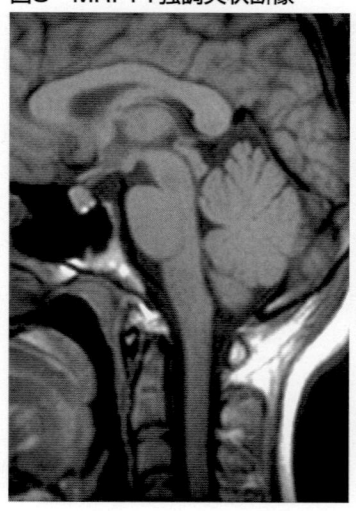

Chiari Ⅱ型奇形

図4　胎児MRI T1強調矢状断像

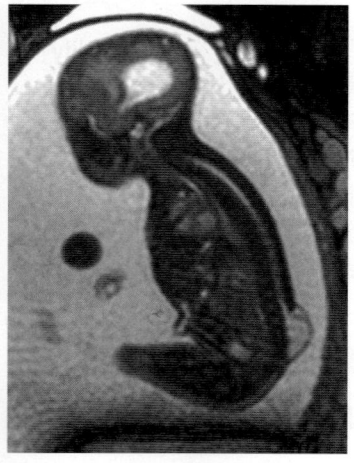

balanced TFEで撮像しています。後頭蓋は小さく，脳室は拡大しています。臀部には髄膜瘤がみられます。

● 疾患概念

1 Chiari I 型奇形[*1]
- 小脳扁桃が大孔より下方に偏位した状態です。
- 成人に多くみられます。
- 20〜40%に脊髄空洞症を合併します。水頭症は15〜30%に合併します。
- 症状は大孔部での圧迫症状（頭痛，小脳失調など），脊髄空洞症による中心性脊髄障害（感覚解離と上肢の筋力低下，下肢の痙性麻痺）などをきたします。

2 Chiari II 型奇形
- 後頭蓋窩が小さく，小脳，脳幹が大孔から下方へ逸脱することを特徴とします。多くは新生児期に発症します。
- ほとんどの症例で，脊髄髄膜瘤，水頭症を合併します。
- そのほかにも多彩な形態異常[*2]をきたします。

● 画像診断技術 (modality)

- 頭部MRI
  T1強調矢状断像
  T2強調横断像，冠状断像
- 脊椎MRI
  I型（頸髄）：T1強調矢状断像，T2強調横断像
  II型（腰椎）：T1強調矢状断像，T2強調横断像
- 胎児MRI
  頭部T2強調矢状断像
  臀部T2強調矢状断像
  （HASTE, balanced TFEなど）

● 画像所見のポイント

◇ 頭部，脊髄MRI
1 Chiari I 型奇形
- 矢状断像で小脳扁桃が大孔よりも下垂しています。
- 症状のある例ではほとんどで脊髄空洞症を伴い，特に頸髄に多くみられます。
- しばしば頭蓋脊椎移行部の骨異常がみられます。

2 Chiari II 型奇形
- 後頭蓋は小さく，小脳虫部，延髄，第4脳室が頸部脊柱管内へさまざまな程度に逸脱しています。
- ほとんどの症例で脊髄髄膜瘤（特に腰椎レベル），水頭症を合併しています。
- ほか，多彩な脳の先天性の形成異常がみられます[*3]。
- 脳全体を観察するとともに，腰椎レベルの観察も重要です。
- 胎児診断の対象となることも多く，この場合，脳と臀部を両方撮っておくことが重要です。

知って得するアラカルト

*1　Chiari奇形
- Chiari奇形は，形態的には4型に分類されます。
- III型は，II型の所見に加えて後頭部〜上位頸椎に脳瘤を伴うもので，後脳が脳瘤内に逸脱しています。
- IV型は，小脳形成不全を呈するものです。

*2　形態異常
- 成人で〜5mm，10歳以下の小児で〜6mmの小脳扁桃の下垂は正常範囲とされています。

*3　Chiari II型に伴う脳先天性形成異常
- 脳梁形成不全，大脳鎌形成不全，小多脳回，異所性灰白質などがみられます。

疾患編―先天奇形

3 脳梁形成異常
dysgenesis of corpus callosum

頭部 1

● 症例と正常画像 ●

脳梁欠損

図1　MRI

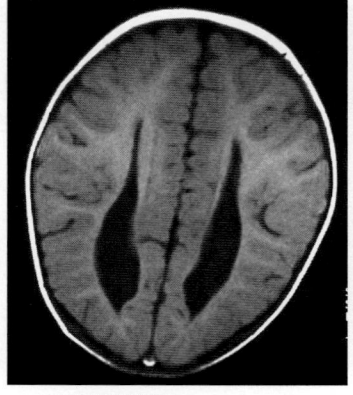

a　T1強調横断像
側脳室は平行に走行しており，後角は拡大しています。

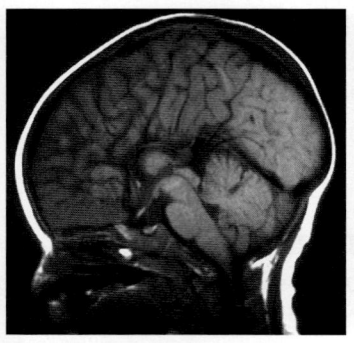

b　T1強調矢状断像
脳梁は欠損しています。

脳梁部分欠損と脂肪腫

図2　MRI T1強調矢状断像

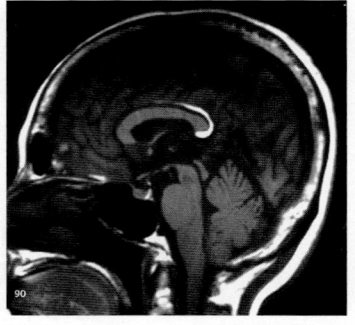

脳梁膨大部が小さく，周囲に脂肪信号を伴っています。

正常

図3　MRI T1強調矢状断像

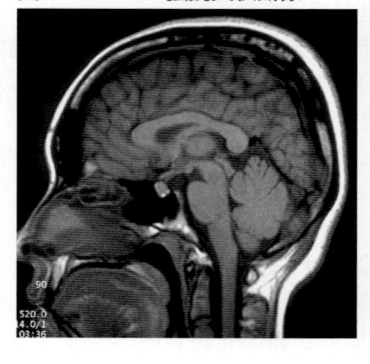

脳梁欠損

図4　CT横断像

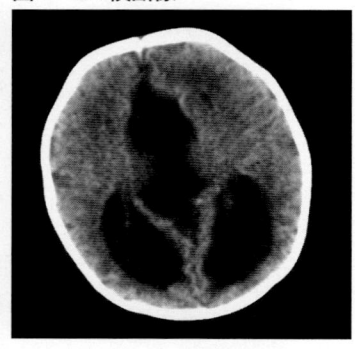

脳梁欠損に伴う半球間裂嚢胞です。脳梁は欠損し，同部に嚢胞を認めます。下方で第3脳室に連続していました。

● 疾患概念

- 全体が欠損する脳梁欠損と，部分的に欠損する脳梁部分欠損があります[*1]。
- 脂肪腫[*2]をはじめ，さまざまな先天性脳形成異常を伴います。
- 症状は精神発達遅延からまったく無症状なものまでさまざまです。

● 画像診断技術

- CT横断像
- MRI
  T1強調横断・矢状断像
  T2強調横断・矢状断像

modality

画像所見のポイント

CT
- 脳梁欠損では，**両側側脳室体部が平行に走行しており，後角が拡大している**（「colpocephaly」と呼ぶ）のを特徴とします。
- CTのみで部分欠損の診断は困難です。

MRI
- 脳梁欠損では，両側側脳室体部が平行で後角が拡大する特徴的形態から，横断像のみで診断可能です。
- 平行な側脳室の内側を前後に走る白質信号がみられます（Probst bundle）。左右を渡れなかった交連線維と考えられています。
- 脳梁がないため，第3脳室の天井が上方にあがり，大脳半球の間に囊胞のように拡張することがあります（inter-hemispheric cyst）（**図4**）。
- 部分欠損
  - 正中矢状断像での診断が容易です。
  - 通常は後方部分が欠損します。
  - 欠損部分にしばしば脂肪腫を伴います。

知って得するアラカルト

＊1　脳梁の形成
- 左右の大脳半球を結ぶ白質の線維を「交連線維」と呼びます。
- 脳梁は交連線維が通る道として最大の構造で，胎児期に前方の膝部から後方に向かって形成されます。このため，部分欠損では後方部分が欠損することが多くなります。

＊2　脂肪腫
- 頭蓋内の脂肪腫は，脳梁，半球間脂肪腫が40〜50%，四丘体槽，上小脳槽が20〜30%とされています。腫瘍というよりも先天性の形成異常の1つです。
- しばしば石灰化を伴います。
- 脳梁脂肪腫は脳梁の部分欠損にしばしば伴います。

知って得するアラカルト

図5　脳梁の解剖

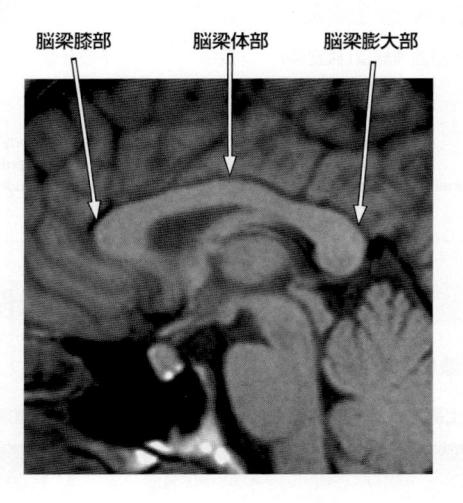

（脳梁膝部　脳梁体部　脳梁膨大部）

Q & A

Q　脳梁はどんな働きをもっていますか？　また，加齢性変化はありますか？

A
- 左右の大脳半球を結ぶ最大の線維路です。
- 高レベルの連合野から多くの線維を含んで，すべての主要な脳皮質部を連続しています。
- 生後から増大し，20歳代まで続きます。以後，脳梁は減少してきます。

1 CT冠状断像
正常編
CT images (coronal view)

頭頸部 1

片瀬七朗

● 側頭骨，骨条件 ●

図1 CT冠状断像（MDCTでのデータによるMPR像）

①Prussak腔 ②ツチ骨（頭部） ③ツチ骨（頸部） ⑥外側半規管 ⑦上半規管 ⑧前庭 ⑨内耳道

④顔面神経管（鼓室部） ⑤蝸牛 ⑩下顎骨頭 ⑪外耳道 ⑫鼓室被蓋 ⑬キヌタ骨 ⑭アブミ骨 ⑮中耳腔

a　　　　　　　　　　　　　　　　　b

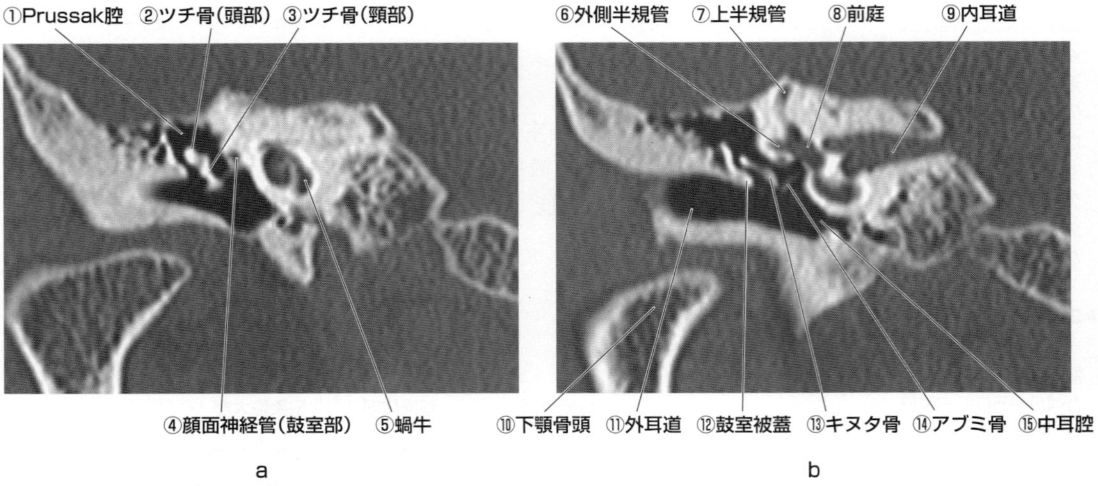

①Prussak space ②malleus head ③malleus body ④facial nerve canal
⑤cochlea ⑥lateral semicircular canal ⑦superior semicircular canal ⑧vestibule
⑨internal auditory canal ⑩head of mandible ⑪external auditory canal ⑫scutum
⑬incus ⑭stapes ⑮middle ear

● 顔面骨，骨条件 ●

図2 CT冠状断像（MDCTでのデータによるMPR像）

①中鼻甲介 ②上鼻甲介 ③前頭洞 ④眼球（硝子体） ⑥外側直筋 ⑦上直筋 ⑧内側直筋 ⑨篩骨洞 ⑩鶏冠 ⑪中鼻甲介

⑤鼻腔　　　　　　　　⑫下直筋 ⑬上顎洞 ⑭鼻中隔 ⑮下鼻甲介

a　　　　　　　　　　　　　　　　　b

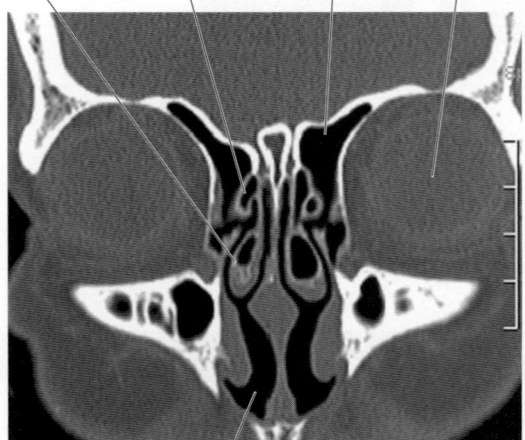

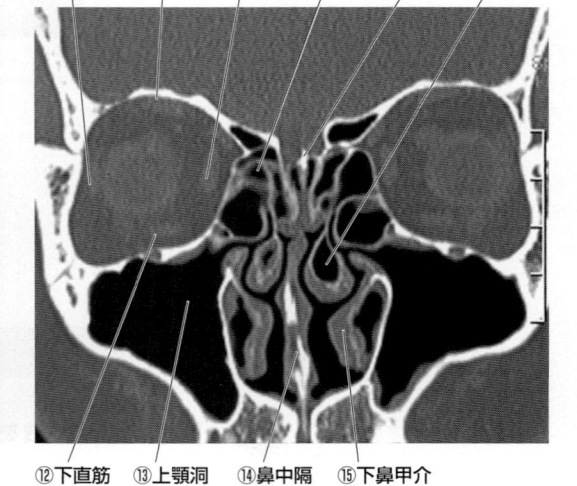

①middle nasal concha ②superior nasal concha ③frontal sinus ④globe of the eye (vitreous chamber)
⑤nasal cavity ⑥lateral rectus muscle ⑦superior rectus muscle ⑧medial rectus muscle
⑨ethmoid sinus ⑩crista galli ⑪middle nasal concha ⑫inferior rectus muscle
⑬maxillary sinus ⑭nasal septum ⑮inferior nasal concha

2 CT軸位断像
CT images (axial view)

正常編

頭頸部

● 頭蓋底，骨条件 ●

図1　CT軸位断像（スライス厚2mm）

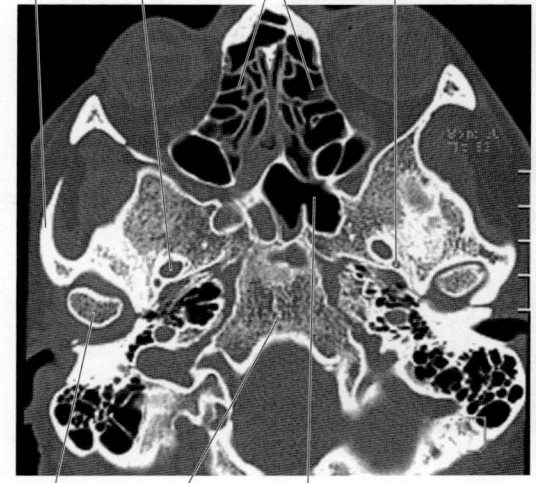

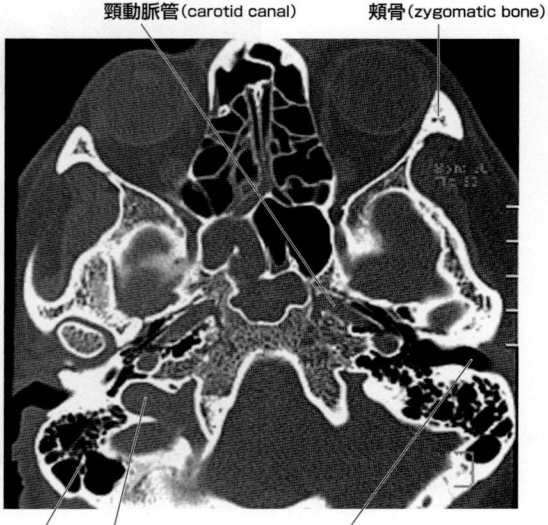

- 頬骨弓（zygomatic arch）
- 卵円孔（foramen ovale）
- 篩骨洞（ethmoid sinus）
- 棘孔（foramen spinosum）
- 頸動脈管（carotid canal）
- 頬骨（zygomatic bone）
- 下顎骨頭（head of mandible）
- 斜台（clivus）
- 蝶形骨洞（一部液体貯留を認める）（sphenoid sinus）
- 頸静脈孔（jugular foramen）
- 乳突蜂巣（mastoid air cells）
- 外耳道（external auditory canal）

a　　　b

● 頸部，軟部条件 ●

図2　CT軸位断像〔造影CT像（上咽頭レベル），スライス厚2mm〕

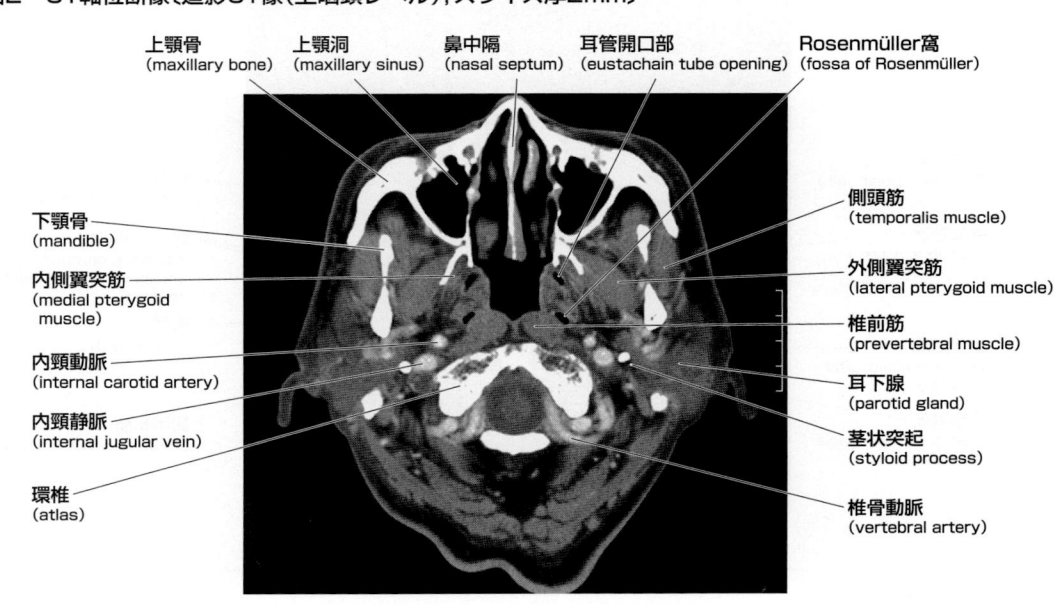

- 上顎骨（maxillary bone）
- 上顎洞（maxillary sinus）
- 鼻中隔（nasal septum）
- 耳管開口部（eustachain tube opening）
- Rosenmüller窩（fossa of Rosenmüller）
- 下顎骨（mandible）
- 内側翼突筋（medial pterygoid muscle）
- 内頸動脈（internal carotid artery）
- 内頸静脈（internal jugular vein）
- 環椎（atlas）
- 側頭筋（temporalis muscle）
- 外側翼突筋（lateral pterygoid muscle）
- 椎前筋（prevertebral muscle）
- 耳下腺（parotid gland）
- 茎状突起（styloid process）
- 椎骨動脈（vertebral artery）

頸部，軟部条件

図3　CT軸位断像〔造影CT像（舌骨レベル），スライス厚2mm〕

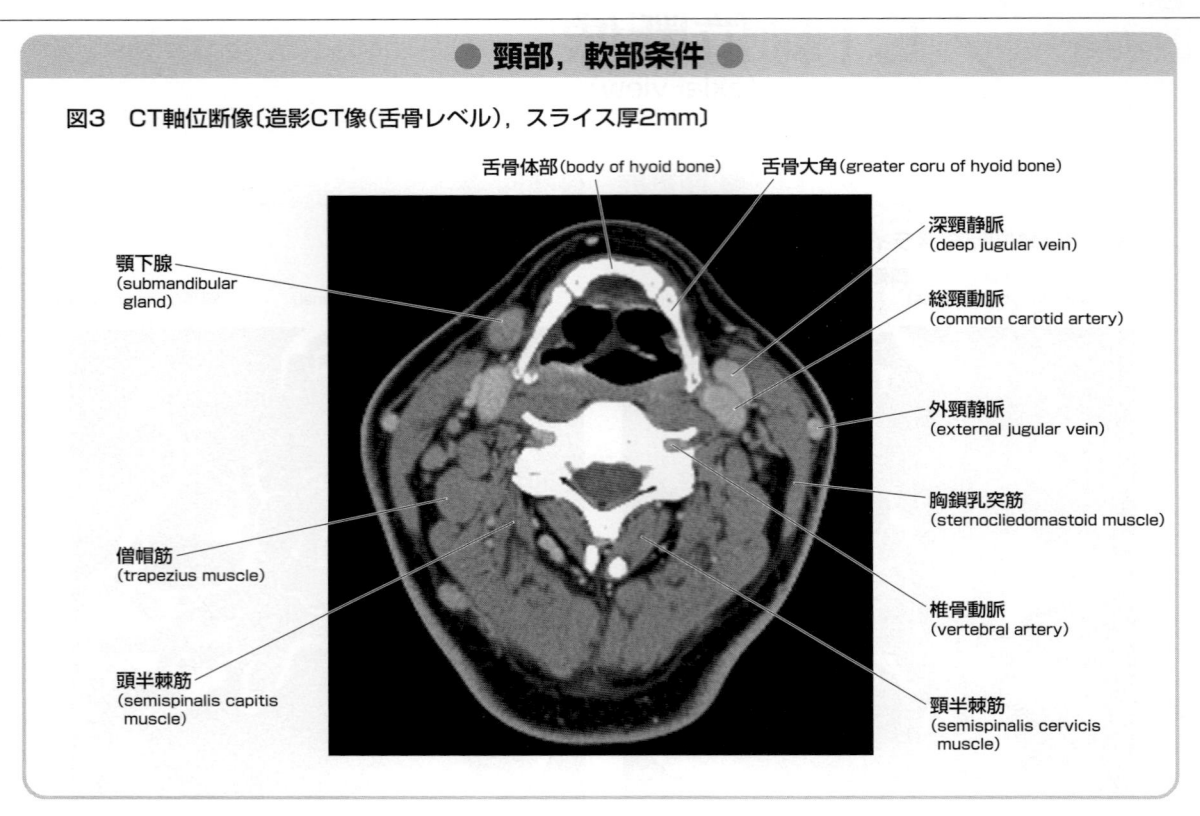

- 顎下腺 (submandibular gland)
- 舌骨体部 (body of hyoid bone)
- 舌骨大角 (greater coru of hyoid bone)
- 深頸静脈 (deep jugular vein)
- 総頸動脈 (common carotid artery)
- 外頸静脈 (external jugular vein)
- 胸鎖乳突筋 (sternocliedomastoid muscle)
- 僧帽筋 (trapezius muscle)
- 椎骨動脈 (vertebral artery)
- 頭半棘筋 (semispinalis capitis muscle)
- 頸半棘筋 (semispinalis cervicis muscle)

頸部，軟部条件

図4　CT軸位断像〔造影CT像（声門レベル），スライス厚2mm〕

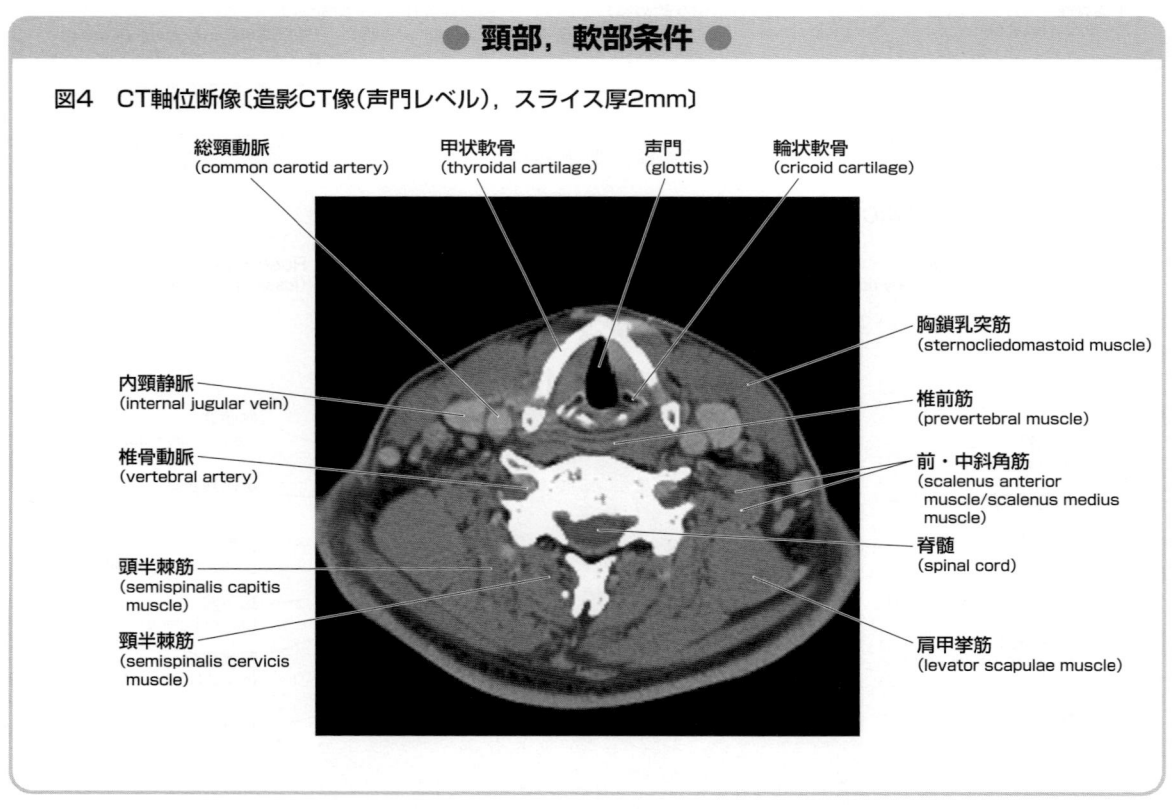

- 総頸動脈 (common carotid artery)
- 甲状軟骨 (thyroidal cartilage)
- 声門 (glottis)
- 輪状軟骨 (cricoid cartilage)
- 内頸静脈 (internal jugular vein)
- 胸鎖乳突筋 (sternocliedomastoid muscle)
- 椎骨動脈 (vertebral artery)
- 椎前筋 (prevertebral muscle)
- 前・中斜角筋 (scalenus anterior muscle/scalenus medius muscle)
- 頭半棘筋 (semispinalis capitis muscle)
- 脊髄 (spinal cord)
- 頸半棘筋 (semispinalis cervicis muscle)
- 肩甲挙筋 (levator scapulae muscle)

頸部，軟部条件

図5　CT軸位断〔造影CT像（甲状腺レベル），スライス厚2mm〕

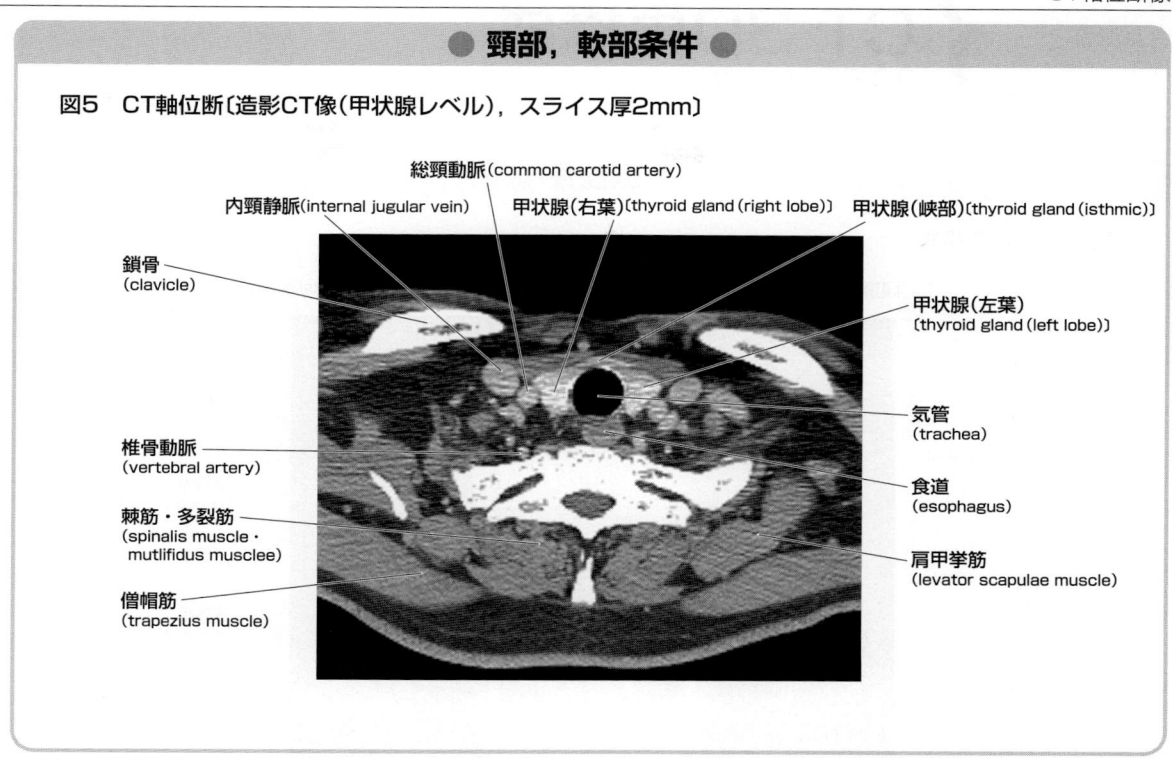

ラベル：
- 鎖骨 (clavicle)
- 内頸静脈 (internal jugular vein)
- 総頸動脈 (common carotid artery)
- 甲状腺（右葉）(thyroid gland (right lobe))
- 甲状腺（峡部）(thyroid gland (isthmic))
- 甲状腺（左葉）(thyroid gland (left lobe))
- 気管 (trachea)
- 食道 (esophagus)
- 肩甲挙筋 (levator scapulae muscle)
- 椎骨動脈 (vertebral artery)
- 棘筋・多裂筋 (spinalis muscle・mutlifidus musclee)
- 僧帽筋 (trapezius muscle)

Q & A

Q. 頸部CT検査時の注意点を教えてください。

A.
- 義歯が多い場合は，金属アーチファクトを防ぐために撮影範囲を分割し，ガントリーの撮影角度を変えるなどして撮影することが必要です。
- また，嚥下によるアーチファクトを避けるために直前に患者さんに「唾を飲み込まないでください」などと呼びかけることも重要です。

1 頭頸部

3 CT 3D再構成 〔正常編〕
3D CT images

● 顔面骨 ●

図1 CT 3D再構成

a　正面像

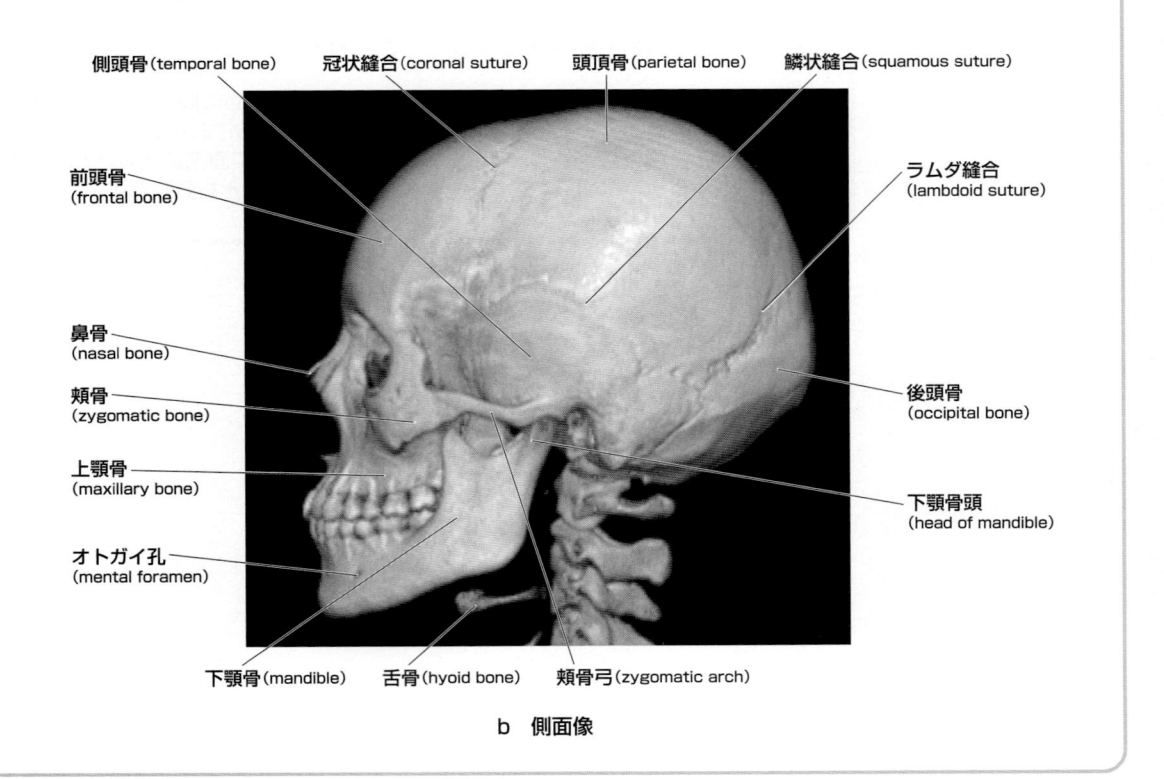

- 頭頂骨 (parietal bone)
- 矢状縫合 (sagittal suture)
- 前頭骨 (frontal bone)
- 冠状縫合 (coronal suture)
- 鱗状縫合 (squamous suture)
- 側頭骨 (temporal bone)
- 眼窩 (orbit)
- 下顎骨 (mandible)
- 上顎骨 (maxillary bone)
- オトガイ孔 (mental foramen)

b　側面像

- 側頭骨 (temporal bone)
- 冠状縫合 (coronal suture)
- 頭頂骨 (parietal bone)
- 鱗状縫合 (squamous suture)
- 前頭骨 (frontal bone)
- ラムダ縫合 (lambdoid suture)
- 鼻骨 (nasal bone)
- 頬骨 (zygomatic bone)
- 後頭骨 (occipital bone)
- 上顎骨 (maxillary bone)
- 下顎骨頭 (head of mandible)
- オトガイ孔 (mental foramen)
- 下顎骨 (mandible)
- 舌骨 (hyoid bone)
- 頬骨弓 (zygomatic arch)

4 MRI矢状断像
正常編
MR images (sagittal view)

頭頸部

頭蓋底および頸部

図1 MRI矢状断像

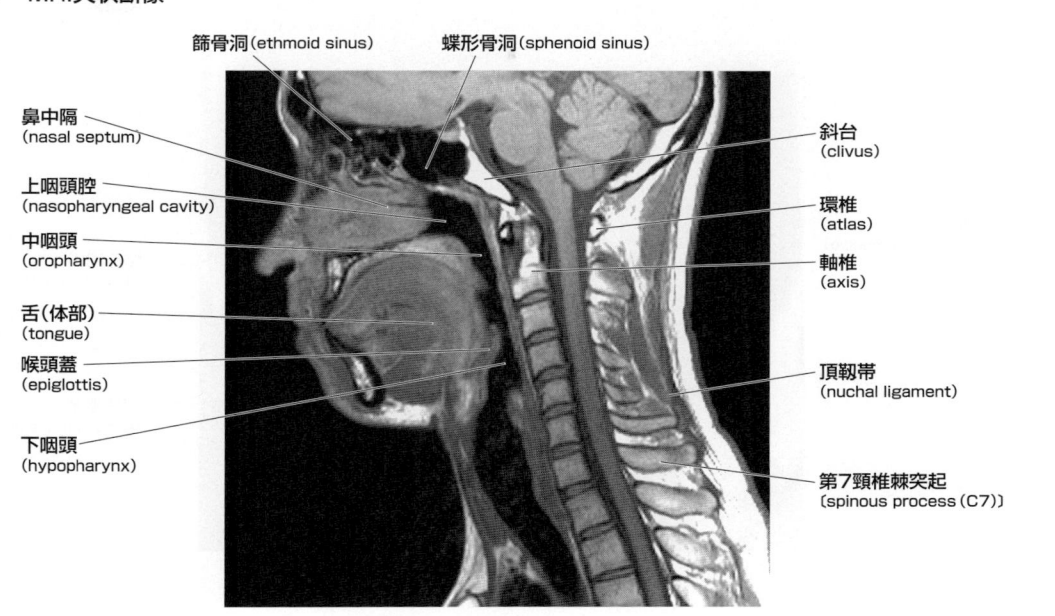

a T1強調画像

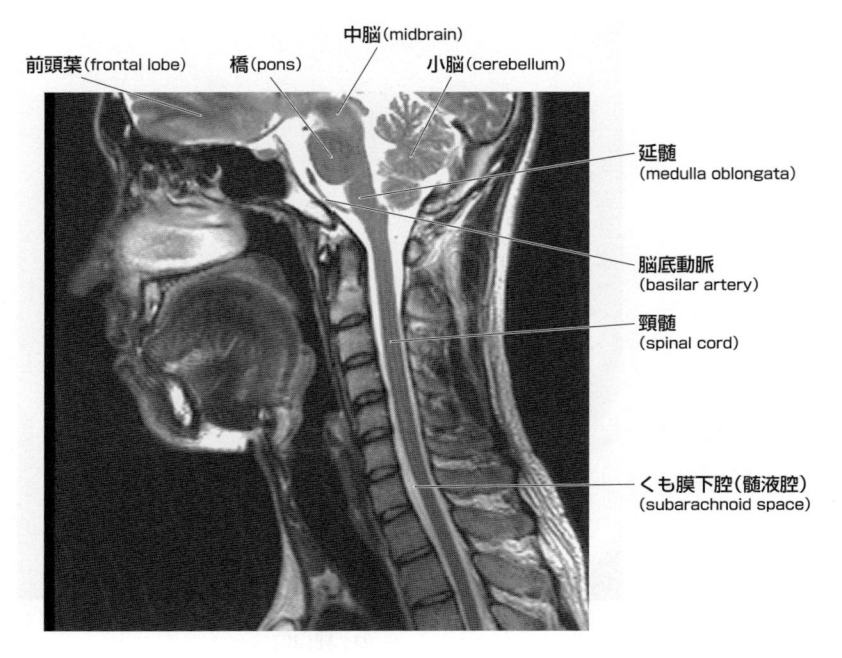

ラベル:
- 篩骨洞 (ethmoid sinus)
- 蝶形骨洞 (sphenoid sinus)
- 鼻中隔 (nasal septum)
- 上咽頭腔 (nasopharyngeal cavity)
- 中咽頭 (oropharynx)
- 舌(体部) (tongue)
- 喉頭蓋 (epiglottis)
- 下咽頭 (hypopharynx)
- 斜台 (clivus)
- 環椎 (atlas)
- 軸椎 (axis)
- 項靱帯 (nuchal ligament)
- 第7頸椎棘突起 (spinous process (C7))

b T2強調画像

ラベル:
- 前頭葉 (frontal lobe)
- 橋 (pons)
- 中脳 (midbrain)
- 小脳 (cerebellum)
- 延髄 (medulla oblongata)
- 脳底動脈 (basilar artery)
- 頸髄 (spinal cord)
- くも膜下腔(髄液腔) (subarachnoid space)

● 顎関節 ●

図2　MRI矢状断像

a　閉口位

- 後頭葉 (occipital lobe)
- 側頭筋 (temporalis muscle)
- 関節円板 (articular disk)
- 下顎骨頭 (head of mandible)

b　開口位

- 偏位した下顎骨頭
- 正常に変形した関節円板

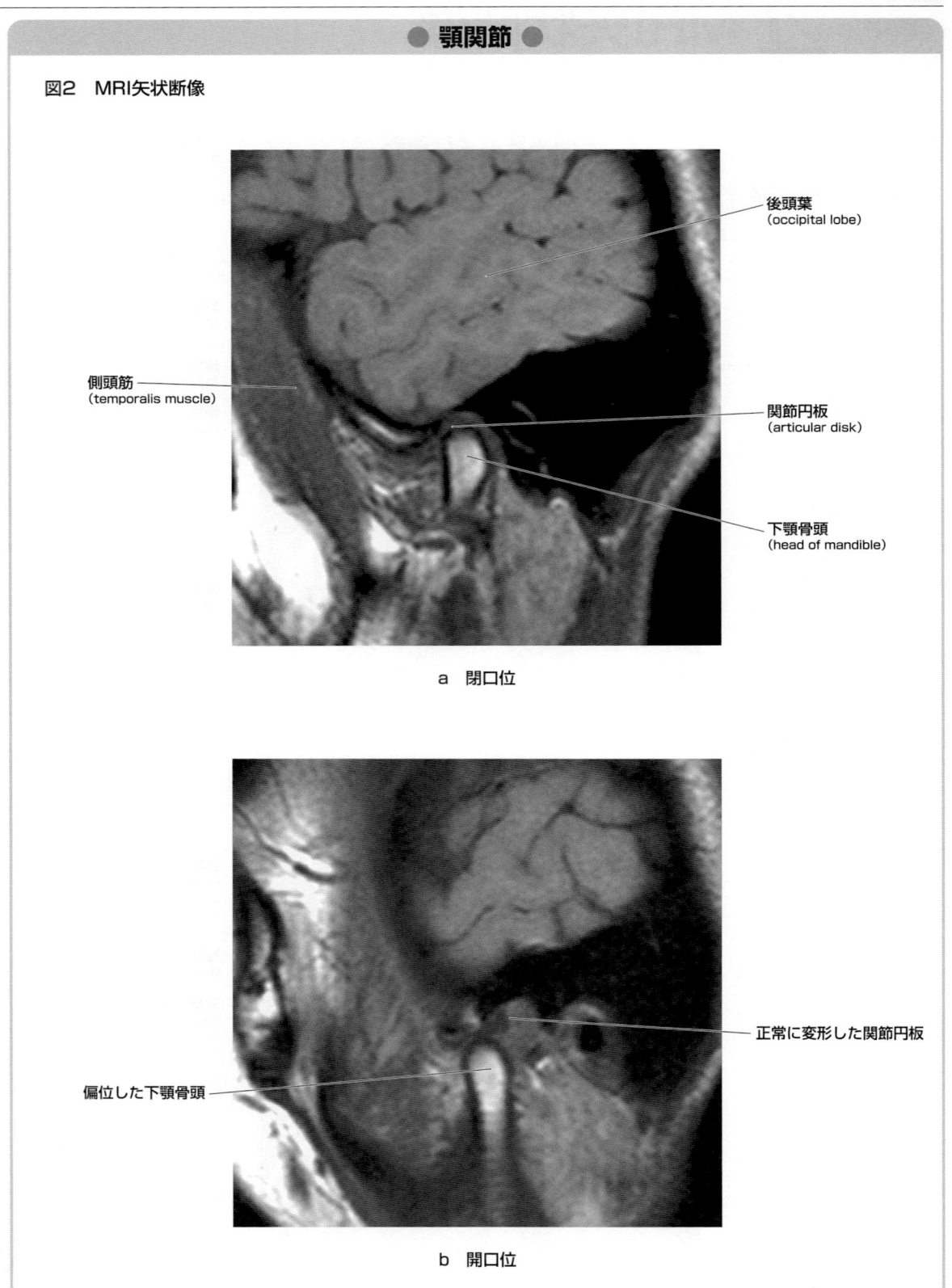

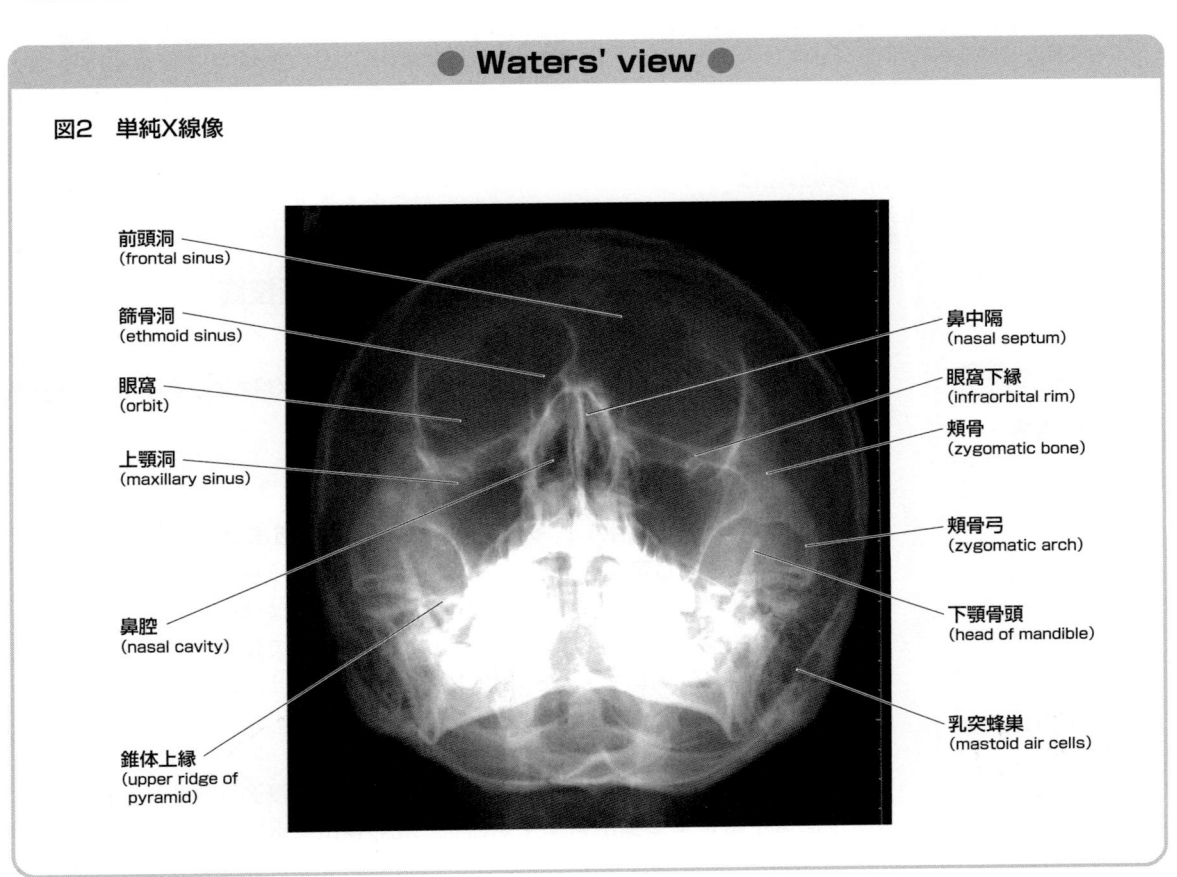

1 頭頸部 5 単純X線像 正常編
radiographs

下顎部，パントモグラム

図1　単純X線像

- 硬口蓋 (hard palate)
- 下顎頭 (head of mandible)
- 下顎頸 (neck of mandible)
- 下顎枝 (ramus of mandible)
- 下顎角 (angle of mandible)
- 側切歯 (lateral incisors)
- 中切歯 (central incisors)
- 小臼歯 (premolars)
- 大臼歯 (molars)

Waters' view

図2　単純X線像

- 前頭洞 (frontal sinus)
- 篩骨洞 (ethmoid sinus)
- 眼窩 (orbit)
- 上顎洞 (maxillary sinus)
- 鼻腔 (nasal cavity)
- 錐体上縁 (upper ridge of pyramid)
- 鼻中隔 (nasal septum)
- 眼窩下縁 (infraorbital rim)
- 頬骨 (zygomatic bone)
- 頬骨弓 (zygomatic arch)
- 下顎骨頭 (head of mandible)
- 乳突蜂巣 (mastoid air cells)

1 頭頸部

疾患編―頭蓋底

1 脊索腫 chordoma

小玉隆男

● 症例と正常画像 ●

脊索腫

図1　MRI T1強調矢状断像

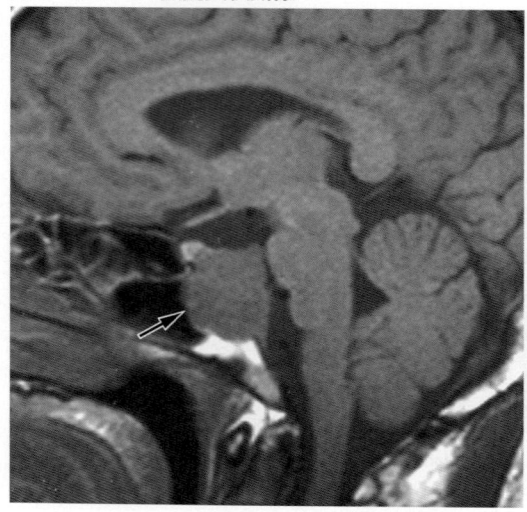

40歳代，男性。頭痛があり施行されたMRIで異常が指摘されました。ほぼ正中の矢状断像で，斜台に脳実質と同程度の信号を有する腫瘍性病変が認められます（→）。

正常

図2　MRI T1強調矢状断像

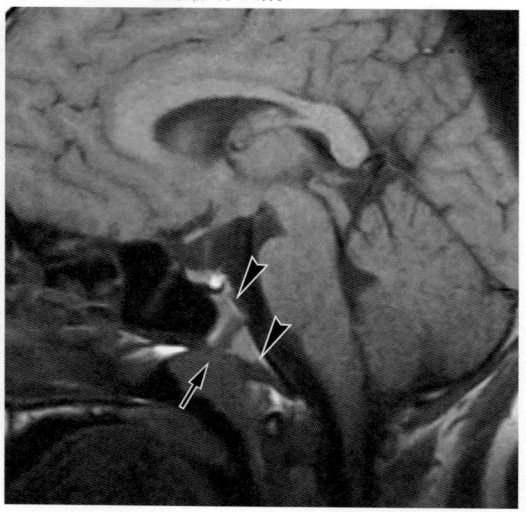

正常の斜台は脂肪髄を反映して，T1強調画像で高信号を示します（▶）。この画像は10歳代の小児のものであり，蝶後頭軟骨結合部が確認することができますが（→），成人では不明瞭です。

● 疾患概念

- 脊索腫は遺残**脊索**（脊索とは椎体形成に関与する胎生期の構造で，通常は発生の過程で退縮します）から生じる比較的まれな腫瘍で，全頭蓋内腫瘍の約1％を占めます。
- 仙尾骨領域および頭蓋底に好発し，前者が約5割，後者が約4割です。
- 頭蓋底では斜台の**蝶後頭軟骨結合部**（図2）を中心として発生し，多くの場合，**正中に位置します**。
- 好発年齢は20〜40歳で，男性に高頻度です。
- 組織学的には良性腫瘍ですが浸潤傾向が強く，5年生存率は約55％と頭蓋底に発生する軟骨肉腫*1よりも予後不良です。
- 治療法は手術による摘出術ですが，完全切除が困難な場合も多く再発しやすいため，放射線治療を追加することもあります。

● 画像診断技術

- 単純X線および断層撮影　**modality**
- CT
- MRI

◆ 単純X線および断層撮影

- 外来における最初の検査として施行される場合がありますが，CTが普及した現状では必ずしも必要な検査ではありません。

◆ CT

- 骨の破壊・浸潤性変化の評価や石灰化の検出に重要な検査です（図3）。
- 骨および軟部組織条件での再構成を

知って得するアラカルト

***1 軟骨肉腫**

- 軟骨結合（synchondrosis）の遺残軟骨から生じるとされている腫瘍で，頭蓋底では錐体後頭軟骨結合が好発部位です（脊索腫と異なり正中より外側です）。
- 頭蓋底では比較的低悪性度のものが多く，5年局所制御率は約95％とされています。

- することが好ましいと思われます。
- マルチスライスCTの場合，矢状断や冠状断などの**多断面再構成**（multiplanar reconstruction：MPR）によってその局在や進展状況をより詳細に評価することが可能となります（図4）。
- 手術前の検討にはvolume rendering（VR）などの**3次元画像処理**も有用です。

◆ MRI

- 腫瘍の内部性状や拡がりを判断するために必要な検査です。
- T1強調画像，T2強調画像，造影検査が基本ですが，さらなる内部性状の評価を目的として拡散強調画像やdynamic studyなどが併用される場合があります。
- 高速スピン・エコー法（fast spin echo：FSE）によるT2強調画像や造影検査では，**脂肪抑制**を併用することで病変範囲をより明瞭に描出することが可能となります。ただし，含気腔などによる**磁化率アーチファクト**[*2]に注意する必要があります。

知って得するアラカルト

＊2 磁化率アーチファクト

・磁場におかれた際にどの程度磁化されるかを「磁化率」といいます。磁化率が大きく異なる組織（例えば気体と水など）が接して存在する場合，その部分に信号低下や歪みが起こることがあります。これを「磁化率アーチファクト」と呼びます。

●画像所見のポイント

◆ 単純X線および断層撮影

- 斜台を中心とした頭蓋底の骨破壊が認められます。

◆ CT

- 多くの場合，骨の破壊・浸潤性変化を伴う斜台正中部の軟部組織腫瘤として認められます（図3）。
- 石灰化を伴うことが多いのですが，軟骨肉腫と比べるとその頻度や程度は低いとされています。

◆ MRI

- 脳実質と比較して，T1強調画像で低～等信号（図1），T2強調画像で内部不均一な低信号を伴う高信号を示すことが多いとされています（図5a）。
- 造影検査では，不均一な増強効果を示します（図5b）。
- 分葉状形態や造影検査での「honeycomb」様の増強効果が比較的特徴的とされていますが，信号パターンや造影増強効果のみから軟骨肉腫と鑑別するのは困難です。
- 軟骨肉腫は正中よりも外側，錐体後頭軟骨結合から発生することが多く，正中から発生することの多い脊索腫との鑑別点です。

Q & A

Q　頭蓋底部正中の腫瘍性病変で，脊索腫以外の鑑別診断がありますか？

A
・成人の場合，同部の転移性腫瘍は決してまれではありません。そのほかに，巨細胞腫などの原発性骨腫瘍やブラウン腫瘍などの腫瘍類似疾患が鑑別にあがります。
・また，下垂体腺腫が主として下方（蝶形骨洞）に進展する場合があり，頭蓋底部腫瘍との鑑別が問題となることがあります。

Q　磁化率アーチファクトが強くでるのはどのような場合ですか？

A
・磁化率アーチファクトの強さは，静磁場強度や撮像法によって異なります。高磁場ほど磁化率アーチファクトは強くなります。また，標準的撮像法であるスピン・エコー法と比べて，グラディエント・エコー法では強く，高速スピン・エコー法では弱くなります。
・超高速撮像法であるエコー・プラナー（echo planar imaging：EPI）法では非常に強くなりますが，parallel imagingを用いることで軽減することが可能となっています。

脊索腫

CT

図3 脊索腫

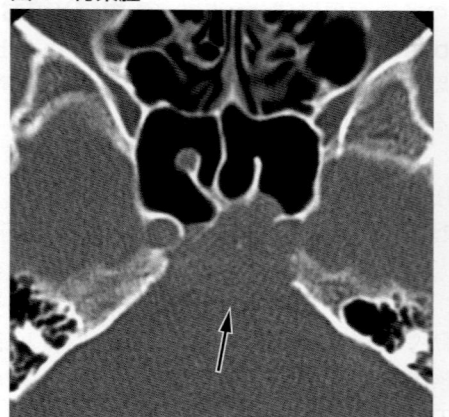

斜台の骨破壊が認められます（→）。

図4 軟骨肉腫（矢状断再構成）

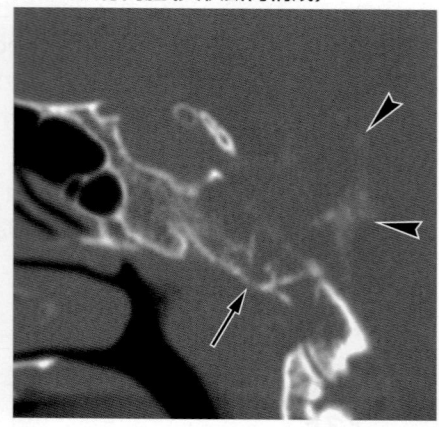

斜台外側の骨破壊（→）と石灰化（▶）が認められます。

MRI

図5 脊索腫

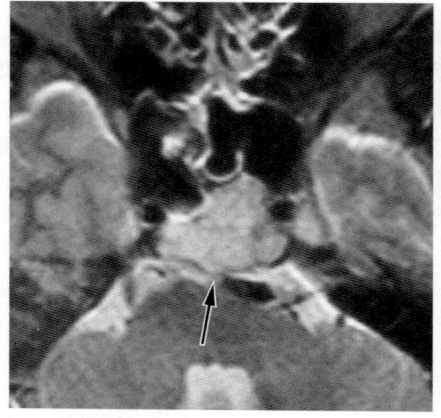

a　T2強調軸位断像　　　　　　　　　　　　b　造影T1強調矢状断像

斜台の腫瘍はT2強調画像で高信号を示し，不均一な造影増強効果を示します（→）。

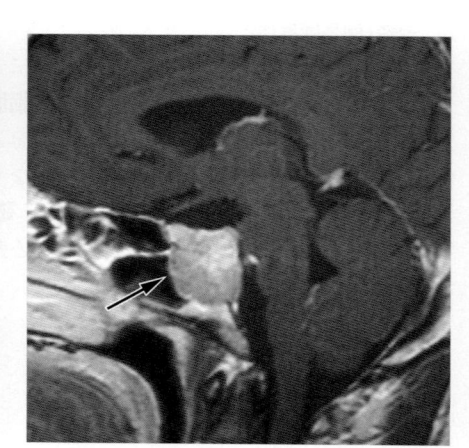

知って得するアラカルト

脊索遺残

①**Tornwaldt嚢胞**：上咽頭正中の嚢胞です。T1強調画像で高信号を示すことが多いのが特徴です。

②**担空胞細胞外軟骨症（ecchordosis physalifora）**：斜台背側にみられる小腫瘍様の遺残した脊索組織で，剖検例の約2％で認められます。T1強調画像で低信号，T2強調画像で高信号を示し，造影増強効果を示しません。

③**脊索管遺残**：上下の椎間板と連続するように，椎間板類似の組織として椎体内に管状の遺残組織が認められます。

図6　脊索遺残

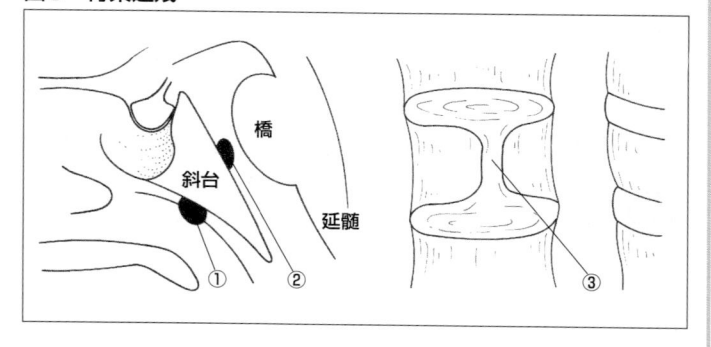

橋　斜台　延髄
① ② ③

2 傍神経節腫瘍
paraganglioma

疾患編—頭蓋底

頭頸部

● 症例と正常画像 ●

頸静脈孔傍神経節腫瘍

図1 CT

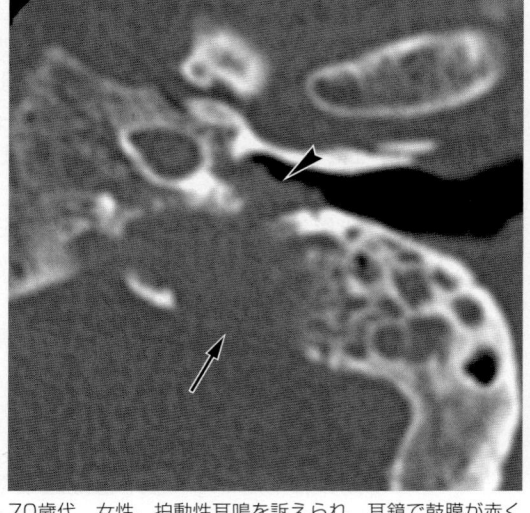

70歳代，女性。拍動性耳鳴を訴えられ，耳鏡で鼓膜が赤く見えました。CTでは頸静脈孔を中心とした軟部組織が認められ，周囲の骨に破壊性変化が認められます（→）。軟部組織の一部は鼓室内に進展しています（▶）。

正常

図2 CT

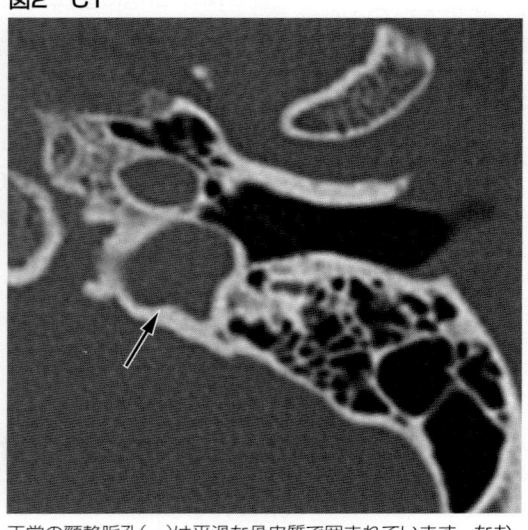

正常の頸静脈孔（→）は平滑な骨皮質で囲まれています。なお，頸静脈孔の大きさには左右差を認めることが多く，右に比べて左が小さい場合が多く見受けられます。

知って得するアラカルト

***1 拍動性耳鳴**
- 心拍にあわせた耳鳴で，聴診器で他覚的に確認できる場合もあります。
- グロムス腫瘍以外にも，硬膜動静脈瘻などの血管性病変，動静脈の正常変異などでも認められます。

***2 塞栓術**
- 血管造影の手技を用いて血管を閉塞する手技です。各種の腫瘍性病変や血管性病変に広く応用されています。
- 傍神経節腫瘍では，術中の出血を低減する目的で術前に塞栓術が多く施行されます。

●疾患概念

- 化学受容体細胞から発生する腫瘍で，「**グロムス腫瘍（glomus tumor）**」あるいは「**chemodectoma**」とも呼ばれます。
- 頭蓋底領域では，①頸静脈孔から発生するglomus jugulare tumorと，②鼓室内に発生するglomus tympanicum tumorが知られていますが，両者の区別が困難な場合には「glomus jugulotympanicum tumor」と呼ばれます。
- **血流に富む腫瘍**で，臨床的には**拍動性耳鳴*1**や難聴を主訴とすることが多く，耳鏡で**赤色鼓膜**が認められます。
- 治療法は手術による摘出術で，術前の**塞栓術*2**が施行されることもあります。

●画像診断技術

- ●CT
- ●MRI
- ●血管造影

modality

◆CT

- 頸静脈孔周囲などの骨変化を評価するうえで重要です。
- 中耳構造，頭蓋底構造などを詳細に評価する必要がありますので，1mmあるいはそれ以下のスライス厚での検査が必要です。
- 冠状断も必要ですが，マルチスライスCTの場合，0.5mm程度のスライス厚で**等方性ボクセル**に近いデータが得られれば，MPRで代用することが可能です。

知って得するアラカルト

*3 dynamic study
・造影剤を投与しながら経時的に撮影をくり返す手法で，腫瘍の血流情報を評価したい場合などに応用されています。

*4 salt and pepper
・高信号と低信号（CTの場合は高吸収と低吸収）が混在した状態。この場合のpepperは黒コショウ。日本語では"ごま塩"。

◆ MRI
- 腫瘍の内部性状や拡がりを判断するために必要な検査です。
- T1強調画像，T2強調画像，造影検査が基本ですが，血行動態の把握にはdynamic study*3が有用です。
- 血流に富む腫瘍ですので，造影後を含むMR angiography（MRA）が有用な場合があります。

◆ 血管造影
- 血行動態を把握するために行われることがありますが，MRIなどのより非侵襲的検査によって診断目的の血管造影は減っています。
- 同側の外頸動脈造影は必須で，状況に応じて内頸動脈および椎骨動脈造影を行います。

●画像所見のポイント

◆ CT
- glomus jugulareは，多くの場合周囲の骨破壊を伴う辺縁不整な腫瘍として認められます（図1）。
- glomus tympanicumは，鼓室内の蝸牛岬角近傍に比較的限局した腫瘤性病変として認められることが多い疾患です（図3）。
- 石灰化や嚢胞性変化はまれです。

◆ MRI
- その信号強度は非特異的ですが，大きな腫瘍では内部に拡張した血管がflow void（MRIで，動脈など流速の速い流体部分の信号が消失する現象のことです）として認められ，「salt and pepper*4」様所見を呈することがあります（図4）。
- 造影検査では良好な増強効果を示し，dynamic studyでは早期から増強されます。
- 造影後のMRAでは，腫瘍と血管の関係が明瞭となります。

◆ 血管造影
- 動脈相早期からの強い腫瘍濃染や静脈の早期描出が認められます（図5）。
- 術中の出血を低減する目的で，栄養血管の塞栓術が施行される場合もあります。

CT

図3 鼓室内傍神経節腫瘍

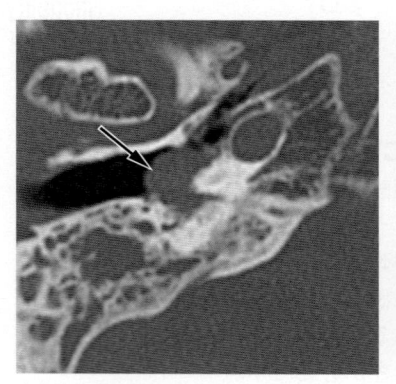

中鼓室の蝸牛岬角に近接した腫瘤性病変が認められます（→）。

MRI

図4 造影T1強調画像（頸静脈孔傍神経節腫瘍）

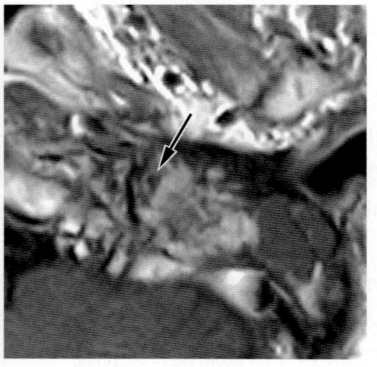

造影増強効果を示す腫瘍内に，点状の無信号域が認められます（→）。

血管造影

図5 中硬膜動脈造影動脈相（鼓室内傍神経節腫瘍）

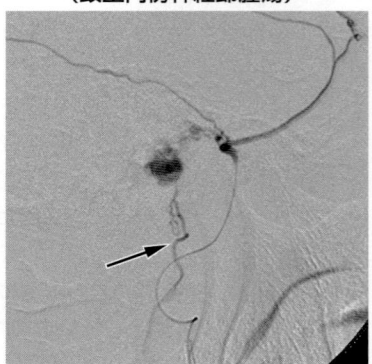

塞栓術のために内顎動脈の枝である中硬膜動脈に超選択的にカテーテルを挿入し造影したものです。鼓室内腫瘍は強く濃染され，拡張した静脈が早期から認められます（→）。

【参考文献】
1) Erdem E, et al.: Comprehensive review of intracranial chordoma. Radiographics, 23:995-1009, 2003.
2) Noujaim SE, et al.: Paraganglioma of the temporal bone: role of magnetic resonance imaging versus computed tomography. Top Magn Reson Imaging, 11:108-122, 2000.
3) Weissman JL, et al.: Imaging of tinnitus: a review. Radiology, 216:342-349, 2000.

1 急性／慢性副鼻腔炎
疾患編―鼻部
acute／chronic sinusitis

● 症例と正常画像 ●

右慢性上顎洞炎の急性増悪

図1　CT

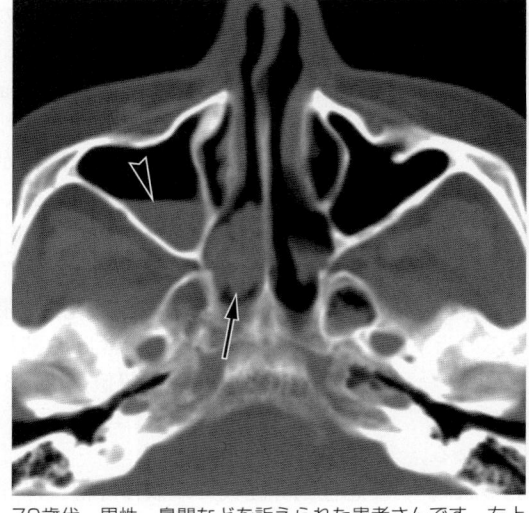

70歳代，男性。鼻閉などを訴えられた患者さんです。右上顎洞に液面形成が認められます（►）。右鼻腔背側には鼻茸を示唆する軟部組織が認められます（→）。

正　常

図2　CT

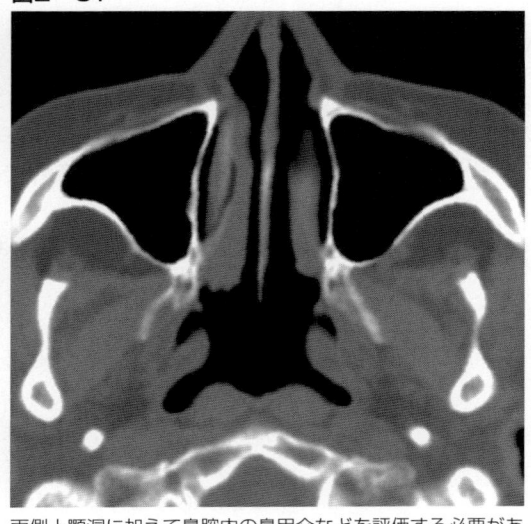

両側上顎洞に加えて鼻腔内の鼻甲介などを評価する必要があります。

知って得するアラカルト

＊1　機能的鼻内内視鏡手術
・経鼻的に内視鏡下で行われる副鼻腔の手術で，洞粘膜を温存し自然孔や鼻道を拡大することに重点がおかれています。

● 疾患概念

- 急性副鼻腔炎は，肺炎連鎖球菌やインフルエンザ菌などの感染に伴うことが多いとされています。
- 炎症が眼窩などの周囲組織へ波及する場合もあります（図4）。
- 慢性副鼻腔炎は，①アレルギー性と②細菌性に分けられ，アレルギー性では多発性のポリープを伴い両側性のことが多いことが知られています。
- 慢性副鼻腔炎の原因としてアスペルギルスなどの真菌症もあり，この場合には骨破壊や血管浸潤を起こすことがあります。
- 慢性副鼻腔炎の合併症として，**粘液嚢胞**が形成される場合があります。前頭洞，次いで篩骨洞に多い病態です。
- 急性炎症では抗生物質などによる保存的治療が主体です。慢性副鼻腔炎では手術が施行されることが少なくありませんが，最近は**機能的鼻内内視鏡手術**（functional endoscopic sinus surgery：FESS）＊1が主流となっています。

● 画像診断技術

modality
- 単純X線撮影
- CT
- MRI

◇ 単純X線撮影
- 副鼻腔炎が疑われる場合に最初に施行されることの多い検査です。
● 撮影法

①Waters撮影
②Caldwell撮影
③軸位撮影
④側面撮影

などがあります。

- 上顎洞の評価にはWaters撮影が有用です（図3）。

◆ CT
- 軸位断および冠状断での評価が有用です（図4）。特に，osteomeatal unit*2の評価には冠状断が重要です。
- スライス厚は3〜5mm以下が好ましいといえます。
- マルチスライスCTの場合には，冠状断や矢状断の再構成画像が有用です。
- 軟部組織条件と骨条件での表示・観察が必要です。
- 造影検査は必ずしも必要ありません。

◆ MRI
- 通常の副鼻腔炎では適応となることはまれです。
- 粘液嚢胞の合併，腫瘍性疾患や真菌症が疑われる場合などに適応となることがあります。また，炎症の眼窩内波及が疑われるような場合にも有用です（図5）。

> **知って得するアラカルト**
> ***2 osteomeatal unit**
> ・副鼻腔の排泄路からなる鼻腔側壁部分のことで，FESSの術前にはこの部分の評価が重要です。

●画像所見のポイント

◆ 単純X線撮影
- 該当する副鼻腔の透過性低下が認められます（図3）。
- 慢性副鼻腔炎では骨壁の肥厚，粘液嚢胞では骨の菲薄化・膨張性変化などが認められますが，詳細な評価にはCTの必要性が高いといえます。

◆ CT
- 急性副鼻腔炎では液体貯留に伴う**液面形成（air-fluid level）** が認められます（図1）。
- 慢性副鼻腔炎では粘膜肥厚や炎症性ポリープなどが認められます。造影増強効果がある場合には活動性の炎症が疑われます。
- 自然口をはじめとするosteomeatal unitの評価が重要です。
- 慢性炎症では**骨壁の肥厚・硬化**が認められることが少なくありません。
- 軟部組織に石灰化がみられる場合，真菌症が疑われます。
- 粘液嚢胞では骨壁の菲薄化，膨張性変化がみられます。通常は内部均一で水よりもやや高い吸収値を示します。

◆ MRI
- 急性副鼻腔炎では液体貯留に伴うT2強調画像高信号が認められます。
- 慢性副鼻腔炎でもT2強調画像高信号が認められますが，蛋白濃度の高い液体を伴うと，T1強調画像高信号やT2強調画像低信号がみられます。
- アスペルギルスなどの真菌症では，T2強調画像で低信号を示すことが多いとされています。
- 粘液嚢胞の内部は，その蛋白濃度の違いなどによってさまざまな信号強度を示します（図6）。

Q & A

Q 液体貯留がT1強調画像高信号やT2強調画像低信号を示すことがあるのはどのような理由によるのですか？

A
- 自由水は非常に長いT1およびT2を示しますが，その動きが制約されるような環境があると，T1・T2が短縮することが知られています。
- 貯留した液体の蛋白濃度が上昇してくると，高分子によって水分子の運動が制限され，T1・T2が短縮します。この現象は高分子水和効果（macromolecular hydration effect）と呼ばれています。
- T1およびT2に対する影響が異なるため，蛋白濃度によってさまざまな信号を示します。

単純X線撮影

図3　Waters撮影（左上顎洞炎）

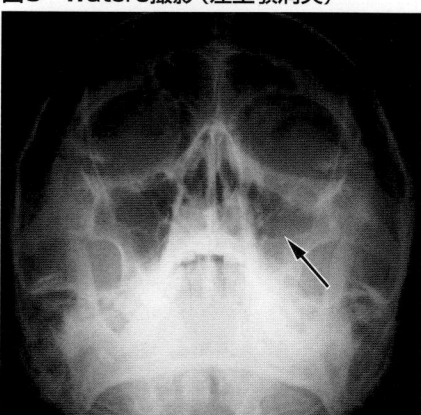

左上顎洞の透過性が低下しています（→）。

CT

図4　冠状断MPR像（急性副鼻腔炎）

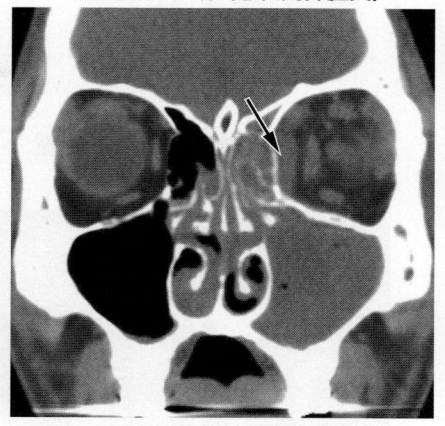

左上顎洞および篩骨洞に軟部組織が認められます。左眼窩内側にも同様の軟部組織がみられ（→），眼窩内脂肪の吸収値が不均一に上昇しています。眼窩内への炎症波及の所見です。

MRI

図5　脂肪抑制T2強調画像（急性副鼻腔炎）

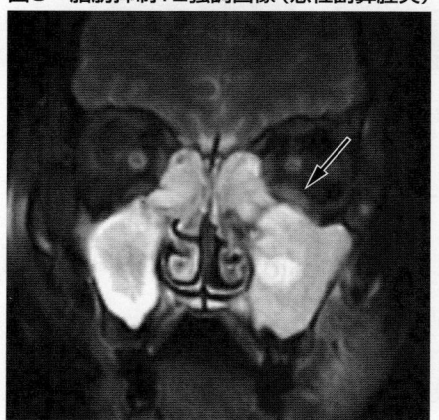

発熱，頬部腫脹，左眼球運動障害を主訴とする患者さんです。両側上顎洞および篩骨洞は液体貯留を示唆する高信号を示します。左下直筋の腫大と信号上昇がみられ（→），炎症の波及が示唆されます。

図6　T1強調画像（前頭洞粘液嚢胞）

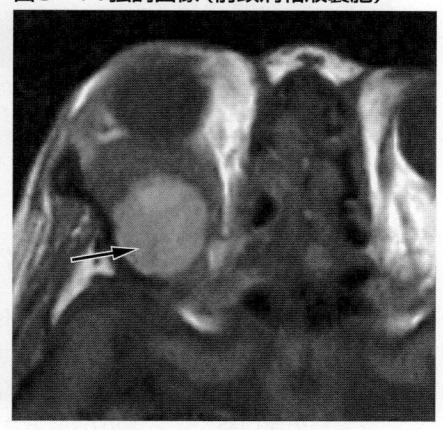

類円形の腫瘤性病変が眼窩上部に突出して認められます。一部は高信号を示し，高い蛋白濃度を反映しているものと思われます（→）。

2 若年性血管線維腫
juvenile angiofibroma

疾患編—鼻部 / 頭頸部 1

● 症例と正常画像 ●

若年性血管線維腫
図1　MRI T2強調画像

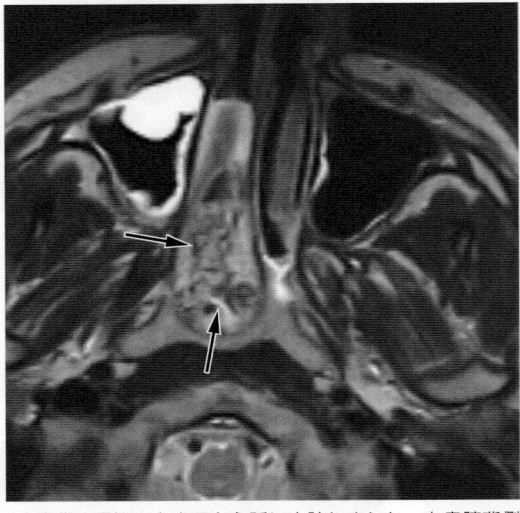

10歳代，男児。右鼻閉を主訴に来院しました。右鼻腔背側から鼻咽頭腔へ突出する腫瘤性病変が認められます。内部は不均一な高信号を示し，内部にflow voidと思われる低信号を伴っています(→)。

正常
図2　MRI T2強調画像

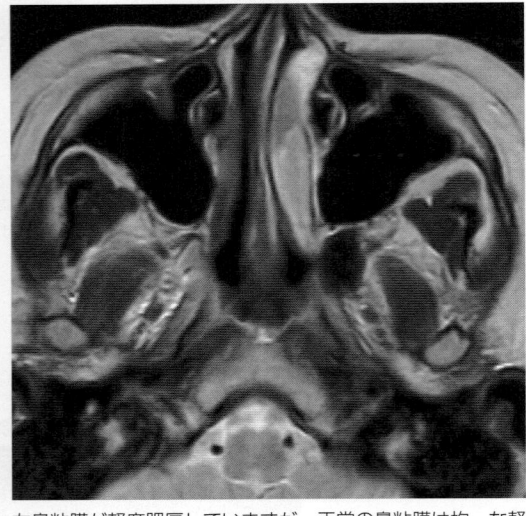

左鼻粘膜が軽度肥厚していますが，正常の鼻粘膜は均一な軽度高信号を示します。

知って得するアラカルト

＊1　翼口蓋窩
- 翼状突起，上顎骨，口蓋骨の間にある錐体形の小窩で，三叉神経の翼口蓋神経節があります。

＊2　MRI造影検査における脂肪抑制
- MRIのT1強調画像では脂肪が高信号を示します。このため，造影増強効果によって高信号を示す病変と脂肪の分離が困難となる場合があります。
- MRIには選択的に脂肪の信号を抑制する手法があり，その併用によって増強された病変がより明瞭となることがあります。

●疾患概念

- **翼口蓋窩**＊1付近の後鼻腔から発生し上咽頭に進展する腫瘍で，**10歳代の男性**に好発します。頭頸部腫瘍の約0.05％とまれな腫瘍です。
- 非常に**血流に富む腫瘍**で，臨床的には鼻出血や鼻閉を主症状とします。
- **生検は大量出血**の危険性が高く，原則的に禁忌です。
- 組織学的には良性腫瘍ですが，局所浸潤性は強く，翼口蓋窩，蝶形骨洞，上顎洞，鼻腔内などへ進展しやすい腫瘍です。
- 放射線治療やホルモン療法が施行されることもありますが，原則的な治療は外科的切除です。

●画像診断技術

- ●CT
- ●MRI
- ●血管造影

modality

◆CT
- 可能であれば造影CTが好ましい画像検査です。
- マルチスライスCTの場合，冠状断や矢状断のMPRによる観察が有用です。

◆MRI
- T1強調画像，T2強調画像，造影検査が基本ですが，血行動態の把握には**dynamic study**が有用です。造影後の撮像では**脂肪抑制**＊2も有用です。
- 血流に富む腫瘍ですので，造影後を含む**MR angiography(MRA)**が有用な場合があります。

◆ 血管造影

- 血行動態を把握するために行われることがありますが，MRIなどのより非侵襲的検査によって診断目的の血管造影は減っています。
- **塞栓術**などのIVR目的で施行されることが多くなっています。
- 同側の外頸動脈および内頸動脈造影を施行します。腫瘍の進展状況によっては対側の血管造影が必要な場合もあります。

● 画像所見のポイント

◆ CT

- 境界明瞭な腫瘤性病変として認められますが，浸潤性変化を伴うことが少なくありません。
- 内部の吸収値は非特異的で，比較的強い造影増強効果を示します。
- 腫瘍の中心は後鼻腔で，多くの場合**翼口蓋窩の拡大**を認めます。

◆ MRI

- T1，T2強調画像ともに中等度の信号強度を示し，拡張した血管が**flow void**として認められることがあります。
- 造影検査では良好な増強効果を示し，dynamic studyでは早期から増強されます。

CT

図3　造影CT（若年性血管線維腫）

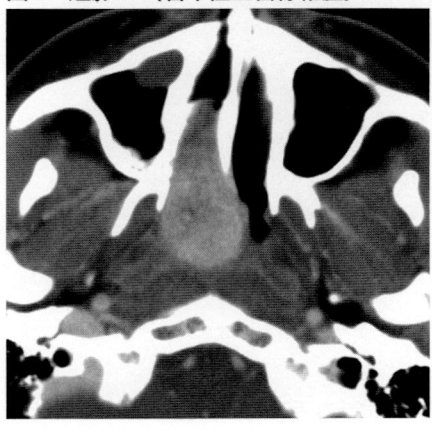

右鼻腔背側から鼻咽頭腔へ突出する増強効果を示す腫瘤性病変が認められます。

MRI

図4　若年性血管線維腫

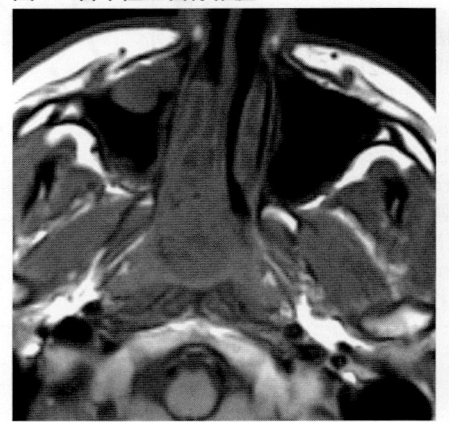

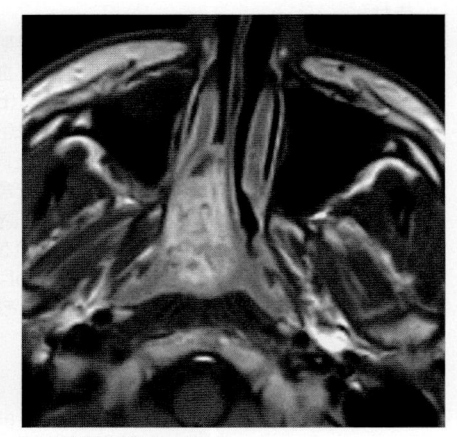

a　T1強調画像　　　　　　　　　　　　　　　b　造影T1強調画像

鼻咽頭の腫瘍はT1強調画像で筋肉と比べて等〜低信号を示し，内部にflow voidが認められます。造影検査では強い造影増強効果が認められます。

◆ 血管造影

- 動脈相早期からの強い腫瘍濃染や静脈の早期描出が認められます。
- 主な栄養血管は内頸動脈や上行咽頭動脈です。
- 術中の出血を低減する目的で，栄養血管の塞栓術が施行される場合もあります。

血管造影

図5　右外頸動脈造影（若年性血管線維腫）

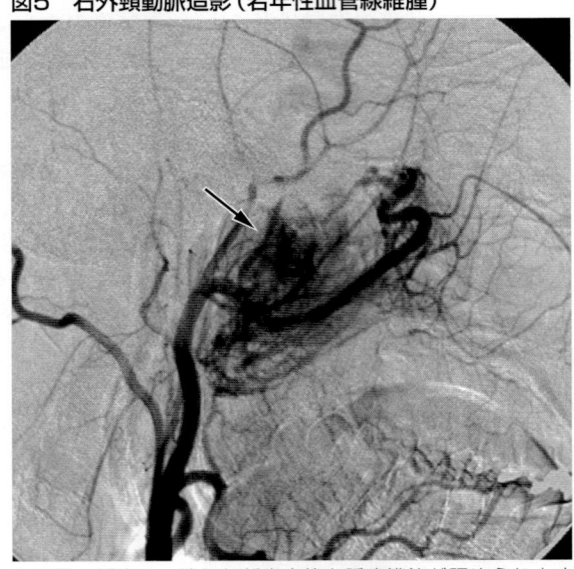

鼻咽頭の腫瘤に一致した新生血管と腫瘍濃染が認められます（→）。

知って得するアラカルト

MRIを用いて，頭頸部腫瘍の血行動態を評価するさまざまな手法があります。

① **腫瘍内や周囲の拡張した血管**：通常の画像におけるflow voidやMR angiographyでの血管増生として認められます。
② **造影検査での増強効果**：通常の検査のみでは平衡相の情報しかありません。
③ **dynamic study**：血管に富む腫瘍は，早期から濃染され，平衡相である程度washoutされます（**a**）。一方，血管新生の少ない腫瘍では，徐々に増強され平衡相まで持続します（**b**）。また，血管腫では増強効果の出現は遅く徐々に増強される範囲が広がっていきます（**c**）。
④ **perfusion study**：脳血流を評価するのと同様の手法を用いた血流評価の応用も報告されています。造影剤を急速に静注すると，高濃度の造影剤によってT2強調画像やT2*強調画像での信号低下が起こります。この現象を用いて，局所の血流を評価することが可能です。造影剤を使わない血流評価法（arterial spin labeling：ASL）もありますが，広く普及している方法ではありません。

図6

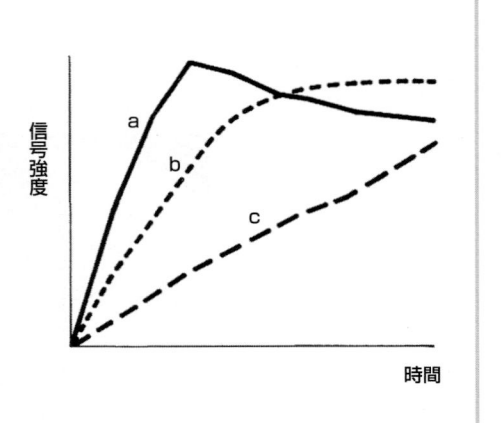

【参考文献】
1) Rao VM, et al.: Sinonasal imaging: anatomy and pathology. Radiol Clin North Am, 36:921-939, 1998.
2) Schick B, et al.: Radiological findings in angiofibroma. Acta Radiol, 41:585-593, 2000.
3) Lloyd G, et al.: Imaging for juvenile angiofibroma. J Laryngol Otol, 14:727-730, 2000.

1 頭頸部

疾患編―眼窩部

1 網膜芽細胞腫
retinoblastoma

● 症例と正常画像 ●

網膜芽細胞腫
図1　CT

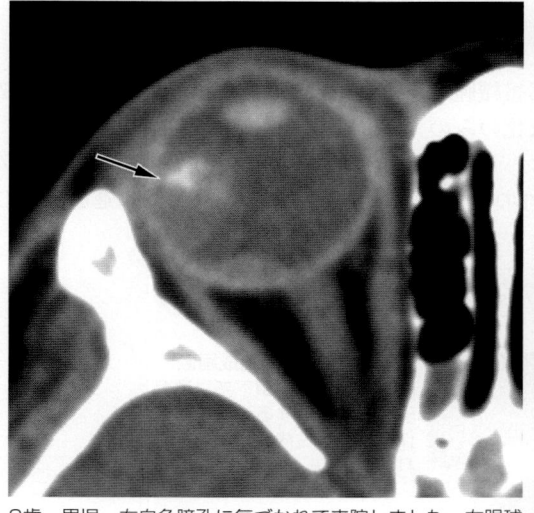

2歳，男児．右白色瞳孔に気づかれて来院しました．右眼球外側上部に硝子体内へ突出する腫瘤性病変が認められ，石灰化を伴っています(→)．

正　常
図2　CT

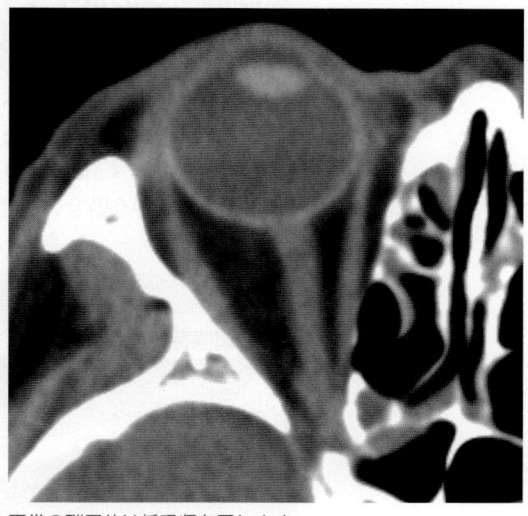

正常の硝子体は低吸収を示します．

知って得するアラカルト

＊1　白色瞳孔
- 眼球内の白色物質からの反射で，瞳孔が白くみえることです．
- 網膜芽細胞腫に特異な所見ではなく，第1次硝子体過形成遺残やCoat病など他の疾患でも認められます．

＊2　石灰化を示す眼球病変
- 3歳以下では網膜芽細胞腫の可能性が高く，3歳以上では網膜過誤腫，未熟児網膜症，トキソカラ症などが鑑別にあがります．

● 疾患概念

- 乳幼児の眼球腫瘍で最も頻度が高い，**悪性度の高い腫瘍**です．
- 孤発例と家族発生例が知られています．
- **両側性**のことも多く，家族性の場合85％が両側性とされています．
- 両側性網膜芽細胞腫症例の数％に頭蓋内の松果体芽細胞腫などを伴うことがあり，「trilateral retinoblastoma」と呼ばれています．
- 臨床症状としては**白色瞳孔**＊1が最も多く認められます．
- 眼球周囲や視神経に浸潤することがあります．また，まれですが頭蓋内進展（髄液播種）を伴うこともあります．
- 治療は眼球摘出術が基本ですが，両側性の場合には一側は保存的治療が施行されます．
- 成人の眼球腫瘍としては，転移性脈絡膜腫瘍，悪性黒色腫，脈絡膜血管腫などがあげられます．

● 画像診断技術

- ●CT
- ●MRI

modality

◆ CT
- **石灰化**＊2を伴うことが特徴的で，CTの有用性が高い疾患です．
- スライス厚は2mmあるいはそれ以下が好ましいといえます．
- MRIで造影を行う場合には，造影CTは必ずしも必要ありません．
- マルチスライスCTの場合，冠状断や矢状断のMPRによる観察が有用です（図3）．

◆ MRI
- 石灰化の検出には劣りますが，腫瘍の大きさや進展範囲の把握に有用です．
- 装置の性能にもよりますが，できるだけ**高分解能**での撮像を心がけることが必要です．

- T1強調画像，T2強調画像，造影検査が基本です。周囲への浸潤などを評価するのには，脂肪抑制を併用した造影検査も有用です。
- 軸位断が基本ですが，矢状断や冠状断がその広がりを把握するのに有用です。

●画像所見のポイント

◆ CT
- 眼球内の石灰化を伴う軟部組織腫瘤として認められます。石灰化のみの場合もあります（図1，3）。
- 網膜剥離を伴う場合，単純CTのみでは腫瘍との分離が困難なことがあります。
- 腫瘍が眼球外に浸潤すると，周囲の脂肪に吸収値の上昇がみられます。

◆ MRI
- T1，T2強調画像における信号強度は非特異的で，造影増強効果を示します（図4）。
- 合併する網膜剥離との鑑別は，CTと比べて容易です。網膜剥離は，T2強調画像で高信号を示し，造影増強効果を示しません。
- びまん型では硝子体内への腫瘍突出は不明瞭で，浸潤性の進展を示します（図5）。

CT

図3 網膜芽細胞腫

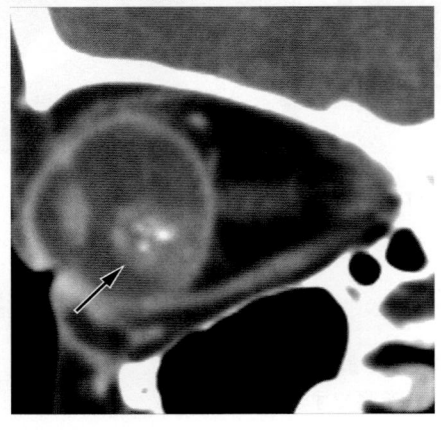

造影CT矢状断再構成画像
眼底の視神経乳頭下部に硝子体内へ突出する石灰化を伴った腫瘤性病変が認められます（→）。

MRI

図4 網膜芽細胞腫

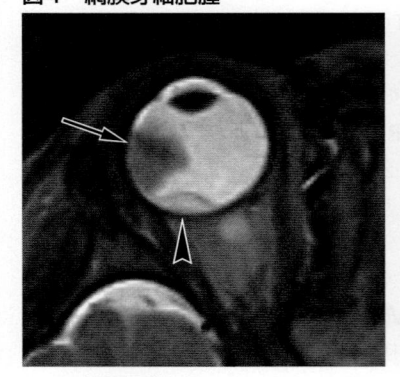

a　T2強調画像
硝子体内に突出する腫瘤は，T2強調画像で水晶体よりも低信号を示し，造影増強効果が認められます（→）。その背側にはT2強調画像で高信号を示す網膜剥離が認められ，明らかな増強効果を認めません（▶）。

b　造影後脂肪抑制T1強調画像

図5 網膜芽細胞腫

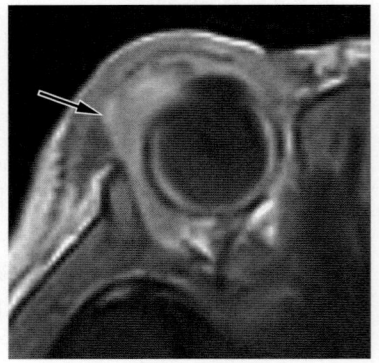

造影後脂肪抑制T1強調画像
びまん性に進展するタイプで，網膜に沿った造影増強効果がみられ，眼球外への浸潤も認められます（→）。

1 頭頸部

2 視神経膠腫 optic glioma
疾患編―眼窩部

●症例と正常画像

視神経膠腫
図1　MRI T2強調画像

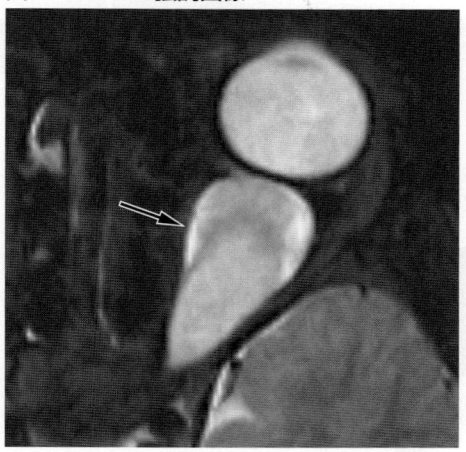

5歳，女児。左眼球突出に気づかれて来院しました。左眼球の背側に紡錘形の腫瘤性病変が認められ，やや不均一な高信号を呈します（→）。正常の視神経は同定できません。

正常
図2　MRI T2強調画像

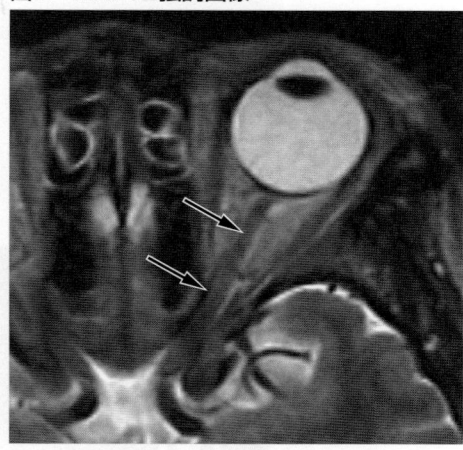

正常の視神経は脳の白質と同程度の低信号を示します（→）。

知って得するアラカルト

＊1　神経線維腫症（neurofibromatosis）1型
・神経線維腫と呼ばれる神経鞘の腫瘍が多発性に生じる遺伝性の疾患で，「von Recklinghausen病」とも呼ばれます。
・多数の皮膚色素斑がみられるのが特徴で，褐色のものは「カフェオレ斑」と呼ばれます。

＊2　眼窩内髄膜腫
・視神経周囲は硬膜で覆われており，髄膜腫が発生することがあります。
・ほかに，眼窩壁の骨膜などから発生すると考えられる髄膜腫も認められます。

●疾患概念

- 視神経周囲は神経膠で覆われていますので，神経鞘腫ではなく神経膠腫が好発します。
- 視神経膠腫は眼窩腫瘍の約4％で，視神経原発腫瘍の約2/3を占めます。
- 臨床的には眼球突出や視力低下を主症状とすることが多く，小児期に好発し，70％は10歳以下で発症します。
- 視神経膠腫のうち10～38％は**神経線維腫症1型（NF-1）**[＊1]に合併し，NF-1の15～40％に視神経膠腫を合併するとされています。
- 小児の視神経膠腫の**増大は緩徐**な場合が多く，積極的治療はなされないことが多いのです。腫瘍の容積を減らす目的で部分切除される場合もあります。
- 視神経に発生する他の腫瘍としては，**髄膜腫**[＊2]が神経膠腫に次いで多く，まれな腫瘤性病変として，リンパ腫，眼窩偽腫瘍，肉芽腫性病変などがあげられます。

●画像診断技術

modality
- CT
- MRI

◆ CT
- MRIが可能な施設では必須の検査ではありませんが，眼球突出に対する最初の画像診断として施行される場合が少なくありません。
- スライス厚は2mmあるいはそれ以下が好ましいといえます。
- MRIで造影を行う場合には，造影CTは必ずしも必要ありません。

◆ MRI
- 腫瘍の大きさや進展範囲，視神経との関係などの把握に有用です。
- 装置の性能にもよりますが，できるだけ高分解能での撮像を心がけることが必要です。

- T1強調画像，T2強調画像，造影検査が基本です。
- 軸位断が基本ですが，必要に応じて矢状断や冠状断を追加します。

画像所見のポイント

CT
- 視神経の腫大および屈曲が認められます。
- CTでの吸収値は非特異的で，石灰化を伴うことはまれです。

MRI
- T1，T2強調画像における信号強度は非特異的ですが，多くの場合，T2強調画像で高信号を示します(図1，4)。
- 造影増強効果はさまざまで，囊胞性変化を伴うこともあります(図4)。
- 腫瘍部での視神経そのものは同定困難なことが多く，視神経が同定可能なことの多い髄膜腫との鑑別点になります。

CT

図3　視神経膠腫

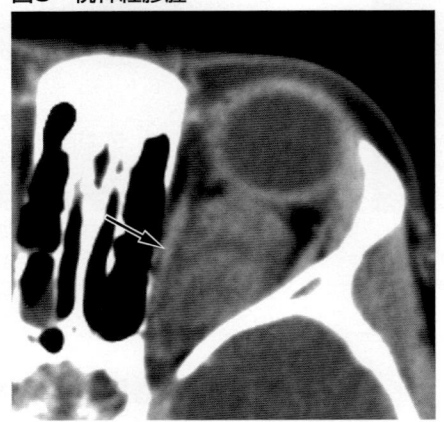

左眼窩腫瘍は脳実質と同程度の吸収値を示し，石灰化などは認められません(→)。

MRI

図4　視神経膠腫

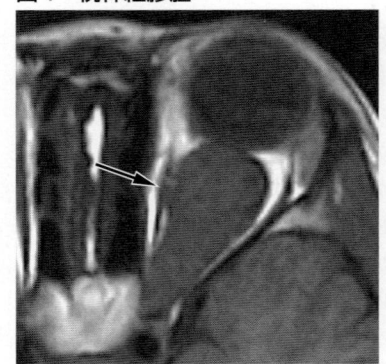

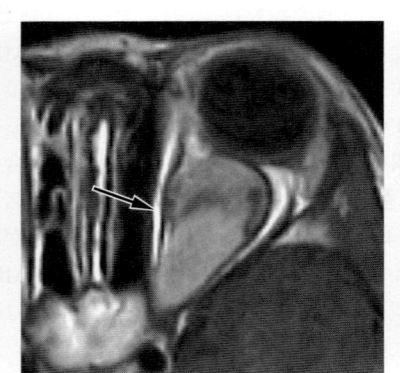

a　T1強調画像　　b　造影T1強調画像　　c　造影T1強調矢状断像

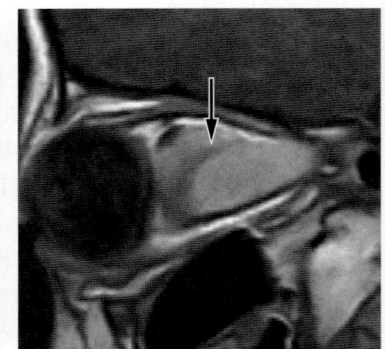

左眼窩腫瘍は，T1強調画像で脳実質とほぼ等信号を示し，不均一な造影増強効果が認められます(→)。腫瘍内の視神経は同定できません。

【参考文献】
1) Kaufman LM, et al.: Retinoblastoma and simulating lesions. Role of CT, MR imaging and use of Gd-DTPA contrast enhancement. Radiol Clin North Am, 36: 1101-1117, 1998.
2) Czyzyk E, et al.: Optic pathway gliomas in children with and without neurofibromatosis 1. J Child Neurol, 18: 471-478, 2003.

1 真珠腫
cholesteatoma

疾患編―耳部

頭頸部

● 症例と正常画像 ●

上鼓室型真珠腫

図1　CT（上段：軸位断，下段：冠状断）

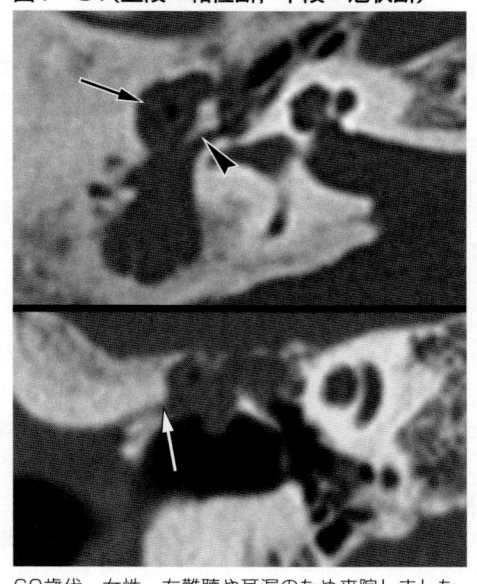

60歳代，女性。右難聴や耳漏のため来院しました。右上鼓室に軟部組織がみられ，プルサック腔が拡大しています（→）。冠状断では鼓膜被蓋が鈍化しています（⇒）。また，キヌタ骨も正常に比べて小さく，脱灰を受けています（▶）。

正　常

図2　CT（上段：軸位断，下段：冠状断）

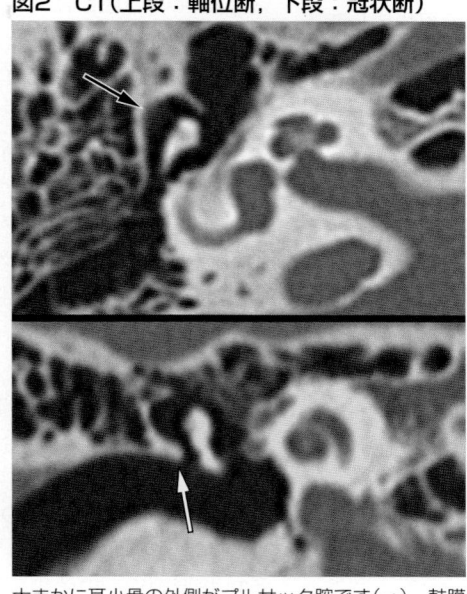

大まかに耳小骨の外側がプルサック腔です（→）。鼓膜弛緩部の付着部が鼓膜被蓋で棘状に突出しています（⇒）。

● 疾患概念

- 真珠腫とは，重層扁平上皮の**落屑（ケラチン）**が**蓄積**した病態です。
- 真性の腫瘍（新生物）ではありませんが，鼓室壁や耳小骨の脱灰をきたすなど腫瘍類似の病態を示します。
- 中耳真珠腫は，①先天性（真性）と②後天性（仮性）に分類され，後者が約98％を占めます。
- 後天性真珠腫は鼓膜陥凹に伴うpocket formationによって発生するとされ，発生部位によって①**上鼓室型（弛緩部）**と②**癒着型（緊張部）**に分類されます。
- 上鼓室型は鼓膜弛緩部の陥凹によって起こり，上鼓室の**プルサック（Prussak）腔**[*1]に初発します。
- 癒着型は鼓膜緊張部の陥凹によって起こり，後鼓室に初発します（**図3**）。
- 臨床的には，耳漏，難聴，耳鳴りなどの非特異的な症状を示します。耳鏡によって典型的な「真珠」様の光沢を有する腫瘤が認められ，多くの場合その存在診断は臨床的に可能です。
- 迷路部瘻孔，迷路炎，顔面神経麻痺および頭蓋内合併症（髄膜炎，脳炎，脳膿瘍，静脈洞血栓症）などをきたすことがあります。

● 画像診断技術

- 単純X線撮影
- CT
- MRI

modality

知って得するアラカルト

＊1　プルサック腔
- 鼓膜弛緩部，ツチ骨短突起，ツチ骨頸部，外側ツチ骨靭帯に囲まれた領域です（図2）。
- 上鼓室のツチ骨外側部分と思っていただければよいでしょう。

知って得するアラカルト

*2　等方性ボクセル
・スライス面内の空間分解能とスライス方向の分解能がほぼ同等であることです。
・この場合，任意の断面で再構成しても原画像の分解能を保つことができます。

*3　鼓膜被蓋（Scutum）
・外耳道上壁から上鼓室外側壁への移行部（鼓膜付着部）で，棘状に内側下部へ突出しています（図2）。

◆ 単純X線撮影
● 最初の検査としてして施行されることがありますが，情報は限られています。
● Stenvers法やSchüller法など，側頭骨用の特殊な撮影法があります。

◆ CT
● 真珠腫の画像診断における中核的役割を果たします。
● 1mm以下の薄いスライスでの撮影が必要です。
● 軸位断に加えて冠状断の撮影が必須です。
● 高分解能の**等方性ボクセル***2データが得られるマルチスライスCTでは，MPRによる観察が有用です。

◆ MRI
● 必須の検査ではありませんが，CTで異常がみられる場合の補助的役割を果たします。
● 可能な限り高分解能の画像を撮像することが必要です。
● T1強調画像，T2強調画像，造影検査，拡散強調画像などを撮像します。

● 画像所見のポイント

◆ 単純X線撮影
● 単純写真での診断は困難です。

● 乳突蜂巣の発達状況などを評価します。

◆ CT
● 鼓室内の軟部組織として認められますが非特異的で，耳小骨や鼓室壁の変化が重要です。
● 上鼓室型は，多くの場合プルサック腔の拡大や**鼓膜被蓋（Scutum）***3の鈍化を伴います（**図1**）。
● **耳小骨の破壊**を高率に伴います。上鼓室型ではツチ骨頭部やキヌタ骨体部，癒着型ではキヌタ骨長脚などがまず侵されます（**図3**）。
● 鼓室壁の破壊は，さまざまな合併症の原因となります。

◆ MRI
● T1，T2強調画像における信号強度は非特異的ですが，T1強調画像で脳実質よりやや低信号，T2強調画像で高信号を示すことが多く見受けられます（**図4**）。
● 造影検査では，その内部には増強効果を認めませんが，辺縁の増強効果を認めることがあります（**図4**）。増強効果を示すことの多い他の腫瘍性病変との鑑別に有用です。
● 多くの場合，拡散強調画像で高信号を示します。

Q & A

Q　耳小骨の構造についてもう少し詳しく教えてください。

A
・鼓膜には，ツチ骨の柄（①）が付着し，頭部（②）に連続します。
・上鼓室でツチ骨頭とキヌタ骨体部（③）が関節を形成しています。このレベルの軸位断では，ツチ骨頭がアイスクリーム，キヌタ骨体部がコーン様に認められます（**図2**参照）。
・キヌタ骨短脚（④）は背側に連続し，キヌタ骨長脚（⑤）はツチ骨柄の背側を下行します。
・キヌタ骨長脚は内側上方へ約90°屈曲し，豆状突起（⑥）に連続します。
・豆状突起とアブミ骨頭部（⑦）が関節を形成します。
・アブミ骨は頭部，前（⑧）および後脚（⑨），底板（⑩）から形成され，底板は卵円窓に付着しています。

図3　耳小骨の構造

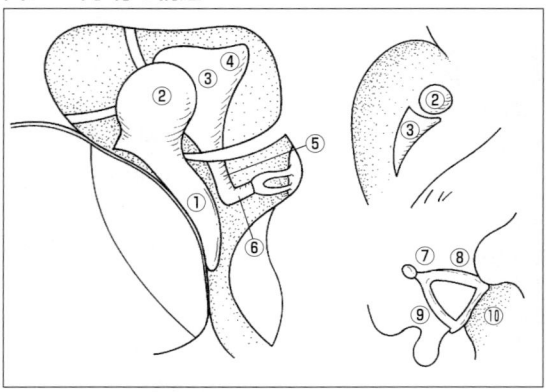

CT

図3　癒着型真珠腫

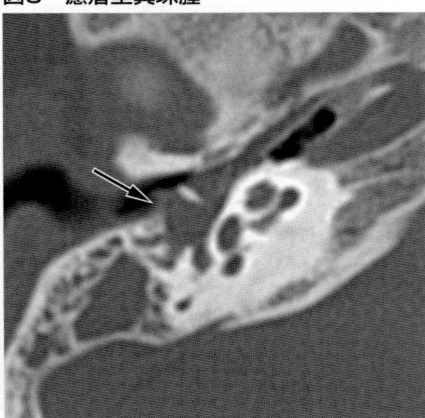

鼓室内に軟部組織がみられ（→），キヌタ骨長脚が認められません。

MRI

図4　上鼓室型真珠腫

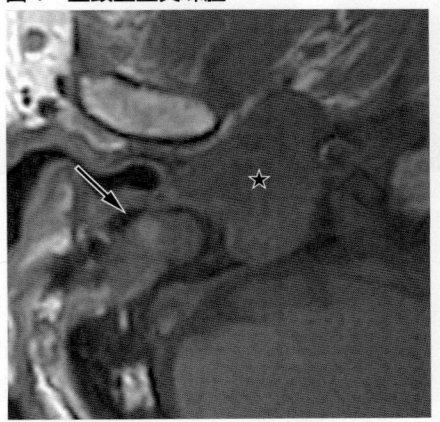

a　T1強調画像

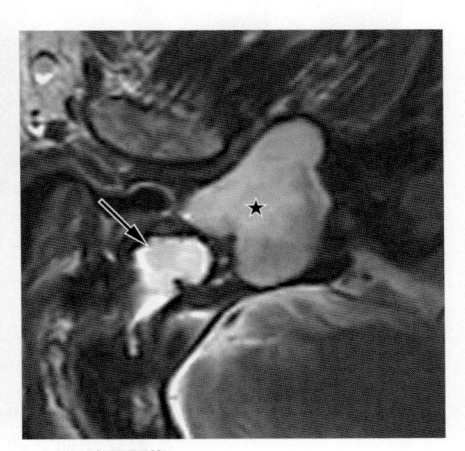

b　T2強調画像

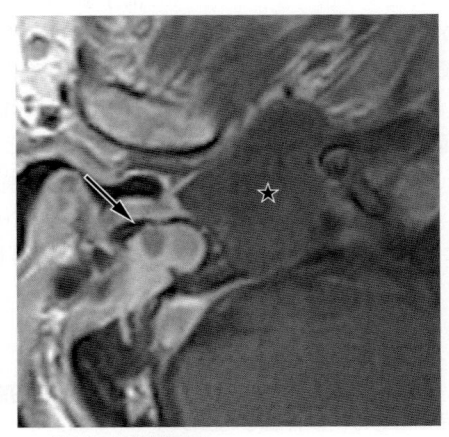

c　造影T1強調画像

真珠腫（★）は，T1強調画像で低信号，T2強調画像で高信号を示し，造影増強効果を認めません。一方，乳突洞内の軟部組織は造影増強効果がみられ，肉芽組織が示唆されます（→）

2 耳硬化症
otoscleosis

疾患編—耳部

1 頭頸部

● 症例と正常画像 ●

耳硬化症

図1 CT

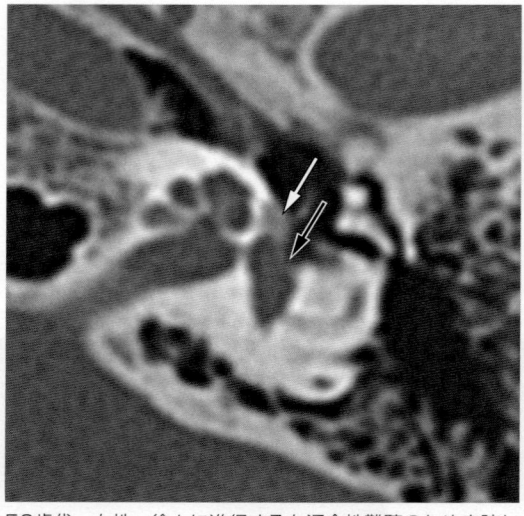

50歳代，女性。徐々に進行する左混合性難聴のため来院しました。卵円窓（→）の腹側に，透亮像が認められます（⇒）。

正　常

図2 CT

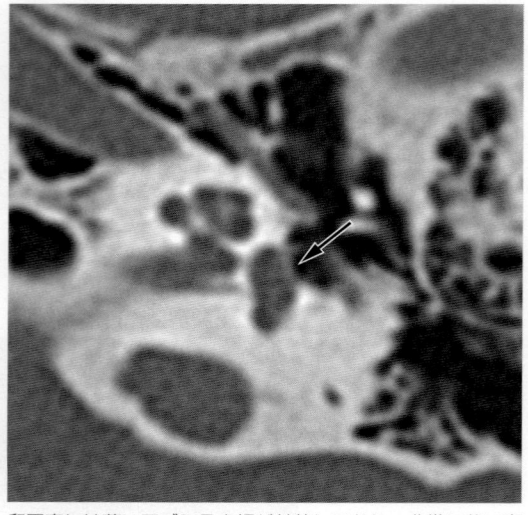

卵円窓には薄いアブミ骨底板が付着しており，非常に薄い高吸収として認められます（→）。

●疾患概念

- 耳硬化症とは，内耳周囲の耳嚢の緻密骨が血流豊富な**海綿状新生骨**によって置換される疾患です。
- 両側性のことが多く（80～85％），女性に多い疾患です。好発年齢は10～20歳代です。
- 病初期には耳鳴を主訴とすることが多く，その後，進行性の難聴をきたします。
- 病変の局在によって，①**窓型**（fenestral type）と②**蝸牛型**（cochlear or retrofenestral type）に分類され，わが国では窓型が大部分を占めます。
- 窓型は，**卵円窓**[*1]前部辺縁〔前庭窓前小裂（fissula ante fenestram[*2]）近傍〕を中心とした病変が多く，アブミ骨底部の固着による伝音性難聴をきたします。まれに，**正円窓**[*3]近傍の病変を伴うことがあります。
- 蝸牛型は蝸牛周囲の耳嚢が障害され，感音性あるいは混合性難聴をきたします。窓型の耳硬化症を多く伴います。

知って得するアラカルト

***1　卵円窓**
- 鼓室の内側壁の前庭に通じる卵形開口で，アブミ骨底板によって閉ざされています。
- アブミ骨底板は薄く，通常のCTでは骨構造としては認められません。

***2　前庭窓前小裂**
- 耳嚢緻密骨の内軟骨層の一部が線維組織や軟骨組織として分化し，卵円窓腹側に認められる構造のことです。
- 成人のCTではほとんど認められません。

***3　正円窓**
- 鼓室の内壁下部にある孔で蝸牛に開きますが，膜によって閉ざされています。

●画像診断技術

modality ● CT
● MRI

◆ CT
- 画像診断における中核的役割を果たします。
- 1mm以下の薄いスライスでの撮影が必要です。できれば，0.5mm程度のスライス厚が好ましいといえます。
- 高分解能の**等方性ボクセル**データが得られるマルチスライスCTでは，MPRによる観察が有用です。特に，アブミ骨および卵円窓が同一のスライスに含まれるような断面が有用です（**図3**）。
- 正円窓病変の評価には冠状断が有用です。

◆ MRI
- 窓型耳硬化症では不要の検査です。
- 蝸牛型で感音性難聴がみられる場合に適応となることがあります。
- T1強調画像，T2強調画像，造影検査などを撮像します。

●画像所見のポイント

◆ CT
- 窓型では，卵円窓腹側の骨に透亮像が認められます（**図1**）。
- 卵円窓（アブミ骨底板）の異常な骨構造の肥厚として認められる場合もあります。
- 蝸牛型では蝸牛周囲の耳嚢に帯状の透亮像が認められます（**図4**）。
- 再骨化が起こると透亮像が不明瞭化することがあります。

◆ MRI
- 増生する海綿状骨は血流に富んでいるため，造影検査で増強効果を示します（**図5**）。
- 空間分解能の限界のため，十分描出できないことも少なくありません。
- 蝸牛型では，蝸牛などの内耳異常を認めることがありますが，まれです。

CT

図3 アブミ骨全体が含まれるCT MPR画像（窓型耳硬化症）

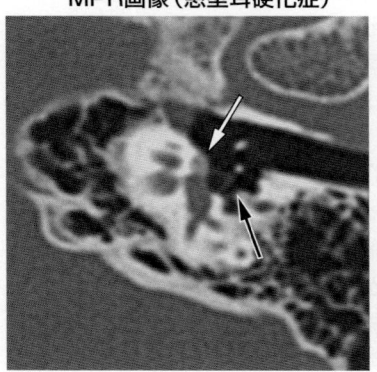

アブミ骨（→）と耳硬化症病変（⇒）の関係が明瞭に描出されています。

図4 蝸牛型耳硬化症

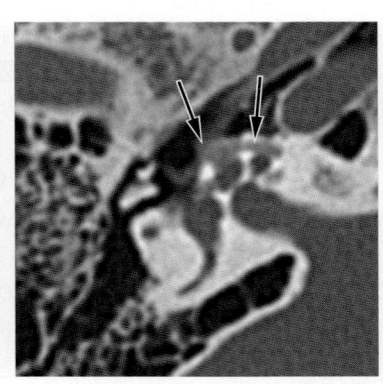

蝸牛周囲の骨に帯状の透亮像が認められます（→）。

MRI

図5 造影T1強調画像（蝸牛型耳硬化症）

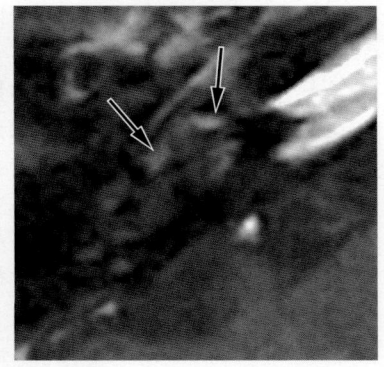

蝸牛周囲に異常な造影増強効果が認められます（→）。

【参考文献】
1) Mafee MF: MRI and CT in the evaluation of acquired and congenital cholesteatomas of the temporal bone. J Otolaryngol, 22:239-248, 1993.
2) Noujaim SE, et al.: Paraganglioma of the temporal bone: role of magnetic resonance imaging versus computed tomography. Top Magn Reson Imaging, 11:108-122, 2000.
3) Weissman JL, et al.: Imaging of tinnitus: a review. Radiology, 216:342-349, 2000.

1 頭頸部

疾患編—咽頭
1 Tornwaldt嚢胞
Tornwaldt's cyst

田中宏子

● 症例と正常画像 ●

Tornwaldt嚢胞

図1　MRI T2強調横断像

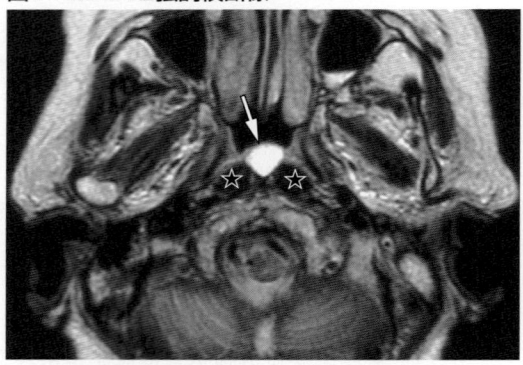

50歳代，男性。頭痛の精査のために来院し頭部MRIが施行されました。上咽頭*1後壁の正中，両側の頸長筋（★）の間に，T2強調画像で高信号を呈する小さな嚢胞がみられます（⇒）。

正常

図2　MRI T2強調横断像

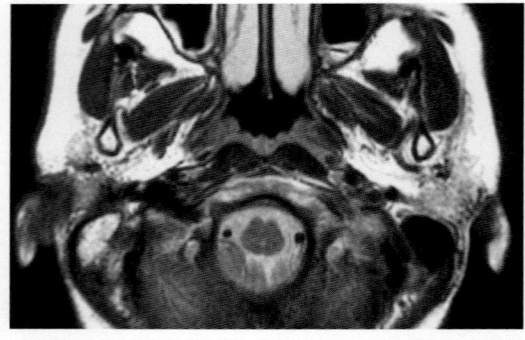

上咽頭レベルの横断像です。正常では，上咽頭後壁には咽頭扁桃がみられます。その背側には咽頭後間隙や椎前間隙が続きます。咽頭後間隙は薄い間隙で，その外側部分に咽頭後リンパ節がみられることがあります。椎前間隙には代表的な構造である頸長筋が両側に認められ，その背側に脊椎がみられます。上咽頭の外側には傍咽頭間隙の脂肪組織がみられます。

知って得するアラカルト

＊1　上咽頭
- 咽頭は頭側から上・中・下の3つに分類されます。
  ①上咽頭
  ②中咽頭
  ③下咽頭
- 上咽頭は「鼻咽頭」とも呼ばれます。
- 上咽頭の重要な構造は上咽頭外側壁に腹側から凹凸凹の構造として認められ，「耳管咽頭口」「耳管隆起」「ローゼンミュラー窩」といいます。
- 上咽頭の疾患の代表は上咽頭癌で，ローゼンミュラー窩に多く発生します。

● 疾患概念

- **上咽頭後壁**の病変で，両側の頸長筋の間の**正中線上**にみられます。
- **脊索*2**に関係する疾患です。
- 嚢胞壁は咽頭粘膜により覆われています。
- **通常は無症状**ですが，感染を合併すると大きくなったり痛みを生じたりします。
- 無症状の場合に治療は不要ですが，感染した場合は経口腔的なドレナージが行われます。

● 画像診断技術

modality
- MRI
- CT

◆ MRI
- 通常のT2強調画像・T1強調画像を撮像します。特に**T2強調画像が診断に有用**です。
- T2強調画像に脂肪抑制を併用すると，嚢胞の高信号が強調され診断が容易となります。
- 症状があり感染が疑われる場合は，造影T1強調画像を追加することがあります。

◆ CT
- MRIに比べ検出能は劣るため，精査目的にCTを選択することは少ないのが現状です。
- 単純CTを撮影します。有症状の場合，造影CTを行うことがあります。

● 画像所見のポイント

◆ MRI（図1，3）
- 上咽頭後壁の正中線上にみられます。矢状断では斜台直下の上咽頭天蓋にみられます。

- T2強調画像で高信号を示す**嚢胞性腫瘤**です(**図1**)。
- T1強調画像は多くは低信号ですが,内容液の蛋白濃度や粘性が高いと信号が上昇します(**図3**)。
- **頭部MRI検査の1～4%で偶発的に発見**されます。
- 鑑別診断には,貯留嚢胞*3があります(**図5**)。

◆ CT(図4)

- 通常は粘液の吸収値を示します(**図4**)。
- 周辺の軟部組織と吸収値に差がない場合は,軟部組織腫瘤と間違われることがあります。
- 感染を合併すると,造影CTで辺縁の造影効果(rim enhancement)がみられます。

MRI

図3　T1強調横断像(Tornwaldt嚢胞)

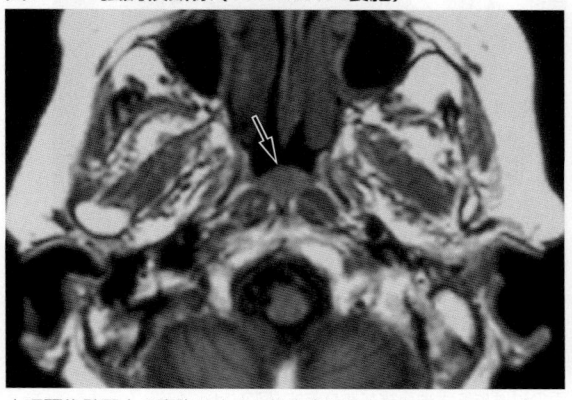

上咽頭後壁正中の嚢胞は水より軽度高信号を示しています(→)。

CT

図4　単純CT横断像(Tornwaldt嚢胞)

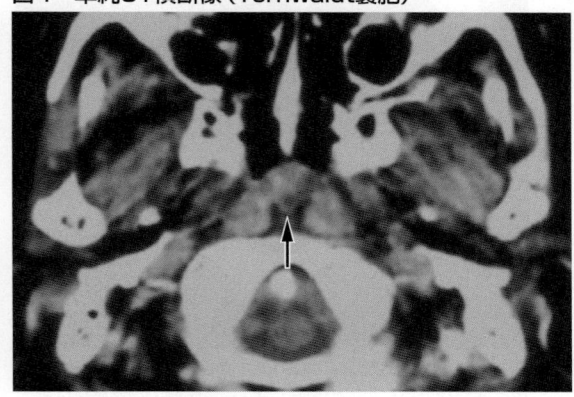

嚢胞は水より高い吸収値を示しています(→)。

MRI

図5　T2強調横断像(貯留嚢胞)

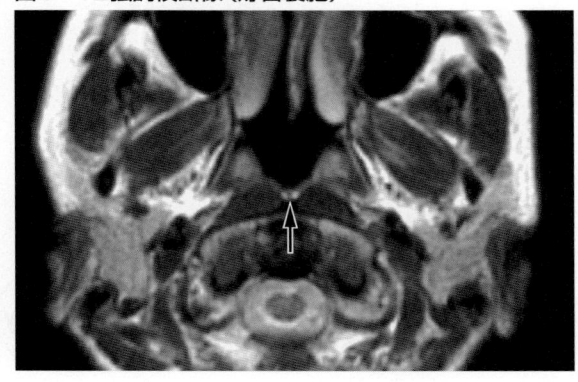

上咽頭後壁に正中からはずれた小さな嚢胞性病変が2つ認められます(→)。

【参考文献】
1) Ikushima I, et al.: MR imaging of Tornwaldt's cysts. AJR, 172:1663-1665, 1999.

知って得するアラカルト

＊2　脊索(notochord)
- 脊椎の最も原始的なものをいいます。
- 胎児の原始軸性骨格を形成する棒状の構造で,脊椎をつくるもとです。
- 成長とともに大部分は消失しますが,一部が椎間板の髄核の中に残ります。
- 脊索が原因の腫瘍に脊索腫があり,身体の正中,特に斜台や仙骨に発生します。

＊3　貯留嚢胞
- 上咽頭後壁の咽頭扁桃の炎症により腺細胞が閉塞し液体が貯留したものをいいます。
- 上咽頭後壁の**正中線上からはずれた位置**に存在します(**図5**)。

1 頭頸部

疾患編―咽頭

2 扁桃炎, 扁桃周囲膿瘍
tonsillitis, peritonsillar abscess

症例と正常画像

扁桃炎
図1 造影CT横断像

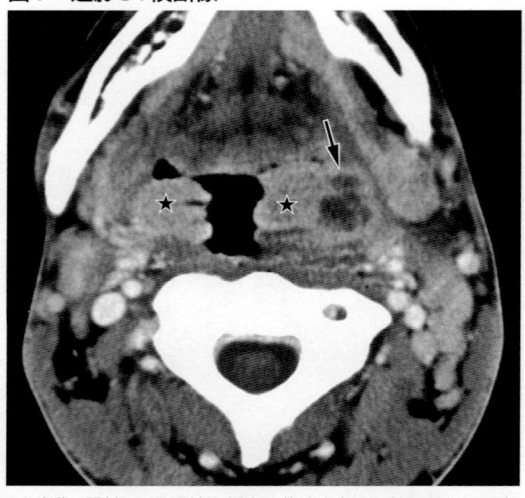

20歳代, 男性. 1週間前に齲歯の抜歯を行い, 数日前から頸部痛と発熱がみられたため来院しました. 両側の口蓋扁桃は腫大し (★), 左扁桃の深部に辺縁の造影効果を示す液体貯留がみられます (→).

正常
図2 MRI T2強調横断像

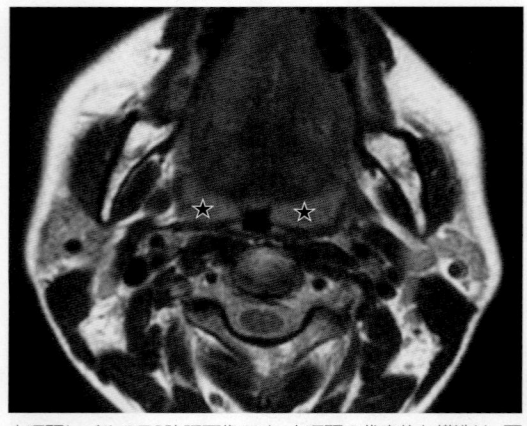

中咽頭レベルのT2強調画像です. 中咽頭の代表的な構造は, 扁桃[*1]です. 口蓋扁桃 (★) は中咽頭の外側部に対称的に扇状の構造としてみられます. 小児の口蓋扁桃は比較的大きく, 成長とともに縮小します. 中咽頭の口蓋扁桃の腹側には舌があり, 舌の付け根に舌根扁桃があります (図3:＊).

知って得するアラカルト

＊1 扁桃
・扁桃とは, 通常, 口蓋扁桃を指します.
・このほかにも舌根扁桃・咽頭扁桃 (アデノイド)・耳管扁桃・咽頭側索などの扁桃があります.
・これらは咽頭の周辺にあり, 咽頭を防御するように輪状に配置しており,「ワルダイエルの咽頭輪」と呼ばれています.

疾患概念

- 小児や若年者に多い疾患です.
- 扁桃炎は**細菌感染**により引き起こされる炎症性疾患です.
- 原因菌は, 溶連菌・黄色ブドウ球菌・肺炎球菌・インフルエンザ菌などです.
- 急性扁桃炎では扁桃が赤く腫脹したり, 激しい痛みを伴ったりし, 発熱や全身倦怠感が出現します.
- 扁桃周囲膿瘍は, 急性扁桃炎から周囲に炎症が急速に及び周囲炎を引き起こし, 引き続いて膿瘍を形成した状態をいいます.
- 扁桃周囲膿瘍は原因菌の力が強いか, 感染に対する抵抗力が低下した場合に起こります. そのほかに, 魚の骨や齲歯が原因となって周囲炎や扁桃周囲膿瘍を引き起こすことがあります.
- 急性扁桃炎は抗生物質で治療をしますが, 扁桃周囲膿瘍はドレナージ術が必要になります.

画像診断技術

- CT
- MRI

modality

◆ CT

- 炎症性疾患では**造影検査が必須**です.
- 上咽頭レベルから鎖骨上窩レベルまで撮影範囲に含めます.
- MDCTで**MPR像**を再構成すると, 膿瘍の進展範囲を正確に判断することができます.

◆ MRI
- 炎症性疾患でのMRIの有用性はCTに比べ低いといえます。
- ただし，ヨード造影剤禁忌の場合や義歯充填物によるアーチファクトでCT画像に劣化がある場合には，MRIが有用となることがあります。

● 画像診断のポイント

◆ CT（図1，3）
- 扁桃炎は，急性・慢性ともに非特異的な所見です。
- 非特異的所見とは，**限局性の扁桃の腫大**です*2。
- 扁桃周囲膿瘍の所見は，**壁がリング状に造影される液体貯留**です。膿瘍壁が厚いと炎症の程度が強い傾向があります。
- 膿瘍は，頭側の咽頭後間隙や尾側の顎下間隙に広がることがあります。
- 以前に強い扁桃炎の既往があると，扁桃に石灰化がみられることがあります。

◆ MRI（図4）
- 扁桃炎では，CTと同様に扁桃の腫大がみられます。
- 扁桃周囲膿瘍の内容液は粘稠なため，T1強調画像の信号は水に比べて軽度上昇します。
- 扁桃周囲膿瘍は辺縁のリング状造影効果がみられます。

> **知って得するアラカルト**
>
> **＊2 非特異的な扁桃腫大の所見**
> ・非特異的な扁桃腫大の所見は，扁桃腫瘍においてもみられる所見です。
> ・MRIの造影T1強調画像で（ときに造影CTでもみられます），腫大した扁桃内に平行する帯状の造影効果がみられるときは，炎症による腫大と考えられます（図3，4）。

CT	MRI

図3　造影CT横断像（扁桃炎・扁桃周囲膿瘍）

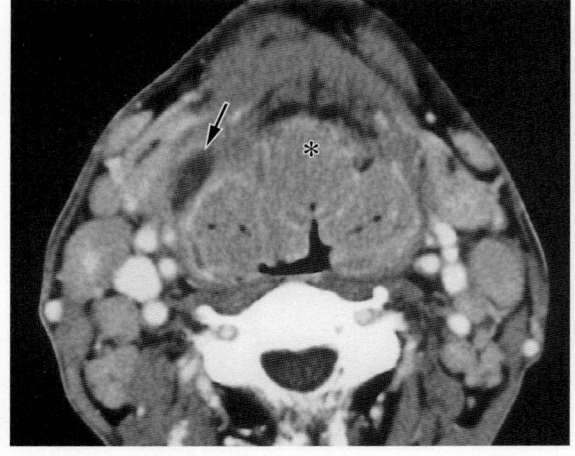

舌根扁桃（＊）・両側口蓋扁桃は著明に腫大しています。右側の口蓋扁桃深部にスリット状の膿瘍がみられます（→）。腫大した扁桃には線状の造影効果がみられます。

図4　造影T1強調冠状断像（扁桃炎）

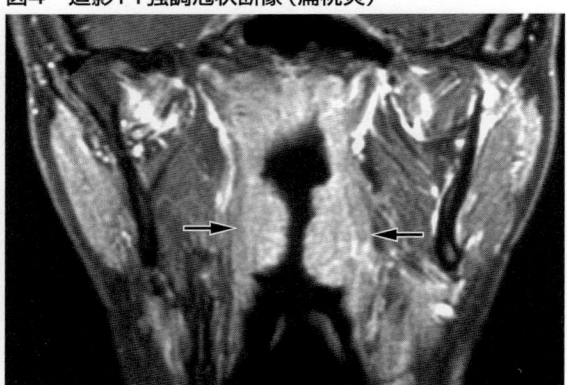

両側の口蓋扁桃（→）が腫大し内側に突出しています。その辺縁には凹凸があり，線状の造影効果がみられます。

【参考文献】
1) Patel KS, et al.: The role of computed tomography in the management of peritonsillar abscess. Otolaryngol Head Neck Surg, 107:727-732, 1992.

1 関節円板転位
疾患編—顎骨
internal derangement of temporomandibular joint

頭頸部 1

● 症例と正常画像 ●

左顎関節痛

図1　MRIプロトン密度強調矢状断像

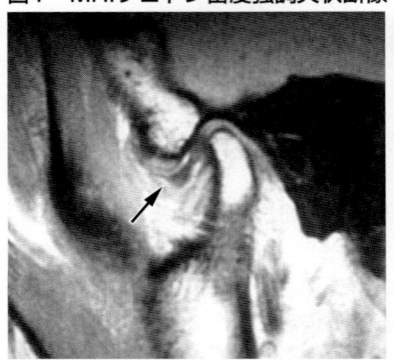

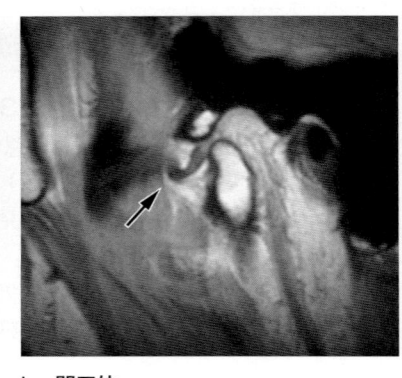

a　閉口位　　　　　　　　　　　　　b　開口位

30歳代，女性。左顎関節痛を主訴に来院しました。左顎関節の閉口位・開口位のいずれにおいても関節円板（→）*1が下顎骨頭の前方に転位しています。

正　常

図2　MRIプロトン密度強調矢状断像

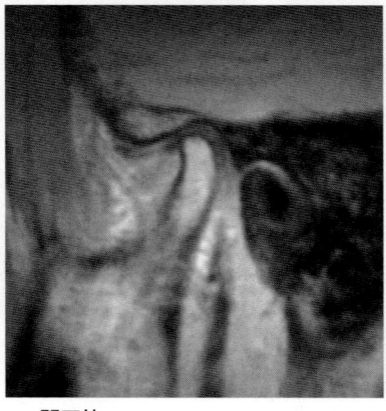

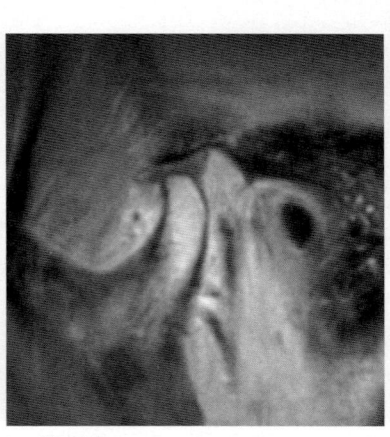

a　閉口位　　　　　　　　　　　　　b　開口位

関節円板は蝶ネクタイ状の形態を示しています。閉口位では，後方肥厚部は下顎骨頭と下顎窩の間に位置しています。中央狭小部は関節結節と下顎骨頭前部の間にみられます。開口位では，関節結節と下顎骨頭の間に狭小部が，その前後に肥厚部がみられます。

知って得するアラカルト

＊1　関節円板
- 矢状断像では**蝶ネクタイ型**に，冠状断像では三日月型にみえます。

＊2　前方転位
- 関節円板が正常の位置に比べ前方にずれているものを「**前方転位**」といいます。

＊3　復位
- 閉口位で転位している関節円板が，開口位で正常の位置に戻るものを「**復位がある**」といいます（図4）。
- 転位している関節円板が開口位でも転位しているものを「**復位がない**」といいます（図1）。

●疾患概念

- 関節円板転位は**顎関節症の原因**の1つです。
- 関節円板は**前方に転位**するものと**側方に転位**するものがありますが，ほとんどは前方転位*2です。
- 開口位に関節円板の復位*3があるものとないものがあります。
- 閉口・開口位のいずれでもクリック音がするものは，復位のある前方転位に特徴的です。復位のない場合にはクリック音がしません。

治療は，筋弛緩剤や非ステロイド系抗炎症剤の使用，関節鏡下手術などが行われます。

● **画像診断技術**

modality
- パノラマ撮影
- MRI
- CT

知って得するアラカルト

＊4　関節円板変形
・長期間転位があると，関節円板は変形します。
・後方膨大部の肥厚や関節円板の類円形化，凸レンズ型変形，関節円板の縮小などがみられます。

＊5　変形性関節症
・関節面の平坦化や不整面，骨棘形成，骨溶解がみられます。

◆ パノラマ撮影

- パノラマ撮影は顎関節症での**スクリーニング撮影法**で，ほかにSchüller変法（側斜位経頭蓋撮影）や眼窩下顎枝方向撮影（経上顎撮影）を撮影します。

◆ MRI

- 関節円板転位に対する**第1選択の検査法**です。
- **プロトン密度強調画像**と**T2強調画像**を撮像します。
- **閉口位**と**開口位**の矢状断像と，閉口位の冠状断像の撮像を行います。
- 矢状断では下顎枝の角度に平行な斜矢状断，冠状断では下顎骨頭に平行な斜冠状断を設定します。
- スライス厚は3mm以下が適しています。
- 開口位では無理な体勢をとらないことが大切です。
- マイクロスコピーコイルを使用すると，1mm程度の薄層連続画像を撮像可能です。

◆ CT

- **骨の情報**を入手したい場合に撮影されます。
- MDCT（またはSDCT）によるボリュームデータから矢状断・冠状断を再構成することができます。

● **画像所見のポイント**

◆ パノラマ撮影（図3）

- 顎関節の変形や関節裂隙の狭小化がみられます。
- 関節円板の情報を得ることはできません。

◆ MRI（図1，4，5）

- 関節円板はプロトン密度強調画像で中間信号を，T2強調画像で低信号を示します。
- 関節円板が正常の位置にないものを「**転位**」といいます。
- 慢性的な関節円板転位では，**関節円板の変形**を伴います[＊4]。
- 関節円板転位では**関節液**がみられることがあります。これはT2強調画像で明瞭に観察されます（図5）。

◆ CT（図6）

- 前方転位した関節円板は軟部組織に比べやや高吸収を示し，下顎骨頭の前方にみられます。
- 関節円板転位では変形性関節症[＊5]がみられることがあります。

パノラマ撮影

図3　パノラマ撮影像（顎関節症）

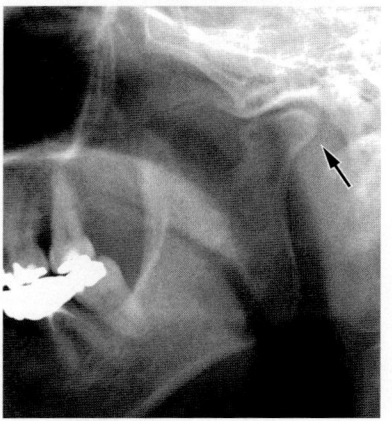

左下顎骨頭（→）に平坦化と骨棘形成がみられます。

MRI

図4 プロトン密度強調矢状断像（復位のある前方転位）

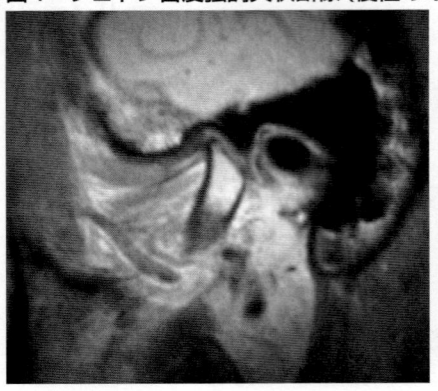

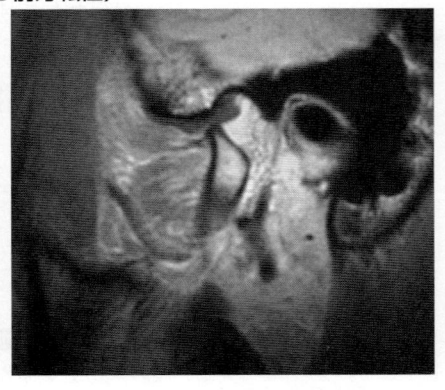

a 閉口位　　　　　　　　　　　　　　　b 開口位

閉口位では前方転位がありますが，開口位では正常の位置関係にあります。下顎骨頭には骨棘がみられます。

MRI

図5 T2強調矢状断像（顎関節症，開口位）

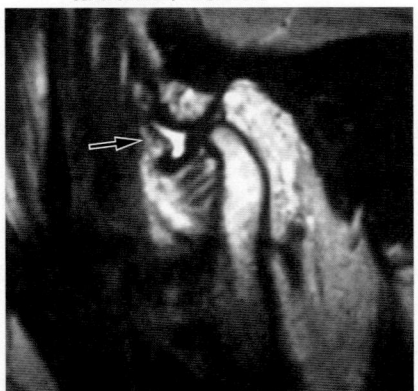

関節円板の前方に高信号を示す関節液の貯留を認めます（→）。

CT

図6 単純CT・MPR矢状断再構成像（正常，骨条件）

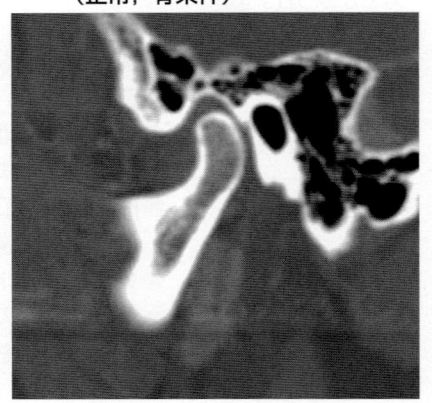

顎関節裂隙は保たれ，下顎骨頭の変形はありません。関節円板をみることはできません。

【参考文献】
1）日本顎関節学会編：顎関節症，永末書店，京都，2003．

Q & A

Q 開口位は，どのような姿勢で行うのですか？

A
・撮像中に動かない体勢にするのが最も重要です。
・検査前にどのくらい開口可能かを確認します。
・手近にあるもので，最も簡単に開口位を保持する方法は，注射用ディスポーザブルシリンジをくわえて頂くことです。この際，可能な開口度に適したシリンジを選んでくわえて頂きます。

2 歯根嚢胞
radicular cyst

疾患編―顎骨

頭頸部

● 症例と正常画像 ●

歯根嚢胞
図1 単純CT横断像（骨条件）

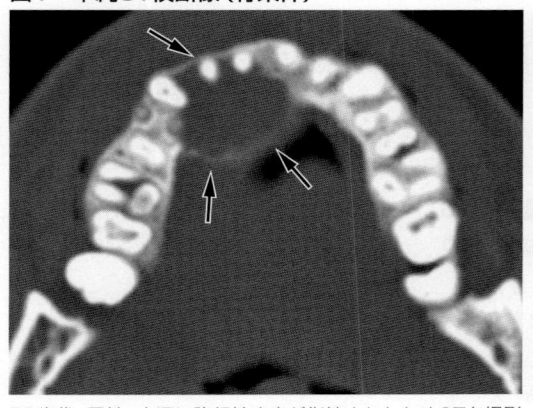

50歳代，男性．上顎に隆起性病変が指摘されたためCTを撮影しました．右上顎第2歯の根尖部を含む嚢胞性腫瘤が認められます（→）．病変の壁は薄く，内部に充実性成分はみられません．

正常
図2 単純CT横断像（骨条件）

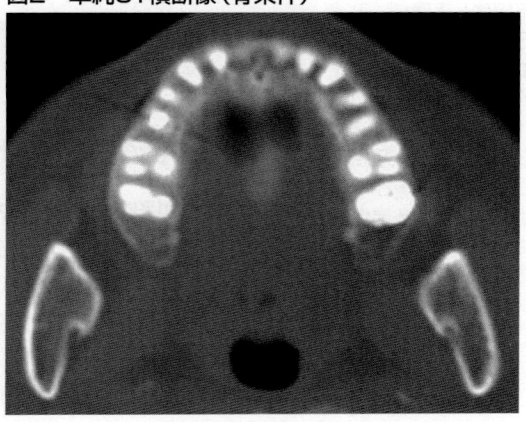

40歳代，女性．上顎に嚢胞性腫瘤はみられません．顎骨の骨皮質や歯根根尖周囲の異常はありません．

知って得するアラカルト

＊1 歯原性嚢胞
・歯原性嚢胞には，歯根嚢胞，含歯性嚢胞，角化嚢胞があります．

＊2 歯根嚢胞と含歯性嚢胞（図3）
・歯根嚢胞は歯根根尖を含む嚢胞ですが，含歯性嚢胞は歯冠を含む嚢胞です．

● 疾患概念

- 歯原性嚢胞＊1のなかで最も頻度の高い疾患です．
- 失活歯の歯根根尖に形成される肉芽腫の増殖と嚢胞化＊2をいいます．
- 歯周靱帯の遺残上皮から発生するとされています．
- 診断には，原因となる歯が失活歯であることが必要です．
- 上顎では中・側切歯，下顎では第1大臼歯に好発します．

● 画像診断技術

modality
- 単純X線撮影・パノラマ撮影
- CT
- MRI

◇ 単純X線撮影・パノラマ撮影
- 歯根嚢胞は，通常単純X線撮影のみで診断可能であり，以前は第1選択の撮影法でした．
- パノラマ撮影，後前撮影や側面撮影，下顎骨斜位撮影が行われます．
- パノラマ撮影は歯と顎骨との関係をよりよく描出できます．

◇ CT
- 現在は，顎骨病変に対する第1選択となっている検査です．
- 骨の変化，石灰化の有無を描出するのに優れています．
- 通常，単純CTの横断像と冠状断像を撮影します．
- 冠状断像は直接冠状断像の撮影またはボリュームデータから再構成で作成できます．
- MDCTの導入で歯性充填物によるアーチファクトは軽減しましたが，できるだけアーチファクトを避けるように工夫して撮影する必要があります．

歯根嚢胞

知って得するアラカルト

＊3　他の顎骨性疾患
・角化嚢胞やエナメル上皮腫が鑑別されます。
・**角化嚢胞**は10〜20代の男性に多く、多房性嚢胞性腫瘤で、下顎体〜下顎枝にみられます。
・**エナメル上皮腫**は、約2/3は20〜30代の男性に発生し、8割は下顎に発生します。単房性は上顎に多く、多房性は下顎に多い傾向があり、多房性は蜂巣状や泡沫状です。

◆ MRI
- 歯根嚢胞に対して施行されることはほとんどありません。
- **他の腫瘍性疾患との鑑別のために施行される場合があります**＊3。
- T1強調画像、T2強調画像を撮像します。
- 横断像を基本としますが、矢状断像や冠状断像を加えることもあります。
- 嚢胞内感染や他の腫瘍が疑われる場合は造影MRIが必要になります。

● 画像診断のポイント

◆ 単純X線撮影・パノラマ撮影（図3）
- 病変と歯の関係や、歯槽硬線の状態、歯根吸収の有無などを観察します。
- 原因歯の**根尖周囲に透亮像**がみられます。
- 歯根膜腔に連続する嚢胞性病変です。
- 辺縁は歯槽硬線に連なる硬化縁で縁どられています。

◆ CT（図1、4）
- 原因歯の**根尖を含む境界明瞭な単房性嚢胞**がみられます。
- 辺縁には薄い硬化像がみられます。
- 上顎に発生した場合は、上顎洞内や鼻腔底に嚢胞が突出することがあります。

◆ MRI
- 歯根嚢胞はT1強調画像で低信号、T2強調画像で高信号を示します。
- 根尖部はT1・T2強調画像で低信号を示します。
- 嚢胞内に充実性成分がある場合は、他の腫瘍性疾患を疑う必要があります。

パノラマ撮影

図3　パノラマ撮影像（歯根嚢胞）

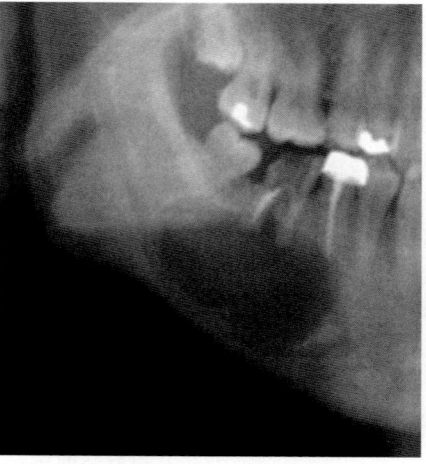

右下顎第1大臼歯の歯根根尖周囲に透亮像がみられます。

CT

図4　単純CT・直接冠状断像：骨条件（歯根嚢胞）

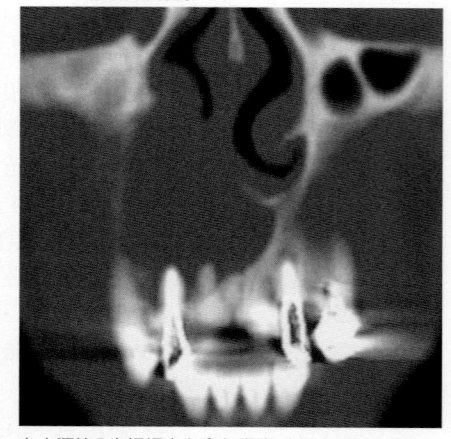

右上顎第2歯根根尖を含む嚢胞が鼻腔底部を圧迫しています。

【参考文献】
1) Scholl RJ, et al.:Cysts and cystic lesions of the mandible: clinical and radiologic-histopathologic reviews. RadioGraphics, 19:1107-1124, 1999.

耳下腺多形腺腫
pleomorphic adenoma of the parotid gland

疾患編―耳下腺

頭頸部

頭頸部―疾患編

● 症例と正常画像 ●

耳下腺多形腺腫

図1　MRI T2強調画像

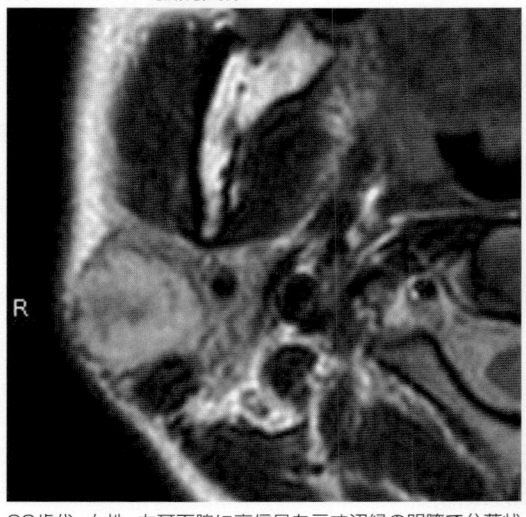

30歳代，女性。右耳下腺に高信号を示す辺縁の明瞭で分葉状の腫瘤があります。腫瘤周辺には被膜様構造を示す低信号が認められます。

正　常

図2　MRI T2強調画像

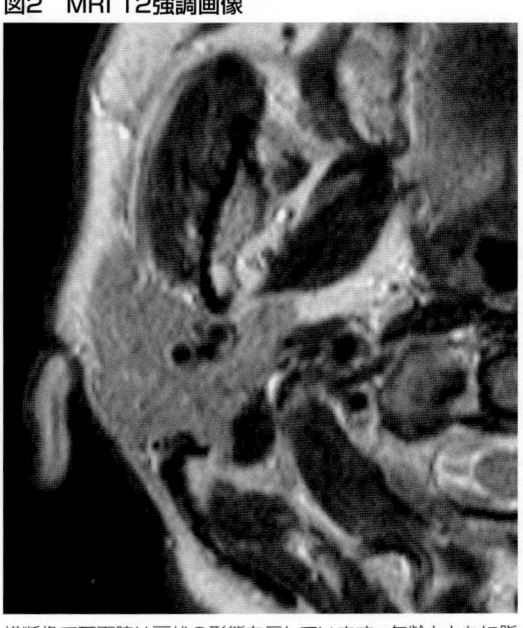

横断像で耳下腺は扇状の形態を示しています。年齢とともに脂肪組織が増加し，T2・T1強調画像ともに信号が上昇します。内部の主な構造物は顔面神経・耳下腺管・下顎後静脈などです。耳下腺の存在する領域を「耳下腺間隙」といいます。その腹側には咀嚼筋間隙，内側には頸動脈間隙と傍咽頭間隙，背側に椎前間隙があります。

知って得するアラカルト

＊1　多形腺腫
- 多形腺腫は上皮成分と間質成分が混在する腫瘤です。
- 間質成分には粘液腫成分や骨・軟骨成分などさまざまな構造が含まれます。
- 多形腺腫の診断に重要なT2強調画像の高信号や造影パターンを決定しているのは，このうちの粘液腫成分です。

●疾患概念

- 唾液腺腫瘍のうち**最も多い腫瘍**（良性）です。
- **耳下腺腫瘍の80%**を占めます。
- **中年女性**に多くみられます。
- **上皮成分と間質成分**からなる腫瘤です[*1]。
- 治療は腫瘍切除術が行われます。
- 再発が約25%にみられます[*2]。

●画像診断技術

modality
- MRI
- 超音波検査（US）
- CT

◆MRI
- 組織分解能が優れているので，腫瘤の描出に優れています。
- T2強調画像・T1強調画像が基本の撮像法になります。
- 脂肪抑制T2強調画像（あるいはSTIR像）や造影T1強調画像を追加するこ

101

|知って得するアラカルト|

＊2　多形腺腫の再発
・手術時に被膜を破ると再発率が高いので, 切除縁を5mm以上と良性腫瘍としては多く取って腫瘍切除が行われます。
・再発すると小さな腫瘤が多発するため, 完全切除が困難となります（図5）。

＊3　ダイナミック造影・2相性造影
・造影効果の経過を時間を追って観察する方法です。
・ダイナミック造影では, 数カ所あるいは1カ所で数回の撮影を行います。
・2相性造影は早期と後期の2回の撮影を行います。多形腺腫では徐々に造影効果が強まります（漸増型造影効果）。

＊4　CT撮影の工夫
・歯性充填物を避ける場合, 充填物の頭側と尾側でそれぞれ角度を振ります。
・耳下腺内で重複する部分がでますが, 耳下腺を完全にカバーすることができます。

とがあります。
● 造影を追加するときは**ダイナミック撮像*3**を行います。

◆ 超音波検査（US）
● Bモードで辺縁構造や内部構造を観察します。
● カラードプラを行うこともあります。

◆ CT
● 単純CT撮影後, **2相性造影CT*3**を行います。
● 歯性充填物がある場合は, それらを避ける角度で撮影します*4。

●画像診断のポイント

◆ MRI（図1）
● 典型像は, **辺縁に凹凸**のある腫瘤で, **被膜様低信号**により覆われています。
● 粘液腫様間質成分は, T2強調画像や脂肪抑制T2強調画像（またはSTIR像）で**著明な高信号**を示します。

● 粘液腫様間質成分は, **造影では徐々に増強効果（漸増型）**がみられます。

◆ 超音波検査（US）（図3）
● 辺縁は明瞭で凹凸がみられます。
● 内部は均一な**低エコー**を示します。**後方エコーの増強**がみられます。
● 腫瘤内血流は, 悪性腫瘍と比較すると非常に少ないのです。

◆ CT（図4）
● 単純CTで, 腫瘤は軟部組織濃度を示します。
● 2相性造影CTでは, 後期相で吸収値が上昇する漸増型の造影効果を示します。
● 耳下腺実質に脂肪沈着が少ない場合, 耳下腺実質と腫瘤とは等吸収となり, 腫瘤を認識しにくいことがあります。

|超音波検査（US）|

図3　超音波像（Bモード）（多形腺腫）

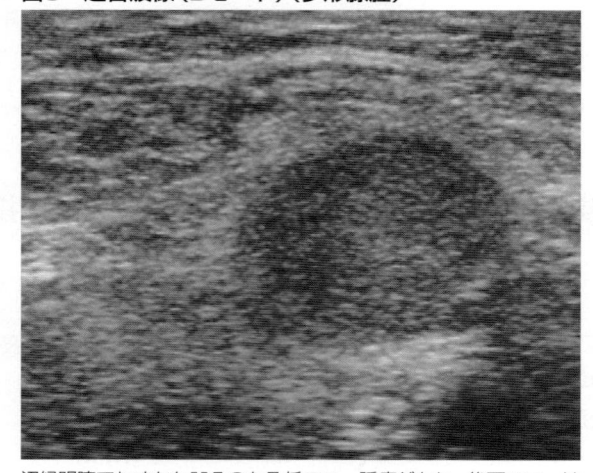

辺縁明瞭でわずかな凹凸のある低エコー腫瘤があり, 後面エコーは増強しています。

CT

図4 多形腺腫

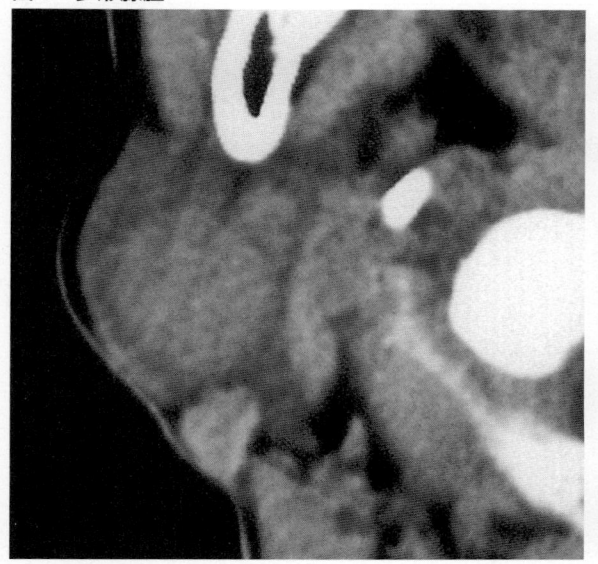

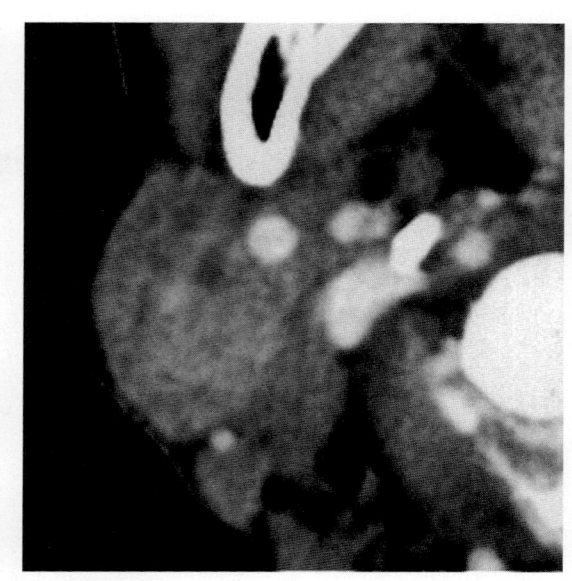

a 単純CT

b 造影CT

単純CTで軟部組織濃度を示す腫瘤は，造影CTで軽度の造影効果を示しています。

MRI

図5 T2強調横断像（多形腺腫術後再発）

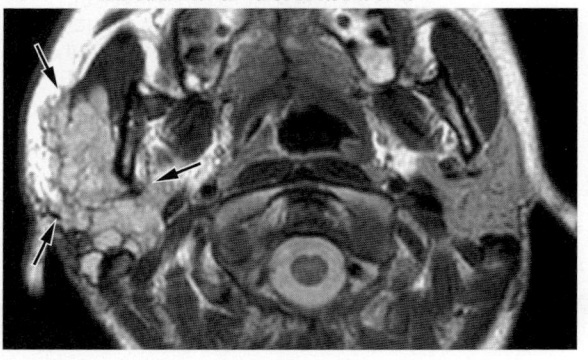

右耳下腺部にぶどうの房状の多結節性の腫瘤（→）がみられます。

【参考文献】
1) Ikeda K, et al.:The usefulness of MR in establishing the diagnosis of parotid pleomorphic adenoma. AJNR, 17:555-559, 1996.

知って得するアラカルト

・耳下腺腫瘍の代表として，多形腺腫のほかにワルチン腫瘍があり，これらのダイナミック造影像は異なります。

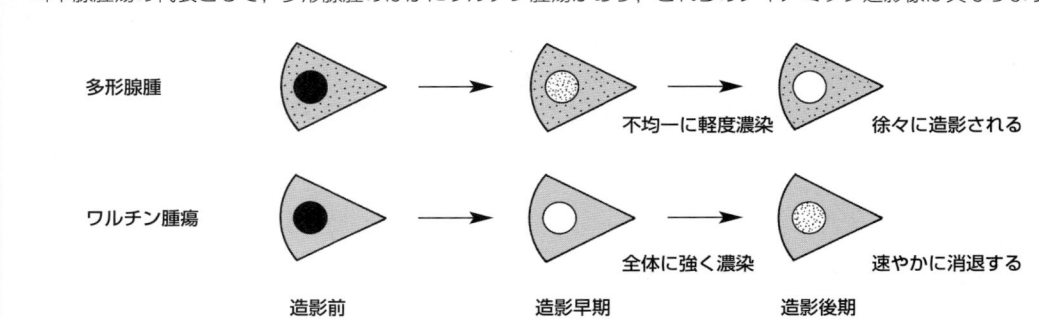

	造影前	造影早期	造影後期
多形腺腫		不均一に軽度濃染	徐々に造影される
ワルチン腫瘍		全体に強く濃染	速やかに消退する

1 頭頸部

疾患編—喉頭

FDG-PET：喉頭の生理的集積
FDG-PET：normal variants

● 症例と正常画像 ●

喉頭の生理的集積
図1　FDG-PET

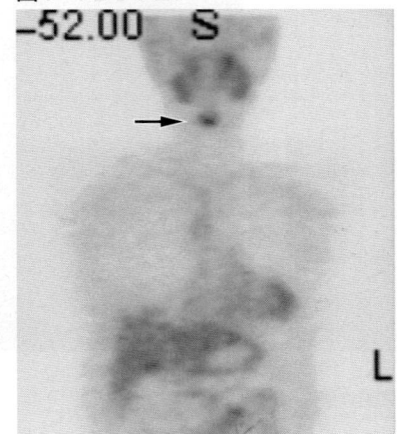

56歳，男性。大腸癌術後の転移検索目的でFDG-PETが施行されました。喉頭（→）に集積がみられます。検査前の数分間，家族と会話をしていたことが判明しました。

正常
図2　FDG-PET

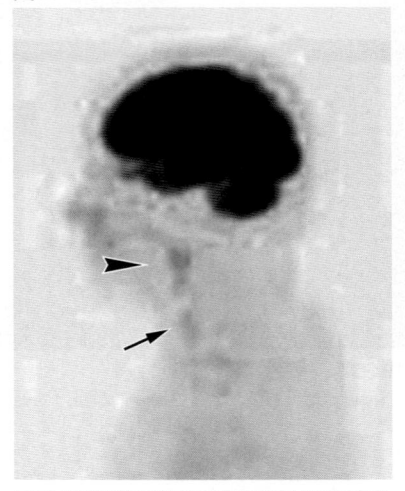

FDG-PET検査では検査前の安静は重要です。この症例では検査前の安静が保たれていた（喉頭筋の運動をしていない）ため，図1に比べ少ないですが喉頭（→）に集積がみられます。脳や扁桃（▶）にも生理的集積がみられます。

知って得するアラカルト

***1　放射性薬剤**
- PETに用いる放射性核種には，炭素-11，窒素-13，酸素-15，フッ素-18があります。

***2　FDG（フルオロデオキシグルコース）**
- ブドウ糖類似化合物です。生体内ではブドウ糖と同様に動きます。
- まず，血液から細胞内に取り込まれ，解糖系酵素によりリン酸化（FDG-6-リン酸）されます。
- 腫瘍内では脱リン酸化酵素活性が低下しており，FDG-6-リン酸は腫瘍内に留まります。

***3　血糖値やインスリン値の影響**
- 高血糖の状態では心筋や骨格筋がブドウ糖をエネルギー源とするので，これらへの集積が上昇しますが，腫瘍と脳への集積は低下します。
- 検査時には，ブドウ糖を含む飲料水や輸液（高カロリー輸液も含む）の制限が必要です。
- 心筋は血糖値が低いときは脂肪酸をエネルギー源とするため，FDG集積は低下します。したがって，心筋への集積程度から検査時の血糖値の見当がつきます。

● PETの原理

- ポジトロン（陽電子）という放射線を出す放射性薬剤*1を投与し，放射能の分布や時間経過を撮影する検査方法です。
- 原子核から放出された陽電子が近くの陰電子と結合し消滅するときに発生する**一対の放射線（γ線）を，対向する2つの検出器で測定する方法**です。
- ポジトロン核種の半減期が短いため，遠隔地からの供給が困難です。
- 施設内に小型サイクロトロンを設置して放射性薬剤を製造します。
- 2Dデータ収集に加え，3Dデータ収集が可能になっています。

● FDG-PETの概念

- FDG-PETではフッ素-18（^{18}F）で標識したFDG（フルオロデオキシグルコース）*2を用います。
- ブドウ糖代謝の亢進した部位に集積します。
- ブドウ糖代謝の盛んな臓器（例えば脳）には正常でも集積がみられます。

● 画像診断技術

● FDG-PET　　modality

◆ FDG-PET
- 静注時の**血糖値**や**インスリン値**の影響を受ける*3ので，4時間以上の絶食が必要です。
- 水やお茶の制限はありません。
- 検査当日の運動など筋肉への負荷を避ける必要があります。

- 投与後約1時間経過してから撮像します。
- 頭部から大腿部までの全身を撮像します。
- 撮像時間は，撮像方法やカメラにもよりますが約30分です。
- 定量的な観察が可能です。

●画像診断のポイント

◇ FDG-PET
- ブドウ糖代謝が亢進している部位に集積がみられます。
- 検査開始前に問診することが大切です。
- **生理的な集積部位**を知る必要があります[*4]。
- 腫瘍のブドウ糖代謝を反映していますが，腫瘍の細胞密度などの因子[*5]が集積に影響を及ぼします。
- 手術や放射線治療，化学療法，生検などの既往を確認する必要があります[*6]。
- 検査前に筋肉を動かすとブドウ糖代謝が亢進し，異常集積（偽病変）としてみられます。
- 他の画像診断（USやCT，MRIなど）と相補的に読影することが大切です。
- 総投与量に対する病変への集積度を体重で補正するSUV（standardized uptake value）[*7]を定量に用います。

FDG-PET側面像
図3　指吸いによる集積

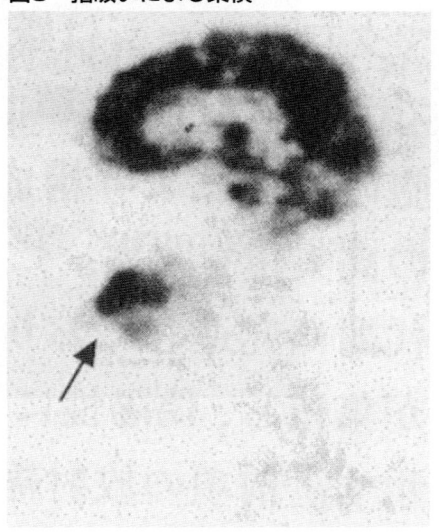

指吸いにより舌の運動負荷があり，舌に集積がみられます。

FDG-PET正面像
図4　ガム噛みによる集積

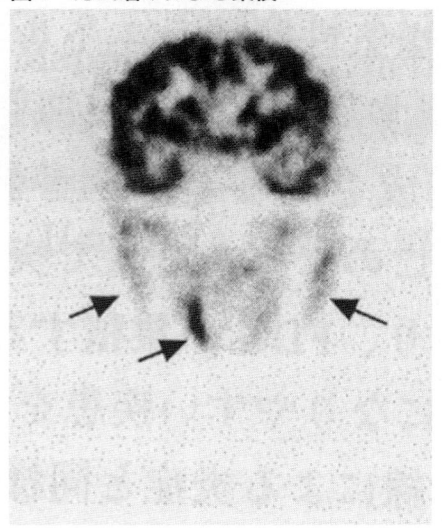

咬筋や舌への集積が亢進しています。

【参考文献】
1) 中本裕士：腫瘍PET．入門からPET/CTまで，日医放会誌，63:285-293, 2003.

知って得するアラカルト

＊4　生理的集積
- ブドウ糖をエネルギー源とする脳は最も強い集積となります。
- このほかに，頭頸部領域では扁桃，唾液腺，声門に集積がみられます。

＊5　FDG-PETの集積に影響する因子
- 腫瘍自身の因子として，**腫瘍の細胞密度**のほかに，**腫瘍内のブドウ糖トランスポーター発現の程度，解糖系酵素の発現の程度，腫瘍内の炎症細胞浸潤の程度**などがあげられます。

- 運動により筋肉への集積が上昇します。
- 頭頸部領域では，ガムを噛んだり小児の指吸いによる口腔の集積，発声による喉頭筋の集積，咳や吃逆による横隔膜を含む呼吸筋の集積，肩こりによる頸部筋肉，読書・TV鑑賞による眼筋への集積が問題となります。

＊6　FDG-PETの集積に影響する治療
- 手術後約6カ月は術創に集積します。

- 放射線療法後の場合は放射線による炎症にも集積するため，照射の時期や照射野，線量の確認が必要です。
- 化学療法後にG-CSF製剤を使用すると骨髄の集積が強くなります。

＊7　SUV
- 絶対的な数値ではなく，カメラの種類や血糖値などにより変動します。したがって，SUVにより治療効果判定を行う場合は，同一施設・カメラで行う必要があります。

1 異所性甲状腺・甲状舌管嚢胞
疾患編—甲状腺
ectopic thyroid gland, thyroglossal duct cyst

頭頸部

● 症例と正常画像 ●

異所性甲状腺

図1　甲状腺シンチグラフィ側面像

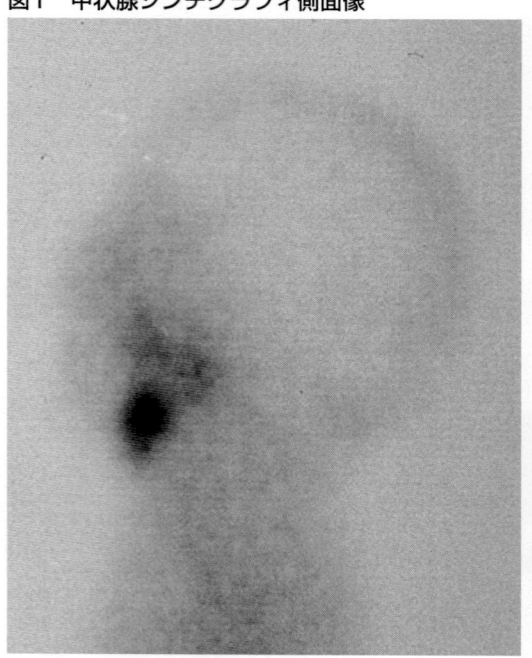

2カ月，女児。甲状腺機能低下症のため来院しました。甲状腺シンチグラフィで正常の位置に集積がなく，舌根部に集積がみられます。

図2　単純CT横断像

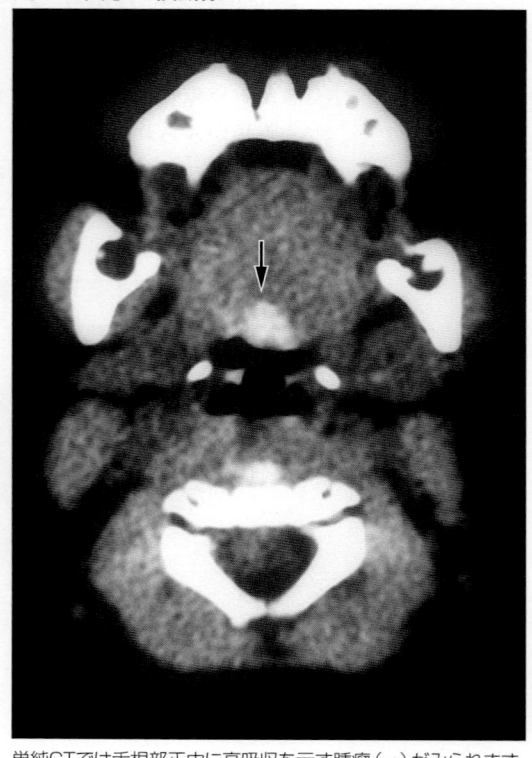

単純CTでは舌根部正中に高吸収を示す腫瘤（→）がみられます。

正　常

図3　単純CT横断像：甲状腺レベル

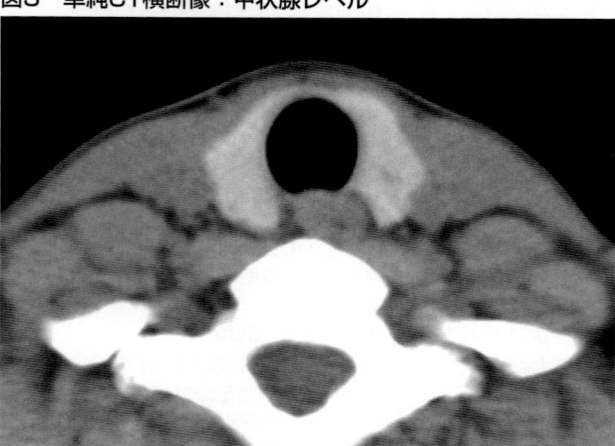

正常では気管が描出される下頸部に甲状腺は存在します。気管の両側と前方に馬蹄に似た形で描出されます。甲状腺は単純CTで高吸収を示しますが，これは甲状腺にヨードが含まれているためです[*1]。

●異所性甲状腺

●疾患概念

- 胎生期における甲状腺原基の**下降異常**により起こり，正常の解剖学的位置に存在しないで**甲状舌管**[*2]**の経路上**にあるものをいいます。
- **女性**に多い疾患です。
- 通常症状はありませんが，嚥下困難や呼吸困難を呈することがあります。
- 甲状腺が下降する経路（甲状舌管）のどこにでも起こりますが，**舌盲孔**に最も多くみられます。
- 約3％に悪性を合併します。

●画像診断技術

(modality)
- 甲状腺シンチグラフィ
- CT

◆甲状腺シンチグラフィ

- 核種には^{131}I, ^{123}I, ^{99m}Tcがあります。
- 放射性ヨードによる甲状腺シンチグラフィの前処置として1〜2週間前からヨード制限食とします。
- 側面像と正面像を撮像します。

◆CT

- 甲状腺が**単純CTで高吸収**を示すことを利用して単純CTを撮影します。
- 甲状腺機能低下が高度の場合，甲状腺の吸収値に低下がみられることがあります。

●画像診断のポイント

◆甲状腺シンチグラフィ（図1）

- 異所性甲状腺では，確定診断として甲状腺シンチグラフィで高集積を示すことを確認します。
- ^{99m}Tcでは正常の甲状腺にも集積しますが，ヨードによるシンチグラフィでは異常部にのみ集積します。

◆CT（図2）

- 異所性甲状腺では，単純CTで通常の甲状腺と同様の高吸収を示す腫瘤が舌根部や他の甲状舌管の経路にみられます。
- 完全型の異所性甲状腺では，正常の位置に甲状腺がみられません。部分型の異所性甲状腺では，下降障害部以外は正常の位置に存在します。

知って得するアラカルト

*1 ヨード
- ヨードの含まれるものには，昆布・ひじき・寒天などの海藻類，ヨード造影剤，甲状腺ホルモン剤，抗甲状腺剤などがあります。

*2 甲状舌管
- 胎生期にみられる構造で，甲状腺を舌盲孔から下頸部まで下降させる経路で，正中線上にあります。図6のように舌骨部で舌骨の尾側から背側に入り込み，再度前頸部を尾側に走行します。
- この管が遺残し液体が貯留したものを**甲状舌管嚢胞**または「**正中頸嚢胞**」といいます。
- 「正中」に存在するはずですが，多くは正中から左寄りに存在します。

●甲状舌管嚢胞

> **知って得するアラカルト**
>
> **＊3 正中頸嚢胞**
> ・これに対して**側頸嚢胞**というものがあり，これは**鰓原性嚢胞**で正中頸嚢胞とは起源が異なります。
> ・側頸嚢胞は下顎角の近辺にみられます。
>
> **＊4 甲状腺癌**
> ・甲状腺癌には乳頭癌・濾胞癌・髄様癌・未分化癌があります。日本では乳頭癌の頻度が高く，欧米では濾胞癌が多くみられます。髄様癌は家族性に発生することがあります。
> ・乳頭癌では砂粒状石灰化が特徴的で，その検出には軟X線撮影が行われます。

●疾患概念

- 胎生期の**甲状舌管の遺残に発生する嚢胞**です。
- 甲状舌管嚢胞は**正中頸嚢胞**＊3ともいわれます。
- **甲状腺は正常の位置まで下降**します。
- **舌骨周囲**に約65％が発生します。
- まれに甲状腺癌が発生します＊4。

●画像診断技術

modality
- CT
- MRI

◆ CT
- 通常は単純CT横断像を撮影します。
- ボリュームデータから矢状断像を再構成すると周辺構造との関係が明瞭となります。

◆ MRI
- T2強調画像とT1強調画像を撮像します。
- 舌骨との関係をみるために，矢状断像が有用な場合があります。

●画像診断のポイント

◆ CT（図4）
- 甲状舌管嚢胞の多くは，**舌骨の下面に接して存在**します。
- 前頸筋の深部にみられます。
- 多くの症例では正中よりもやや左寄りに嚢胞があります。
- まれに甲状腺癌を合併することがあり，その多くは乳頭癌です。

◆ MRI（図5）
- 嚢胞はT2強調画像で高信号，T1強調画像で低信号を示します。
- 嚢胞の多くは舌骨下面にあり，矢状断像で舌骨との関係が明瞭です。

CT

図4　造影CT横断像（甲状舌管嚢胞）

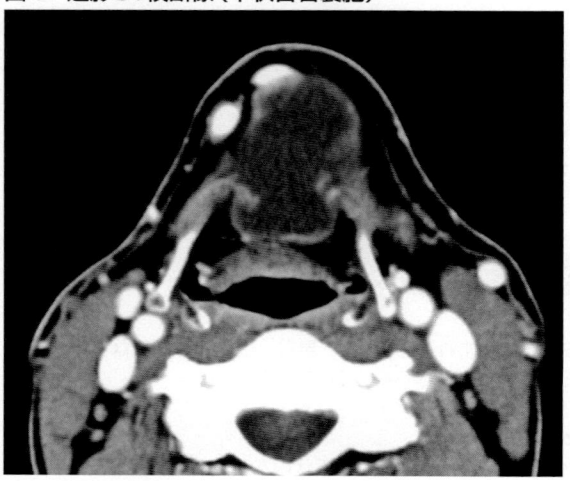

前頸部の正中に嚢胞がみられます。

MRI

図5　T2強調画像（甲状舌管嚢胞）

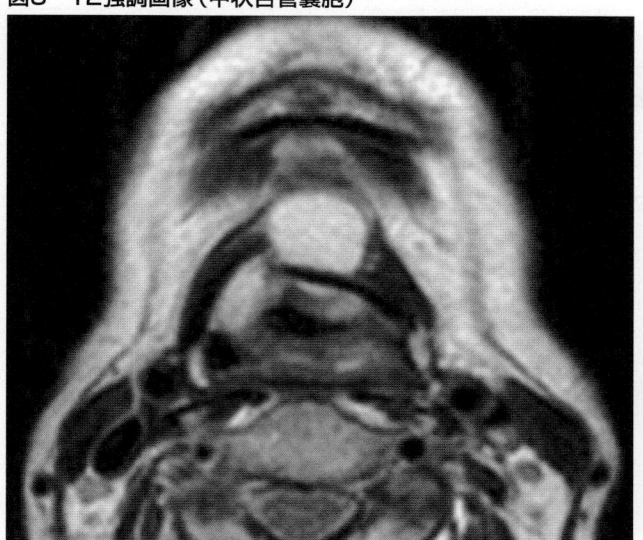

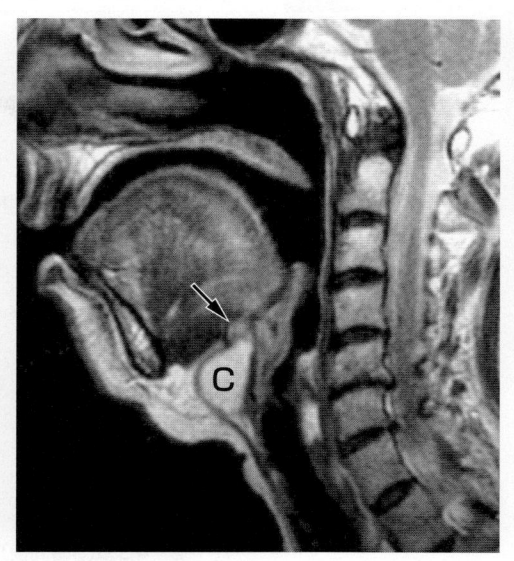

a　横断像

b　矢状断像
舌骨（→）の下面に接して嚢胞（C）が認められます。

図6　甲状舌管の模式図

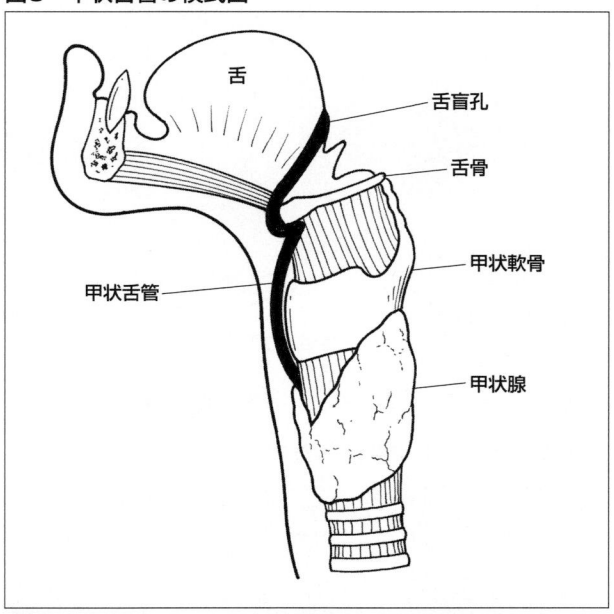

（舌、舌盲孔、舌骨、甲状軟骨、甲状舌管、甲状腺）

舌盲孔から舌骨前方に下降、舌骨体部背側にまわり込んだ後、さらに前頸部を尾側に下降します。

【参考文献】
1) Radkowsky D, et al.:Thyroglossal duct remnants. Arch Otolaryngol Head Neck Surg, 117:1378-1381, 1991.
2) Blandino A, et al.:MR findings in thyroglossal duct cysts; report of two cases. Eur Radiol, 11:207-211, 1990.

1 頭頸部

2 疾患編—甲状腺
甲状腺機能亢進症(バセドウ病)と機能低下症(橋本病)
hyperthyroidism (Graves' disease) and hypothyroidism (Hashimoto's disease)

藤川 章

● 症例と正常画像 ●

甲状腺機能亢進症(バセドウ病)

図1　甲状腺 ^{123}I 摂取率検査

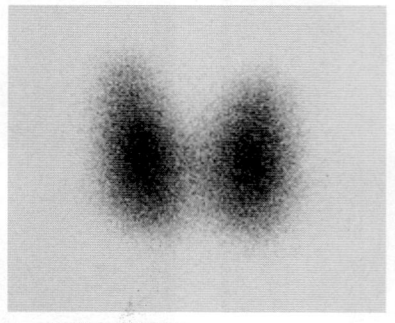

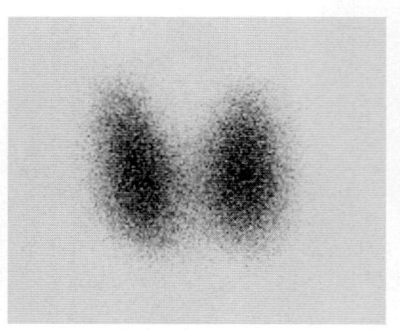

a　40%(3時間後)　　　b　60%(24時間後)

摂取率が3時間後ですでに正常値(約25%)を大きくこえ，甲状腺は全体的に腫大しています。

甲状腺機能低下症(橋本病)

図2　甲状腺 ^{123}I 摂取率検査

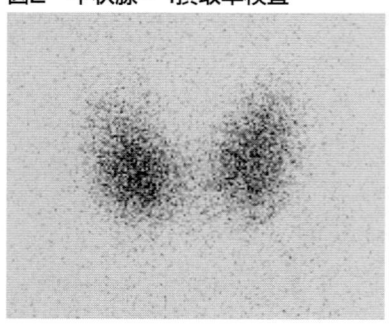

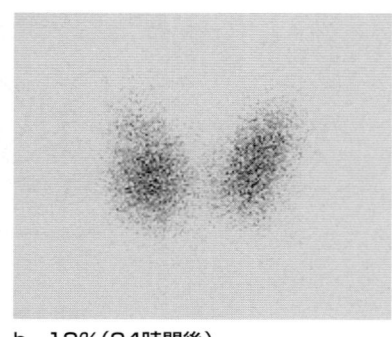

a　4%(3時間後)　　　b　12%(24時間後)

摂取率は24時間経っても正常値より下回っています。

正　常

図3　甲状腺 ^{123}I 摂取率検査

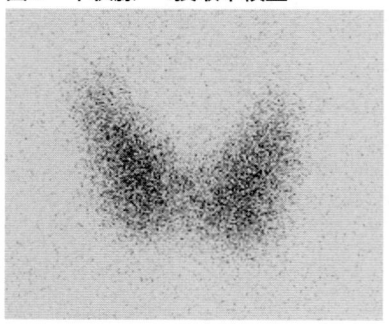

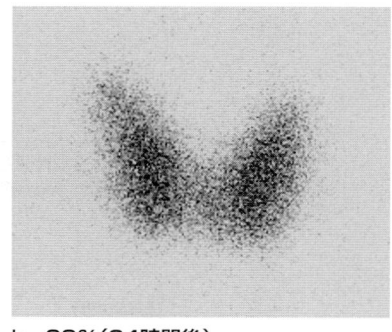

a　6%(3時間後)　　　b　28%(24時間後)

摂取率は経時的に増加し最終的に正常値範囲内を示しています。

知って得するアラカルト

＊1　甲状腺機能亢進症の原因
①バセドウ病
②中毒性腺腫（toxic adenoma）＝Plummer病：腺腫の1％
③中毒性多結節性甲状腺腫（toxic multinodular goiter）
④亜急性甲状腺炎
⑤甲状腺ホルモン製剤の過剰摂取
⑥その他

＊2　甲状腺機能低下症の原因
①橋本病（慢性甲状腺炎）
②放射性ヨード治療後
③甲状腺摘出術後
④亜急性甲状腺炎回復期
⑤ヨード摂取不足

＊3　バセドウ病（Basedow's disease）
・自己免疫性のびまん性甲状腺腫を伴う機能亢進症のことです。
・英語圏では「グレーブス病（Graves disease）」と呼ばれます。

＊4　放射性ヨード検査前の制限対象
①海草類
②ルゴール，ヨードチンキ
③抗甲状腺薬品
④甲状腺ホルモン剤
⑤ヨード造影剤

● 疾患概念

- 血液中の甲状腺ホルモン量が持続的に高い状態を「**機能亢進症**」，逆に少ない状態を「**機能低下症**」といいます。
- それぞれ原因となる病気はさまざまです[＊1,2]。
- 血中の甲状腺ホルモン量が比較的短時間で高くなり症状が出現する状態を「**甲状腺中毒症**」といいます。
- バセドウ病[＊3]は甲状腺中毒症の原因のなかで最も多い病気です。
- 橋本病は「**慢性甲状腺炎**」とも呼ばれ，甲状腺機能低下症の原因として比較的多い病気の1つです。
- バセドウ病も橋本病も自己免疫疾患です。

● 画像診断技術

modality
- ^{123}I甲状腺摂取率検査
- ^{99m}TcO$_4$−甲状腺摂取率検査
- 超音波検査
- CT
- MRI

◆ ^{123}I甲状腺摂取率検査

- 定量的な甲状腺機能検査として最も診断的価値がある検査法です。
- 放射性医薬品の投与方法は**経口**となります。
- 放射性ヨード剤を用いた検査の前には**ヨード制限**が必要となります[＊4]。
- ^{131}Iによる治療前の定量にも使用されます。

◆ ^{99m}TcO$_4$−甲状腺摂取率検査

- 患者のヨード制限が不要です。
- 検査に要する時間は^{123}Iに比べて短くてすみます。
- 放射性医薬品の投与方法は**静注**となります。
- ^{99m}TcO$_4$−は甲状腺に取り込まれてもホルモンの材料とはならないので，甲状腺機能を正確に反映しているわけではありません。

◆ 超音波検査

- 甲状腺腫瘤病変を検出する目的で施行されます。
- 甲状腺機能を測定することはできません。

◆ CT, MRI

- 甲状腺機能を測定することはできません。
- 甲状腺機能異常症でCTやMRI検査の必要性は確立されていません。

● 画像所見のポイント

◆ ^{123}I甲状腺摂取率検査（図1，2，3）

- 正常値は，3時間値が5〜20％，24時間値が10〜35％[＊5]（図7）。

◆ ^{99m}TcO$_4$−甲状腺摂取率検査（図4）

- 正常値は，30分値が0.4〜3.0％。

◆ 超音波検査（図5）

- バセドウ病，橋本病ともに甲状腺全体の腫大が認められます。
- 内部エコーは不均一に低下します。
- ドップラー検査を併用するとバセドウ病では甲状腺全体に血流増加所見があります。

◆ CT（図6）

- びまん性腫大と吸収値の低下がみられます。
- 正常の甲状腺は均一な高吸収値を示します。

◆ MRI

- 正常な甲状腺はT1強調画像で低信号，T2強調画像で筋肉より軽度高い中等度信号を示します。
- 橋本病ではT2強調画像で甲状腺の信号強度が上昇し，内部に線維化を示唆する帯状の低信号領域がみえるとの報告があります。

甲状腺機能亢進症（バセドウ病）と機能低下症（橋本病）

⁹⁹ᵐTcO₄⁻甲状腺摂取率検査

図4　甲状腺シンチグラム（バセドウ病）

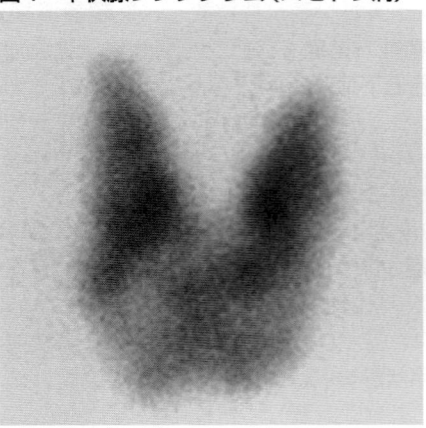

甲状腺は全体に腫大しています。集積は軽度不均一ですが，明瞭な結節はありません。

甲状腺超音波検査

図5　軸状断像（バセドウ病）

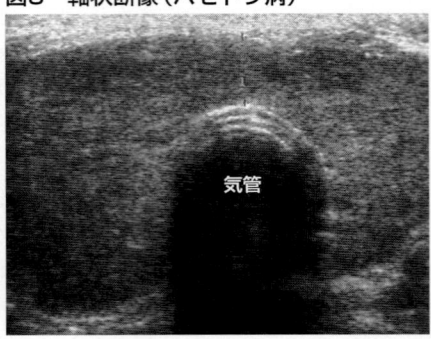

気管

バセドウ病患者の甲状腺は全体に腫大しています。内部エコーは不均一です。

単純頸部CT

図6　軸状断像（バセドウ病）

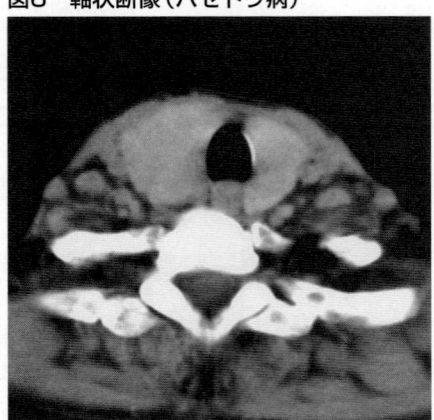

甲状腺は全体に腫大し，甲状腺の吸収値は明らかに低下しています。

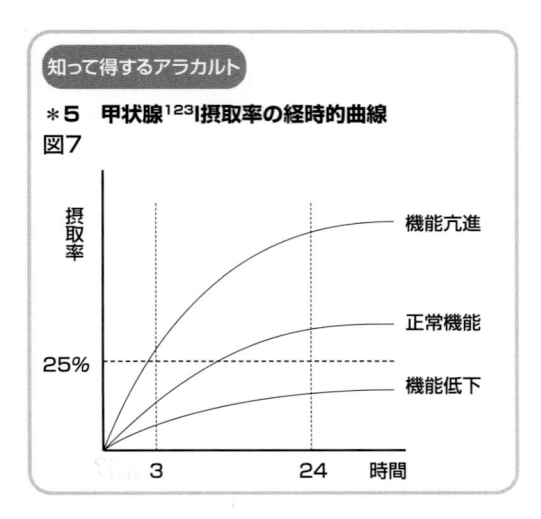

知って得するアラカルト

＊5　甲状腺¹²³I摂取率の経時的曲線

図7

摂取率／機能亢進／正常機能／機能低下／25%／3／24／時間

副甲状腺腺腫
parathyroid adenoma

疾患編―副甲状腺

頭頸部

頭頸部―疾患編

● 症例と正常画像 ●

副甲状腺腺腫

図1　^{99m}Tc-MIBIシンチグラム

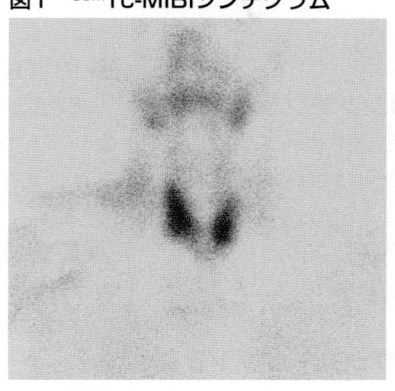

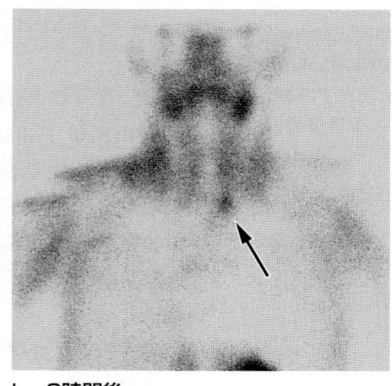

a　15分後　　　b　3時間後

放射性医薬品静注後15分で甲状腺への取り込みがあります．3時間後には甲状腺に取り込まれた放射性医薬品は洗い出され，甲状腺左葉下極の副甲状腺腺腫に取り込みが残存しています（→）．

正　常

図2　^{99m}Tc-MIBIシンチグラム

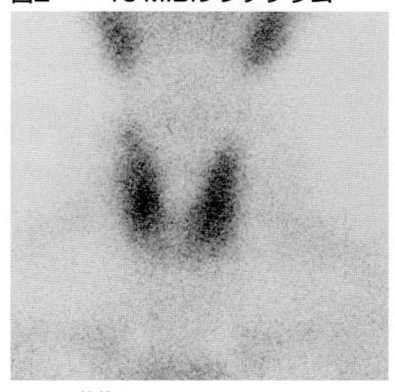

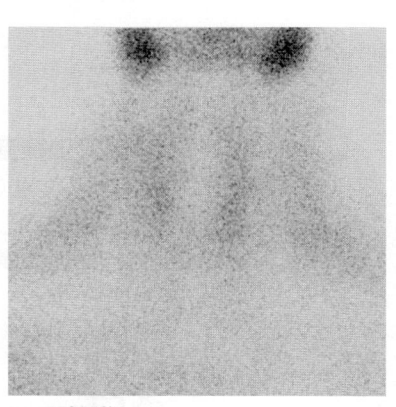

a　15分後　　　b　3時間後

放射性医薬品静注3時間後には甲状腺や副甲状腺に取り込まれた放射性医薬品はすべて洗い出されています．

知って得するアラカルト

＊1　原発性副甲状腺機能亢進症の原因
① 副甲状腺腺腫：約80％
② 副甲状腺過形成：約20％
③ 副甲状腺癌：1％以下

＊2　原発性副甲状腺機能亢進症
・副甲状腺からのPTHの過剰分泌で，血中カルシウムが高値になり，尿路結石，胃潰瘍，骨症状，精神症状などを引き起こす状態のことです．

● 疾患概念

- 副甲状腺腺腫は良性腫瘍＊1です．
- 原発性副甲状腺機能亢進症＊2の原因として最も多い病気です．
- 副甲状腺の数は**通常4個**あります．
- 副甲状腺の位置は大多数が甲状腺の裏側にあります．
- 約2％の副甲状腺は**異所性**で，咽頭，食道，縦隔領域にあります．
- 副甲状腺腺腫を切除することが治療となります．
- 副甲状腺腺腫は通常1個で，どこに病変があるかを正確に把握することが手術前の検査で求められます．

●画像診断技術

modality
- ●^{99m}Tc-MIBIシンチグラム
- ●^{201}TlCl/^{99m}TcO$_4$ーサブトラクション
- ●超音波検査
- ●CT
- ●MRI

◆^{99m}Tc-MIBIシンチグラム*3
- ●MIBIは甲状腺と副甲状腺に集積しますが，甲状腺からは比較的速く洗い出されるので，その時間差を利用して腫大した副甲状腺を描出します。
- ●感度は80％以上です。

◆^{201}TlCl/^{99m}TcO$_4$ーサブトラクション
- ●Tl（タリウム）は甲状腺と副甲状腺に集積するとともに腫瘍にも集積する傾向があります。
- ●Tc（テクネシウム）は甲状腺のみに集積するのでTl画像からTc画像を差し引いて副甲状腺腺腫の検出を試みる検査です。

◆超音波検査
- ●手軽に実施できる検査ですが熟練した技能を要します。
- ●副甲状腺が異所性の場合には検出が困難です。
- ●感度は約60％です。

◆CT
- ●頸部から縦隔と広い範囲で検索が可能です。
- ●感度は約50％と高くはありません。
- ●X線被曝を伴います。

◆MRI
- ●感度は約70％ですが，MIBIには劣ります。

知って得するアラカルト

*3 ^{99m}Tc-MIBIシンチグラム
・^{99m}Tc-MIBI検査はわが国では保険適応となっていませんので，検査の際にはオーダーする医師に確認をとりましょう。

●画像所見のポイント

◆^{99m}Tc-MIBIシンチグラム（図1）
- ●遅延像で腫大した腺腫への取り込みが明瞭となります。
- ●腺腫は通常1個の腫大ですが，複数個の所見がある場合は過形成を考えます。

◆^{201}TlCl/^{99m}TcO$_4$ーサブトラクション（図3）
- ●サブトラクションによってTlの腺腫への取り込みが明瞭となります。

◆超音波検査（図4）
- ●甲状腺より低エコーレベルの腫瘤の場合が多くみられます。
- ●ドップラー法を用いると内部に豊富な血流が多くみられます。
- ●甲状腺の結節やリンパ節との区別が困難です。

◆CT（図5）
- ●甲状腺より低吸収値の軟部腫瘤として認められます。
- ●造影剤による増強効果があります。

◆MRI（図6）
- ●T2強調画像で高信号を呈する腫瘤病変がみられます。

²⁰¹TlCl / ⁹⁹mTcO₄−サブトラクション

図3　²⁰¹TlCl / ⁹⁹mTcO₄−サブトラクション（副甲状腺腺腫）

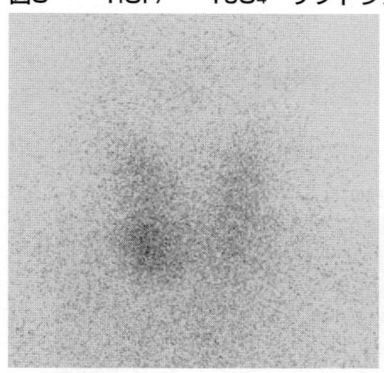

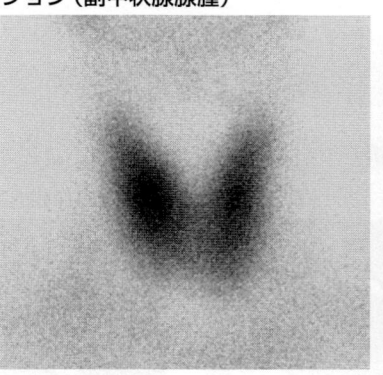

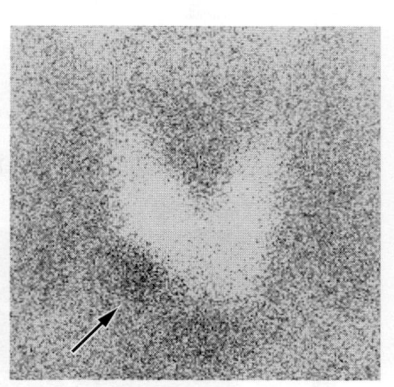

a　²⁰¹TlCl像　　　b　⁹⁹mTcO₄−像　　　c　サブトラクション像

甲状腺右葉下極レベルにTl集積を有する結節病変がみられます（→）。

超音波検査

図4　頸部超音波像（副甲状腺腺腫）

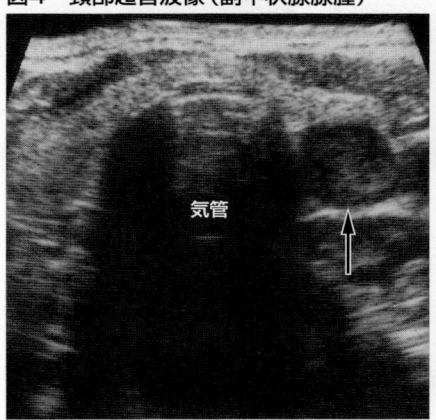

甲状腺左葉の裏側に低エコーを示す境界明瞭な腫瘤病変があります（→）。

CT

図5　頸部単純CT（副甲状腺腺腫）

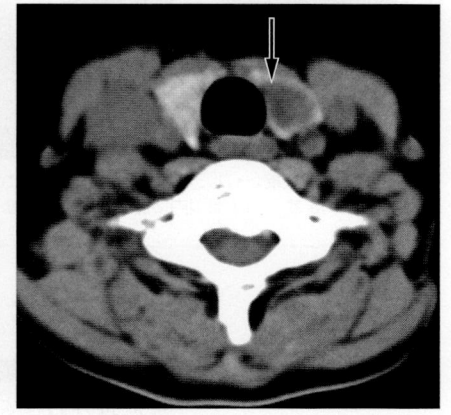

甲状腺左葉裏側に低吸収値の結節病変があります（→）。

MRI

図6　頸部MRI T2強調画像（副甲状腺腺腫）

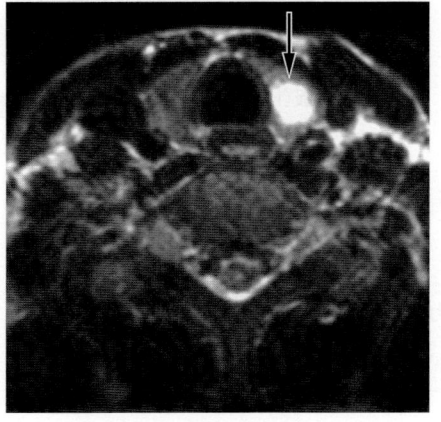

甲状腺左葉裏側に高信号結節病変があります（→）。

1 眼窩吹き抜け骨折
blow-out fracture

疾患編—顔面外傷

頭頸部

●症例と正常画像●

眼窩吹き抜け骨折
図1　CT冠状断像

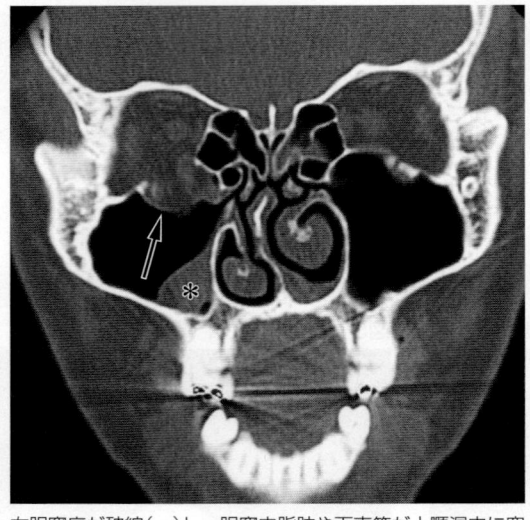

右眼窩底が破綻(→)し，眼窩内脂肪や下直筋が上顎洞内に突出しています。右上顎洞内に血腫(＊)があります。

正常
図2　CT MPR冠状断像

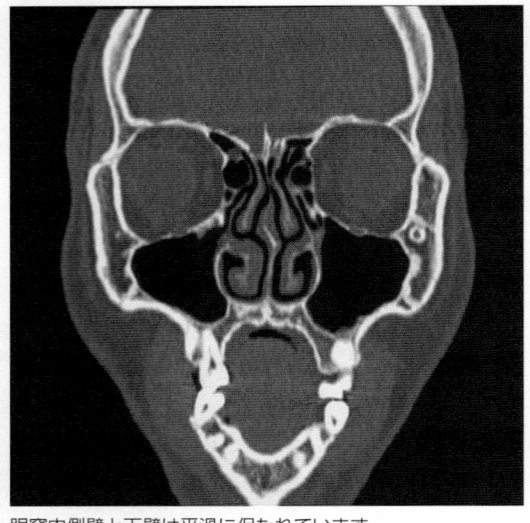

眼窩内側壁と下壁は平滑に保たれています。

●疾患概念

- 頻度の高い顔面骨折の1つです。
- 直接外力により眼窩内圧が急激に上昇して起こる骨折です*1(図3)。
- 眼窩下壁，眼窩内側壁に骨折が起きます*2(図5)。
- 複視や眼球運動障害が主な症状となります。

●画像診断技術

modality
- 単純X線撮影（Waters撮影）
- CT
- MRI

◆単純X線撮影（Waters撮影）
- 大きな骨偏位があれば診断は容易になります。

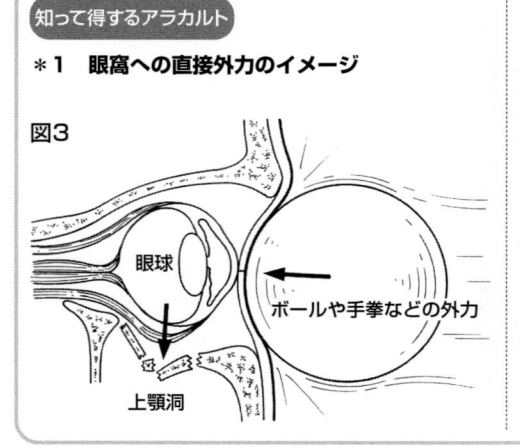

知って得するアラカルト

＊1　眼窩への直接外力のイメージ

図3

眼球／ボールや手拳などの外力／上顎洞

＊2　眼窩内側壁
・「紙様板(lamina papyracea)」と呼ばれ，薄い骨壁ですが鼻腔側の篩骨蜂巣で補強されているので，下壁よりも骨折する頻度は少なくなります。

- できれば起坐位でフィルムを密着させて撮影します。

◆ CT
- 直接に骨偏位を観察することが可能です。
- 冠状断像は顎を突き出した頭位で直接断面撮影するか，MPRを用いて作成します。

◆ MRI
- 骨折自体の評価は困難なことが多い検査法です。

- 眼窩内脂肪と眼球や外眼筋とのコントラストが明瞭なので，軟部組織の外傷性変化の評価が可能となります。

● 画像所見のポイント

◆ 単純X線撮影（Waters撮影）（図4）
- 上顎洞内の液面形成や軟部陰影が間接所見として重要です。
- 骨偏位の少ない骨折では検出が困難です。
- 眼窩内側壁骨折単独の場合も検出が困難です。

◆ CT（図1，5）
- 眼窩内側壁と眼窩下壁の骨偏位を検出します。
- 外眼筋，特に下直筋が骨折部に嵌り込んでいないかをチェックします。
- 外眼筋の嵌入が疑わしいときにはMPR矢状断像を作成するとよいでしょう。
- 軸位断像では，眼窩内側壁骨折をチェックします。

◆ MRI（図6）
- 外眼筋の嵌入のみならず，眼球自体の損傷の有無をチェックします。

頭頸部―疾患編

単純X線撮影

図4　Waters撮影像（眼窩吹き抜け骨折）

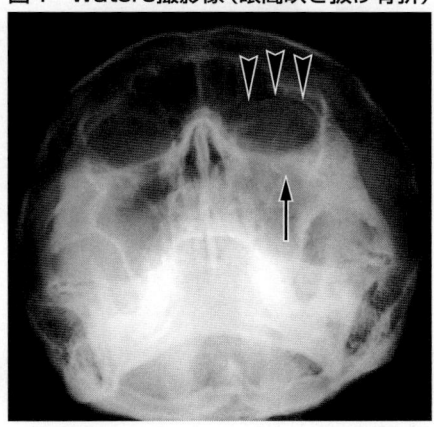

左眼窩底骨折があります（→）。左上顎洞の含気が消失しています。左眼窩の弧状の空気は眼瞼下に溜まった空気で骨折部からの流入が考えられます（▶）。

CT

図5　軸位断像（眼窩吹き抜け骨折）

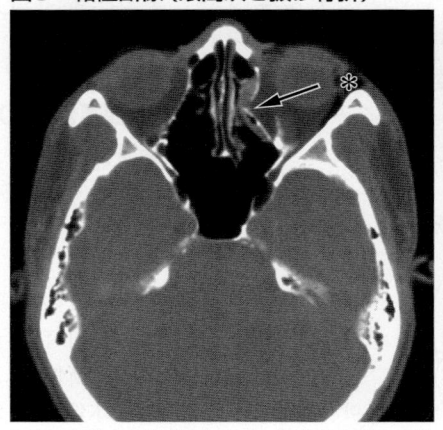

眼窩内側壁の骨折があり（→），骨片は内側に偏位しています。眼窩内には空気が流入しています（＊）。

MRI

図6　T1強調冠状断像（眼窩吹き抜け骨折）

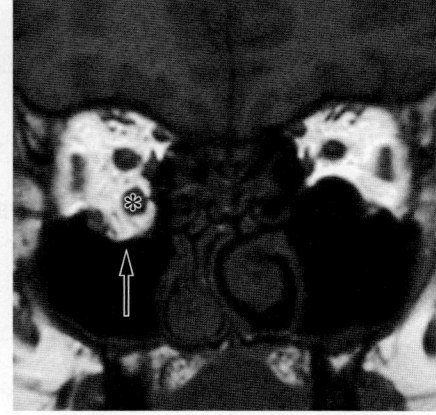

右眼窩底骨折部から眼窩内脂肪が上顎洞内に膨隆しています（→）。右下直筋（＊）が骨折部に嵌り込んでいます。

1 頭頸部

2 LeFort（ルフォール）骨折
疾患編―顔面外傷
LeFort fracture

● 症例と正常画像 ●

LeFort骨折

図1　顔面骨3D-CT像

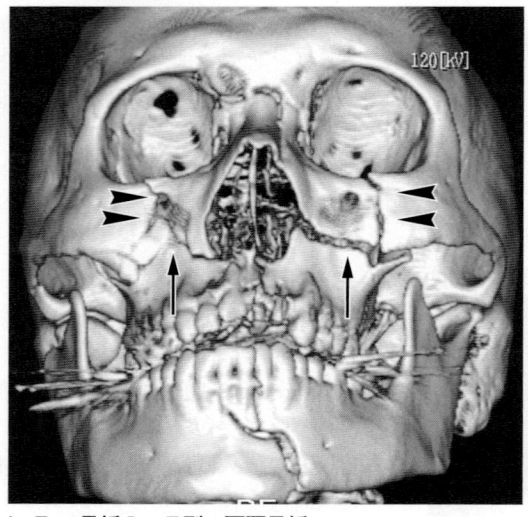

LeFort骨折Ⅰ＋Ⅱ型，下顎骨折
上顎を横切る骨折（→）と上顎を眼窩方向に走る骨折（►）があります。

正　常

図2　顔面骨3D-CT像

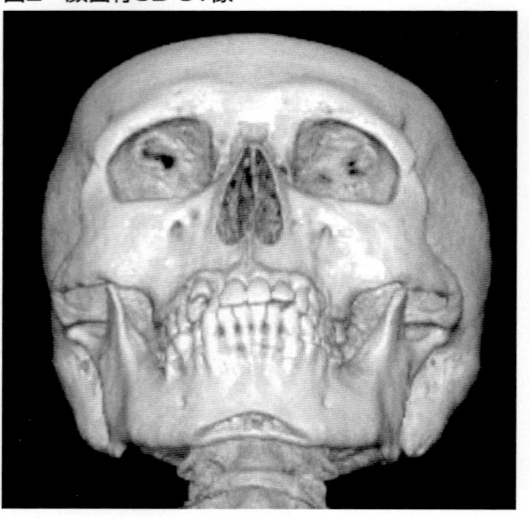

● 疾患概念

- 重傷顔面骨折の分類の1つです[*1]。
- 頻度は低いのですが全身外傷に関連することが多いので重要となります。
- LeFort骨折には3つの型があります[*2]。

> LeFortⅠ型：典型的なパターンをとることが多い骨折です。
> LeFortⅡ，Ⅲ型：複合で受傷することが多く，単独でみられることは少ないようです。

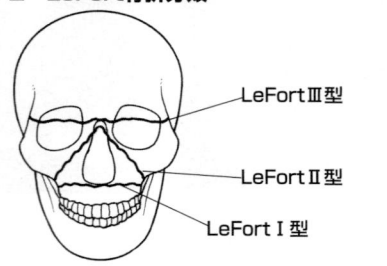

● 画像診断技術

modality

- 頭蓋骨単純X線撮影（Waters撮影）
- CT
- CT MPR
- 3D-CT
- MRI

◆ **頭蓋骨単純X線撮影（Waters撮影）**
- 簡便，迅速，経済的，かつ放射線被曝が少ない検査です。

◆ **CT**
- 脳実質の外傷性変化のスクリーニングも同時に行うことができます。
- 軸位断像だけでは複雑な顔面骨折の全体像が捉えにくいことがあります。

知って得するアラカルト

＊1　LeFort骨折
・顔面骨折にはパターンがあることを見いだしたフランス人医師LeFortにちなんで名づけられた骨折分類の名前です。

＊2　LeFort骨折分類

- LeFortⅢ型
- LeFortⅡ型
- LeFortⅠ型

- 重傷患者ではCTによる直接冠状断面の検査は困難となります。

◆ CT MPR(multiplanar reformation)
- 冠状断，矢状断像が得られ，顔面骨深部の評価が容易です。
- 検査の最初からルーチンCT検査より**細かいコリメーションの選択**が必要となります。

◆ 3D-CT
- CT MPRと同時に像を作成することができます。
- 顔面表面の複雑な骨折の全体像を評価でき，手術計画に役立ちます。

◆ MRI
- 顔面の軟部組織の損傷を評価できます。
- 骨外傷の評価に関してはCTに劣ります。
- 撮像時間が長く，患者をモニターしにくいので緊急画像検査としては劣ります。

● 画像所見のポイント

◆ 頭蓋骨単純X線撮影（Waters撮影）（図3）
- 上顎洞壁や眼窩壁の連続性の断裂を探すことが重要です。
- 起坐位で撮影できれば，**上顎洞内の液面形成**がみられる可能性が高くなります。

◆ CT
- 骨条件と軟部組織条件像のチェックが必要です。
- 軸位断像だけでは複雑骨折の全体像は掴みにくくなります。
- 頭蓋底骨や脳実質の外傷性変化の合併の有無に注意が必要です。

◆ CT MPR（図4，5）
- 特に矢状断像で上顎洞を横断する骨折をみたらLeFort骨折を疑います。

◆ 3D-CT（図1）
- 顔面骨表面を走る骨折線をLeFort骨折パターンに照合することができます。

◆ MRI（図6）
- LeFort骨折の診断目的で用いられることはありません。
- LeFort骨折に伴う**眼球損傷，筋肉損傷，頭蓋底の脳損傷**を評価します。

単純X線撮影

図3　Waters撮影（LeFort骨折Ⅰ型）

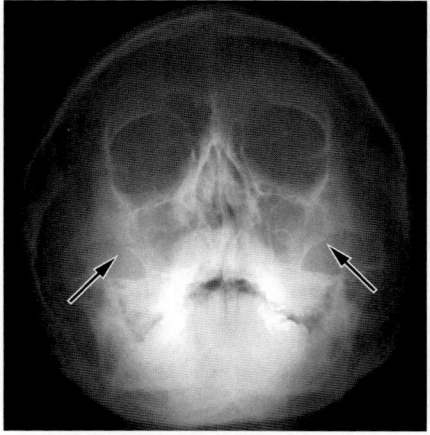

上顎洞両側外縁の骨折があります（→）。

CT

図4　MPR冠状断像（LeFort骨折Ⅱ型）

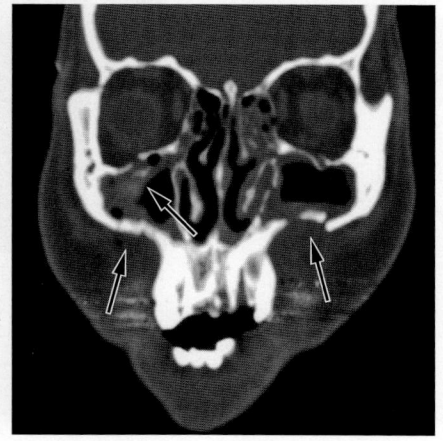

両側上顎洞外側壁と両側眼窩底の骨折があります（→）。

LeFort（ルフォール）骨折

CT

図5　MPR矢状断像（LeFort骨折Ⅰ型）

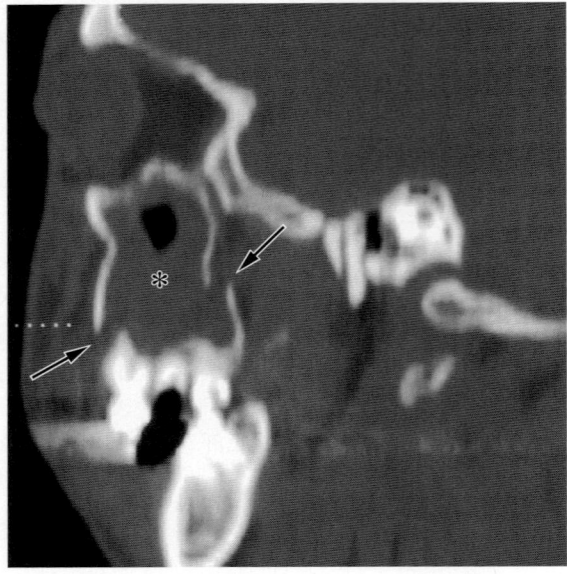

上顎洞を前後方向に横切る骨折が明瞭です（→）。上顎洞内は血腫が充満しています（＊）。

MRI

図6　T2強調画像（LeFort骨折Ⅱ型）

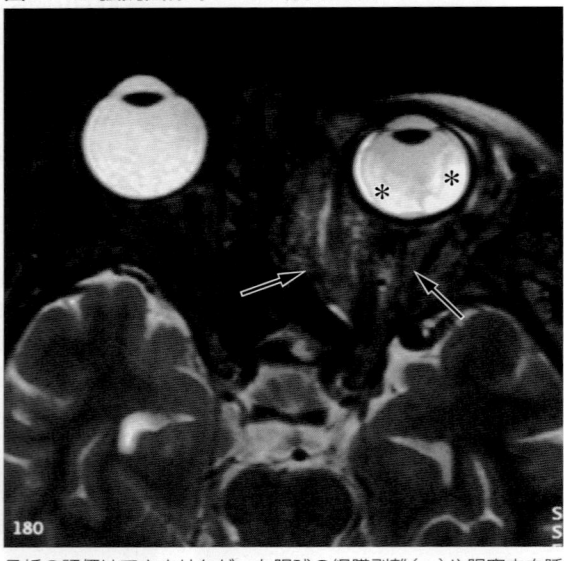

骨折の評価はできませんが，左眼球の網膜剝離（＊）や眼窩内血腫（→）がわかります。

1 第2鰓裂嚢胞
second branchial cleft cyst

疾患編—頸部軟部組織

頭頸部

● 症例と正常画像 ●

嚢胞性腫瘤
図1　造影頸部CT像（舌骨レベル）

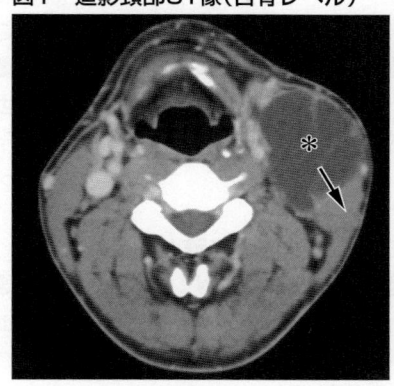

左胸鎖乳突筋（→）を後方へ圧排する嚢胞性腫瘤（＊）が認められます。

正　常
図2　造影頸部CT像

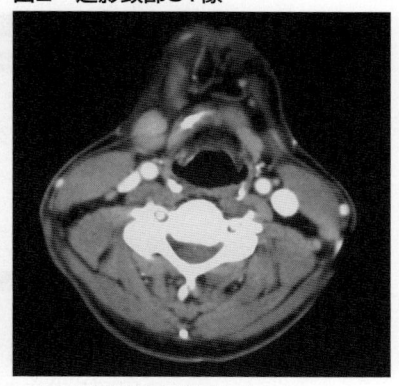

左右の構造物はほぼ対称です。

● 疾患概念

- 胎生期にみられる**鰓部器官**（branchial apparatus）[*1,2]の発達異常が原因と考えられる嚢胞性腫瘤病変です。
- 鰓部器官由来の頸部病変の型として，①穴状（洞：sinus），②異常な皮膚と内部の交通（瘻：fistula），③袋状腫瘤（嚢胞：cyst）があります。
- 第2鰓裂嚢胞は鰓部器官異常のなかで最も多い異常となります。
- いつも同様な部位にみられることが診断の鍵となります[*3]。
- 「側頸嚢胞」とも呼ばれます。

知って得するアラカルト

＊1　鰓部器官
・胎児期には成長に伴って頸部に分化していく部分は鰓（エラ）状になっています（→）。

図3
第1鰓弓
第2鰓弓
第3鰓弓
第4鰓弓

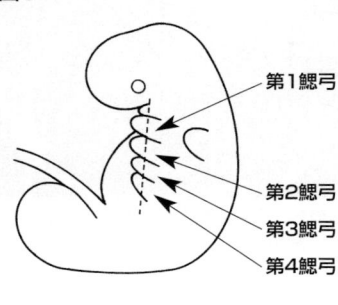

＊2　図5の点線部の断面図
・鰓部器官＝鰓弓＋鰓裂＋鰓嚢
鰓部器官は外耳道，扁桃，副甲状腺，甲状腺，胸腺に分化します。

図4
【体表側】　【体内側】
第1鰓裂　第1鰓嚢
第2鰓裂　第2鰓嚢
第3鰓裂　第3鰓嚢
第4鰓裂　第4鰓嚢
　　　　　第5鰓嚢

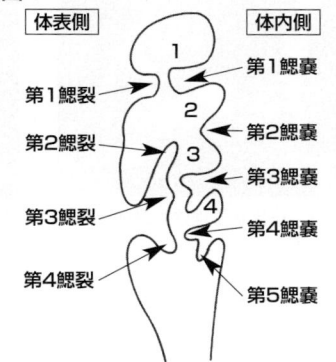

＊3　第2鰓裂嚢胞の発生部位
・総頸動脈分岐部と病変の位置関係が画像診断で重要になります。

図5
扁桃
内頸動脈
外頸動脈
胸鎖乳突筋
第2鰓裂嚢胞

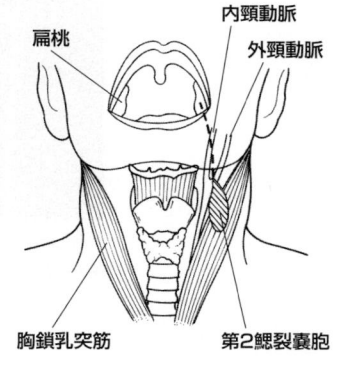

画像診断技術

modality
- 超音波検査
- CT
- CT MPR
- MRI

◆ 超音波検査
- 好発部位に囊胞所見を検出することが容易です。
- スクリーニング検査として有用です。

◆ CT
- 造影剤を用いることで**頸部大血管と病変との位置関係**がよくわかります。

◆ CT MPR
- 周囲と病変の位置関係がわかり、手術の際に役立つ情報が提供可能です。

◆ MRI
- 周囲と病変との関係が詳細に評価可能となります。
- 造影剤を用いなくても囊胞壁の不整や内部の出血について精査が可能です。

画像所見のポイント

◆ 超音波検査
- 境界明瞭な内部エコー均一な腫瘤性病変として描出されます。

◆ 造影CT（図6）
- 造影効果のない低吸収値の腫瘤性病変として描出されます。
- 通常、**囊胞壁は薄く、充実性部分はありません**。
- 感染を合併すると、囊胞壁が不整に厚くなったり、隔壁が出現したりします。

◆ MRI（図7）
- 病変内はT1強調画像で低信号、T2強調画像で高信号となり液体貯留を示唆します。
- **出血や感染を合併**すると内部の信号は変化します。
- 充実性部分をみた場合、造影剤の使用が有用となります。

CT

図6　MPR矢状断像（第2鰓裂囊胞）

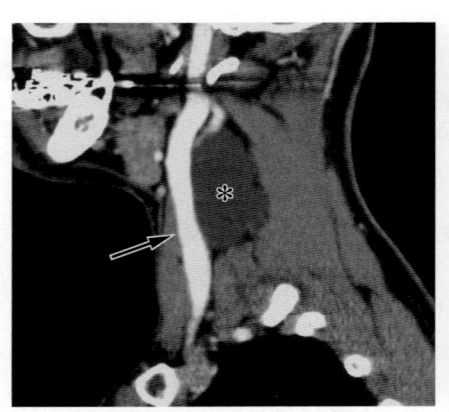

総頸静脈（→）を前方に圧排する境界明瞭な低吸収値病変（＊）があります。

MRI

図7　頸部MRI T2強調軸位断像
（第2鰓裂囊胞）

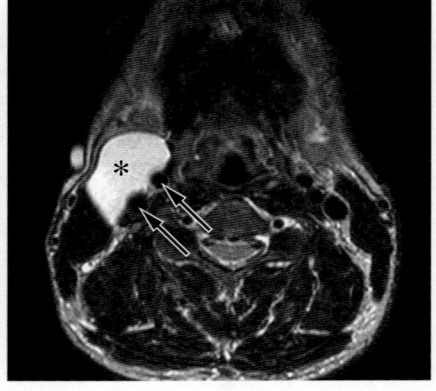

囊胞腫瘤（＊）は右総頸動静脈（→）に密着し、右胸鎖乳突筋を圧排しています。

1 頭頸部

疾患編―頸部軟部組織

2 咽後膿瘍
retropharyngeal abscess

● 症例と正常画像 ●

咽後膿瘍

図1 頸部MRI T2強調矢状断像

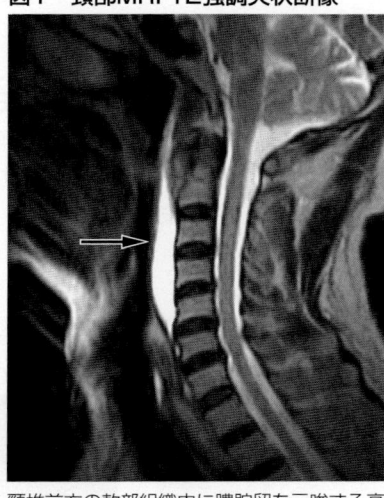

頸椎前方の軟部組織内に膿貯留を示唆する高信号域があります(→)。上方は頭蓋底レベル，下方はC6レベルに拡がっています。

正常

図2 頸部MRI T2強調矢状断像

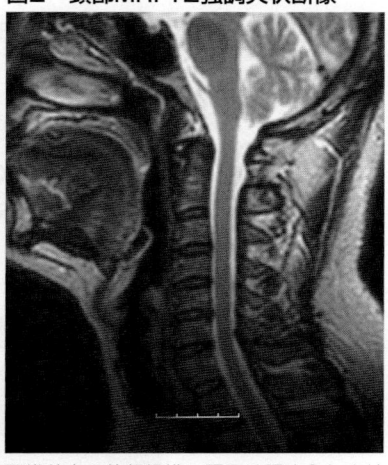

頸椎前方の軟部組織に肥厚は認められません。

知って得するアラカルト

*1 間隙 (space)
- 頸部はさまざまな**筋膜 (fascia)** で区切られています。
- 筋膜間の解剖学的腔を「間隙」といいます。
- 間隙は病変の広がる方向をある程度予想するために重要となります。

*2 危険間隙

図3

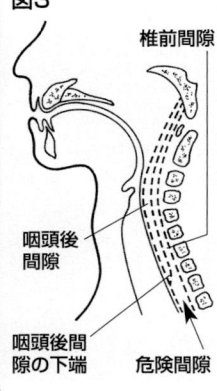

（椎前間隙／咽頭後間隙／咽頭後間隙の下端／危険間隙）

● 疾患概念

- 咽頭後壁と頸椎前面との間にある間隙*1に感染が起こり膿が貯留した状態をいいます。
- 主な感染部位は**咽頭後間隙 (retropharyngeal space)** または**椎前間隙 (prevertebral space)** です*2。
- これらの間隙は上は頭蓋底，下は後縦隔まで続いており感染が広がりやすいので，「**危険間隙 (danger space)**」とも呼ばれます。
- 咽後リンパ節が発達している乳幼児に好発します。

● 画像診断技術

modality
- 頸部単純X線撮影（側面）
- CT, CT MPR
- MRI

◆ 頸部単純X線撮影（側面）
- 咽頭後壁の軟部組織腫脹の有無を比較的速やかに判断できます。
- 乳幼児では呼気，前屈，嚥下で**軟部組織が腫脹してみえる**ので注意が必要です。

◆ CT, CT MPR
- 病変の有無と拡がりをみるのに有効です。
- **造影剤を使用**したほうが効果的です。
- 短時間に撮影可能となります。
- 頸椎の骨変化評価が正確です。

MRI
- CTよりも病変の広がりの評価が正確です。
- 造影剤を用いなくとも病変と周囲正常組織とのコントラストが明瞭となります。
- 撮像できる範囲がCTより狭くなります。
- CTより長く撮像時間を要します。

●画像所見のポイント

◆頸部単純X線撮影（側面）（図4）
- 咽頭後壁軟部組織の肥厚がみられます。
- 乳幼児では正常でも肥厚してみえることがあります。
- 頸椎の生理的前彎が消失します。
- 食道，喉頭，気管は前方に圧排されます。

◆CT，CT MPR（図5，6）
- 造影剤を投与すると咽頭後間隙に増強効果のない膿が検出されます。

◆MRI矢状断（図1）
- T2強調画像で膿貯留は高信号領域を示します。

単純X線撮影

図4　頸部単純X線側面像（咽後膿瘍）

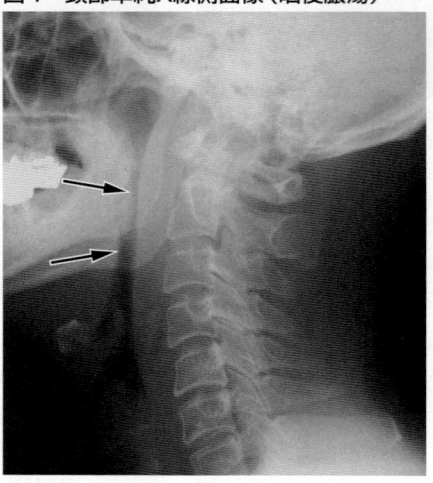

頸椎前方の軟部組織が肥厚しています（→）。

CT

図5　造影CT像（咽後膿瘍）

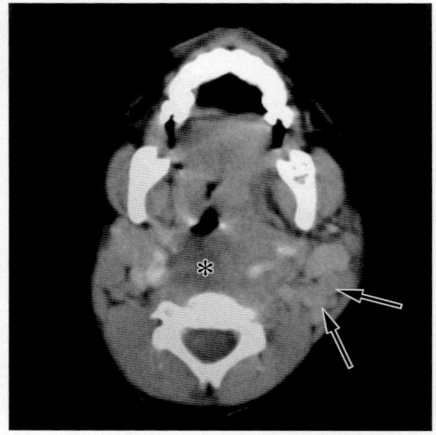

後咽頭に増強効果を示さない軟部組織領域があります（＊）。左頸部リンパ節の腫脹が多発しています（→）。

CT MPR

図6　正常上中咽頭部CT MPR像

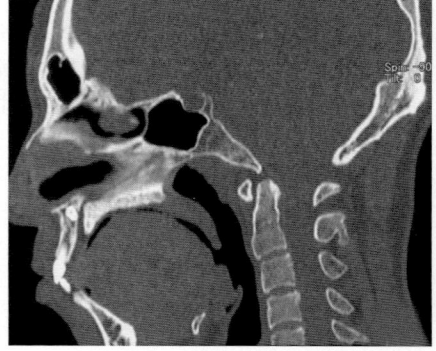

頸椎前方の軟部組織の肥厚を認めません。正常像です。

Q & A

Q 頸部気道をみるためのX線撮影は，どのように撮ればよいですか？

A
- 正面像（高圧撮影が基本です）と吸気側面像を撮影します。
- 1歳以下の乳幼児では，正常でも咽後軟部陰影が厚いので，症状から咽後病変が考えにくい場合，透視下で肥厚の有無を確認するとよいでしょう。

2 胸部・心臓・大血管

❷ 胸部 1 単純X線 chest radiograph

正常編

南部敦史

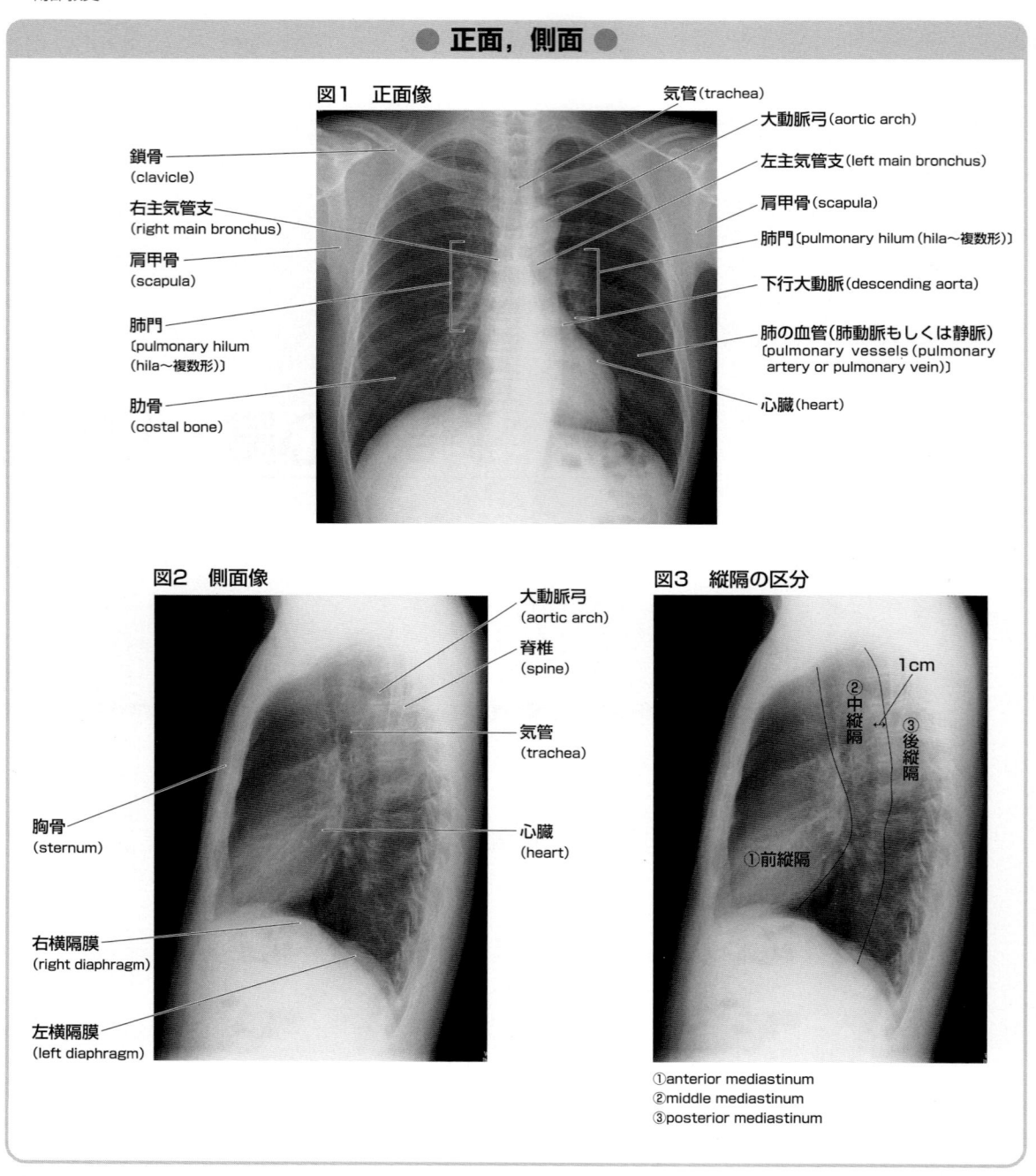

● 正面，側面 ●

図1　正面像

- 鎖骨 (clavicle)
- 右主気管支 (right main bronchus)
- 肩甲骨 (scapula)
- 肺門 (pulmonary hilum (hila～複数形))
- 肋骨 (costal bone)
- 気管 (trachea)
- 大動脈弓 (aortic arch)
- 左主気管支 (left main bronchus)
- 肩甲骨 (scapula)
- 肺門 (pulmonary hilum (hila～複数形))
- 下行大動脈 (descending aorta)
- 肺の血管 (肺動脈もしくは静脈) (pulmonary vessels (pulmonary artery or pulmonary vein))
- 心臓 (heart)

図2　側面像

- 胸骨 (sternum)
- 右横隔膜 (right diaphragm)
- 左横隔膜 (left diaphragm)
- 大動脈弓 (aortic arch)
- 脊椎 (spine)
- 気管 (trachea)
- 心臓 (heart)

図3　縦隔の区分

- ①前縦隔
- ②中縦隔
- ③後縦隔
- 1cm

①anterior mediastinum
②middle mediastinum
③posterior mediastinum

側臥位，立位正面

図4　右側臥位

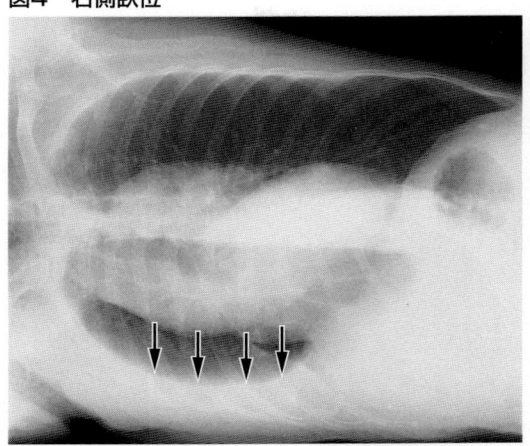

85歳，女性。右側臥位撮影では右の胸壁に沿って胸水が確認できます（→）。

図5　立位正面像

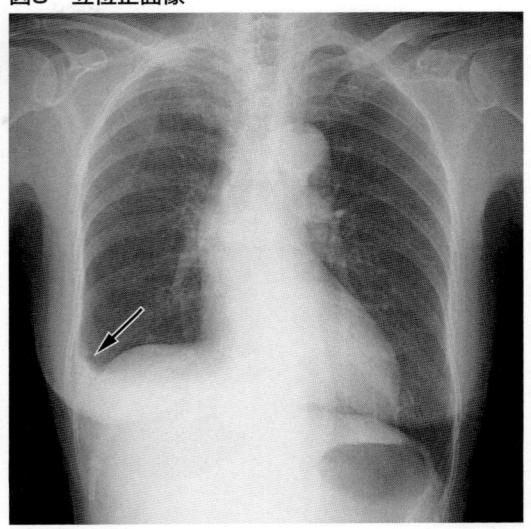

胸水は立位の写真でも確認できますが（→），側臥位撮影のほうがより明らかです。

- 胸部の単純X線撮影は主に正面や側面で撮影されます（**図1**）。
- 撮影する際の患者さんの体位としては**立位**，**坐位**（座った状態），**仰臥位**（仰向けに寝た状態），**側臥位**（右もしくは左を下にして寝た状態）が考えられます。
- 正面像では，左右の肺が黒い透過性の高い領域として認められます。肺内にみられる無数の白い筋状の構造は肺の血管（肺動脈もしくは肺静脈）です。
- 左右の肺の間には大動脈，他の大血管，心臓，気管，食道などからなる**縦隔**があります。
- **気管**は正中部を走行する帯状の低濃度域として認められます。気管支は左右の**主気管支**に分かれます。
- 左右の主気管支，肺動脈，肺静脈の根元で構成される部分を「**肺門部**」といいます。
- 側面像は，正面でみられる病巣が前後のどの深さにあるかを判断するのに有用です。
- 縦隔は胸部単純X線撮影の側面像にて**前縦隔**（気管の前壁線と心臓の後縁を結んだ線の前方），**中縦隔**（前縦隔との境から胸椎椎体前縁から1cm後方に引いた線までの領域），**後縦隔**（中縦隔との境の後方の領域）に分類されます（**図3**）※。
- 側臥位撮影（**図4**）は少量の**胸水**を検出する場合などに有用です。

※【注】：縦隔の区分には実際にはさまざまな方法がありますが，簡便で一般に普及しているFelsonによる分類を記載しました。

【参考文献】
1) Fraser RS, Pare JAP, Fraser RG, Pare PD:The normal chest. Synopsis of diseases of the chest, 2nd ed, 1-116, W.B Saunders company, Philadelphia, 1994.
2) 池添潤平, 村田喜代史ら:正常解剖. 胸部のCT, 第1版, 19-76, 医学書院MYW, 1998.

❷ 胸部

2 CT 正常編
computed tomography

● 肺野条件，縦隔条件 ●

図1 肺野条件（WL：500〜700, WW：1,000〜2,000）

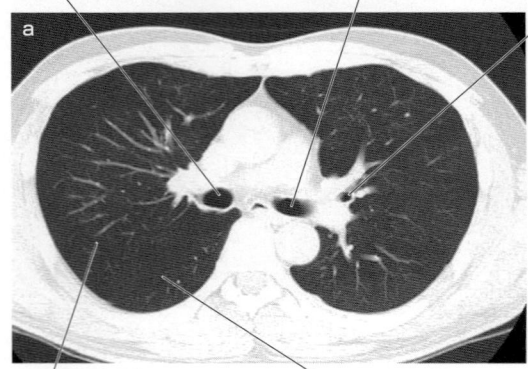

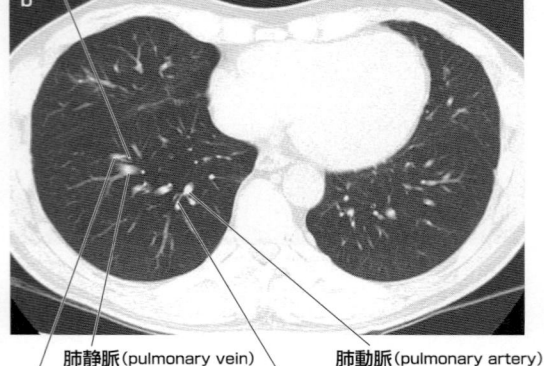

- 右主気管支（right main bronchus）
- 左主気管支（left main bronchus）
- 気管支（bronchus（bronchi〜複数形））
- 肺血管（肺動脈もしくは肺静脈）(pulmonary vessels（pulmonary artery or pulmonary vein))
- 右上下葉間葉間胸膜（interlobar fissure between the right upper and lower lobe）
- 肺静脈（pulmonary vein）
- 肺動脈（pulmonary artery）
- 肺動脈（pulmonary artery）
- 気管支（bronchus（bronchi〜複数形））

図2 縦隔条件（WL：20〜70, WW：250〜350）

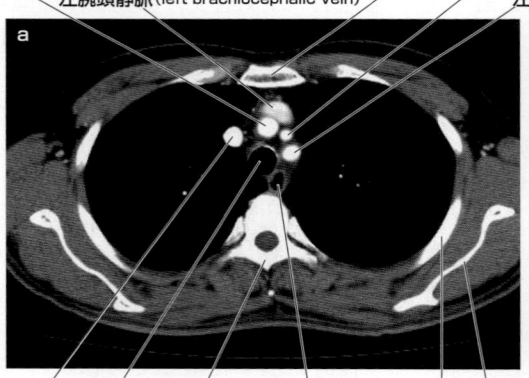

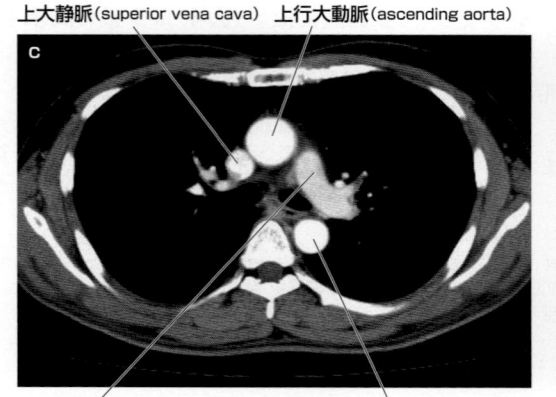

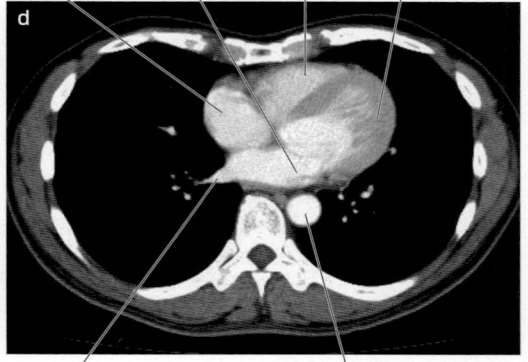

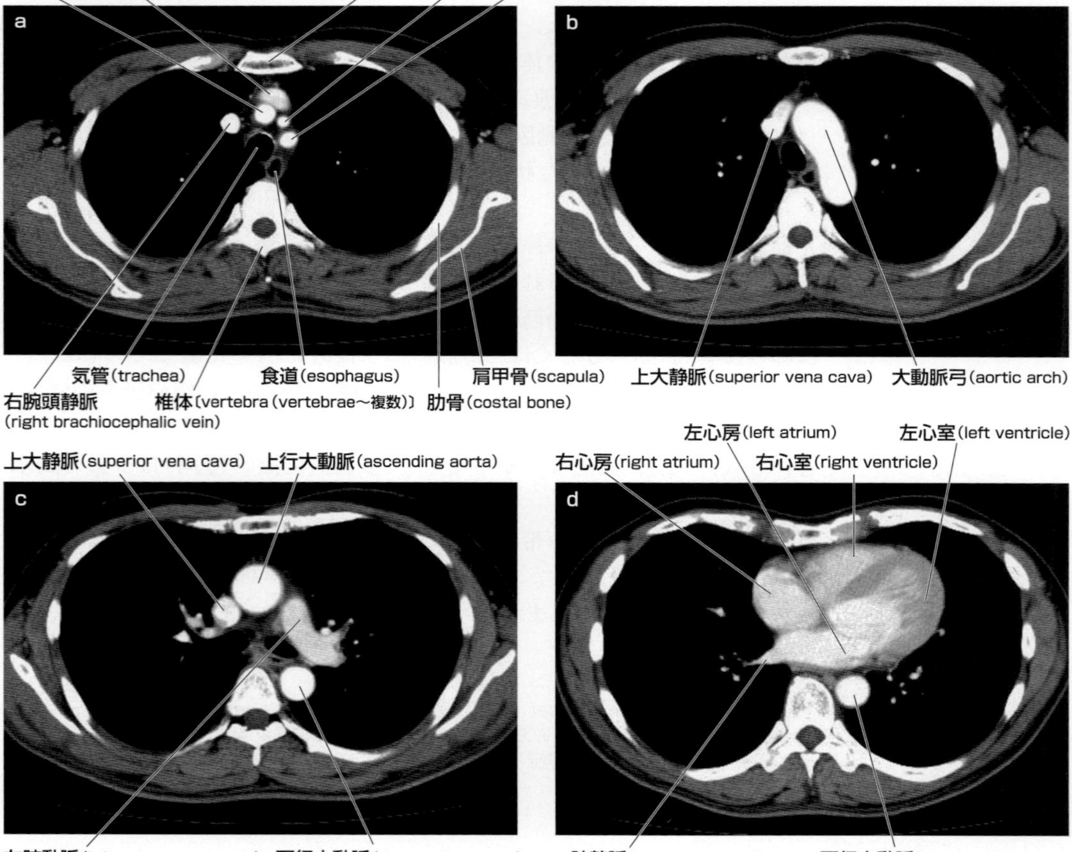

- 右腕頭動脈（right brachiocephalic artery）
- 胸骨（sternum）
- 左総頸動脈（left common carotid artery）
- 左腕頭静脈（left brachiocephalic vein）
- 左鎖骨下動脈（left subclavian artery）
- 気管（trachea）
- 食道（esophagus）
- 肩甲骨（scapula）
- 上大静脈（superior vena cava）
- 大動脈弓（aortic arch）
- 右腕頭静脈（right brachiocephalic vein）
- 椎体（vertebra（vertebrae〜複数））
- 肋骨（costal bone）
- 左心房（left atrium）
- 左心室（left ventricle）
- 右心房（right atrium）
- 右心室（right ventricle）
- 上大静脈（superior vena cava）
- 上行大動脈（ascending aorta）
- 左肺動脈（left pulmonary artery）
- 下行大動脈（descending aorta）
- 肺静脈（pulmonary vein）
- 下行大動脈（descending aorta）

知って得するアラカルト

＊1　胸膜（図3）

- 肺および胸壁，縦隔を覆う膜を「胸膜」といいます。1枚のシートで肺および，胸壁，縦隔を覆っているとイメージしてください。
- 胸膜で囲まれた空間を「胸腔」といいます。
- 胸膜のうち，肺を覆う胸膜を「臓側胸膜」，胸壁，縦隔を覆っている胸膜を「壁側胸膜」とそれぞれいいます。
- 葉間胸膜は臓側胸膜の肺葉の間の部分のことです。つまり，画像上で見えている葉間胸膜は2枚の臓側胸膜ということになります。
- 葉間は胸腔と連続した潜在的な空間であることに注意しましょう。

- 胸部CTは肺野の見やすい**肺野条件**（図1a, b）（ウィンドウレベル：500～700，ウインドウ幅：1,000～2,000程度）と縦隔の構造の見やすい**縦隔条件**（図2a～d）（ウィンドウレベル：20～70，ウインドウ幅：250～350程度）の2種類で表示されます。
- 肺野条件で肺野に無数にみられる樹枝状の白い構造が肺の血管（肺動脈もしくは肺静脈）です。
- 気管支は太い部分では肺動脈と伴走する線路状（長軸像）もしくはリング状（横断像）の構造としてみられます。末梢部ではCTの空間分解能が足りないため正常では確認できなくなります。
- 右肺は**上葉，中葉，下葉**の3葉に分かれ，左肺は**上葉，下葉**の2葉に分かれます。これらの葉は肺を覆う**胸膜*1**で隔てられています。
- 葉間胸膜は通常のCTでは血管の乏しい領域として認識できます。
- 縦隔は左右の肺にはさまれた部分で心臓とつながる**大血管，食道，気管，気管支**などで構成されます。
- 上部では**大動脈弓部**からでています。3本の動脈が確認できます。
- 心臓は**右心房，右心室，左心房，左心室**の4つの部分に分かれます。
- 食道は気管の左背側，**下行大動脈**の右前方に確認できます。

図3　臓側胸膜シェーマ

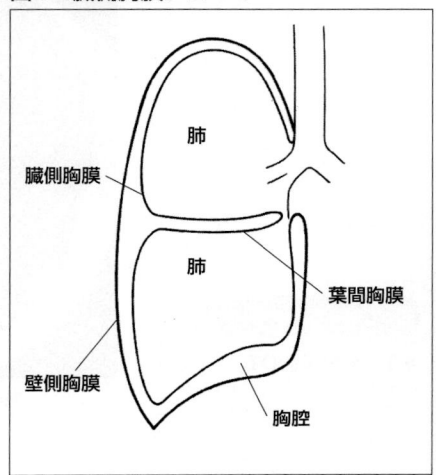

（臓側胸膜，壁側胸膜，葉間胸膜，胸腔，肺のシェーマ図）

【参考文献】
1）池添潤平，村田喜代史ら：正常解剖．胸部のCT，第1版，19-76，医学書院MYW，1998．

Q & A

Q　CTは肺の横断面しか観察できないのですか？

A
- 撮影できる断面は原則的にそうです。しかし，最近では多列検出器CT（MDCT）の出現により細かいスライス厚の撮像が可能になり，そのデータをコンピュータで再構成し（multiplanar reformation：MPR），矢状断や冠状断，他任意の断面での観察が可能になりました。
- また，CTのガントリーを少し傾けることにより，気管支の長軸断面を描出する方法もありますが，ほとんど行われません。

2 胸部 3 正常編 高分解能CT(HRCT)
High-Resolution CT

高分解能CT

図1　1mmスライス厚高分解能CT

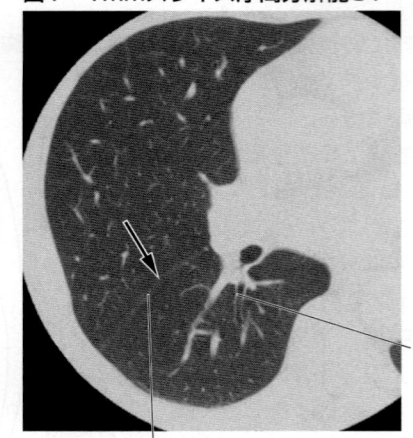

右肺に絞った撮影範囲(field of view：FOV)で1mm厚，高周波数アルゴリズムで撮影された高分解能CTです。スライス厚が薄くなると，血管が点状にみえる場合のものが多くなります。また，葉間胸膜が1本の線状陰影としてみられます(→)。

気管支(bronchus (bronchi〜複数形))

右中下葉葉間胸膜
(interlobar fissure between the right middle and lower lobe)

症例（2次小葉単位に限局した炎症：28歳，女性）

高分解能CT

図2　2次小葉のトレース

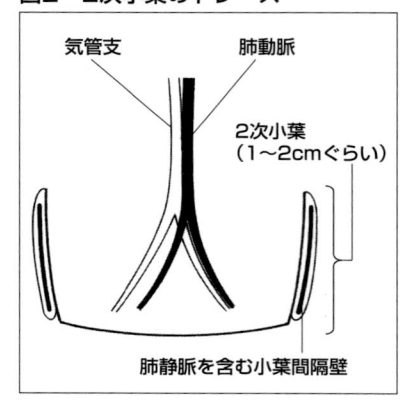

気管支　肺動脈
2次小葉(1〜2cmぐらい)
肺静脈を含む小葉間隔壁

図3　1mmスライス厚高分解能CT

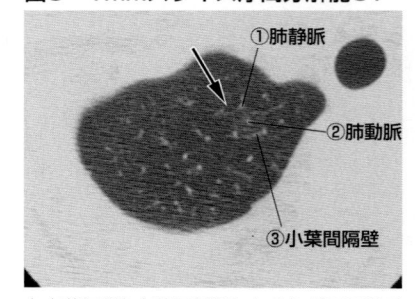

①肺静脈
②肺動脈
③小葉間隔壁

右上葉に2次小葉に限局したすりガラス影があります(→)。辺縁部には肺静脈，中心部には肺動脈がみられ，陰影は小葉間隔壁に境され多角形を示しています。

①pulmonary vein　②pulmonary artery
③interlobular septum

知って得するアラカルト

＊1　高分解能CT
- 高分解能CTについて明確な定義はないものの，
  ①スライス厚はできる限り薄く(1〜1.5mm)
  ②画像再構成アルゴリズムを高周波数の辺縁がシャープなアルゴリズムを用いる
  ③マトリックスサイズも最大で(通常512×512)
  などの条件が必要になります。
- 必要条件ではありませんが片肺に撮影範囲を絞ったtargeted reconstruction(ターゲット再構成)もしばしば用いられます。

＊2　2次小葉
- 高分解能CTの読影において，着目すべき肺の解剖学的単位です(図2，図3)。
- 1cmくらいの大きさで，中心部に肺動脈と細気管支(通常は気管支は確認できない)があり，辺縁部には肺静脈を含む**小葉間隔壁**があります。

- High-Resolution CTの略語のHRCT*1（エッチアールCT）や「ハイレゾ」と略して呼ばれることが多いようです。
- 肺の微細な構造を観察するため空間分解能を上げて撮影します。
- 高分解能CTでは葉間胸膜は線状陰影としてみられます。
- 高分解能CTにおける読影は肺の**2次小葉**＊2単位でどこに病変があるかに着目し行われます。

【参考文献】
1) Webb WR, Muller NL, Naidich DP: Technical aspects of high-resolution computed tomography. In:Langlois A, et al.:ed. High-resolution CT of the lung. 3rd ed, 1-47, Lippincott Williams and Wilkins, Philadelphia, 2001.

4 気管支動脈造影
bronchial arteriography
正常編
（胸部）

気管支動脈造影

図1　左気管支動脈造影像

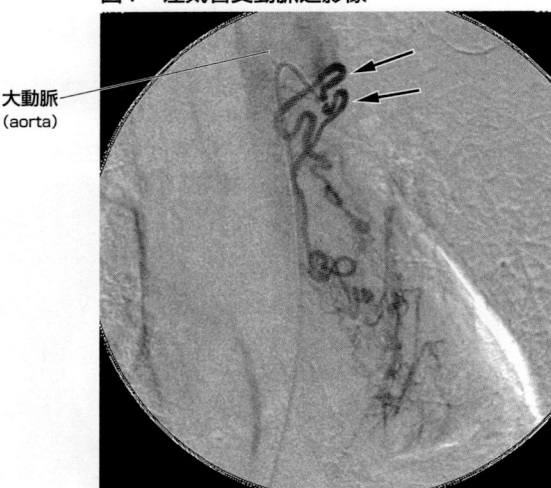

大動脈 (aorta)

大動脈から分枝する蛇行した左の気管支動脈がみられます（→）。

- 気管支動脈は大動脈から分枝する気管支および肺を栄養する動脈です。
- 左右の**気管支動脈**1本ずつのことが多いのですが，1本の共通幹から左右の気管支動脈に分枝する場合や，左の気管支動脈が2本ある場合もあります。
- 気管支動脈が大動脈から分枝するレベルは透視上で第5胸椎体の上下1椎体以内といわれています。
- 喀血がある場合，**気管支動脈塞栓術**[*1]を施行することがあります。

知って得するアラカルト

＊1　気管支動脈塞栓術
- 気管支動脈をゼラチンスポンジ細片やコイルで塞栓する手技のことです。
- 多量の喀血の緊急処置や頑固な喀血で内科的治療でコントロールできない場合に行われます。
- 原因疾患としては**気管支拡張症，肺結核**などがあります。

【参考文献】
1) 山田章吾，石橋忠司ら：喀血のIVR　IVR 手技．合併症とその対策，第1版，80-85，メジカルビュー社，1998．

2 胸部 5 陰影の読影 正常編
reading of the opacities

●4つの陰影パターン

CT

①結節影

図1　結節影（85歳，女性）

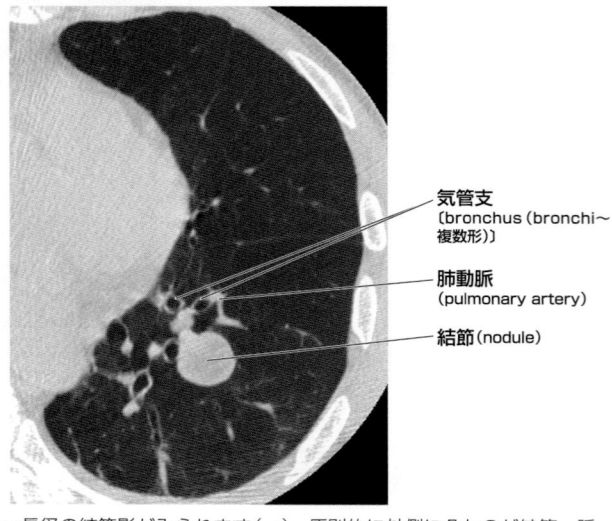

- 気管支〔bronchus（bronchi〜複数形）〕
- 肺動脈（pulmonary artery）
- 結節（nodule）

左の下葉に円形の25mm長径の結節影がみられます（→）。原則的に外側に凸なのが結節，腫瘤影の特徴です。

②consolidation（コンソリデーション）

図2　コンソリデーション（73歳，男性）

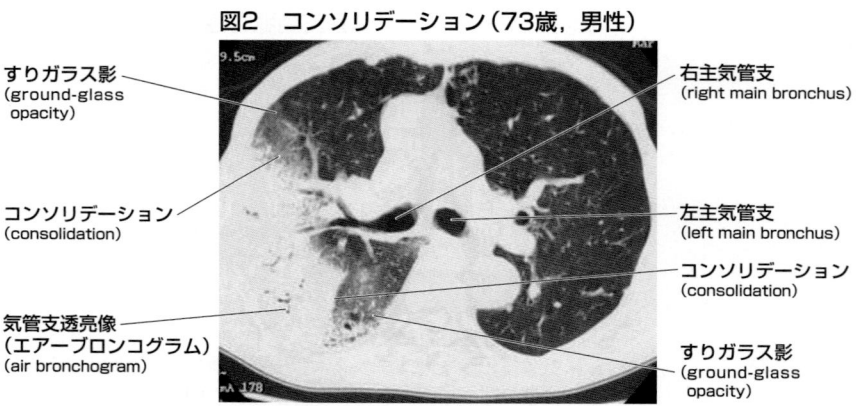

- すりガラス影（ground-glass opacity）
- コンソリデーション（consolidation）
- 気管支透亮像（エアーブロンコグラム）（air bronchogram）
- 右主気管支（right main bronchus）
- 左主気管支（left main bronchus）
- コンソリデーション（consolidation）
- すりガラス影（ground-glass opacity）

右上葉に広い範囲で高濃度の陰影があります。「内部に血管を透見することはできず」と表現されます。コンソリデーション周囲にはすりガラス影も伴っています。内部にみられる黒い樹枝状の構造は気管支〔気管支透亮像（air bronchogram：エアーブロンコグラム）*1〕です。

知って得するアラカルト

＊1　気管支透亮像

- すりガラス影やコンソリデーション内部にみられる気管支を「気管支透亮像」といいます。
- 気管支内の空気濃度が周囲の高濃度の陰影とコントラストとなり，黒い樹枝状，線状の領域としてみられます。
- 既存の肺組織が残っていることを示唆する所見で肺炎の特徴とされていますが，肺腺癌や悪性リンパ腫などの腫瘍でもみることがあります。
- たまたま炎症から免れた気管支が見えているだけであり，炎症性浸出がすべての気管支内に充満する場合には肺炎でも気管支透亮像は見えないこともあります。

③すりガラス影

図3 すりガラス影(37歳, 女性)

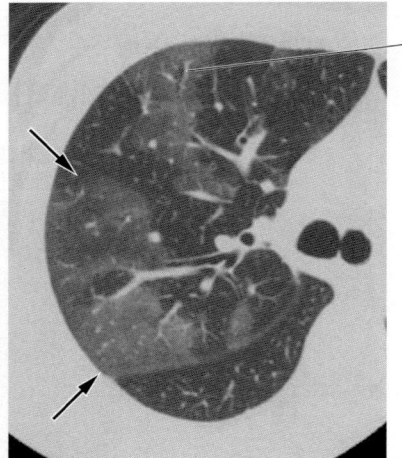

内部にみられる血管

右上葉にはまだら状の肺野濃度が淡く上昇した領域があります(→)。しかし, 陰影内部に正常血管が透見されています。すりガラス影と表現される陰影です。

④線状・網状影

図4 線状・網状影(76歳, 男性)

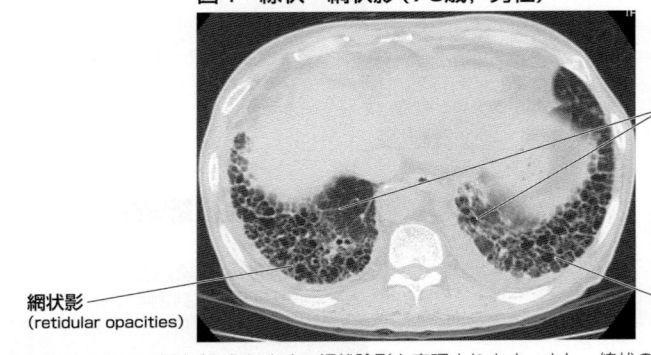

線状影(linear opacity)

網状影(retidular opacities)

網状影(retidular opacities)

両側肺に網目状の陰影がみられます。網状陰影と表現されます。また, 線状の陰影も認められます。

知って得するアラカルト

＊2 結節・腫瘤影
- 円形から楕円形の陰影です。
- 最大径が3cm以下の病巣を「結節」, 3cmをこえる場合を「腫瘤」と表現します※。
- ※【注】：3cmで結節と腫瘤を分ける基準は肺の分野独自の基準であり, ほかの臓器には適用できないので注意が必要です。

＊3 consolidation(コンソリデーション)
- 肺胞腔の空気の空間が病変で充満し, 肺野条件で肺の血管と同じくらい高濃度の陰影のことをいいます。
- しばしば楔形の形状を示します。
- 「浸潤影」と呼ばれることもあります。

＊4 すりガラス影
- コンソリデーションと対になる陰影濃度を示す言葉で, 淡く肺野濃度が上昇した陰影で, 内部に肺野の血管が透見できる陰影と定義されています。

＊5 線状・網状影
- 網目状にみえたり, 線状にみえたりする細い高濃度の陰影です。
- すりガラス影内部に網状影がみられる場合もあります。

● 画像の読影には, 異常陰影の種類, 分布を正確に表現することが必要です。
● 肺の異常陰影には, **結節/腫瘤影(図1)**＊2, **consolidation(コンソリデーション)(図2)**＊3, **すりガラス影(図3)**＊4, **線状・網状影(図4)**＊5などがあります。
● これらの異常陰影を示す言葉を正確に使って病変を表現することにより, 診断がある程度絞られてきます。
● 結節, 腫瘤影は**肺癌**や肺の**結核**などの**肉芽腫**などでよくみられます。
● コンソリデーションは通常の**細菌感染**による肺炎でみられる所見です。
● すりガラス影は非感染性(病原体によらない)肺炎や**ウイルス肺炎**でよくみられます。
● すりガラス影が限局性の場合はしばしば**肺腺癌**のことがあります。
● 線状, 網状影は肺炎の治癒後の線維化(古い炎症性変化)や**特発性肺線維症**でよくみられます。
● しばしば, これらの陰影が混在しています。
● これらの用語は単純X線撮影, CTともに共通ですが, 単純X線撮影の場合はコンソリデーションとすりガラス影の区別は難しいことが多いといえます。

●陰影分布

単純X線撮影

● 症例1（慢性好酸球性肺炎：19歳，女性）●

図1　胸部単純X線正面像
（上肺優位な慢性好酸球性肺炎）

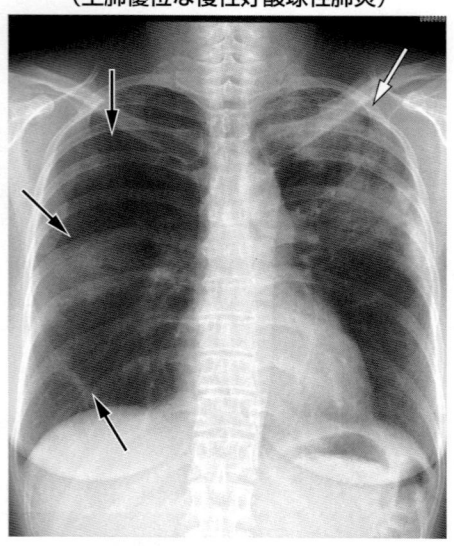

左の上肺野優位に**コンソリデーション**がみられます（⇒）。右肺では上肺野に加えて一部中〜下肺野にもコンソリデーションを認めます（→）。慢性好酸球性肺炎ではこのような上肺野末梢優位の分布が特徴とされています。

● 症例2（特発性肺線維症：71歳，男性）●

図2　胸部単純X線正面像
（下肺優位な特発性肺線維症）

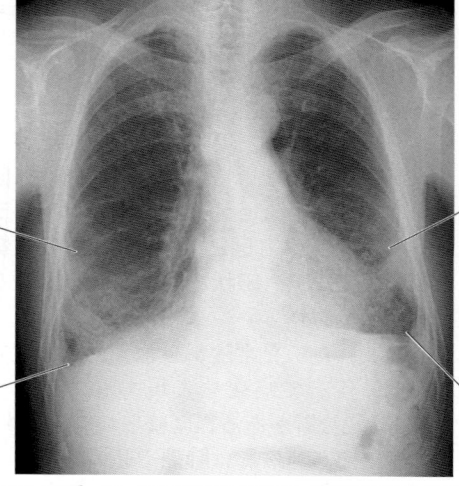

- コンソリデーションおよび網状影 (consolidation, retidular opacities)
- 肋骨横隔膜角 (costophrenic angle)

両側下肺野優位に**コンソリデーション**と**網状影**の混在した陰影を認めます。また，両側の肋骨横隔膜角は鈍化しています。

症例3（肺水腫：77歳，男性）

図3　胸部単純X線正面像
（肺門側優位な肺水腫）

- コンソリデーション（consolidation）
- 網状影（retidular opacities）
- 胸水（pleural effusion）
- コンソリデーション（consolidation）
- 心拡大（cardiomegaly）
- 胸水（pleural effusion）

両側の肺門側優位に**コンソリデーション**があります。右肺の末梢側には網状影もみられます。また，著しい心拡大と胸水の存在を示唆する**肋骨横隔膜角の鈍化**[*6]がみられます。

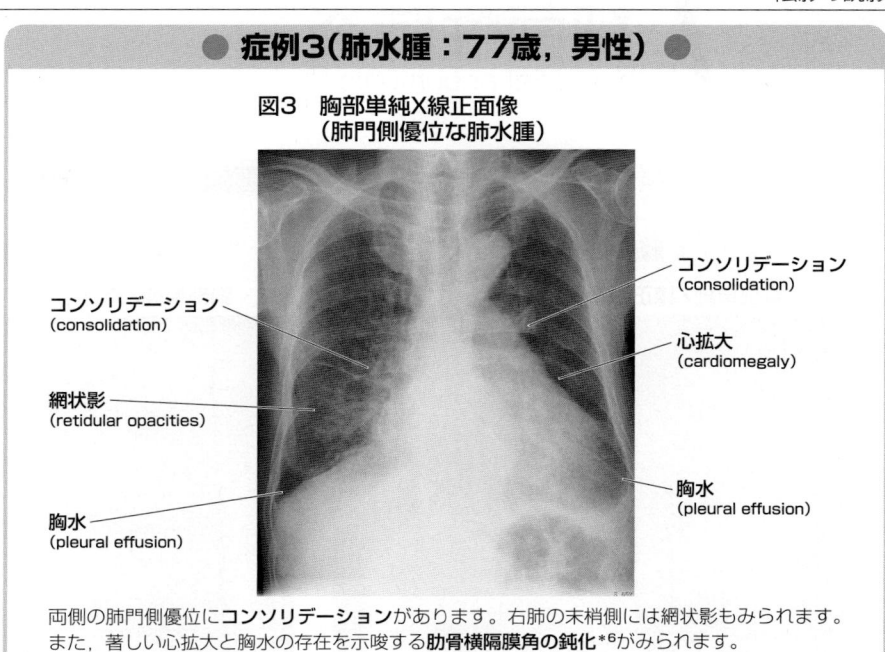

知って得するアラカルト

*6　肋骨横隔膜角の鈍化

・通常は胸部単純X線写真で鋭角を示している肋骨横隔膜角が鈍化する所見で，胸水が溜まる，もしくは胸膜が癒着することなどによってみられる所見です（図5）。

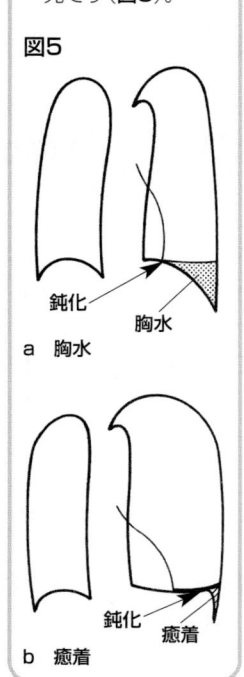

図5
a　胸水（鈍化／胸水）
b　癒着（鈍化／癒着）

症例4（慢性好酸球性肺炎：61歳，女性）

図4　胸部単純X線正面像
（外層優位な慢性好酸球性肺炎）

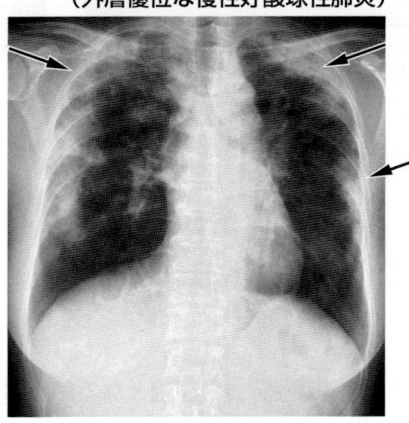

両側肺胸膜の直下外層優位に**コンソリデーション**がみられます（→）。

- 陰影の分布については，上肺野もしくは下肺野が優位か，また，肺の中枢側（肺門側）優位か末梢側（胸膜側）優位かに着目します。
- 病変分布は病気の鑑別診断にしばしば有用な情報をもたらします。
- 上肺優位な分布の病気（図1）には，**サルコイドーシス，珪肺症，ランゲルハンス組織球症，肺結核，慢性好酸球性肺炎**などがあります。
- 下肺優位な分布の病気（図2）には**特発性肺線維症，転移性肺腫瘍**などがあります。
- 中枢側優位な分布の病気（図3）には**心原性肺水腫，カリニ肺炎**などがあります。
- 末梢側優位な分布の病気（図4）には**慢性好酸球性肺炎，特発性肺線維症**などがあります。

【参考文献】
1) Webb WR, Muller NL, Naidich DP:High-resolution computed tomography findings of lung disease. In:Langlois A, et al.:ed. High-resolution CT of the lung. 3rd ed, 71-192, Lippincott Williams and Wilkins, Philadelphia, 2001.

2 胸部

疾患編—呼吸器感染症

1 細菌性肺炎
bacterial pneumonia

● 症例と正常画像 ●

肺炎球菌肺炎

図1　胸部単純X線正面像

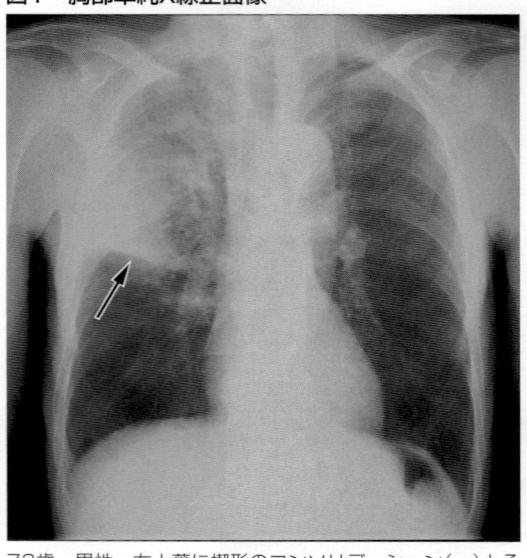

73歳，男性。右上葉に楔形のコンソリデーション（→）とその周囲のすりガラス影があります。細菌性の肺炎として典型的な像です。

正常

図2　胸部単純X線正面像

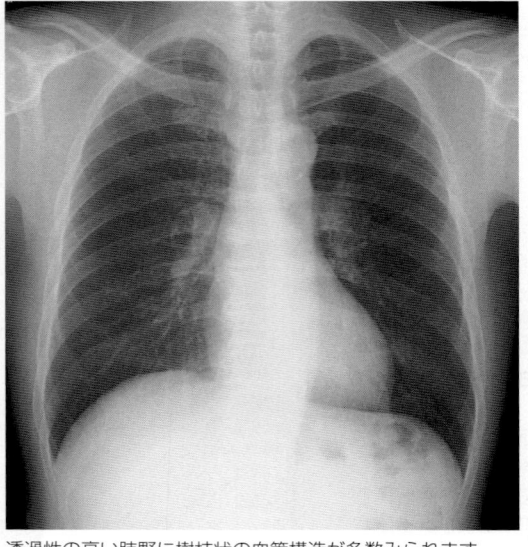

透過性の高い肺野に樹枝状の血管構造が多数みられます。

●疾患概念

- 病原体が主に気道から肺に入り，肺で炎症を引き起こした状態を肺炎といいます。
- 感染性肺炎の原因となる病原体

  ウイルス
  細菌 ── 細菌性肺炎
  真菌
  寄生虫

- 感染性肺炎のうち細菌によって引き起こされた肺炎が**細菌性肺炎**です。
- 通常は空気から菌が気道に入って，気管支を通って肺にいたり発症します。
- 肺炎の原因菌の確定は画像ではなく喀痰や血液の培養などの検査でなされます。

●画像診断技術

- 単純X線撮影
- CT（含む高分解能CT）

modality

◆ 単純X線撮影

- 肺炎の疑われる患者において第1選択となる検査です。
- 通常は立位正面（背→腹），側面（右→左）の撮影が行われます。

◆ CT

- 通常は肺炎患者では施行されない検査です。
- CTは病変の検出能においては胸部単純X線撮影より優れています。
- 肺炎が疑われる患者におけるCTの適応は，①症状から肺炎が疑われるが胸

部単純X線撮影で異常がない場合，②通常の治療に反応しない場合，③免疫状態が悪い患者さんの肺炎，④感染以外の肺炎が疑われる場合などです。

●画像所見のポイント

◆単純X線撮影
- コンソリデーションを示す場合が多くみられます（**図3**）。

- しばしばコンソリデーション内部に**気管支透亮像**が認められます。
- 血管，気管支に沿った**多発結節影**や**すりガラス影**を示す場合もあります。

◆CT
- **コンソリデーション**もしくは気管支血管に沿った**結節**を示す場合が多くみられます。
- しばしばコンソリデーション内部に**気管支透亮像**が認められます。
- **すりガラス影**を示す場合もあります。
- しばしば，CTではコンソリデーション，気管支血管に沿った結節，すりガラス影が混在しています（**図4**）。
- 気管支血管に沿った結節がみられる場合や，肺の区域に沿った楔形の陰影の場合は感染による肺炎の可能性が高いといえます。

単純X線撮影

図3　胸部単純X線正面像
　　　（マイコプラズマ肺炎：17歳，男性）

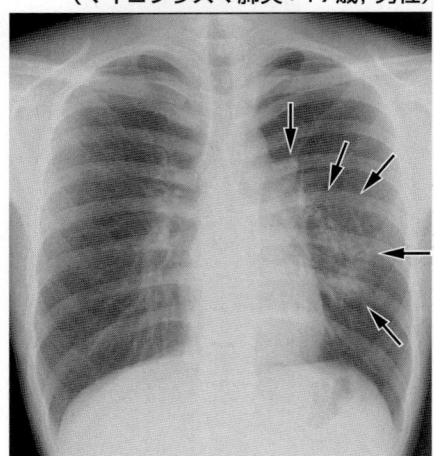

左の中下肺野に多数の結節影がみられます（→）。また，肺の血管自体も太くなっています。左の肺門部が右に比べて腫大しており，左肺門部にリンパ節腫大が疑われます。

高分解能CT

図4　1mmスライス厚高分解能CT
　　　（肺炎球菌肺炎：37歳，女性）

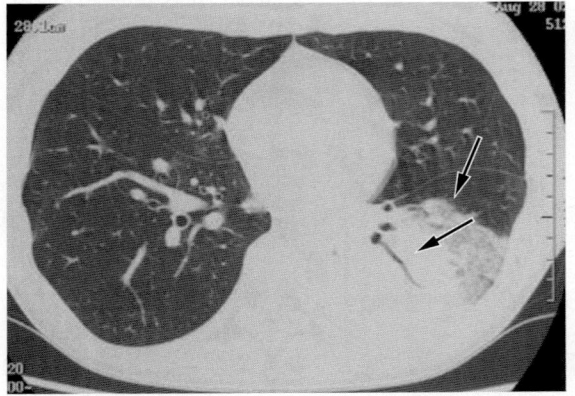

左の下葉に気管支透亮像（→）を伴うコンソリデーションがあります。典型的な細菌性肺炎の所見です。

図5　1mmスライス厚高分解能CT
　　　（マイコプラズマ肺炎：17歳，男性）

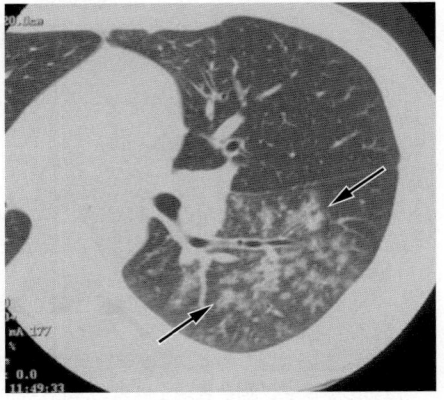

左の下葉に末梢の気管支血管束に沿った小葉中心性結節があります（→）。肺炎の1つのパターンです。

胸部―疾患編

2 胸部 — 疾患編—呼吸器感染症

2 肺膿瘍
lung abscess

● 症例と正常画像 ●

肺膿瘍

図1　胸部単純X線正面像

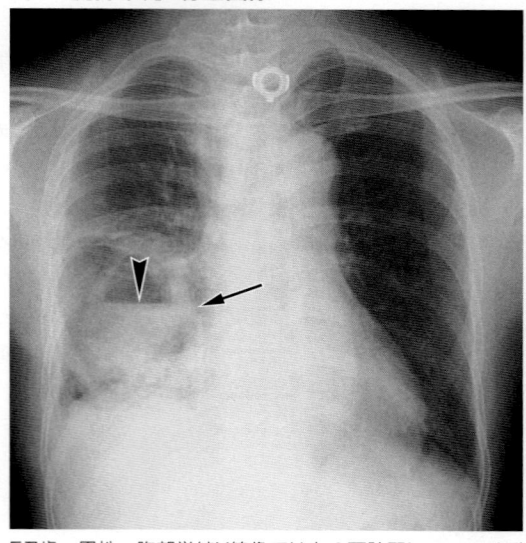

57歳，男性。胸部単純X線像では右の下肺野にコンソリデーションがあり，内部には空洞がみられます（→）。空洞内には液面形成があります（▶）。典型的な肺膿瘍の所見です。また，右肺は全体に淡くすりガラス状に濃度が上昇していますが，胸水の存在のためと考えられます。

正常

図2　胸部単純X線正面像

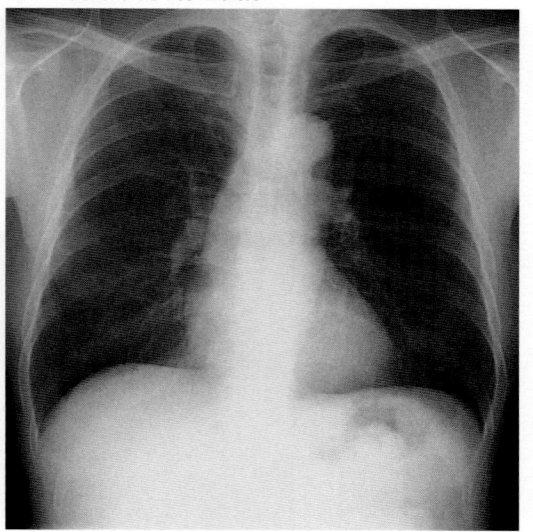

● 疾患概念

- 細菌性肺炎が重度で，肺炎の一部で肺組織が破壊され膿が溜まった状態を「**肺膿瘍**」といいます。
- しばしば **空洞** *1 を形成します。
- さまざまな種類の細菌で肺膿瘍を形成しますが，一般に毒力の強い菌で膿瘍を形成しやすいといわれています。黄色ブドウ球菌，クレブシエラ菌などが代表的な原因菌です。

● 画像診断技術

- 単純X線撮影
- CT（含む高分解能CT）

modality

◆ 単純X線撮影
- 第1選択となる画像検査です。
- 通常は立位正面（背→腹），側面（右→左）の撮影が行われます。

知って得するアラカルト

***1　空洞**
- 病変の一部が壊死を起こし液状になり，その液体の溜まった空間が気管支と交通し，液体が経気管支的に排出され空気が溜まった状態を「空洞」といいます。
- 一方，もともと限局性に肺組織に空気が溜まっている状態を「**肺嚢胞**（図7）」といいます。
- 一般に空洞は壁が厚く，肺嚢胞は壁が薄いのですが，鑑別が難しい場合もあります。画像表現上は壁の厚さが3mm未満のものを肺嚢胞と表現します。

◆ CT（含む高分解能CT）
- 胸部単純X線撮影では十分な診断が下せない場合に用いられます。
- 通常の肺全体のCTに加え，病変の高分解能CTが一般に施行されます。
- CT（特に造影CT）では縦隔条件により空洞化していない肺膿瘍を診断することが可能です。
- CTを用いても肺膿瘍の原因菌を推測するのは困難です。

●画像所見のポイント

◆ 単純X線撮影
- コンソリデーションを示します。
- 空洞化した場合には，コンソリデーション内部に空気の濃度の空間ができます（図1）。
- 空洞化していない場合は通常の肺炎と区別はつきません（図5）。
- ときに**腫瘤影**を示します。

◆ CT（含む高分解能CT）
- **コンソリデーション**を示します。
- **腫瘤影**を示す場合もあります。
- CTの縦隔条件では，**膿瘍**の空間はコンソリデーション内部の低濃度域としてみられます（図6）。造影CTでは膿瘍部分に造影剤が入らないので，より明瞭に膿瘍を描出することができます。
- 空洞化した場合にはコンソリデーション内部の空気の溜まった空間（**気腔**）がみられます。
- 空洞を示す疾患には細菌性肺膿瘍以外では，**結核，真菌感染，寄生虫感染，肺癌，ウェジナー肉芽腫症**などが知られています。

CT

図3　5mm厚胸部CT（縦隔条件）（肺膿瘍）

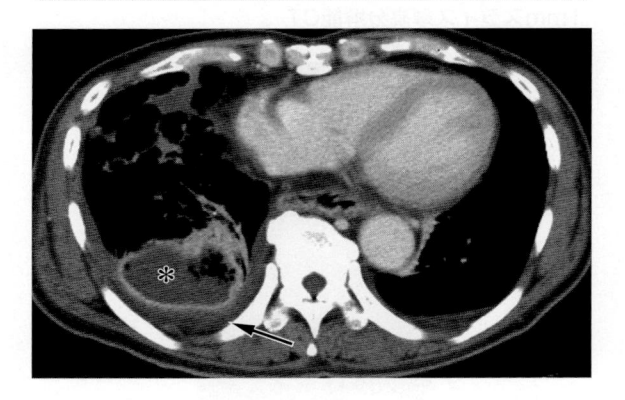

図4　5mm厚胸部CT（肺野条件）（肺膿瘍）

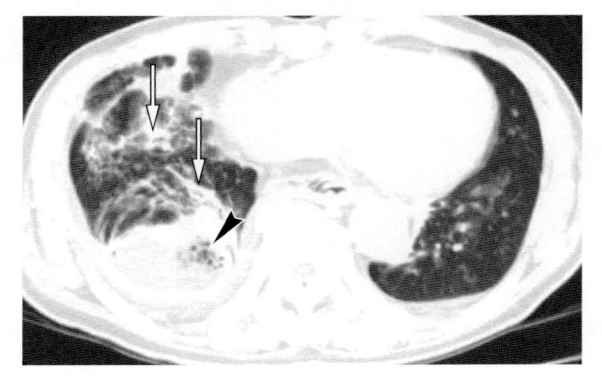

同じ患者さん（57歳，男性）の胸部CTでは空洞を形成し，内部に液体（膿）（＊）と空気（►）が溜まっているようすがよりよく描出されています。背側には胸水（→）もみられます。また，膿瘍の腹側には線状影，consolidation（コンソリデーション）がみられます（⇒）。

肺膿瘍

単純X線撮影

図5　胸部単純X線正面像（肺膿瘍：82歳，男性）

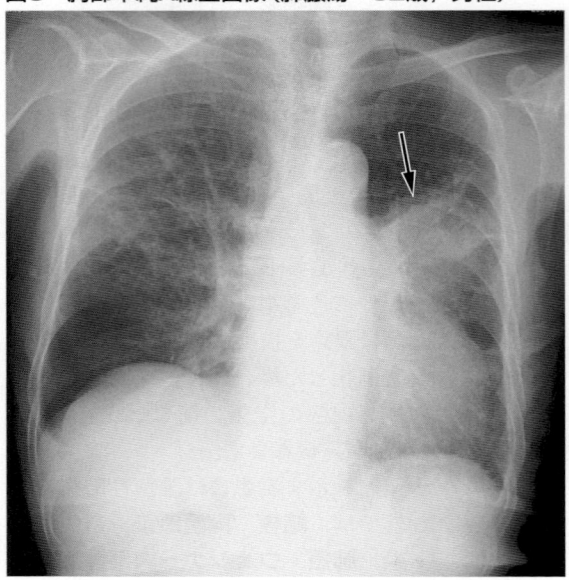

胸部単純X線像では左中に肺野にコンソリデーションがあります（→）。通常の肺炎との区別は困難です。

造影CT

図6　1mm厚胸部CT（縦隔条件）（肺膿瘍：82歳，男性）

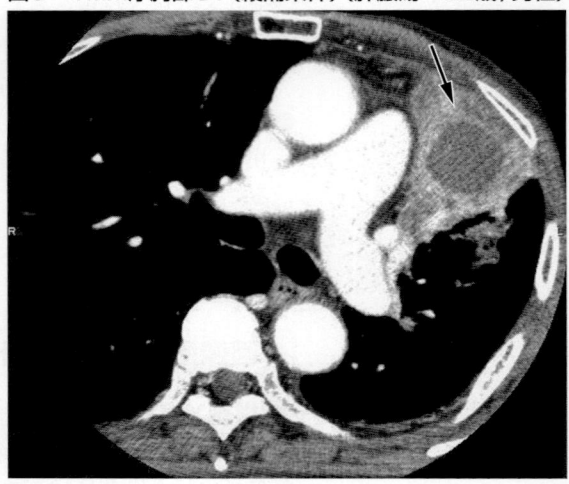

造影CTではコンソリデーション内部の膿瘍が低濃度域として確認ができます（→）。

高分解能CT

図7　1mmスライス厚高分解能CT（肺囊胞：61歳，男性）

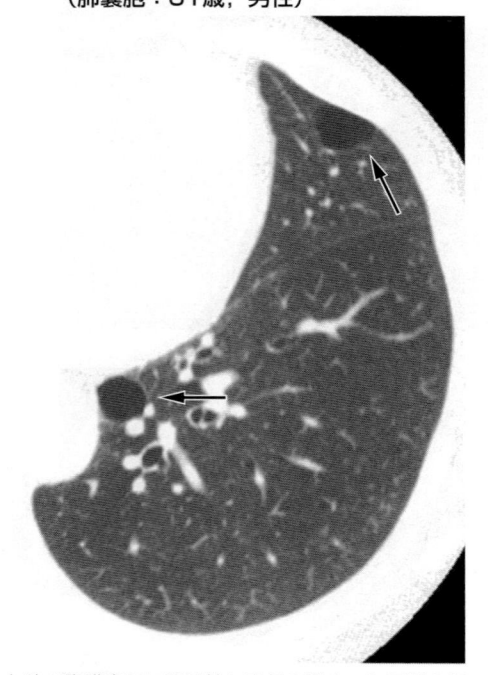

左肺の胸膜直下に限局性に空気の溜まった円形の領域があり（→），肺囊胞の所見です。大きさが1cm以上で，このような肺に囊胞を作るような特別な疾患のない患者さんにみられる散在する肺囊胞を「ブラ（bulla）」といいます。肺気腫にみられる場合も「ブラ」といいます。

2 胸部

疾患編—呼吸器感染症

3 結核性肺炎
tuberculous pneumonia

● 症例と正常画像 ●

2次結核

図1　1mm厚高分解能CT

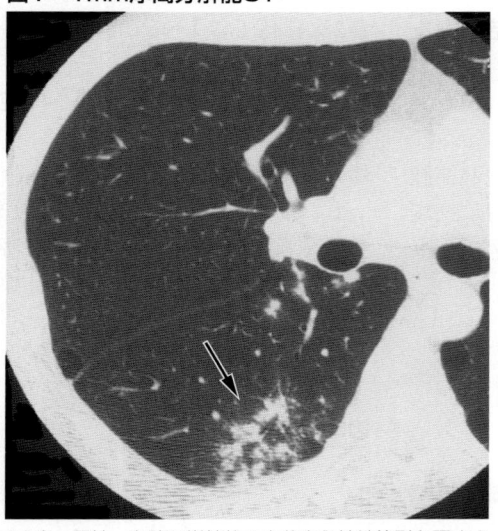

39歳，男性。右肺に樹枝状の小葉中心性結節影を認めます(→)。

正常

図2　1mm厚高分解能CT

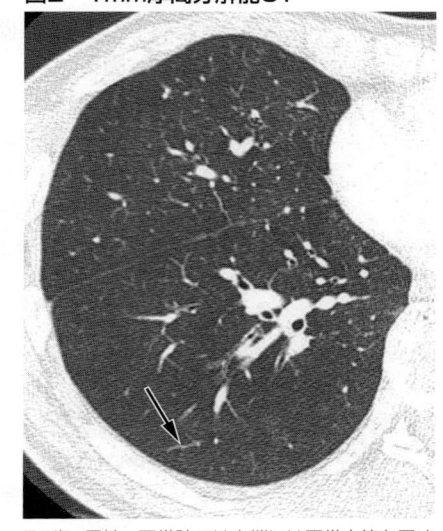

54歳，男性。正常肺では末梢には正常血管を示す細い樹枝状の陰影を認めるのみです(→)。

● 疾患概念

- **結核菌**による肺の感染症を「肺結核」といいます。
- 結核も細菌の一種ですが，通常の細菌とは病態や治療法が異なるため通常の細菌性肺炎とは臨床的に区別して扱われています。
- 抗結核剤の発見から減少の一途でしたが，日本でも1985年以降は横ばいからわずかに増加傾向を示しています。
- 結核は大きく①**初期結核**（初感染結核）と②**2次結核**（再燃による結核）に分けられます。
- それぞれについてさまざまな病態が知られています。

● 画像診断技術

modality
- 単純X線撮影
- CT（含む高分解能CT）

◆ 単純X線撮影
- 第1選択となる検査です。
- 通常は立位正面（背→腹），側面（右→左）の撮影が行われます。

◆ CT（含む高分解能CT）
- 胸部単純X線撮影の次に施行される検査です。
- 肺結核が疑われる場合には積極的にCT検査が施行されています。
- CTでは結核の**リンパ節腫大，気道に沿った結節，胸水**などをよりよく検出できます。

● 画像所見のポイント

◆ 単純X線撮影
- 初期結核では**胸水**と**肺門リンパ節腫大**がみられます。また，肺野にはコンソリデーションがみられます。
- 初期結核では**空洞形成**は比較的まれです。
- 2次結核では，**上葉優位**の**結節影**を示します(図3)。

◆ CT(含む高分解能CT)
- 初期結核では胸水と肺門リンパ節腫大がみられます。肺野では特に病変分布に特徴のないコンソリデーションを示します。
- 造影CTで観察される**中心部が低濃度のリンパ節腫大**は結核に特徴的とされています。
- 肺野の空洞を伴う結節は比較的まれとされています。
- 2次結核では，上葉背側，下葉の上区(S6)優位の気道に沿った**小葉中心性結節**[*1]を示します(図1)。
- 2次結核では1〜2cmの結節がみられる場合もあります。
- 2次結核では結節はしばしば**空洞**を形成します。
- 比較的大きな結節は「**結核腫**」と呼ばれ，肺癌との区別が問題になります。
- 糖尿病，AIDSなどの免疫が落ちている状態での結核感染症は非典型的な像を示します。

知って得するアラカルト

＊1　小葉中心性結節
- 2次小葉単位での高分解能CT読影の際の所見です(図5)。
- 2次小葉の中心を走行する肺動脈に沿って結節がある場合をいいます。
- ちょうど，小葉の中心付近に結節があることになるので小葉中心性と表現されます。
- 通常は経気管支的に病変が広がっていることを示唆する所見で，肺の感染症を示唆する重要な所見です。
- 病変は厳密には細気管支およびその周囲に存在していますが，肺動脈と気管支が伴走しているため画像上は肺動脈に沿って病変があるようにみえます。木に実がなっているようなイメージです。

図5　小葉中心性結節

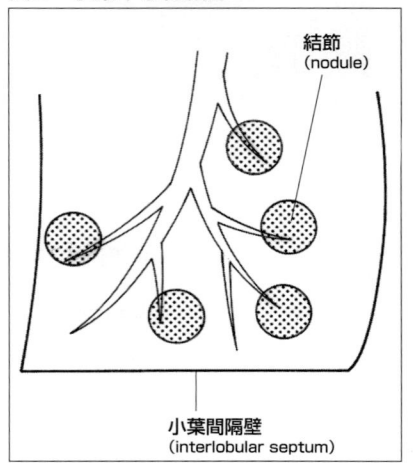

結節 (nodule)

小葉間隔壁 (interlobular septum)

Q & A

Q 過去の結核のあとと現在の活動性結核病変は区別することができますか?

A ・難しい場合もありますが，空洞性結節，tree-in-bud appearance (芽をふいている木のような像という意味。小葉中心性結節＋細気管支肥厚像)，中心部低濃度の壊死性リンパ節，胸水などを見たら活動性結核を疑うことができます。

単純X線撮影

図3　胸部単純X線正面像（2次結核：80歳，男性）

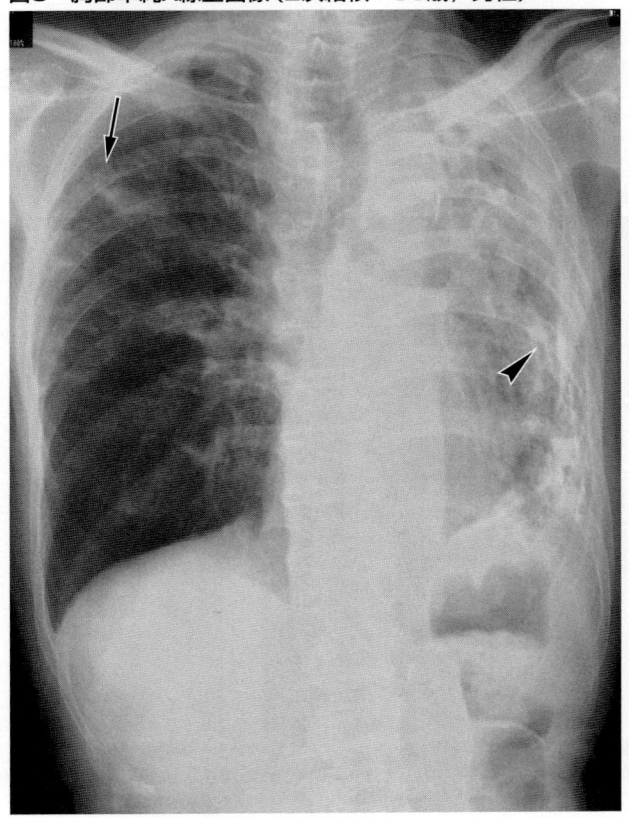

右上中肺野に多発性に結節影を認めます。少し大きな2cm大の結節もあります（→）。左肺は容積が右に比べ減少しており，胸膜に沿って石灰化がみられます（▶）。また，肺野濃度は全体に上昇しています。過去の結核性胸膜炎，肺野の結核性肺炎の治癒後の像です。

CT

図4　7mm厚胸部CT（肺野条件）（2次結核：80歳，男性）

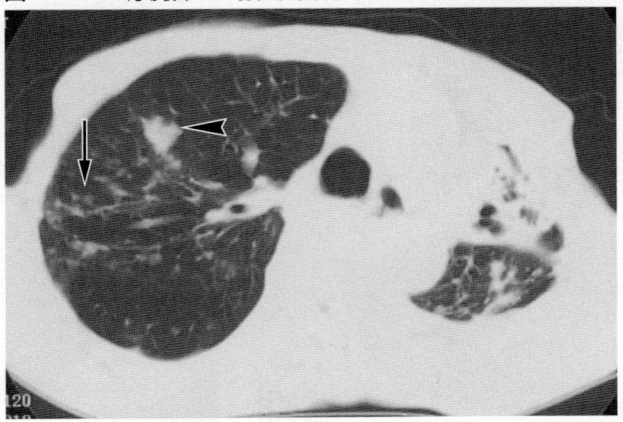

CTでは小葉中心性結節（→）とやや大きな結節（▶）のようすがより詳細に観察できます。

2 胸部

疾患編―呼吸器感染症

4 粟粒結核
miliary tuberculosis

● 症例（粟粒結核：58歳，女性）●

単純X線撮影

図1　胸部単純X線正面像

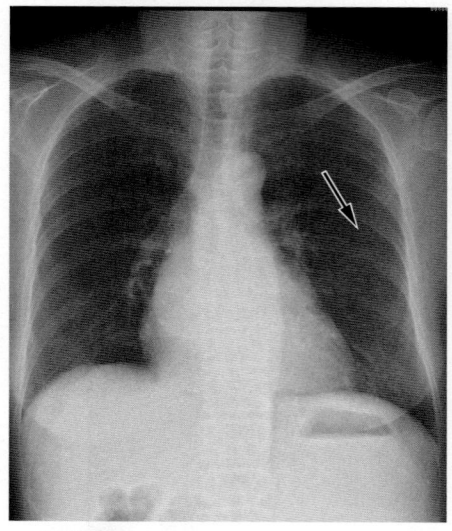

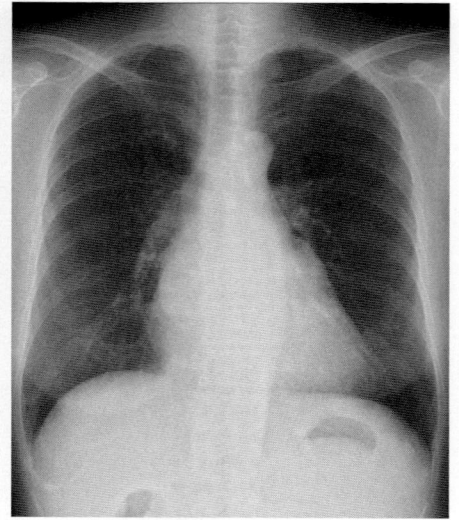

a　粟粒結核
両肺にびまん性に小さな結節が多発しています（→）。かすかな所見ですが，bの治癒後の像と比較すると明らかです。

b　粟粒結核治療後

高分解能CT

図2　1mm厚高分解能CT

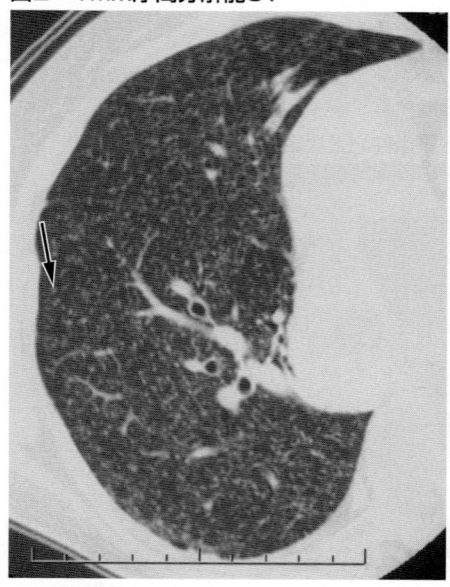

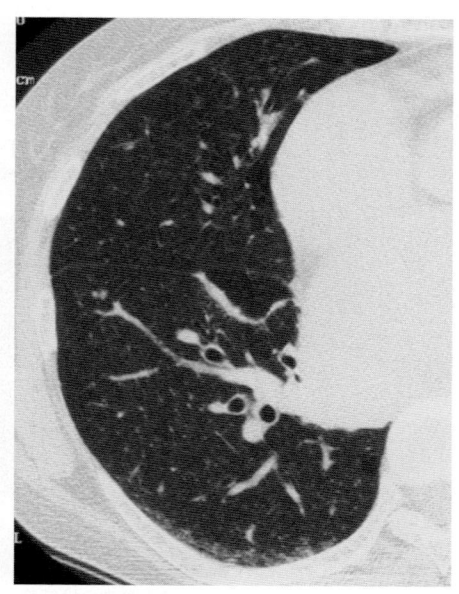

a　粟粒結核
CTでは末梢の気管支血管束と関連性のない小結節がびまん性にみられます（→）。やはり，治療後のbの像と比べると明らかです。

b　粟粒結核治療後

●疾患概念

- 肺結核症の1つのパターンで，血行性に結核菌が肺にばらまかれた状態です。
- 肺全体に多数の結核病巣がみられます。
- 肺が最も有名ですが，肝臓，脾臓，骨髄にも起こることが知られています。

●画像診断技術

modality
- 単純X線撮影
- CT（含む高分解能CT）

◇ 単純X線撮影
- 第1選択となる検査です。
- 通常は立位正面（背→腹），側面（右→左）の撮影が行われます。

◇ CT（含む高分解能CT）
- 病変の検出能は胸部単純X線撮影より優れ，胸部単純X線撮影で確定診断できない場合に有用です。
- 2次小葉単位でも病変分布の評価でかなり正確な診断が可能です。

●画像所見のポイント

◇ 単純X線撮影
- 両側肺に多発する小さな結節影として認められます（図1a）。
- 結節は上葉のほうがやや大きいことが多いです。

◇ CT（含む高分解能CT）
- 両肺にびまん性に存在する結節影としてみられます。
- 高分解能CTでは2次小葉において，小葉間隔壁や肺動脈，気管支とは関連性のない結節の分布（**ランダムな分布**[*1]）を示します（図2）。

図3 ランダムな分布

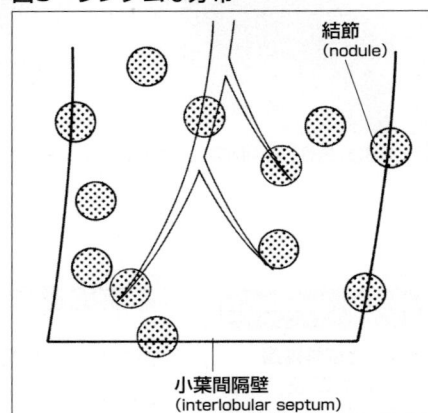

結節 (nodule)
小葉間隔壁 (interlobular septum)

知って得するアラカルト

***1 ランダムな分布**
- 2次小葉単位での高分解能CT読影の際の所見の1つです（図2a）。
- 結節が2次小葉内において，肺動脈気管支周囲，小葉間隔壁周囲などの構造に無関係にランダムに存在する場合をいいます。
- 血液を介して病変が拡がっていることを示す所見で，転移性肺腫瘍や粟粒結核でみられる所見です。

【参考文献】
1) 村田喜代史, 上甲 剛, 池添潤平ら:肺感染症. 胸部のCT, 第2版, 251-294, メディカル・サイエンスインターナショナル, 2004.
2) Fraser RS, Pare JAP, Fraser RG, Pare PD,:Infectious disease of the lungs. Synopsis of diseases of the chest, 2nd ed, 287-391, W.B Saunders company, Philadelphia, 1994.

Q & A

Q ランダムな分布を示す疾患には，ほかにはどんなものがありますか？また，その疾患との区別はCTで可能ですか？

A
- 転移性肺腫瘍（特に甲状腺癌，胃癌，膵癌など）があります。区別はしばしば難しいのですが，転移性肺腫瘍では個々の結節がきれいな円形であるのに対し，粟粒結核では結節が不整形の傾向にあります。
- 粟粒結核では，tree-in-bud appearanceを示すことがある，上肺野のほうが結節のサイズが大きい（数自体は両者ともに下肺野に多い）などの違いがあります。

2 胸部

疾患編—肺癌

1 肺癌
lung carcinoma

● 症例と正常画像 ●

肺癌（腺癌）

図1　胸部単純X線正面像

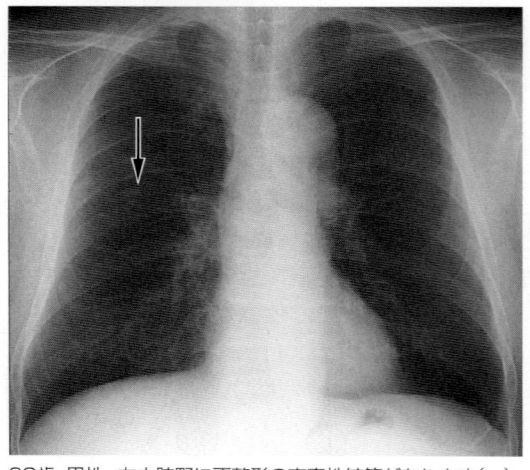

68歳，男性。右中肺野に不整形の充実性結節があります（→）。

正　常

図2　胸部単純X線正面像

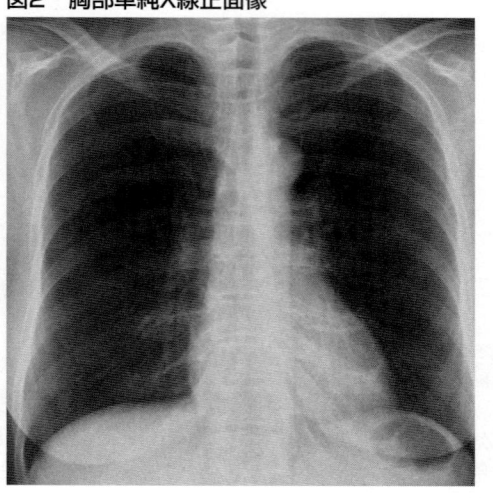

知って得するアラカルト

＊1　上皮性腫瘍
・皮膚や口腔，気管支〜肺胞，消化管などの表面を覆う細胞を「上皮細胞」といいます。
・上皮から発生した悪性腫瘍を「癌」といいます。一方，上皮性腫瘍以外の腫瘍を「非上皮性腫瘍」といい，悪性腫瘍を「肉腫」といいます。

●疾患概念

- 肺のできた**悪性腫瘍**のうち，**上皮性**＊1の悪性腫瘍を「**肺癌**」といいます。
- 肺癌は①肺から発生した**原発性肺癌**と②肺に転移した**転移性肺癌**に分類されます。
- 原発性肺癌は病理学的に①**腺癌**，②**扁平上皮癌**，③**小細胞癌**，④**大細胞癌**の4つの組織型に分類されます。
- 発生部位から①**末梢型**（図1，図4）（主に腺癌，大細胞癌），②**肺門部型**（図5，6）（主に扁平上皮癌，小細胞癌），に分類されます。

●画像診断技術

modality
- 単純X線撮影
- CT（含む高分解能CT）
- PET（positron emission tomography）

◆ 単純X線撮影
- 第1に行われる検査です。
- 通常は立位正面（背→腹），側面（右→左）の撮影が行われます。
- しかし，肺癌の進行度評価としては不十分です。

◆ CT（含む高分解能CT）
- 肺癌の画像診断や進行度評価において中心的役割を果たす検査です。
- **肺癌のCT検診**＊2も普及しつつあります。
- 肺全体のCTの撮影後，癌の病巣部を高分解能CTで撮影します。
- リンパ節の評価や腫瘍の浸潤程度の評価のため，主に造影剤を用いて行われます。
- 肺癌の進行度評価には画像検査として胸部CT以外に，**上腹部CT，骨シンチグラフィ，頭部造影MRI**などが行われます。

◆ PET(positron emission tomography)
- positron(陽電子)を放出する薬剤を投与して病巣を探します。
- 肺癌の評価では核種として通常 FDG(2-deoxy-2[^{18}F]fluoro-D-glucose)が用いられます。
- 肺癌の早期発見，リンパ節転移の有無，再発の有無，治療効果の判定などに期待が寄せられています。
- 現状ではまだ，肺癌評価のルーチン検査にはなっていません。

●画像所見のポイント

◆ 単純X線撮影(図4，5)
- 主に結節影・腫瘤影を示します。
- ときに肺癌により気管支が閉塞・狭窄し**無気肺**や**閉塞性肺炎**を起こし，コンソリデーションを示す場合もあります。
- **限局性肺胞上皮癌**などのすりガラス影を示す肺癌は胸部単純X線写真では確認できません。

◆ CT(図6，7)
- 末梢型肺癌は**結節影・腫瘤影**を示します。
- 肺腺癌では陰影濃度がすりガラス影の場合がしばしばあります。
- 肺門部型肺癌は肺門部の腫瘤を示します。肺門，縦隔の転移リンパ節と一塊になって，肺癌の腫瘤が分離して確認できない場合もあります。
- 肺門部肺癌では無気肺，閉塞性肺炎によりコンソリデーションを示す場合もあります。

◆ PET
- 腫瘍部が高い集積部位としてみられます(図8)。
- 縦隔リンパ節や他の臓器の転移も高集積としてみられます。

胸部―疾患編

高分解能CT

図3　1mm厚高分解能CT〔肺癌(腺癌):68歳，男性〕

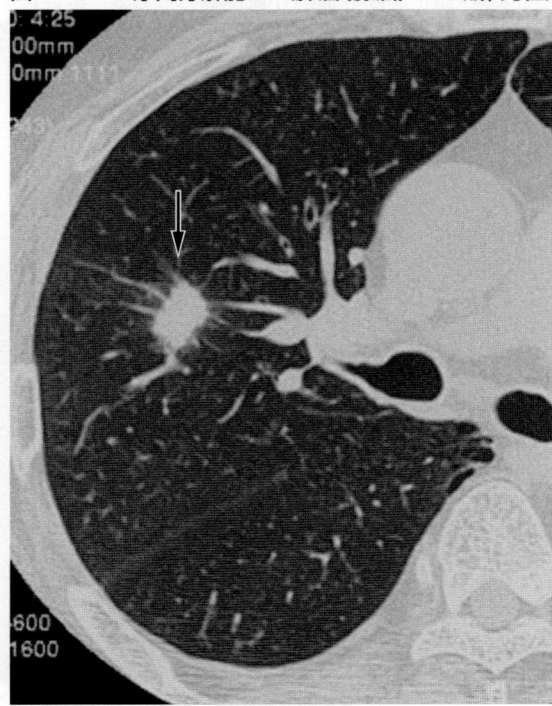

CTでは血管を巻き込む結節が認められます(→)。

知って得するアラカルト

＊2　肺癌のCT検診
- 胸部単純X線撮影の検診では癌の発見に限界があるため，CTで肺癌検診を行う試みがここ10年くらいで行われています。
- 放射線被曝を減らすため，通常は**低線量**で撮影が行われます。

単純X線撮影

図4　胸部単純X線正面像〔肺癌（腺癌）：77歳，男性〕

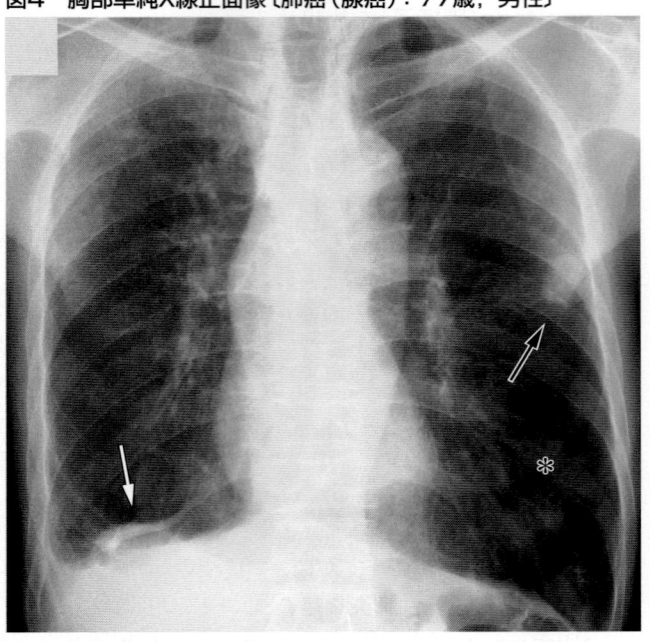

左中肺野末梢に充実性結節があります（→）。左の下肺野は透過性が亢進しており（＊），肺気腫があると考えられます。右肺底部には板状石灰化があり（⇒），古い胸膜炎があると考えられます。

単純X線撮影

図5　胸部単純X線正面像〔肺癌（小細胞癌）：78歳，男性〕

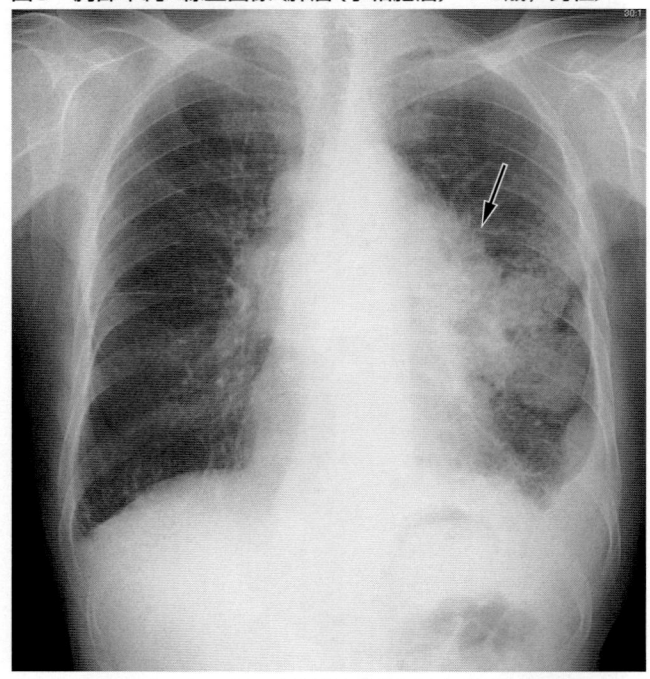

左肺門部が腫大（→）しており，連続性に肺野に腫瘤があります。肺門部型肺癌です。右の肺門も腫大しています。

CT

図6　5mm厚胸部CT（縦隔条件）〔肺癌（小細胞癌）：78歳，男性〕

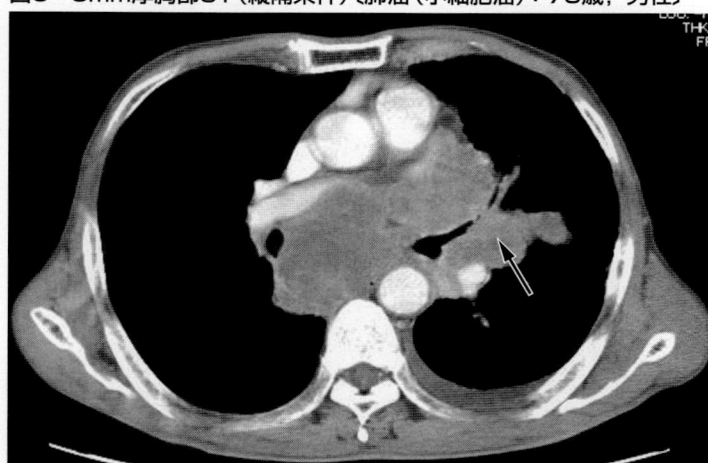

左肺門縦隔にびまん性にリンパ節腫大があり，気管支を狭窄しています（→）。

高分解能CT

図7　1mm厚高分解能CT〔肺癌（腺癌）：54歳，男性〕

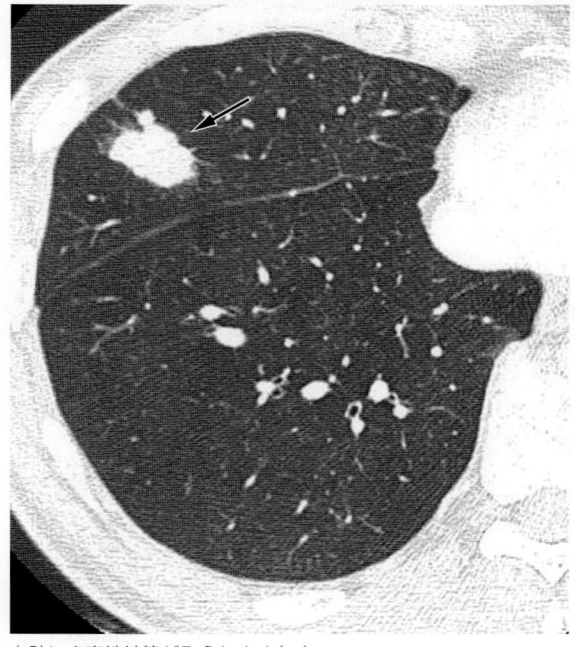

右肺に充実性結節がみられます（→）。

PET

図8　FDG-PET〔肺癌（腺癌）：72歳，男性〕

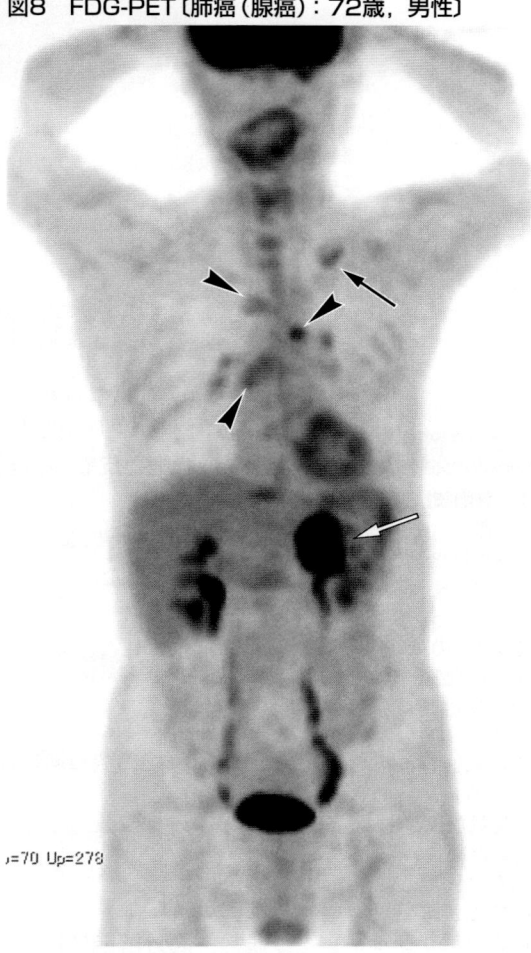

左の肺尖部に肺癌を示す集積があります（→）。縦隔リンパ節（▶），左副腎（⇒）にも集積があり，転移と考えられます。

2 異型腺腫様過形成
a typical adenomatous hyperplasia

疾患編—肺癌
胸部

● 症例と正常画像 ●

異型腺腫様過形成
図1　1mm厚高分解能CT

正　常
図2　1mm厚高分解能CT

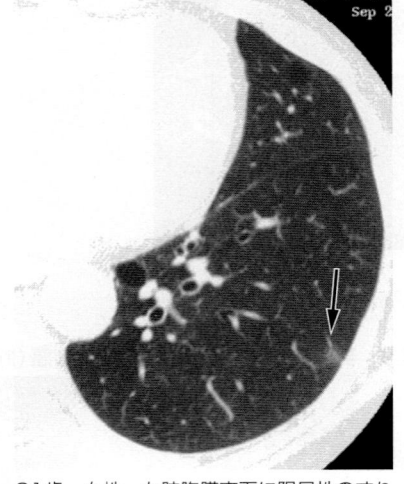

61歳，女性。左肺胸膜直下に限局性のすりガラス影(=すりガラス濃度の結節)がみられます(→)。

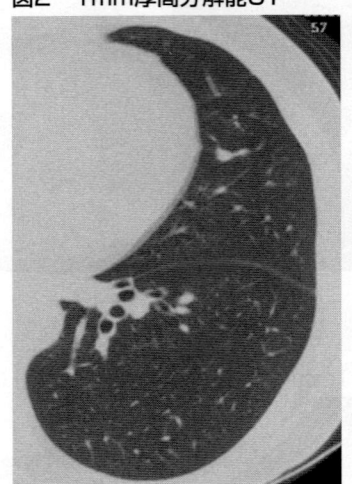

●疾患概念
- 限局性に肺胞上皮細胞が異型を有し，肺胞壁が軽度肥厚した状態です。
- 限局性肺胞上皮癌の**前癌病変**と考えられています。
- CT検診の普及によって見つかる機会が増えました。

●画像診断技術

●CT(含む高分解能CT) modality

◆CT(含む高分解能CT)
- 異型腺腫様過形成を描出できる唯一の検査です。
- 通常，**高分解能CT**にて評価を行います。

●画像所見のポイント

◆CT(含む高分解能CT)
- 胸部単純X線撮影やPET検査では描出されません。
- CT上肺胞置換型の病変の発育[*1]を反映して境界明瞭な限局性のすりガラス影として描出されます(**図1, 3**)。
- 限局性肺胞上皮癌との画像上の鑑別は困難ですが，サイズが5mm以下の場合は異型腺腫様過形成の可能性が高いと考えられます。
- 病変が多発している場合があります。

知って得するアラカルト

＊1　肺胞置換型の発育
- 腫瘍が塊を形成するのではなく，正常の肺胞に沿って進展するタイプの発育といえます(**図4, 5**)。
- 肺胞壁は厚くなりますが，肺の基本的な構造は保たれているため，肺胞に空気が残ります。そのため，CT上は病変は肥厚した肺胞壁と空気の平均化されたすりガラス影として描出されます。

高分解能CT

図3 1mm厚高分解能CT
（異型腺腫様過形成：44歳，女性）

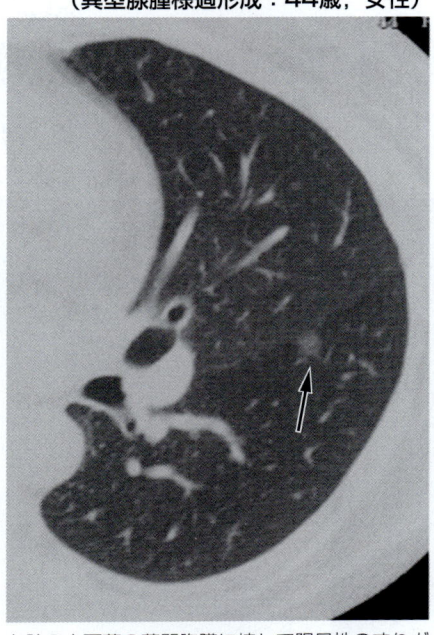

左肺の上下葉の葉間胸膜に接して限局性のすりガラス影がみられます（→）。

病理像

図4 病理像（肺胞置換型肺癌）

1画素

高分解能CT

図5 1mm厚高分解能CT（肺胞置換型肺癌）

病理像では肺胞壁に沿って腫瘍が進展し，肺胞壁が○で囲った範囲で軽度厚くなっています。四角の範囲が1画素とするとCT上は肥厚した壁と肺胞の空気（＊）が平均化されたすりガラス濃度（**図5**：→）として描出されています。

2 胸部

疾患編―肺癌

3 転移性肺腫瘍
metastatic lung tumors

● 症例と正常画像 ●

転移性肺腫瘍

図1　胸部単純X線正面像

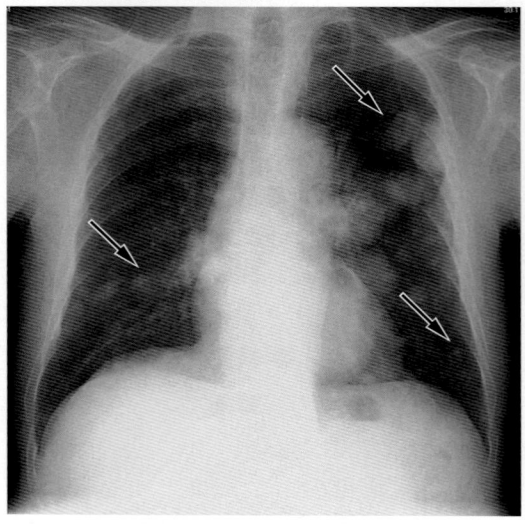

76歳，男性。両側肺に多発性の円形結節があります（→）。転移性肺腫瘍に典型的な所見です。

正　常

図2　胸部単純X線正面像

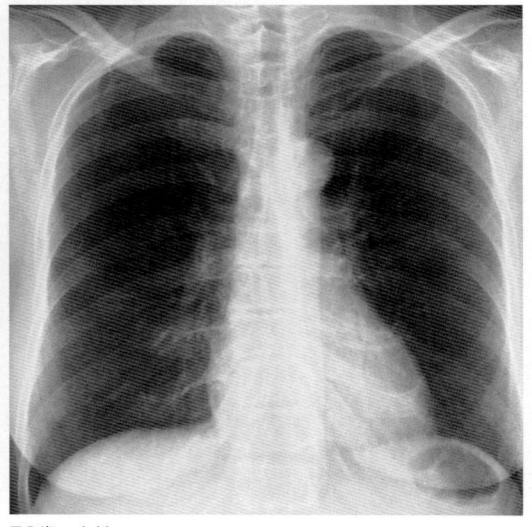

52歳，女性。

● 疾患概念

- 主に血液を介して肺に転移した病巣を「転移性肺腫瘍」といいます。
- 癌や肉腫，一部の良性腫瘍が肺に転移します。
- 原発性肺癌の肺転移の場合「**肺内転移**」と呼ばれます。

● 画像診断技術

modality
- 単純X線撮影
- CT（含む高分解能CT）

◆ 単純X線撮影
- 転移性肺腫瘍のチェックのため第1に行われる検査です。
- 通常は立位正面（背→腹），側面（右→左）の撮影が行われます。
- 簡便で被曝も少なく有用な検査です。

◆ CT（含む高分解能CT）
- 転移性肺腫瘍の検出能は単純X線撮影より優れています。
- 縦隔や鎖骨上窩リンパ節転移も同時に評価できます。
- 治療効果についてもより厳密に評価が可能です。

● 画像所見のポイント

◆ 単純X線撮影（図1）およびCT（含む高分解能CT）（図4）
- 典型的には肺の**多発結節影**を示します。
- ときに単発結節，腫瘤の場合があります。

152

- 原発性肺癌と異なり，きれいな**円形結節**の場合が多くみられます。
- 転移の検出能はCTのほうが単純X線写真より優れています。
- 粟粒結核との区別は画像上困難で，臨床的に区別することになります。

単純X線撮影	CT

図3　胸部単純X線正面像（転移性肺腫瘍：74歳，男性）

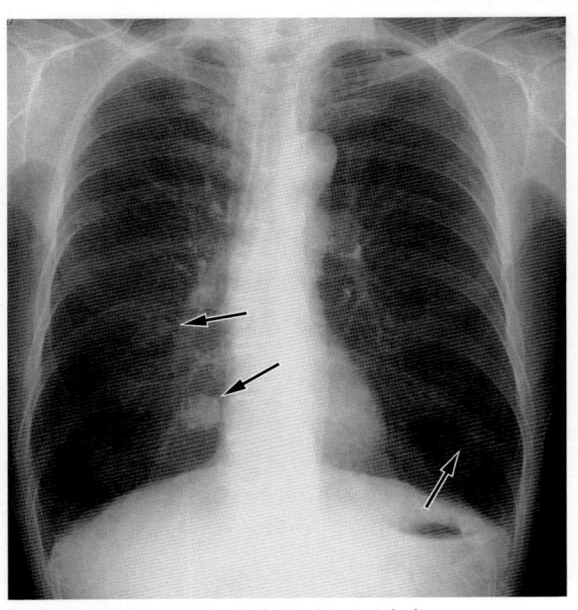

図4　5mm厚胸部CT（肺野条件）（転移性肺腫瘍：84歳，女性）

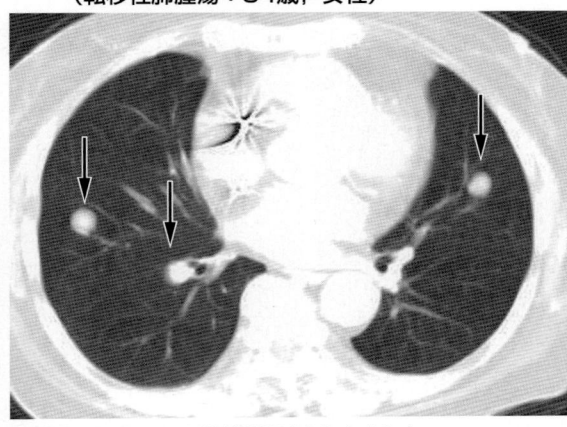

両側下肺野優位に多発性に結節がみられます（→）。

両側肺に多発性に円形結節が認められます（→）。

Q & A

Q 腫瘍が血行性以外の様式で肺に転移することはありますか？

A
- 血行性肺転移以外では，リンパ行性転移，経気道的転移がありえます。リンパ行性転移は肺内のリンパ管を介して転移するもので，通常は腫瘍の近傍に小結節を形成します。
- 経気道的転移は粘液産生性を有する肺胞上皮癌でみられることがあります。
- 血行性転移と区別のつかない結節のほか，小葉中心性結節などの気道から広がったことを示す所見がみられることもあります。

【参考文献】
1) Fraser RS, Pare JAP, Fraser RG, Pare PD:Neoplastic disease of the lungs. Synopsis of diseases of the chest, 2nd ed, 445-538, W.B Saunders company, Philadelphia, 1994.
2) 村田喜代史, 上甲　剛, 池添潤平ら:肺癌および肺良性腫瘍. 胸部のCT, 第2版, 89-198, メディカル・サイエンスインターナショナル, 2004.
3) 佐々木雅之:腫瘍FDG-PETの臨床. 日本医放会誌, 61:414-420, 2001.

2 胸部

疾患編—肺良性腫瘍

1 過誤腫
hamartoma

荒川浩明

● 症例と正常画像 ●

過誤腫

図1　胸部単純X線正面像

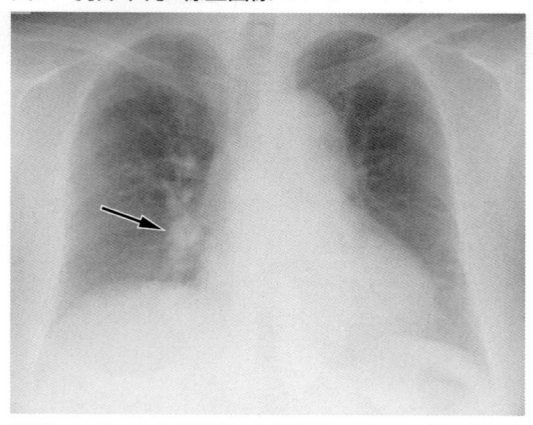

62歳，女性。右肺門部下方に肺動脈に重なって腫瘤影がみられます（→）。

図2　胸部単純X線側面像

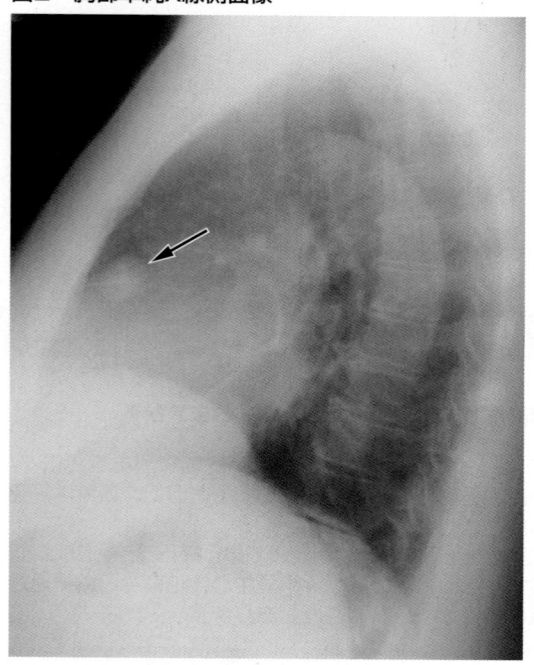

前胸壁の背側に明瞭な腫瘤影がみられます（→）。内部にもやもやとした陰影の濃い部分があり，石灰化を疑います。

正　常

図3　胸部単純X線正面像

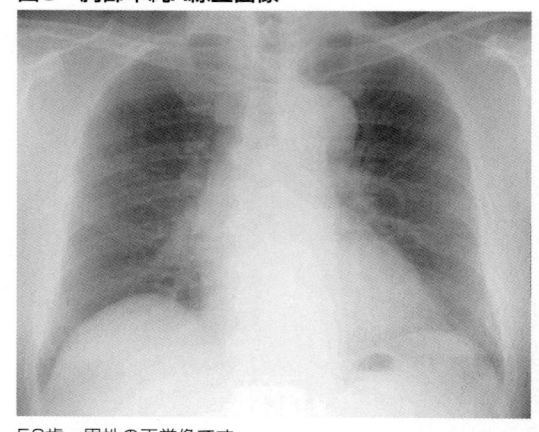

58歳，男性の正常像です。

●疾患概念

- 肺にできる**良性腫瘍のなかで最も頻度が高い**疾患です。
- 過誤腫は，本来そこにある組織が病的に発育するものであり，肺だけでなく腎や脳にもできます。
- 気管支粘膜下組織から発生するもので，**脂肪や軟骨を含む**特徴があります。
- 主に末梢の気管支から発生します。
- 一般的には良性であり，無症状であれば放置できます。

●画像診断技術

modality
- 胸部単純X線撮影
- CT

◆胸部単純X線撮影
- 腫瘤の存在，辺縁の性状，特に大きさの変化などは胸部単純X線撮影でも十分です。

◆CT
- 腫瘍内部の性状についてはCT，特に高分解能CTが優れており，診断するには必ず必要となります。
- 脂肪や石灰化など，特徴的な所見のピックアップには高分解能CTが欠かせません。

●画像所見のポイント

◆胸部単純X線撮影
- 末梢性，単発，辺縁平滑な腫瘤です。
- 石灰化がみえることは10〜15％程度ですが，特に**ポップコーン状**の粗糙なものは特異的といえます。

◆CT
- 辺縁の性状などは胸部単純X線撮影と同じです。
- 腫瘍内部に**脂肪がみえるのは34〜50％程度，石灰化は15〜30％程度**です。
- 石灰化は**ポップコーン状**の粗糙なものが特異的です。
- 脂肪は－50から－120HU程度のCT値を呈するものが多いので，腫瘍内部の低濃度部分にROI（region of interest：関心領域）をとりCT値を計るとよいでしょう。

CT

図4　肺野条件（過誤腫）

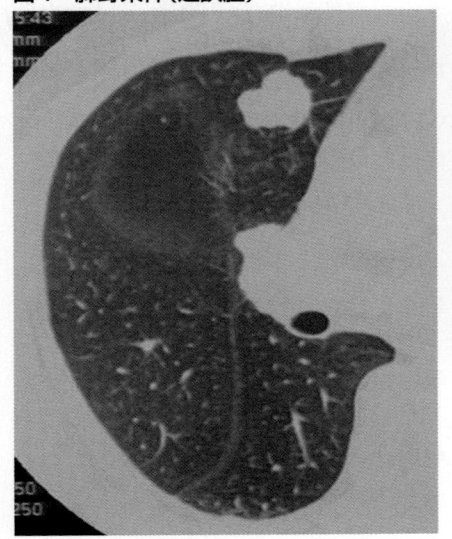

図5　縦隔条件（過誤腫）

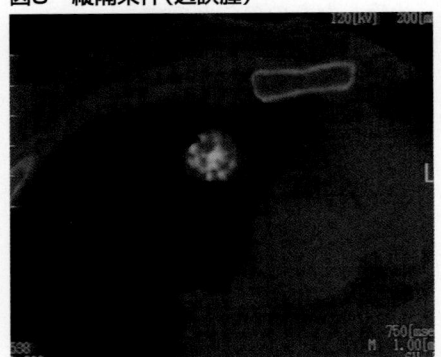

腫瘍の内部に多数の点状石灰化がみえます。一部癒合傾向があり，こうした強い石灰化は過誤腫に特徴的です。

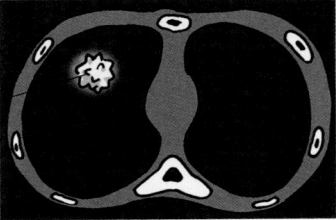

右上葉末梢に辺縁が明瞭で，ごつごつした形をした腫瘤があります。「**金平糖様**」ともいわれます。

金平糖様

過誤腫

2 胸部

疾患編—肺良性腫瘤

2 結核腫
tuberculoma

● 症例と正常画像 ●

結核腫
図1　胸部単純X線正面像

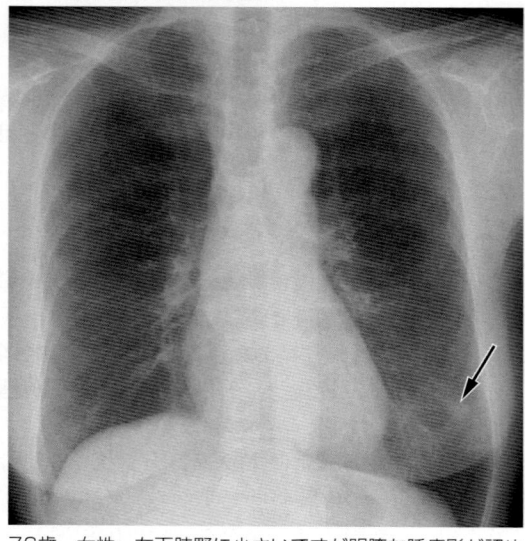

76歳，女性。左下肺野に小さいですが明瞭な腫瘤影が認められます（→）。肋骨に重なるため判りにくいのですが，反対側と比べると明らかです。

正常
図2　胸部単純X線正面像

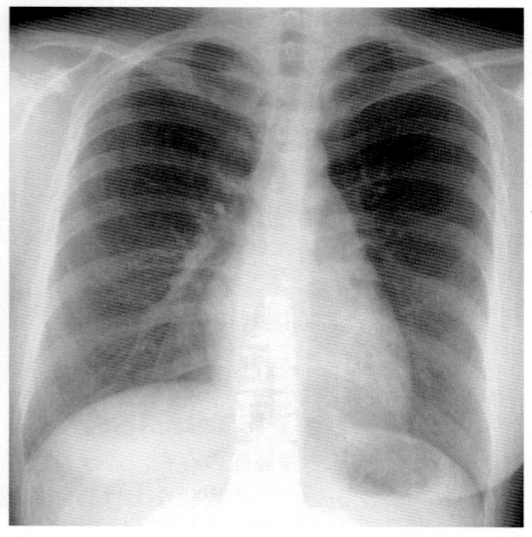

小さな腫瘤は肋骨に重なると見落としやすくなります。肺は左右あるので，両側を比べてみるようにすると見落としも少なくなります。

●疾患概念

- 過去に結核に罹り，腫瘤を形成して治癒したもののことです。
- 腫瘤のなかには結核菌が残っているのが普通で，患者の免疫状態が悪くなると再発することがあります。
- ほぼ完全に治った場合は**石灰化**を伴います。

●画像診断技術

- 胸部単純X線撮影
- CT

modality

◆胸部単純X線撮影
- 通常は無症状なので，偶然発見するきっかけになります。

◆CT
- 孤立性の腫瘤影なので，CTが次の検査として行われます。
- 肺癌などとの鑑別に重要な役割を果たします。
- 明らかに肺癌と区別がつく場合もあれば，つかない場合もあります。

●画像所見のポイント

◆ 胸部単純X線撮影
- 単発または多発する結節影です。
- **上肺野**に多い傾向があります。
- 辺縁が明瞭で，石灰化などがあれば疑わしいでしょう。

◆ CT
- CTでも結核腫は**肺癌と間違う**ことがよくあります。
- 石灰化や周囲に結核の既往を示す気管支拡張症，散布性結節影などがあれば強く疑います。
- **スピキュラ**など肺癌にみられる所見がでることもあります。

CT

図3　高分解能CT（結核腫）

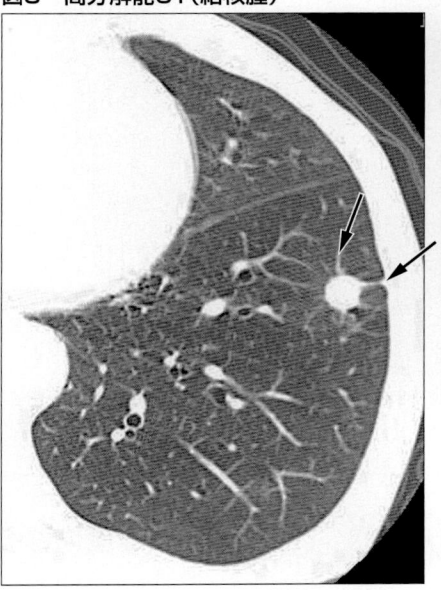

辺縁が明瞭で，周囲に線状の構造物が放射するようにみえます（→）。これは，「スピキュラ」といわれ肺癌でよくみられます。

図4　高分解能CT（縦隔条件）（結核腫）

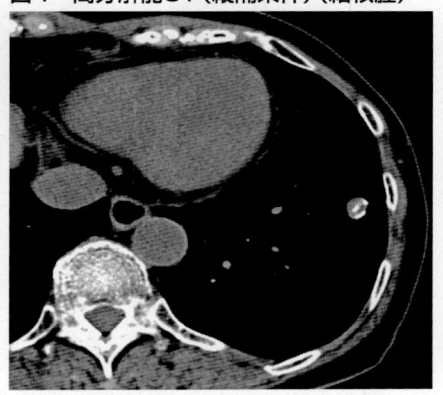

腫瘤内に石灰化がみられることから，肺癌は考えにくくなります。こうした石灰化は厚いスライス厚の画像ではみえないことが多いので，薄い厚さの画像をつくってみる必要があります。

Q & A

Q　結核腫は感染しますか？

A　・結核腫は被膜で覆われていて，結核菌はその中にいます。そのままの状態で通常は人に感染することはありません。しかし，その人の免疫能が低下するなどが原因で付近の気管支に病巣が広がったり，空洞ができたりすると感染力をもつことになります。特に，空洞がある場合は，結核菌を喀出している可能性が高く，したがって感染性があります。

2 胸部

疾患編―縦隔腫瘍

1 前腸嚢胞
foregut cyst

● 症例と正常画像 ●

心膜嚢包

図1　胸部単純X線正面像

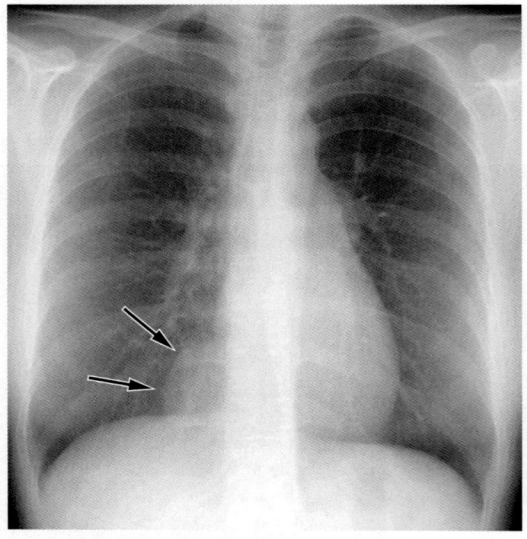

34歳，女性。心臓の右に辺縁が平滑な腫瘤影を認めます（→）。

正 常

図2　胸部単純X線正面像

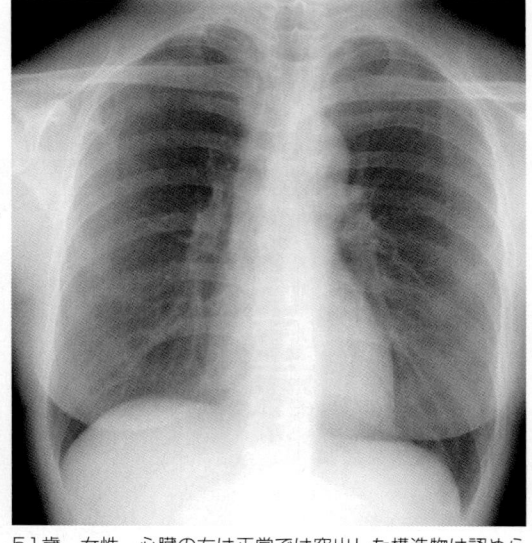

51歳，女性。心臓の右は正常では突出した構造物は認められません。

● 疾患概念

- 前腸嚢胞はその原因により以下のように分類されます。

① 気管支嚢胞
　・気管支に分化する途中での異常
② 食道重複嚢胞
　・食道に分化する途中での異常

- 胎生期のprimitive foregutといわれる組織の発生異常による疾患です。
- 粘液を含む水様の嚢胞で，薄い壁をもちます。
- 粘液のほか，空気が入っていることがあります。
- ほとんどは**気管支嚢胞**で，縦隔内発生が多いのですが，**肺内にも発生**します。
- 多くは無症状ですが，感染を契機に発見されたりします。
- 治療は，基本的に切除となります。

● 画像診断技術

- 胸部単純X線撮影
- CT
- MRI

modality

◆ 胸部単純X線撮影

- 病変の最初の検出に有用です。
- 周囲臓器との位置関係，病変の内部構造などには情報があまりありません。
- 多くは無症状であるので，検診などでの発見の契機になります。
- 内容物が水か充実性の組織かは区別ができません。

◆ CT

- 病変の位置関係，内部構造などの診断に必要です。
- 内部構造の診断にはMRIのほうがより優れています。

知って得するアラカルト

- 蛋白成分が多い場合はCT値が高く，MRIのT1強調画像で高信号を呈します。
- 胸郭内でT1強調画像が高信号の病変は少なく，嚢胞性病変では気管支嚢胞が王様です。
- T1強調画像が高信号の場合は無条件で**脂肪抑制T1強調画像**も撮像しましょう。

- CTは病変が嚢胞性であることを明らかにします。
- 濃度が高い症例では嚢胞と診断できない症例があります。
- 病変の位置関係の把握には最も優れています。

◆ MRI

- MRIのアドバンテージはその**組織分解能**の優秀さです。
- 嚢胞であるか否かの診断や液体の性状などの診断には極めて有効です。
- 胸部で**MRIの適応**となる数少ないケースに相当します。
- 基本的にCTで用は足りますが，CT値の高い嚢胞では水様性か充実性かの鑑別にMRIが有効となります。
- MRIは内容液の診断にも有効で，気管支嚢胞の診断に有効な場合があります。

● 画像所見のポイント

◆ 胸部単純X線撮影

- 辺縁明瞭な円形の腫瘤影がみられます。
- まれに空気が入っていることがあります。

◆ CT

- **辺縁明瞭な嚢胞**です。
- 内容物は水またはCT値の高い均一な構造物となります。
- まれに空気が入り込み水面がみえます。

◆ MRI

- 多くはT2強調画像で著明な高信号，T1強調画像で低信号を示します。
- T1強調画像で高信号を呈し，脂肪抑制T1強調画像でも高信号のままであれば蛋白成分の多い嚢胞で多くは気管支嚢胞となります。

CT

図3　造影CT（前腸嚢胞）

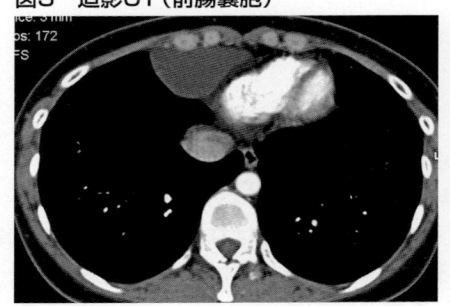

心臓に接して辺縁が明瞭で平滑な嚢胞性病変がみられます。

MRI

図4　T1強調画像（前腸嚢胞）

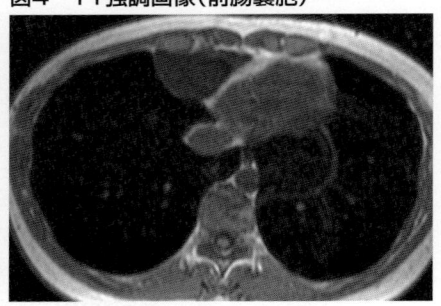

均一な低信号を呈します。

MRI

図5　T2強調画像（前腸嚢胞）

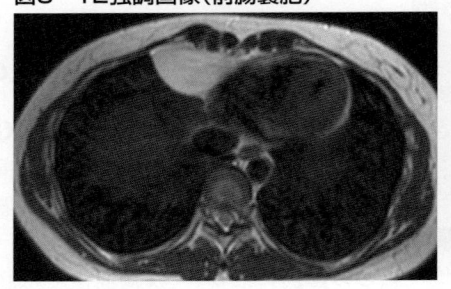

均一な高信号を呈します。

図6　Gd造影T1強調画像（前腸嚢胞）

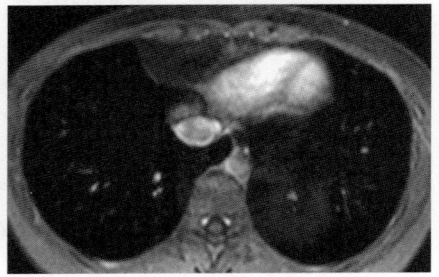

腫瘤はまったく造影されないことから，嚢胞性病変であることが確認できます。

2 胸腺腫
疾患編—縦隔腫瘍
thymoma

● 症例と正常画像 ●

胸腺腫
図1　胸部単純X線正面像

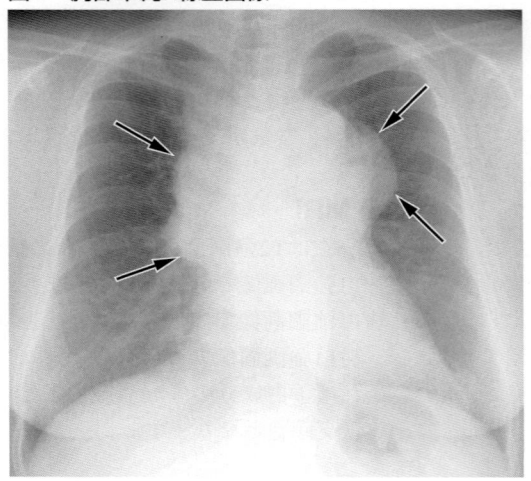

52歳，女性。縦隔陰影に重なって大きな腫瘤影を認めます。陰影の辺縁は平滑であり両肺野に重なることから，縦隔腫瘍であることがわかります（→）。

正常
図2　胸部単純X線正面像

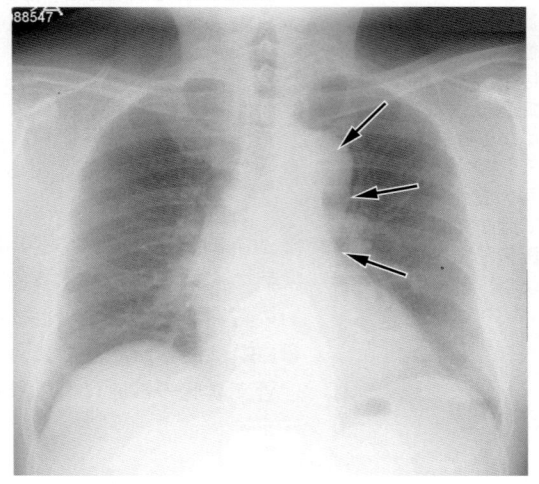

58歳，男性。大動脈の辺縁はこのようにスムーズで，ごつごつしていません（→）。

●疾患概念
- 胸腺（免疫に関係する細胞が胎生期に出入りする場所）由来の腫瘍です。
- 良性・悪性の区別は**組織診断ではなく**，周囲への浸潤の有無で決まります。
- **前縦隔**に発生します。
- **重症筋無力症**を合併することが多いのが特徴です。

●画像診断技術

modality
- 胸部単純X線撮影
- CT
- MRI

◆胸部単純X線撮影
- 腫瘍の有無，他疾患との鑑別に最初に使われる検査です。

◆CT
- 診断に非常に有効です。

◆MRI
- 縦隔腫瘍の診断に必要不可欠ではありませんが，病変の進展範囲，腫瘍の内部構造の理解など，CTとは別の面からの情報が得られます。
- 特に，胸腺嚢胞などで高いCT値を呈する場合は，胸腺腫との鑑別に必要です。

●画像所見のポイント

◆胸部単純X線撮影
- 縦隔陰影に重なる辺縁の明瞭な腫瘤影または縦隔陰影の開大がみられます。
- 側面像では胸骨後ろの腫瘤が認められます。

知って得するアラカルト
縦隔にできるほかの腫瘍
・場所と好発する腫瘍には関連性があります。
①前縦隔：胸腺腫，悪性リンパ腫，奇形腫，甲状腺腫瘍
②中縦隔：前腸嚢胞
③後縦隔：神経原性腫瘍

◆ CT

- 通常は胸腺のある前縦隔に腫瘤を形成します。
- 良性では辺縁明瞭で周囲への浸潤はありません。
- 悪性では周囲への浸潤がみられます。
- 悪性では心嚢水や胸水の貯留があることがあります。
- 縦隔脂肪への腫瘍の進展がみられます。

◆ MRI

- MRIはCTと同様，腫瘍の進展範囲を決定するのに有用ですが，腫瘍内部の正常に関しては病理所見をよりよく反映します。
- T1強調画像では**均一な低信号**を呈します。
- T2強調画像では中等度高信号で，病理所見を反映して**隔壁**や**嚢胞形成**がみえたりします。

CT

図3 造影CT（胸腺腫）

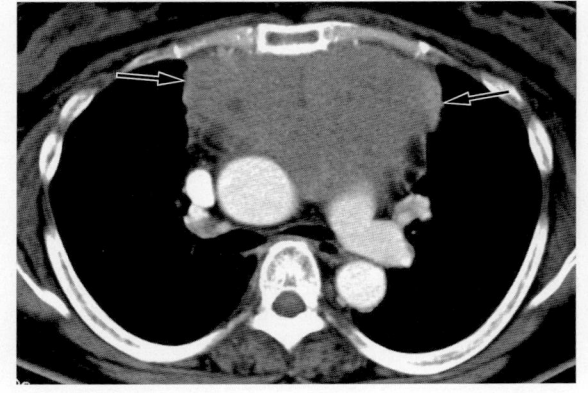

前胸壁と心大血管との間，すなわち前縦隔に大きな腫瘤影が認められます（→）。

MRI

図4 T1強調画像（胸腺腫）

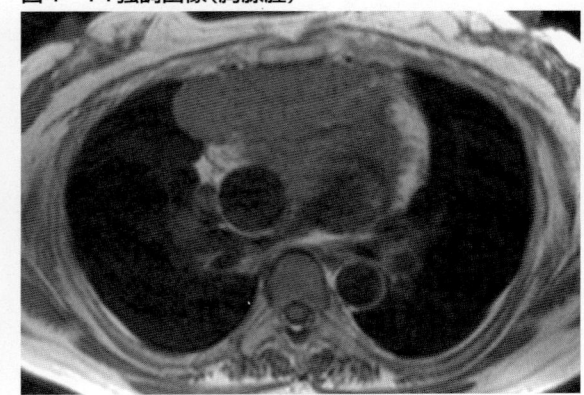

均一な等信号の腫瘤です。

MRI

図5 T2強調画像（胸腺腫）

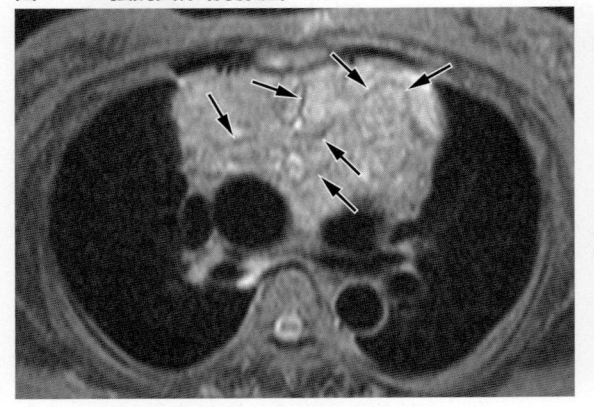

やや不均一な高信号の腫瘤で，低信号の線状影が内部にみえます（→）。病理学的な線維性隔壁を反映したものです。

図6 ガドリニウム造影T1強調画像（胸腺腫）

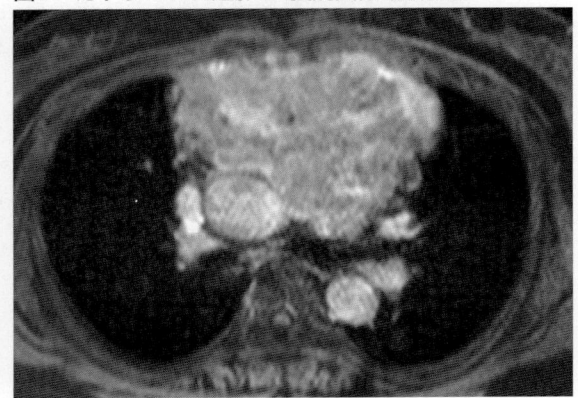

腫瘤は不均一に造影されます。ごつごつしたところは，隔壁に囲まれた結節の寄り集まりであることを反映したものといえます。

2 胸部

疾患編─胸膜・胸壁病変

1 胸水・膿胸
pleural effusion, empyema

● 症例と正常画像 ●

左胸水

図1　胸部単純X線正面像

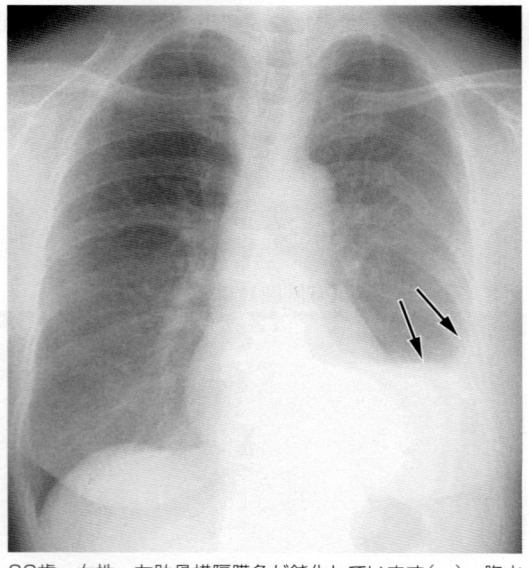

63歳，女性。左肋骨横隔膜角が鈍化しています（→）。胸水の所見です。

正常

図2　胸部単純X線正面像

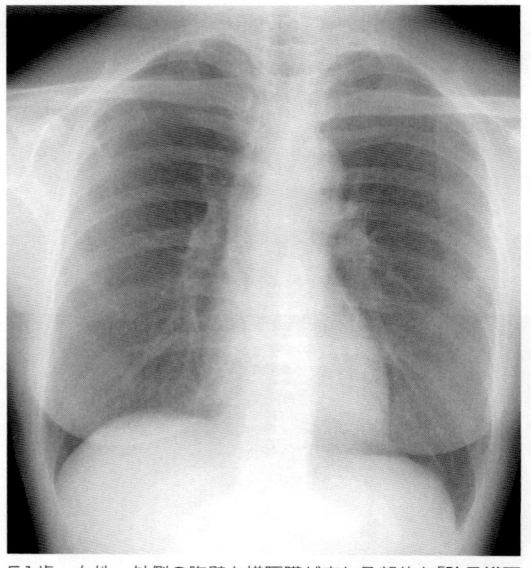

51歳，女性。外側の胸壁と横隔膜が交わる部位を「**肋骨横隔膜角**」といいます。この部位は正常例では深く下に切れ込んだような形をしています。胸水は立位では最初にこの部位に溜まってきます。

●疾患概念

- 胸膜腔（胸壁と肺の間）に体液が貯留したものを「胸水」といいます。
- 胸水に細菌や結核の感染が起こり，ある程度時間の経ったものを「膿胸」といいます。
- 胸水の原因は無数にあり，原因により治療方法も異なります。
- 膿胸は抗生物質で治療し，それだけでは不十分な症例にはドレナージを行います。

●画像診断技術

- 胸部単純X線撮影
- CT

(modality)

◆胸部単純X線撮影

- 胸水はある程度溜まらないと胸部単純X線像ではみえません。
- 少量では側臥位正面像（**デクビタス**）が有効です。

◆CT

- ごく少量の病的胸水でもわかり，有効となります。
- 膿胸か否かの診断は容易ではないものの，わかる症例もあります。

●画像所見のポイント

◆胸部単純X線撮影
- 立位では**肋骨横隔膜角の鈍化**がみられます。
- 胸水の量が多くなると，胸壁に沿って上のほうに広がります。
- 臥位では少量の胸水はわかりにくく，大量になると全体に患側の肺野が白くなります。
- 膿胸は粘りのある場合が多く，さらさらの水ではないため限局して溜まったり，不自然な形で溜まったりすることもあります。

◆CT
- 通常は寝ているので，背中側に水濃度の液体が胸壁に沿って認められます。
- 壁側胸膜の肥厚，胸腔内の空気，隔壁がみられれば膿胸の可能性を考慮します。

CT

図3　胸部CT（縦隔条件）（胸水）

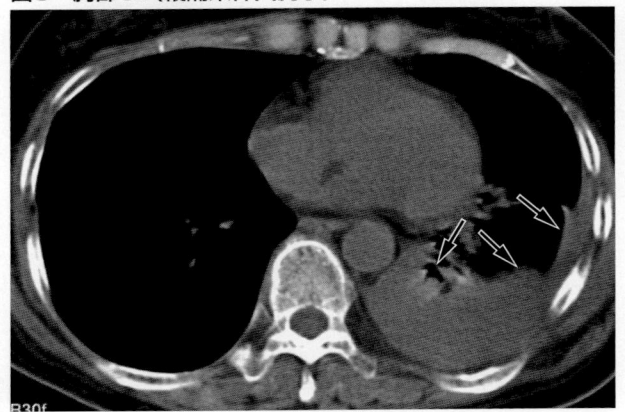

左下肺野，背側から側胸壁にかけて水濃度の構造物がみられ（→），胸水の所見です。

Q & A

Q　膿胸はどうやって治すのですか？

A　・膿胸は少量であれば抗生物質で治療しますが，ある程度の量になると胸腔に体表面からチューブを入れて持続的に排液します。うまく治らないと慢性化して，胸郭の動きが制限されるなど不都合が生じることがあります。

2 神経鞘腫
neurinoma (schwannoma)

疾患編—胸膜・胸壁病変

胸部

● 症例と正常画像 ●

神経鞘腫

図1　胸部単純X線正面像

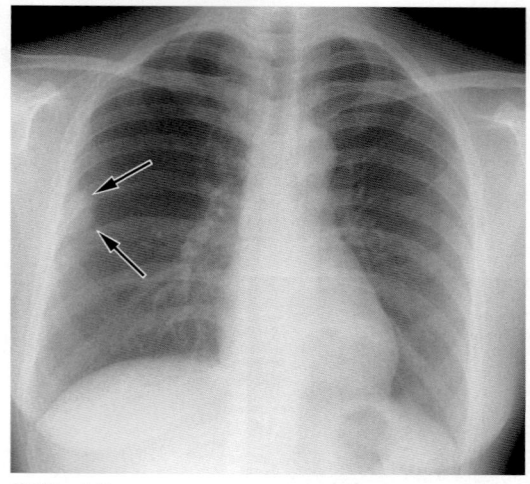

36歳，女性。

正　常

図2　胸部単純X線正面像

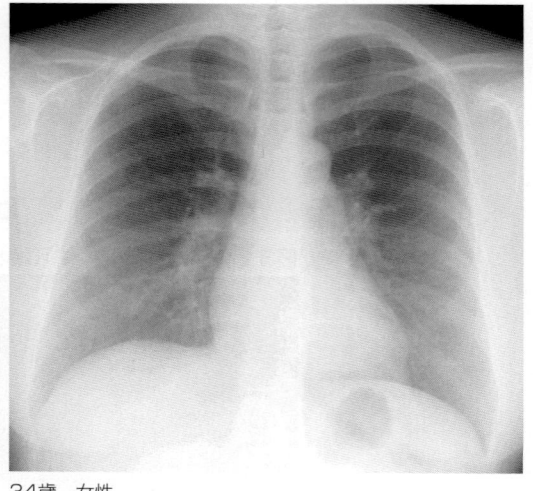

34歳，女性。

●疾患概念

- 末梢神経の入っている**鞘**から発生する腫瘍で，**軟部組織腫瘍のなかで最も多い**疾患です。
- 胸部では肋間神経などから発生します。
- **良性腫瘍**で無症状ですが，大きくなると正常組織を圧排して症状を呈します。

●画像診断技術

- 胸部単純X線撮影
- CT
- MRI

modality

◆胸部単純X線撮影
- 病変の有無，部位の同定に有用です。

◆CT
- 病変の有無，部位の同定が正確にできます。
- 他の腫瘍との鑑別は難しいでしょう。

◆MRI
- CTと同等またはそれ以上の情報が得られます。
- 病変の範囲や神経に沿った進展の評価，腫瘍内部の性状，腫瘍の血流などの評価に優れています。

知って得するアラカルト

胸水の分類

漏出性	体液と同じ蛋白質	心不全・低蛋白血漿など
滲出性	体液より高い蛋白質	炎症や悪性腫瘍による

●画像所見のポイント

◆胸部単純X線撮影
- 均一な軟部組織陰影で，**辺縁明瞭**です。
- 胸壁・胸膜と接する場所にあります。

◆CT
- 胸壁・胸膜に接した均一な軟部組織腫瘤です。
- 造影CTでは**いろいろな造影パターン**があるので一概にいえません。
- 肺を外から圧排する形をしています。

◆MRI
- 胸壁・胸膜に接する**辺縁平滑**な腫瘤として認められます。
- T1強調画像では均一な等信号を呈します。
- T2強調画像ではやや高信号からかなり高信号までさまざまな信号を呈します。
- ガドリニウム製剤投与後のT1強調画像では，あまり造影されないものと著明な造影効果を呈するものの2通りみられます。

CT

図3　縦隔条件（神経鞘腫）

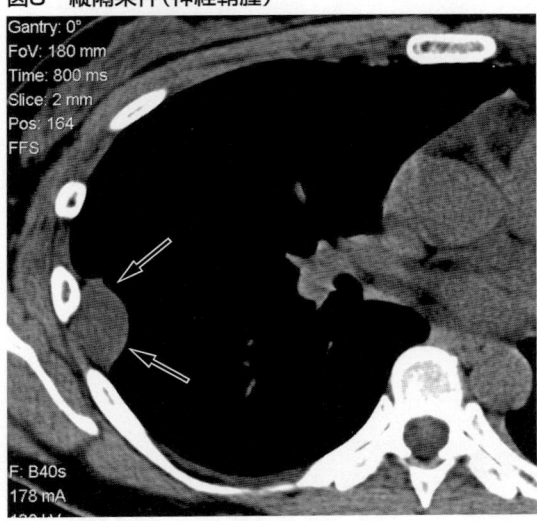

肋骨に接して楕円形の辺縁明瞭な腫瘤が認められます。典型的な肋間神経由来の神経鞘腫です。

MRI

図4　神経鞘腫（42歳，男性）

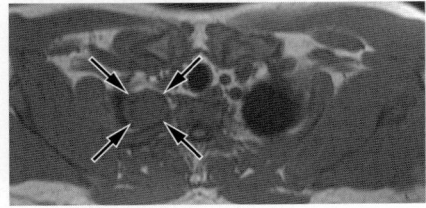

a　T1強調画像

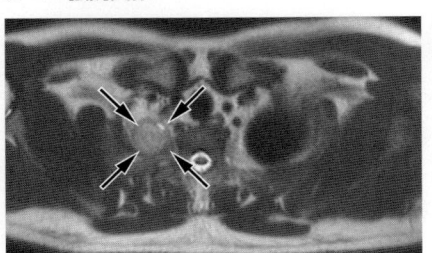

骨格筋と等信号の円形腫瘤です（→）。

b　T2強調画像

やや不均一な高信号を呈します（→）。

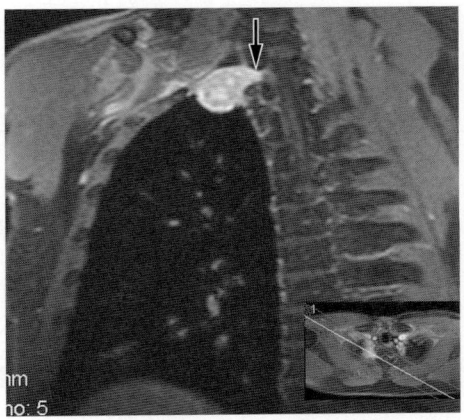

c　ガドリニウム製剤投与後T1強調斜位矢状断像

よく造影される腫瘍が椎間腔を通って脊柱管に入っていくのがみえます（→）。肋間神経に沿った腫瘍であることがわかります。

2 胸部

疾患編―胸膜・胸壁病変

3 悪性中皮腫
malignant mesothelioma

● 症例と正常画像 ●

悪性中皮腫

図1　胸部単純X線正面像

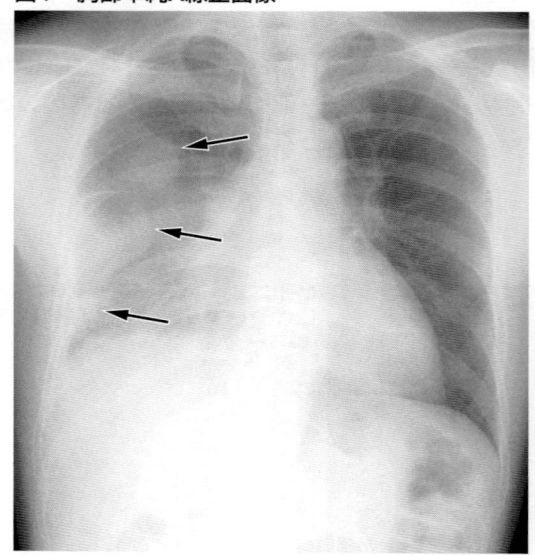

60歳，男性。右半分で広範囲に陰影が増強しています。いくつかの腫瘤影が肺に重なってみられ，胸膜に広範な腫瘤があることを示します（→）。

正常

図2　胸部単純X線正面像

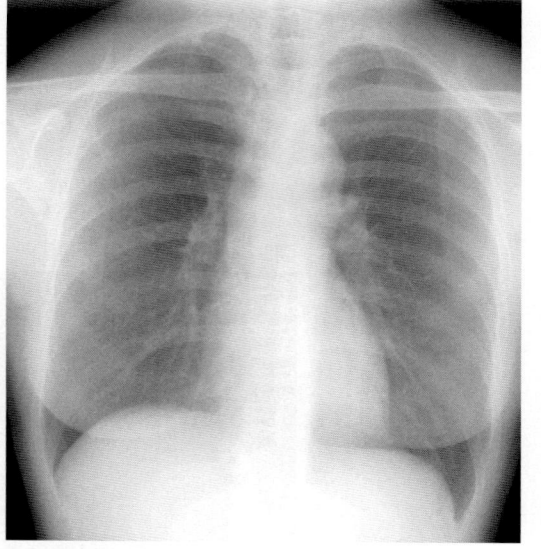

51歳，男性の正常像です。

● 疾患概念

- 胸膜（・腹膜）から発生する悪性腫瘍です。
- アスベストを職業的に吸入した人に好発しますが，そうでない人にも起こります。

● 画像診断技術

modality
- 胸部単純X線撮影
- CT
- MRI

◆ 胸部単純X線撮影
- 腫瘍の有無，経過観察に有用です。

◆ CT
- 病変の有無はもちろん，進展範囲の評価に欠かせません。

◆ MRI
- ガドリニウム製剤による**造影検査が望ましい**でしょう。
- 造影剤投与により，腫瘍の進展範囲の評価には（胸壁浸潤，腹腔内進展など）CT以上の情報が得られる場合があります。
- 横断像のほか冠状断像が胸郭全体の把握に優れています。

● 画像所見のポイント

◆ 胸部単純X線撮影
- 一側肺野全体に及ぶびまん性胸膜肥厚，または大量の胸水がみられます。
- アスベスト曝露のある場合は胸膜肥厚（プラーク）が両側にわたり認められることもあります。

◆CT
- アスベスト吸入歴があれば**プラーク**や間質性肺炎(**アスベストーシス**)がみられることがあります。
- 中皮腫は一側性胸膜のびまん性肥厚がみられます。肥厚は結節状で，広範囲にみられるのが普通です。
- その場合，末梢型肺腺癌の胸膜播種との鑑別が難しくなります。
- ときに胸壁に浸潤し，大きな皮化腫瘤を形成することもあります。

◆MRI
- 信号強度は通常の腫瘍と同様にT1，**T2の延長**を認めます。
- 造影後では腫瘍部分は**比較的良好に造影され**，浸潤範囲の決定に有効です。
- 胸水はしばしば血性であることを反映して，T1強調画像で高信号を呈することもあります。

CT

図3　造影CT(悪性中皮腫)

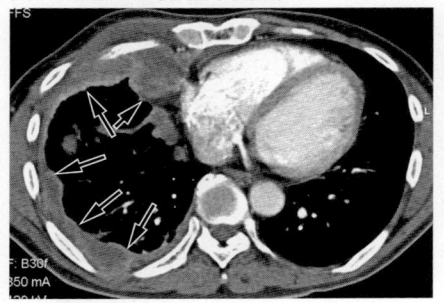

右胸膜にびまん性に結節状の肥厚が認められます(→)。これが悪性中皮腫です。

図4　悪性中皮腫(52歳，女性)

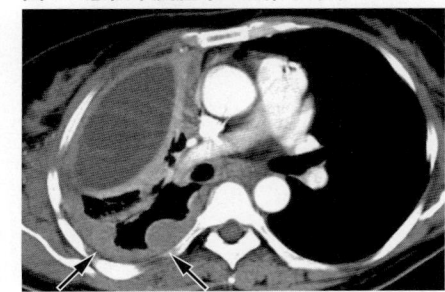

臓側，壁側両胸膜に肥厚があり，間に胸水貯留を認めます。背側では結節状の肥厚がみられます(→)。

MRI

図5　悪性中皮腫

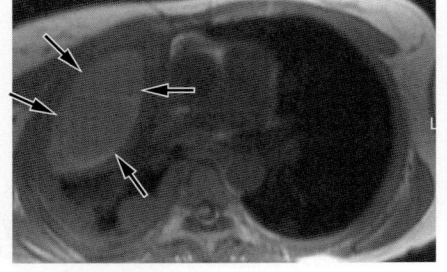

肥厚した胸膜(＝腫瘍の部分)は均一な等信号を呈します。胸水部分(→)は高信号を呈し血性胸水を示唆します。

a　T1強調画像

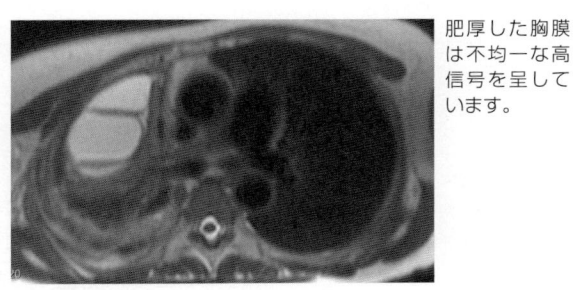

肥厚した胸膜は不均一な高信号を呈しています。

b　T2強調画像

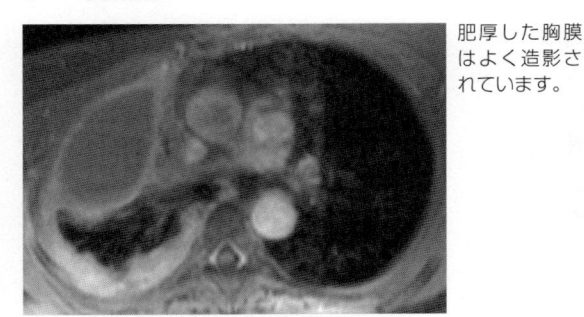

肥厚した胸膜はよく造影されています。

c　ガドリニウム製剤投与後T1強調横断像

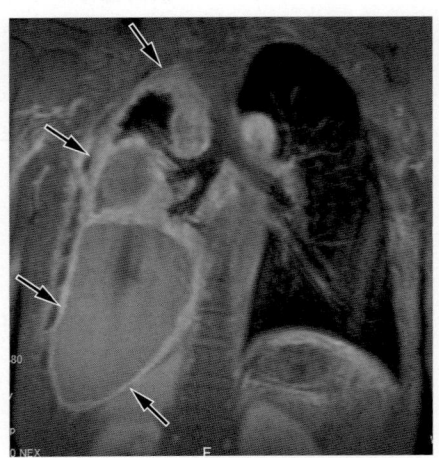

胸膜が結節状に肥厚しています(→)。

d　ガドリニウム製剤投与後T1強調冠状断像

2 胸部

疾患編—びまん性肺疾患

1 過敏性肺臓炎
hypersensitivity pneumonitis

● 症例と正常画像 ●

過敏性肺臓炎

図1　胸部単純X線正面像

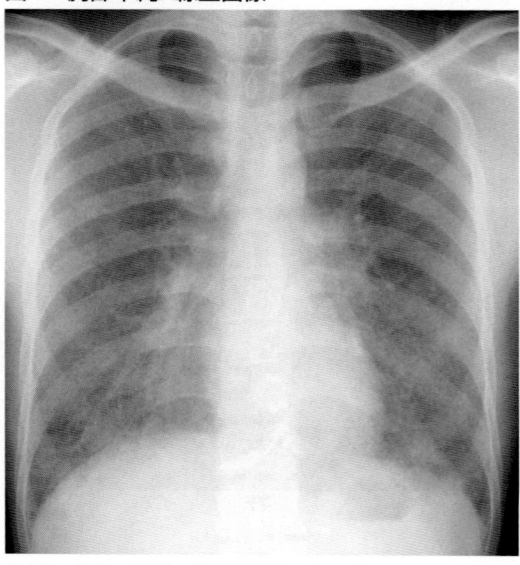

24歳，男性。両側の肺野が全体に白っぽくみえます。血管影の不明瞭化などがあり，すりガラス影の所見です。特に，下肺野で顕著です。

正　常

図2　胸部単純X線正面像

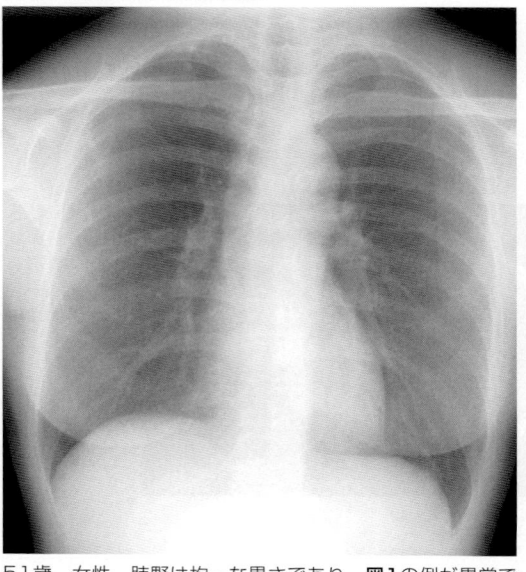

51歳，女性。肺野は均一な黒さであり，図1の例が異常であることがわかります。

●疾患概念

- 有機粉塵を吸い込むことで肺に免疫応答(**抗原・抗体反応**)に基づく炎症が起こるために発症する疾患です。
- 日本では**家カビ**によるものが最も多く，古い家，湿気の多い場所などに建つ家に注意が必要です。
- 春から秋に多く発症します。
- **ペット**の鳥や，農家の**干し草**に付着したカビなども抗原となります。
- 徐々に始まる呼吸困難と，から咳が症状としてみられます。
- 原因物質を吸わないようにしないと慢性化し，肺に線維化が起こり予後不良となります。

●画像診断技術

- 胸部単純X線撮影
- 高分解能CT

modality

◇ 胸部単純X線撮影

- すりガラス影はしばしば胸部単純X線撮影ではわからないことがあります。

◇ 高分解能CT

- 高分解能CTが診断に極めて有効です。
- 異常陰影の存在，他疾患との鑑別診断にも極めて高い診断的価値があります。

●画像所見のポイント

◆ 胸部単純X線撮影
- ほぼ両側肺にまんべんなく広がるすりガラス影ですが，**陰影が淡いために正常にみえる**症例が少なくありません。注意を要します。

◆ 高分解能CT
- 高分解能CTではびまん性に全肺野に広がる**すりガラス影**または均等に並ぶ淡い結節影が特徴的です。
- 正常肺が残っていない場合もありますが，残っていれば病変部との境界が線で引いたようにはっきりみえます。
- すりガラス影が淡い場合は，通常の厚いX線で撮影したものでは（高分解能でない場合）見落とす可能性があり，ぜひ薄いX線厚で撮影したいものです。

CT

図3　8mm厚のCT（肺野条件）（過敏性肺臓炎）

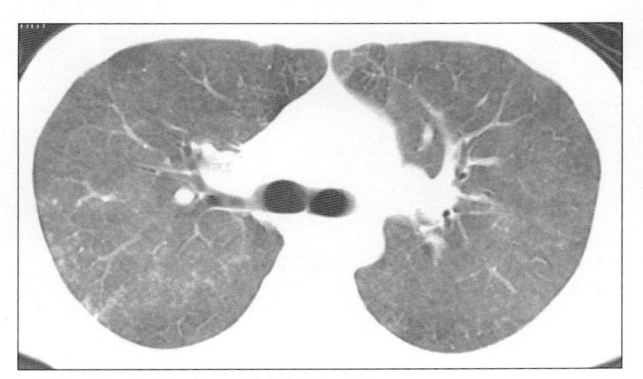

両側肺に均一なすりガラス影がみられます。

図4　1mm厚の高分解能CT（右肺）（過敏性肺臓炎）

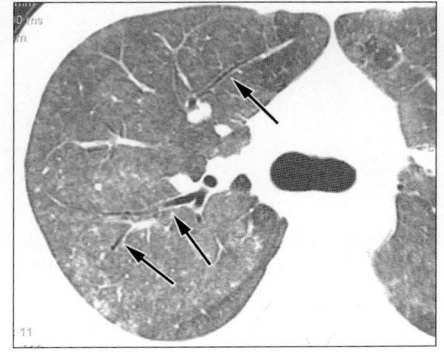

すりガラス影はややムラがあることがわかります。気管支が正常にみえます（→）。

Q & A

Q 抗原の種類によって画像所見に違いはありますか？

A ・基本的に抗原の違いによる画像所見の相違点はありません。原因物質が異なっても，肺の反応は同じということです。

2 サルコイドーシス
sarcoidosis

疾患編—びまん性肺疾患

胸部

● 症例と正常画像 ●

両側肺門リンパ節腫大

図1　胸部単純X線正面像

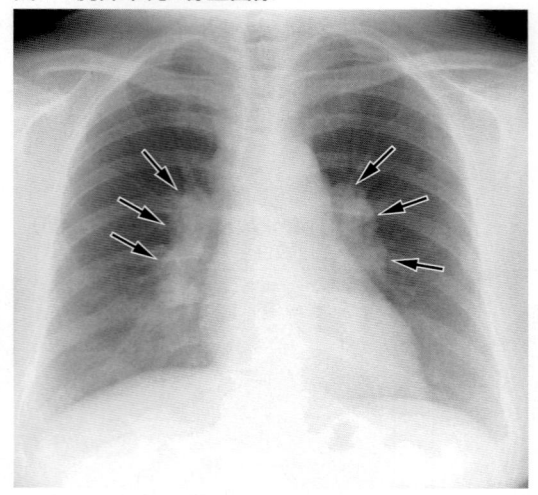

54歳，女性。両側肺門リンパ節腫大を認めます（→）。これを「bilateral hilar lymphadenopathy（BHL）」といいます。

正　常

図2　胸部単純X線正面像

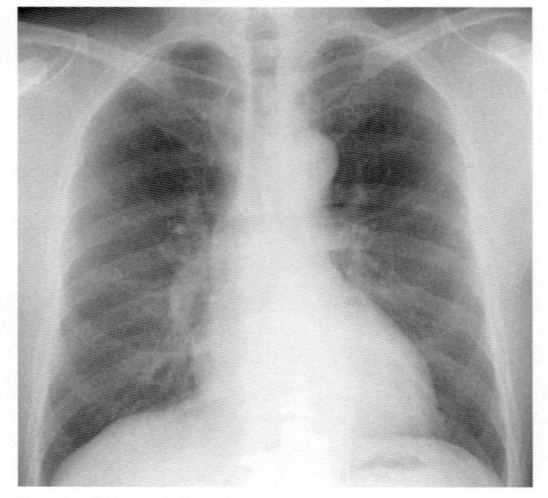

50歳，男性の正常像です。

●疾患概念

- 原因不明の全身に**肉芽腫**（免疫応答に基づく炎症性の腫瘤）を形成する疾患です。
- **肺**のほか，**眼**や**皮膚**が多く罹患します。
- 肺のサルコイドーシスの多くは無症状で，若者でも多くみられます。
- 軽症では無治療ですが，進行すると肺に線維化を生じるため治療の対象となります。
- 肺・縦隔病変の進展に基づき，以下のように**ステージ分類**をしています。

Wurm-Heilmeyerの分類
- Ⅰ期：縦隔リンパ節腫大のみ
- Ⅱ期：縦隔リンパ節腫大＋肺野病変
- Ⅲ期：肺野病変のみ

●画像診断技術

- 胸部単純X線撮影
- CT

modality

◆胸部単純X線撮影
- 肺門・縦隔リンパ節腫大はある程度の大きさにならないとわかりません。
- 病変の経過観察には有用です。

◆CT
- リンパ節腫大の有無，程度，肺野病変の有無などに極めて有用です。

●画像所見のポイント

◆胸部単純X線撮影
- サルコイドーシスといえば両側肺門部リンパ節腫大（bilateral hilar lymphadenopathy：BHL）が有名です。
- 肺野病変は主に**上肺野**に起こり，**多発性結節**を主体とする陰影を呈します。
- 結節が細かいときはすりガラス影にみえます。
- Ⅲ期で，さらに進行すると**上肺野優位に線維化**を生じ，網状影を呈します。

◆CT
- 肺門・縦隔リンパ節腫大がみられます。
- 腫大は著明であり，造影剤を投与しなくても十分わかることが多いでしょう。
- 肺野病変は小さな多発結節で上肺野に多く分布します。
- 線維化が進行した症例では，上肺野に蜂巣状の病変（**蜂巣肺**＊1）を呈します。

知って得するアラカルト

＊1　蜂巣肺
- 肺が線維化で破壊され硬くなった状態のなかで，最も進行した状態のことです。
- これがみられれば，その肺は機能していないといえます。
- ちくわ状（壁の厚いリング状）の構造物がいく層にもなって認められるものをいい，蜂の巣に似ていることから命名されました。
- 英語では「honeycomb lung（ハニカムラング，蜂巣状の肺）」といいます。
- サルコイドーシスのほか，特発性肺線維症，塵肺，過敏性肺炎などでみられます。

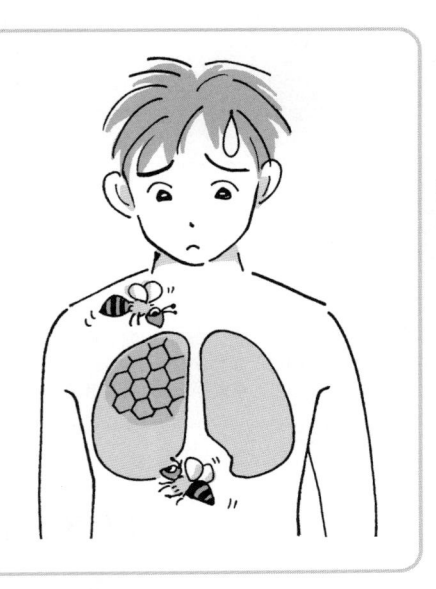

CT

両側肺門部リンパ節腫大

図3　造影CT（縦隔条件）

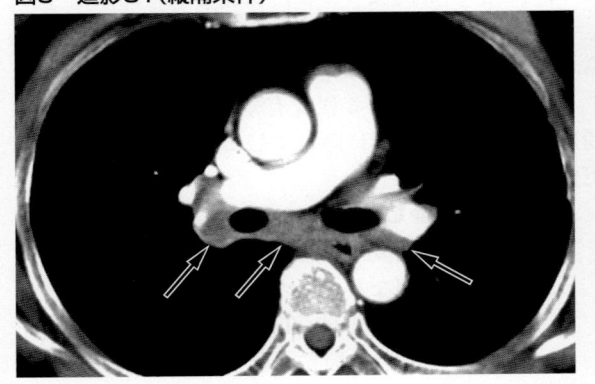

両側肺門部リンパ節に腫大がみられます（→）。造影剤により肺動脈は白くなっていて，その周りの白くない部分がリンパ節になります。

縦隔リンパ節腫大

図4　造影CT（縦隔条件）

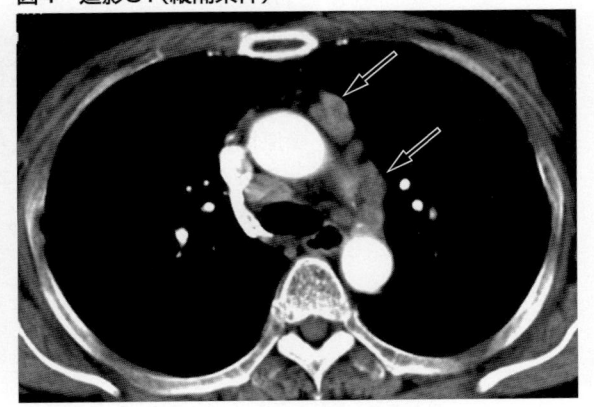

大動脈周囲の縦隔リンパ節に腫大を認めます（→）。

2 胸部

3 特発性肺線維症
疾患編—びまん性肺疾患
idiopathic pulmonary fibrosis (IPF)

● 症例と正常画像 ●

特発性肺線維症
図1　胸部単純X線正面像

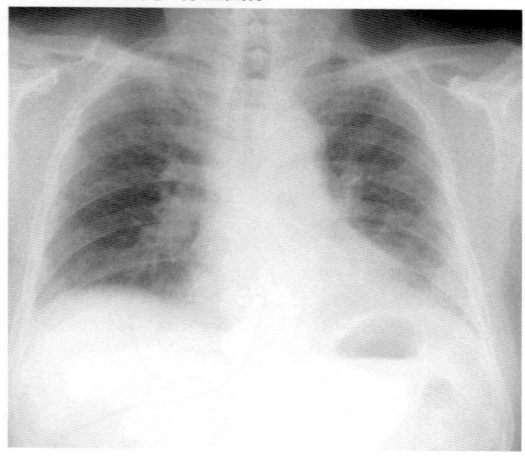

65歳，男性。胸部単純X線像で横隔膜が挙上し，明らかに**肺が小さい**ことがわかります。肺野は全体に網状影とすりガラス影があり，陰影が増強しています。

正常
図2　胸部単純X線正面像

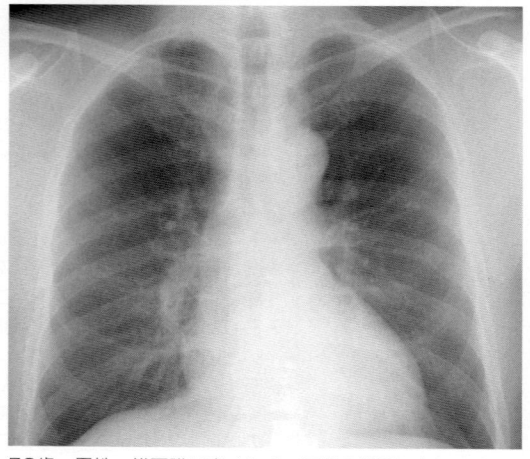

50歳，男性。横隔膜は高くなく，正常の位置にあります。

●疾患概念

- **特発性間質性肺炎**のなかで，頻度が高く重要な疾患の1つです。
- 肺が線維化し堅くなるため，**肺活量**が小さくなります。
- **予後不良**（診断されてから5年後に生存しているのは50％程度）で，決定的な治療法がありません。
- 肺癌を合併する頻度も健常者に比べると数倍高いといわれます。
- 原因は不明ですが，吸入粉塵やウイルスなどが関与している可能性が指摘されています。

●画像診断技術

- ●胸部単純X線撮影
- ●CT

modality

◆胸部単純X線撮影
- 病変の存在，程度などの評価が可能ですが，感度は低くなります。
- 側面像が下肺野での病変の早期発見にある程度有効です（正面像では横隔膜に隠れてしまうため）。

◆CT
- 病変の存在，病気の進行の程度，範囲などに極めて有効です。
- 高分解能CTは特発性肺線維症か否かの診断に**必要不可欠**です。

画像所見のポイント

◇ 胸部単純X線撮影
- 基本的に病変は両側性で，**下肺野，末梢に優先的**に起こります。
- 肺は小さくなり，特に下肺野の縮小がみられます。
- 陰影は「**線状・網状影**」といわれます。

◇ CT
- 病変の正確な把握には**高分解能CT**が必須です。
- 細かい網状影が，**下葉・末梢優位**にみられます。
- 病変の最も進行した部位には**蜂巣肺**が多くみられます。
- 蜂巣肺は肺線維症に特異的ではありませんが（これがあれば肺線維症といえるほどではありませんが），かなり特徴的な画像所見です。

CT

図3　高分解能CT（特発性肺線維症）

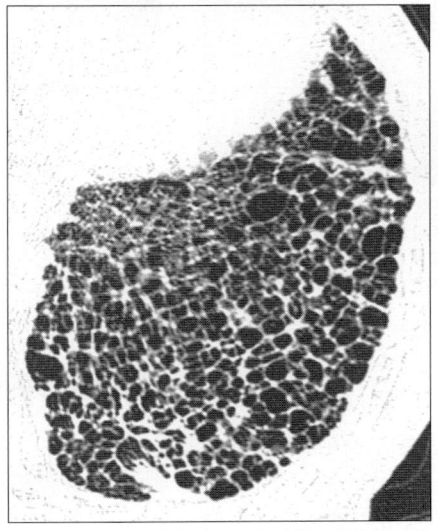

65歳，男性。高分解能CTでは多数の嚢胞が密集しています。嚢胞の壁は厚くはっきりみえる点で，肺気腫の穴と異なります〔「肺気腫」の項（180ページ）参照〕。このような穴の集合した状態は蜂の巣に似ているので，「**蜂巣肺**」といいます。英語では「ハニカム(honeycomb)」といいます。

図4　CT（特発性肺線維症）

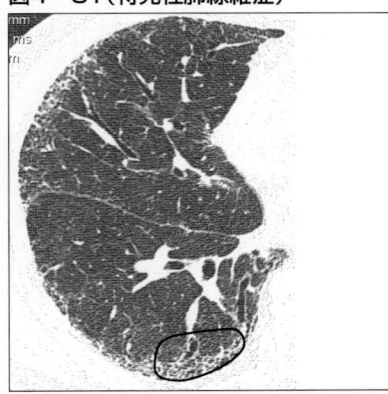

71歳，男性。この症例では胸膜直下に網状の陰影がみられます。網は拡張した気管支のようにみえるのがポイントで，「**牽引性気管支拡張症**」といいます（囲み）。これが進行するとハニカムになります。

Q & A

Q　一般的な臨床経過を教えてください。

A
- 特発性肺線維症は予後不良の疾患といわれています。病気が発見されてから，おおよそ5年以内に半分が亡くなります。病気が始まってから症状がでるまでに何年かかるか不明ですが，病院に罹るころにはある程度病気が進行しています。
- 症状がゆっくり増悪，ときに風邪をひいたりして急に悪くなり，寛解と増悪をくり返しながら徐々に悪化するといわれています。
- 肺癌の合併する率が高いことが報告されています。

胸部―疾患編

2 胸部

疾患編―びまん性肺疾患

4 気管支拡張症
bronchiectasis

● 症例と正常画像 ●

気管支拡張症
図1 気管支動脈造影像

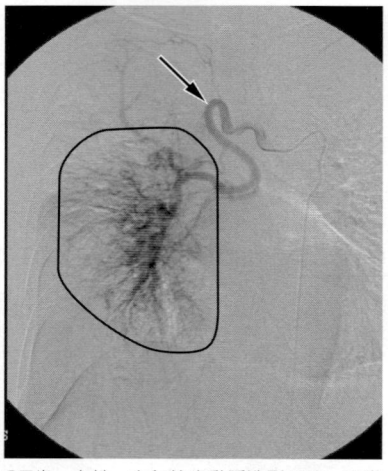

67歳，女性。右気管支動脈造影です。正常例と比べると動脈は異常に太く肺にも強い造影効果がみられます（→）。こうした所見は正常例ではみられません。

正　常
図2 気管支動脈造影像

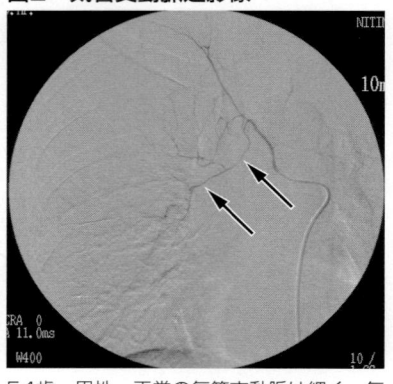

54歳，男性。正常の気管支動脈は細く，気管支に沿うように分布します（→）。

●疾患概念

- 気管支が**不可逆性**に拡張した状態をいいます。
- 原因はいろいろなものがあり，気管支拡張症はその**結果としての形態的異常**です。
- 気管支は拡張しますが，慢性の炎症で息は吐きずらくなります（**閉塞性障害**）。
- 慢性的に痰や咳が出て，ときに**喀血の原因**となります。
- 原因がわかればそれ以上悪化しないように治療しますが，そのほかは対症療法がメインとなります。
- 形態から以下の3タイプに分けることがあります。

①円筒状
②静脈瘤状
③嚢状

●画像診断技術

- 胸部単純X線撮影
- CT

modality

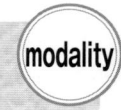

◆胸部単純X線撮影
- 気管支拡張は単純X線撮影ではみえないことがしばしばあります。
- 病変が進行するとみえるようになります。

◆CT
- **気管支拡張症の生前診断はCTで行います。**
- 気管支拡張症の診断で最も価値が高いものとなります。
- 厚いX線のCTでは見落とすことがあるので，高分解能CTで診断します。

● **画像所見のポイント**

胸部単純X線撮影
- 拡張した気管支の多くは壁が厚くなっているので，気管支壁が2本並んではっきりみえます（tram line sign＝トラムラインサイン）
- 多数の嚢胞が肺門から末梢に数珠状に連なってみえます。

CT
- 気管支が拡張しているか否かはCTが最もわかりやすいでしょう。
- 気管支内腔がすぐ脇にある血管（肺動脈）よりも明らかに太ければ拡張しています（図6）。

単純X線撮影

図3　胸部単純X線正面像（気管支拡張症）

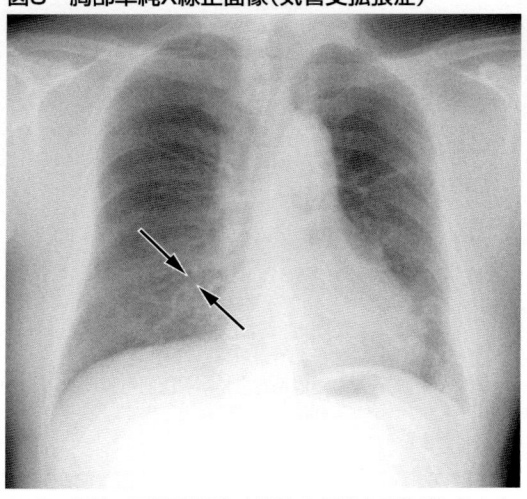

63歳，男性。両側下肺野に拡張した気管支の壁がみえます。特に右下葉では2本の線として同定できます（→）。これを「トラムライン（鉄道の軌跡）」といい，気管支拡張症のサインです。

図6　気管支拡張症の診断模式図

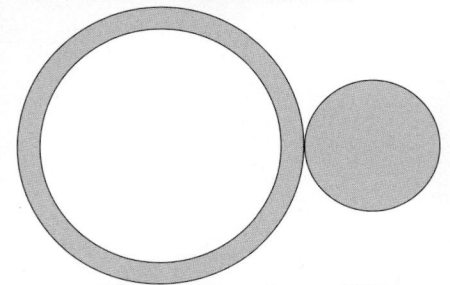

拡張した気管支　　肺動脈

気管支には必ず肺動脈が並んでいるのがルールです。そして，正常では気管支と肺動脈の太さはだいたい等しくなります。もしも，気管支の内腔が隣の動脈よりもかなり太ければ（1.5〜2倍），気管支が拡張しているといえます。

CT

図4　高分解能CT（静脈瘤状または嚢包状気管支拡張症）

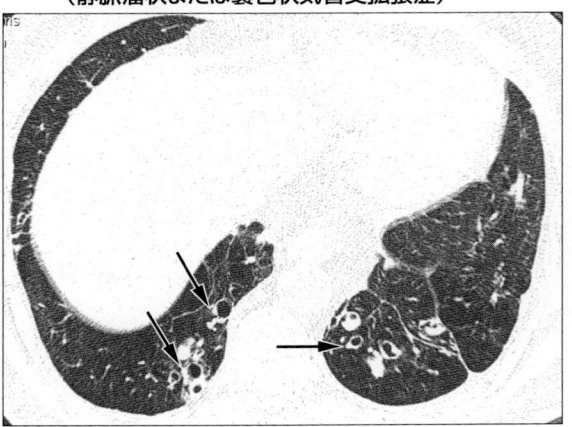

X線厚が薄いので，気管支の連続性はわからなくなっているものの，壁の厚みやすぐ脇を通る肺動脈（→）との太さの関係はこちらのほうがよくわかります。

図5　厚いX線厚のCT（静脈瘤状または嚢包状気管支拡張症）

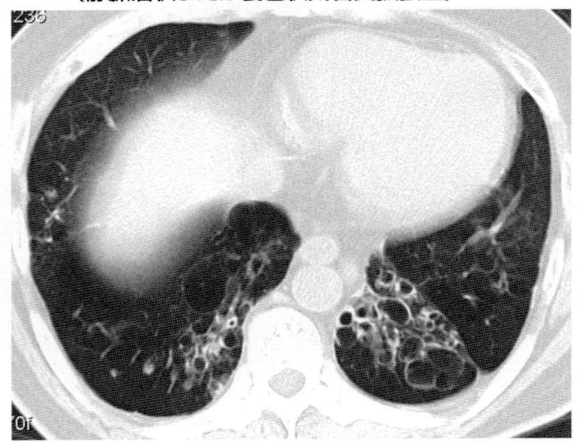

両側下葉に数珠状に連なる嚢包の集まりがあります。左では嚢包が互いに交通しあっているのがわかるので，気管支であることがおおよそわかります。

2 胸部 — 5 好酸球性肺炎
疾患編—びまん性肺疾患
PIE syndrome

● 症例と正常画像 ●

好酸球性肺炎

図1　胸部単純X線正面像

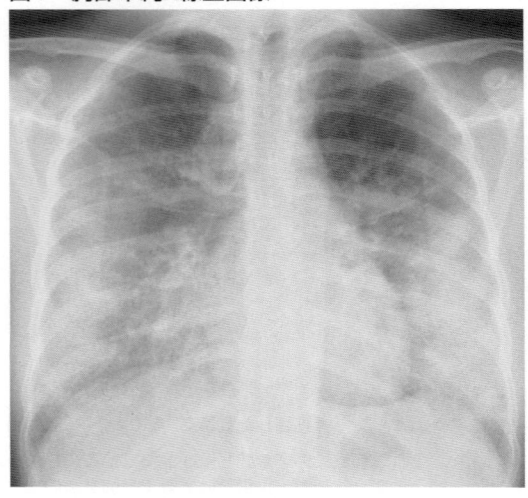

30歳，女性。両側肺中下肺野に陰影がみられます。陰影は肺門部から離れて，胸壁に沿うようにしてみられます。

正　常

図2　胸部単純X線正面像

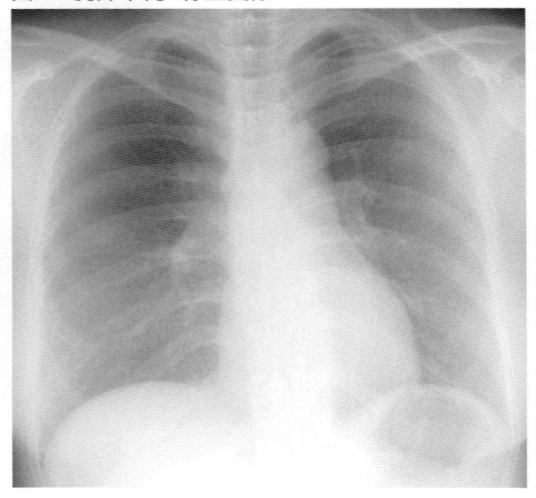

正常例ではもちろん陰影はありません。末梢側優位とはメッシュで囲んだ部分に相当します。

●疾患概念

- 肺に**好酸球が浸潤する**もので，原因のわかっている場合とそうでない場合があります。
- 原因があるものは，**寄生虫**や**喘息**に伴うものです。
- 急性から慢性の呼吸不全，から咳などの症状があり，治療の対象となります。
- ステロイド剤で良好なコントロールが得られますが，半数程度で再発するといわれます。

●画像診断技術

- 胸部単純X線撮影
- CT

modality

◆胸部単純X線撮影
- 病変の有無，他疾患との鑑別にある程度有用です。
- 病気の経過観察には有用です。

◆CT
- 病変の有無，他疾患との鑑別診断にかなり有用です。

●画像所見のポイント

◆ 胸部単純X線撮影
- 基本的に陰影は**両側性**となります。
- **肺野末梢**に好んで分布します。

◆ CT
- 陰影は薄い**すりガラス影**または均一な**コンソリデーション**（真っ白な陰影）がみられます。
- 胸膜に沿って（＝末梢性）陰影が分布し，中心部には分布しません。

CT

図3 高分解能CT（好酸球性肺炎）

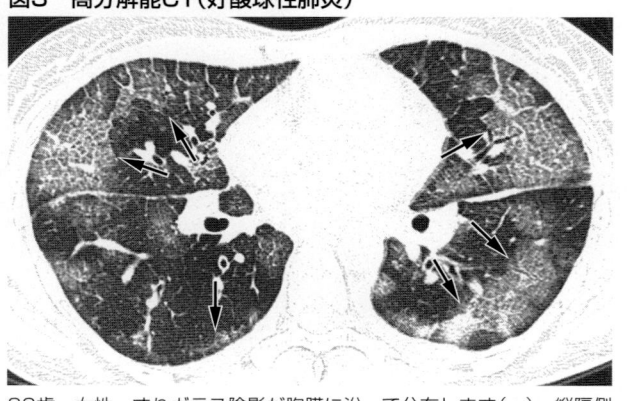

30歳，女性。すりガラス陰影が胸膜に沿って分布します（→）。縦隔側の心臓の周囲には陰影がありません。

> **知って得するアラカルト**
>
> ・種々の分類があり，以下はその一例です。
>
> **原因不明のもの**
> ① 急性好酸球性肺炎
> ② 慢性好酸球性肺炎
> ③ **Loeffler**症候群（単純性肺好酸球症）
> ④ **hypereosinophilic syndrome（HES）**
>
> **原因があるもの**
> ① 寄生虫・カビによるもの
> ② 薬剤性好酸球性肺炎
> ③ 血管炎に伴うもの
>
> それぞれの疾患は画像が少しずつ異なりますが，それ以上に臨床像が異なり，無治療ですむものから致死的なものまでを含みます。

胸部 ― 疾患編

2 胸部

疾患編—びまん性肺疾患

6 特発性器質化肺炎
COP or BOOP

● 症例と正常画像 ●

特発性器質化肺炎

図1　胸部単純X線正面像

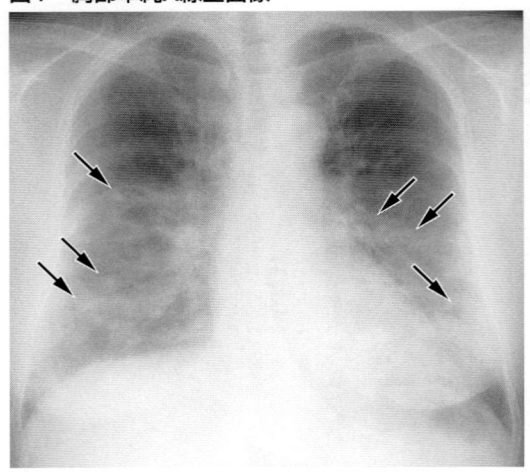

59歳，女性。両側下肺野に多発する陰影がみられます。左肺では気管支に沿って広がるようすがみえます（→）。

正　常

図2　胸部単純X線正面像

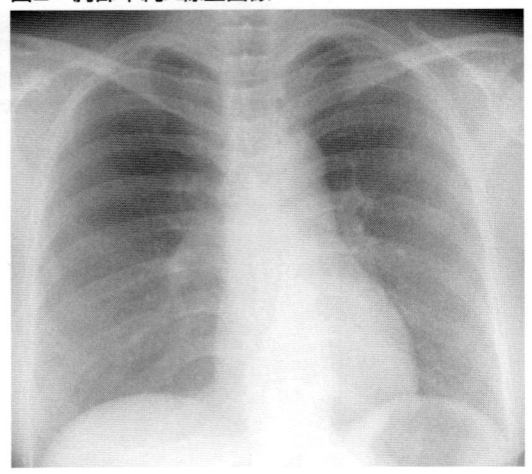

34歳，女性。両側下肺野には図1のような陰影はみえません。

● 疾患概念

- 原因不明の間質性肺炎（特発性間質性肺炎*1）の1つです。
- 数週間～数カ月単位で呼吸困難や咳を愁訴とします。
- 特発性間質性肺炎のなかでは比較的頻度が高く，予後は最もいいものといえます。
- ステロイド治療で完治する症例が多くみられます。
- 広く「BOOP」と省略して呼ばれることが多いので，あえて英語名を併記しました。

知って得するアラカルト

＊1　特発性間質性肺炎

・肺胞壁（間質）に細胞浸潤や線維化が起こる種々の疾患群（間質性肺炎）のなかで，特に原因の不明なものを「特発性間質性肺炎」といいます（特発性＝原因不明）。
・現在では以下の7つに大別されます。
　①特発性肺線維症（IPF：idiopathic pulmonary fibrosis）
　②非特異性間質性肺炎（NSIP：non-specific interstitial pneumonia）
　③特発性器質化肺炎（BOOP：bronchiolitis obliterans and organizing pneumonia
　　またはCOP：cryptogenic organizing pneumonia）
　④急性間質性肺炎（AIP：acute interstitial pneumonia）
　⑤剥離性間質性肺炎（DIP：desquamative interstitial pneumonia）
　⑥呼吸細気管支炎関連性間質性肺疾患（RB-ILD：respiratory bronchiolitis interstitial lung disease）
　⑦リンパ球性間質性肺炎（LIP：lymphocytic interstitial pneumonia）

●画像診断技術

modality
- ●胸部単純X線撮影
- ●CT

◆胸部単純X線撮影
- ●画像所見は非特異的であり，診断的価値は高くありません。
- ●治療効果の判定，経過観察に有用です。

◆CT
- ●CT，特に高分解能CTが有用です。
- ●PIE症候群などとの鑑別はCTでも難しい場合がありますが，その他の疾患を除外するのに有効です。

●画像所見のポイント

◆胸部単純X線撮影
- ●両側びまん性にコンソリデーション（consolidation）がみられます。
- ●末梢側に優位，下肺野に優位などが比較的特徴的です。
- ●肺炎やPIE症候群と鑑別が難しい症例があります。

◆CT
- ●高分解能CT所見によりBOOPは3通りのパターンに分類できます。いずれも，均一な濃厚な陰影（consolidation）が主体となる病変です。

①末梢側優位にconsolidationがみられるもの：PIE症候群との鑑別が難しい
②気管支の周りにconsolidationがみられるもの
③①と②の混在するもの

- ●いずれも両側性であることが基本であり，片肺だけというのは珍しいでしょう。

CT

図3　高分解能CT

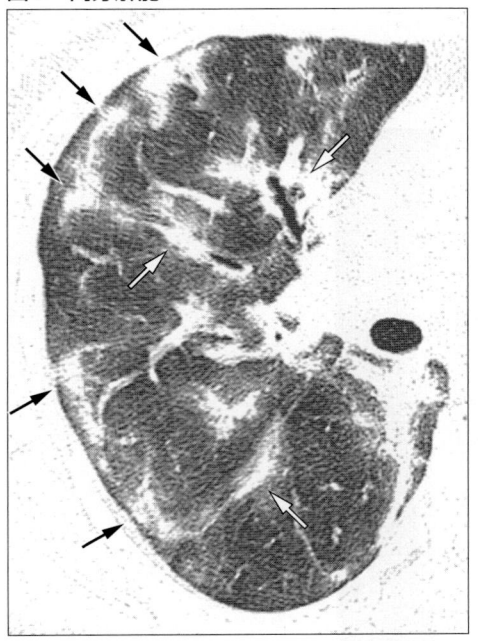

末梢優位のconsolidationと（→），気管支周囲のconsolidation（⇒）と2通りの陰影が混在しています。肺炎と同じ種類の陰影（consolidation）ですが，分布がまったく異なります。

胸部―疾患編

2 胸部

疾患編—びまん性肺疾患

7 肺気腫
emphysema

● 症例と正常画像 ●

肺気腫

図1　胸部単純X線正面像

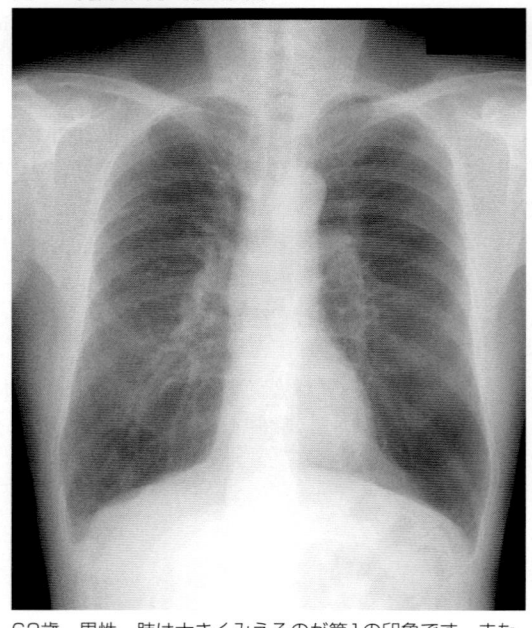

62歳，男性。肺は大きくみえるのが第1の印象です。また，横隔膜が外側に行くに従って下に向いており，全体に平べったくなっています。肺野も黒くなっています。

図2　胸部単純X線側面像

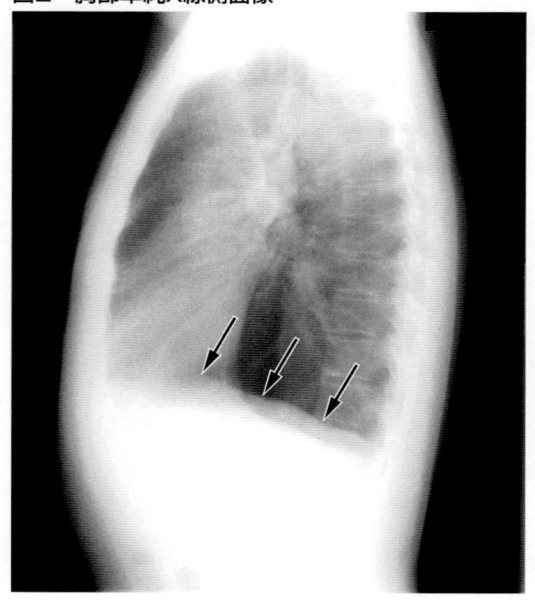

正常

図3　胸部単純X線側面像

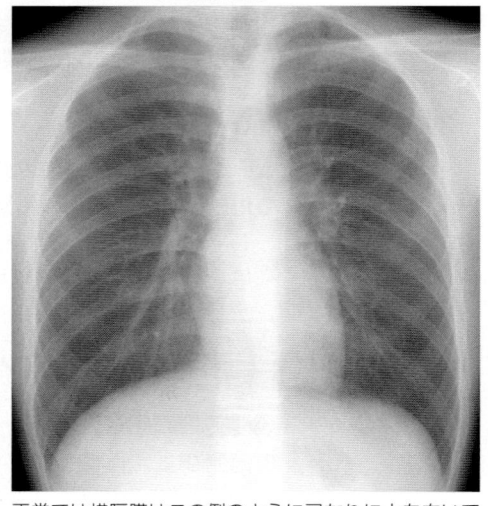

正常では横隔膜はこの例のように弓なりに上を向いています。

横隔膜が直線化しています。肺が大きくなっているためです。

疾患概念

- 肺胞壁が破壊されて，酸素を取り込む肺の面積が減っていく疾患です。
- 気管支を支える構造が消失し，気管支がたわみやすいために気道閉塞も生じ，息が吐きにくくなります。
- **慢性閉塞性疾患（COPD）**の最も重要な疾患です。
- 一般的に**喫煙が原因**であり，禁煙が予防の第一歩といえます。

画像診断技術

modality
- 胸部単純X線撮影
- CT

◆ 胸部単純X線撮影
- 肺気腫の診断には感度が低く，進行しないとわかりません。
- 側面像が診断に比較的有用です。

◆ CT
- **必ず高分解能CTで診断**する必要があります。
- −950HU以下の領域が肺気腫の領域と比較的よく相関します。
- 軽度の肺気腫は高分解能CTをもってしても十分ではありません。

画像所見のポイント

◆ 胸部単純X線撮影
- 肺の過膨張がみられると診断できますが，みられない症例も多くあります。
- 過膨張は**横隔膜の平定化**，直線化がよい指標となります（特に側面像）。

◆ CT
- 高分解能CTでは気腫の部分が肺に**穴が開いたよう**にみえます。
- 肺気腫の穴は壁がないのが特徴です。
- 多くは**上葉に優位**に起こります。

CT

図4 通常のCT（肺気腫）

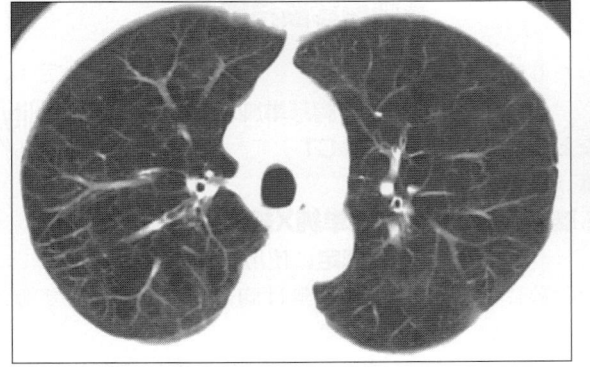

62歳，男性。肺の濃度が低下し，黒くみえます。逆に白っぽく見える部分は正常です。

図5 高分解能CT（肺気腫）

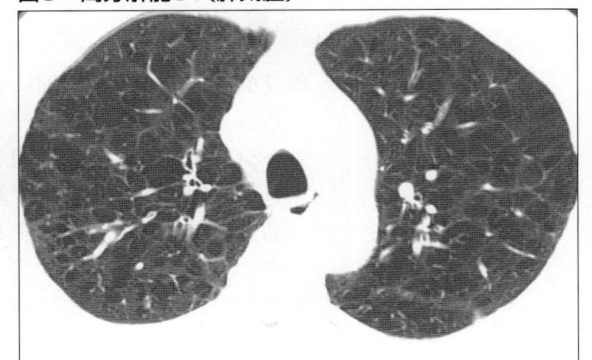

62歳，男性。肺の濃度が低下しているのは，高分解能CTでみると肺にたくさんの穴が開いているためであることがわかります。これが肺気腫です。肺気腫の穴は壁がないのが特徴ですが，場合によっては薄い壁がみえることもあります。

2 胸部

1 珪肺 silicosis
疾患編—職業性肺疾患

● 症例と正常画像 ●

珪肺

図1　胸部単純X線正面像

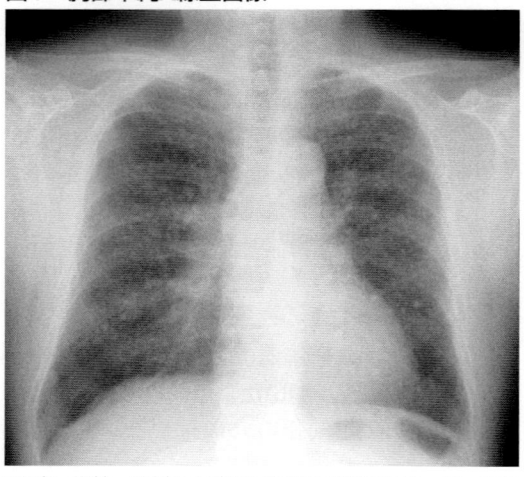

72歳，男性。両側の上肺野に無数の辺縁明瞭で，かっちりした結節影が認められます。結節ははっきりしているので，血管影などと紛らわしいものがあります。

正　常

図2　胸部単純X線正面像

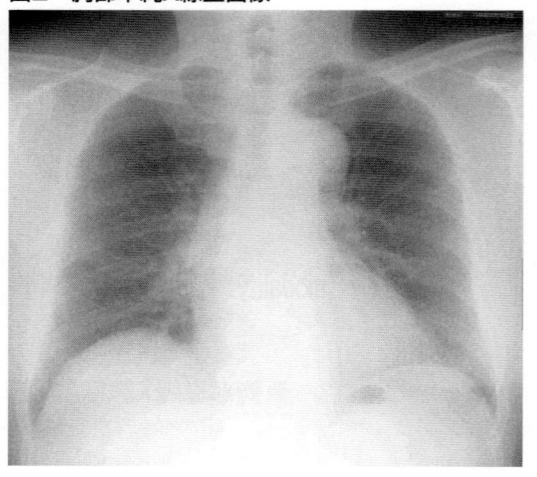

58歳，男性。正常例でも血管影の断面がまるくみえるものがあります。

●疾患概念

- 珪酸・珪酸塩を長期間にわたり吸い込むことで発症します。
- **トンネル採掘，鉱山掘削**など密閉された空間で大量に粉塵が舞う職場で過去に働いた人に発症する**職業病**です。
- 現在の日本では労働環境の改善により，新たな発症例は少なくなっています。
- 肺には無数の結節ができますが，それ自体では呼吸障害などなく，患者は比較的元気です。
- ある程度病気が進行すると，息を十分吐けなくなったり，大量の空気を1度に吸い込むことができなくなったりします。
- いったん罹ると**治らない**病気です。

●画像診断技術

- ●胸部単純X線撮影
- ●CT

modality

◆胸部単純X線撮影
- **労災認定**に使用されます。
- 塵肺の有無は胸部単純X線撮影で判定します。
- 経過観察などに使用されます。

◆CT
- 胸部単純X線撮影より感度がよいのですが，塵肺の認定など法的な措置には使用されません。
- 2004年から「塵肺法」により，塵肺認定患者に対し年1回のCTが行われるようになりました。肺癌のスクリーニングの目的です。

● **画像所見のポイント**

◆ **胸部単純X線撮影**
- 無数の**辺縁明瞭な結節影**が認められます。
- 主に**上肺野**にできます。
- 結節影は時間が経つと**癒合**して大きな**塊状巣**を形成します。

◆ **CT**
- 小さい割にははっきりとした結節が認められます。
- 結節や，縦隔・肺門リンパ節に石灰化することがあります（卵殻状石灰化）。
- 肺気腫を合併することが多くなります。

CT

図3　通常のCT（肺野条件）（珪肺）

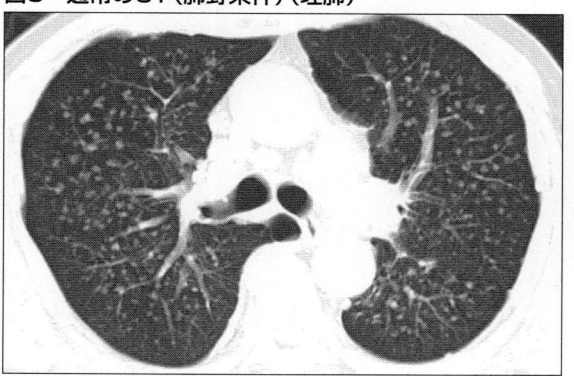

同じ大きさの結節が肺血管の末梢に芽が吹いたように認められます。小さな結節ですが，明瞭です。

図4　高分解能CT（珪肺）

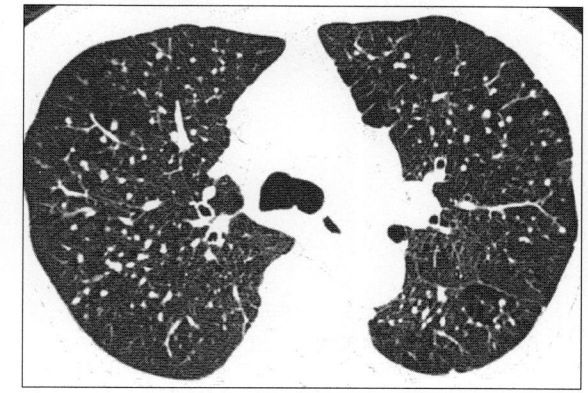

図3と同じ断面像です。結節と肺血管とは区別がつきにくくなっています。塵肺結節は触っても硬く，周囲とくっきりと区別されます。

図5　縦隔条件（珪肺）

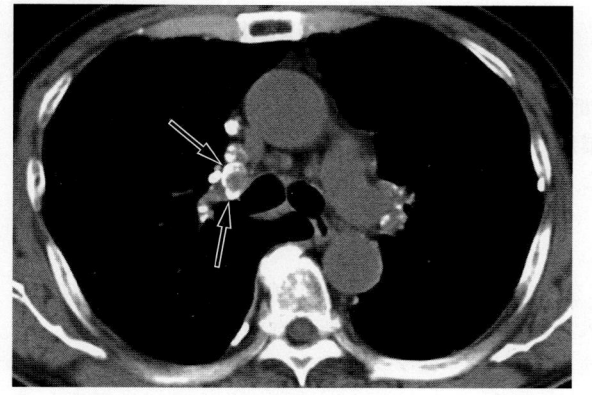

肺門・縦隔リンパ節に石灰化が認められます（→）。リンパ節の辺縁に石灰化があり，卵の殻のようにみえることから「**卵殻状石灰化**」といわれます。珪肺に特徴的な所見です。

胸部—疾患編

2 アスベストーシス
asbestosis

疾患編─職業性肺疾患

胸部

● 症例と正常画像 ●

アスベストーシス

図1　胸部単純X線正面像

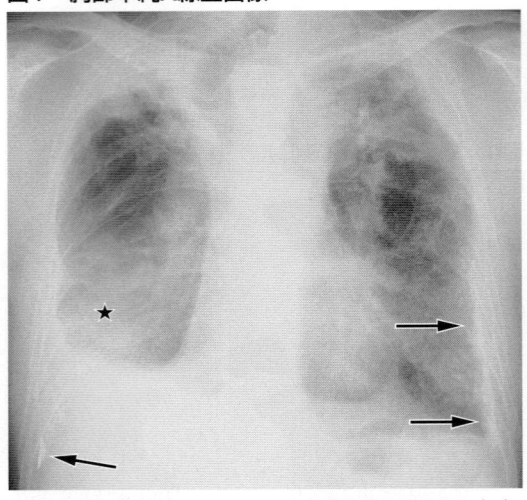

63歳，男性。胸膜には両側で石灰化を伴う肥厚がみられ(→)，アスベストに曝露したことを示します。肺野の陰影は多彩ですが末梢側に強いので，肺野の縮小とあわせてアスベストーシスを示唆します。右下葉には円形の陰影があり(★)，円形無気肺です。

正　常

図2　胸部単純X線正面像

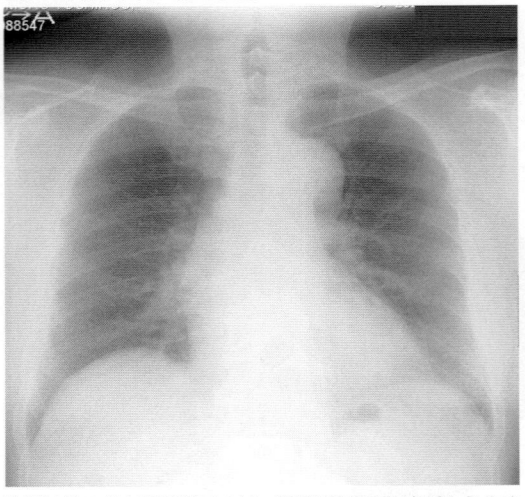

胸膜は肺の外を覆う膜ですが，単純X線像で病変がみえやすいのは肋骨に沿う身体の最も外側の部分です。正常ではこの部分はほとんどなにも見えません。

知って得するアラカルト

＊1　アスベスト(石綿)

・アスベスト(石綿)は繊維性珪酸塩で，ファイバー状の形をしています。
・その名のとおり，綿のように細いファイバーの束ですが，鉱物(つまり石)なので熱に強く断熱材として重宝されました。
・直接いじらなくても建物の破壊などで大量に飛び散り，それを吸引することで障害が起こります。
・現在では多くのところで使用が禁止されています。

●疾患概念

- アスベスト(石綿)*1を長期間にわたり吸引することで発症する**職業病**です。
- 職業病のため，**労災認定**など法的な問題が関係します。
- **吸引してから30〜40年**して，肺の障害が写真でみえるようになります。
- アスベストは日本では輸入されていますが，輸入量が最高に達した時期が1970〜1990年にかけてですので，**これから発症する症例が増える**可能性が指摘されています。

●画像診断技術

- ●胸部単純X線撮影
- ●CT

modality

◆胸部単純X線撮影

- アスベストーシスは労災となりますが，その判断基準となるのが胸部単純X線像です。法的なしばりがあるので，大変重要です。

◆CT

- 胸部単純X線撮影より感度が高く，早期診断に有効性が高い。
- アスベストーシスの早期は背側に淡く影がでます。仰向けでは正常人でも同じような影がでるので，**できるだけうつ伏せにして撮影する**ことが推奨されます。

● 画像所見のポイント

◇ 胸部単純X線撮影
- 軽症では胸膜に肥厚や石灰化がみられます。
- 胸膜の肥厚はときに肺内の病変と間違われることがあります。
- 病変が進行すると**間質性肺炎**を合併し，肺野の縮小と網状・すりガラス陰影などが下肺野を中心にみられるようになります。

◇ CT
- 胸膜肥厚は単純X線撮影よりわかりやすいでしょう。
- 肥厚は全体で起こるよりも部分的にみられ，「プラーク」と呼ばれます（図5）。
- 胸膜病変だけではアスベストーシスとはいいません。
- 下葉背側を中心に網状影・すりガラス影など間質性肺炎の所見がみられます。
- この間質性肺炎をアスベストーシスといいます。
- 以上のほかに，胸水や円形の腫瘤影（円形無気肺）がみられることがあり，画像所見は通常の間質性肺炎より多彩です。

CT

間質性肺炎

図3　高分解能CT

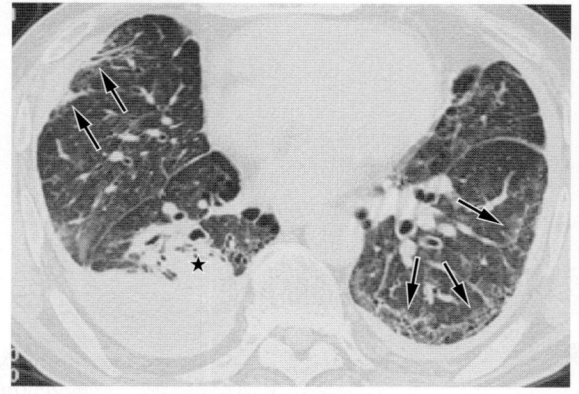

矢印で示すように，網状・線状の陰影やすりガラス影などが胸膜下に分布しています（→）。一般的にいう間質性肺炎のパターンです。この場合は原因がはっきりしていて，アスベストを長期間吸ったことによるもので，アスベストーシスといいます。

胸膜炎

図4　CT（縦隔条件）

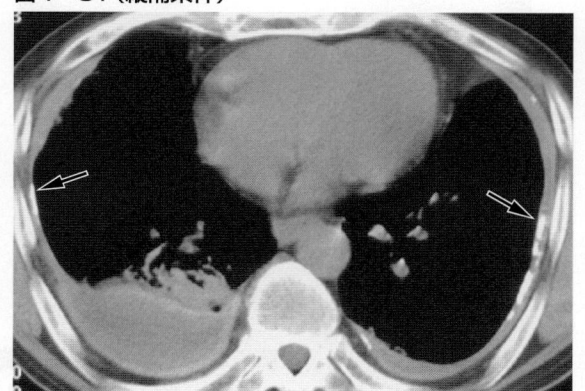

胸膜に石灰化を伴う肥厚がみられます（→）。これは，アスベストを吸った証拠です。右には胸水がみられますが，これもアスベスト吸引による胸膜炎の所見です。

胸膜プラーク

図5　CT（縦隔条件）

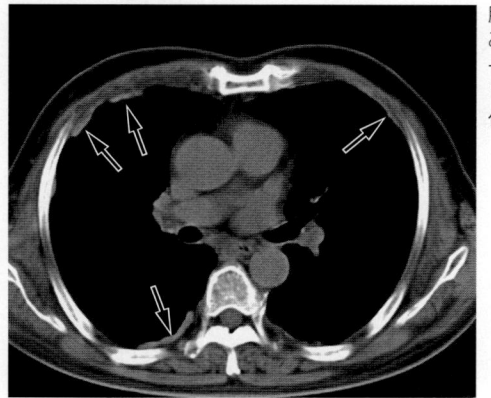

胸膜に部分的な肥厚が何カ所かみられます（→）。これらがプラークであり，アスベストを吸引した証拠です。しばしば，石灰化します。

2 胸部

疾患編―その他

1 気胸
pneumothorax

● 症例と正常画像 ●

気胸
図1　胸部単純X線正面像

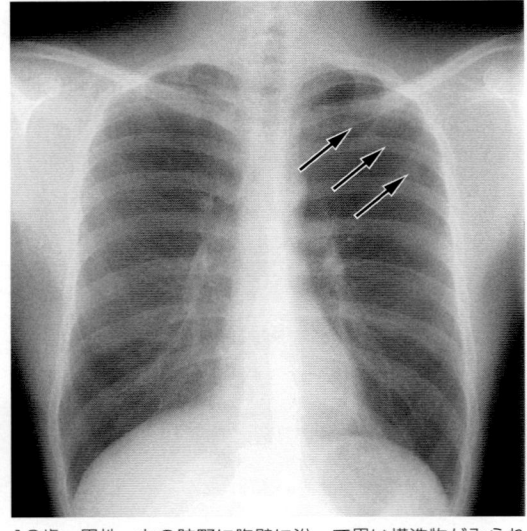

19歳, 男性。左の肺野に胸壁に沿って黒い構造物がみられます (→)。肺はその内側にあり薄い線が境界にあります。この線が胸膜で, 内側が肺, 外側が気胸腔になります。

正常
図2　胸部単純X線正面像

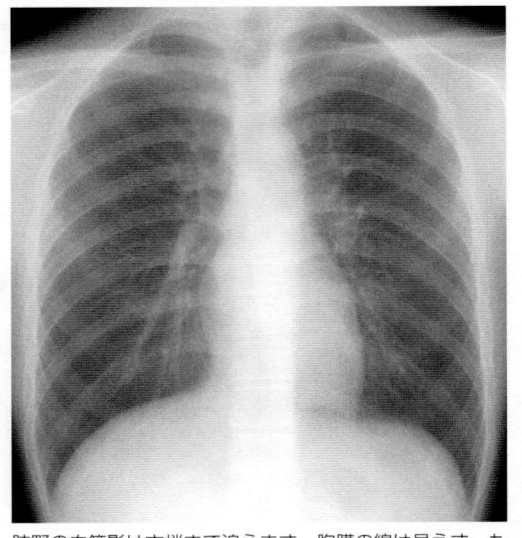

肺野の血管影は末梢まで追えます。胸膜の線は見えず, もちろん黒い構造物はありません。

●疾患概念

- 肺を覆っている膜(臓側胸膜)に穴が開いて, 肺から空気が漏れることが原因となります。
- 多くは**ブラ***1 が破れて発症しますが, そのほかの肺の病気でも穴が開きやすくなるものがあり, 気胸の原因になります。
- **若い長身の男性**によく起こります。
- 症状は突然の**胸痛**であることが多くみられます。
- くり返す場合は手術の適応となります(ブラを縫い合わせます)。

●画像診断技術

- ●胸部単純X線撮影
- ●CT

(modality)

◆胸部単純X線撮影
- 気胸の存在の有無を決める最も重要な検査です。

◆CT
- CTは胸部単純X線撮影よりも気胸の有無の診断に優れています。
- 原因となったブラの有無や場所などの決定にはCTが必要になります。
- 特に, **小さいブラは通常のCTではみえない**ことがあり, 高分解能CTが不可欠です。
- 高分解能CTは全肺野ではなく, 肺の1番てっぺん(肺尖部)だけでいいので, 必ず撮影しなければいけません。

知って得するアラカルト

*1　ブラ・肺囊胞
- 薄い膜で囲まれた空気の空間が肺の中にできたもののことです。
- 肺の表面にできると気胸の原因となり, 大きくなると正常な肺を圧迫します。
- 気胸の原因になったりしますが, それ以外はあまり害はありません。

●画像所見のポイント

◆胸部単純X線撮影
- 気胸は肺の外の胸腔内に空気が溜まるものであり，胸壁からはがれた胸膜とその外に空気の層がみえるのが所見です。

◆CT
- はがれた胸膜，そしてその外の気胸腔は空気の層として胸膜に沿ってみえます。
- ブラは肺の1番**てっぺんにできる**のが普通で，薄い壁で囲まれた空気のボール状のものが1個ないし複数個見えます。

CT

図3　通常のCT（8mm厚）

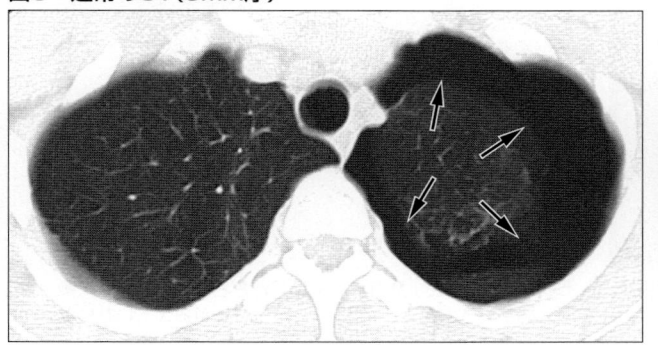

矢印のように肺の外側に黒い無構造野が存在します（→）。これが気胸腔です。ブラの存在はこの画像でもだいたいわかりますが，やや不明瞭です。

図4　高分解能CT

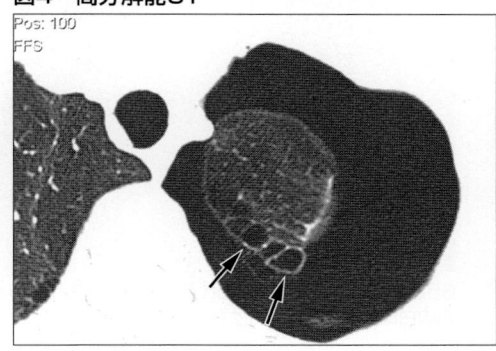

図3と同じレベルでの高分解能CTでは，ブラがはっきりと認められます（→）。気胸では原因となったブラの有無，場所などの情報が手術の際に必要であり，必ず肺尖部の高分解能CTを撮影しなければいけません。

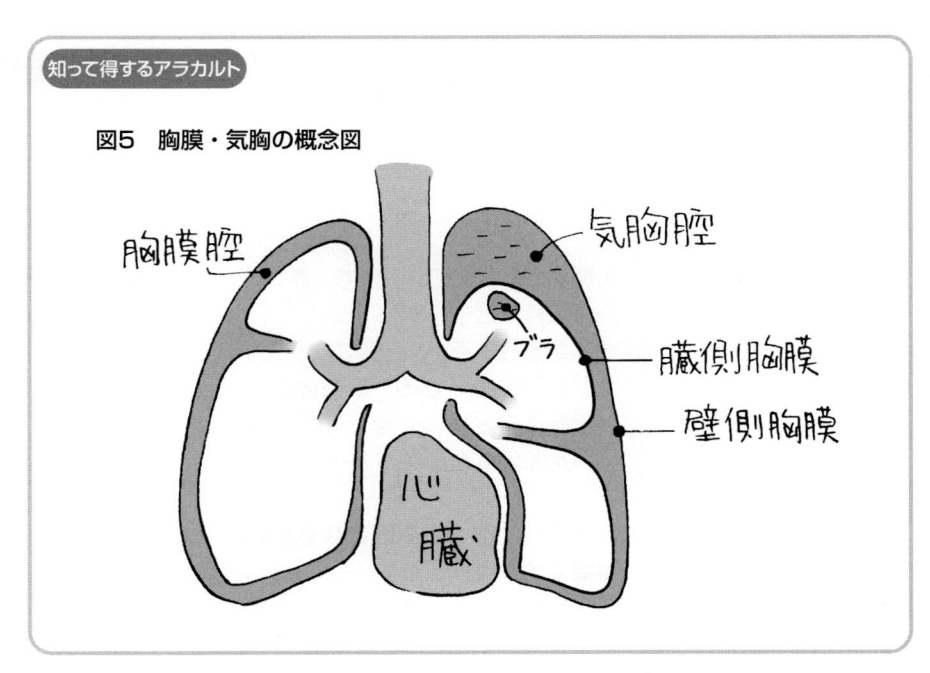

> **知って得するアラカルト**
>
> **図5　胸膜・気胸の概念図**
>
> - 胸膜腔
> - 気胸腔
> - ブラ
> - 臓側胸膜
> - 壁側胸膜
> - 心臓

2 胸部 — 疾患編—その他

2 無気肺 atelectasis

● 症例と正常画像 ●

肺門部肺癌（扁平上皮癌）

図1　胸部単純X線正面像

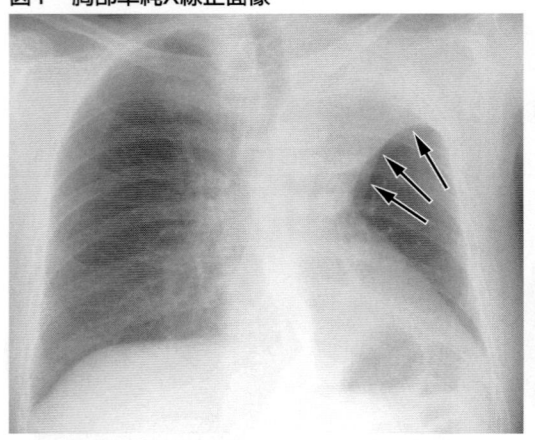

65歳，男性。左上肺野に上に凸の弓状の陰影がみられます。色の白い部分が無気肺です（→）。

正　常

図2　胸部単純X線正面像

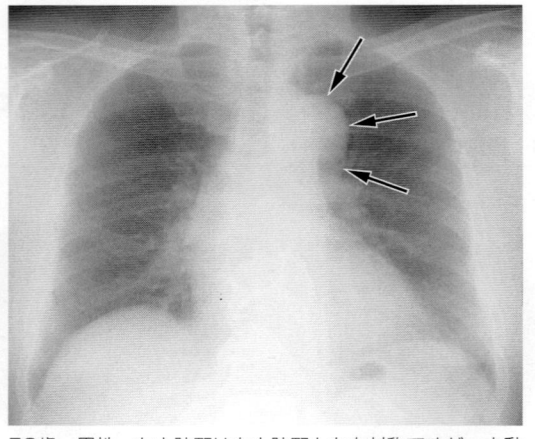

58歳，男性。左上肺野は右上肺野と左右対称ですが，大動脈の陰影がきちんとみえます（→）。**図1ではみえていない**などの相違点があります。

● 疾患概念

- 肺は空気が入っているので膨らんでいます。
- なんらかの理由で空気が十分でなく**肺の膨らみが不十分な状態**を「無気肺」といいます。
- 無気肺は原因により2つに分けられます。

  ①**閉塞性**：気管支内異物，腫瘍，粘液栓など
  ②**非閉塞性**：胸水・気胸などで肺が圧排されるもの，肺炎後などで肺に傷がついて伸びにくくなったものなど

- 無気肺は結果で，**原因となる病態が重要**です。
- 非閉塞性より，閉塞性の場合が臨床的に重要であり治療の対象になります。
- 小さい無気肺であれば代償されますが，大きな無気肺では呼吸困難の原因になります。

● 画像診断技術

- 胸部単純X線撮影
- CT

（modality）

◆ 胸部単純X線撮影
- 病変の有無の診断に有効ですが，原因がわかる場合は多くありません。

◆ CT
- 病変の有無のほか，原因がわかる場合も多くなります。

●画像所見のポイント

◆胸部単純X線撮影
●閉塞する気管支の部位によりその形が変わります。
●一般的には扇状の陰影が肺門から末梢にかけて広がりますが，**容積減少を必ず伴う**特徴があります。
●小さな無気肺は扇型にならず帯状に縦や横に伸びる形をとりますが，病的意義は少ないでしょう。

◆CT
●無気肺は区域・葉単位で起こるものが病的意義があります。
●CTでは無気肺に陥った区域や葉の同定が簡単にできます。
●閉塞性無気肺では，気管支内に閉塞の原因が同定できます。
●造影CTでは無気肺は強く造影されます。
●特に，肺癌が原因のときは腫瘍の部分が気管支内に突出するか，造影CTであまり強く造影されない部分として直接認められます。

CT

図3　肺野条件（無気肺）

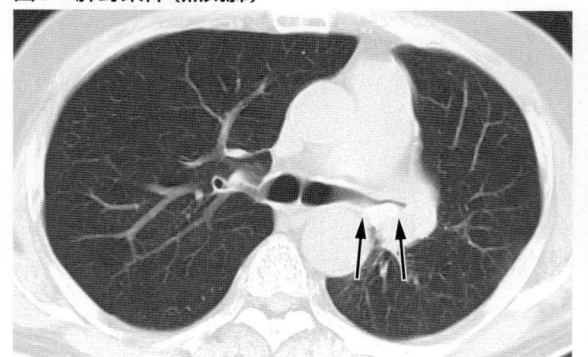

左主気管支が反対と比べて明らかに細くなっています（→）。気管支肺癌による狭窄です。

図4　縦隔条件（無気肺）

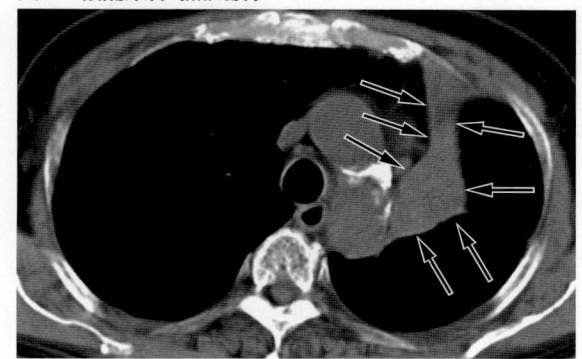

無気肺の部分は健常部と線を引いたように明瞭な境界をもつのが特徴です（→）。

Q & A

Q 無気肺で陰影が増強するのと肺炎などで陰影が増強するのとではどのような違いがあるのでしょうか？

A
・生体では肺はほとんどが空気でできている構造物です。いわば，風船のようなものと思ってください。空気が抜けて風船の皮だけになった状態が無気肺で，空気が入ればまた元に戻ります。
・他方，肺炎などの場合は肺の中に空気に代わって滲出物など空気以外のものが入った状態です。風船の中身が水になったと思うとわかりやすいでしょう。肺が壊れる場合もあり，もとどおりに戻らない場合も少なくありません。
・画像所見では，無気肺が必ず容積減少（ペチャンコになる）を伴うのに，病気による陰影の増強の場合，多くは容積減少を伴いません。

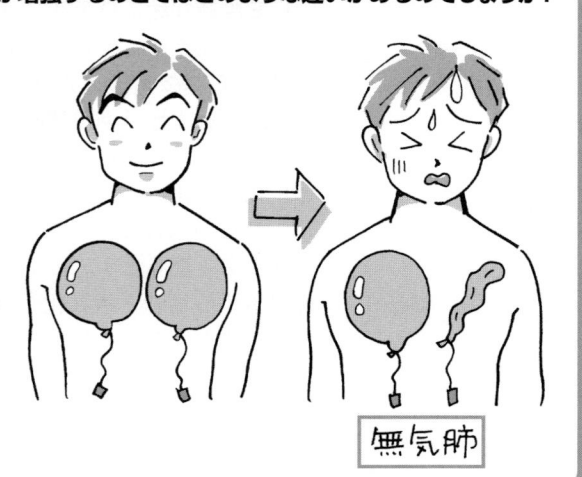

無気肺

胸部—疾患編

3 放射線肺臓炎
radiation pneumonitis

2 胸部 / 疾患編―その他

症例（肺癌：83歳，女性）

単純X線撮影

図1 放射線治療の照射野の単純X線像

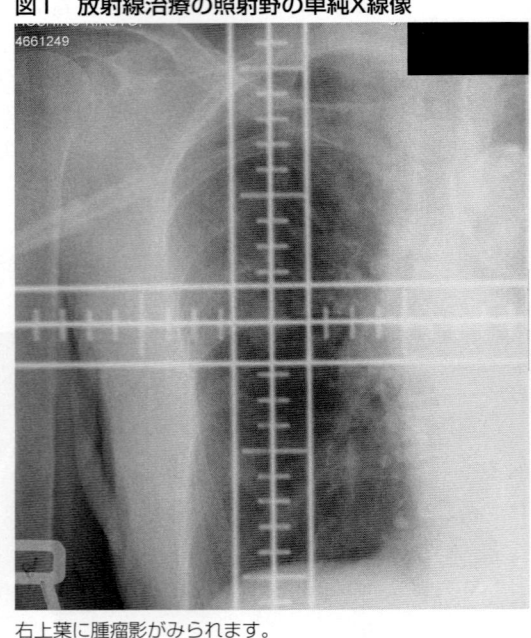

右上葉に腫瘤影がみられます。

図2 2カ月後の胸部単純X線正面像

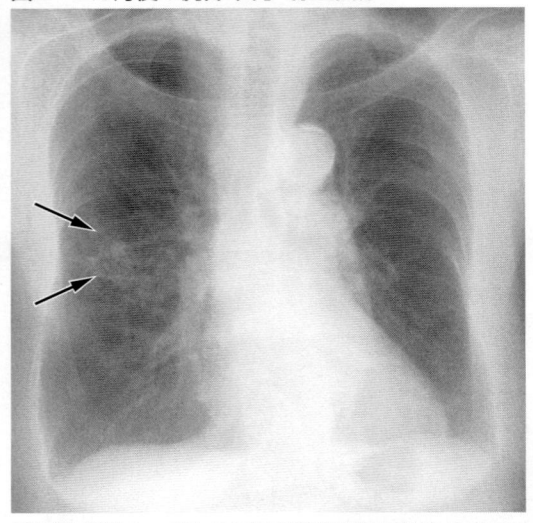

腫瘤影が消失し，代わりに淡い陰影が照射野にみられます（→）。

●疾患概念

- 肺癌に放射線治療をすると癌細胞に障害が起こりますが，**同時に正常肺にも障害が起こります**。
- 放射線量が少なければ正常肺の障害は問題になりませんが，量が多い（**40Gy以上**）と**照射後1～6カ月**経って間質性肺炎を起こします。
- 抗癌剤治療の併用，ステロイドを投与しない場合には放射線肺臓炎の合併が多くなります。
- 完治する場合と線維化して堅くなってしまう場合があります。

●画像診断技術

- ●胸部単純X線撮影
- ●CT

modality

◆ 胸部単純X線撮影
- 肺炎の発症，経過観察に有効です。
- 病変が軽度，小さい場合などはみえないこともあります。

◆ CT
- 病変の存在，範囲などのほか，肺癌の再発などとの鑑別にも有効です。

●画像所見のポイント

◆胸部単純X線撮影
- 照射野に一致して淡い陰影が出現します。
- 時間が経つと徐々に陰影が濃厚になり，**線維化が始まると縮んできます**。

◆CT
- 照射野の内側にすりガラス影がみられます。
- すりガラス影は照射野内にあり，**肺の区域などに沿わない分布**をします。
- 時間が経過すると陰影が明瞭となり，照射野外との境界がはっきりとするようになります。
- 陰影の内部に気管支拡張がみられるようになると線維化が強くでているもので，完全には治癒しません。

CT

図3　高分解能CT（放射線肺臓炎）

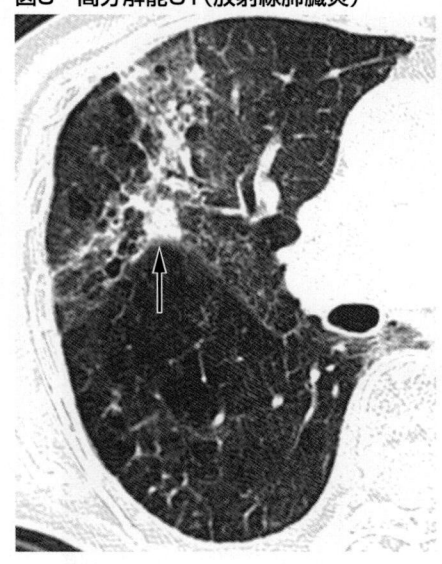

高分解能CTでは肺癌の腫瘤がまだ残っていますが（→），その周囲に前後に長い形のすりガラス影がみられます。放射線肺臓炎は照射野にほぼ一致してみられる特徴があります。

図4　治療前のCT（放射線肺臓炎）

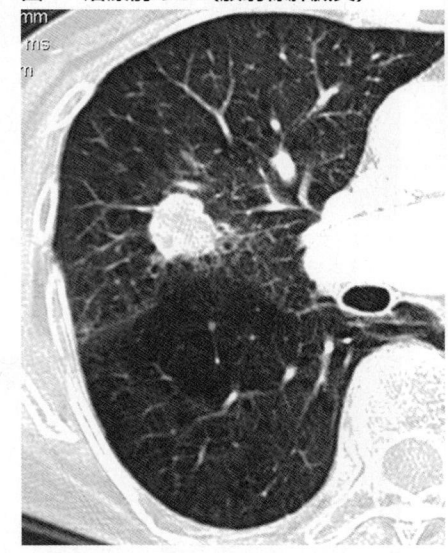

腫瘤の周囲にはほかに陰影はありません。

図5　肺癌（右上葉）（72歳，男性）

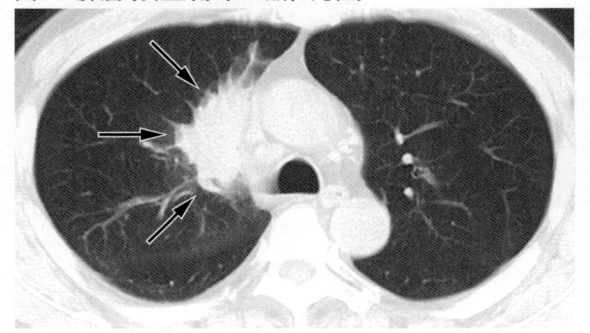

a　放射線照射前
右肺の縦隔側に腫瘍を認めます（→）。

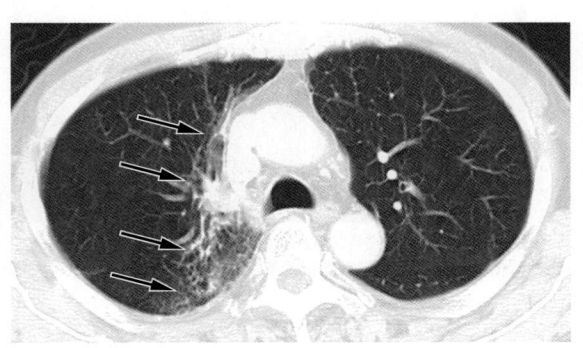

b　放射線治療開始後7カ月
腫瘍はほとんど見えなくなり，それに代わってすりガラス陰影が縦隔側に認められます。気管支がわずかに拡張し，線維化したものと考えられます。

4 肺分画症
pulmonary sequestration

疾患編—その他

2 胸部

● 症例と正常画像 ●

肺分画症

図1　胸部単純X線正面像

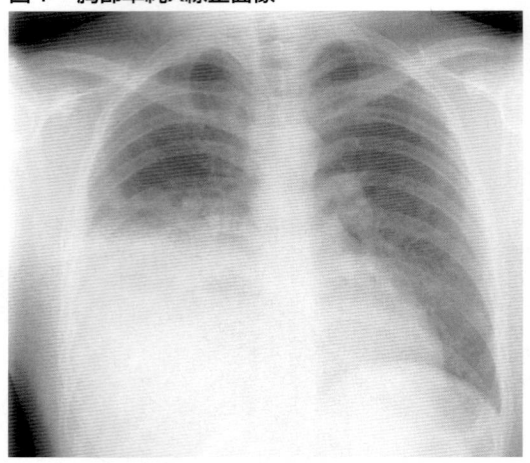

36歳, 女性。右下肺野をしめる陰影を認めます。右横隔膜は見えません。

図3　胸部大動脈造影像

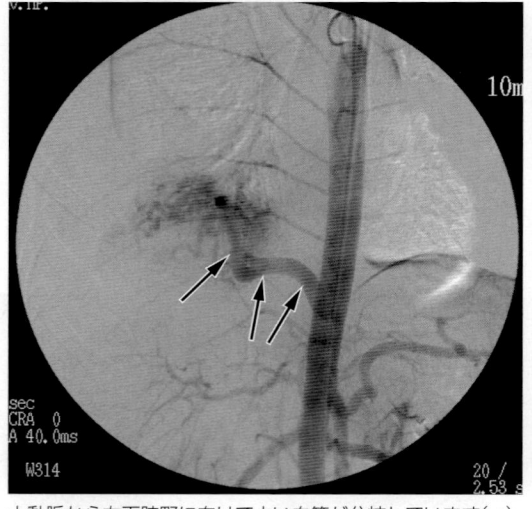

大動脈から右下肺野に向けて太い血管が分岐しています(→)。分画肺を栄養する異常血管です。

正　常

図2　胸部単純X線正面像

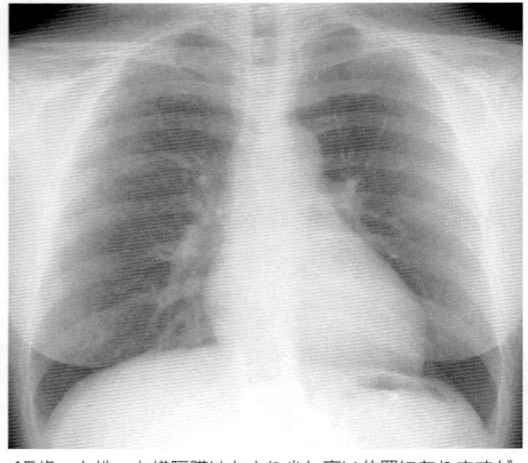

45歳, 女性。右横隔膜は左より少し高い位置にありますが, 明瞭に同定できます。

図4　胸部大動脈造影像

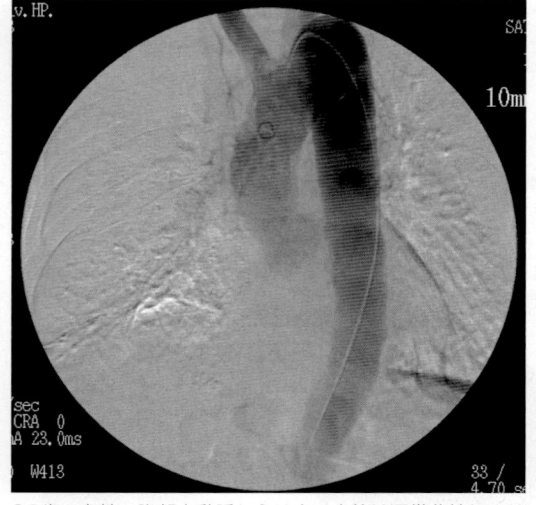

82歳, 女性。胸部大動脈からは太い血管は通常分岐しません。

● 疾患概念

- 胎生期の肺の**発生異常**によるもので, 正常な気管支構造をもたない肺が正常な肺のなかに紛れ込んでいるもののことです。
- **血液は大動脈から**分布します。
- 分画された肺と正常な肺との関係によって次の2種類に分類されます。

①肺葉内分画症：異常な肺が正常肺と同一の胸膜で包まれる
②肺葉外分画症：異常な肺は正常肺と別個の胸膜で包まれる

- ほとんどは肺葉内肺分画症です。
- **くり返す肺炎**などの既往歴がありますが，ないこともあります。
- **手術**による分画肺の切除が必要です。

● 画像診断技術

modality
- 胸部単純X線撮影
- CT
- 胸部大動脈造影

◇ 胸部単純X線撮影
- 異常を発見する契機になります。

◇ CT
- 造影CTによるCTアンギオグラフィが診断的に有用です。

◇ 胸部大動脈造影
- CTアンギオグラフィで診断は可能です。
- 術前に正確な異常動脈の本数を知りたいとき，CTアンギオグラフィが不十分であるか，撮影できない環境では適応になります。

● 画像所見のポイント

◇ 胸部単純X線撮影
- 左下葉に好発し，次いで右下葉に発症しやすくなります。

◇ CT
- 多くは肺炎の所見があります（肺炎がきっかけで発見されるということです）。
- **大動脈から分岐する異常血管が分画肺に直接分布するのがみえれば診断的価値があります。**
- 気管支の分岐が途中からみえなくなる所見も重要です。
- 分画肺に限局した肺気腫をみることがあります。

◇ 胸部大動脈造影
- 分画症の異常血管の多くは**下部胸部大動脈から腹部大動脈から起こる**ことが多くなります。
- 本来存在しない血管ですが，比較的**太い**ものとなります。
- 分画肺に血流を供給します。

CT

図5　縦隔条件

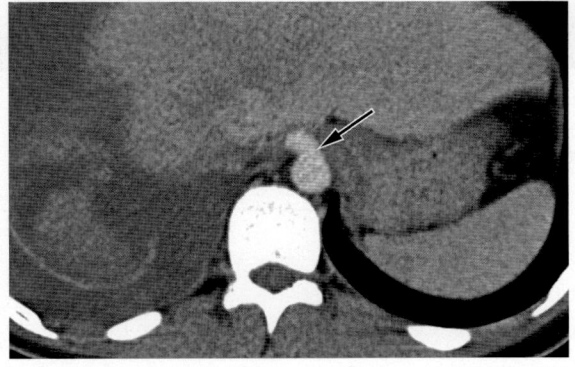

胸部大動脈から太い血管が分岐しています（→）。これが右下葉の分画肺に分布します。

図6　肺野条件

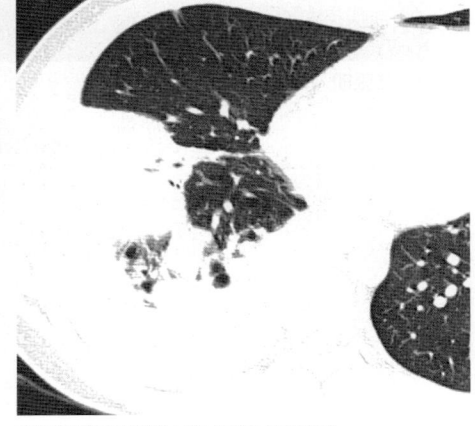

右下肺野には肺炎と胸水がみられます。

❷ 心臓・大血管

1 左心室造影
正常編
left ventricular angiograms

田中良一

● 左心室造影 ●

図1　右前斜位30°

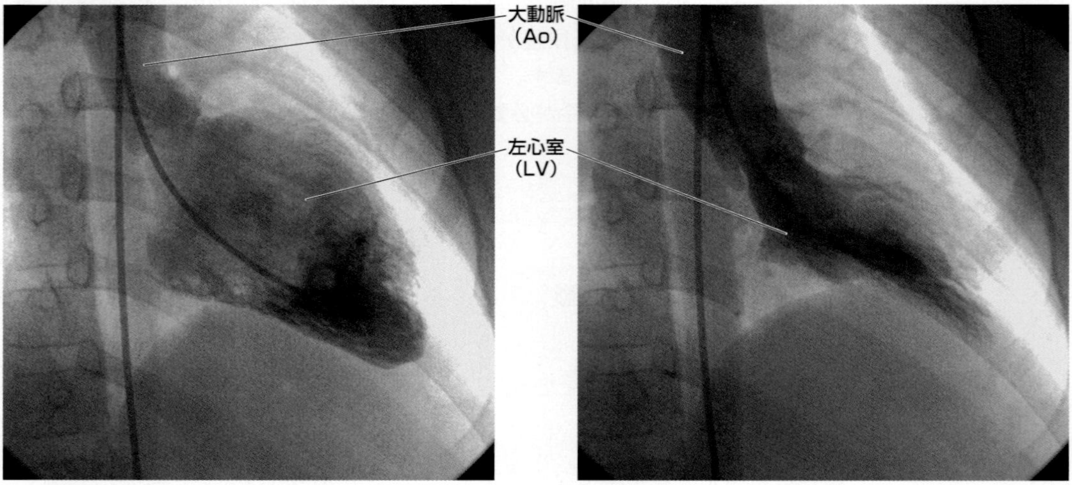

大動脈（Ao）
左心室（LV）

a　拡張期
b　収縮期

図2　左前斜位60°

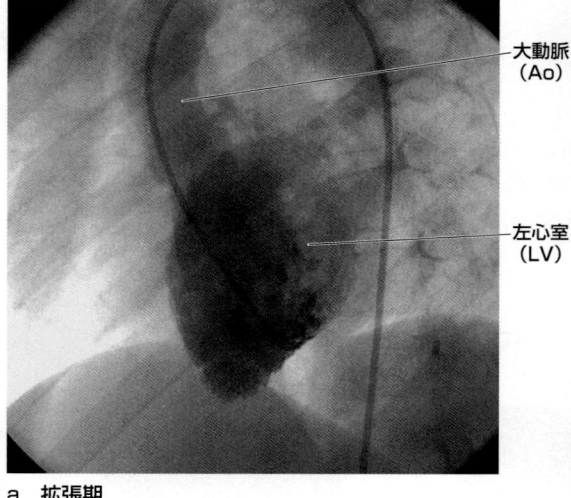

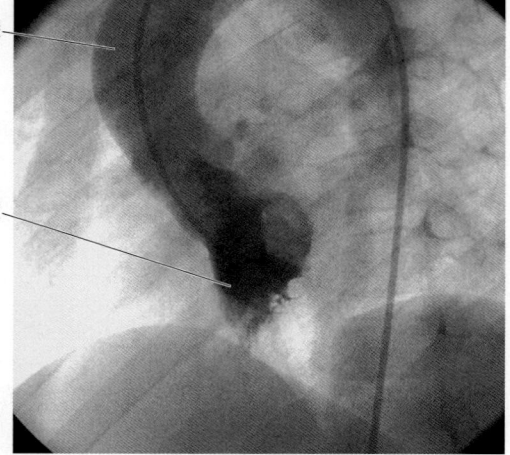

大動脈（Ao）
左心室（LV）

a　拡張期
b　収縮期

Ao：aorta（大動脈）　　LV：left ventricle（左心室）

2 右心室造影
right ventricular angiograms
正常編

心臓・大血管

● 右心室造影 ●

図1 正面像

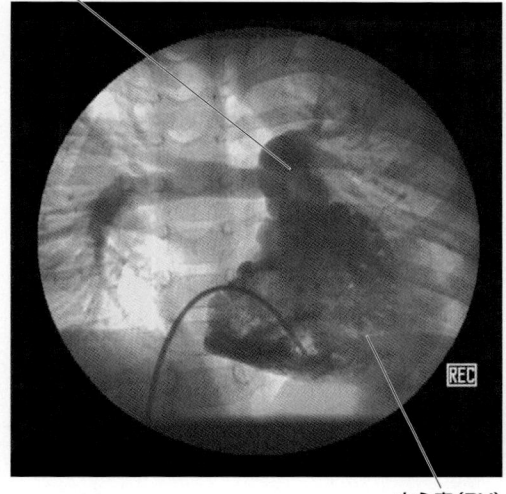

肺動脈 (pulmonary artery)
右心室 (RV)

a 肺動脈相

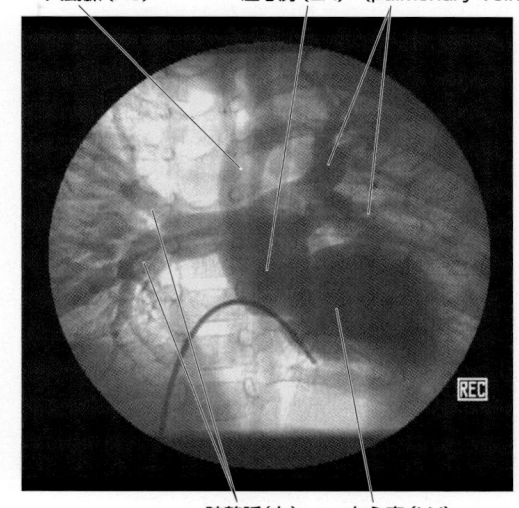

大動脈 (Ao)　左心房 (LA)　肺静脈（左）(pulmonary veins)
肺静脈（右）(pulmonary veins)　左心室 (LV)

b 肺静脈相

図2 側面像

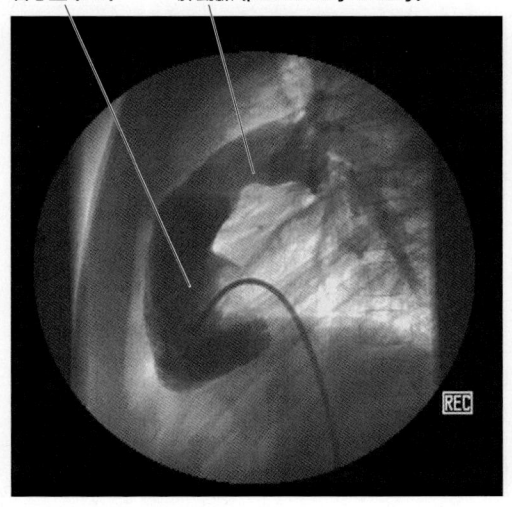

右心室 (RV)　肺動脈 (pulmonary artery)

a 肺動脈相

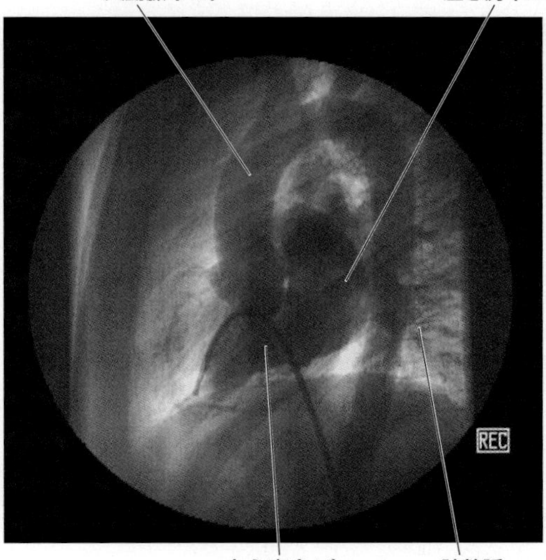

大動脈 (Ao)　左心房 (LA)
左心室 (LV)　肺静脈 (pulmonary veins)

b 肺静脈相

Ao：aorta（大動脈）　　LA：left atrium（左心房）　　RA：right atrium（右心房）
LV：left ventricle（左心室）　　RV：right ventricule（右心室）

心臓・大血管 ― 正常編

2 心臓・大血管

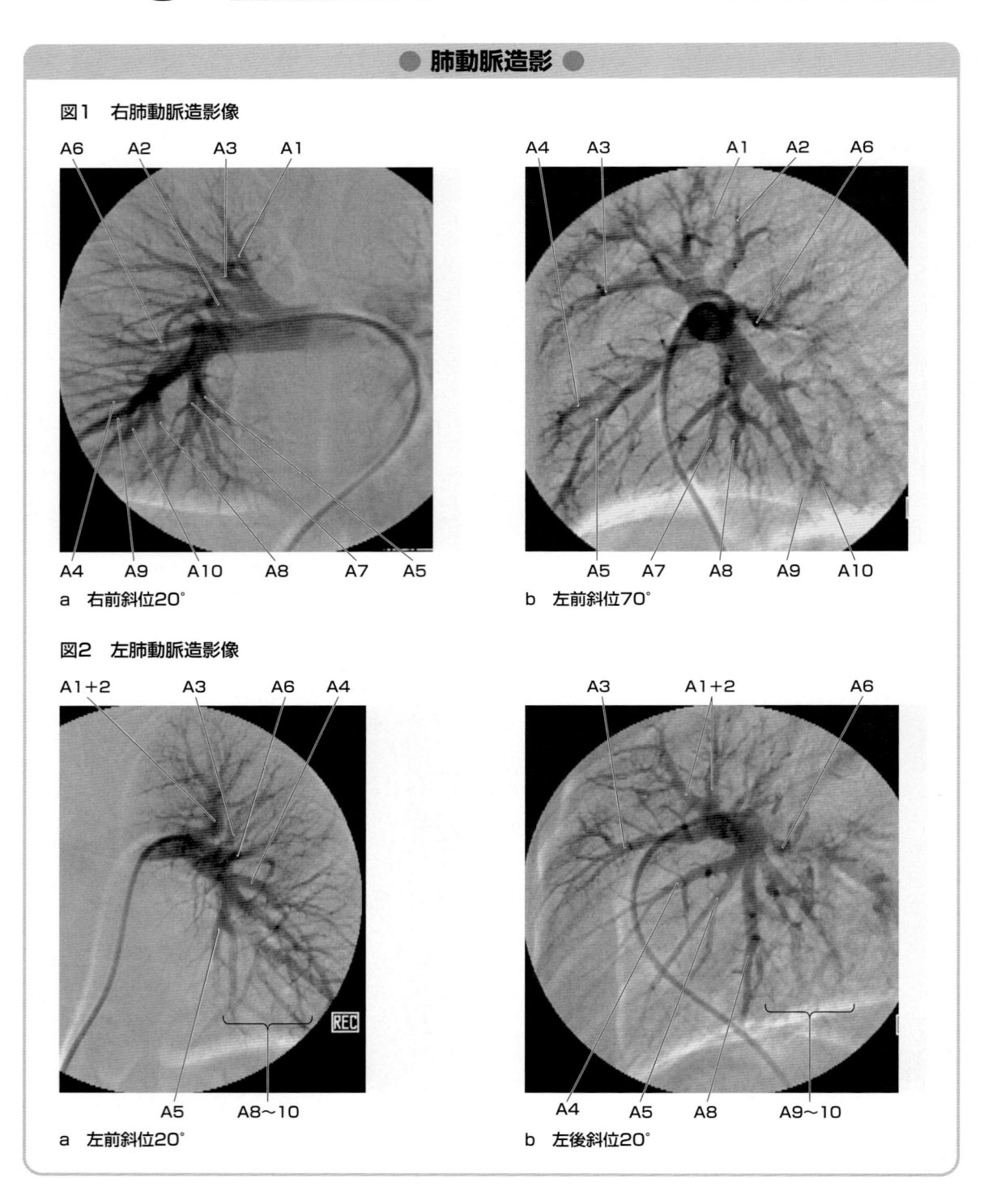

3 肺動脈造影 (正常編)
pulmonary arteriograms

● 肺動脈造影 ●

図1　右肺動脈造影像

a　右前斜位20°
A6　A2　A3　A1
A4　A9　A10　A8　A7　A5

b　左前斜位70°
A4　A3　A1　A2　A6
A5　A7　A8　A9　A10

図2　左肺動脈造影像

a　左前斜位20°
A1+2　A3　A6　A4
A5　A8〜10

b　左後斜位20°
A3　A1+2　A6
A4　A5　A8　A9〜10

2 心臓・大血管

4 冠状動脈造影 正常編
coronary arteriograms

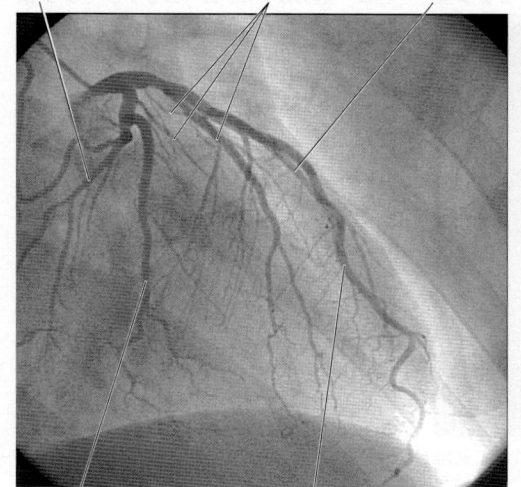

● 冠状動脈造影 ●

図1　左冠状動脈造影像（右前斜位30°）

- 回旋枝（(left) circumflex branch）
- 鈍縁枝（obtuse marginal branch）
- 対角枝（diagonal branch）
- 後側壁枝（posterolateral branch）
- 前下行枝（(left) anterior descending branch）

図2　右冠状動脈造影像（左前斜位60°）

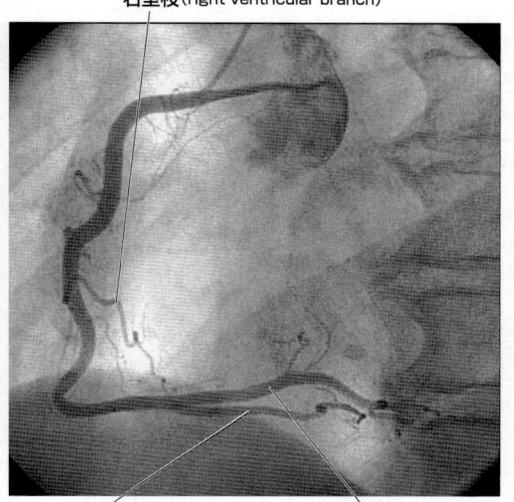

- 右室枝（right ventricular branch）
- 後下行枝（posterodescending branch）
- 房室結節枝（atrioventricular node branch）

図3　冠状動脈AHA分類

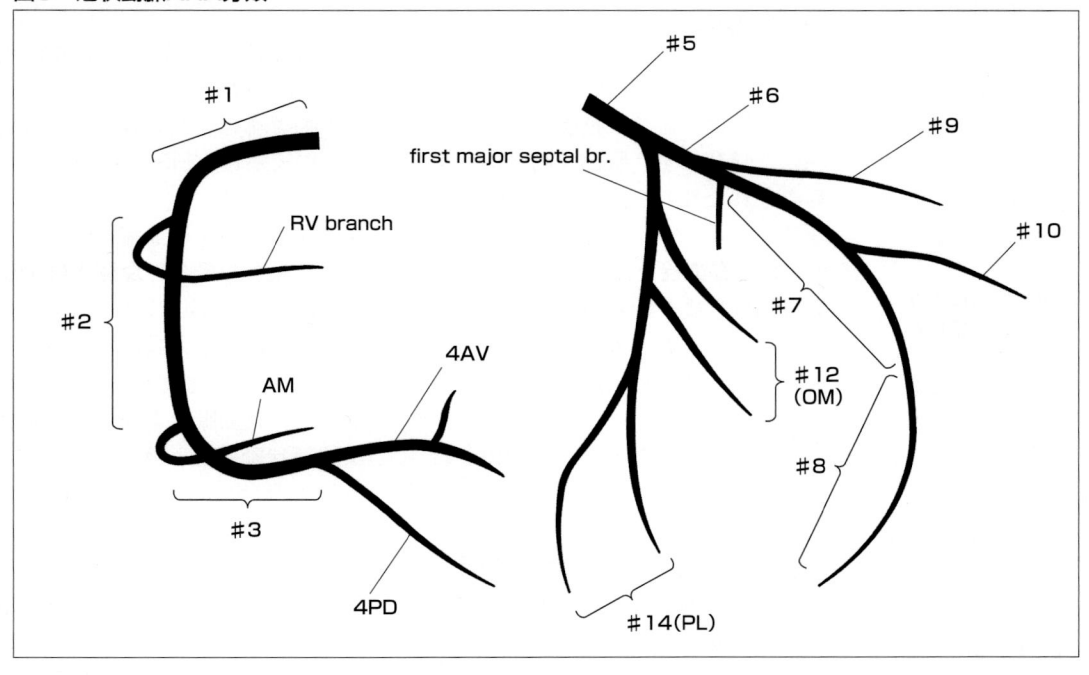

#1, #2, #3, RV branch, AM, 4AV, 4PD
#5, #6, first major septal br., #7, #12(OM), #8, #9, #10, #14(PL)

2 心臓・大血管

1 胸部大動脈瘤 thoracic aortic aneurysm

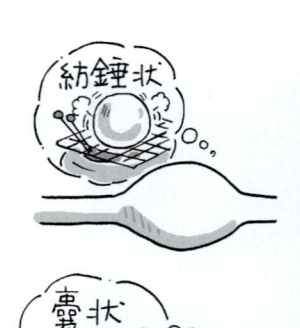

疾患編

● 症例と正常画像 ●

弓部大動脈瘤

図1　造影CTボリュームレンダリング像

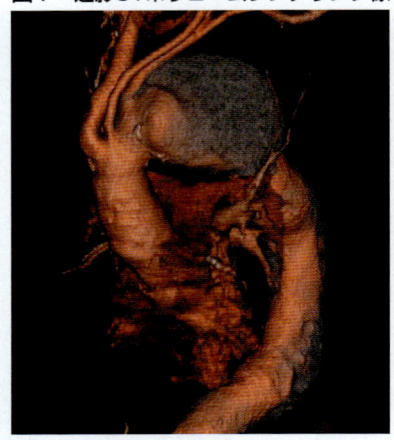

遠位弓部大動脈から下行大動脈にかけて紡錘状の動脈瘤がみられます。瘤には壁在血栓を伴っています。

正　常

図2　造影CTボリュームレンダリング像

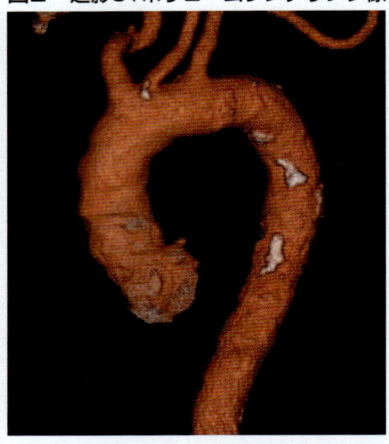

大動脈には動脈硬化による壁の石灰化はありますが瘤の形成はなく，正常範囲の大動脈形態です。

●疾患概念

- 血管の中膜および内膜の変性により，限局性に血管が拡張した状態を「瘤」と呼びます。胸部大動脈に瘤が形成されたものを「胸部大動脈瘤」と呼びます。
- 瘤には**壁在血栓**を伴うことがあります。
- 発生部位により治療方法や成績が異なるため，①上行大動脈瘤，②弓部大動脈瘤，③下行大動脈瘤と分類されます。
- 瘤の形態から以下のように分類されます。

①**紡錘状動脈瘤（fusiform aneurysm）**
樽形に動脈が膨らみ，両端は正常の形態を示すもの。

②**嚢状動脈瘤（saccular aneurysm）**
ふくろ（嚢）状に動脈が拡張したもの。紡錘状瘤に比べ破裂しやすい。

③**解離性大動脈瘤（dissecting aneurysm）**
大動脈解離（次項参照）により血管が拡張したもの。

- 大動脈瘤は通常は無症状ですが，弓部大動脈瘤の場合，**反回神経の圧迫による嗄声**が出現することがあります。
- 好発部位は弓部大動脈で，弓部大動脈では嚢状動脈瘤がよくみられます。上行大動脈および下行大動脈では紡錘状動脈瘤が多くみられます。上行大動脈では大動脈弁狭窄に伴い，上行大動脈が拡張する病態がしばしばみられます[*1]。
- 大動脈瘤が破裂した場合，通常は急激な痛みと血圧低下が起こり，大量出血によるショック状態から死にいたります。
- 破裂部位が上行大動脈の場合は心嚢内に穿破し，**心タンポナーデ**が起こることがあります。

知って得するアラカルト

*1　狭窄後拡張

・血管疾患では狭窄病変がある直後の血管が拡張する現象がしばしばみられ，「狭窄後拡張」と呼ばれます。大動脈以外でもしばしばみられます。

*2　癒着などにより範囲が限定された出血

・これらのように出血が限定された破裂を「sealed rupture」と呼ぶことがあります。
・sealed ruptureでは出血量が少なくなるため，死亡にいたる率は減りますが，いったん止まっていた出血がさらに拡大することもあり，迅速な治療が必要となります。

| 知って得するアラカルト |

*3 血管炎
- 高安病やベーチェット病が大動脈病変を形成するものとして有名です。
- 高安病は主として炎症による内膜肥厚をきたし，その後血管壁の石灰化や狭窄をきたします。特に大動脈弓部分枝（腕頭動脈，左総頸動脈，左鎖骨下動脈）の閉塞や狭窄が多く，大動脈病変では石灰化を伴う狭窄が多くみられますが，まれに拡張性病変（瘤）を形成し，肺動脈病変がみられることがあります。
- 外膜の周囲に線維性肥厚をきたし瘤を伴う炎症性大動脈瘤という病態があり，細菌感染による感染性大動脈瘤と混同しないように気をつける必要があります。
- 炎症性大動脈瘤の成因は不明ですが，ステロイドに反応し，「自己免疫性疾患」ともいわれています。

*4 真性動脈瘤と仮性動脈瘤
- 病理学的には血管内膜および中膜が欠損した動脈瘤を「仮性動脈瘤」と呼びます。
- 臨床的には動脈瘤壁の詳細な血管構造を診断することが困難であることから，仮性動脈瘤の診断が難しい場合もあります。
- 人工血管吻合部に発生した動脈瘤のように，線維性皮膜により覆われた動脈瘤は血管外膜がもともと線維成分により成り立っていることや，動脈硬化が関与し線維化が起こり本来の血管構造と厳密に区別することができないため，すべて仮性瘤として取り扱うことが多いようです。

- 縦隔内に穿破した場合は縦隔血腫を形成し，血腫が縦隔内にとどまることで出血が抑えられることがあります。また，胸腔内に穿破した場合にも，過去の胸膜炎などにより癒着がある場合，出血が抑えられることがあります*2。
- 破裂にいたる直前の状態で動脈瘤の拡張により痛みが出現することがあります。「impending rupture」と呼ばれ，壁在血栓のなかに新鮮な血腫を疑わせるややdensityが高い領域が現れ，急激な瘤の拡張がみられることがあります。また，反応性の胸水や大動脈壁に近接した肺の部分無気肺が生じることがあり，これらの所見が症状とともに出現した場合は，impending ruptureを疑い治療する必要があります。
- 成因は主として動脈硬化ですが，血管炎*3や細菌感染が原因となることもあります。梅毒による血管中膜壊死は動脈瘤や動脈解離の原因として有名ですが，近年は目にすることはほとんどありません。
- 通常は**真性動脈瘤**ですが，**仮性動脈瘤**がみられることがあります*4。
- 下行大動脈に大きな瘤が存在する場合に隣接する食道を圧迫することにより，食道壁の壊死を起こし**食道大動脈瘻**を形成することがあります。これにより，**感染性大動脈瘤**に移行したり，大量吐血がみられることがあります。

●画像診断技術

- ●胸部単純X線撮影
- ●CT angiography
- ●MR angiography
- ●血管造影
- ●超音波検査
  - ①経胸壁超音波検査
  - ②経食道超音波検査

modality

◆胸部単純X線撮影
- 胸部大動脈瘤検査の最も基本的なものです。
- 大動脈弓部から下行大動脈の瘤は多くを胸部単純X線検査で指摘できます。
- 立位正面像が基本ですが，側面像は上行大動脈や弓部大動脈の病変を判定するのに有用です。

◆CT
- 血管造影に置き換わる検査法として重要です。
- 通常の2次元断層画像でも評価は可能ですが，multi slice CTを用いた3次元再構成を行うことで立体的な病変部位把握が可能です。
- 大血管全体を同時に検査が可能であるため，しばしばみられる**多発性動脈瘤**の症例に有用です。
- 動脈瘤の壁在血栓や壁の性状を評価可能です。
- 単純CTでも瘤の存在診断は可能ですが，基本的に造影が必要です。
- 石灰化の程度は術前情報として重要で，CTで最も良好に描出されます。

◆MRI
- 造影MR angiographyが基本となります。
- **ガドリニウム造影剤**を用いるため腎臓に対する負荷が少なく，腎機能低下症例でも施行できる利点があります。
- 2次元断層撮像を追加することで，血管壁や周囲臓器の情報を含めた検査が可能となります。
- 撮像範囲の制限から全大動脈領域を撮像するためには工夫が必要です。
- 石灰化や骨の影響を受けないため，画像再構成がCTより容易です。

◆血管造影
- 最も空間分解能が高いため，細い血管の詳細な評価が可能です。
- 経動脈的な大動脈造影が基本ですが，侵襲性の観点から経静脈的大動脈造影が行われることがあります。
- 大動脈弓部の状態を確認するため，

心臓・大血管―疾患編

左前斜位像（LAO 45°-60°）が基本となります。ただし，瘤の突出方向によっては瘤と大動脈が重なり不明瞭となることもあるため，必要に応じ右前斜位像も追加します。
- 上行大動脈を検査する場合は**大動脈弁逆流や冠状動脈の位置を確認**するために，大動脈弁直上にカテーテルを置き大動脈基部が十分に造影されるように気をつける必要があります。
- 血管内腔が造影されるため，血栓により内腔が占められている瘤は描出されないことがあります。
- 形態とともに血流を観察することができます。

◆ 超音波検査

①経胸壁超音波検査
- 骨や石灰化および肺が覆う領域は死角となり，観察することはできません。
- 心臓超音波検査において上行大動脈基部を確認することが可能です。
- 胸骨柄上部からスキャンすることにより，大動脈弓部を観察することが可能です。
- リアルタイムな観察が可能で，大動脈弁の動きや血管の拍動を観察可能です。また，血流を評価することができます。

②経食道超音波検査
- 内視鏡の先端に超音波装置がついたものです。
- 食道に近接する下行大動脈の観察に適します。

●画像所見のポイント

◆ 胸部単純X線撮影
- 大動脈陰影の偏位，拡張としてみられます。
- 縦隔陰影に重なる部分は見えない場合があります。
- 正面像において下行大動脈の下部は心陰影と重なって見えますが，見落とさないように留意する必要があります。
- 左肺動脈と大動脈弓下縁で形成するaorto-pulmonary window（AP window）部に占拠性病変があるかどうかを確認することは，大動脈弓部嚢状瘤を発見するのに重要です。

◆ CT
- 大動脈瘤の位置，形態，大きさ，瘤壁の性状を確認します。瘤は大動脈の拡大もしくは突出としてみられます。2次元平面で瘤の計測をする場合は，蛇行の影響を除くため，長径ではなく**最大短径***5を計測します。
- 大動脈瘤周囲血管の状態および近接する分枝血管の状態（石灰化や動脈硬化性プラーク付着の状況）は，術前情報として重要です。
- 大動脈弓部では3次元再構成画像で左前頭側からの観察が分枝血管と瘤の位置関係を把握するのに有用です。
- 血栓によって占められた瘤の場合は，造影された腔のみを描出する3次元画像再構成では描出できません。したがって，血栓部分を別に再構成するか，2次元画像を参考にする必要があります。

◆ MRI
- 基本的にCT angiographyと同じです。
- 石灰化や骨の評価には不向きです。
- 造影MR angiographyでは壁在血栓がある場合は瘤の全体像を把握しにくくなるので，別の撮像を追加して瘤の全体像を把握する必要があります。
- 関心領域の辺縁では画像の歪みが発生するため，瘤径の計測には原則として不向きです。

◆ 血管造影
- 基本的にCT angiographyと同じです。
- 骨や石灰化を評価可能ですが，CTよりは検出能は劣ります。
- 骨や縦隔と肺の濃度差によりdigital angiographyでは観察が難しくなるこ

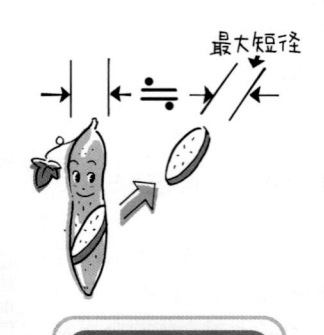

知って得するアラカルト

*5　最大短径
- 血管径や瘤径を計測する場合に断面の長径を計測すると，血管が蛇行し観察する断面に対して斜めに走行する場合，径を過大評価することになります。この影響を少なくし，径の計測に再現性をもたせるために短径を計測し，何個所か計測したなかで最も大きいものを血管や瘤の径として取り扱い，これを「最大短径」といいます。
- 一般に瘤径という場合にはこの最大短径を指すことが多いですが，嚢状瘤のようにある一定の方向に突出する場合は長径の計測が重要となる場合もあります。

とがあり，原則として**DSA**を使用しますが，動きによるアーチファクトに気をつける必要があります。
- 大動脈弁逆流などの血流に関連する情報を描出するのに優れます。

◆ 超音波検査
- 断層面での観察になるため，全体像を把握する目的には不適です。
- リアルタイムな観察ができるため，瘤内の血流状態や血管壁の拍動を観察することが可能です。また，血流をカラー表示し流速を測定したり，分枝血管の細かい血流を観察したりすることもできます。

CT

図3　造影CT横断像（紡錘状弓部大動脈瘤）

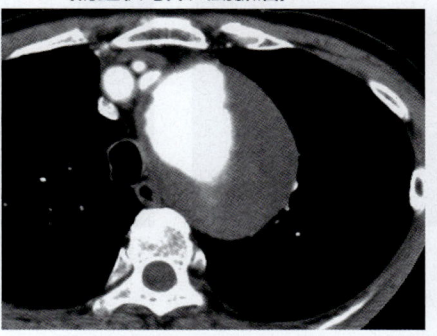

図1と同一症例の横断像です。造影剤により白く写っている部分が血液の部分で，造影されない部分が壁在血栓です。

図4　造影CTボリュームレンダリング像（嚢状弓部大動脈瘤）

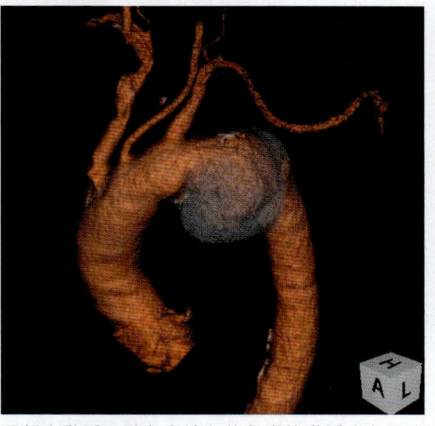

弓部大動脈に壁在血栓を伴う嚢状動脈瘤を認めます。

図5　造影CT像（最大値投影法）（嚢状弓部大動脈瘤）

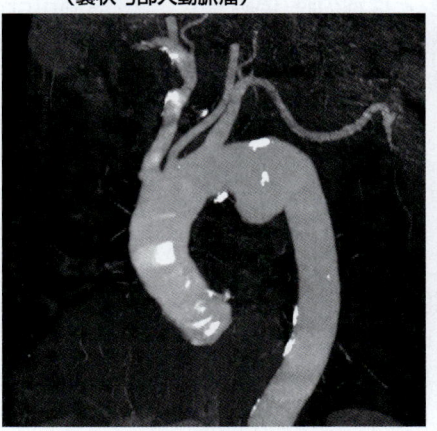

図4と同一症例の最大値投影法での表示です。壁在血栓の部分は造影されないため，この表示法では，瘤全体の大きさが正しく把握できないことに注意しましょう。

図6　造影CT横断像（嚢状弓部大動脈瘤破裂）

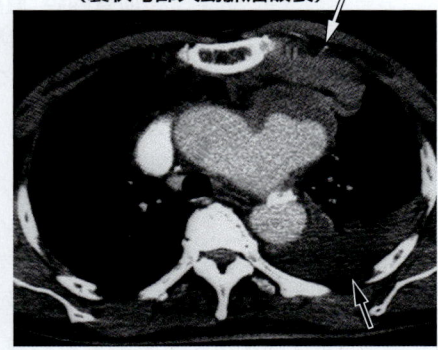

嚢状弓部大動脈瘤が破裂し，瘤の前に血腫（→）がみられます。また，左胸腔に胸水の貯留もみられます（⇒）。

2 心臓・大血管

2 大動脈解離
疾患編
aortic dissection

● 症例と正常画像 ●

大動脈解離
図1　造影CTボリュームレンダリング像

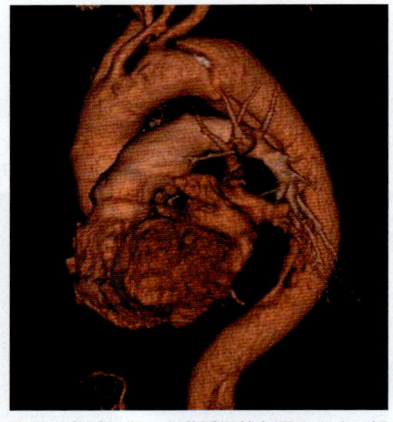

下行大動脈以下に大動脈解離を認めます。解離は腹部大動脈まで連続しており，DeBakey Ⅲb型の大動脈解離です。

正常
図2　造影CTボリュームレンダリング像

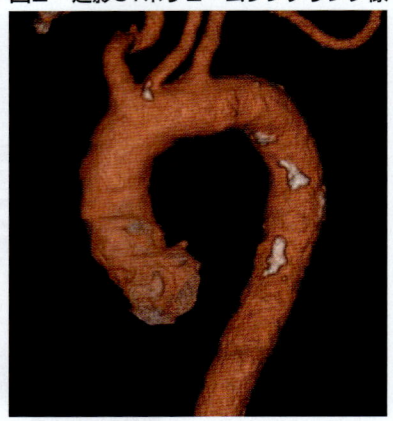

大動脈には動脈硬化による壁の石灰化はありますが瘤の形成はなく，正常範囲の大動脈形態です。

知って得するアラカルト

＊1　intimal flapとintimal tear
- 解離した内膜を「intimal flap」と呼び，内膜の裂開部分を「intimal tear」と呼びます。
- 最も中枢部のintimal tearは真腔から偽腔に血液が入ることが多く，「entry」と呼ばれることがあります。
- 末梢で偽腔から真腔に血液が戻る部位は「re-entry」と呼ばれます。

＊2　血栓閉塞型解離とintramural hematoma（IMH）
- 偽腔が血栓によって占められた状態を「血栓閉塞型解離」と呼びますが，欧米では一般的に「IMH」と呼ばれます。
- ただし，IMHはわが国では「壁内血腫」と呼ばれ，血栓閉塞型解離とは区別されます。IMHが壁内に血腫があるという状態を表すのに対し，血栓閉塞型解離は解離の一病態を表す用語であるためです。
- 血栓閉塞型解離では偽腔開存型解離への移行や，その逆もみられることがありますが，一般に内科的治療の適応となります。

●疾患概念

- 動脈硬化などにより血管中膜が変性し内膜が剥離した状態＊1で，**本来の血管内腔（真腔）とは別の腔（偽腔）**が形成される状態をいいます。
- 解離の範囲で以下のように分類されます。

■DeBakey分類（図3）
①**DeBakey Ⅰ型**：上行大動脈にentryを有し，下行大動脈にかけて解離を認めるもの（図5）。
②**DeBakey Ⅱ型**：上行大動脈に限局して解離が認められるもの（図6，7）。
③**DeBakey Ⅲ型**
　Ⅲa型：下行大動脈に解離が限局するもの。
　Ⅲb型：下行大動脈から腹部大動脈に解離が及ぶもの（図1）。

■Stanford分類（図4）
①**Stanford A型**：上行大動脈に解離があるもの。
②**Stanford B型**：下行大動脈以下に解離が限局するもの。

※下行大動脈にentryがあり，逆行性に大動脈弓部から上行大動脈に解離が及ぶものがあり，「DeBakey ⅢR型」と呼ばれることもあります。

※上記の型に分類されない限局解離があります。

- 通常は血管内膜に亀裂（**intimal tear**）が入り，偽腔にも血流がみられます。
- 偽腔が血栓により占められた状態になることがあり，「**血栓閉塞型解離＊2**」と呼ばれます。これに対して通常の解離を「**偽腔開存型解離**」と呼ぶことがあります。
- 解離により血管が弱くなり瘤状に拡

知って得するアラカルト

＊3　マルファン症候群
- マルファン症候群では大動脈解離のほかに，上行大動脈基部の拡張をきたすことが多く，「annulo aortic ectasia(AAE)」と呼ばれます。
- マルファン症候群では血管壁が脆弱であるため，解離の慢性期にさらに解離を起こし，血管腔が3つになる三腔型解離がみられることがあります。

＊4　ULPとPAU
- ULPと間違えられる用語として「penetrating atherosclerotic ulcer(PAU)」があります。
- ULPは大動脈解離のintimal tear部で限局的に偽腔内の血流がみられるものをいい，あたかも潰瘍のようにみえることに由来する用語で放射線学的用語ですが，PAUは動脈硬化に基づく動脈壁の潰瘍を病理学的にみた用語です。
- したがって，ULPは原則として解離の場合に使う用語ですが，PAUは結果として解離に進展することはありえますが，必ずしも解離の病態を表す言葉ではありません。

大したものを「**解離性大動脈瘤**」と呼びます。真性動脈瘤と同様に破裂の危険があります。

- 成因は主として動脈硬化ですが，梅毒による血管中膜変性から解離を起こすことは有名です。また，Marfan症候群＊3も重要です。
- 大動脈解離を起こした時期により急性と慢性に分けられます。
- 偽腔が拡大して真腔を圧迫し，真腔から分岐する血管の血流が障害されることにより腸管虚血，下肢虚血などの虚血症状を示すことがあります。
- 急性大動脈解離の場合，上行大動脈に解離を有するものは外科的治療の適応となります。下行大動脈以下に解離がある場合は血管の拡張の程度や偽腔の血栓化の状態などにより，内科的治療が選択されることも多いようです。
- 血栓閉塞型解離においてintimal tearの部位に限局して偽腔内血流がみられ，「ulcer like projection (ULP)＊4」と呼ばれることがあります。

●画像診断技術

- ●胸部単純X線撮影　【modality】
- ●超音波検査
    - ①経胸壁超音波検査
    - ②経食道超音波検査
- ●CT
- ●MRI
- ●血管造影

◆胸部単純X線撮影
- 血管の拡張を伴う場合は原則として大動脈瘤の場合と同じです。
- 血管の拡張を伴わない解離の場合は鑑別の用途には向きません。

図3　DeBakey分類

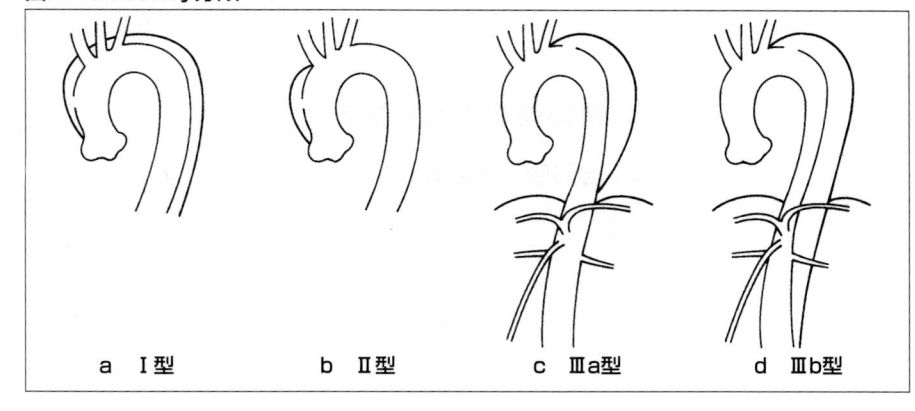

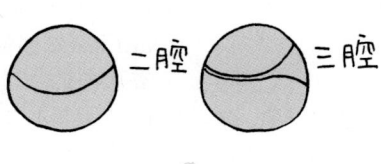

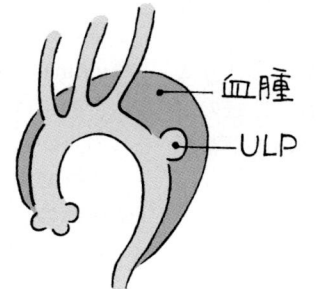

a　Ⅰ型　　b　Ⅱ型　　c　Ⅲa型　　d　Ⅲb型

二腔　　三腔

血腫
ULP

図4　Stanford分類

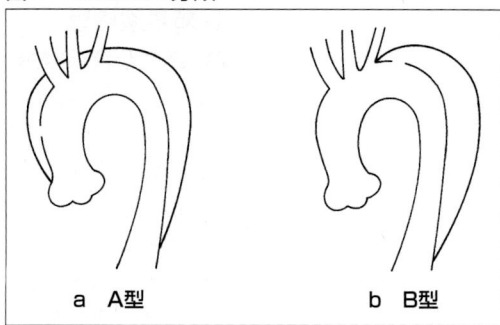

a　A型　　b　B型

◆ 超音波検査

①経胸壁超音波検査
・基本的に大動脈瘤の場合と同様です。
・心臓超音波検査で上行大動脈基部の観察ができます。
・解離に付随する心嚢水の診断に適します。

②経食道超音波検査
・基本的に大動脈瘤の場合と同じです。
・下行大動脈の解離の範囲やintimal tearの部位判定に役立ちます。

◆ CT
- 拡張病変に関しては大動脈瘤の場合と同様です。
- 急性大動脈解離の確定のための検査として重要です。
- 解離腔の状態を判定するためには，造影が必要です。
- 造影では必ず平衡相を撮影します。

◆ MRI
- 大動脈瘤の場合と同様です。

● 画像所見のポイント

◆ 胸部単純X線撮影
- intimal flapに石灰化がある場合，石灰化が血管内腔側に偏位してみられることがあります。
- 解離では**胸水や無気肺および心嚢水を伴うことが多く**，これらを評価する必要があります。

◆ 超音波検査

①経胸壁超音波検査
・上行大動脈基部に解離が及ぶ場合，経胸壁超音波検査で解離が診断できます。
・大動脈弁逆流も診断可能です。
・Marfan症候群の場合はAAEを伴うことがあり，Valsalva洞部の拡張の有無や大動脈弁逆流の有無および程度の確認が必要です。

②経食道超音波検査
・下行大動脈のentryや小さなintimal tearの確認に有用です。
・横隔膜付近の下行大動脈まで観察可能です。

◆ CT
- 解離の範囲およびintimal tearの位置や大きさを同定し，分類します。
- 偽腔の大きさ血栓化の状態を確認します。
- 主要分枝血管と真腔・偽腔の関係を同定します。
- 血管全体の大きさを確認し，瘤化している場合は径の変化に注意します。
- 急性大動脈解離が疑われる場合，胸水や心嚢水および大動脈周囲の無気肺の有無や状態を同定します。
- 特に心嚢水や胸水はCT値に注意し，CT値が高い場合は血腫の可能性を考え処置する必要があります。

◆ MRI
- MRIは主に慢性動脈解離の場合に行われます。
- 造影MR angiographyで解離の全体像を把握することができます。
- シネMRIを行うことで，entryと周囲の血流の状態を把握することも可能です。
- 造影MR angiographyの場合は血栓の把握が難しくなることがありますので，血栓化した偽腔も同時に把握するためにはほかの撮像法を追加し，血管径を計測する必要があります。

◆ 血管造影
- CTやMRIが発達するまでは詳細なintimal tearの部位を知るのに標準的検査法の1つでしたが，特にmulti slice CTが登場してからは大動脈解離における診断法としては血管造影は非必須の検査となってきています。
- intimal tearの位置を正確に把握するためには最も適していますが，侵襲の点から行われることは少なくなってきています。
- 血栓の状態を把握することは困難ですので，血管の大きさを過小評価する可能性があることを考慮する必要があります。

CT

図5 造影CT横断像
（DeBakey I型大動脈解離）

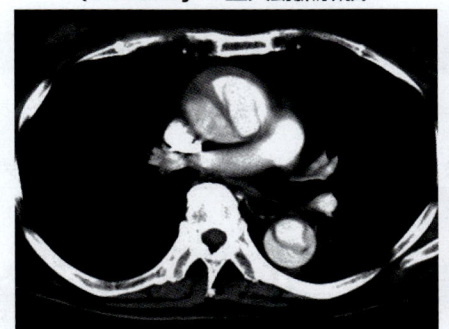

図6 造影CT横断像
（DeBakey II型大動脈解離）

上行大動脈から下行大動脈に連続する大動脈解離を認めます。偽腔が造影され血流があることがわかります。

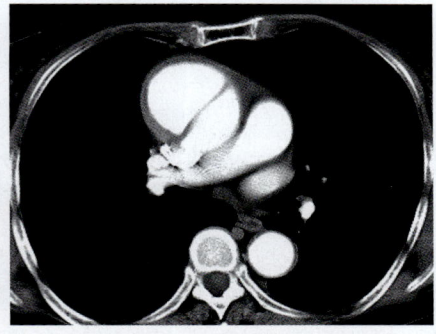

上行大動脈に限局する大動脈解離を認めます。

図7 造影CTボリュームレンダリング像
（DeBakey II型大動脈解離）

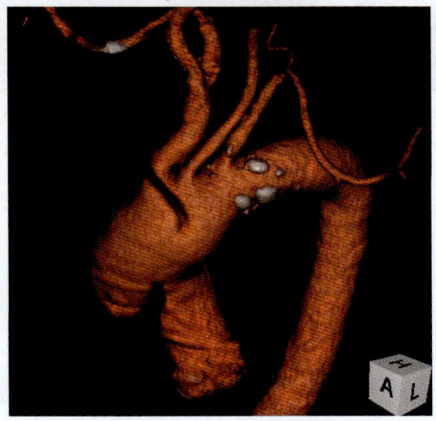

図4と同一症例のボリュームレンダリング像です。上行大動脈に限局する解離の形態と範囲がわかります。

Q & A

Q 「解離性大動脈瘤」と「大動脈解離」の違いは何ですか？

A ・両者は混同して使われることも多くありますが，瘤を形成しない解離もあり，「大動脈解離」が広義となります。瘤を形成して初めて「解離性大動脈瘤」といってよいということになるでしょう。

2 心臓・大血管

3 動脈管開存
疾患編
patent ductus arteriosus

● 症例と正常画像 ●

動脈管開存
図1 造影CTボリュームレンダリング像

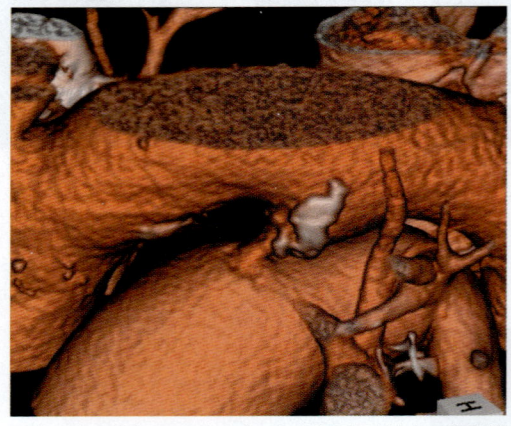

下行大動脈近位に石灰化を伴った拡張所見があり，肺動脈に連続する管がみられます。開存した動脈管です。

正常
図2 造影CTボリュームレンダリング像

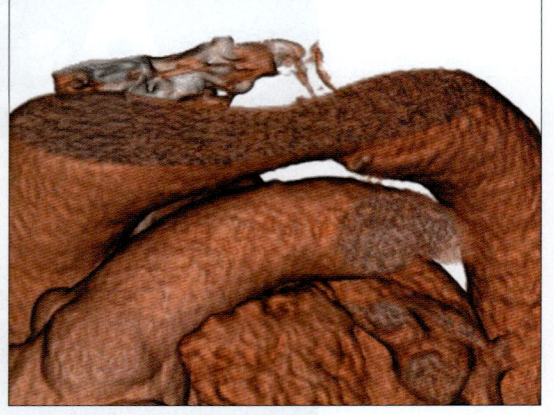

大動脈と肺動脈に連続性を認めません。

●疾患概念

- 新生児期に通常は閉鎖する動脈管が閉鎖せず開存することで，大動脈から肺動脈へのシャントが残存した状態です(図1)。
- 心雑音以外に自覚症状に乏しいこともありますが，運動時の呼吸困難・動悸・疲れやすさなどがみられます。また，心不全を起こしたり，慢性的な循環負荷により肺高血圧をきたすこともあります。
- **細菌性心内膜炎を起こしやすいため，感染症に注意**する必要があります。
- 聴診が大切で，連続性雑音が聴取されます。
- 治療は外科的治療のほか，経カテーテル的治療が行われます*1。

●画像診断技術 (modality)

- 胸部単純X線撮影
- 超音波検査
- 血管造影
- CT
- MRI

◆ 胸部単純X線撮影（図3）
- 動脈管が太い場合は動脈管そのものを同定できる場合もありますが，基本的に肺血管影や心陰影，大動脈陰影を観察します。

◆ 超音波検査
- 動脈管開存の確定診断のための検査法として重要です。
- 動脈管開存の有無，動脈管の太さ，**シャント率**の測定が可能です。
- 治療後の経過観察にも有用です。

知って得するアラカルト

＊1 動脈管の治療
- 小さなものは経過をみることがありますが，原則的には動脈管による大動脈と肺動脈の交通を絶つことが必要です。
- 外科的治療のほか，経カテーテル的にコイルによる塞栓術（図5）やプラギングと呼ばれる方法で塞栓する方法があります。

◆ 血管造影（図4）
- 大動脈造影による動脈管の描出により，動脈管開存の確定を行います。
- 右心カテーテル検査を行うことにより，正確な血行動態の評価が可能です。
- カテーテルを血管内に入れて検査するため，ほかの検査法と比べて侵襲度が高くなります。

◆ CT
- multi slice CTにより非侵襲的に動脈管の描出ができるようになりました。
- 拍動の影響を受けるときは心電図同期撮影で詳細を評価できます。
- 中年以降の動脈管の場合，動脈硬化が合併することが多くあり，CTでは動脈管の石灰化を描出するのに役立ちます。

◆ MRI
- 超音波検査およびCTで非侵襲的に診断が可能であり，MRIが行われることは少ないのですが，被曝がないことやヨード造影剤を使用しないですむなどの利点はあります。
- 動脈管開存の診断は可能ですが，空間分解能の点から正確な計測には不向きです。
- 撮像法によってはシャント率の測定も可能です。

● 画像所見のポイント

◆ 胸部単純X線撮影
- ほとんど正常であることも多いのですが，動脈管が太く短絡が多いものでは肺動脈幹が拡張し肺門血管陰影が増強する所見がみられます（**図3**）。また，動脈管そのもので陰影を形成する場合があります*2。

◆ 超音波検査
- 経胸壁心臓超音波検査にて動脈管の開存とシャントを描出します。

- 治療方針の決定のために，動脈管の太さおよびductusの長さや形を評価することが必要で，シャント率の測定も重要です。
- 肺が近接することで観察しにくい場合もあります。その場合は，CTや血管造影を行います。

◆ 血管造影
- 大動脈造影にて動脈管を描出しますが，側面もしくは軽度の左後斜位にて最もよく描出されます（**図4**）。
- 造影の際には，大動脈弓部から上行大動脈に造影剤が逆流すると動脈管に重なって見にくくなるので，逆流しないように造影剤量や注入スピードに注意が必要です。
- 右心カテーテル検査を行うことで，肺動脈や心内血圧の測定ができ，血液ガス分析にて酸素飽和度の**ステップアップ**を確認しシャントの存在を確認できます。また，シャント率の正確な測定が可能です。

◆ CT
- 非侵襲的検査として動脈管の描出に重要となります。
- 動脈管の大きさ，形態の評価を行います。特に管状の部分がほとんどないウインドウタイプでは外科的治療の適応となります。
- 石灰化や周囲大動脈の動脈硬化の程度は治療におけるリスクを考えるうえで重要です。

◆ MRI
- 超音波やCTの検査が行えない場合に補助的に行われることが多い検査です。
- 撮像法を変えることにより，動脈管の大きさや形態の評価と同時にシャント率も測定することができます。

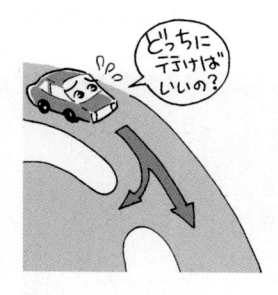

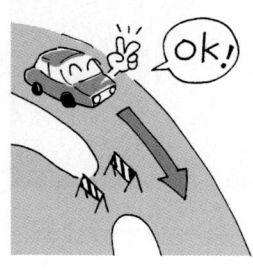

知って得するアラカルト

＊2　胸部単純X線写真による動脈管の陰影
- 縦隔面に接した部分では陰影は現れませんが，肺に接した側で陰影が出現することがあります。
- 「infundibulum sign」「run-off sign」「ductus line」などと呼ばれます。

心臓・大血管 — 疾患編

胸部単純X線撮影

図3　胸部単純X線像（動脈管開存治療前）

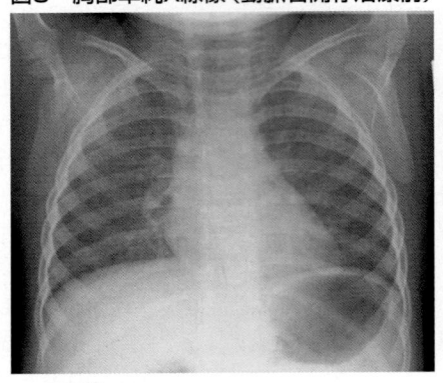

a　正面像 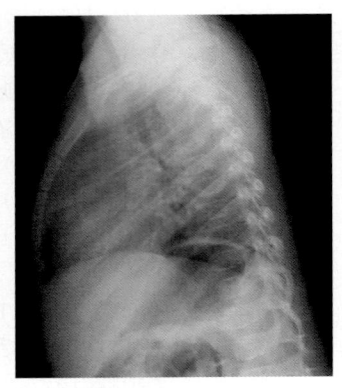　　　　　　　　　　　　　b　側面像

両側肺血管陰影の増強を認めます。

血管造影

図4　大動脈造影像（動脈管開存）

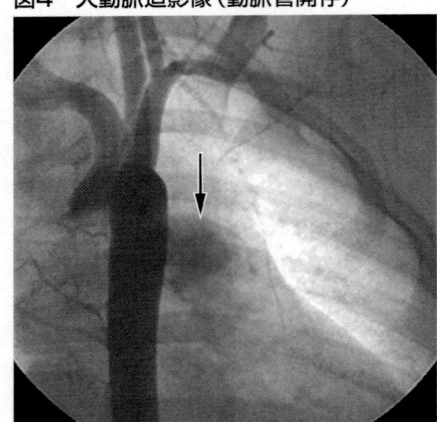

a　右前斜位26° 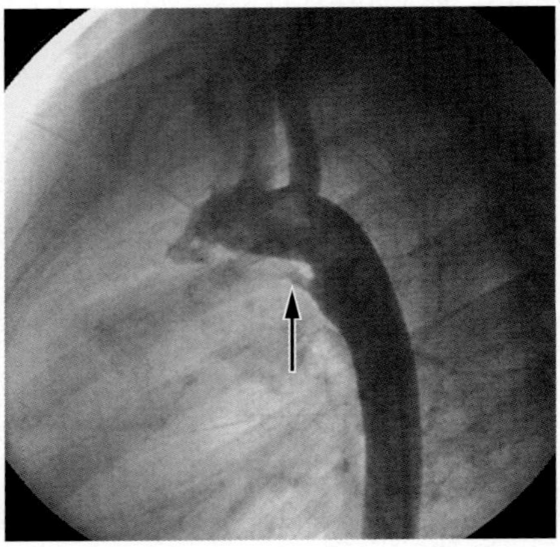　　　　　　　　　　b　側面像（LAT）

大動脈から肺動脈へ造影剤が流れ込み、動脈管開存があることがわかります。bの側面像で動脈管の描出が良好にみられます。

胸部単純X線撮影

図5　胸部単純X線像（動脈管開存治療後）

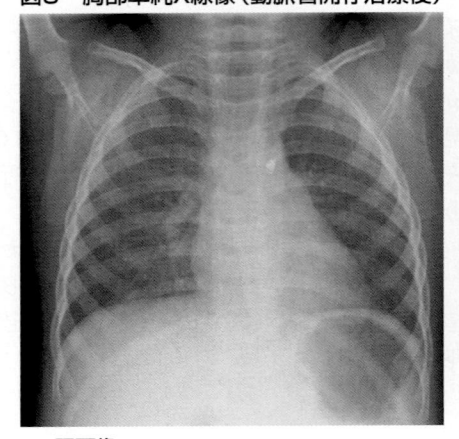

a　正面像 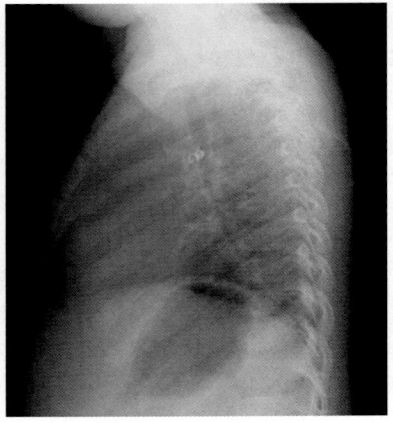　　　　　　　　　　　　　b　側面像

金属コイルによる塞栓術後で動脈管の位置に一致して金属コイルが留置されていることがわかります。

2 心臓・大血管

疾患編
4 高安病
Takayasu disease

★ 高安はいつも脈なし

しびれ

胸部出口では挙上位で脈が消えることが多い。普通はok。

知って得するアラカルト

＊1 高安病の好発年齢と症状および別名
- 20歳代の女性に発生することが多く、弓部分枝閉塞をきたした場合、血圧の左右差や脈が触れないいわゆる「脈なし病」となります。
- 高安病が正式な名称ですが、「大動脈炎症候群」と呼ばれることもあります。
- 弓部分枝（腕頭動脈，左総頸動脈，左鎖骨下動脈）の閉塞をきたすことが多く、頸部に血管雑音を聴取したり、血圧の左右差を確認したりすることで本症を強く疑います。
- 脈が触れにくくなる病気として「胸郭出口症候群」がありますが、胸郭出口症候群では特定の肢位で外部からの圧迫により脈が触れにくくなるので、容易に鑑別可能です。

● 症例と正常画像

高安動脈炎
図1 造影MR angiography

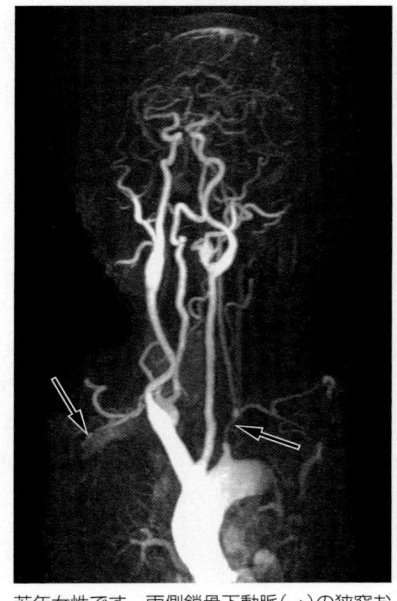

若年女性です。両側鎖骨下動脈（→）の狭窄および閉塞がみられます。本例では腕頭動脈と左総頸動脈が共通幹となっています。

正 常
図2 造影MR angiography

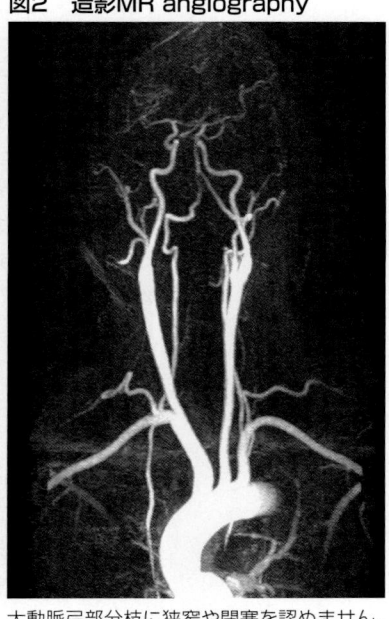

大動脈弓部分枝に狭窄や閉塞を認めません。分枝は近位部から腕頭動脈，左総頸動脈，左鎖骨下動脈となります。腕頭動脈は右総頸動脈と右鎖骨下動脈に枝分かれします。

● 疾患概念

- 血管炎の1つで**若年女性に多くみられます**[*1]。
- 活動期には赤沈の亢進やCRPの上昇など炎症所見がみられ、**ステロイドにより治療**されます。
- **活動期の血管病変は内膜の肥厚**が主たる変化で、これに伴い血管の狭窄や閉塞が起こります（図1，3）。
- **慢性期には血管壁の著明な石灰化**をきたし、大動脈の一次分枝（腕頭動脈，左総頸動脈，左鎖骨下動脈）の閉塞や狭窄がみられるとともに大動脈狭窄も起こります。このとき、**血管内膜の肥厚による狭窄だけではなく、血管壁そのものが狭小化します**（図4，5）。
- 血管の閉塞や狭窄により、虚血症状をきたすことがあります。
- 大動脈やその一次分枝だけではなく、**肺動脈にも閉塞病変が生じることがあります。**
- 「**大動脈炎症候群**」と呼ばれることもあります。

● 画像診断技術

modality
- 胸部単純X線撮影
- 超音波検査
- CT
- MRI
- 血管造影

心臓・大血管 ― 疾患編

◆ 胸部単純X線撮影
- 正面像が基本です．
- 大動脈の形態を判定することが必要で，側面像が役立つこともあります．

◆ 超音波検査
- 大血管の判定には向きませんが，弓部分枝の状態をみるのに役立ちます．

◆ CT
- MRIとともに高安動脈炎の診断に重要です．
- 大動脈の狭窄とともに分枝の狭窄や閉塞，および壁の石灰化を判定するのに有用です．
- 肺動脈病変の有無も同時に描出できます．
- 造影CTが基本です．

◆ MRI
- 造影MR angiographyが基本です．
- CTと同様に大動脈と分枝血管の状態を観察します．
- 石灰化が高度な場合の内腔評価に適します．

◆ 血管造影
- 血管の狭窄と側副血行路の状態を評価するのに適します．
- 狭窄前後の血圧を測定することにより，狭窄の重症度を判定できます．

● 画像所見のポイント

◆ 胸部単純X線撮影
- 大動脈壁の輪郭の不整像がみられます．
- 下行大動脈における壁不整が単純X線撮影では判断しやすい部位です．
- 慢性期の場合は大動脈に高度の石灰化を伴うことが多く，大動脈の輪郭とともに重要な所見です．
- 大動脈狭窄に伴う心負荷で，心拡大がみられることがあります．

◆ 超音波検査
- 活動期には弓部分枝血管の内膜肥厚が観察されることがあります．
- 石灰化が強くない場合は，血管の狭窄や閉塞を判定可能です．
- 心負荷を伴う場合は，心臓超音波検査が有用です．

◆ CT
- 大動脈壁の石灰化，壁不整，および内腔の狭窄を判定することが重要です．
- 分枝血管（特に弓部分枝）に病変がみられることも多く，分枝血管の状態評価も重要です．
- 肺動脈の閉塞病変がみられることがあり注意が必要です．
- 石灰化が強い場合は内腔が不明瞭となることもあり，この場合MRIが有用です．

◆ MRI
- 石灰化が高度な場合の内腔評価に適します．
- CTではアーチファクトがでやすい，弓部分枝の評価に適します．
- 石灰化の影響を受けないことが利点ですが，石灰化の分布は治療方針決定に重要で，CTと相補的な役割を果たします．

◆ 血管造影
- 狭窄部位の同定と上下の側副血行を判定します（図6）．
- カテーテルによる血管拡張術が有効なことがあり，治療を行う際の診断方法として重要です．

CT

図3 造影CT横断像（高安動脈炎による左鎖骨下動脈狭窄）

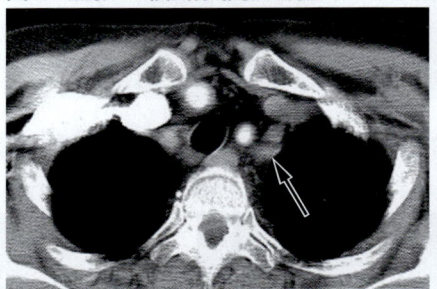

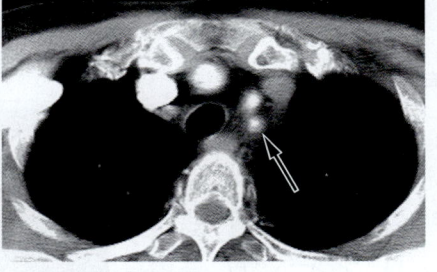

a 左鎖骨下動脈遠位レベル　　　　　　　　b 左鎖骨下動脈近位レベル

左鎖骨下動脈（→）に壁肥厚を認め，血管内腔が狭窄しています。活動期にはこのように石灰化を伴わない壁肥厚がみられます。

図4 造影CT angiography（高安動脈炎による下行大動脈狭窄）

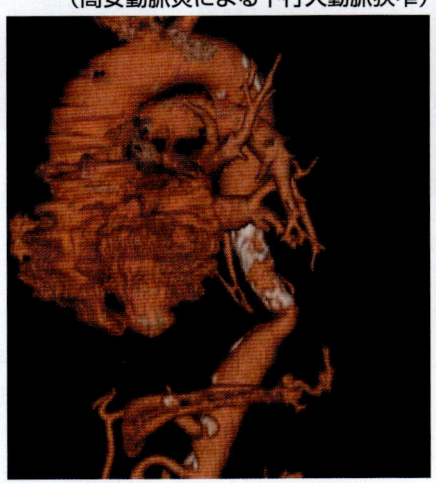

下行大動脈遠位に石灰化を伴う狭窄を認めます。慢性期ではこのように石灰化を伴う狭窄がみられます。

図5 単純CT横断像（高安動脈炎による下行大動脈狭窄）

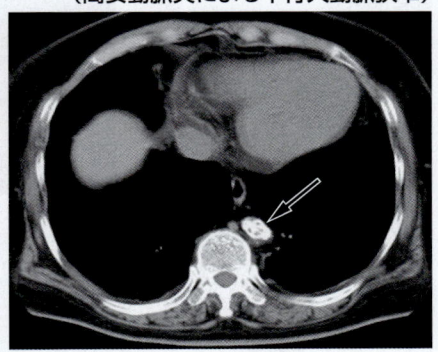

図4と同一症例の横断像です。下行大動脈が石灰化し内腔にも石灰化が突出しており，狭窄となっています。大動脈径そのものが細くなっていることも特徴です。

血管造影

図6 下行大動脈造影像（高安病）

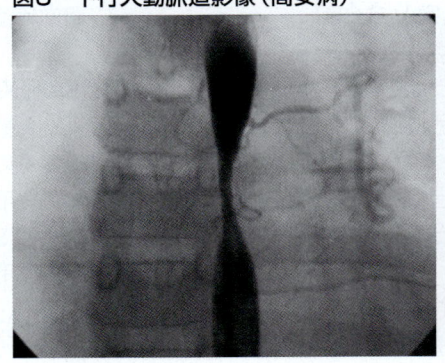

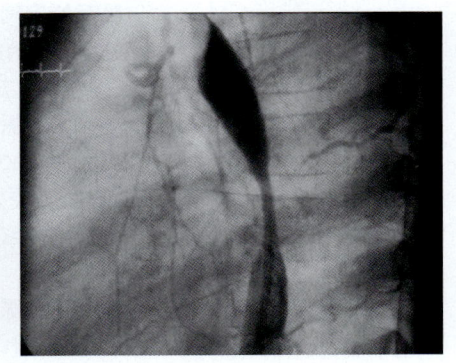

a 正面像　　　　　　　　b 側面像

大動脈造影では大動脈の内腔が狭小化していることがよくわかります。また，狭窄直上の肋間動脈が拡張し，側副路として発達していることがわかります。

2 心臓・大血管

5 血管輪 arch anomaly
疾患編

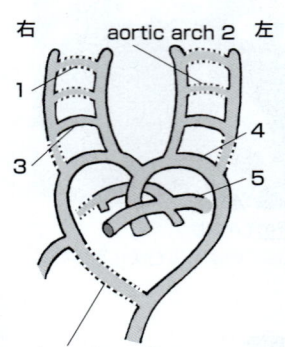

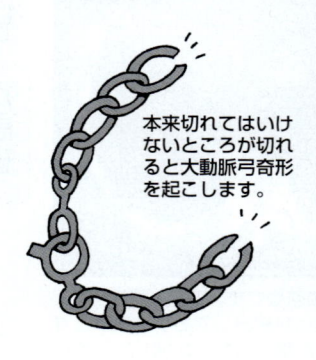

● 症例と正常画像 ●

右側大動脈弓および左鎖骨下動脈起始異常

図1　造影CTボリュームレンダリング像

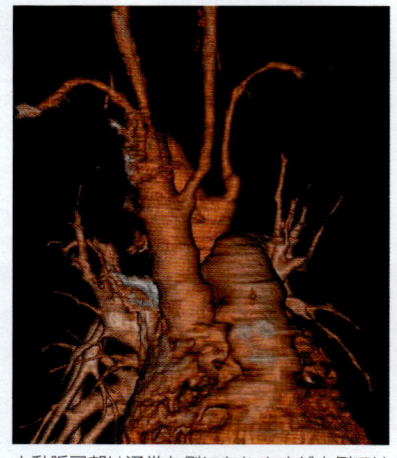

大動脈弓部は通常左側にありますが本例では大動脈弓部が右側に走行し，左鎖骨下動脈も下行大動脈から分岐しています。

正常

図2　造影CTボリュームレンダリング像

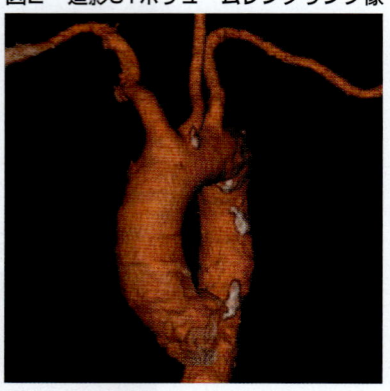

正常の大動脈形態です。構造が見やすいように大動脈のみを抽出しています。図1の大動脈と明らかに形態が異なることがわかります。

右　aortic arch 2　左
1　　　　　　　　4
3　　　　　　　　5
dorsal aortic root segment 8

・・・・は本来退縮する部位
原始大動脈弓

本来切れてはいけないところが切れると大動脈弓奇形を起こします。

●疾患概念

- 大動脈が食道および気管を取り巻くように走行する血管奇形です。
- 胎生期の**原始大動脈弓**が成熟の段階で異常な残存，発達を示したもので，頻度としては以下のものが多くみられます。

①**右側大動脈弓および左鎖骨下動脈起始異常**（図1, 3〜5）
　右第4原始大動脈弓のみ残存し大動脈弓になったもの。

②**重複大動脈弓**（図6, 7）
　（右dorsal aortic root seg.8も残存）両側第4原始大動脈弓が残存し大動脈弓になったもの。

- 左鎖骨下動脈起始異常では**大動脈憩室***1がみられます。
- 無症状の場合も多いのですが，食道および気管の圧迫による症状が出現する場合があります。
- 右側大動脈弓はFallot四徴症や総動脈幹遺残に高頻度で合併します。

●画像診断技術

- ●胸部単純X線撮影
- ●CT
- ●MRI
- ●血管造影

modality

◆胸部単純X線撮影

- 正面像で大動脈弓部を観察します。
- 気管や食道の狭窄が疑われる場合は側面像が有用なこともあります。
- 血管輪による圧迫を判定するため食道造影を併用することがあります。

◆CT

- 血管構造の異常や気管・食道との関係を把握するためには，単純CTでも対応できます。

知って得するアラカルト

*1　大動脈憩室

・左鎖骨下動脈起始異常では通常，右側下行大動脈から左鎖骨下動脈が分岐し，その分岐部が憩室状に拡張することから「大動脈憩室」と呼ばれます。

・別名を「Kommerell憩室」と呼びます〔Kommerell（人名）は右鎖骨下動脈起始異常の症例で報告をしていますが，慣用的に大動脈憩室をKommerell憩室と呼びます〕。

- CT angiographyにて血管の立体像を作成するためには，原則として造影が必要となります。

◆ MRI
- CTと同様です。
- MRIでは造影剤を使わなくても3次元再構成は可能ですが，精度から考えると造影MR angiographyのほうが有利です。ただし，造影MR angiographyでは気管および食道の描出が不十分となることもあり，ほかの撮像法を追加する必要があります。

◆ 血管造影
- CT, MRIで評価が可能なため，原則的に行うことはあまりありません。
- 血行動態を把握するためには重要な場合もあります。

● 画像所見のポイント

◆ 胸部単純X線撮影
- 正面像にて大動脈弓部の位置や気管の圧排，狭窄所見がないかどうかを確認します。
- 右側大動脈弓は通常，左より高位に位置します。
- 大動脈弓がはっきりしない場合，気管の位置が参考になります。
- 下行大動脈の走行も重要です。
- ほかの心奇形に合併することもあるので，心陰影の評価も重要です。
- 気管支の分枝形態や胃泡の位置も合併奇形の有無を判定するのに重要です。

◆ CT
- 単純CTでも血管走行を評価すれば診断は可能です。
- 造影CT angiographyにより，血管構造の異常と気管・食道との位置関係および気管・食道の圧排所見が明瞭となります。
- 心奇形については心臓超音波検査が有利ですが，CTでも判定は可能です。
- ほかの合併奇形の同定も重要です。

◆ MRI
- CTと同様です。
- ヨード造影剤を使用できない場合には有用な検査です。

胸部単純X線撮影

図3　胸部単純X線正面像（右側大動脈弓および左鎖骨下動脈起始異常）

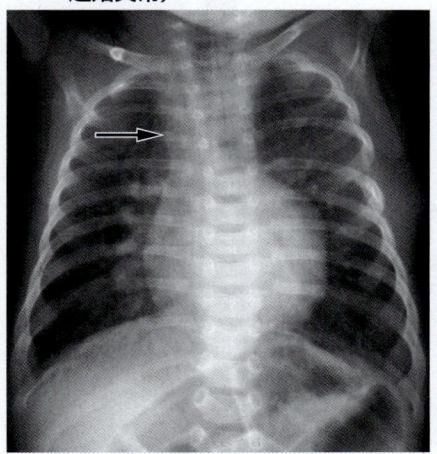

図1と同一症例の胸部単純X線像です。大動脈弓が気管の右側に位置していることがわかります（→）。また，気管の左側に通常あるべき大動脈弓の陰影がないこともわかります。

CT

図4　造影CTボリュームレンダリング像（右側大動脈弓および左鎖骨下動脈起始異常）

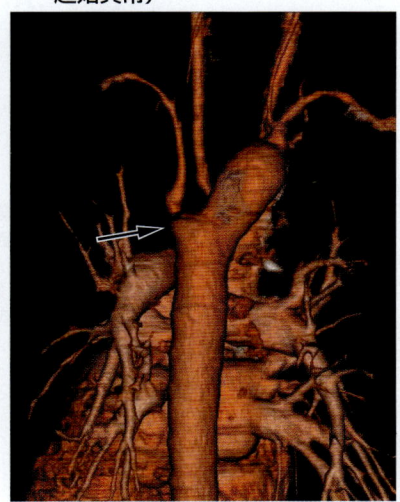

図1と同一症例です。後ろからみた図です。左鎖骨下動脈が下行大動脈からでていることがよくわかります。左鎖骨下動脈起始部は拡張し，いわゆる大動脈憩室（→）を形成していることがわかります。

血管造影

図5　血管造影像（右側大動脈弓および左鎖骨下動脈起始異常）

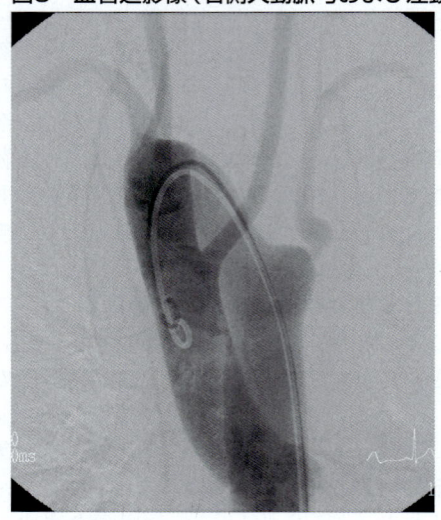

a　正面像（早期）　　　　　　　　　　　b　正面像（後期）

図1と同一症例の大動脈造影です。造影CTボリュームレンダリングでみられたのと同様に，大動脈弓の走行および分枝の分岐形態が通常とは異なることが理解できます。

CT

図6　造影CTボリュームレンダリング像（重複大動脈弓）

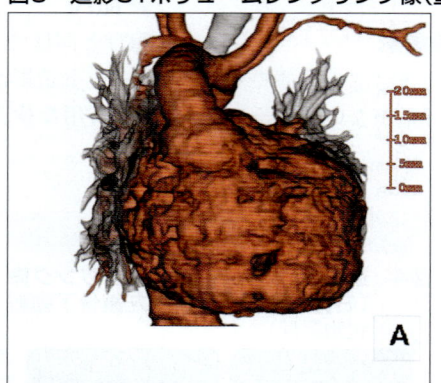

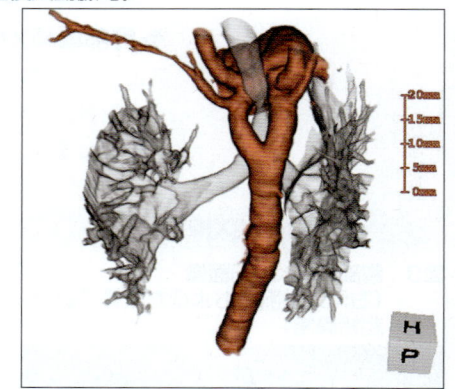

a　正面像　　　　　　　　　　　　　　　b　後上面像

重複大動脈弓の症例で，左右の大動脈弓が完全に輪を形成し，その中を気管が走行しています。気管に狭窄を伴うことがわかります。

図7　冠状断像（最小値投影法：minIP）

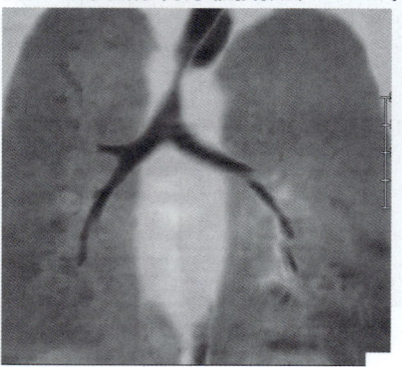

気管を中心とした冠状断像

図6と同一症例の気管を中心として作成した最小値投影法の画像です。気管の狭窄形態がよくわかります。気管上部の左に見えるのは拡張した食道で，気管と同様に血管輪の中を通るため，圧迫により狭窄し上部が拡張しています。

2 心臓・大血管

6 疾患編 大動脈縮窄
coarctation of aorta

● 症例と正常画像 ●

大動脈縮窄

図1　血管造影像

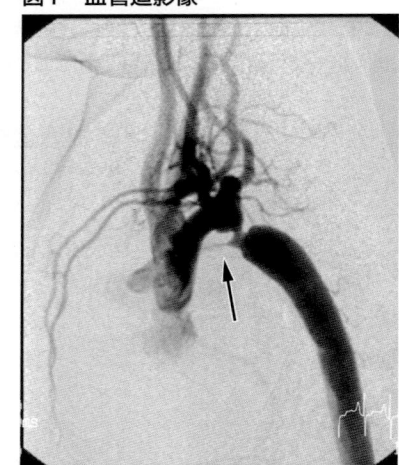

近位下行大動脈に狭窄を認めます。動脈管開存も伴っており、狭窄部から肺動脈に向かうジェット状の血流を認めます（→）。

正常

図2　造影CT（最大値投影法）

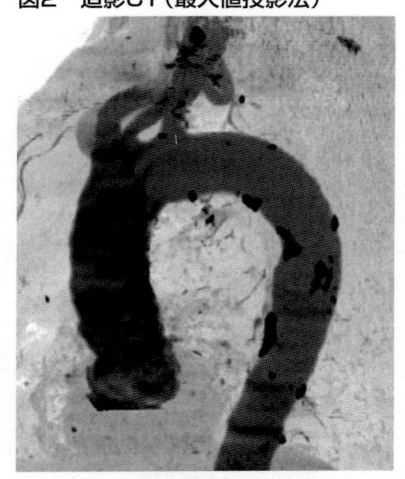

血管造影と対比しやすくするため、階調反転表示してあります。成人の正常例ですが、小児においても構造は同じです。通常はこのように下行大動脈に狭窄や変形はみられません。

● 疾患概念

- 大動脈弓より遠位の大動脈の限局性狭窄をいいます（図1）。
- 主に動脈管付近に発生します。
- 動脈管に対する位置で管前性、管後性があります。
- 狭窄部以下の血流障害が生じ、下肢血圧が低下します。

● 画像診断技術

modality
- 胸部単純X線撮影
- CT
- MRI
- 超音波検査
- 血管造影

◆ **胸部単純X線撮影**
- 正面像が基本です。

◆ **CT**
- 造影CT angiographyにて血管形態を評価します。
- ほかの合併奇形の有無を評価します。
- 治療後の経過観察としても有用です。

◆ **MRI**
- 基本的にCTと同様です。
- 大動脈弓部分枝の末梢評価に適します。

◆ **超音波検査**
- 大動脈縮窄に合併する二弁性大動脈弁（二尖弁）の診断および他の心内合併奇形の診断に役立ちます。

◆ **血管造影**
- 形態を診断する意味ではCT、MRIに役割を譲りますが、狭窄前後での血圧の較差を測定する場合やIVRの際に有用です。

心臓・大血管 ― 疾患編

大動脈縮窄

●画像所見のポイント

◆ 胸部単純X線撮影（図3）
- 左心室肥大による心陰影拡大や下行大動脈近位部の変形および側副路によるrib notchingなどがみられます。

◆ CT
- 大動脈縮窄と動脈管の状態および左鎖骨下動脈との関係把握に役立ちます。
- 確定診断としての意義もあります。
- 造影剤のアーチファクトで弓部分枝近傍が観察しにくくなることがあり，MRIとの使い分けが必要です。

◆ MRI
- 基本的にCTと同様です。
- 弓部分枝およびその末梢の評価はCTより優れます。
- 空間分解能に留意する必要があります。

◆ 超音波検査
- 大動脈縮窄に合併する心奇形の診断を行います。
- 二弁性大動脈弁に留意します。
- 左心室肥大の評価も行います。

◆ 血管造影（図4）
- 狭窄部の圧較差を測定し重症度の判定に役立ちます。
- IVRに結びつく診断法として重要で，血管系の計測も行えます。

胸部単純X線撮影

図3　胸部単純X線正面像（大動脈縮窄）

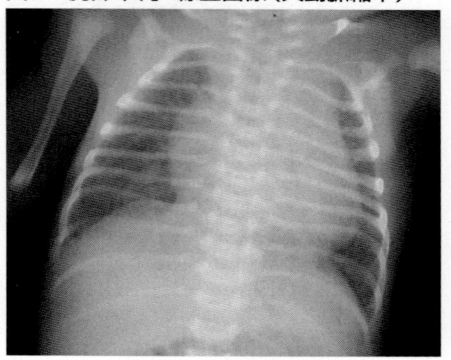

小児の場合はこのように大動脈陰影が必ずしもはっきりしない場合もあり，大動脈縮窄の診断を単純X線像だけで行うことは困難な場合もありますが，本例では肺血管陰影が増強し心拡大もきたしていることから，なんらかの異常があることがわかります。

血管造影

図4　血管造影像（大動脈縮窄）

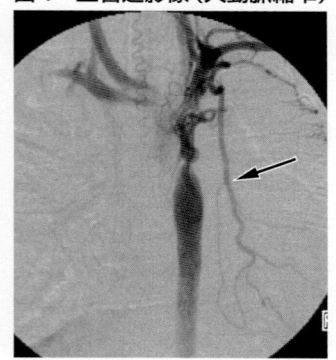

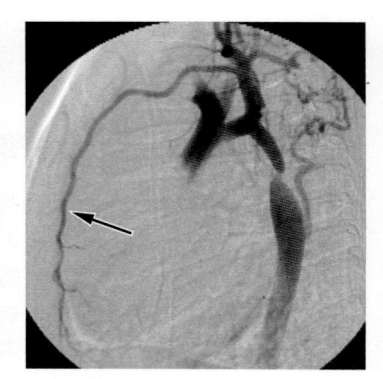

a　正面像　　　　　　　　　　　　b　側面像

血管造影正面像と側面像です。下行大動脈近位に変形と狭窄を認めます。本例では動脈管は閉じています。内胸動脈（→）などが側副血行路として発達し太くなっています。

Q & A

Q 異形大動脈縮窄って何ですか？

A ・先天性の大動脈縮窄ではなく，高安動脈炎などで，大動脈狭窄をきたしたものを「異形大動脈縮窄」と呼ぶことがあります。

2 心臓・大血管 — 疾患編

7 左心不全
left heart failure

● 症例と正常画像

左心不全による肺うっ血と胸水貯留

図1　胸部CT横断像（肺野条件）

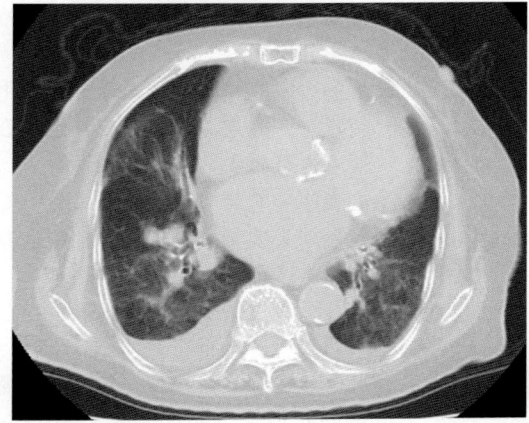

両側肺の血管陰影の増強と浸潤影を散見します。気管支壁の肥厚もあり，うっ血による浮腫が疑われます。また，両側胸水を認めます。

正常

図2　胸部CT横断像（肺野条件）

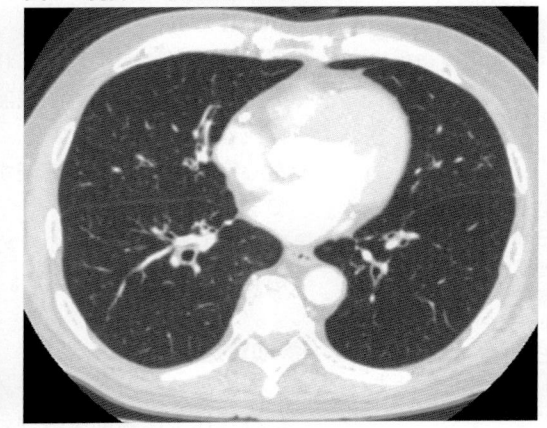

血管影の増強はなく，浸潤影も認めません。

● 疾患概念

- 左心室機能が低下し低拍出およびうっ血が生じた循環動態不全をいいます。
- うっ血により**胸水**や**心嚢水貯留**が起こります（図1，3，4）。また，**肺水腫**を生じることもあります。
- 症状としては肺水腫による呼吸困難や**発作性夜間呼吸困難**が生じます。
- 心不全とは病名ではなく，状態を表す症候名であることに注意が必要です。したがって，心不全を起こす原因となる疾患を同定する必要があります。
- 原因としては虚血性心疾患や心筋症による左心室心筋障害による収縮不全のほかに，拡張不全によるものもあり，**収縮性心膜炎や心タンポナーデ**も原因となります。
- 左心不全が高度な場合，虚血に伴う臓器不全が生じることがあります。

● 画像診断技術

modality
- 胸部単純X線撮影
- 超音波検査
- CT
- MRI
- 血管造影
- RI

◆ 胸部単純X線撮影

- 立位正面像が基本となります。
- decubitus像は少量の胸水の判定に有用ですが，少量の胸水は臨床的意義が少なく，この判定のためにdecubitusを撮る意義はほとんどありません。
- 正しい角度で撮影することが重要です。特に心縦隔陰影の判定を行う際には重要です。

◆ 超音波検査

- 左心不全を診断するための最も重要な検査になります。

知って得するアラカルト
＊1　Kerley line
・小葉間隔壁の肥厚による線状影のことをいいます。次の分類があります。
①A線：肺門から末梢にかけて伸びる線状影
②B線：下肺野に胸膜側に直角にみられる線状影
③C線：下肺野にみられる網目状の陰影
・このなかでKerley B lineが小葉間隔壁の浮腫に伴う陰影で，肺うっ血に伴う所見としてみられます。別名「septal line」ともいいます。

◆ CT
- 特に肺の状態を詳細に評価するために重要です。
- 心嚢水の分布や心膜肥厚の判定にも有用です。
- 原則として左心不全の場合は造影を行いません。

◆ MRI
- 超音波検査にて視野がとれず評価が不十分な場合には，心機能を評価する検査として重要です。
- 左心室心筋の変性を評価することができます。
- 収縮性心膜炎の評価のためにtaggingが有効なことがあります。

◆ 血管造影
- 造影剤の負荷がかかるため，急性期に行う場合は適応を厳密に考える必要があります。
- 原因不明の心筋障害の場合，虚血性心疾患を除外するために冠状動脈造影が必要となることがあります。
- 右心カテーテル検査は心機能を評価するのに重要で，スワンガンツカテーテルを留置し継続的に心機能を測定することで，治療を行う際にも利用されます。

◆ RI
- 心筋障害の原因を特定するために有用です。
- 目的に応じて核種を使い分ける必要があります。

● 画像所見のポイント

◆ 胸部単純X線撮影
- 心拡大や胸水の有無，および肺血管陰影の異常に注意します。
- うっ血の判定のために肺血管陰影の評価が必要ですが，臥位では評価が困難となることがあります。
- 上肺野と下肺野の血管陰影の太さだけではなく，気管支周囲陰影の増強がないかどうかを確認します。
- **Kerley B line**[*1]がみられることがあります。
- 肺水腫の場合，典型的には肺門部を中心にした**両側性の浸潤影**（Butter-fly shadow）が出現します。

◆ 超音波検査
- 心臓超音波検査において左心室の動きを判定することが重要です。
- 心筋の厚みや収縮時の壁厚の変化に留意し，弁逆流の有無を評価する必要もあります。
- 心嚢水の有無や心膜肥厚についても評価が必要です。また，心嚢水の性状にも注意が必要です。

◆ CT
- 肺うっ血の診断に役立ち，肺の浸潤影の状態や分布の判定に役立ちます。また，気管支壁の肥厚や胸水，心嚢水に留意します。
- 胸膜や心膜の肥厚についての評価も重要です。
- 縦隔内を評価可能であり，合併疾患の有無を確認します。

◆ MRI
- 超音波検査と相補的な役割を担います。
- CTと同様に心嚢水や心膜肥厚を判定します。
- 左心室機能の判定には，シネによる心機能解析が重要です。
- 局所心筋の動きを判定するためには，taggingが有効です。また，心膜とのズレを評価することで，収縮性心膜炎の診断が可能です。

◆ RI
- 心筋シンチグラフィは虚血性心疾患の評価に重要です。
- 心電図同期で撮影することにより，心機能の評価も可能です。
- 心サルコイドーシスによる左心機能低下が疑われる場合，Gaシンチグラフィが有用な場合があります。

CT

図3 胸部CT横断像(縦隔条件)(心嚢水貯留)

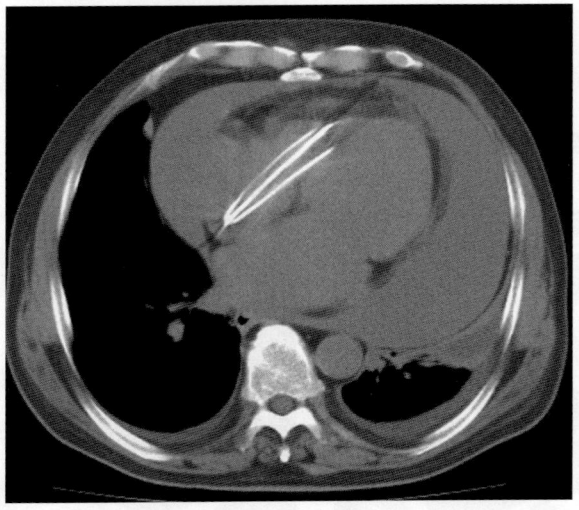

原因不明の心嚢水貯留の症例です。心臓周囲にややdensityが高い心嚢液の貯留を認めます。左心不全の結果として心嚢水が溜まることもありますが、本例のように心嚢水による左心室運動制限が左心不全の原因となることがあります。

図4 胸部CT横断像(縦隔条件)(胸水貯留)

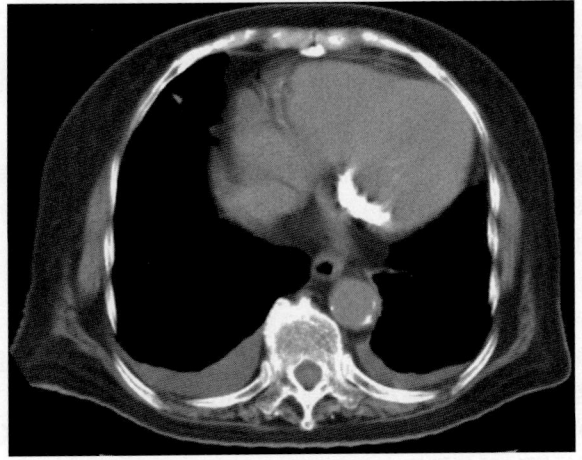

図1と同一症例です。両側胸水貯留を認めます。また、僧帽弁弁輪に石灰化を認めます。弁膜症に伴う軽症の心不全です。

Q & A

Q 右心不全はないのですか?

A ・あります。肺塞栓症の慢性期や肺高血圧をきたす慢性疾患で起こしたり、虚血による右室梗塞や心膜炎による癒着で起こることもあります。

2 心臓・大血管

8 肺塞栓症
疾患編
pulmonary (thrombo) embolism

● 症例と正常画像 ●

急性肺血栓塞栓症

図1 造影CT横断像

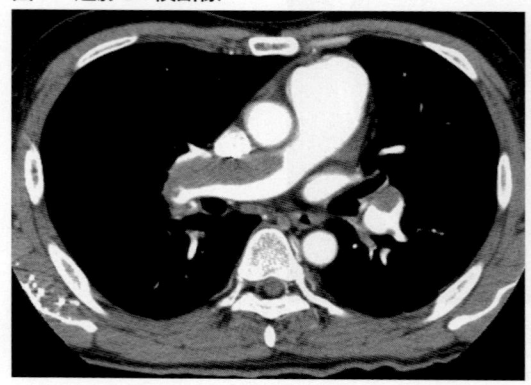

両側肺動脈に血栓を認めます。急性期の肺血栓塞栓症ではこのように内腔を占拠する血栓がみられます。

正常

図2 造影CT横断像

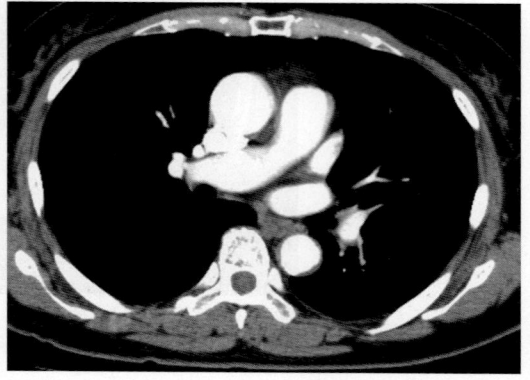

肺動脈内に血栓を認めず，肺動脈内腔は良好に造影されています。

● 疾患概念

- 深部静脈血栓などが遊離し肺動脈に塞栓した状態で，肺血流を傷害した状態をいいます（図1）。
- 血栓塞栓症のほかに静脈内に浸潤した腫瘍による腫瘍塞栓もあります。特に腎腫瘍や肝腫瘍が重要です。
- 急性期には突然の胸痛，呼吸困難で発症し，重症の場合は心停止にいたります。
- 慢性期には低酸素血症のほかに，肺高血圧，右心負荷が生じます。
- 血栓塞栓症の場合は深部静脈血栓症に続発することが多いため，深部静脈血栓症の診断が重要となります。
- 血液凝固因子異常が存在することもあります。

● 画像診断技術

- 胸部単純X線撮影
- 超音波検査
- RI
- CT
- MRI
- 血管造影

modality

◇ 胸部単純X線撮影
- 正面像が基本です。
- 右心室の評価のため側面像が有効なことがあります。

◇ 超音波検査
- 急性期では症状からは心筋梗塞や大動脈解離と区別が困難な場合があり，心臓超音波検査が重要です。
- 左心機能および大動脈の評価に加え，右心室の評価が重要です。
- 原因となる深部静脈血栓の診断にも有用です。

◆ RI
- 肺血流シンチグラフィ（図3）および肺換気シンチグラフィを行います。
- 肺血流の客観的評価法として重要です。

◆ CT
- 造影CTにより肺動脈内塞栓子を描出することが重要です（図4）。
- 慢性期には肺動脈壁肥厚の評価にも役立ちます。
- 心室形態や肺動脈の太さなどから，右心負荷の有無や程度を推察可能です。
- 造影剤の負荷がかかるため，循環動態に注意します。
- 肺血管影や肺野濃度から肺内循環動態を推察可能です。
- 深部静脈血栓の描出にも有用です（図5）。

◆ MRI
- 循環動態が安定しない急性期の検査としては不向きです。
- 造影MRIを行うことで慢性期では肺動脈の状態とともに肺血流の状態を観察することが可能です。

◆ 血管造影
- 急性期では血栓吸引や破砕による治療を行う場合に適応となります。
- 慢性期では血栓内膜摘除術を考慮する場合に，血管の状態を把握するために必要です。
- 右心カテーテル検査を行うことにより，肺血管抵抗などを測定することができ，疾患の重症度判定が行えます。
- 下肢静脈造影は深部静脈血栓症の診断に有用ですが，超音波検査やCT，MRIで判定が可能なため，行われることが少なくなっています。

●画像所見のポイント

◆ 胸部単純X線撮影
- 右心負荷による心拡大および肺高血圧に伴う中枢部肺動脈拡張を認めます。
- 肺血流分布が不均等になり，肺血管末梢の先細りや肺野透過性の相対的な亢進がみられることがあります。
- 胸水がみられることがあります。
- 肺梗塞を起こした場合，梗塞部の肺の含気が低下し，典型的には楔状の陰影が出現します。

◆ 超音波検査
- 右心負荷による右心室の拡張，心室中隔の平坦化もしくは左心室側への偏位を観察します。
- 心嚢水の有無も重要な所見です。
- 右心室拡張に伴い，三尖弁逆流がみられることがあり，弁逆流の評価も重要です。
- 深部静脈血栓症の評価も行います。
- Bモードで血栓を描出できない場合，カラードプラーが有用です。
- 血栓が不明瞭な場合は，圧迫によって静脈がつぶれるか否かで血栓の有無を判定できます。
- ヒラメ筋静脈は好発部位で注意が必要です。
- 内腔に浮遊するような不安定な血栓は肺塞栓を起こす危険性があるため，注意が必要です。
- 骨盤腔内では視野がとれず評価が困難なことがあります。

◆ RI
- 肺血流シンチグラフィと肺換気シンチグラフィによる換気血流ミスマッチをみます。
- 肺血流シンチグラフィのみでも血流低下域の判定が可能で有用な情報が得られます。
- 肺塞栓症がある場合でも，塞栓子の周囲を血液がすり抜けることがあり，肺血流シンチグラフィの所見と肺塞栓症の重症度（あるいは危険度）は必ずしも一致しないことを考慮する必要があります。

◆ CT
- 肺動脈内の塞栓子を直接観察するの

に重要な検査方法です。subsegmental branchレベルの塞栓子は同定可能です。
- 造影剤を使用し負荷がかかるため，後にIVRへ積極的に移行する場合はそれぞれのメリットとデメリットを考え，検査を選択する必要があります。
- 単純X線撮影では判定できない程度の肺内血流分布の差が，肺野濃度の差として描出されることがあり，塞栓子の同定に役立ちます。
- 右心負荷所見も超音波と同様に判定でき，肺動脈の太さ（上行大動脈との比が1：1以上）や心室中隔の偏位をみることができます。
- 超音波検査では死角となりやすい骨盤腔内や下大静脈の血栓を同定できます。また，**下大静脈フィルター**を留置する場合の術前検査として有用です。

◆ MRI
- 慢性肺血栓塞栓症で造影MRIにてダイナミック撮像をすることで，肺内血流分布の不均一性を描出できます。
- RI，CTでの所見で臨床的には十分なことが多く，補助的な役割にとどまります。
- 深部静脈血栓症の描出にMRIが利用されることがあります。

◆ 血管造影
- 急性期では血栓破砕や吸引による治療に直結する診断法となります。
- 右心カテーテル検査により心内圧を測定することで血行動態の把握に役立ちます。また，治療効果の判定に役立ちます。
- 慢性期では血栓内膜摘除術の適応判定に有用で，肺動脈の閉塞，拡張蛇行，急激な先細りなどが特徴的な所見です。また，壁在血栓や内膜肥厚により，壁不整がみられます。

肺血流シンチグラフィ

図3 肺血流シンチグラム（肺血栓塞栓症）

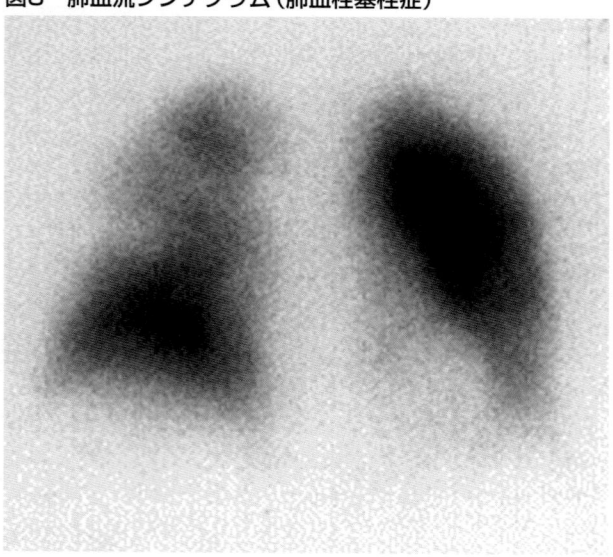

右上肺野に血流低下を認めます。

急性肺血栓塞栓症

CT

図4　急性肺血栓塞栓症
〔造影CT横断像（肺動脈）〕

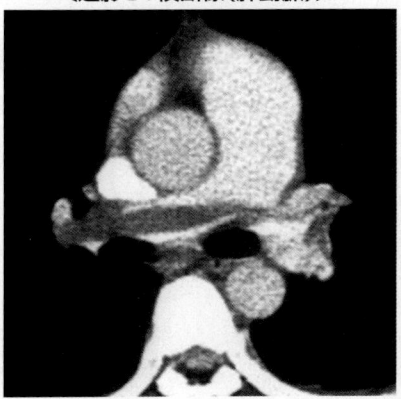

図5　急性肺血栓塞栓症〔造影CT横断像〔右心室レベルのCT（別症例）〕〕

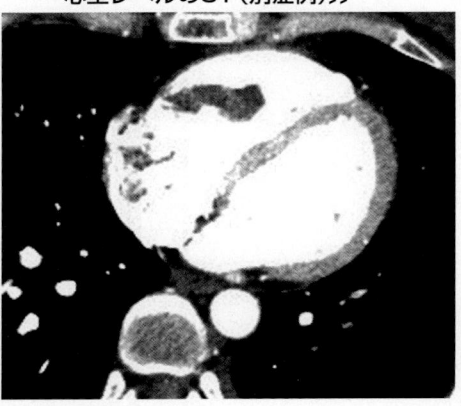

肺動脈内には紐状の血栓がみられます（**図4**）。また，右心室にも血栓の塊がみられます（**図5**）。このように完全に血管を塞ぐ形ではなく，血管壁や心室の肉柱に絡んだ状態で血栓が発見されることがあります。このときは血流が保たれますので，肺血流シンチグラフィでは血流低下を認めないこともあります。

図6　急性肺血栓塞栓症〔造影CT横断像（深部静脈血栓）〕

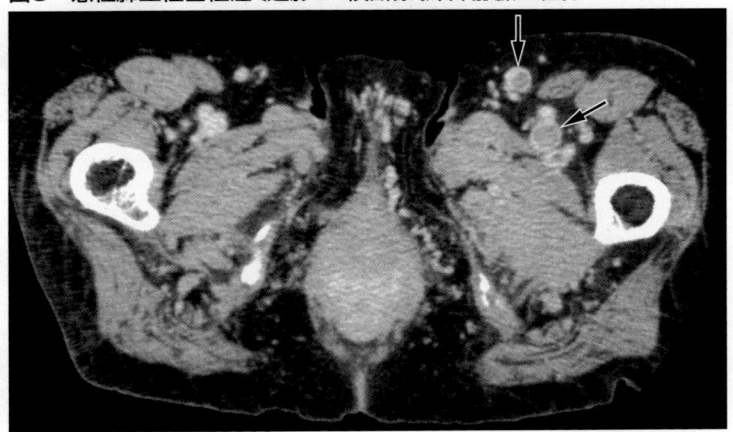

大腿静脈レベルの造影CT平衡相です。左浅大腿静脈および深大腿静脈に血栓を認めます。右側は正常です。これらの血栓が移動し，肺動脈に詰まると肺血栓塞栓症となります。

2 心臓・大血管

9 肺動静脈瘻
疾患編
pulmonary arteriovenous fistula

● 症例と正常画像 ●

肺動静脈瘻

図1　血管造影像

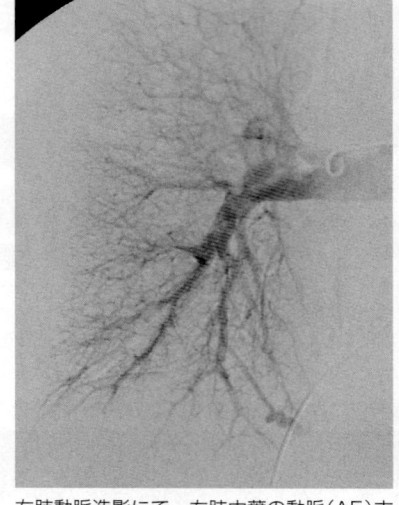

右肺動脈造影にて，右肺中葉の動脈(A5)末梢に動静脈瘻がみられます。

正　常

図2　血管造影像

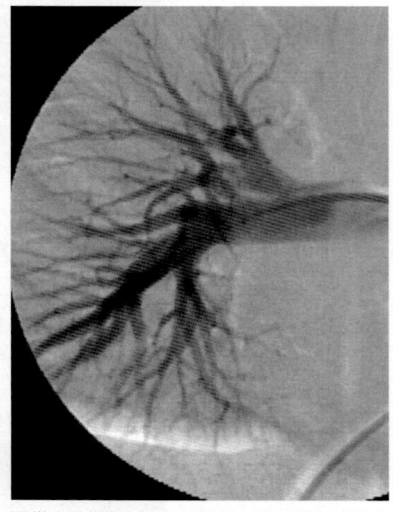

通常の肺動脈では拡張蛇行し肺静脈に連続する血管はみられません。

●疾患概念

- 肺動脈と肺静脈の間に毛細血管の連絡を欠いた短絡がみられるものをいいます(図1)。
- 通常「nidus」と呼ばれる蛇行した血管や瘤状に拡張した血管が短絡路となります。
- 多発性のこともあります。
- **脳塞栓症の原因**の1つになります。
- 先天性として**Osler-Weber-Rendu病**に関連するものが多くみられ，家族性の発症をみることがあります。
- 後天性としては肝硬変や気管支炎に続発するとされています。
- 1つの肺動静脈瘻に複数の肺動脈および肺静脈が関与することがあります。

●画像診断技術

- ●胸部単純X線撮影
- ●超音波検査
- ●CT
- ●血管造影

modality

◆胸部単純X線撮影
- 正面が基本ですが，側面が有用なことがあります。

◆超音波検査
- 肺動静脈瘻を直接描出することはできませんが，脳塞栓症の原因となる心内シャントの有無を診断するのに有用です。
- コントラストエコーにてシャントの有無を検査できます。

◆ CT
- 動静脈瘻を直接診断するのに有用な検査法です。
- 単純CTでも存在診断は可能ですが，小さな結節として描出されるものは，造影CTによる造影効果が診断に役立ちます。
- CT angiographyは立体的な位置関係を把握するのに有用で，IVRの計画立案に役立ちます。

◆ 血管造影（図1）
- 肺動脈から肺静脈へのシャントを直接描出できます。
- IVRに直結する検査法です。

● 画像所見のポイント

◆ 胸部単純X線撮影
- nidusが結節影として描出され，それに連続する血管が見えることで診断可能です。
- 連続する肺静脈が拡張することで同定されることもあります。
- 通常，肺の末梢に存在することが多く，縦隔陰影や横隔膜陰影に重なることがあり注意を要します。

◆ 超音波検査
- 心内にシャントがなく，コントラストエコーで右左シャントが証明される場合は本症を疑います。
- 経食道超音波検査で左心房の観察が容易となり，肺静脈へのシャントについて観察が容易となります。
- paradoxical embolizationが疑われる場合は，負荷時の卵円孔部シャントが送ることがあるので，呼吸負荷をかけて鑑別することが必要です。

◆ CT（図3）
- 単純X線撮影より正確に病変を描出できます。
- nidusが結節状に描出される部分と，それに連続する肺動静脈を証明することで診断が可能です。
- 導出静脈は拡張することが多く，この所見は肺動静脈瘻を示唆する所見になります。
- nidusの近傍に狭窄を起こすことがあり，連続が疑わしい場合は造影CTにてnidusが周囲肺動静脈と同様に造影されることを証明すると診断に有用です。
- 3次元再構成は必須ではありませんが，立体的位置関係が把握しやすくなるためIVRを前提とする場合，有用な情報となります。
- 多発することがあり，両肺全体を観察することが必要です。

◆ 血管造影
- CTでほとんどのことがわかるため診断的意義は少なくなりましたが，肺動脈造影により，nidusを直接観察できるだけでなく，肺静脈への早期異常灌流を観察することで，小さな動静脈瘻を検索できます。
- **経カテーテル的塞栓術**の際にはガイドとなる重要な検査法で，CTでは分離が難しい複数の流入動脈や導出静脈の描出に優れます（図5）。

Q & A

Q: 肺動静脈奇形との違いは何ですか？

A: ・基本的には同義で使われることが多くありますが，奇形のほうには先天性の意味が含まれていることが多いと考えられます。

CT

図3　造影CT partial MIP像（肺動静脈瘻）

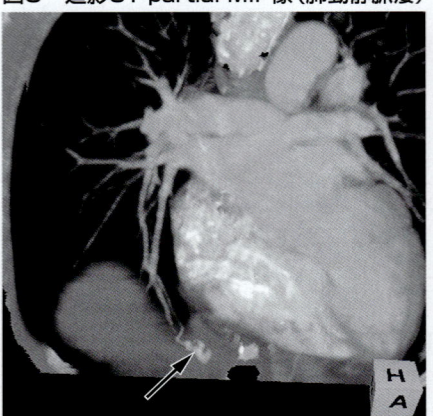

図4　ボリュームレンダリング像（肺動静脈瘻）

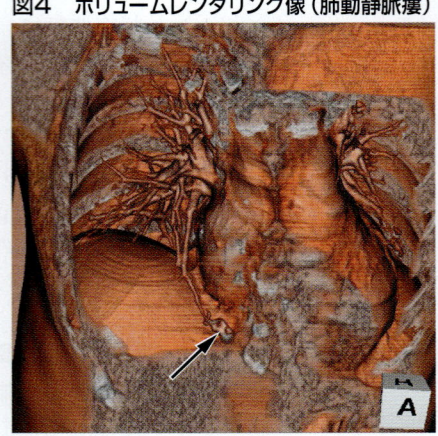

図1と同一症例です。右肺動脈（A5）末梢に肺静脈と連続する拡張蛇行した血管（nidus：→）があることがわかります。立体的な位置関係の把握に適します。

血管造影

図5　経カテーテル的塞栓術（肺動静脈瘻）

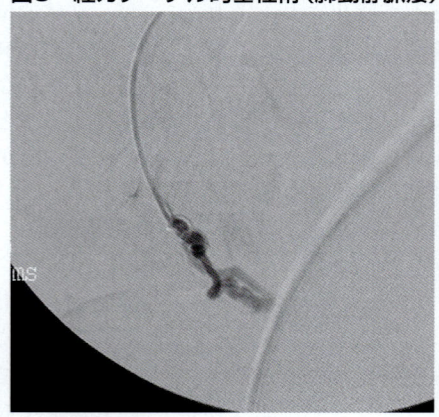

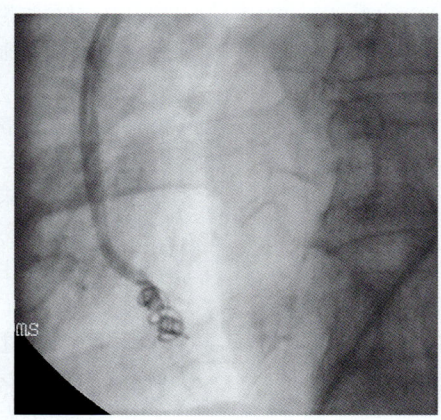

a　治療中　　　　　　　　　　　　　　　b　治療後

カテーテルを用い，塞栓用コイルという道具を用いて治療しているところです。aは最初のコイルを留置したところで，血流がなくなるまでコイルを留置していきます。bが最終の造影で肺静脈の描出がないことを確認しています。

2 心臓・大血管

10 虚血性心疾患
疾患編
ischemic heart disease

● 症例と正常画像 ●

冠状動脈狭窄

図1 冠状動脈造影像

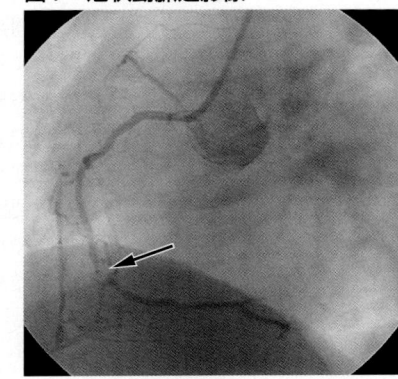

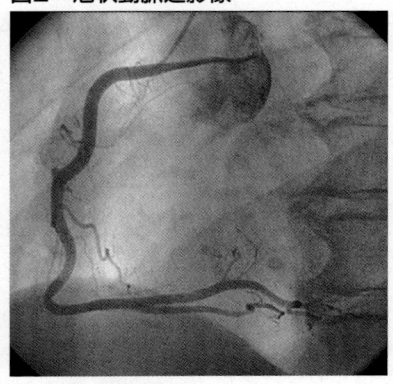

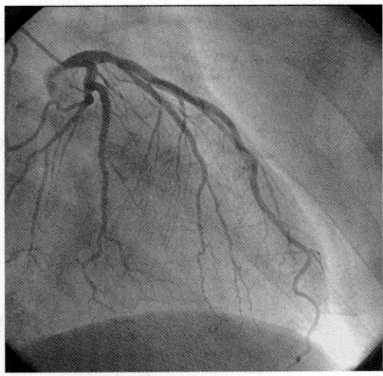

a 右冠状動脈造影像
右冠状動脈segment（#で表します）2（→）に閉塞を認めます。「bridging collateral」と呼ばれる側副血行路を介して末梢が描出されています。

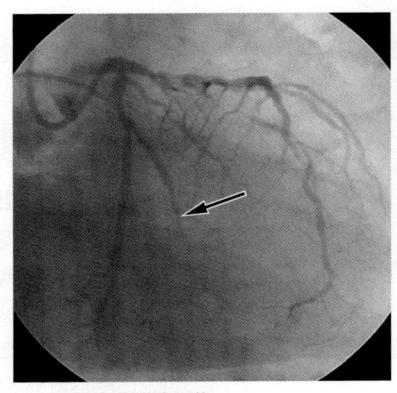

b 左冠状動脈造影像
左冠状動脈#14（→）に閉塞を認めます。

正　常

図2 冠状動脈造影像

a 右冠状動脈造影像

b 左冠状動脈造影像
両側冠状動脈に狭窄や閉塞を認めません。冠状動脈の分枝形態は個人差があるため、#14の分枝形態が図1の症例とは異なっています。

知って得するアラカルト

＊1 狭心症の分類
- 狭心症は労作によって生じる労作性狭心症のほかに、安静時にも生じる安静時狭心症があります。
- 冠攣縮が関連するものを「異型狭心症」と呼び、安静時狭心症に含まれます。
- 労作性狭心症のほとんどが安定狭心症ですが、発症3週間以内の労作性狭心症や労作性狭心症の病態の悪化があるもの、新たに出現した安静時狭心症を「不安定狭心症」と呼び、急性心筋梗塞に移行する可能性が高いものとして治療が急がれます。

● 疾患概念

- 主として動脈硬化により冠状動脈に狭窄もしくは閉塞を起こし、**心筋虚血**を生じるものです（**図1**）。

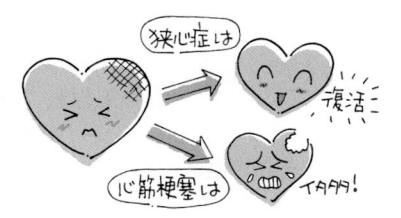

- 虚血により一時的な胸痛が発生するものを「**狭心症**」と呼び、虚血が重症化し心筋障害をきたしたものを「**心筋梗塞**」と呼びます。
- 器質的な狭窄病変はなく、**血管攣縮**により虚血を起こすものもあります＊1。
- 狭心症の場合は発作時の心電図変化を同定することが重要です。また、負荷をかけて発作を誘発し診断することもあります。

知って得するアラカルト

*2　AHA分類
- 「American Heart Association分類」で冠状動脈の部位を分類したものです。
- 右冠状動脈は近位部から順に1〜4番に分類され，4番は房室結節に枝を出す4AVと主に右心室心基部側下壁を支配する4PD(posterior descending)に分類されます。
- 左冠状動脈の起始部(left main trunk：LMT)を5番とし，前下行枝が7，8番に分けられ，対角枝を近位部から9，10番とします。
- 回旋枝は近位部から11番および13番に分類され，その分枝である鈍縁枝(obtuse marginal branch：OM)を12番とし後側壁枝(posterior lateral branch：PL)が14番となります。
- 対角枝，鈍縁枝，後側壁枝は複数ある場合も多く，それぞれ9-1，9-2のように連番を付します。
- 通常は右冠状動脈優位ですが，房室結節枝が回旋枝から出る左優位のこともあり，その場合は回旋枝から房室結節枝を出す枝を15PDと分類することもあります。房室結節枝が右冠状動脈および回旋枝の両者からでることもあり，この場合を「バランス型」といいます。
- AHAでは狭窄率の呼び方も定義されており，狭窄がない0％と完全閉塞の100％のほかは，1〜25％狭窄は25％，26〜50％は50％，51〜75％は75％，76〜90％を90％と表記します。また，これをこえるものを99％とし，狭窄より遠位で血流が遅くなっているものを99％ delayと表記します。

- 心筋梗塞では心電図変化とともに心筋逸脱酵素の上昇をみることで診断可能です。
- 慢性期の心筋梗塞では不可逆的な心筋障害により心室の収縮能が低下し，**心室瘤**を形成することがあります。また，心筋に線維化や石灰化および脂肪浸潤がみられます。
- 冠状動脈はAHA分類に従って領域ごとに番号が付されており，これに従って病変の位置を表現します。また，狭窄率もAHAの分類に従います*2。

●画像診断技術

- 胸部単純X線撮影
- 超音波検査
- 血管造影
- RI
- CT
- MRI

modality

◆ 胸部単純X線撮影
- 基本的に胸痛を起こすほかの合併疾患を除外すること，胸水などの合併を観察することが目的になります。

◆ 超音波検査
- 心臓超音波検査で心筋運動の異常を検出します。
- 心囊水の有無や弁膜症の合併の有無を検索します。

◆ 血管造影
- 冠状動脈の狭窄や閉塞病変を描出する最も重要な検査法です。
- 血管内治療に直結する診断法です。
- 左心室造影にて心室運動の異常を確認できます(**図3**)。
- 右心カテーテル検査および左心系圧測定などにて血行動態の解析や治療効果判定を行います。

◆ RI
- 心筋シンチグラフィによる心筋血流評価を行います。
- 心筋シンチグラフィにおいて心電図同期スキャンを行うことで，心筋血流の状態とともに壁運動異常や心機能解析も行えます。

◆ CT
- 冠状動脈病変の検索を行う手法として，心電図同期CTが注目されています。
- 原則的に造影が必要です。
- 石灰化や線維化および脂肪沈着などの心筋の異常を評価可能です(**図4**)。
- 心腔内血栓の有無を判定するのに有用です(**図5**)。
- 心囊水や胸水および左心不全に伴う肺病変などの観察も同時に行えます。

◆ MRI
- 壁運動障害の判定とともに造影MRIにて心筋梗塞後の心筋障害を同定できます(**図6**)。
- 局所の心筋障害を判定でき，重症度の判定や治療方針の決定に補助的な情報を提供します。

●画像所見のポイント

◆ 胸部単純X線撮影
- 冠状動脈や心筋障害を直接判定することは困難です。
- 冠状動脈の石灰化が強い場合，単純X線撮影で判定が可能なことがあります。
- 心室瘤を形成している場合，心室瘤の壁石灰化をみることがあります。
- 主として，胸水や肺水腫などの合併の有無や胸痛を引き起こす可能性がある大血管疾患などの鑑別を行います。

◆ 超音波検査
- 心臓超音波検査は心電図および血液検査とともに，心筋梗塞や狭心症による左心室機能不全を評価するため重要です。
- 壁運動の状態を確認します。
- 壁の局所的な菲薄化の有無を判定します。

- 心筋内の異常信号の有無を判定します。
- 心内血栓の有無を判定します。
- 心嚢水の有無や性状を評価します。
- 付随する弁膜疾患がないかどうかを判定します。
- 大血管疾患の合併の有無を判定します。
- 冠状動脈の近位部がみえることがあり，病変の有無を確認します。
- コントラストエコーを用いることで，心筋血流を評価できます。

◆ 血管造影
- 冠状動脈造影により，狭窄性病変の同定および狭窄率の判定を行います。また，病変血管の支配領域の広さを判定し必要に応じて血管内治療を行います。
- 冠状動脈の石灰化の情報は治療方法を考慮するうえで重要です。
- 側副血行路の発達の状態や病変分布の状態は治療方針を決めるうえで重要です。
- 冠状動脈は心筋を取り巻くように分布するため，それぞれの枝の重なりを避けるように多方向からの観察が必要です。
- まれに，拡張病変がみられます。
- 動脈硬化性変化がびまん性にある場合，強い狭窄がみられないこともあり，全体的な血管の太さにも留意が必要です。
- 左心室造影は心機能を評価するうえで重要です。
- 左心室造影での壁運動障害と冠状動脈の狭窄病変の支配領域との相関を考え，障害領域が一致しない場合は，心筋症などの心疾患を考慮する必要があります。
- 僧帽弁逆流や大動脈弁逆流は病態を悪化させる要因でもあり，評価が必要です。
- 右心カテーテル検査は急性期治療の効果をみるうえで重要です。

◆ RI
- $^{201}TlCl$や^{99m}Tcテトロフォスミンによる心筋シンチグラフィは心筋の血流障害を判定する検査として重要です（図7，8）。
- 製剤により分布や代謝が異なり，注意が必要です。
- 軟部組織の重なりによる吸収や散乱によるアーチファクトに注意する必要があります。
- 三枝病変の場合，心筋シンチグラフィにおいて虚血の判定が困難な場合があります。
- 負荷心筋シンチグラフィが有用な場合が多く，特に心筋のviabilityを評価するために重要です。

◆ CT
- 冠状動脈の石灰化を最も鋭敏に捉えることができます。
- 石灰化が高度な場合，内腔の病変診断が困難となります。
- 高心拍の症例や不整脈の症例では，適切な検査が困難となることがあります。
- 正しく撮影された場合のpositive predictive valueは高く，有用性が示唆されています。
- 冠状動脈バイパス術後において，グラフトの開存を確認するためには有用な検査です。
- 冠状動脈だけでなく，心筋の状態や心嚢水の有無，心腔内血栓の有無を判定する必要があります。
- 左心室心尖部の血栓は超音波で検出しにくいこともあり，CTは特に有用です。

◆ MRI
- 空間分解能の点から冠状動脈の病変をみるには制限があります。
- 局所心筋の運動を死角なく観察することが可能で，造影MRIを行い心筋の造影効果をみることで，心筋障害の程度や範囲を精密に評価可能です。
- CTと同様に付随する病変を観察でき，MRIでは弁逆流についても評価する必要があります。

左心室造影

図3 左心室造影像(陳旧性心筋梗塞)

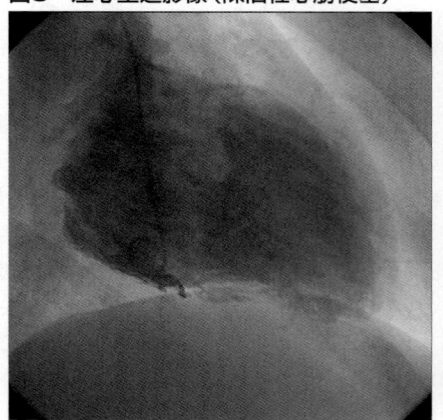

a 拡張期　　　　　　　　　　　　　　　　b 収縮期

収縮期での収縮が悪く，特に前壁から心尖部の壁運動低下がみられます。

CT

図4 単純CT横断像〔左心室瘤(陳旧性心筋梗塞)〕

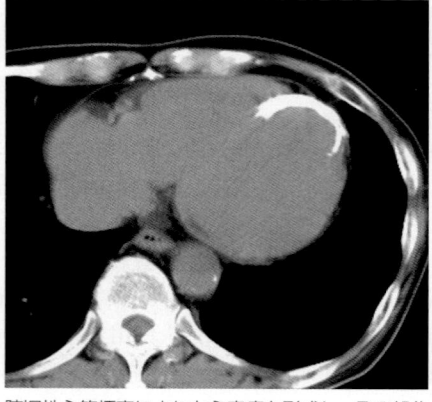

陳旧性心筋梗塞により左心室瘤を形成し，その部分の心筋壁が石灰化したものです。CTでは石灰化がよくわかるため，このような所見がみられたときは冠状動脈疾患の有無を確認する必要があります。

図5 造影CT MPR像〔左心室血栓(陳旧性心筋梗塞)〕

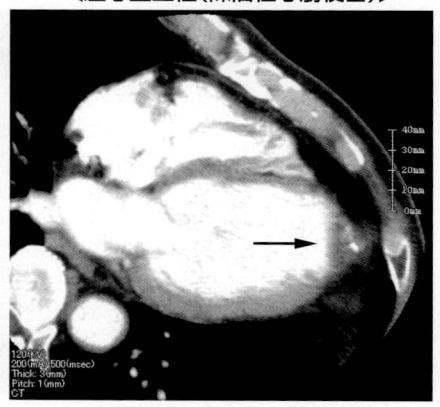

心筋梗塞後に壁運動が低下している部分に血栓を形成することがあり，脳塞栓症の原因となります。心室瘤となった心尖部に形成されることが多く，造影CTにて造影欠損として描出されます(→)。

MRI

図6 造影MRI T1強調画像(陳旧性心筋梗塞)

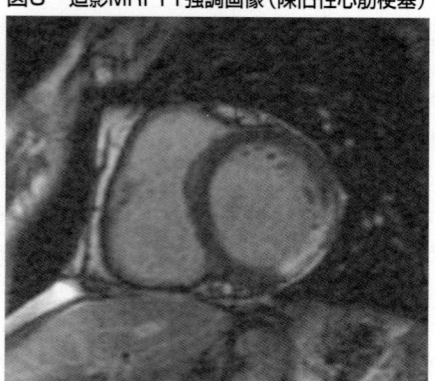

造影MRIにより心筋梗塞の範囲を同定できます。本例では下側壁に白く造影される領域があります。

虚血性心疾患

心筋シンチグラフィ

図7 心筋シンチグラム(正常)

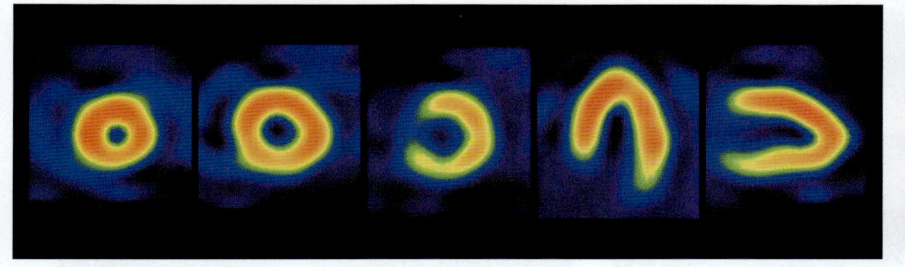

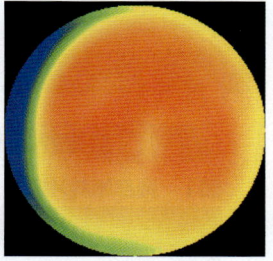

a 運動負荷

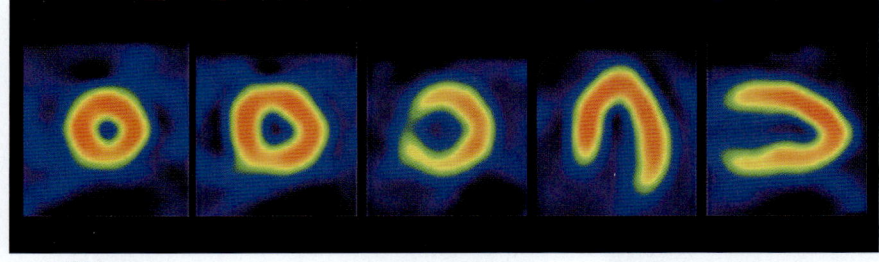

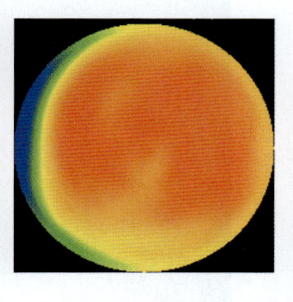

b 安静時

99mTc テトロフォスミンを用いた心筋血流シンチグラフィの正常像です。左心室への集積は運動負荷時および安静時で変化がないことがわかります。

図8 心筋シンチグラム(狭心症)

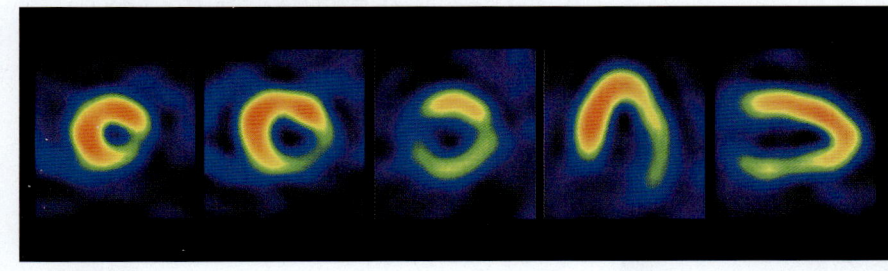

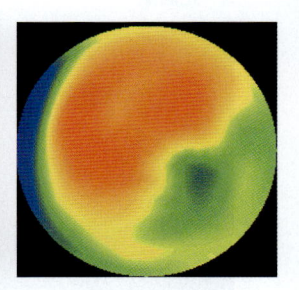

a 運動負荷

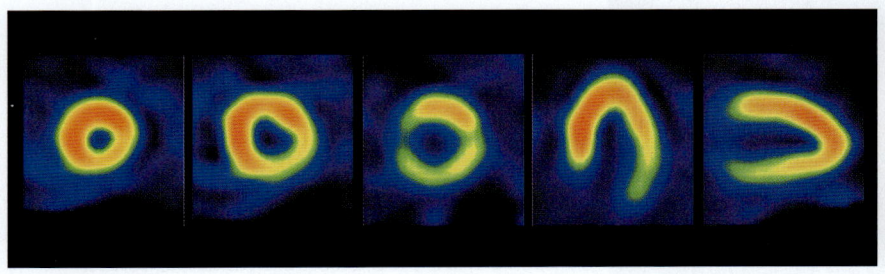

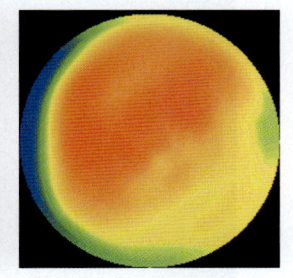

b 安静時

運動時に左心室下壁を中心とした集積低下がみられ、安静にて取り込みが回復していることがわかります。運動負荷による虚血を判定できます。本例では右冠状動脈の閉塞がみられました。

心臓・大血管—疾患編

2 心臓・大血管

11 弁膜症 (疾患編)
cardiac valvular disease

● 症例と正常画像 ●

僧帽弁閉鎖不全症（先天性）

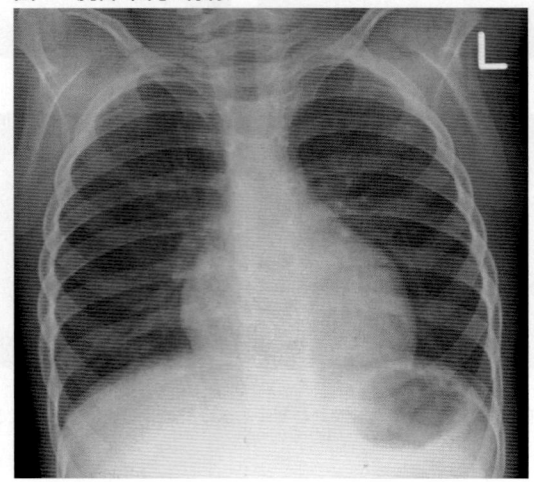

図1　胸部単純X線像

a　正面像

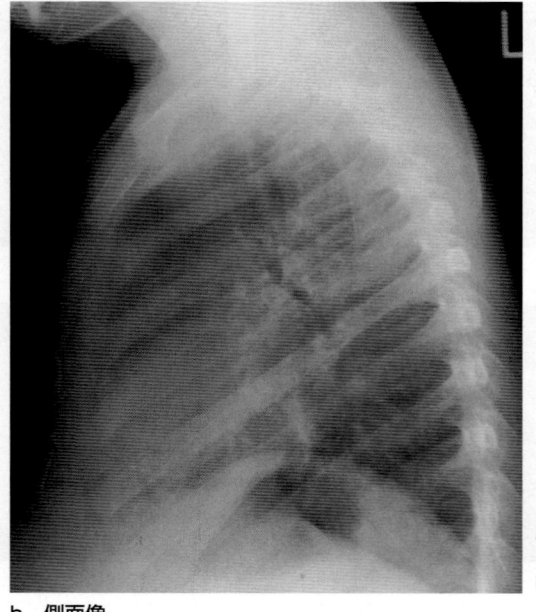

b　側面像

正常

図2　胸部単純X線正面像

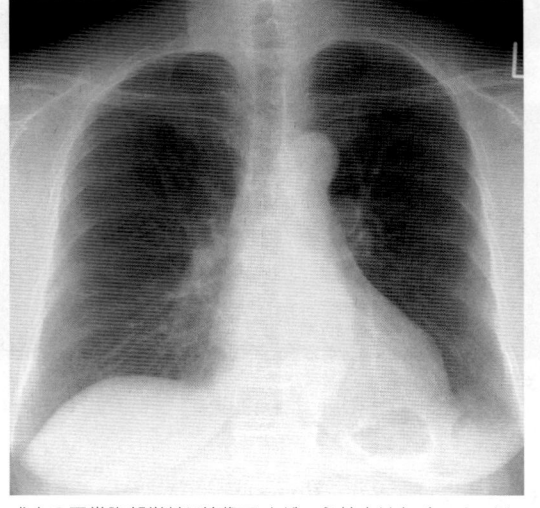

成人の正常胸部単純X線像ですが，心拡大はなく，double lineはみられません。

心拡大と右心室に重なって拡張した左心房の陰影が観察でき，double lineを形成しています。また，上肺野の肺血管陰影が拡張し，うっ血がみられます。

● 疾患概念

● 心臓の弁機能不全の総称でおのおのの弁に関して，狭窄と閉鎖不全の病態があります。

① 大動脈弁狭窄，大動脈弁閉鎖不全
② 僧帽弁狭窄，僧帽弁閉鎖不全
③ 肺動脈弁狭窄，肺動脈弁閉鎖不全
④ 三尖弁狭窄，三尖弁閉鎖不全

- 狭窄と閉鎖不全が合併することもあります。
- 主として動脈硬化や炎症による後天性のものが多いのですが，乳頭筋や腱索の付着異常などによる先天性のものもあります。
- 心筋梗塞による乳頭筋障害に続発するものや，肺高血圧などの負荷により弁輪が拡大して2次的に障害が発生するもの（三尖弁閉鎖不全による逆流）があります。
- **臨床的には閉鎖不全をみる頻度が多く，大動脈弁，僧帽弁が問題となります**。また，三尖弁閉鎖不全は心機能が高度に障害された場合に，病態を悪化させる要因として重要です。肺動脈弁では先天性異常に伴う狭窄が問題となります。
- 2つ以上の弁が同時に傷害されることがあり，「連合弁膜症」と呼びます。
- 腱索の切断などで弁が閉じるときにずれることがあり，「prolapse（逸脱）」といいます。僧帽弁でしばしばみられ，逆流の大きな原因です。

● 画像診断技術

modality
- 胸部単純X線撮影
- 超音波検査
- 血管造影
- MRI
- CT

◇ 胸部単純X線撮影（図1）
- おのおのの弁機能障害に応じて心腔が拡張し，心拡大をきたします。
- 心拡大以外に肺うっ血や胸水の有無を判定することが重要です。
- 正面像に加えて側面像が心拡大をきたしている部位を判定するのに有用です。

◇ 超音波検査
- 弁膜症の診断に最も有用です。
- 心機能と同時に弁逆流を診断できるため，重症度判定にも利用されます。
- 弁の動きや性状も評価が可能です。

◇ 血管造影（図3～6）
- 基本的には超音波検査の補助的役割と治療前の精密検査としての役割になります。
- 圧測定により狭窄の程度を評価したり，造影により逆流の程度を評価したりします。
- 外科的治療を考慮する場合には，手術リスク検討の検査として冠状動脈造影に付随して行われることがほとんどです。
- 僧帽弁狭窄では経カテーテル的治療の対象となることがあり，その際の診断的意義もあります。

● 画像所見のポイント

◇ 胸部単純X線撮影
- 拡大している心腔がどこであるかを同定することで，単純X線撮影でもある程度の診断が可能です。
- 左心室が拡張する場合は，正面像で心尖部が下がり気味になり，側面像では心陰影が下大静脈と横隔膜陰影の交差点より後ろに偏位します。
- 左心房が拡張する場合は，正面像で左心耳陰影の突出がみられたり，右心房陰影（いわゆる右第二弓の部分）に重なるように左心房辺縁がみられることがあります（double line sign, double contour）。側面像では肺動静脈の中心陰影が後ろ上方に偏位します。また，肺静脈の拡張がみられることも特徴です。
- 右心室が拡張する場合は，心尖部が持ち上がり気味になります。また，側面像で心陰影と胸骨後面の接点が上方に持ち上がり，retrosternal spaceが小さくなります。
- 右心房が拡張するときは右側心陰影（いわゆる右第二弓）が拡張し，上大静脈（いわゆる右第一弓）が張り出すこともあります。また，右主気管支上部に卵円形の陰影としてみえる奇静脈が拡張することもあります。
- これらの所見は単独で起こることは少なく，複合するため読影には注意が必要です。また，上行大動脈の蛇行や拡

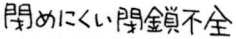

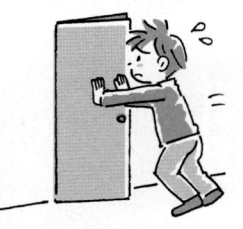

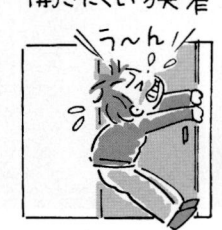

心臓・大血管—疾患編

知って得するアラカルト

＊1　弁逆流の分類

・弁逆流の分類には大動脈弁と僧帽弁の分類があります。ともにSellersの分類が用いられます。

①**大動脈弁閉鎖不全のSellers分類**
- Ⅰ度：左室へ逆流するジェットは認めるが，左室全体は造影されない。
- Ⅱ度：左室へ逆流するジェットを認め，左室全体はわずかに造影される。
- Ⅲ度：左室への逆流するジェットは明瞭ではなく，左室全体が造影される。
- Ⅳ度：左室全体が大動脈より濃く造影される。

②**僧帽弁閉鎖不全のSellers分類**
- Ⅰ度：逆流ジェットのみが認められる。わずかに左房は造影されるが速やかに消失する。
- Ⅱ度：逆流ジェットを認め，中等度に左房は造影されるが速やかに消失する。
- Ⅲ度：左房が左室と同程度の濃度で造影される。一般に左房はかなりの拡張を示し，造影剤は徐々に消失する。
- Ⅳ度：左房が左室よりも濃く造影され，造影剤は長時間消失しない。左房の拡張は著明で左室も拡張する。

・また，僧帽弁狭窄の分類にSellors分類があります。読みは同じですが別人による分類ですので気をつけましょう。

大が左心房の拡大や右心房の右心室の拡大と類似する陰影を形成することがあることも留意が必要です。

◆ 超音波検査

- 弁膜症において最も重要な検査で，弁の開放や付着位置を確認します。
- 弁そのものの厚さや輝度も重要です。
- Mモードにて弁の動きを計測します。
- カラードプラーにて逆流と重症度を判定します。

- 腱索の状態や乳頭筋の状態および心房・心室の状態を評価します。

◆ 血管造影

- 大動脈造影または左心室造影にて大動脈弁，僧帽弁の逆流を観察し，重症度を分類します＊1。
- 冠状動脈病変の有無に注意します。また，必要に応じ右心カテーテル検査を行います。

左心室造影

図3　左心室造影像（右前斜位30°）（僧帽弁閉鎖不全）

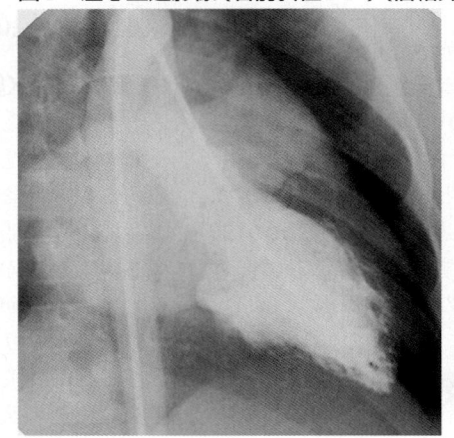

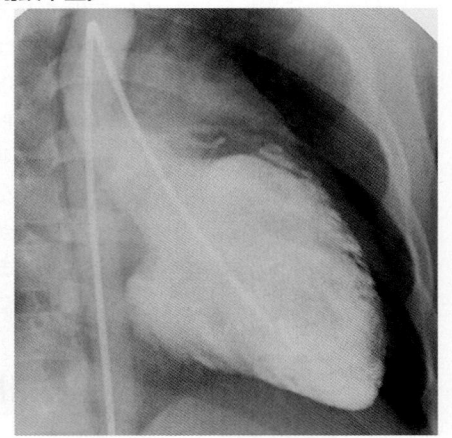

a　収縮期　　　　　　　　　　　　b　拡張期

収縮期に左心室から左心房に造影剤が逆流して，左心房が描出されています。

左心室造影

図4　左心室造影像（左前斜位60°）（僧帽弁閉鎖不全）

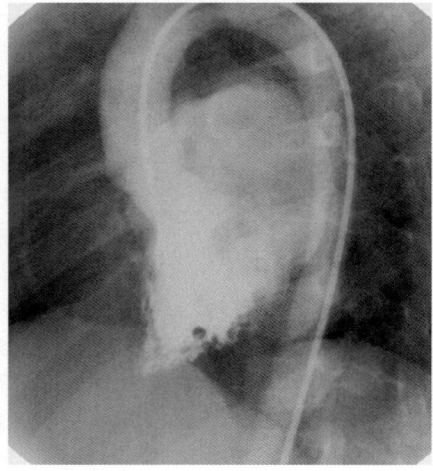

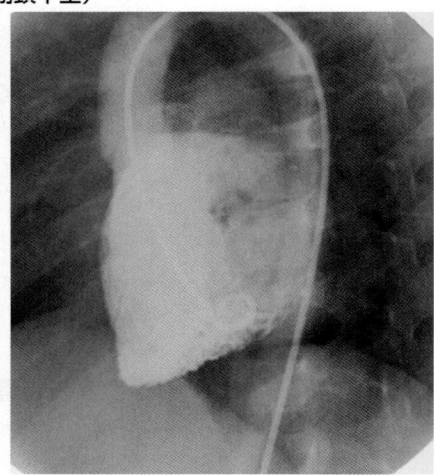

a　収縮期　　　　　　　　　　　　b　拡張期

心室を単軸方向で観察する角度です。左心房は左心室の上後ろに描出されます。図3と同様に収縮期に明瞭となる逆流を認めます。右前斜位では不明瞭なわずかな逆流が左前斜位でよくみえることがあります。

弁膜症

大動脈造影

図5 大動脈造影像〔大動脈弁狭窄および閉鎖不全(弁上狭窄,先天性)〕

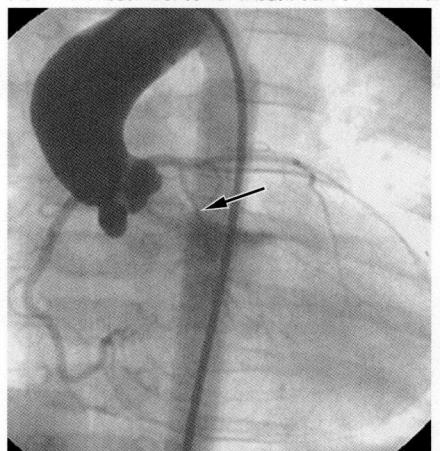

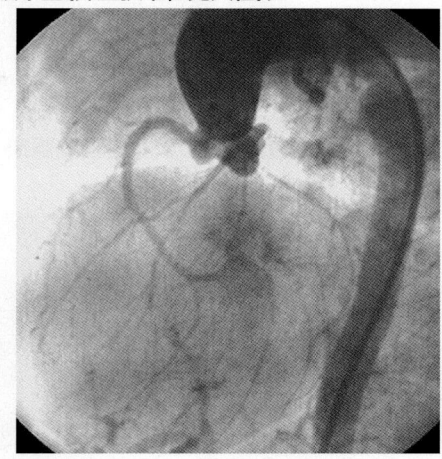

a 右前斜位30°　　　　　　　　　　　　b 左前斜位60°

大動脈弁上部に狭窄による透亮像を認めます。左心室への逆流も軽度認めます。

右心室造影

図6 右心室造影像〔肺動脈弁狭窄(先天性)〕

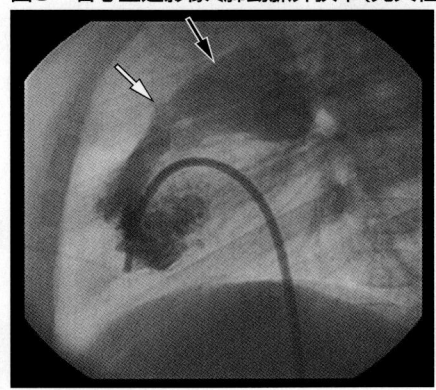

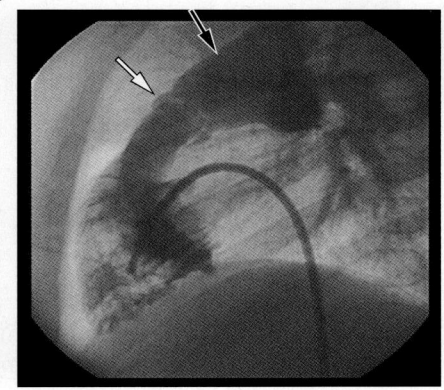

a 収縮期　　　　　　　　　　　　b 拡張期

肺動脈弁の収縮期開放不良を認め,拡張期の変形も認めます。また,肺動脈弁より末梢の肺動脈は拡張しています(「狭窄後拡張」といいます)。

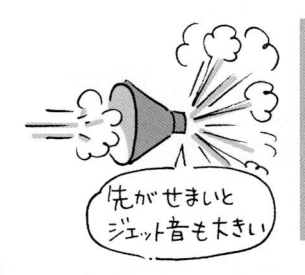

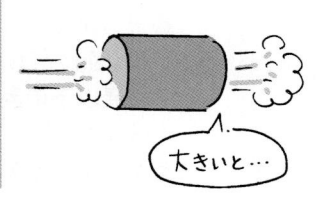

「先がせまいとジェット音も大きい」　「大きいと…」

Q & A

Q 僧帽弁逸脱とは何ですか?

A ・弁を支える腱索の断裂などで僧帽弁が左心房側に入り込む状態をいいます。

2 心臓・大血管

12 川崎病 （疾患編）
Kawasaki disease

● 症例と正常画像 ●

川崎病による冠状動脈瘤
図1　胸部単純X線正面像

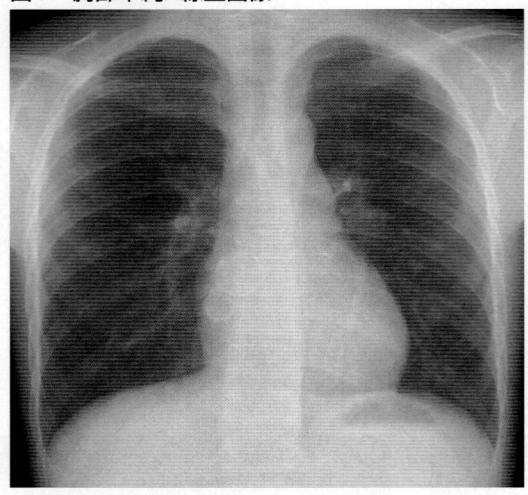

心陰影に重なって，卵円状の石灰化を認めます。石灰化した冠状動脈瘤による陰影です。

正　常
図2　胸部単純X線正面像

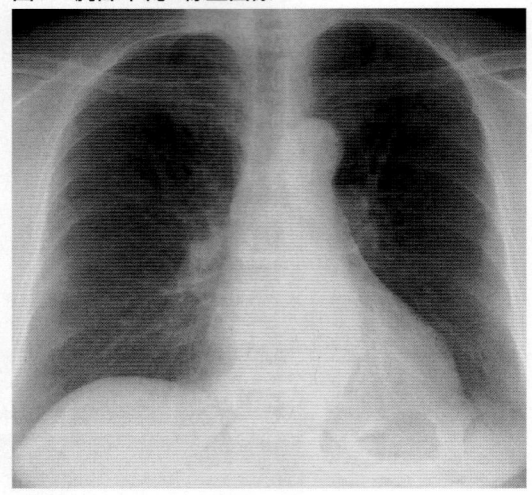

心陰影に重なる石灰化は認められません。

●疾患概念

- 全身の炎症による症状出現が特徴で高熱，眼球結膜の充血，唇・舌・喉頭粘膜の赤色への色調変化，全身の発疹，リンパ節腫脹などの多彩な症状をきたします。
- 髄膜炎，関節炎，胆嚢炎を起こすことがあります。
- 最も重要な合併疾患として**冠状動脈瘤**(図1)があります。
- **4歳以下の乳幼児に好発**し，1歳前後に発症のピークがあります。
- 男性にやや多くみられます。
- 再発は2〜3%に認められます。

●画像診断技術

- ●胸部単純X線撮影
- ●超音波検査
- ●血管造影
- ●CT
- ●MRI

(modality)

◇ 胸部単純X線撮影
- 基本的に合併疾患の有無を確認するための検査です。

◇ 超音波検査
- 心臓機能評価のために重要です。
- 冠状動脈の近位部は評価が可能なことがあります。

◇ 血管造影(図3)
- 冠状動脈造影は冠状動脈瘤の評価のために最も重要です。

- 狭窄性病変をきたすことがあり，その評価には必要不可欠です。

◆ CT（図4）
- 冠状動脈瘤を非侵襲的に描出する方法として重要です。
- 心電図同期撮影が有用です。
- 瘤の同定には造影は必ずしも必要ありません。
- 瘤内に血栓が存在することがあり，その評価に造影CTは有用です。

◆ MRI
- 瘤の石灰化が強い場合に内腔の観察に有用なことがあります。

●画像所見のポイント

◆ 胸部単純X線撮影
- 肺病変の有無や胸水などの合併をみます。
- 冠状動脈瘤が同定できることはまれですが，石灰化した大きな瘤は単純X線撮影でも判定できることがあります。

◆ 超音波検査
- 冠状動脈瘤および狭窄性病変による心筋障害の有無および重症度の評価を行います。
- 合併疾患（特に心奇形）の検索を行います。
- 見える範囲で冠状動脈瘤や狭窄の有無を確認します。

◆ 血管造影
- 冠状動脈造影により，瘤の状態や前後の狭窄性病変の有無をみます。
- 左心室造影にて左心室機能の評価および僧帽弁逆流の有無をみます。
- 瘤壁の石灰化は冠状動脈造影時に評価が可能です。
- 瘤内に壁在血栓があることも多く，瘤の大きさを過小評価する可能性があります。
- 瘤壁の石灰化と造影された内腔をあわせて評価することで，正確な判定が行えます。
- 狭窄もしくは閉塞病変がある場合は，側副血行の評価も重要です。

◆ CT
- 冠状動脈瘤の評価を行います。
- 石灰化に鋭敏であるため，特に冠状動脈瘤の石灰化検出に優れます。
- 瘤内血栓を評価できるため瘤の全体像を正確に把握できます。
- 心腔内血栓の評価や心筋壁の性状評価も行います。
- 心嚢水の合併に留意します。
- 肺合併症なども同時に評価します。

◆ MRI
- 超音波検査やCTの補助的役割です。
- 空間分解能の点から厳密な評価が難しい面がありますが，石灰化の影響を受けないため有用なこともあります。

Q & A

Q MCLSって何ですか?

A ・「mucocutaneous lymph node syndrome」の略で，川崎病の古い名称です。現在は，国際的にも「Kawasaki disease」で統一されています。

冠状動脈造影

図3　冠状動脈造影像（冠状動脈瘤）

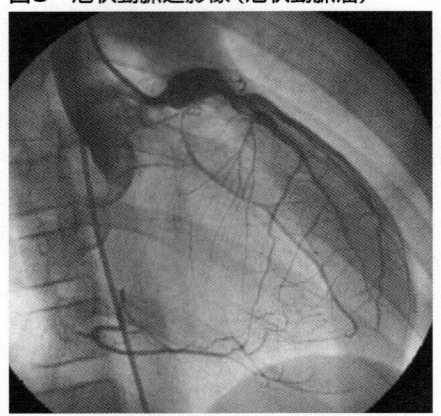

a　左冠状動脈造影（右前斜位30°）
図1と同じ症例の冠状動脈造影です。左冠状動脈近位部に拡張性病変があり，その先に狭窄性病変も認めます。

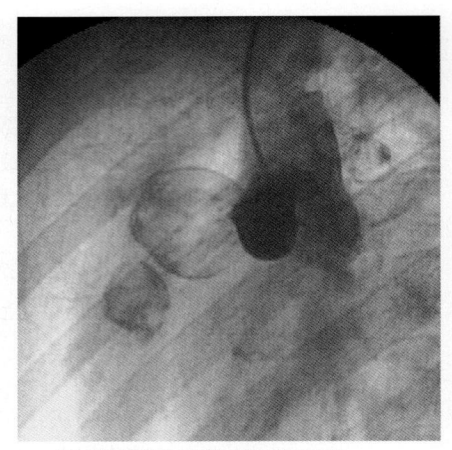

b　右冠状動脈造影（左前斜位60°）
右冠状動脈は閉塞し，石灰化した瘤がみられます。

CT

図4　冠状動脈瘤

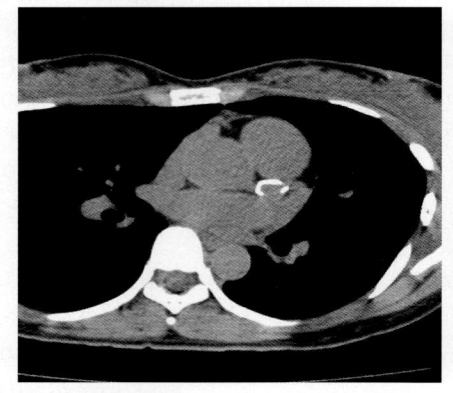

a　単純CT横断像

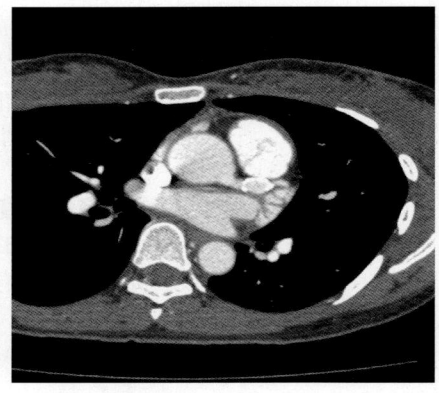

b　造影CT横断像

図1と同じ症例のCT横断像です。左冠状動脈近位部の動脈瘤レベルの像です。石灰化を伴う瘤があり，瘤の内部には血栓はみられないことがわかります。

知って得するアラカルト

川崎病の治療
・冠状動脈瘤や狭窄ができてしまう前の活動期の状態であれば，ガンマグロブリンの大量投与で炎症をおさえ，治癒させることができます。
・反応が悪い場合は，ステロイドなども使われます。

2 心臓・大血管

13 心室中隔欠損
疾患編
ventricular septal defect

● 症例と正常画像 ●

心室中隔欠損
図1　胸部単純X線正面像

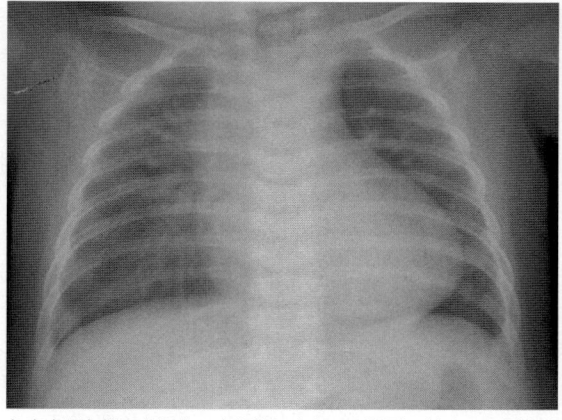

心室中隔欠損による左‐右短絡により，心陰影の拡大と両側肺血管陰影の増強がみられます。

正　常
図2　胸部単純X線正面像

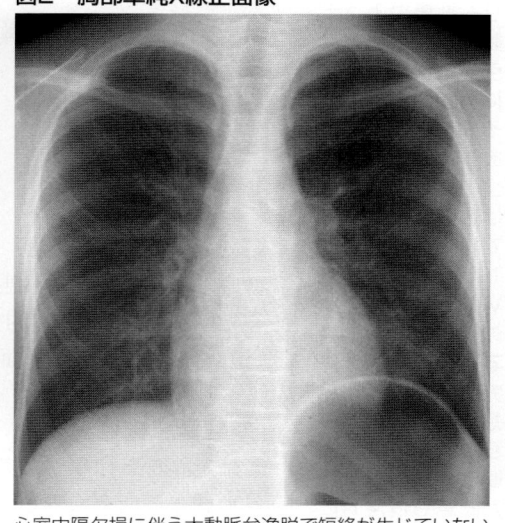

心室中隔欠損に伴う大動脈弁逸脱で短絡が生じていない症例です。心室中隔欠損による大動脈弁逸脱がありますが，短絡や弁逆流を生じていない症例で胸部単純X線像は正常です。

●疾患概念

- 左右の心室を隔てる心室中隔に欠損孔があり短絡を生じます。
- **左‐右短絡**により肺循環の増加，体循環の減少をきたします（図1）。
- 通常は**非チアノーゼ性**です。
- 先天性心疾患の約30%を占めます。
- **20〜30%で自然閉鎖**します。
- 欠損孔の位置から以下に分類されます。

①Ⅰ型：流出路心室中隔欠損，円錐部欠損
　欠損孔が室上稜よりも前上方に位置する漏斗部欠損および大血管下（半月弁直下型）漏斗部欠損をいいます。後述する大動脈弁逸脱による大動脈弁閉鎖全症を合併しやすいのが特徴です。

②Ⅱ型：傍膜様部欠損
　最も多くみられる型で欠損孔が室上稜よりも後下方にあります。

③Ⅲ型：流入路心室中隔欠損
　「流入路筋性欠損」ともいいます。欠損孔が三尖弁の中隔尖の裏側にあるものです。

④Ⅳ型：筋性部心室中隔欠損
　欠損孔が筋性中隔にあるものをいいます。多発することもあります。

- 短絡量が多く肺循環への負荷が慢性化すると肺高血圧をきたし，肺血流量増加がなくなり肺血管床の不可逆な器質的変化をきたすことがあります。これを「**Eisenmenger化**」といいます。

知って得するアラカルト

＊1 大動脈弁逸脱とValsalva洞動脈瘤

- Ⅰ型心室中隔欠損に合併する大動脈弁逸脱は，短絡血流によるベンチュリー効果により大動脈弁が欠損孔に引き込まれることにより生じますが，その程度にも差があります．
- 全心周期を通じてはまり込んだ状態で短絡を生じないもの（いわゆるValsalva洞動脈瘤の1つに分類される）から収縮早期に完全にはまり込み短絡がほとんどみられないもの，大動脈弁逸脱があるが短絡も恒常的にみられるものなど多岐にわたります．
- 上記Valsalva洞動脈瘤では破裂して，右心室や右心房に向けて短絡を生じるものがあります．
- Valsalva洞動脈瘤のなかには心室中隔欠損とは無関係に発生するものもあり，右心室や右心房方向以外にも突出します．
- 右冠状動脈洞が拡大して胸骨との間で右の冠状動脈が挟み込まれ，心筋虚血を生じるものもあります．
- annulo aortic ectasia（AAE）は大動脈弁輪を含めて全体が拡張した状態ですが，同様に冠状動脈の狭窄をきたす症例もまれですが存在します．

● Ⅰ型の場合，大動脈弁が欠損孔にはまり込み（**大動脈弁逸脱**＊1），あたかも心室中隔欠損がないようにみえることがあります．

● **画像診断技術**

- ●胸部単純X線撮影
- ●超音波検査
- ●血管造影
- ●CT
- ●MRI

modality

◆ **胸部単純X線撮影**
- ●心陰影と肺血管の状態を観察します．
- ●立位正面像が基本です．
- ●心腔拡大の鑑別に側面像が有用です．

◆ **超音波検査**
- ●確定診断を行ううえで重要です．
- ●形態と機能を検査し，シャント量の測定も可能です．
- ●経過観察に最も適します．

◆ **血管造影**（図3〜6）
- ●欠損孔の描出も必要ですが，手術などの治療を前提として，血行動態の把握が重要です．
- ●左心室造影と右心カテーテル検査が行われます．
- ●欠損孔部位の推定に血液酸素飽和度の測定が有用です．

◆ **CT**
- ●超音波検査の補助的役割です．
- ●心電図同期撮影が基本です．
- ●Ⅰ型で大動脈弁逸脱の形態変化および欠損孔の存在確定に有用なことがあります．

◆ **MRI**
- ●CTと同様です．

● **画像所見のポイント**

◆ **胸部単純X線撮影**
- ●小欠損の場合は正常です．
- ●左心房，左心室の拡張による心拡大を生じ，肺血管陰影が増強します〔形態変化は「弁膜症」の項（232ページ）を参照〕．
- ●小児では撮影時の呼吸停止ができないため，判定が難しい場合があります．

◆ **超音波検査**
- ●心臓超音波検査にて欠損孔の同定によって確定診断します．
- ●他の合併奇形の有無を診断します．
- ●カラードプラ法が短絡血流の同定に有用です．
- ●Ⅰ型での大動脈弁逸脱ではシャント血流がない場合もあり，大動脈弁の形態変化にも注意が必要です．

◆ **血管造影**
- ●手術治療を前提とした場合などの精密検査です．
- ●右心カテーテル検査にて，右心内圧の測定や短絡量の測定を行います．
- ●左心室造影で欠損孔の確認をします．
- ●**hepato-clavicular view**にて欠損孔の描出がよくなります．
- ●Ⅰ型で大動脈弁逸脱をきたした場合，大動脈弁の変性により短絡が大動脈から右心室に向けてみられることがあり，大動脈弁の形態変化および短絡ジェットの方向にも気をつけます．

◆ **CT**
- ●超音波検査の補助的役割であり，Ⅰ型の大動脈弁逸脱など特殊な病態の評価を行います．
- ●心筋性状の判定も可能です．

◆ **MRI**
- ●CTと同様です．

左心室造影

図3 左心室造影像〔心室中隔欠損（Ⅱ型）〕

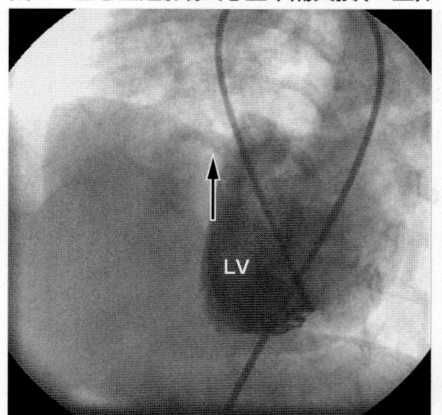

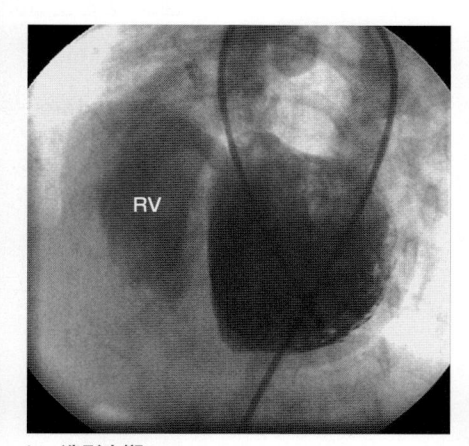

a 造影早期　　　　　　　　　　　　b 造影中期

図1と同一症例です。左心室（LV）から右心室（RV）への短絡（→）を認めます。

右心房造影

図4 右心房造影像〔心室中隔欠損（Ⅰ型）〕

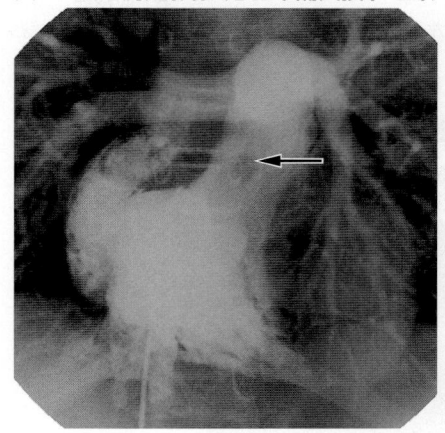

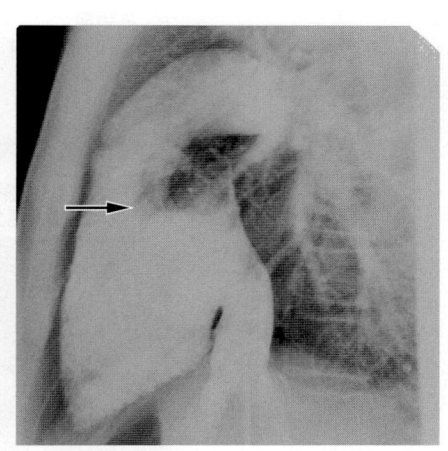

a 正面像　　　　　　　　　　　　　b 側面像

図2と同一症例です。右心房造影で右心室流出路に陰影欠損を認めます（→）。大動脈弁逸脱による陰影欠損です。

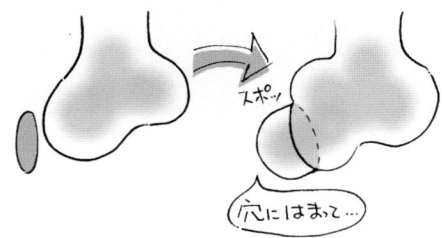

Q & A

Q hepato-clavicular viewって何ですか？

A ・肝臓から左鎖骨にぬける方向での撮影のことです。

左心室造影

図5 左心室造影像〔心室中隔欠損（Ⅰ型）〕

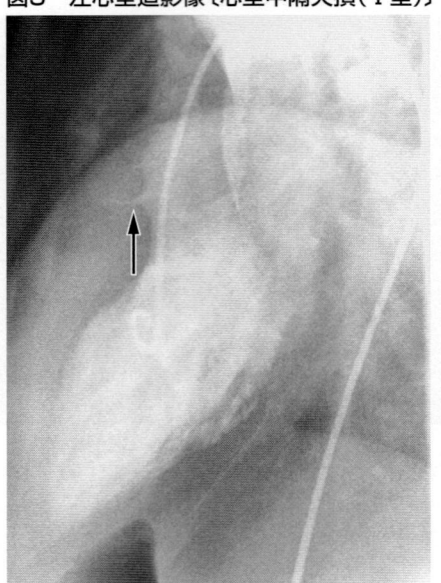

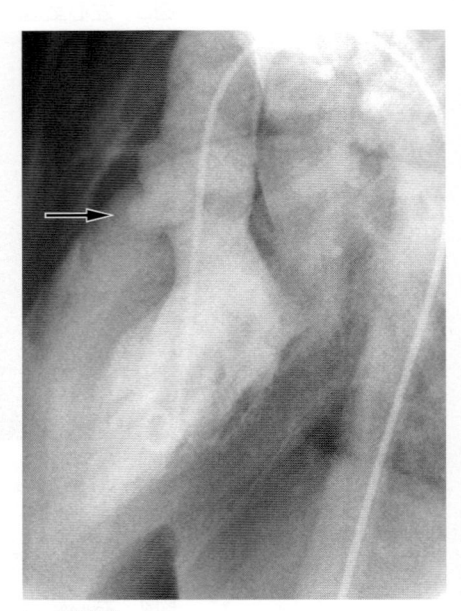

a 拡張期 b 収縮期

図2と同一症例です。左心室からの短絡はありませんが、大動脈弁（右冠尖）が変形し突出していることがわかります。

大動脈造影

図6 大動脈造影像（右前斜位30°）〔心室中隔欠損（Ⅰ型）〕

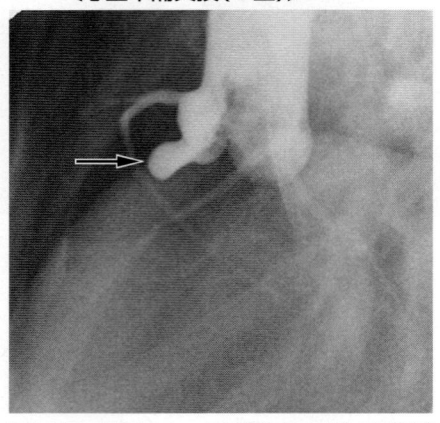

図2と同一症例です。大動脈弁（右冠尖）の逸脱が明らかです。

2 心臓・大血管

14 心房中隔欠損
疾患編
atrial septal defect

症例と正常画像

心房中隔欠損

図1　胸部単純X線正面像

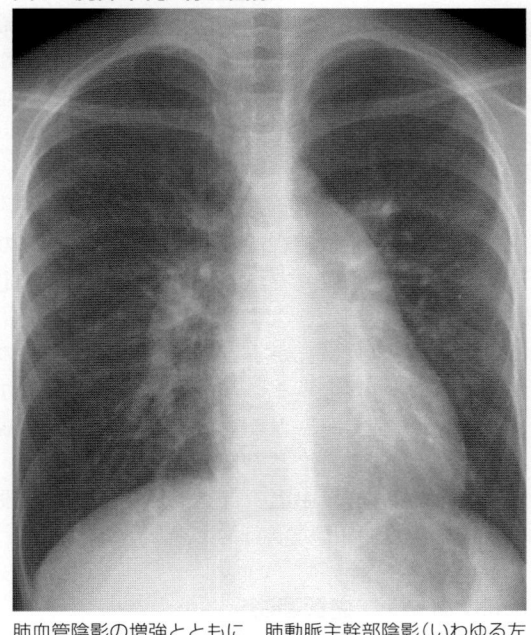

肺血管陰影の増強とともに，肺動脈主幹部陰影（いわゆる左第二弓）が目立ちます。心拡大は顕著でないようにみえますが，右心系拡大による心臓の時計軸回転による変化で，心房中隔欠損に特徴的です。

正常

図2　胸部単純X線正面像

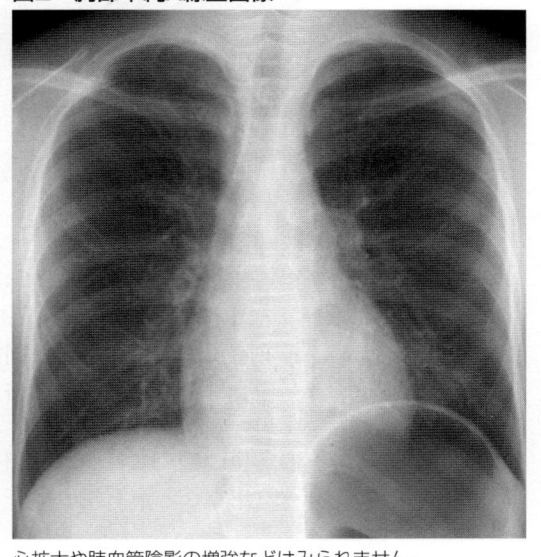

心拡大や肺血管陰影の増強などはみられません。

●疾患概念

- 心房中隔に欠損を生じ短絡がみられるものをいいます。
- 小児期には無症状で，成人になって初めて発見されるものも多く，成人における先天性心疾患で最もよくみられるものです。
- 短絡が多く慢性化した場合，Eisenmenger化（図3）が起こることがあります。
- 欠損孔の位置から以下に分類されます。

①1次孔欠損
心内膜床欠損の一部であり，別の疾患概念として分類されます。

②2次孔欠損
1次孔欠損以外のものをいいます。
- 卵円孔型
  卵円窩に発生したもの
- 静脈洞型
  上大静脈もしくは下大静脈と右心房の接続部に発生したもの

- 乳児期の小欠損孔の多くは自然閉鎖がみられますが，**心室中隔欠損と異なり1歳以上では自然閉鎖はありません。**
- 女性に多くみられます。

心臓・大血管―疾患編

●画像診断技術

(modality)
- ●胸部単純X線撮影
- ●超音波検査
- ●血管造影
- ●MRI
- ●CT

◆ 胸部単純X線撮影（図1）
- ●心臓の形態と肺血流の変化および合併疾患の有無を観察します。
- ●側面像が有用であることがあります。

◆ 超音波検査
- ●心臓超音波検査は確定診断をするうえで最も重要な検査方法になります。
- ●心室中隔欠損の場合と同様で、ほかの合併奇形の検索や短絡量の測定に用いられます。
- ●心房の観察には経食道超音波検査が有用なことがあります。

◆ 血管造影（図4）
- ●右心カテーテル検査の酸素飽和度測定にてstep upを認めることで、心房中隔欠損の存在を判定できます。
- ●カテーテルが右心房から欠損孔を通して左心房に入ることで、欠損孔部位の確定と診断ができます。

◆ MRI
- ●シネ撮影にて短絡ジェットを確認でき、欠損孔の部位を特定することができます。撮像方法によっては短絡量の測定も可能です。
- ●超音波検査で死角がある場合の補助的検査として有用です。

◆ CT
- ●心房中隔は薄く、造影剤や動きによるアーチファクトと欠損孔の鑑別が難しい場合もあり、標準的検査としては不適です。
- ●合併奇形の判定には有用です。

●画像所見のポイント

◆ 胸部単純X線撮影
- ●右心房、右心室、肺動脈の拡大がみられ、肺血管陰影が増強します。
- ●左心房、左心室、大動脈の狭小化がみられます。
- ●心腔の拡大と狭小化の結果、心臓の時計軸回転が起こり、単純X線撮影で心拡大が目立たないことがあります〔形態変化は「弁膜症」の項（232ページ）を参照〕。

◆ 超音波検査
- ●心臓超音波検査で心房レベルでの短絡血流を証明することにより確定します。
- ●欠損孔が小さい場合、欠損孔そのものをみることが難しい場合もありますが、カラードプラーで血流を観察することで判定できます。
- ●心室中隔の奇異性運動が診断に役立ちます。

◆ 血管造影
- ●肺動脈造影正面像の静脈相で右心房が造影されることで診断可能です。
- ●欠損孔を通じて左心房にカテーテルが進むことでも証明可能です。
- ●hepato-clavicular viewで右上肺静脈からの造影を行い、欠損孔を正確に診断できます。

◆ MRI
- ●超音波検査で死角となり判定が困難な場合には、補助的手段として有用です。
- ●合併奇形の診断にも利用できます。
- ●シネモードは血流を評価し、小さな心房中隔欠損の検出に役立ちます。

◆ CT
- ●造影剤のアーチファクトなどで心房中隔そのものの診断は困難な場合があり、心房中隔欠損の診断には向きませんが、合併奇形の検索に有用です。

胸部単純X線撮影

図3　胸部単純X線正面像（Eisenmenger）

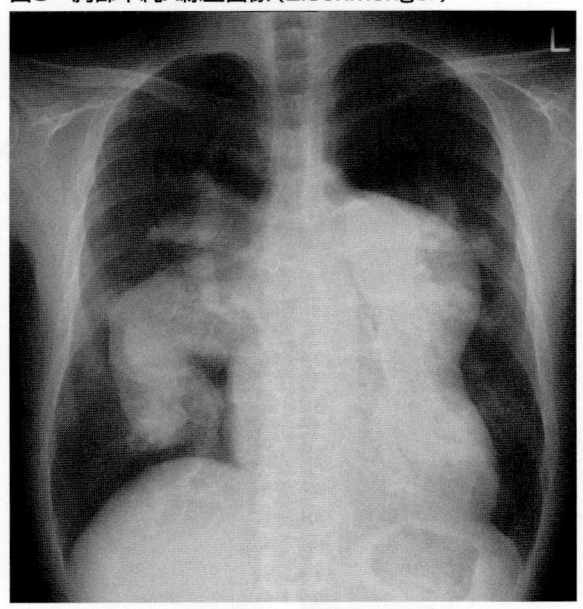

心房中隔欠損による慢性の肺血流増加により肺血管末梢抵抗が増強し，肺高血圧により中枢肺動脈の著明な拡張をきたしています。

肺静脈造影

図4　肺静脈造影像（左前斜位40°）（心房中隔欠損）

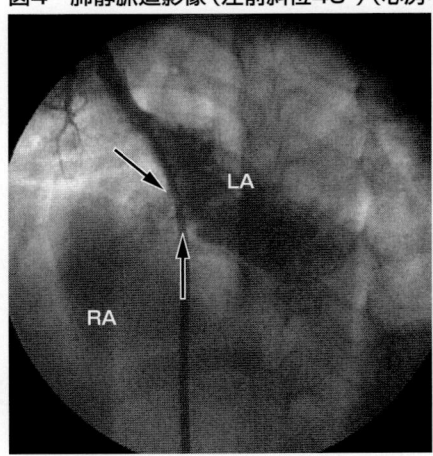

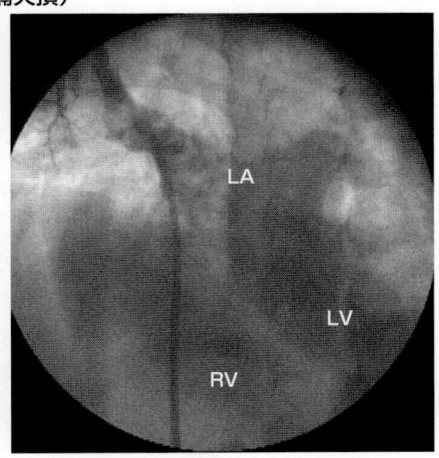

a　造影早期　　　　　　　　　　　　　　　　b　造影中期

心房中隔を介して挿入されたカテーテルによる肺静脈造影で欠損孔が明瞭に描出されています。
LA：left atrium（左心房）　　RA：right atrium（右心房）
LV：left ventricle（左心室）　RV：right ventricle（右心室）

2 心臓・大血管

15 Fallot四徴症
疾患編
tetralogy of Fallot

● 症例と正常画像 ●

Fallot四徴症

図1　胸部単純X線正面像

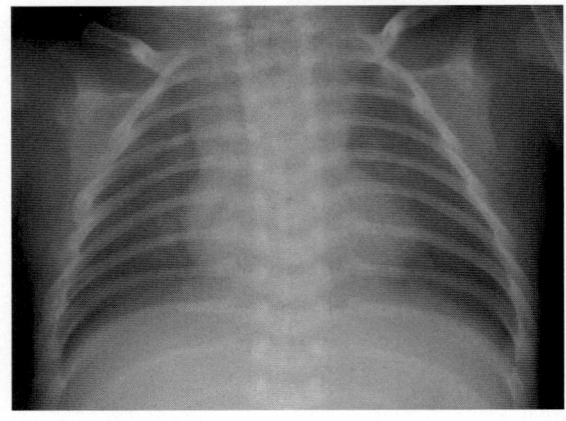

典型的な木靴心の形態です。

正常

図2　胸部単純X線正面像

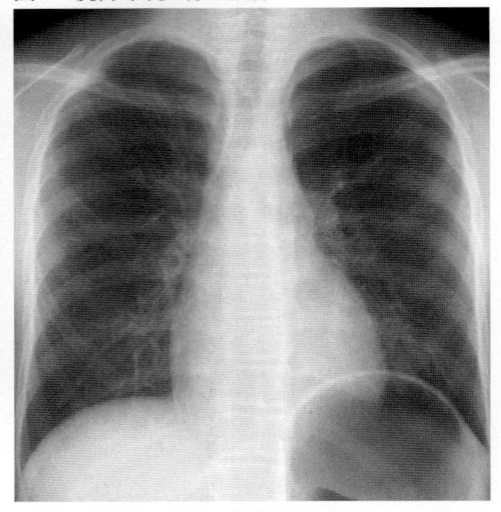

心尖部の挙上や心腰部のくびれがなく，Fallot四徴症とは明らかに異なります。

● 疾患概念

- ①大動脈騎乗，②心室中隔欠損，③右心室肥大，④右室流出路狭窄の四徴をもつ先天性心疾患です。
- 右‐左短絡を起こし，チアノーゼ性の心疾患です。
- しばしば右側大動脈弓を合併します。
- 脳膿瘍，感染性心内膜炎は重篤な合併症で注意が必要です。
- 発作性多呼吸や無酸素発作が起こります。
- 低酸素血症の代償性変化として多血症が起こることがあります。

● 画像診断技術

modality
- 胸部単純X線撮影
- 超音波検査
- 血管造影
- CT
- MRI

◆ 胸部単純X線撮影
- 心陰影の形態や肺動脈血流の評価および合併疾患の有無を観察します。

騎乗（またがっている）

大動脈　右心室　左心室

◆ 超音波検査
- 経胸壁心臓超音波検査が診断に重要です。
- 心内構造の評価に適します。

◆ 血管造影
- 外科的治療を前提とした血行動態診断に重要な検査です。
- 形態だけでなく機能診断を行えます。

◆ CT
- 超音波検査の補助となる検査方法です。
- 超音波で死角となる心内構造の把握に役立ちます。
- 原則として造影が必要です。
- 肺動脈の比較的末梢まで観察が可能であり、右室流出路から肺動脈狭窄の状態を観察するのに適します。

◆ MRI
- 基本的にCTと同様です。
- シネで撮像することにより、動きの情報を入れた評価が可能です。

● 画像所見のポイント

◆ 胸部単純X線撮影
- しばしば「木靴心」と呼ばれる特徴的な形態を示します(図1)。
- 右心室肥大による心尖部の挙上と右室流出路狭窄による心腰部のくびれが木靴心の形態をつくります。
- 右側大動脈弓を合併することがあり、大動脈弓の位置や下行大動脈の走行に注意が必要です。

◆ 超音波検査
- 経胸壁心臓超音波検査にて四徴を確認することで確定診断できます。
- 他の合併奇形の有無も判定します。

◆ 血管造影(図3〜5)
- 静脈からのアプローチでほとんどの検査が可能です。
- 右心系の造影で右室流出路と肺動脈の形態や大動脈騎乗の状態を確認します。
- 右心室から左心室にカテーテルを進め、左心室造影にて大動脈騎乗の状態を確認します。

心臓・大血管 — 疾患編

左心室造影

図3　左心室造影像（Fallot四徴症）

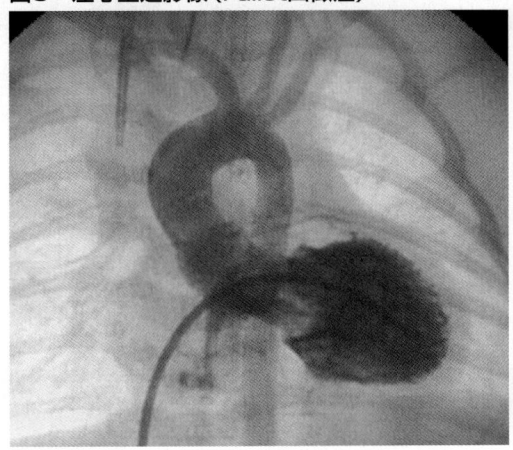

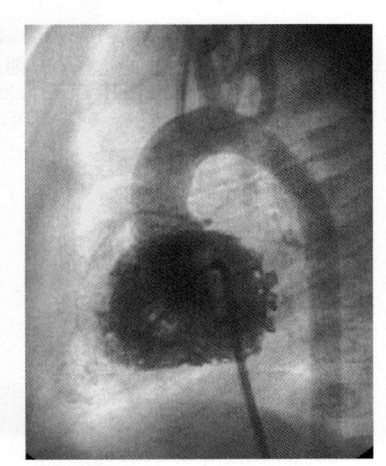

a　正面像　　　　　　　　　　　　　　　　　　b　側面像

大腿静脈からのアプローチで下大静脈から右心房、右心室を介して左心室にカテーテルが挿入されています。左心室造影では右心室はわずかに描出されるだけで、左‐右短絡はほとんどありません。大動脈は良好に描出されています。

右心室造影

図4　右心室造影像（Fallot四徴症）

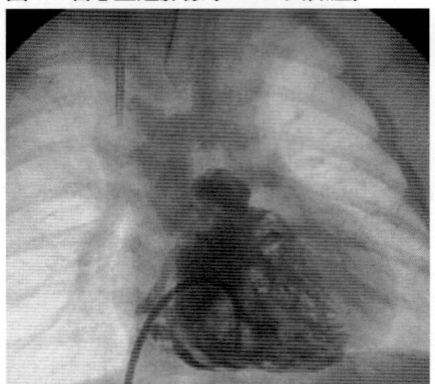

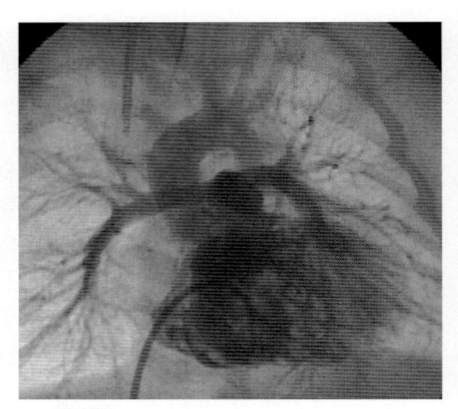

a　収縮期　　　　　　　　　　　　　　　b　拡張期

右心室からの造影で肺動脈と大動脈が描出されています。右心室の肥大も認めます。

図5　右心室造影像（Fallot四徴症）

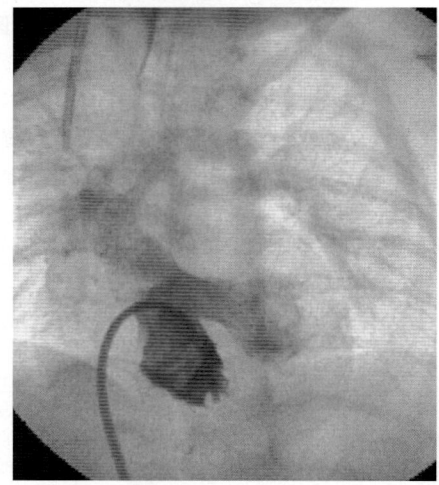

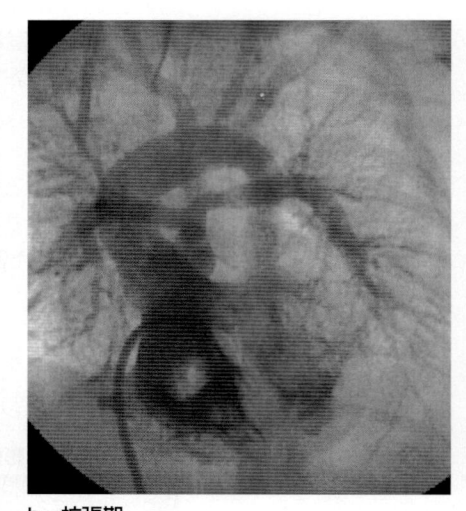

a　収縮期　　　　　　　　　　　　　　　b　拡張期

hepato-clavicular view（4 chamber view）にて心室中隔欠損、大動脈騎乗、右心室肥大、肺動脈狭窄が明瞭です。

Q & A

Q　ファロー三徴とは何ですか？

A
- ①肺動脈弁狭窄，②心房間交通，③右室肥大をきたしたものをいいます。
- ファロー四徴とはまったく別の病態です。

3 腹部・骨盤部

3 腹部・骨盤部

1 腹部単純X線撮影（臥位正面，立位正面・側面，側臥位正面）
正常編
abdominal plain X-ray photography

井上康弘，衣斐賢司

● 臥位正面像，立位正面像 ●

図1 腹部単純X線臥位正面像

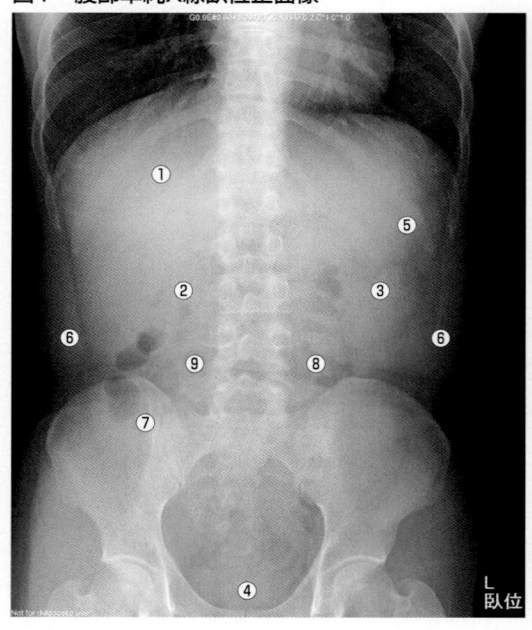

図2 腹部単純X線立位正面像

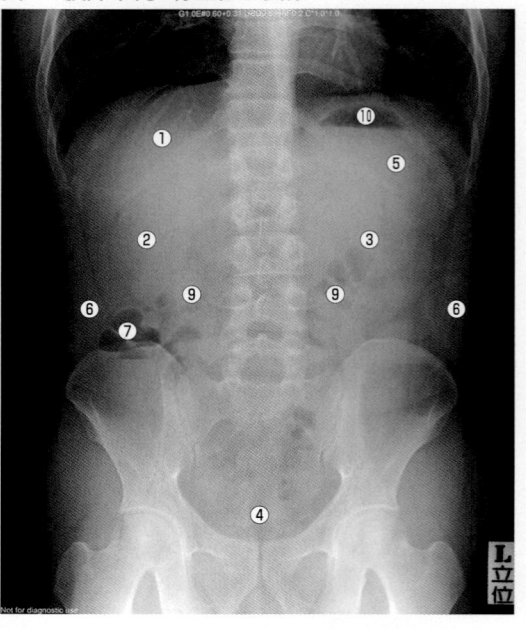

①肝臓（liver）　②右腎臓（right kidney）　③左腎臓（left kidney）　④膀胱（urinary bladder）
⑤脾臓（spleen）　⑥側腹線条（flank stripe）　⑦上行結腸ガス（ascending colon gas）
⑧下行結腸ガス（descending colon gas）　⑨腸腰筋（iliopsoas muscle）　⑩胃泡（stomach bubble）

知って得するアラカルト
- 内臓逆位症は数千人に1人の割り合いで認められ，そのうち完全逆位は85％を占めます。
- 正しいマーカーを撮影前に入れることが重要です。

- 腹腔内および骨盤腔内の臓器の位置・形態，異物，結石，石灰化，腫瘤陰影，気体（遊離ガス，腸管内ガス），液体（腹水，腸管内液）などを観察します。

1 臥位正面像
- 腹部単純X線撮影の**基本**であり，ほかの撮影体位に比べ情報量が多くなります。
- 仰臥位であるため身体が安定し，腹部が平坦化され臓器の重積が少なく，腹部全体の観察に有用です。
- 横隔膜から恥骨結合まで含めることは困難であり，症状や診断目的に応じて**腹部**（横隔膜を含める）と**KUB**（恥骨を含める）を撮り分ける必要があります。

2 立位正面像
- 遊離ガスや鏡面形成（ニボー）の観察に有用です。
- 遊離ガスを観察するには，横隔膜を含めることが重要です。
- 立位が不可能な場合は**坐位**や**左下側臥位**で撮影します。
- 位置（深さ）の特定のため**側面像**を撮影することもあります。

イレウス[*1]

単純X線撮影

図3　立位正面像

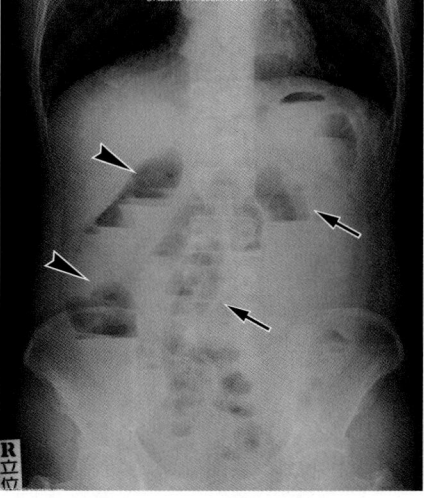

図4　臥位正面像

腸管内に鏡面形成（ニボー）を認めます。

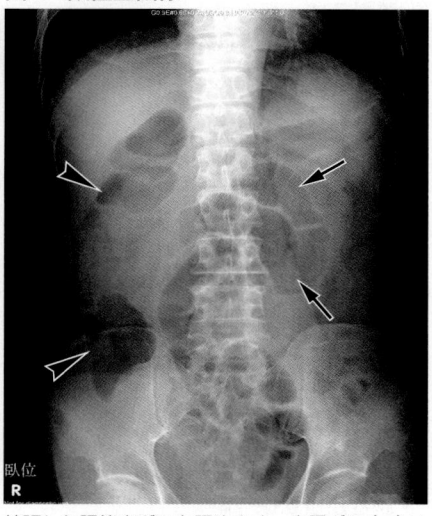

拡張した腸管内ガスを認めます。小腸ガス（→）はKerckring襞（ケルクリングヒダ）を呈し，大腸ガス（▶）はハウストラを呈します。

> **知って得するアラカルト**
>
> **[*1]　イレウスの分類**
> ①**機械性イレウス**
> 　閉塞・圧迫・腸重積などによるもの
> ②**機能性イレウス**
> 　麻痺や痙攣によるもの

腹水

単純X線撮影

図5　臥位正面像

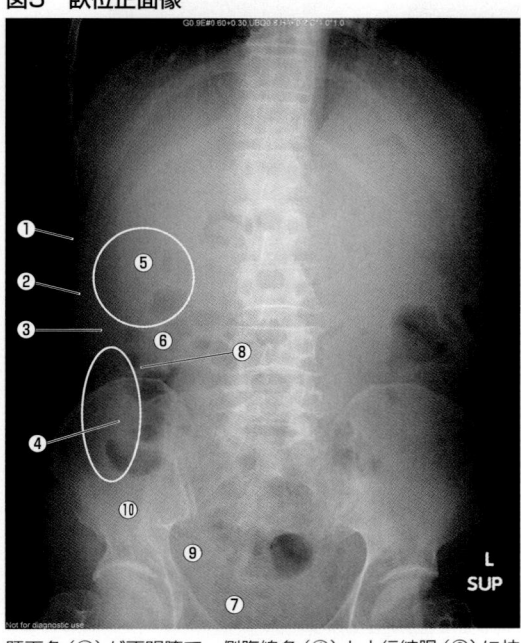

①皮膚（skin）
②皮下脂肪（subcutaneous fat）
③筋層（muscle layer）
④側腹線条（flank stripe）
⑤肝下角（hepatic angle）
⑥上行結腸（ascending colon）
⑦膀胱（urinary bladder）
⑧傍結腸溝（paracolic gutter）
⑨傍膀胱窩（paravesical fossa）
⑩腸骨（ilium）

肝下角（⑤）が不明瞭で，側腹線条（④）と上行結腸（⑥）に挟まれる傍結腸窩（⑨）の広がりが認められます。

> **知って得するアラカルト**
>
> **腹部単純X線写真で腹水を読影する3つのポイント**
> ①肝右葉下角が明瞭に確認できるか。
> ②傍結腸溝が拡大していないか。
> ③傍膀胱窩にDog Ear signが確認できるか。
> ・腹部単純X線撮影では，一般に800mℓ以上の腹水の貯留がないと読影は困難です。
> ・少量の腹水の貯留では，CTや超音波検査のほうが優位です。

腹部・骨盤部―正常編

遊離ガス（フリーエアー）*2

単純X線撮影

図6　立位正面像

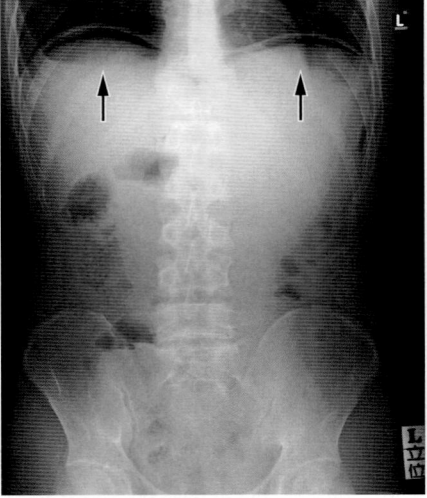

横隔膜の下に遊離ガスを認めます（→）。

結石*3

単純X線撮影

図7　KUB

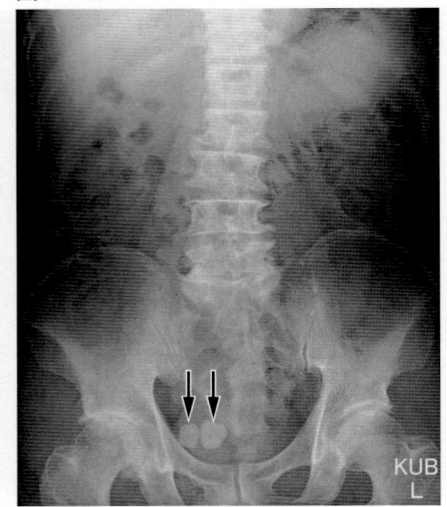

小骨盤腔に2つの膀胱結石を認めます（→）。

石灰化*4

単純X線撮影

図8　臥位正面像

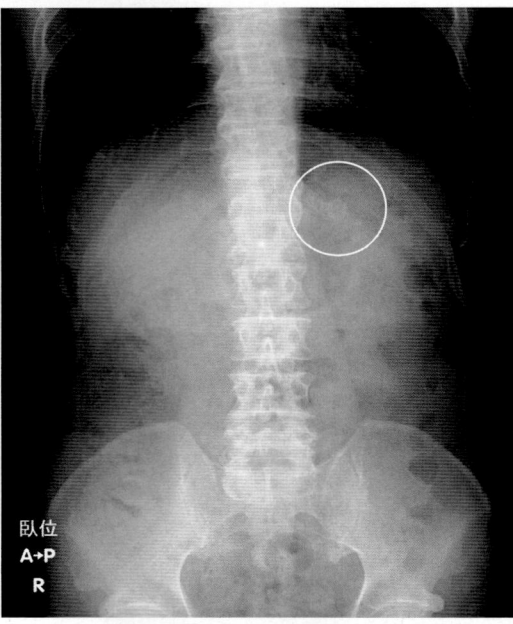

左の上腹部に円状の石灰化を認めます。CTにより脾静脈瘤の石灰化と診断されました。瘤を伴わない血管の石灰化は、2本の平行に連なる陽性像を呈します。

知って得するアラカルト

***2　遊離ガス**
- 腹腔内の少量の遊離ガスは、胸部単純X線立位正面像のほうが読影しやすくなります。
- 後腹膜腔内の遊離ガスは、腸腰筋に沿った線状のガス像として観察されます。
- 立位が不可能な場合は、左下側臥位で遊離ガスを肝臓の上方に描出します。
- 右下側臥位では遊離ガスが下行結腸内ガスと重なり読影しづらくなります。
- 臥位から立位や側臥位に体位変換して撮影する場合は、ガスが移動する時間を考慮する必要があります。

***3　結石**
- 尿路系（腎臓、尿管、膀胱）の結石は10%がX線透過性で腹部単純X線撮影では描出されません。
- 胆石は、全体の20%しか描出されません。

***4　石灰化**
- 石灰乳は、胆嚢や尿路系にみられます。
- 液状で流動性があり、立位像にて液面形成を認めます。

2 上部消化管造影X線検査
正常編
upper gastrointestinal series X-ray examination

市川秀男，川地俊明

●食道

- 食道は喉と胃とをつなぎ，口の中で消化した食べ物を胃に送るほぼまっすぐな管で，壁の輪状の筋肉と縦に走る筋肉により胃に送られます。

●解剖

- 食道は長さ約25cmの管状臓器です。
- 咽頭に続く食道口は喉頭の輪状軟骨の後方第6頸椎の高さではじまり，続いて気管と心臓の後方を下り第10胸椎の高さで横隔膜の食道裂孔を通り，第11〜12胸椎の高さで胃に接します。
- 図1に「食道癌取扱い規約」による食道区分を示します。

●食道壁の成り立ち

①粘膜
②粘膜下層
③固有筋層
④外膜

●食道の生理狭窄

①食道入口狭窄
②気管支狭窄部
③横隔膜狭窄部

●撮影

- 食道は圧迫が不可能で，撮影するタイミングを造影剤の嚥下に合わせることが大切です。

図1 食道癌取扱い規約

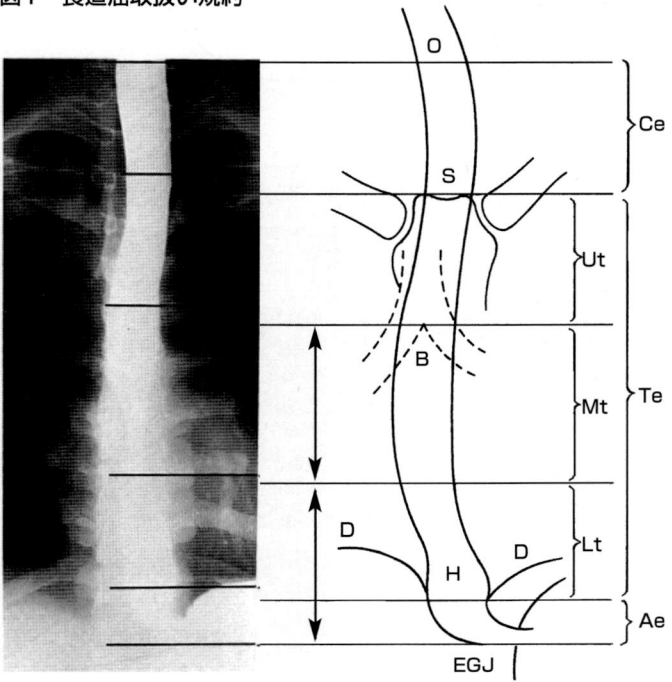

占拠部位
O ：食道入口部 (esophageal orifice)
S ：胸骨上縁 (upper margin of the sternum)
B ：気管分岐部下縁 (tracheal bifurcation)
D ：横隔膜 (diaphragm)
H ：食道裂孔 (esophageal hiatus)
EGJ：食道胃接合部 (esophagogastric junction)

Ce ：頸部食道 (cervical esophagus)
Te ：胸部食道 (thoracic esophagus)
Ut ：胸部上部食道 (upper thoracic esophagus)
Mt ：胸部中部食道 (middle thoracic esophagus)
Lt ：胸部下部食道 (lower thoracic esophagus)
Ae ：腹部食道 (abdominal esophagus)

(『食道癌取扱い規約』(第9版). 日本食道疾患研究会編，金原出版，1999.より引用)

●胃

- 胃は消化管中最も膨大した部で，食道に続き，嚥下した食べ物を一定時その中に留めて，分泌する胃酸と混ぜて糜汁となし十二指腸に送ります。

●解剖

- 腹腔内の左上部に位置し，横隔膜直下で食道から移行し噴門に入り，①穹窿部，②胃体部，③胃角部，④前庭部の4つに分かれます（図2）。
- 穹窿部は噴門を通る水平線より上部，胃体部は胃角部と噴門の間，前庭部は胃角部と幽門の間です。
- 詳細な分類として松江ら77区域分類（図3）に示します。

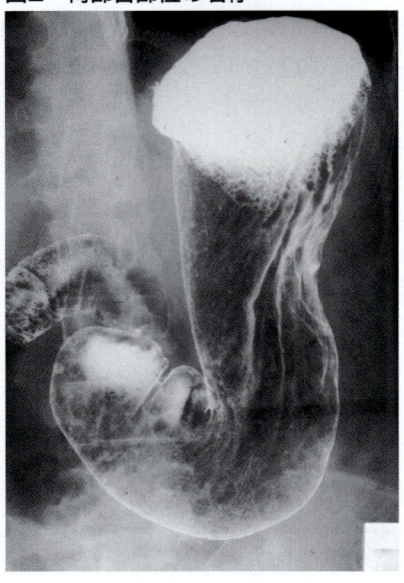

図2 胃部各部位の名称

1) 新・胃X線撮影法（間接・直接）ガイドライン: 胃X線撮影法標準化委員会,日本消化器集団検診学会, 2005.

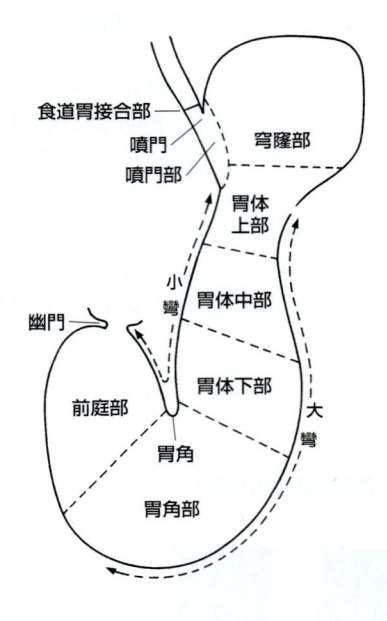

図3 胃の77区域展開図（stomap）

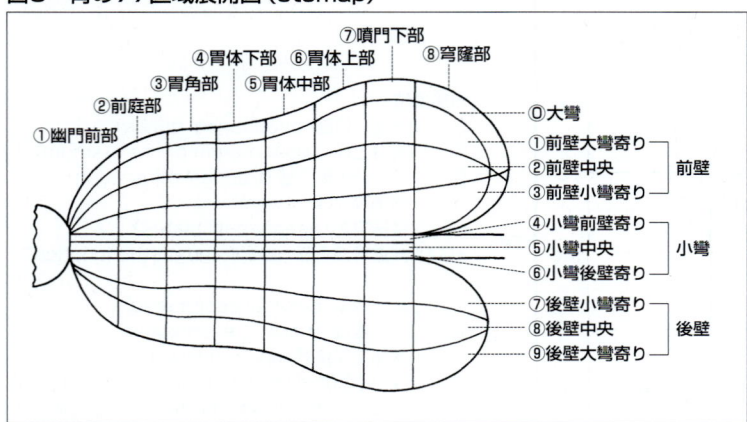

図4

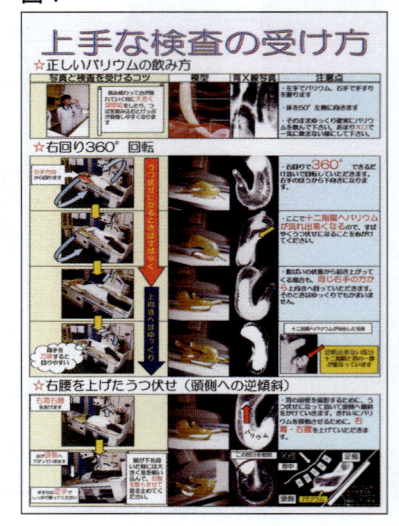

知って得するアラカルト

・日本消化器集団検診学会の**ガイドライン**では造影剤は，200〜240W/V%の高濃度低粘性粉末製剤を120〜150ml使用し，二重造影法主体による8枚法にて検査するように基準を定めています[1]。

● 胃の形態（図5）

①鉤状胃（釣り針様の形状をした胃）
②牛角胃（胃の形が牛の角のような形態をしているもので横胃とも呼ばれ，次のような特徴があります。①緊張度の高い胃，肥満体形，筋肉質な人に多く管腔は狭くなっています。②小彎，大彎とも短く見え，大彎部が腹側に回転移動することによって起こります）
③瀑状胃（飲用したバリウムが穹隆部から滝のように流れ落ちるようすを示したもので，胃体上部の潰瘍性病変において同様の形態をとることがありますが，病的な意義はほとんどありません）
④逆転胃（内臓逆位症）
⑤胃軸捻
⑥B型変形胃（砂時計胃）
⑦嚢状胃
⑧幽門狭窄
⑨痩胃（硬胃）
⑩下垂胃（胃下垂ともいわれ，痩せた女性に多く，胃角部が腸骨稜縁より足側に垂下がっている状態をいいます）
など

● 胃壁の構造（図6）

①粘膜層　　④固有筋層
②粘膜筋板　⑤漿膜下層
③粘膜下層　⑥漿膜

● 粘膜

①幽門腺　②胃底腺　③噴門腺

● 分泌腺

①主細胞：消化酵素ペプシノゲンを分泌
②副細胞：粘液を分泌
③壁（旁）細胞：塩酸を分泌

● 胃粘膜は空虚時には多くのヒダ（mucosal folds）を形成します。
● 一般には噴門から幽門まで，小彎に沿って平行に3～4条のヒダが走っています。

図5　胃の形態

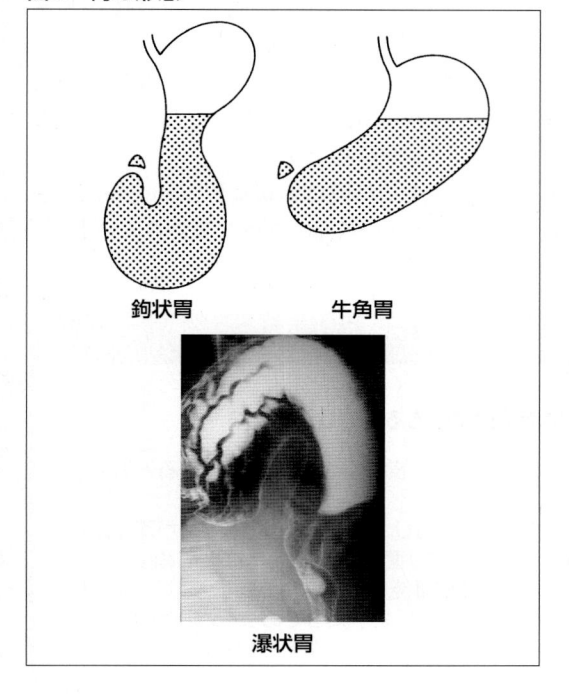

鉤状胃　　牛角胃

瀑状胃

図6　胃壁の構造

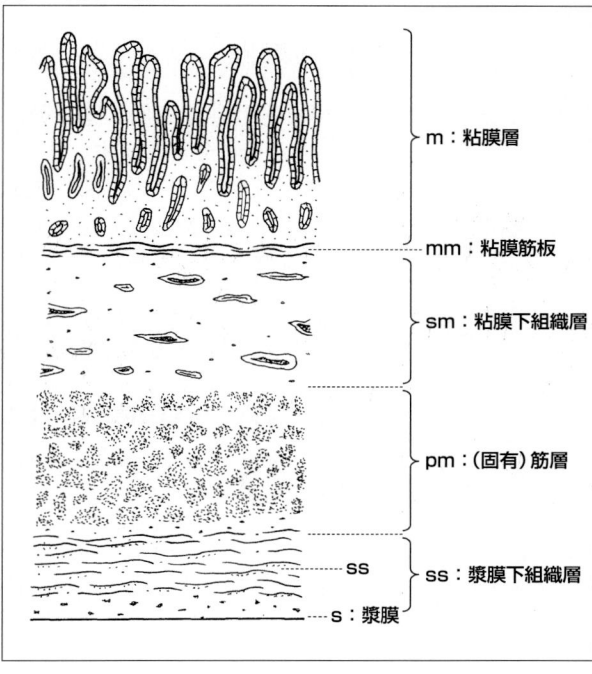

m：粘膜層
mm：粘膜筋板
sm：粘膜下組織層
pm：(固有)筋層
ss：漿膜下組織層
s：漿膜

●検査

- **前処置**：胃の蠕動運動を一時的に停止させるために，**抗コリン剤**を筋肉注射します。
- **副作用**：一時的に口渇，目のかすみ（視力障害）があり，禁忌として緑内障，前立腺肥大症，重篤な心疾患，出血性大腸炎，麻痺性イレウスなどがあります。

●撮影

●撮影法

①レリーフ造影法（粘膜造影法）：粘膜にバリウムを薄く漂わせる方法。

②充満法：管腔内をバリウムで充満させ辺縁の変化をみる方法。
③二重造影法：食道・胃・十二指腸をバリウムと空気の吸収線量の差を利用する方法。
④圧迫法：管腔を手や圧迫棒で押さえる方法。

- **発泡剤**は，二重造影法において必要不可欠な**陰性造影剤**で1回の投与量に3g程度使用します。
- バリウム製剤は，当院では高濃度を使用し，濃度は200〜240w/v％で使用量は150m*l*前後です（**図4**）。

●小腸

- **小腸**は消化管各部のうち6.5〜7.5mと最長の管で，胃（幽門）と大腸（盲腸）との間を占め，胃液により乳糜となった食べ物を，さらに腸，肝臓および膵臓の分泌物により消化し，栄養物質を吸収します。

●解剖

- 小腸は①十二指腸，②空腸，③回腸の3部分に分かれます。
- 十二指腸は，①球部，②下行脚，③水平脚の3つに分類され，球部の正常画像は三角形の形態をとります。
- 小腸の全長は6〜7mで腹腔内の大部分を充たし，著しく迂曲し十二指腸は胃幽門に続き，十二指腸球部寄りTreitz靱帯部までをいい，空腸に移行します。
- 長さは20〜30cm，径は4〜6cmであり膵頭部をその内側にしたC字型を形成します（**図7**）。
- 十二指腸に続く全長の2/5が空腸，残り3/5が回腸で，大腸に移行する管腔臓器です。
- 小腸粘膜は輪状ヒダ（Kerckring皺襞）および絨毛ですべて覆われています。

Q & A

Q ピロリ菌と胃・十二指腸潰瘍は関係あるのでしょうか？

A
- 従来，消化性潰瘍はストレスや喫煙，薬剤などが原因で起こると考えられてきました。
- 最近の研究で，ヘリコバクター・ピロリ（いわゆるピロリ菌）が深く関与していることがわかりました。ピロリ菌は強酸性の胃に棲む細菌で，ピロリ菌が産生する病原因子が粘膜防御能を低下させるといわれています。
- 胃・十二指腸潰瘍患者の大部分がピロリ菌感染者であり，その除菌療法が保険適応となっています。また現在，胃癌との関連も研究されています。

上部消化管造影X線検査

図7　十二指腸各部の名称

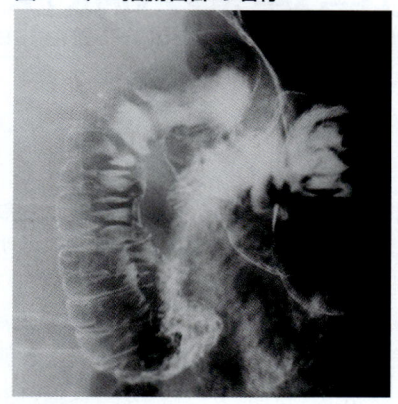

無管法（第1斜位）

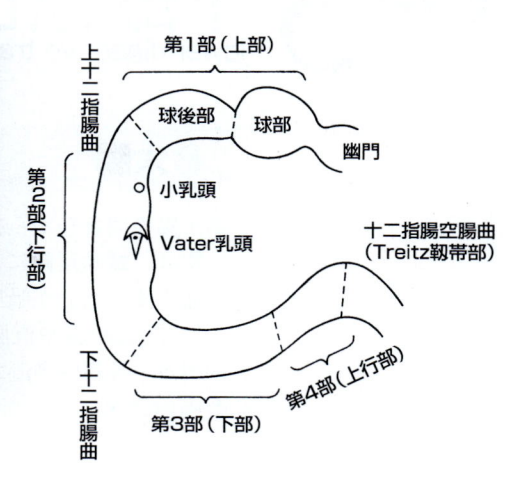

第1部（上部）：球後部，球部，幽門
第2部下行部：小乳頭，Vater乳頭
第3部（下部）
第4部（上行部）：十二指腸空腸曲（Treitz靱帯部）
上十二指腸曲，下十二指腸曲

図8　消化管全体（小腸）

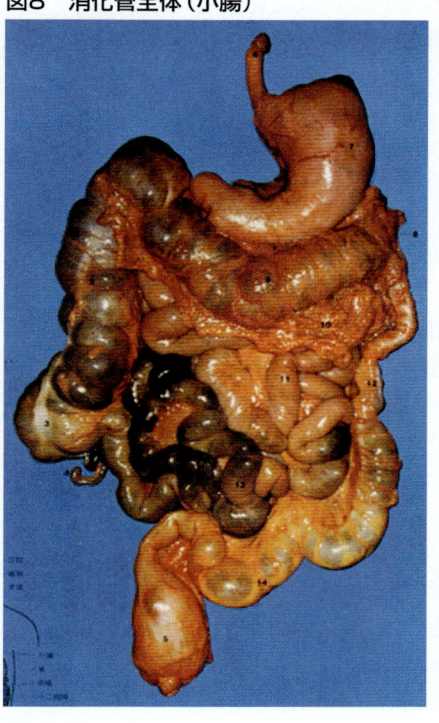

●撮影

- 小腸は長い管腔臓器であることにより，1度の検査で小腸全域をすべて良好な状態で描出することは困難です。
- 経口投与による小腸造影法とゾンデ使用による全小腸二重造影法などがあります。

腹部・骨盤部―正常編

Q & A

Q 高齢者のバリウム検査に注意すべき点はありますか？

A ①消化管運動機能が低下していることが多く，便秘による消化管穿孔が起こしやすいので，水分の摂取や下剤投与などバリウムの排泄について十分指導します。
②誤嚥により，呼吸困難，肺炎などを引き起こすことがあります。経口投与時には注意を払いましょう。

3 下部消化管造影X線検査
正常編
lower digestive tract X-ray examination (barium enema examination)

●大腸

- 小腸の回盲弁から押し出された消化物は，蠕動運動により進み，結腸を通る間に水分が吸収され，大便となってS状結腸や直腸に貯えられ，肛門から外部へ排泄されます。
- 腸内にアルカリ性の粘液（腸液）が分泌され内壁を滑らかに保護し通りをよくします。
- 消化酵素は含まれていません。
- 小腸で消化されなかった繊維質のものは大腸菌の働きで分解，消化されます。

●解剖

- 大腸とは盲腸に始まり，結腸および直腸を経て肛門に終わるものをいいます。
- 長さ約1.5mの細長い管状臓器で小腸を取り囲み，全体としては馬蹄形に走行し，3本の結腸紐（間膜紐，大網紐，自由紐）があり，結腸膨隆（結腸ハウストラ）が形成されています。

直腸
- 直腸は全消化管の最下端部を占め，小骨盤を下方へ進み肛門に終わります。
- 全長わずかに20～21cmに過ぎず，栄養素の消化，吸収作用は行われず，S状結腸から受けた腸内容物の排出をつかさどります。

盲腸
- 盲腸は大腸の初部をなし右腸骨窩に位置し，下方に向かって行きづまりの囊をなします。
- 大腸のうち最も太く，最も短く，盲腸の上形は明らかに上行結腸に移行します。
- 回腸との連絡部は「回盲部」と呼ばれ特異な形態をなし，また内側下方からは細い虫垂をだします。
- **大腸**は7つの領域に分けられます。

大腸癌取扱い規約（図2）
① 盲腸（C）：回盲弁以下の囊状部で上行結腸との境界は回盲弁の上唇の高さとします（5～6cm）。
② 上行結腸（A）：盲腸に続き右結腸曲にいたる部分をいいます（20cm）。
③ 横行結腸（T）：右および左の結腸曲に挟まれた部分をいいます（50cm）。
④ 下行結腸（D）：左結腸からS状結腸起始部（ほぼ腸骨稜の高さ）にいたる後腹膜に固定された部分をいいます（50cm）。
⑤ S状結腸（S）：下行結腸に続く部分で，解剖学的には腸管膜を有する部分を呼びます。
⑥ 直腸（R）（20～21cm）
　直腸S状部（Rs）：岬角の高さより第2仙椎下縁の高さまで
　上部直腸（Ra）：第2仙椎下縁の高さより腹膜反転部まで
　下部直腸（Rb）：腹膜反転部より恥骨直腸筋付着部上縁まで
⑦ 肛門管（P）：恥骨直腸筋付着部上縁より肛門縁までの管状部をいいます。

- 大腸の生理的収縮輪を**図4**に示します。

図1 注腸造影像

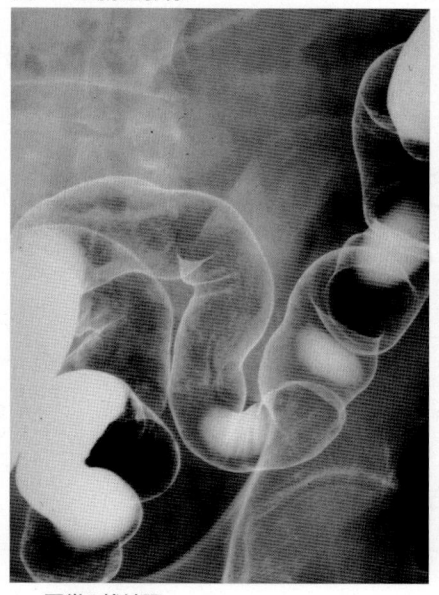

a　正常S状結腸

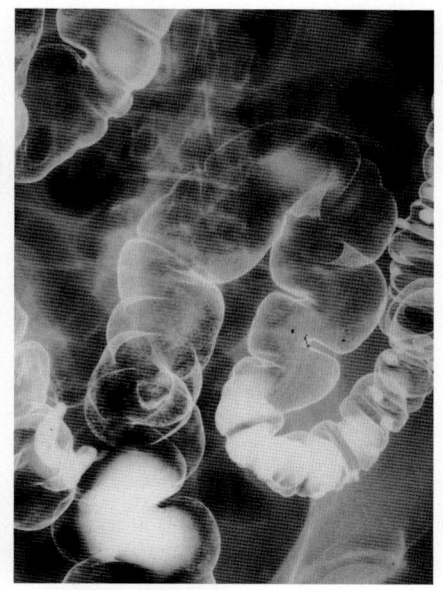

b　蠕動波時のS状結腸

図2 大腸癌取扱い規約

横行結腸 (T)
上行結腸 (A)
下行結腸 (D)
回腸 (I)
盲腸 (C)
虫垂 (V)
S状結腸 (S)
直腸S状部　Rs
上部直腸　Ra
下部直腸　Rb
肛門管 (P)
肛門周囲皮膚 (E)

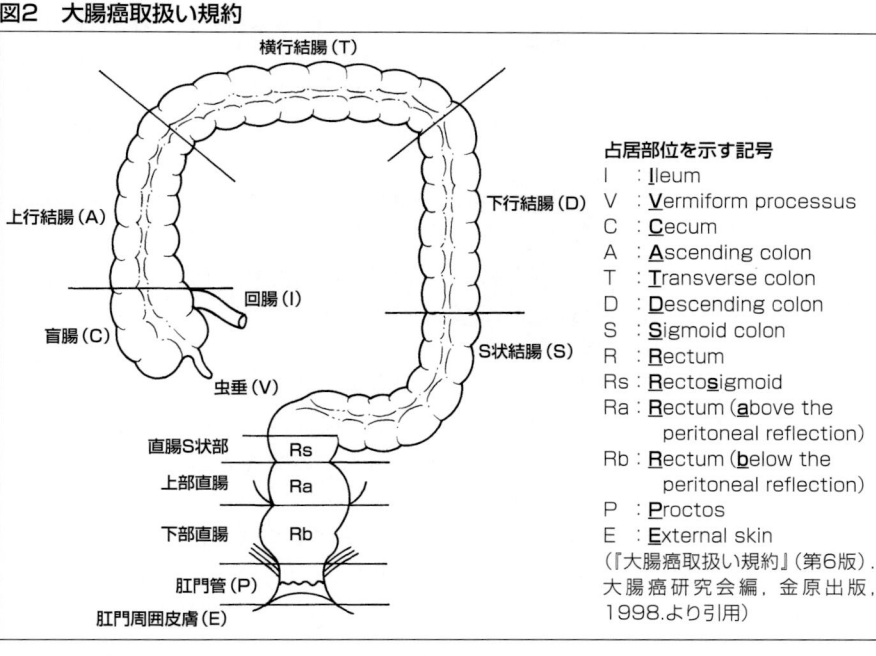

占居部位を示す記号
- I : **I**leum
- V : **V**ermiform processus
- C : **C**ecum
- A : **A**scending colon
- T : **T**ransverse colon
- D : **D**escending colon
- S : **S**igmoid colon
- R : **R**ectum
- Rs : **R**ecto**s**igmoid
- Ra : **R**ectum (**a**bove the peritoneal reflection)
- Rb : **R**ectum (**b**elow the peritoneal reflection)
- P : **P**roctos
- E : **E**xternal skin

(『大腸癌取扱い規約』(第6版),大腸癌研究会編,金原出版,1998.より引用)

図3 結腸横断面

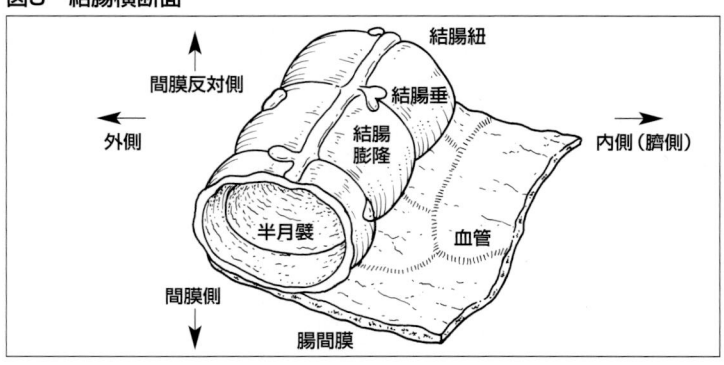

間膜反対側
外側
内側(臍側)
間膜側
結腸紐
結腸垂
結腸膨隆
半月襞
血管
腸間膜

腹部・骨盤部―正常編

知って得するアラカルト

・最近ではMDCTによって3次元的に管腔内を表示するバーチャルエンドスコピーという方法も定着しつつあります。しかし,前処置は今までどおり必要です。

図4　大腸の生理的狭窄部

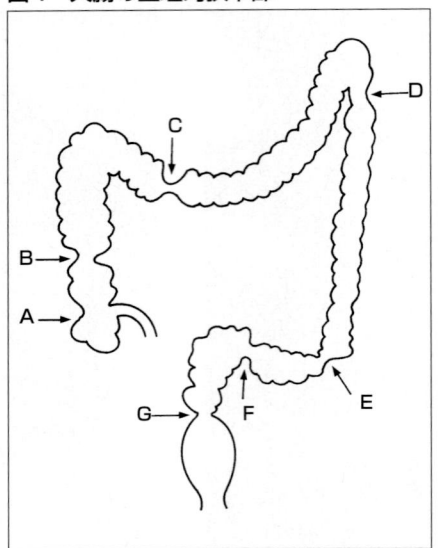

図5　大腸側面像（左右方向）

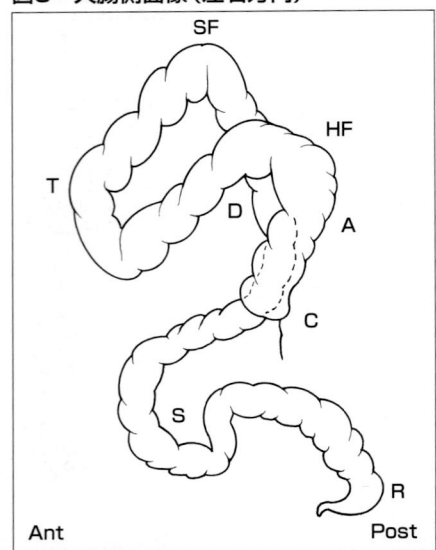

●撮影

- ●大腸の検査には前処置が必要で，以下の方法があります。

> ①ポリエチレングリコール経口洗腸法
> ②大腸等張マグコロールP法
> ③Brown変法

- ●造影剤注入器具を使用，患者を腹臥位（頭低位5°）とし，腸管の走行を確認しながらバリウムのみを注入します（図5）。
- ●このとき，腹式呼吸させるとバリウムの移動がよくなります。
- ●S状結腸から下行結腸に移動させ大腸粘膜面にバリウムを十分付着させます。
- ●左側臥位から仰臥位へと体位変換します。
- ●さらに横行結腸までバリウムを移動させるため，頭低位（5°〜10°）にて左側臥位から腹臥位にします。
- ●次いで空気を送入し，ほどよく回盲部を膨らませた状態にします。
- ●ひび割れ現象を起こさないように空気送入後10分程度で検査を終了させる必要があります。

3 腹部・骨盤部

4 腹部単純・造影CT（肝,胆,膵,脾,腎,副腎,消化管,血管,リンパ節,後腹膜）正常編
abdominal computed tomography

三好利治，横山龍二郎，衣斐賢司

● 単純CT撮影

- 腹部CTの撮影は基本的に空腹時に撮影します。
  ① 飲食をしてしまうと胆嚢から胆汁が排泄されてしまい，胆嚢が収縮し画像診断に影響を及ぼしてしまいます。
  ② 胃に残渣があるとアーチファクトの原因になる可能性があります。
- アーチファクトの発生原因がないように撮影します。
  ① 両腕を挙上し腕のアーチファクトが入らないようにします。
  ② バリウムの残渣や着衣の金属など，高吸収物質のアーチファクトが入らないようにします。
  ③ 呼吸抑制を行い，動きによるアーチファクトがでないようにします。

単純CT

① 肝右葉 (right hepatic lobe)
② 肝左葉 (left hepatic lobe)
③ 胆嚢 (gallbladder)
④ 膵臓 (pancreas)
⑤ 脾臓 (spleen)
⑥ 十二指腸 (duodenum)
⑦ 腹部大動脈 (abdominal aorta)
⑧ 下大静脈 (inferior vena cava)
⑨ 胃 (stomach)
⑩ 右腎臓 (right kidney)
⑪ 左腎臓 (left kidney)
⑫ 右副腎 (right adrenal)
⑬ 左副腎 (left adrenal)
⑭ 総胆管 (common bile duct)
⑮ 横隔膜脚 (crura of the diaphragm)
⑯ 上腸間膜動脈 (superior mesenteric artery)
⑰ 上腸間膜静脈 (superior mesenteric vein)
⑱ 右腎静脈 (right renal vein)
⑲ 左腎静脈 (left renal vein)
⑳ 空腸 (jejunum)
㉑ 上行結腸 (ascending colon)
㉒ 横行結腸 (transverse colon)
㉓ 下行結腸 (descending colon)
㉔ 脊髄 (spinal cord)
㉕ 脊椎 (spine)
㉖ 大腰筋 (major psoas muscle)

図1

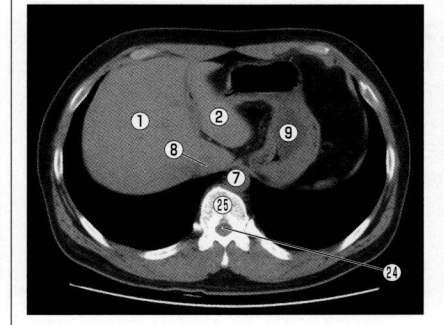

図2

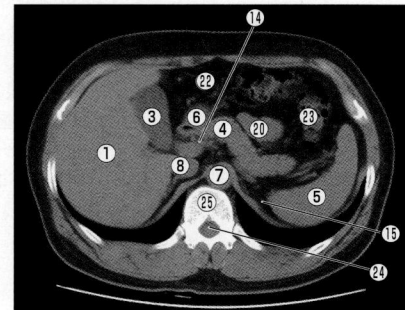

図3

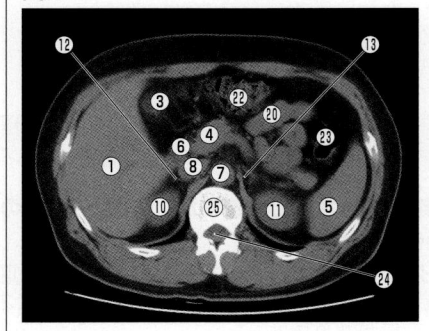

図4

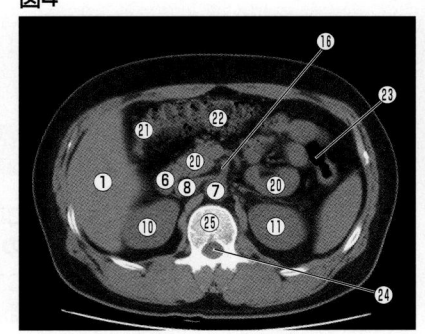

図5

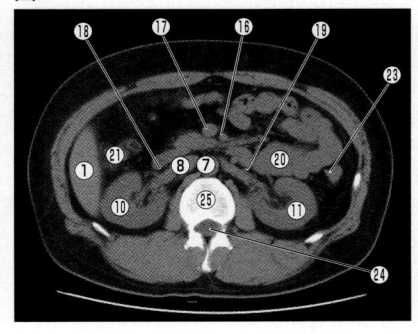

図6

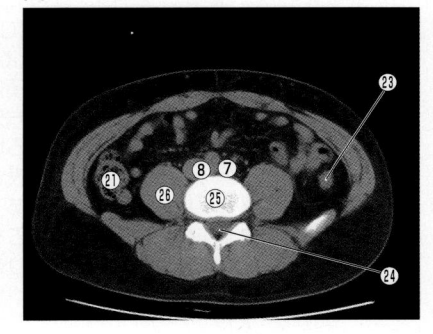

> **知って得するアラカルト**
>
> **肝臓**
> ・肝臓のCT値が脾臓のCT値より低くなると，脂肪肝が疑われます。
> ・これは脂肪のCT値が正常組織より100ほど低いため脂肪肝に含まれる多量の脂肪がCT値の低下をもたらすためです。
>
> **副腎**
> ・CT画像での左副腎は，左腎臓の上縁前方に楔形でみえてきます。
> ・右副腎はわかりにくい臓器ですが，やはり右腎臓の上縁前方にみえます。
>
> **胆嚢**
> ・胆嚢は水平断面の直径が5cmまでが正常で，それ以上の場合は胆嚢腫大であると診断されます。
>
> **腎臓**
> ・左右の腎臓の位置関係は，正常であれば右に肝臓があるため，右腎のほうが低い位置にあります。

> **知って得するアラカルト**
>
> **CT値（HU：ハンスフィールド・ユニット）**
> ＊水を0として，水よりX線の減衰が大きいものほど数値が大きく，X線の減衰が低いものほど数値が小さくなります。
> ＊最新の機種ではCT値の幅が約3万2,000〜－3万2,000と幅広くなっているものもあります。
> ＊CT値自体は絶対値ではなく，機器の特性や検査部位により多少異なります。
>
> 骨（1,000）
> 凝固血液（40〜60）
> 血液（10〜15）
> 水（0）
> 脂肪（－100）
> 空気（－1,000）

Q & A

Q　CTの被曝が注目されていますが，CTでの被曝の指標になるようなものはあるのでしょうか？

A
・CTでは3次元的にX線を利用するため，患者の被曝状況を完全に把握することは困難ですが，CT独自の被曝の指標となる，機器からのX線出力を表す項目があります。
・1スライスあたりの機器X線出力を表す項目として，IEC規格のCTDI（Computed Tomography Dose Index）とIAEA規格のMSAD（multiple Scan Average Dose），1スキャンあたりの機器X線出力を表す項目としてDLP（Dose Length Product）があります。CTDIは計測方法や機器の出力特性によってCTDIw，CTDI100，CTDIvolなどいろいろな種類があります。CTDI，MSADどちらも吸収線量（mGy）で表され，DLPはCTDIに撮影範囲をかけた（mGy・cm）で表されますが，あくまで機器のX線出力を表す指標で患者の被曝線量ではありません。これらを相対的に比べることにより，患者に当たった放射線の量がわかります。

●造影CT撮影

- 腹部造影CTはダイナミックCTを行うことで診断の精度が向上します。
  ① ダイナミックCTとは，造影剤注入後，時間の経過を追って撮影していく方法です。
  ② 造影剤を静脈より急速注入します。
  ③ 撮影するタイミングについては，目的臓器に合ったタイミングで撮影する必要があります。
  ④ 肝臓の精査については，2～4相のダイナミックCTを行います。
  ⑤ 造影タイミングの個人差を軽減するためbolus tracking法[*1]を用いている施設もあります。

知って得するアラカルト
- 肝臓および膵臓などにおける腫瘍鑑別のための検査については，①早期動脈相，②動脈優位相，③門脈相，④平衡相の4相撮影を行うと，診断能が格段に向上し，臨床上有用性が高いCT画像が得られます。

知って得するアラカルト
[*1] bolus tracking法
- 目的臓器への，造影剤到達タイミングの個人差を軽減するため，造影剤を注入後，ある一定の断面（腹部検査では，横隔膜レベルの大動脈が一般的）を数秒おきにスキャンしモニターする造影剤の到達が確認できたと同時に検査を開始する方法です。
- この方法自体，少々煩雑な部分があるため注入時間一定法を用いている施設もあります。

知って得するアラカルト
注入時間一定法とは？
- この方法は，手技に煩雑性がなく，技術的失敗が少ない，また無駄な被曝を極力軽減できるという利点があります。
- 方法は，患者の体重によって造影剤の注入量を変え，注入時間は一定にする，つまり注入速度を調節することにより患者ごとの体格による造影剤到達時間を調節します。
- 欠点としてはbolus tracking法と比べ心機能が極端に悪い患者などで造影剤到達時間の正確性が低いことです。

●成人（正常例）の腹部造影タイミング●

肘静脈から造影剤注入開始

- 腹部大動脈に到達
  【腹部大動脈3D-CT-angioに】
- 5秒後：腎動脈相
  【腎動脈3D-CT-angioに】
- 10秒後：肝早期動脈相
  【肝臓の診断に】 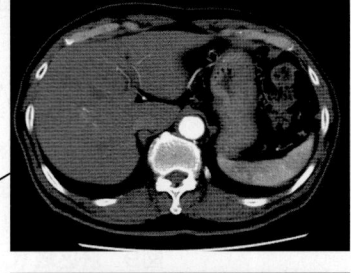
- 15秒後：膵早期動脈相，腎静脈相
  【膵臓の診断に】
  【腎静脈3D-CT-angioに】
- 20秒後：肝動脈優位相
  【肝臓の診断に】 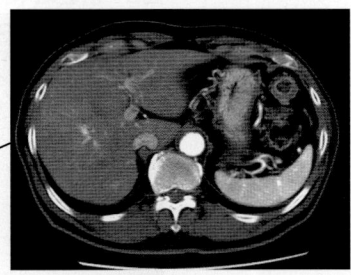
- 25秒後：膵動脈優位相，腎皮質髄質相
  【膵臓の診断に】
  【腎臓の診断に】
- 50秒後：門脈相
  【肝臓の診断に】 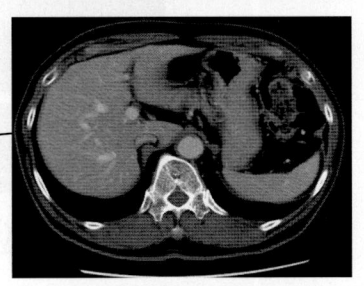
- 55秒後：腎実質相
  【腎臓の診断に】
- 3分後：肝平衡相，腎排泄相
  【肝臓の診断に】
  【尿路系の診断に】 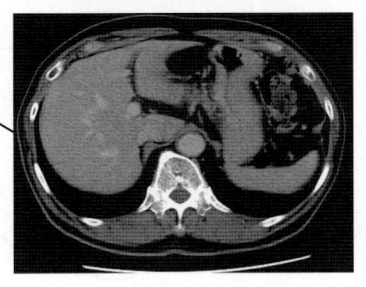
- 5分～10分後：晩期相
  【胆管系腫瘍の診断に】

【注】秒数は，造影剤が腹部大動脈に到達してからの時間です。

腹部単純・造影CT

CT

図7　MRP冠状断像

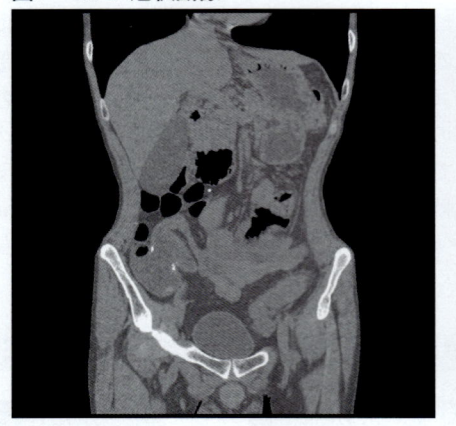

図8　MRP矢状断像

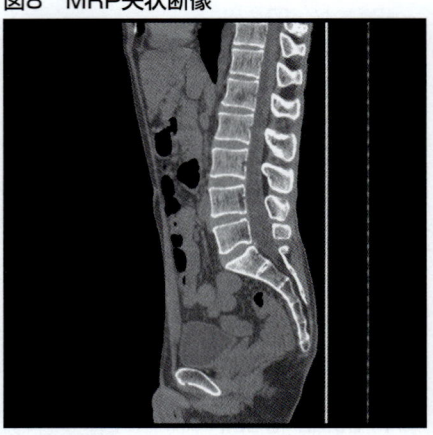

●肝区域について

- 肝区域は基本的に肝静脈を基準に分けられています。
- S1～8まで8葉の区域に分けられます。
- 大きく分けるとS1～4が左葉で，S5～8が右葉となります。

図9　肝区域（CT画像）

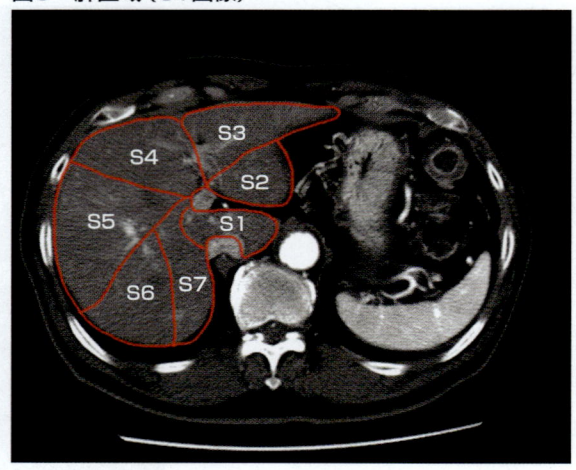

図10　肝区域（シェーマ）

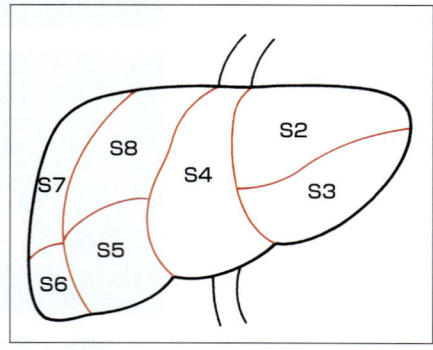

a　正面像

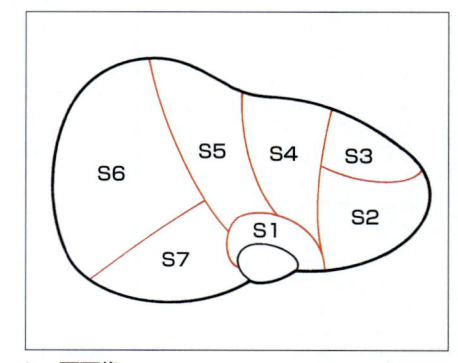

b　下面像

3 腹部・骨盤部

5 正常編 骨盤部単純・造影CT（膀胱，直腸，男性性器，女性性器）
pelvic computed tomography

● 単純CT撮影

- 骨盤部CTの撮影は基本的に腹部CTと同様ですが，以下のことに注意する必要があります。
  ① 腸骨や大腿骨頭など高吸収物質が多いためアーチファクトが発生しやすい部位です。
  ② 性腺など，放射線感受性の高い部位が多いため被曝線量に注意が必要です。

◇ 膀胱のCT撮影について
- なにも処置せず膀胱のCT撮影をするときは，蓄尿時に撮影します。
- 膀胱内にオリーブオイルもしくは空気などの陰性造影剤[*1]を注入して撮影するときは，処置前にしっかり排尿した後陰性造影剤を注入して，病変部が前壁および頂部にあるときは仰臥位で，後壁，三角部および側壁にある場合には腹臥位で撮影します。

知って得するアラカルト
- 骨のような高吸収物質に挟まれた場所はX線が吸収されてしまい，画像をつくるデータが不足しストリークアーチファクトが発生しやすくなります。
- 最新のCTには，データ処理を行うことによりこれらを画像上軽減する機能が搭載されています。

知って得するアラカルト
***1　陰性造影剤**
- 陰性造影剤とは，オリーブ油や空気のように水よりX線を透過しやすい物質のことで，使用できる部位は限られますが，それらを目的個所に注入もしくは充填して，組織とのコントラストをつけます。
- 逆にヨードやバリウムのようにX線を吸収してコントラストをつける造影剤を「陽性造影剤」といいます。
- 膀胱内の左右尿管流入口と尿道流出口を結んだ三角形のことを「膀胱三角部」といい，この位置は腫瘍などの病変が多発します。

知って得するアラカルト
- 最新のCTには，管電流を体格に合わせて変化させる自動露出機構が装備されており，最適な放射線の量で安定した画像を得ることができます。
- これをうまく利用することにより，被曝も従来よりかなり軽減することが可能です。

骨盤部単純・造影CT

単純CT（男性）

図1　図2 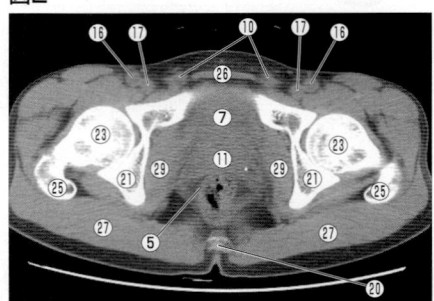　図3 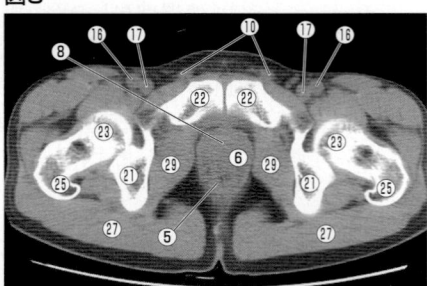　図4

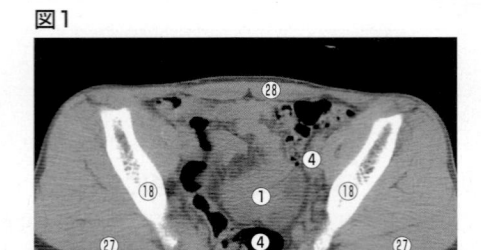

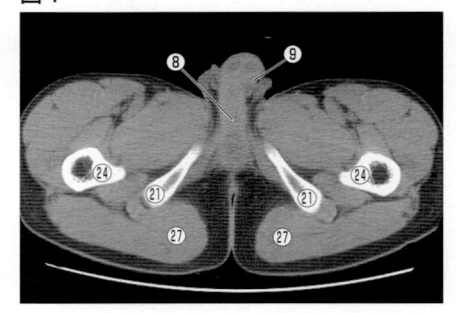

単純CT（女性）

図5　図6 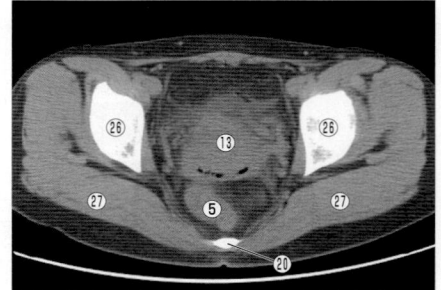　図7 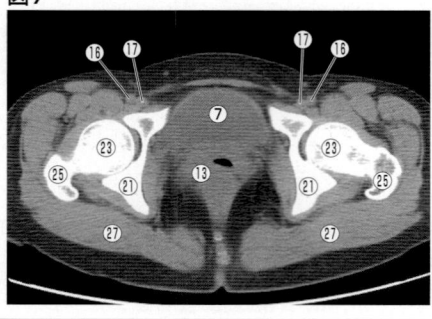　図8

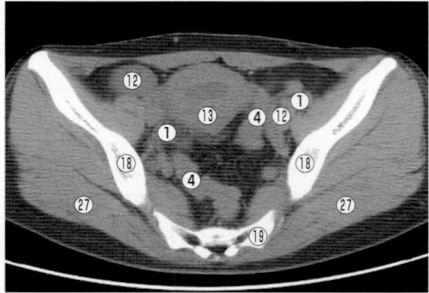

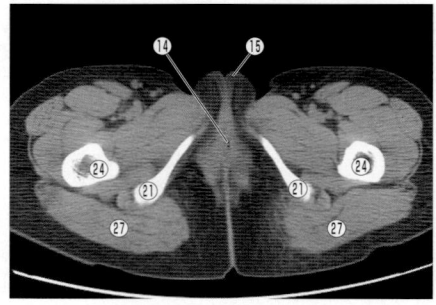

①小腸(small intestine)	②上行結腸(ascending colon)	③下行結腸(descending colon)	④S状結腸(sigmoid colon)	
⑤直腸(rectum)	⑥前立腺(prostate gland)	⑦膀胱(bladder)	⑧尿道(urethra)	⑨陰茎(penis)
⑩精索(spermatic cord)	⑪精嚢(seminal vesicle)	⑫卵巣(ovary)	⑬子宮(uterus)	⑭腟(vagina)
⑮外陰部(vulva)	⑯外腸骨動脈(external iliac artery)		⑰外腸骨静脈(external iliac vein)	
⑱腸骨(iliac bone)	⑲仙骨(sacral bone)	⑳尾骨(coccygeal bone)	㉑坐骨(ischial bone)	
㉒恥骨(pubic bone)	㉓大腿骨頭(femoral head)	㉔大腿骨(thigh bone)	㉕大転子(great trochanter)	
㉖寛骨臼(acetabuli)	㉗大殿筋(gluteus maximus muscle)		㉘腹直筋(rectus abdominis muscle)	
㉙内閉鎖筋(internal obturator muscle)		㉚大腰筋(major psoas muscle)		

6 腹部単純・造影MRI（肝, 胆, 膵, 脾, 腎, 副腎, 消化管, 血管, リンパ節, 後腹膜）

正常編
abdominal MRI

梶田公博, 横山龍二郎, 衣斐賢司

●単純MRI撮像

知って得するアラカルト
・動脈, 静脈, 門脈などの血管はMRIではフローボイド（flow void）により無信号を呈することが多くなります。

●MRIが優れている点
①高コントラスト分解能により病変の描出能が高い
②多方向断面撮像による診断能が高い
③組織特異性が高い　　など

●MRCPやMRAは優れた3次元画像であり, 診断に有用です。
●特有のアーチファクトが多く, 石灰化の検出に劣るなどの欠点があります。

●単純MRI●

図1　T2強調水平断像（肝門部レベル）

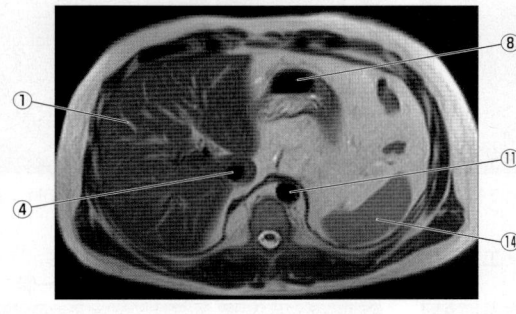

図2　T2強調水平断像（腎門部レベル）

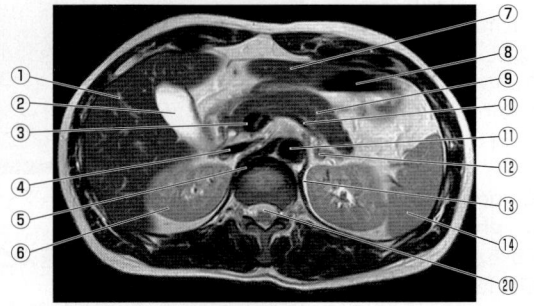

図3　T2強調前額断像（腎門部レベル）

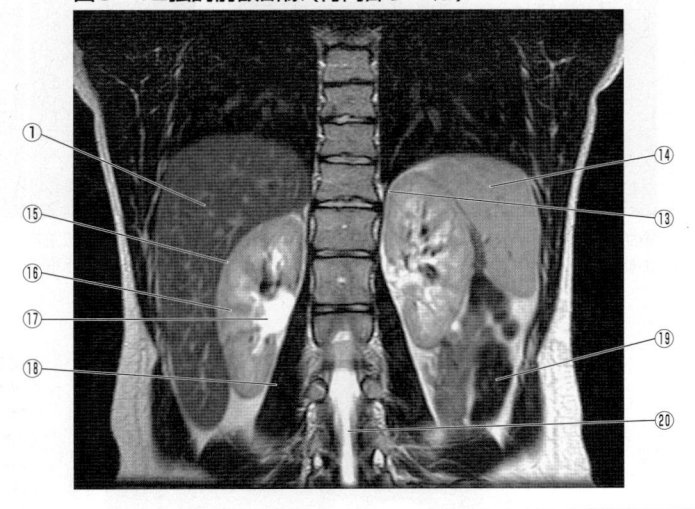

①肝臓（右葉）(right hepatic lobe)　②胆嚢(gallbladder)　③門脈(portal vein)　④下大静脈(inferior vena cava)
⑤右横隔膜脚(right crura of the diaphragm)　⑥右腎臓(right kidney)　⑦肝臓（左葉）(left hepatic lobe)
⑧胃(stomach)　⑨膵臓(pancreas)　⑩脾静脈(splenic vein)　⑪腹部大動脈(abdominal aorta)
⑫左副腎(left adrenal)　⑬左横隔膜脚(left crura of the diaphragm)　⑭脾臓(spleen)
⑮腎皮質(renal cortex)　⑯腎髄質(renal medulla)　⑰腎盂(renal pelvis)
⑱右大腰筋(right greater psoas muscle)　⑲下行結腸(descending colon)　⑳脊柱管(spinal canal)

- 正常肝は脾と比べ通常T1強調画像ではやや高信号，T2強調画像では低信号を呈します。
- 胆汁は胆嚢外では通常の液体と同じくT1強調画像では低信号，T2強調画像では高信号を呈しますが，胆嚢内で胆汁が濃縮されるとT1強調画像で等〜高信号を呈するようになります。T2強調画像は濃縮の程度にかかわらず常に高信号を呈します。
- 膵臓の評価には，膵臓が比較的高信号として描出される脂肪抑制T1強調画像が有用です。
- 腎実質はT1強調画像では皮質が髄質よりもやや高信号を呈します。T2強調画像では皮質，髄質ともやや高信号で区別できません。
- 副腎はT1強調画像で正常肝とほぼ同程度の信号，T2強調画像では低信号を呈します。

単純MRI

知って得するアラカルト

*1 in phase像
・TEを水と脂肪の位相がそろうタイミング（TE 4.6msec，9.2msecなど）に設定した場合，水と脂肪の信号が加算されるin-phase像が得られます。

*2 opposed phase像
・TEを水と脂肪の位相が180°反対を向いているタイミング（TE 2.3msec，6.9msecなど）に設定して得られる像です。
・水と脂肪の信号が打ち消しあうため脂肪が中等度に沈着した領域では信号の低下が認められます。

図4 in phase*1
T1強調グラジエント・エコー像

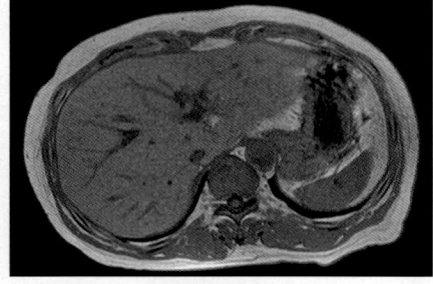

水，脂肪が混在する組織は高信号に描出されます。

図5 opposed phase*2
T1強調グラジエント・エコー像

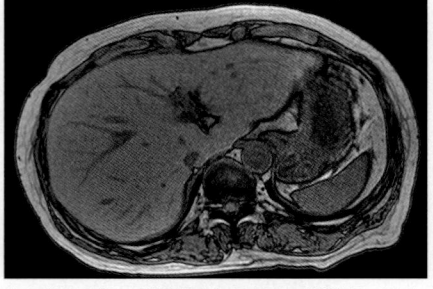

水と脂肪の信号が相殺されるため，脂肪肝，骨髄，脂肪を含む腫瘍は信号が低下します。

図6 脂肪抑制T2強調高速スピン・エコー像

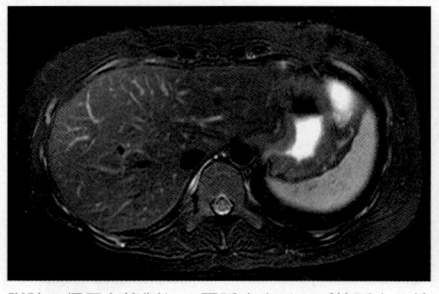

脂肪の信号を抑制し，肝腫瘍やリンパ節腫大の検出能を向上させます。

図7 脂肪抑制シングルショット
T2強調高速スピン・エコー像

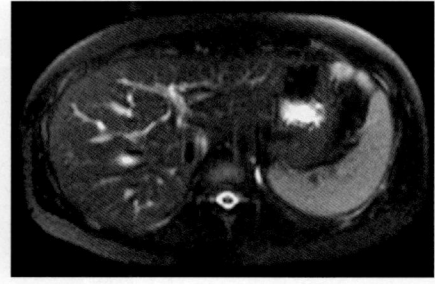

ハーフフーリエ法を用いて，息どめ下に短時間で撮像します。水信号をより強い高信号として描出します。

図8 MRCP像

①右肝管（right hepatic duct）
②胆嚢管（cystic duct）
③胆嚢（gallbladder）
④十二指腸（duodenum）
⑤左肝管（left hepatic duct）
⑥総肝管（common hepatic duct）
⑦総胆管（common bile duct）
⑧膵管（pancreatic duct）

●ガドリニウム(Gd)造影MRI撮像

- 肝臓検査の場合，ガドリニウム(Gd)造影剤を肘静脈よりインジェクターを用いてボーラス注入し，肝動脈相，門脈相，平衡相を撮像します。
- MRIではk-スペースの中心付近のデータが画像コントラストに影響を与えるため，肝動脈相は造影剤の大動脈到達後10～15秒，門脈相は50秒，平衡相は180～300秒のデータを中心k-スペースに充填して，コントラストを得ます。

知って得するアラカルト

- 肝動脈相では脾臓が不均一に濃染します。
- これを「ゼブラ濃染」や「モアレ濃染」といいます。
- parallel imagingの登場により撮像時間の短縮が可能となりました。TRを変えずに撮像時間のみを短縮できるので，従来法と比べてT1コントラストに大きな変化がありません。
- 短時間での撮像は息止め時間を短縮でき，呼吸のアーチファクトが少ない鮮明な画像が得られます。
- ①早期肝動脈相，②後期肝動脈相，③門脈相，④平衡相の4相撮像を行うと，肝腫瘍の鑑別に有用性が高くなります。
- 「ダブルアーテリアル撮像」と呼ばれます。

● dynamic MRI ●

肘静脈から造影剤注入開始

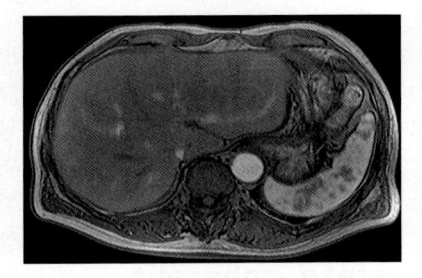

【早期肝動脈相】
大動脈への造影剤到達から10秒後のコントラスト

強い大動脈濃染，脾臓のゼブラ濃染．肝実質は濃染しません。多血性肝細胞癌が濃染します。

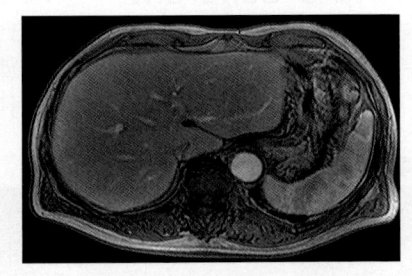

【後期肝動脈相】
大動脈への造影剤到達から21秒後のコントラスト

強い門脈枝濃染，脾臓は均質に強く濃染，肝実質が濃染し始めます。多血性肝細胞癌のコロナ濃染がみられることがあります。

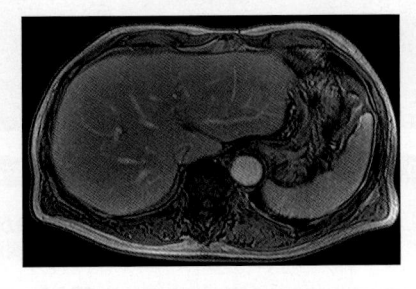

【門脈相】
大動脈への造影剤到達から51秒後のコントラスト

大動脈，脾臓，肝臓の濃染は弱まります。動脈，静脈，門脈が同程度に濃染します。肝細胞癌の被膜や線維化巣が濃染します。

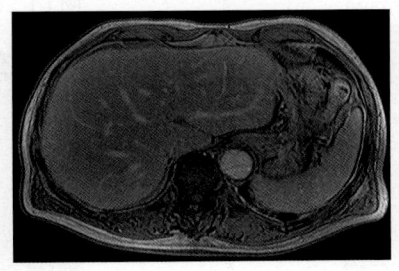

【平衡相】
大動脈への造影剤到達から180秒後のコントラスト

強い肝実質濃染，脾臓の均質な強い濃染，肝静脈の描出がみられます。多血性肝細胞癌はコロナ濃染や抜け像を呈します。

腹部単純・造影MRI

●その他のMRI撮像

◆拡散強調画像

- 拡散強調画像（diffusion-weighted imaging）は「MPG*3（motion probing gradient）」と呼ばれる強い双極傾斜磁場を付加して、水分子の拡散（ブラウン運動）を画像に反映する方法です。
- 拡散が激しいほど信号強度は低く、逆に拡散が低下した部分が高信号になります。
- b-factor*4が大きいほど拡散が強調された画像が得られます。
- 上腹部における拡散強調画像の有用性としては、悪性腫瘍およびリンパ節の検出、悪性度の評価などに有用であることが期待されています。

◆steady-state coherent image

- 高速グラジエント・エコー法の1つで、非常に短い間隔でRFパルスを印加し撮像します。
- FID、SE、STEなどすべての信号が定常状態に寄与され、得られる信号は従来の高速グラジエント・エコー法よりも格段に強く、コントラストは一般にT2/T1となります。

◆SPIO造影MRI

- 通常、SPIO造影MRIには、T2*またはT2強調画像が用いられます。
- SPIOにより肝の信号が低下し、腫瘍の検出能が向上します。
- 悪性腫瘍はKupffer細胞をもたないので信号低下が起こらず、低信号の肝臓内に高信号の腫瘍として検出されます。
- 現在では、SPIO造影MRIは転移性肝癌の術前検査に有用であると考えられています。
- 動脈門脈短絡（AP shunt）などによる早期濃染偽病変と多血性肝細胞癌の鑑別に有用です。

知って得するアラカルト

*3 MPG
- 拡散強調画像を得るために必要な傾斜磁場のことです。
- このMPGを通常、X、Y、Z軸の3方向に加え、3つの画像を加算して得られるのが等方向（isotropic）拡散強調画像です。

*4 b-factor
- 拡散強調画像に用いられるMPGの強さのことです。
- b-valueとも呼ばれます。
- 単位はsec/mm²で表されます。

知って得するアラカルト
- b-factorを高くしていくとTEが延長し、T2の影響が強くなってくるため、装置によっては注意が必要です。

図9 拡散強調エコー・プラナー像（水平断像）

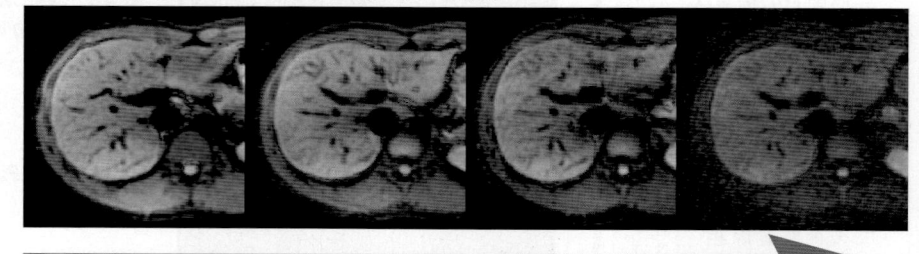

b=100　b=200　b=400　b=800

b-factorを高くし、より水分子の拡散度を強調していくと画質が劣化しますが、より拡散の度合いを反映した画像になります。血管が低信号になるので、肝実質の病変が検出しやすくなります。

図10 steady-state coherent image

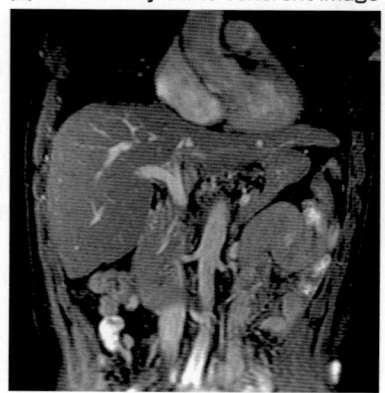

動脈、門脈、静脈、心腔の血液だけでなく、胆管、膵管、消化管が高信号に描出されます。

図11 SPIO造影脂肪抑制T2強調高速スピン・エコー像

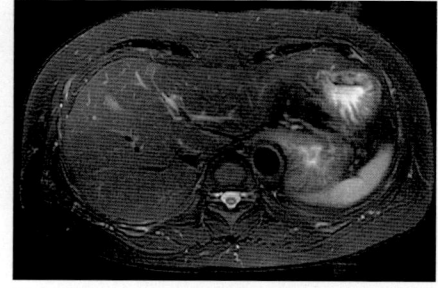

SPIO造影剤がKupffer細胞に貪食され、肝実質の信号が低下し、肝癌を検出します。

7 骨盤部単純・造影MRI
pelvic MRI

正常編

3 腹部・骨盤部

● 単純・造影MRI撮像（女性）

- 子宮の解剖学的構造の評価にはT2強調画像が最も重要です。T1強調画像では均一な中等度信号を示し，層構造は認識できませんが，T2強調画像では特有の層構造を認識することが可能です。
- 子宮体部はT2強調画像で内腔側より高信号を示す内膜，低信号のjunctional zone，中等度信号の外層筋層の3層構造を示します。
- 子宮頸部ではT2強調画像で内腔側より淡い高信号を示す頸管上皮，低信号の頸部間質を認識できます。
- 卵胞はT2強調画像で高信号を示す囊胞構造として描出されます。
- 間質はやや低信号を示し，卵胞と信号差がありコントラストを成します。
- T1強調画像では間質は中等度信号を示し，卵胞は間質と等～低信号を示します。
- 正常卵管は通常描出されません。

● MRI

図1　T2強調矢状断像

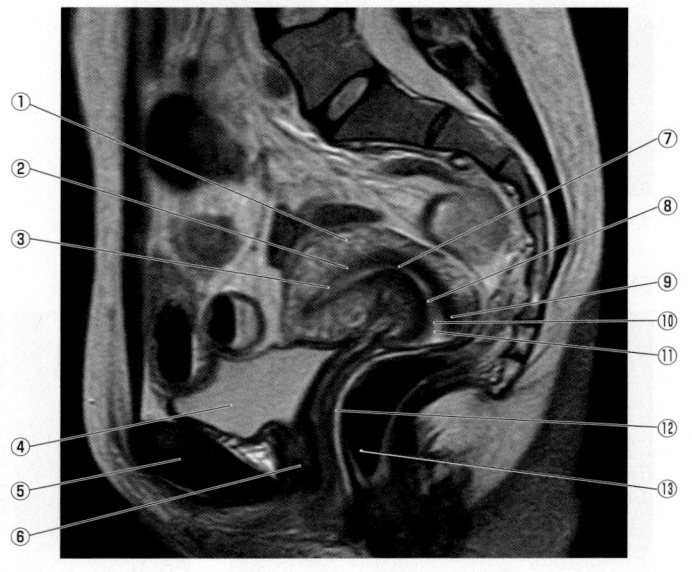

① 子宮筋層（myometrium）　② 移行層（junctional zone）　③ 子宮内膜（endometrium）
④ 膀胱（bladder）　⑤ 恥骨（pubic bone）　⑥ 尿道（urethra）
⑦ 内子宮口（internal os）　⑧ 子宮頸管（canal of cervix）　⑨ 頸部間質（cervical stroma）
⑩ 頸管上皮（cervical epithelium）　⑪ 外子宮口（external os）　⑫ 腟（vagina）
⑬ 直腸（rectum）

MRI

知って得するアラカルト

代表的な脂肪抑制法

① 選択的脂肪抑制法（CHESS：chemical sift selective saturation）
- 水と脂肪の共鳴周波数の差を利用して、脂肪の信号を選択的に抑制する方法です。
- 脂肪の共鳴周波数に一致したRFパルスを照射して脂肪のみを励起し、90°倒すことにより縦磁化を消失させ、脂肪の信号を抑制します。しかし、低磁場装置では水と脂肪の共鳴周波数差が少ないために良好な画像が得られないことがあります。

② STIR（short TI inversion recovery）
- IR（inversion recovery）法においてinversion timeを脂肪の縦磁化がゼロになるように（150msec程度）設定し、脂肪の信号を抑制する方法です。

③ Dixon法
- 水と脂肪の位相差を利用して脂肪の信号を抑制する方法です。
- 脂肪の磁化の位相は水に比べ少しずつ遅れます。
- 静磁場強度1.5Tでは2.3msec後には水と脂肪の位相は180°反対を向きopposed phaseになります。さらに2.3msec後にはin phaseとなりこれをくり返します。ここで、TEをopposed phaseのタイミングにすると水と脂肪の信号が打ち消しあうため、脂肪が中等度に沈着した領域では信号の低下が認められます。
- そのほかにもchess法とIR法を併せて脂肪を抑制する方法や選択的に水のみを励起することにより結果として脂肪を抑制する方法もあります。

図2　T2強調前額断像

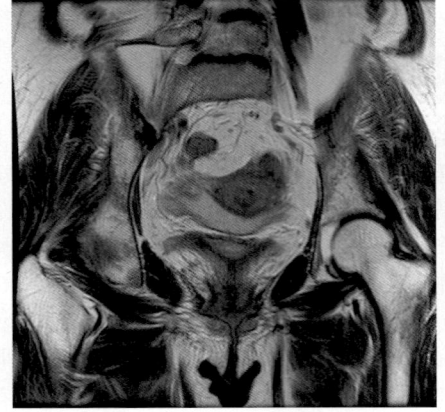

図3　T1強調水平断像

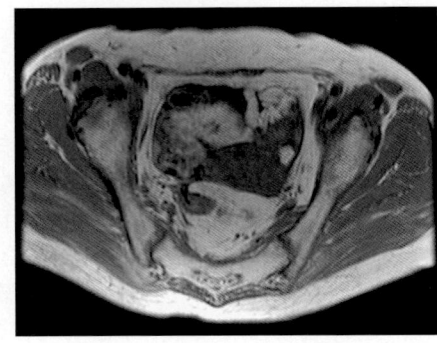

子宮頸部の病変においては、頸部の傾斜に対し垂直に撮像することにより傍子宮組織や直腸、膀胱浸潤の診断に有用な画像が得られます。

図4　造影脂肪抑制T1強調水平断像

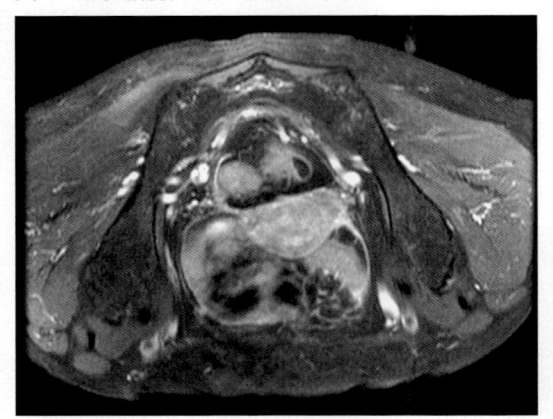

子宮癌の病期診断に有用です。

知って得するアラカルト

*1　dynamic contrast study
- 造影剤を急速注入後、高速撮像法を用いて同一スライス面を経時的に撮像します。
- 使用する造影剤量はCTに比べMRIでは1/10程度です。

図5　造影ダイナミック*1脂肪抑制T1強調矢状断像

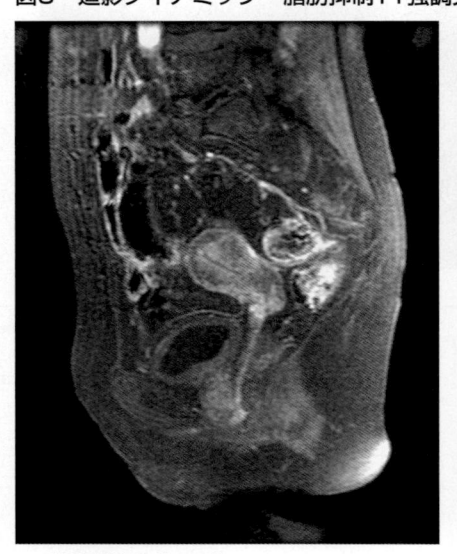

a　造影剤注入後30秒

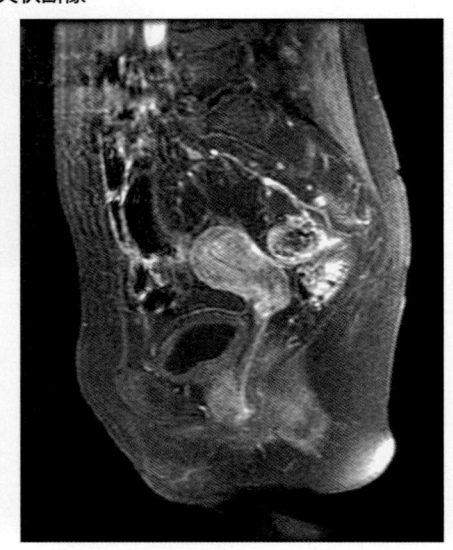

b　造影剤注入後80秒

●単純・造影MRI撮像（男性）

◆ 前立腺
- 前立腺は前繊維筋組織（anterior fibromuscular stroma），移行域（transition zone），辺縁域（peripheral zone），中心域（central zone）に分かれており，T2強調画像ではこれらの描出に優れています。
- 一方，T1強調画像では前立腺内部の解剖はコントラストの差が低く，ほぼ均一な信号強度を示します。

◆ 膀胱
- 膀胱は尿量により壁の進展度が大きく異なるため，病変の進達度診断を行うためには蓄尿した後，検査を行うのが望ましいでしょう。
- T2強調画像では筋層浸潤の有無は診断可能ですが，浅在筋層および粘膜下層への正確な浸潤の判定には造影ダイナミックMRIが有用です。

MRI

図6　T2強調水平断像

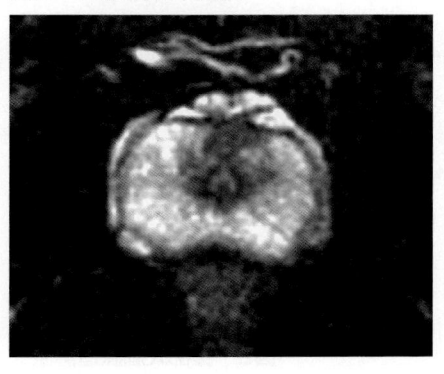

図7　前立腺シェーマ

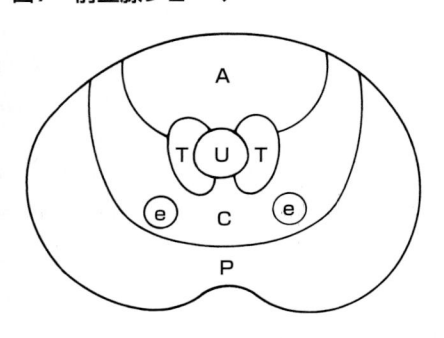

A：前繊維筋組織　　T：移行域　　e：射精管
C：中心域　　　　　P：辺縁域　　U：尿道

図8　T2強調水平断像

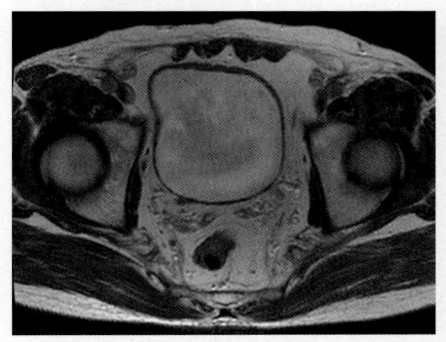

T2強調画像にて膀胱（尿）は高信号に描出されます。膀胱癌はT1強調画像で尿よりやや高信号，T2強調画像では尿より低信号を示します。

図9　造影ダイナミック脂肪抑制T1強調矢状断像

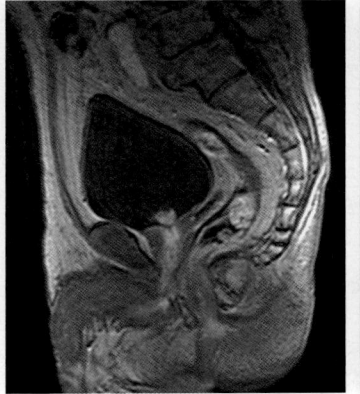

a　造影剤注入後30秒　　　　b　造影剤注入後180秒
膀胱癌は造影ダイナミックMRIでは早期に濃染します。

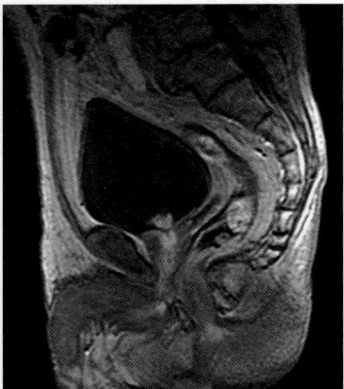

3 腹部・骨盤部

8 腹部血管造影（大動脈，IVC，腹腔動脈，門脈系，上下腸間膜動脈，腎動・静脈，副腎動・静脈）

正常編

abdominal angiography

岡田富貴夫，衣斐賢司

- 腹部の血管には，腹部大動脈とその分枝で構成される動脈系と，体循環である下大静脈系，および腹腔内臓器のうち主として消化管，脾臓，膵臓などからの静脈血を毛細血管から集め肝臓内に流入する門脈系で構成されます。

知って得するアラカルト

＊1 精巣動脈（卵巣動脈）

・精巣動脈（卵巣動脈）は，発生の由来から腎動脈直下の腹部大動脈または一部腎動脈から分岐します。

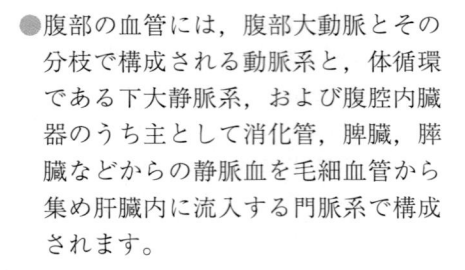

1 腹部大動脈（abdominal aorta）

- 腹部大動脈は，胸部大動脈が横隔膜の大動脈裂孔を通って腹部大動脈に移行した部より第4腰椎の高さあたりで左右の総腸骨動脈に分岐するまでをいいます。
- 腹部大動脈は椎体の左寄り前方を下行し，上部から順に腹腔動脈（celiac trunk），上腸間膜動脈（superior mesenteric artery），左右の腎動脈（renal artery），精巣（卵巣）動脈＊1

〔testicular（ovarian）artery〕，下腸間膜動脈（inferior mesenteric artery）を分岐します。

- そのほかにも，下横隔動脈（inferior phrenic artery），肋間動脈（intercostal artery），中副腎動脈（middle adrenal artery），腰動脈（lumbar artery）なども分岐します。

2 下大静脈（inferior vena cava）

- 下大静脈は第4～5腰椎の高さで左右の総腸骨静脈（common iliac vein）が合流して形成され，椎体の右寄り前方を上行し，左右の腎静脈，右副腎静脈（左副腎静脈は左腎静脈に流入），横隔膜静脈，右肝静脈，中，左肝静脈が流入し胸郭内にて右心房につながります。

図1 腹部大血管の関係

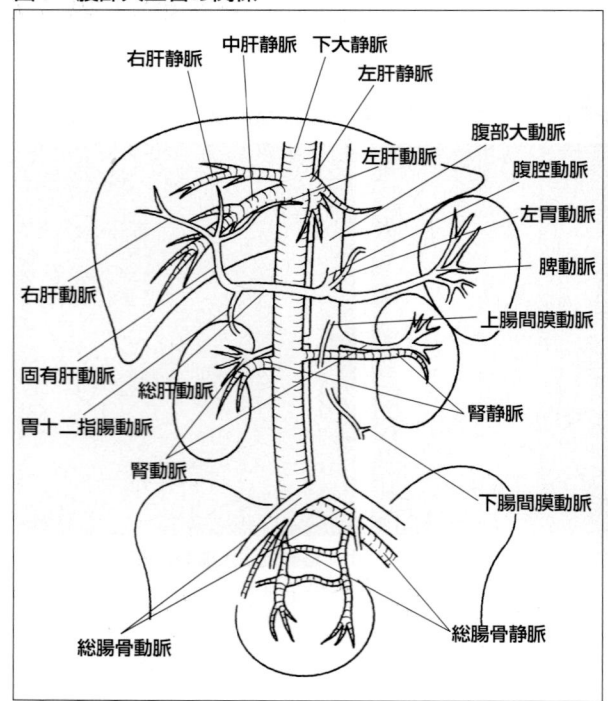

図2 腹部大動脈造影像

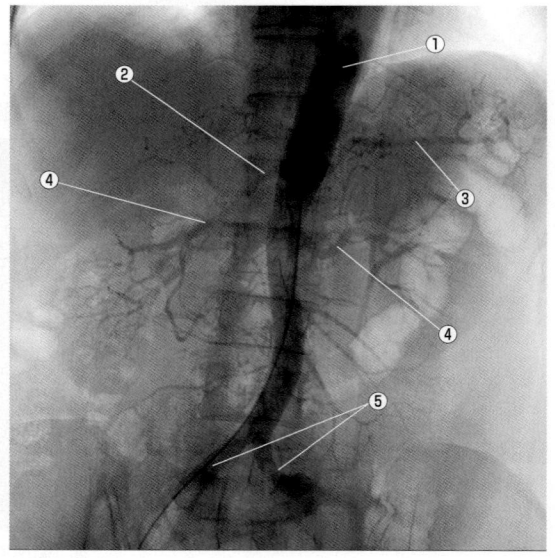

①腹部大動脈（abdominal aorta）
②総肝動脈（common hepatic artery）
③脾動脈（splenic artery）
④腎動脈（renal artery）
⑤総腸骨動脈（common iliac artery）

MRI	3D-CT
図3 造影MR angiography	図4 3D-CT angiography

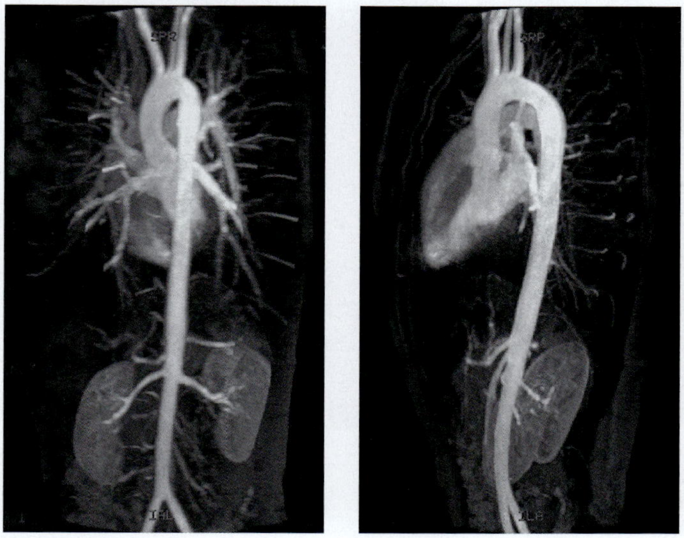

a 正面像　　b 斜位像

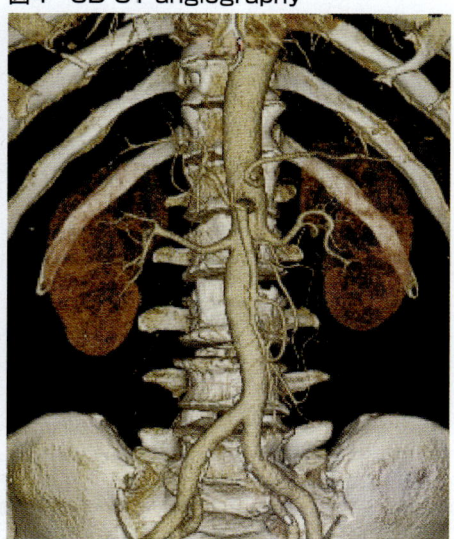

> **知って得するアラカルト**
> ・近年，MRI装置やCT装置の高性能化に伴い，MRI用造影剤を用いて呼吸停止下で大動脈およびその主幹動脈の描出やヘリカルCTを用い3D-CTAが行われることが多くなってきています（図3，4）。

> **知って得するアラカルト**
> ・腹空動脈とその分枝および上腸間膜動脈においてはさまざまな解剖学的変異が存在します（例：図6）。

3 腹腔動脈（celiac trunk）
● 腹腔動脈は腹部大動脈前面で第12胸椎下部から第1腰椎の高さで分岐し，左胃動脈（left gastric artery）を上方へ分岐した後，総肝動脈と脾動脈に分岐するのが通常です。

4 左胃動脈（left gastric artery）
● 通常，腹部大動脈から腹腔動脈分岐後すぐに上面から分岐し左上方に走行しますが，この動脈の走行に関しては多くのバリエーションが知られています。

5 総肝動脈（common hepatic artery）
● 腹腔動脈から右方向に分岐し，胃十二指腸動脈（gastroduodenal artery）を分岐するまでをいい，その後固有肝動脈（proper hepatic artery）となり，右肝動脈（right hepatic artery）と左肝動脈（left hepatic artery）に分岐します。
● 右肝動脈は右前区域枝と右後区域枝に分岐し，左肝動脈は内側区域枝（中肝動脈）と外側区域枝に分岐します。
● 胃十二指腸動脈は，後上・前上膵十二指腸動脈（posterior superior /anterior superior pancreaticoduodenal artery）を分岐した後，右胃大網動脈となり脾動脈末梢から分岐する左胃大網動脈と吻合します。

6 脾動脈（splenic artery）
● 腹腔動脈から分岐した後，左方向に走行し脾臓に入ります。
● 途中背側膵動脈，大膵動脈，膵尾動脈などを分岐します。
● 脾門部付近において短胃動脈，左胃大網動脈を分岐します。

腹部・骨盤部―正常編

図5　腹腔動脈造影像　　　　　　　　　　　　　　　　図6　右肝動脈が上腸間膜動脈から分岐する例

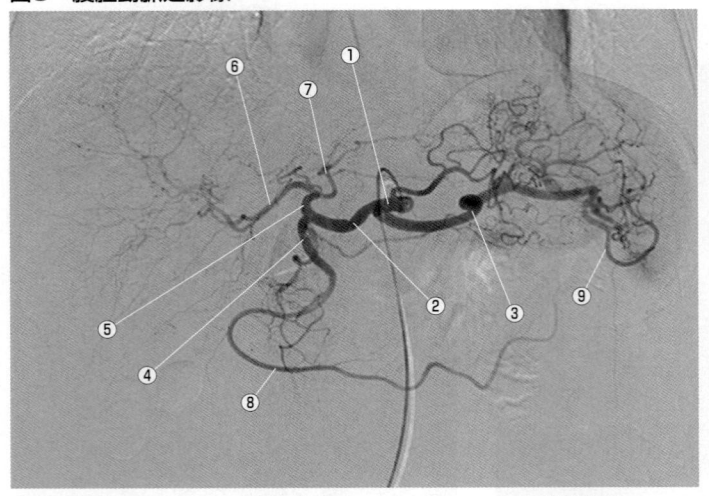

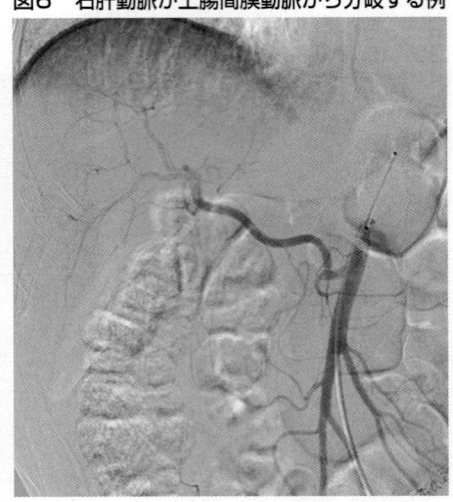

①腹腔動脈(celiac trunk)　②総肝動脈(common hepatic artery)　③脾動脈(splenic artery)
④胃十二指腸動脈(gastroduodenal artery)　⑤固有肝動脈(proper hepatic artery)
⑥右肝動脈(right hepatic artery)　⑦左肝動脈(left hepatic artery)
⑧右胃大網動脈(right gastroepiploic artery)　⑨左胃大網動脈(left gastroepiploic artery)

● 画像診断技術

modality
- CTHA(CT hepatic arteriography)*2
- CTAP(CT during arterial portography)*2

● カテーテル血管造影検査と同時にカテーテルを目的血管に留置したまま経動脈的造影CT検査を施行します。
● CTAでは動脈の，CTAPでは門脈の血流動態がわかり，このことを利用して，CT画像上で肝実質と腫瘍との鑑別が可能となり，腫瘍の有無と性状をより詳しく知ることが可能となります。

知って得するアラカルト

*2　CTHA・CTAP
・CTHA・CTAPは腫瘍に対する検出能の最も高い検査の1つです。
・治療法の選択や治療成績などを考える場合，早期発見におけるCTHA・CTAPの役割は非常に大きいといえます。

・正常の肝臓は「動脈」と「門脈」という2種類の血流で栄養され，通常，20～30％が動脈，残りの70～80％は門脈の血流が優位です。
・古典的肝細胞癌は門脈の血流がほとんどなく，ほぼ100％肝動脈で栄養されています。

図7　CTHA

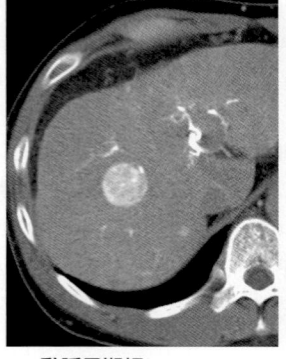

a　動脈早期相　　　　　　b　動脈後期相　　　　　　c　後期相(HCC)

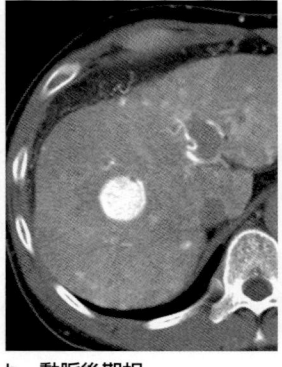

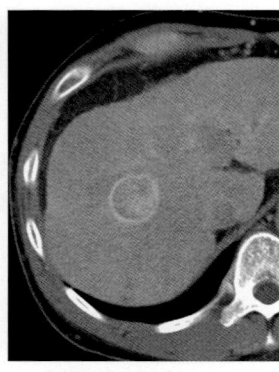

図8 CTAP

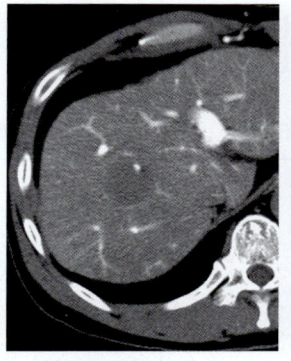

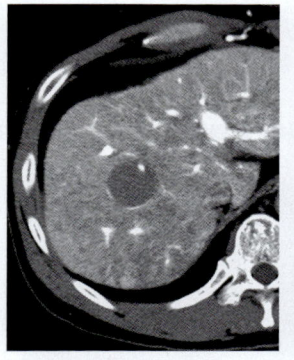

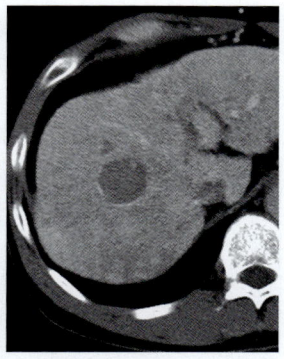

a 門脈早期相　　　b 門脈後期相　　　c 後期相(HCC)

CTA

図9　3D VR画像

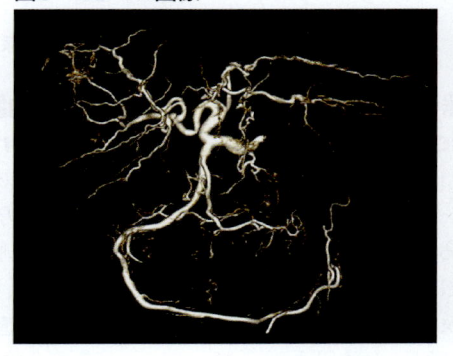

CTAP

図10　3D VR画像

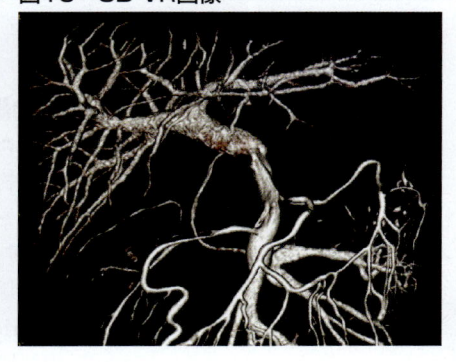

知って得するアラカルト

＊3　門脈
・門脈は肝の区域診断基準として重要であり，肝動脈の走行とともに十分理解する必要があります。

＊4　門脈造影
・通常，門脈造影を行う場合には，上腸間膜動脈にカテーテルを挿入し，血管拡張剤(プロスタグランジン製剤)を動注後造影剤を注入し造影剤の門脈への環流を待って撮影を行います。

7 門脈*3(portal vein)

● 脾静脈，上・下腸間膜静脈，胃冠状静脈が集まり1本の太い静脈となり，固有肝動脈の背側を走行し肝門部より肝内に入ります。
● 肝門部に入った門脈本幹は左枝と右枝に分かれ，左枝はumbilical portionで左背外側区域枝，左腹外側区域枝，左内側区域枝に分岐します。
● 右枝は後下方へ向かう右後区域枝と前上方へ向かう右前区域枝とに分岐し，その後右後区域枝は後上亜区域枝と後下亜区域枝に，右前区域枝は前上亜区域枝と前下亜区域枝に分岐します。

図11　肝内門脈枝

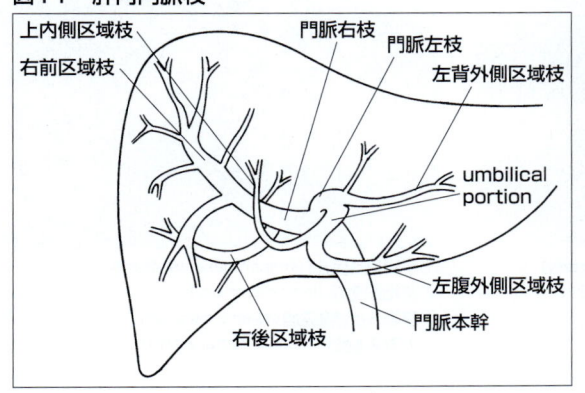

図12　門脈造影*4(経下腸間膜静脈性)

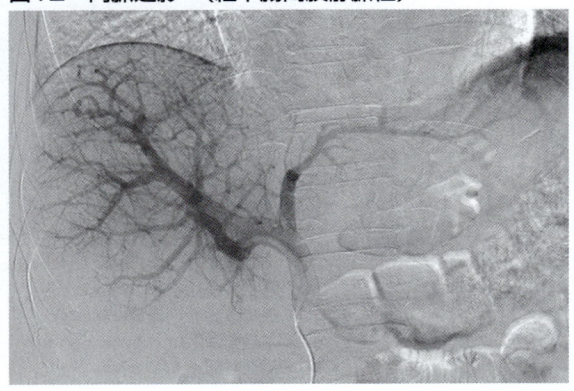

8 肝静脈

●肝静脈は下大静脈から右，中，左肝静脈の3本の主幹静脈に分枝し，そのほとんどが肝に囲まれ肝外に露出している部分はごくわずかです。

図13 肝静脈および肝内門脈枝（経静脈性CT MIP画像）

右肝静脈　中肝静脈　下大静脈　左肝静脈　門脈左枝

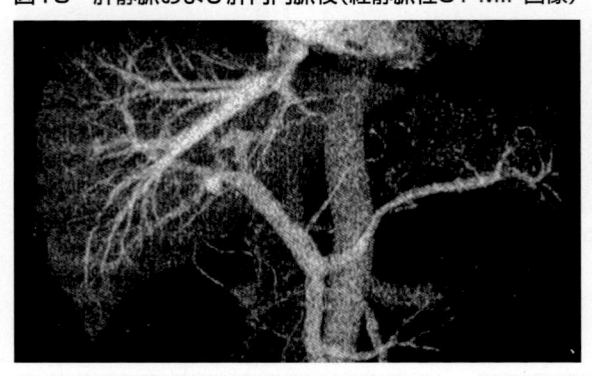

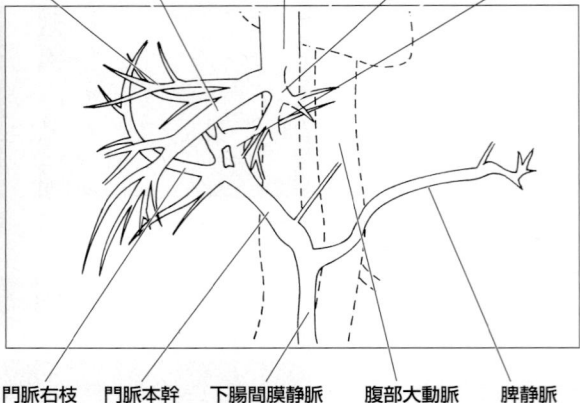

門脈右枝　門脈本幹　下腸間膜静脈　腹部大動脈　脾静脈

9 上腸間膜動脈（superior mesenteric artery）

●腹腔動脈の約1椎体足側より大動脈前下方に向かって分岐し，正中やや右側へ走行することが一般的です。
●上腸間膜動脈は，途中で下膵十二指腸動脈（inferior pancreatico-duodenal artery），中結腸動脈・右結腸動脈（middle/right colic artery），空腸動脈（jejunal artery），回腸動脈（ileal artery），回結腸動脈（ileocolic artery）を分岐します。

10 下腸間膜動脈（inferior mesenteric artery）

●第2〜3腰椎の高さで腹部大動脈からやや左前下方に向かって分岐します。
●下腸間膜動脈は，左結腸動脈（left colic artery），S状結腸動脈（sigmoidal artery），上直腸動脈（superior rectal artery）を分岐します。

図14 上腸間膜動脈造影像

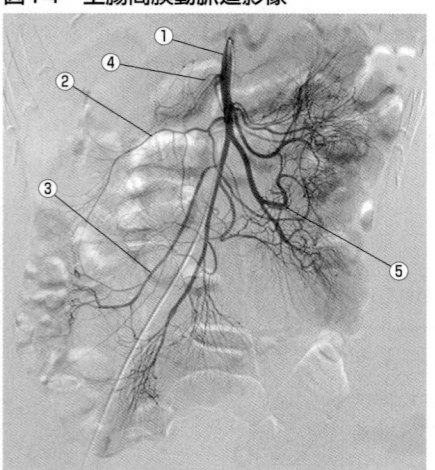

①上腸間膜動脈（superior mesenteric artery）
②右結腸動脈（right colic artery）
③回結腸動脈（ileocolic artery）
④中結腸動脈（middle colic artery）
⑤空腸動脈（jejunal artery）

図15 下腸間膜動脈造影像

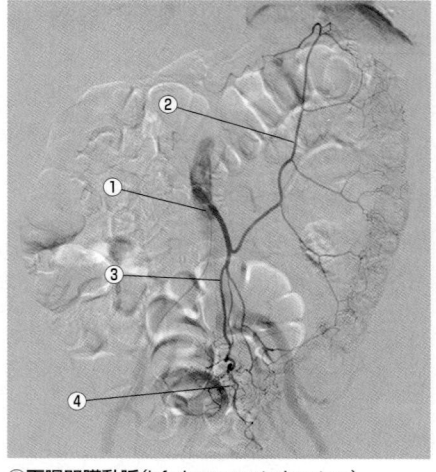

①下腸間膜動脈（inferior mesenteric artery）
②左結腸動脈（left colic artery）
③直腸S状結腸動脈（sigmoidal artery）
④上直腸動脈（superior rectal artery）

11 腎動脈(renal artery)

- 第1〜2腰椎の高さで腹部大動脈の側面より左右それぞれに分岐します。
- 通常は腎門部で2本に分かれ，さらに数本の区域動脈に分岐します。
- 多くは一側の腎に1本の腎動脈が流入しますが，2本以上が流入する場合もめずらしいものではありません。
- 腎動脈は腎門部手前で腹側枝と背側枝に分かれ，腎内に入りその後区域動脈から葉間動脈に分かれます。

12 腎静脈(renal vein)

- 腎静脈は弓状静脈から葉間静脈となり腎静脈となったのち腎動脈の前方を走行し，多くは左側腎静脈が右側に比べて高い位置で下大静脈へ流入します。

図16 腎動脈造影像(左)

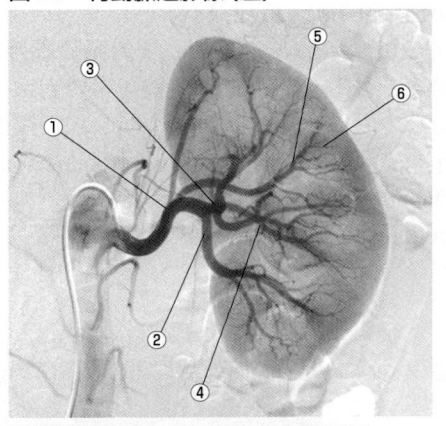

①左腎動脈 ②腹側枝 ③背側枝
④区域動脈 ⑤葉間動脈 ⑥弓状動脈

図17 腎静脈相(左)

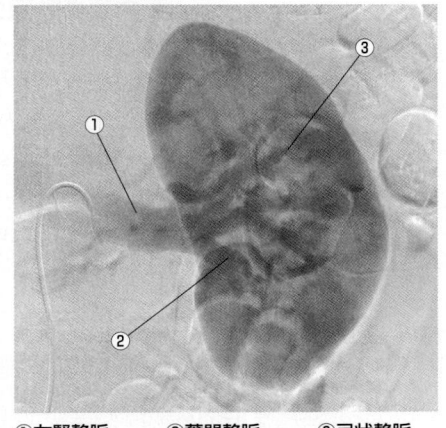

①左腎静脈 ②葉間静脈 ③弓状静脈

13 副腎動脈(adrenal artery)

- 副腎動脈は上副腎動脈(superior adrenal artery)，中副腎動脈(middle adrenal artery)，下副腎動脈(inferior adrenal artery)の3本が左右それぞれ分布しています。
- これらの動脈の分岐する血管は腹部大動脈，腎動脈，下横隔動脈とさまざまであり，最近は副腎内の分布によって上・中・下の副腎動脈に分類する傾向にあります。

14 副腎静脈(adrenal vein)

- 右副腎静脈はおおむね第12胸椎の高さで直接下大静脈に流入し，左副腎静脈は下横隔静脈とともに左腎静脈に流入します。

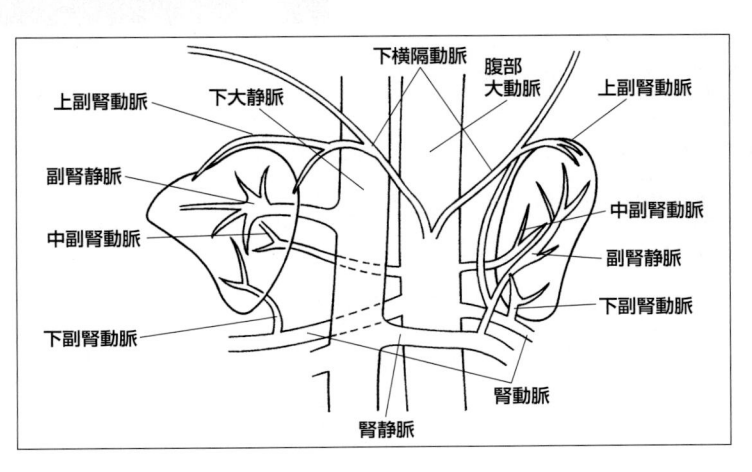

図18 副腎動脈・静脈

9 骨盤部血管造影（総腸骨動・静脈，内外腸骨動・静脈）
pelvic angiography 〈正常編〉

1 総腸骨動脈（common iliac artery）
● 第4〜5腰椎の高さで左右の総腸骨動脈（common iliac artery）に分岐し，第5腰椎〜第1仙椎の高さで内腸骨動脈（internal iliac artery）と外腸骨動脈（external iliac artery）に分岐します。

2 内腸骨動脈（internal iliac artery）
● 総腸骨動脈から分岐した内腸骨動脈は，仙骨前方を走行し小骨盤に入ります。
● 内腸骨動脈の分枝の主なもの
  ① 上殿動脈（superior gluteal artery）
  ② 閉鎖動脈（obturator artery）
  ③ 下殿動脈（inferior gluteal artery）
  ④ 上膀胱動脈（superior vesical artery）
  ⑤ 下膀胱動脈（inferior vesical artery）
  ⑥ 精管動脈（男性）（deferential artery）
  ⑦ 子宮動脈（女性）（uterine artery）
  ⑧ 中直腸動脈（middle rectal artery）
  ⑨ 内陰動脈（internal pudendal artery）
  ⑩ 下直腸動脈（inferior rectal artery）

3 外腸骨動脈（external iliac artery）
● 総腸骨動脈から分岐した外腸骨動脈は，鼠径靱帯後部の血管裂孔を境に大腿動脈（femoral artery）となり下肢を栄養します。

図1 総腸骨動脈造影像（女性）

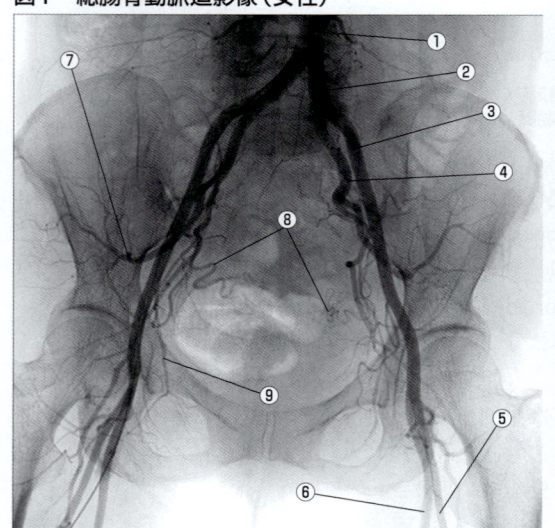

図2 3D-CT angiography

① 腹部大動脈（abdominal aorta）
② 総腸骨動脈（common iliac artery）
③ 外腸骨動脈（external iliac artery）
④ 内腸骨動脈（internal iliac artery）
⑤ 大腿深動脈（deep femoral artery）
⑥ （浅）大腿動脈（femoral artery）
⑦ 上殿動脈（superior gluteal artery）
⑧ 子宮動脈（uterine artery）
⑨ 閉鎖動脈（obturator artery）

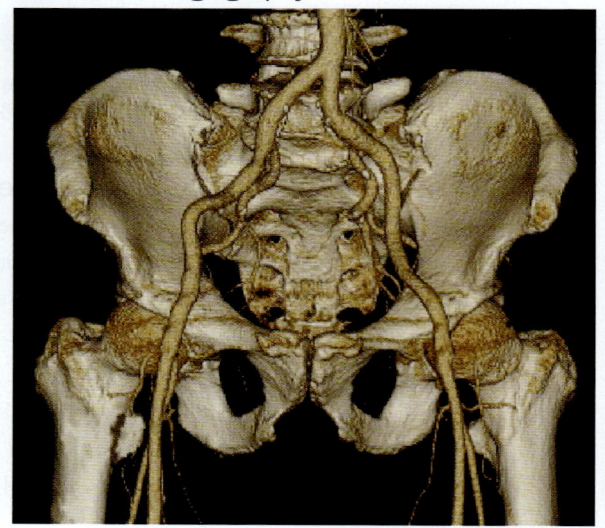

骨盤部血管造影

図3 内腸骨動脈造影像（女性）

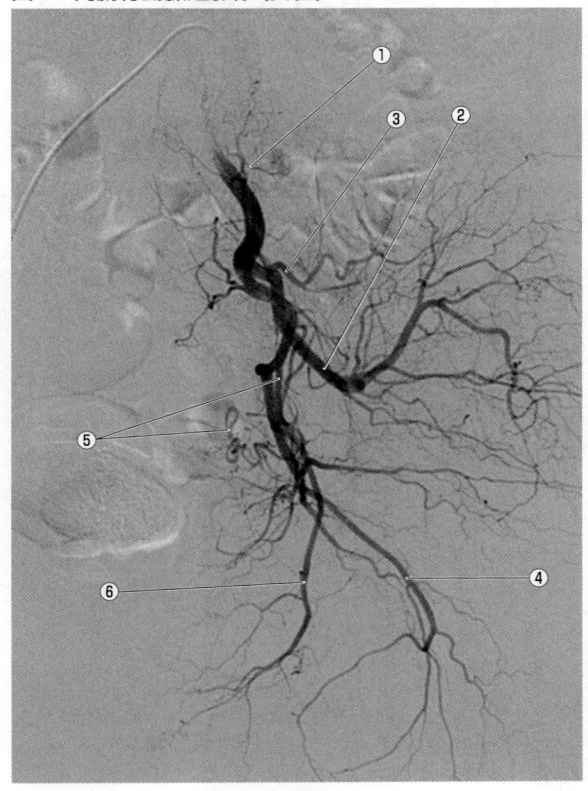

①内腸骨動脈(internal iliac artery)
②上殿動脈(superior gluteal artery)
③腸腰動脈(iliolumbar artery)
④下殿動脈(inferior gluteal artery)
⑤子宮動脈(uterine artery)
⑥閉鎖動脈(obturator artery)

③内腸骨静脈/外腸骨静脈(internal iliac vein)/(external iliac vein)

● 仙腸関節付近で内腸骨静脈(internal iliac vein)と外腸骨静脈(external iliac vein)が合流して総腸骨静脈(common iliac vein)を形成し、第4～5腰椎の高さで左右の総腸骨静脈が合流して下大静脈となります。

Q & A

Q フラットパネルディテクター搭載の血管造影装置について教えてください。

A
- 近年、フラットパネルをディテクターに使用した血管造影装置が徐々に普及しだしています。
- フラットパネルディテクター搭載装置（FPDシステム）は被写体を通過したX線をFPDを用いて直接デジタル信号に変換するため、従来のI.I（イメージ・インテンシファイアー）・テレビカメラを用いてアナログ信号からデジタル信号に変換する方式に比べてノイズが少なく高精細、高画質の画像が得られ、また画像のダイナミックレンジが広いため、従来のシステムでは判断できなかった病変の描出が可能となり、正確な診断が可能となりました。
- また、I.I.システムではI.I.の周辺にいくほど画像に歪みが生じ、特に腹部血管造影装置に用いられている大口径のI.I.ではその歪みが大きかったのに比べ、FPDシステムでは画像の歪みは生じません。
- さらに、FPDシステムはI.I.システムに比べ被曝線量の低減が可能になっています。

3 腹部・骨盤部

疾患編―食道

消化管造影検査〔食道疾患（食道癌，その他）〕
gastrointestinal study (esophagus)

富松英人，劉 林祥，飯沼 元

正常例と症例画像

正 常

図1　食道造影第1斜位像

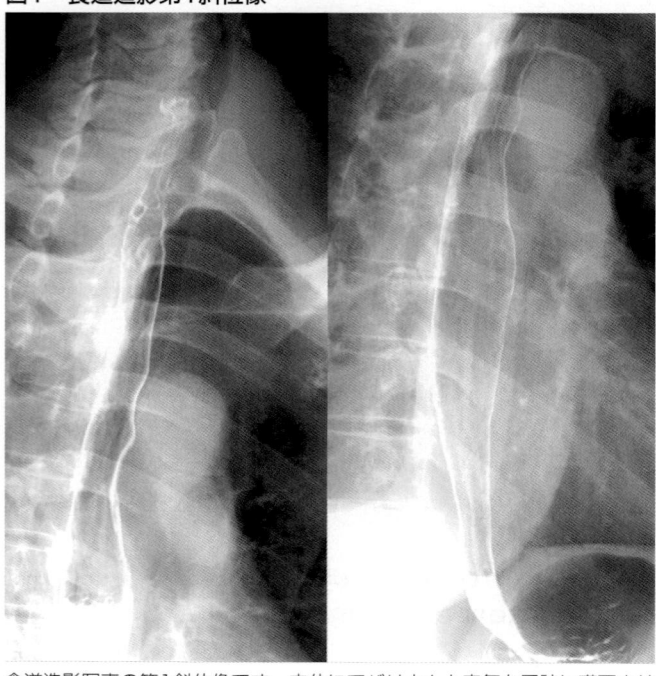

食道造影写真の第1斜位像です。立位にてバリウムと空気を同時に嚥下させることにより二重造影像[*1]が得られ，表在癌の描出には不可欠となります。食道は縦長の管腔臓器で，食道入口部，左主気管支圧迫を受ける部分，食道が横隔膜の食道裂孔を抜ける部分の3カ所は生理的狭窄部と呼ばれています。食道の部位の呼称は「食道癌取り扱い規約」の分類（253ページ参照）がよく用いられます。右前斜位（第1斜位）では椎体との重なりがはずれ，心臓と椎体の間（ホルツクネヒト腔と呼ばれています）にある食道がよく描出されます。

症 例

図2　進行食道癌

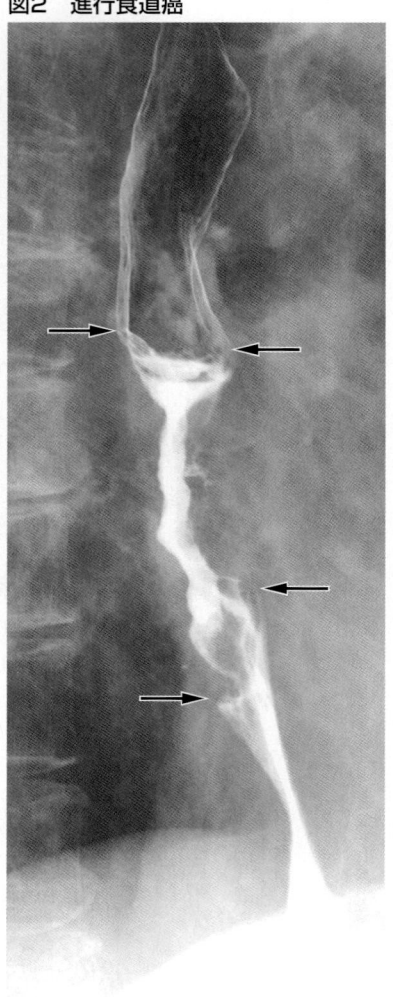

59歳，男性。主訴は嚥下困難でした。他院で行われた内視鏡検査で食道腫瘍と診断され，精査・加療目的にて来院しました。胸部中部食道〜下部食道にかけて8cm長に渡る狭窄を認めます。不整形潰瘍と明瞭な周堤を認め，2型の食道進行癌[*2]と診断されます。

知って得するアラカルト

*1　二重造影
- バリウムと一緒に空気を飲ませるため，バリウムを口に含んだ後，頬を膨らませたり顎を上げて口を少し空けた状態からバリウムを飲ませると効果的です。
- ただし誤嚥しやすくなるので，被検者への注意が必要です。

*2　食道癌の肉眼分類
- 食道，胃，大腸癌にはよく似た肉眼分類が使われますが，食道では表在型（0型）がポリープ状の0−Ip型，丘状型の0−Ipl型，上皮下腫瘤型の0−Isep型に細分類されます。
- 進行型でよく使われる肉眼分類として，隆起型の1型がポリープ型の1p型，カリフラワー型の1c型，丘状型の1pl型，上皮下腫瘤型の1sep型のように細分類される特徴があります。

図3　食道表在癌

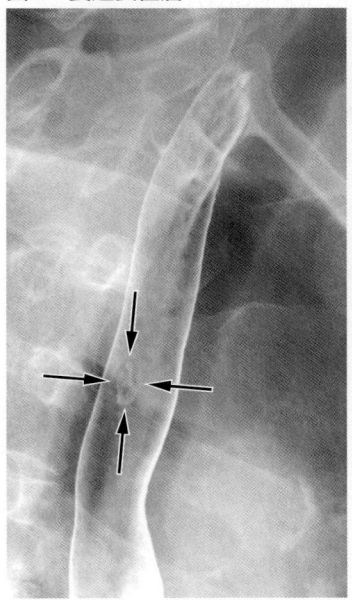

食道造影第1斜位で，胸部上部食道左後壁に11×4mm大の粘膜不整を認めます。側面変形を伴い，粘膜下層への浸潤を伴う0-IIc病変と診断できます[*3]。

図4　食道粘膜下腫瘍（食道GIST）

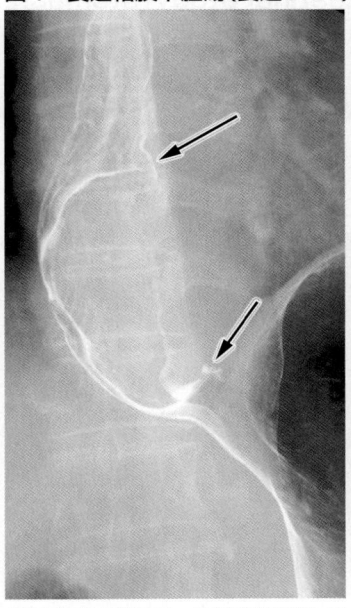

食道造影第2斜位で，胸部下部食道左側壁を主体として9cm長の内腔に突出する腫瘤を認めます。表面は平滑で潰瘍やびらんの所見を認めません。食道粘膜下腫瘍の所見です。外科的切除が行われ病理診断はGIST（gastrointestinal stromal tumor）でした。

図5　食道アカラシア

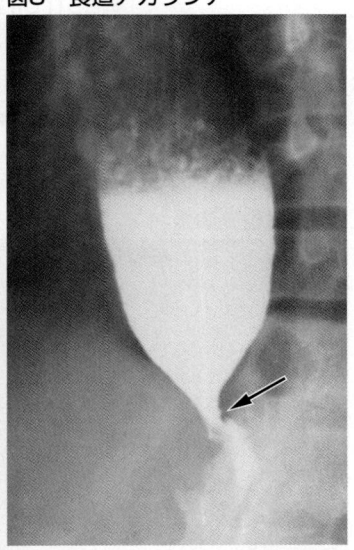

食道造影検査にて食道全体の著明な拡張と，腹部食道に先細り状の狭窄が認められ，典型的なアカラシアの所見です。アカラシアは食道下端で神経の障害による拡張不全が起こる比較的まれな疾患です。

● 画像診断技術と画像所見のポイント

modality
- 食道造影検査
- CT検査

◆ 食道造影検査（メリット）

- 食道腫瘍の位置を客観的に評価することができます。
- 腫瘍と他臓器の位置関係を把握できます。
- 側面変形による深達度診断や周囲臓器浸潤の診断に有用です。

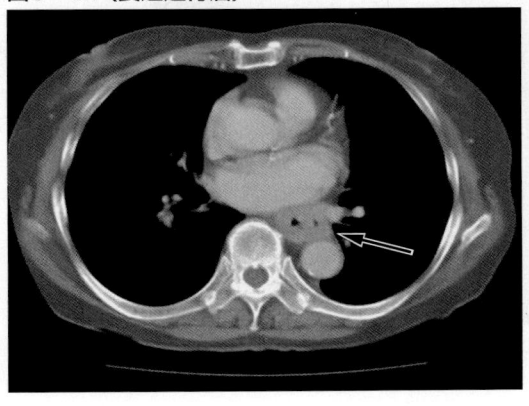

◆ CT検査

- 食道腫瘍の周囲臓器への浸潤，リンパ節転移や他臓器転移を評価するのに用いられます。
- 食道進行癌が大きく腫瘤を形成している場合は壁肥厚として描出されます（図6）。

図6　CT（食道進行癌）

知って得するアラカルト

＊3　食道の早期癌
- 胃と大腸では病変の深さが粘膜下層までに留まるものを早期癌といいますが，食道で粘膜下層までに留まっている癌は表在癌と呼ばれます。
- 表在癌のなかで，リンパ節転移がないものが早期癌と呼ばれます。

3 腹部・骨盤部

疾患編—胃

消化管造影検査〔胃・十二指腸疾患（胃癌・肉腫・良性潰瘍）〕
gastrointestinal study (stomach, duodenum)

飯沼 元, 劉 林祥, 富松英人

● 正常例と症例画像1 ●

正 常

図1 立位充満像

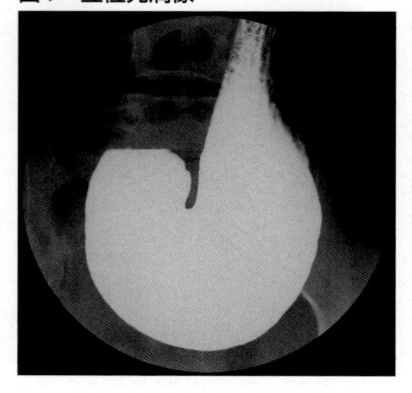

ルーチン撮影における立位充満像です。

症 例

図2 進行胃癌（3型）（62歳，女性）

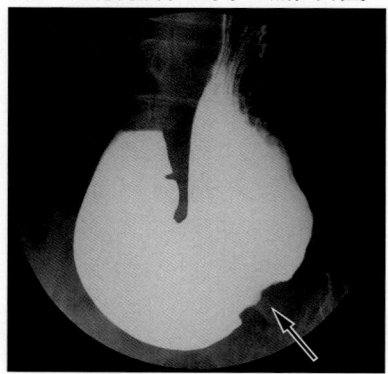

a 立位充満像
b 二重造影像 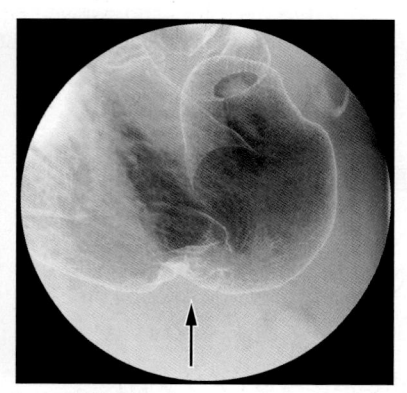

立位充満像にて胃体下部～胃角部大彎の辺縁に，壁の不整な欠損像が認められます（a：→）。
前壁二重造影像では壁欠損を伴った不整形潰瘍（b：→）として認められ，3型進行胃癌と診断されます。

図3 進行胃癌（2型）（75歳，男性）

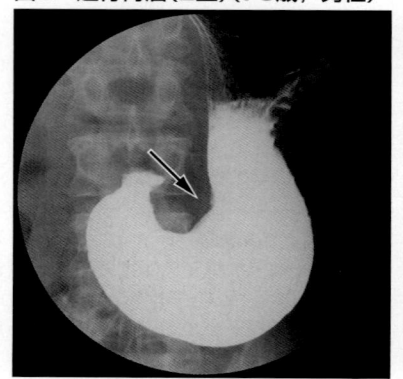

a 立位充満像
b 二重造影像 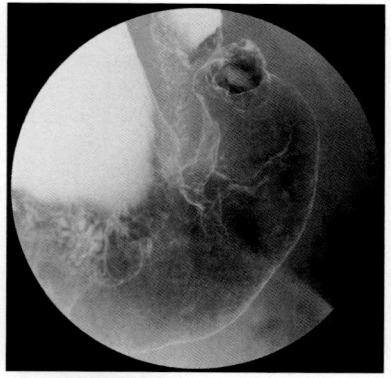

胃角部～胃前庭部の小彎に立位充満像で明瞭な壁の欠損像を認めます（a：→）。
二重造影像では胃前庭部小彎前壁に不整形の潰瘍を認め，周囲に明瞭な周堤隆起を伴う2型進行胃癌が認められます。

図4 進行胃癌（4型）（72歳，女性）

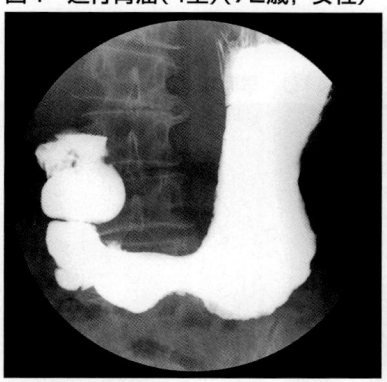

a 立位充満像

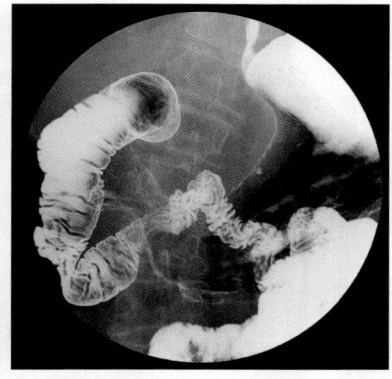

b 二重造影像

胃上部から胃前庭部にかけて小彎・大彎の壁伸展不良と硬化像を認め，胃角部～胃前庭部では所見が強く管腔は狭小化しています。
二重造影では内腔に肥厚した不整なヒダと粘膜が認められ，潰瘍の所見は明らかでなく典型的なスキルス（4型）進行胃癌です。

図5 良性潰瘍（55歳，男性）

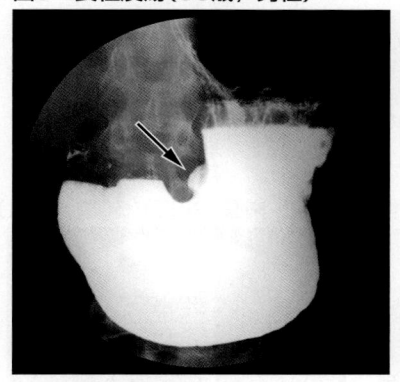

a 立位充満像

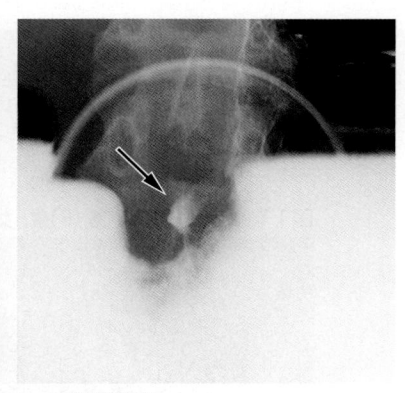

b 圧迫造影像

胃角の変形と角上小彎に突出するニッシェを認め，潰瘍性病変の存在が考えられます（a：→）。ニッシェと内腔の間には透亮帯が認められ，圧迫撮影にてもニッシェ辺縁は平滑であり（b：→），典型的な良性潰瘍の所見と考えられます。

● 正常例と症例画像2 ●

| 正　常 | 症　例 |

図6 二重造影像

図7 進行胃癌（58歳，女性）

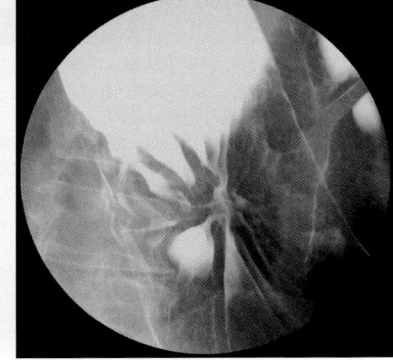

胃中部から胃下部の前壁に不整形の陥凹を認め，集中するレリーフに典型的な中断像，腫大像，癒合像が認められ，肉眼型は0型IIc typeとされ得ますが，こうしたレリーフの所見から進行胃癌と診断される病変です。

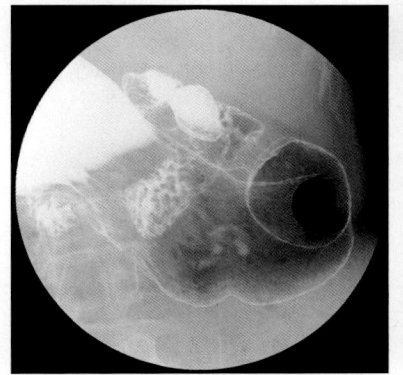

ルーチン撮影における胃体部から胃前庭部にかけての前壁二重造影像です。

腹部・骨盤部─疾患編

正常例と症例画像3

正常

図8　背臥位二重造影像

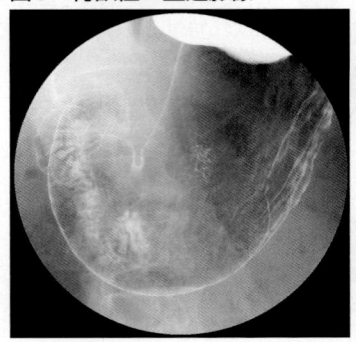

ルーチン撮影における背臥位二重造影像です。

症例

図9　早期胃癌（0型IIc）（60歳，女性）

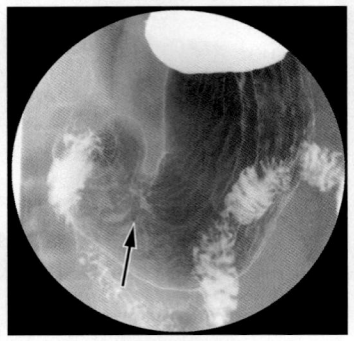

胃角部～胃前庭部の小彎後壁にレリーフの集中を伴う不整形陥凹を認めます。陥凹内部に結節状変化と辺縁にレリーフの中断像が認められます（→）。0型IIc typeの胃癌であり，レリーフの性状を詳しく観察することで深達度や拡がり診断が可能です。

図10　早期胃癌（0型I）（70歳，男性）

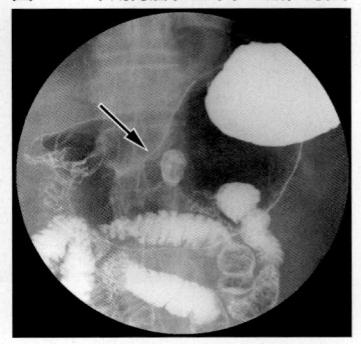

胃体上部から胃体下部の小彎前壁に亜有茎性の隆起性病変を認めます（→）。二重造影にて表面の凹凸が明瞭に描出されており，0型I typeの早期胃癌と診断されます。

図11　肉腫（悪性リンパ腫）（61歳，女性）

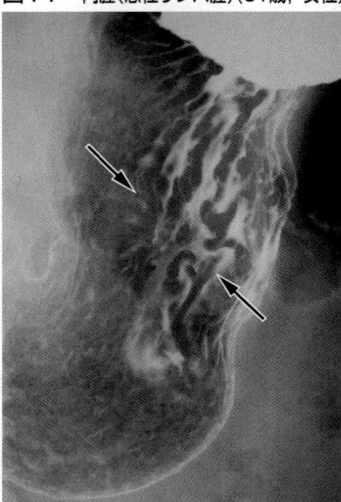

胃体下部に境界不明瞭な不整形の陥凹を認め，内部に結節状変化を伴います（→）。周囲に不整に断裂，肥厚したレリーフが認められますが，IIc typeの早期胃癌と異なりレリーフの中断像や蚕食像は認められません。悪性リンパ腫（MALTリンパ腫）と診断されます。

図12　肉腫（GIST）（60歳，女性）

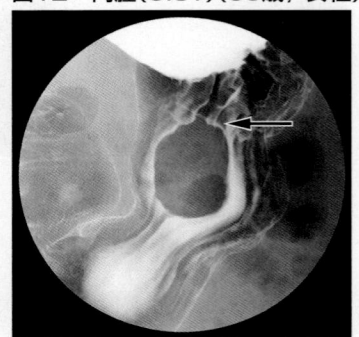

胃体上部から胃体下部の後壁に大きさ5cmの隆起性病変を認めます。隆起の表面と辺縁は平滑であり，病変の口側のレリーフにbridging foldの所見を認め（→），粘膜下腫瘍の所見と考えられます。中心陥凹の所見は明らかでありませんが，大きさから悪性と考えられ，GIST（後述）と診断される病変です。

正常例と症例画像4

正 常

図13 二重造影像

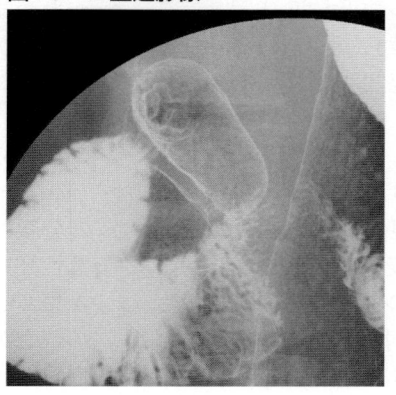

ルーチン撮影における正常な十二指腸球部の二重造影像です。

症 例

図14 十二指腸潰瘍（潰瘍瘢痕）（53歳，男性）

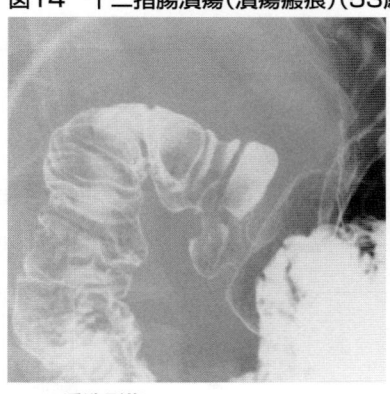

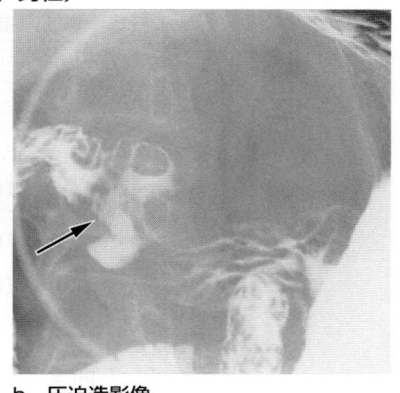

a 二重造影像   b 圧迫造影像

十二指腸球部に強い変形と集中があり，タッシェ形成を伴うクローバー状変形として認められます。圧迫にてニッシェが認められ（b：→），十二指腸潰瘍（再発）の所見と診断されます。

●疾患概念

●『胃癌取扱い規約』によると，胃癌は深達度に関係なく肉眼形態から

0型：表在型
1型：腫瘤型
2型：潰瘍限局型
3型：潰瘍浸潤
4型：びまん浸潤型
5型：分類不能

に分類されますが，深達度を必ず並記することになっています（**図15**）。

図15 胃癌肉眼型（1～4型のシェーマ）

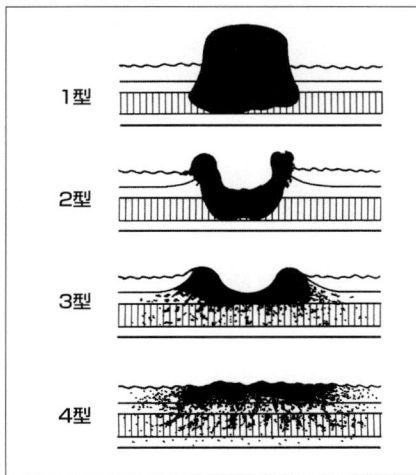

1型
2型
3型
4型

- 0型（表在型）はさらに

  > Type Ⅰ　：隆起型
  > Type Ⅱa：表面隆起型
  > Type Ⅱb：表面平坦型
  > Type Ⅱc：表面陥凹型
  > Type Ⅲ　：陥凹型

  に亜分類され，それぞれの複合型（Ⅱa＋Ⅱc型など）があります（図16）。
- 『胃癌取扱い規約』における早期癌の定義は「癌の浸潤が粘膜下層に留まるもので，リンパ節転移の有無は考慮に入れない」とされています。しかし，一般的に早期癌は肉眼分類の0型，進行癌は1〜5型の範囲にはいると考えられます。
- 「全国胃癌登録調査報告」によると，胃癌肉眼型分類においては0型の頻度が44.1％と最も高く，そのなかでもⅡc型が62.8％と多数を占めていました。また，進行型のなかでは3型の頻度が最も高く，22.0％を占めていました（表1）。
- 胃肉腫：胃の悪性腫瘍全体の約1％に認められ，悪性リンパ腫とGIST（gastrointestinal stromal tumor）に大きく分類されます。胃肉腫の過半数は悪性リンパ腫であり，最近，消化管疾患としてのMALToma（マルトーマ）の概念が，さらに平滑筋肉腫や神経肉腫などはGISTとして総称されるなど，新しい疾患概念の確立がなされています。

図16　胃癌肉眼型（0型の亜分類）

Type Ⅰ	隆起型
Type Ⅱ { Ⅱa	表面隆起型
Ⅱb	表面平坦型
Ⅱc }	表面陥凹型
Type Ⅲ	陥凹型

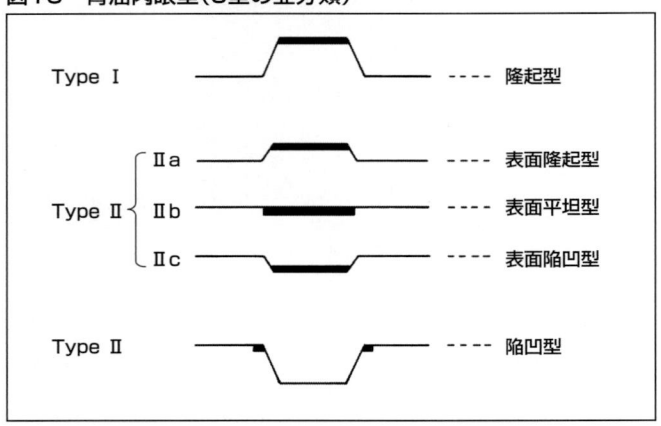

表1　胃癌の肉眼型分類と頻度

基本分類（20,208症例）		0型（表在型）の亜分類（8,914症例）		
0型　依存型	44.1％	Ⅰ	隆起型	3.8％
1型　腫瘤型	2.3％	Ⅱa	表面隆起型	9.4％
2型　潰瘍限局型	14.5％	Ⅱb	表面平坦型	1.5％
3型　潰瘍浸潤型	22.0％	Ⅱc	表面陥凹型	62.8％
4型　びまん浸潤型	9.0％	Ⅲ	陥凹型	0.4％
5型　分類不能	7.5％	複合型	Ⅰ＋Ⅱa	0.3％
肉眼型不明	0.6％		Ⅱa＋Ⅱc	7.1％
			Ⅱc＋Ⅱa	2.7％
			Ⅱc＋Ⅲ	7.3％
			Ⅲ＋Ⅱc	0.5％
		その他		3.6％
		不明		0.4％

（全国胃癌登録調査報告1997〜1990年）

●画像診断技術と画像所見のポイント

modality
- ●充満像
- ●二重造影

◆ 充満像
- ●胃内をバリウムで満たして撮影する方法で，立位充満像と腹臥位充満像があり，基本的な消化管造影検査の撮影法の1つです。
- ●主に胃体中部から胃体下部にかけての全体像が認識でき，胃の変形，大彎や小彎における壁の変形，胃角変形，特に辺縁の進展不良や硬化像の診断に有用です。

◆ 二重造影
- ●空気とバリウムのコントラストにより，充満像と比較して粘膜面の詳細な観察が可能となります。
- ●消化管造影検査において，粘膜やレリーフの変化が主体となる早期癌の診断に不可欠です。
- ●バリウム付着のよい二重造影像を撮ることが診断に重要であり，さらにスクリーニングでは胃内全体を二重造影像でカバーすることが大切です。

知って得するアラカルト

・消化管造影検査には，
　①レリーフ像
　②薄層像
　③充満像
　④二重造影像
　⑤圧迫像
があり，それぞれの特徴をよく理解して検査を進める必要があります。

・撮影数の限られるスクリーニングにおいては，充満像における壁の所見に注意し検査を進めることで，スキルス癌などの進行癌の見逃しを防ぐことができます。

・X線像における病変部の辺縁所見において，壁の欠損像や壁硬化像を示すものはほとんどが進行癌であり，また病変が大きくても，こうした所見に乏しいものは早期癌の可能性があります。

・陥凹型(Ⅱc型)癌の集中レリーフ所見は深達度診断や拡がり診断に重要です。①中断，②細まり，③腫大，④癒合，⑤蚕食などの所見があります。集中レリーフに腫大や癒合が目立つ場合は進行癌の可能性があります(**図17**)。

・胃肉腫の新しい疾患概念，①悪性リンパ腫のMALToma(マルトーマ)，②平滑筋肉腫などのGIST(ギスト)。

図17　レリーフ異常

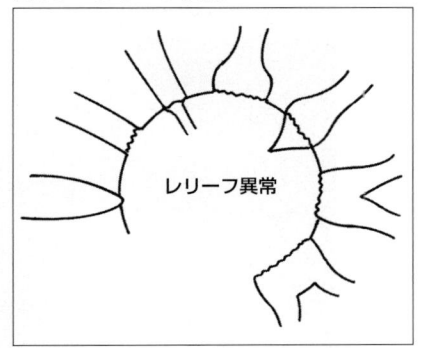

3 腹部・骨盤部

疾患編—腸

消化管造影検査 〔大腸疾患（腫瘍性疾患・非腫瘍性疾患）〕
Ba-enema (colon)

劉　林祥，飯沼　元，富松英人

● 正 常 ●

図1

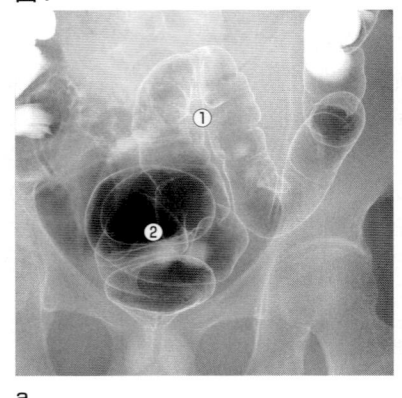

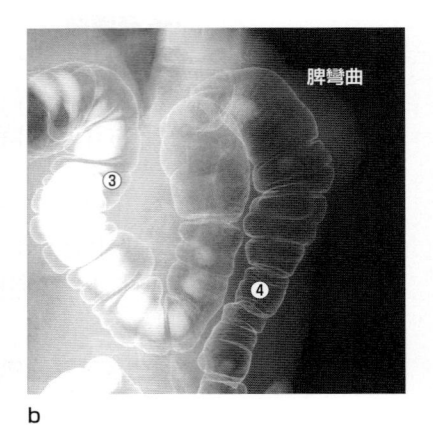

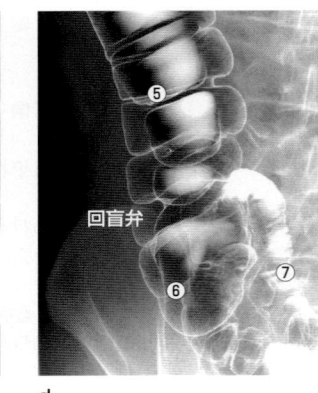

a　①S状結腸　②直腸

b　脾彎曲　③横行結腸　④下行結腸

c　肝彎曲　⑤上行結腸　③横行結腸

d　回盲弁　⑤上行結腸　⑥盲腸　⑦虫垂

注腸X線検査における正常例のルーチン撮影です。病変のスクリーニングでは二重造影で大腸全体をカバーするのが基本であり，正常X線解剖は**図1a〜d**のようになります。

①S状結腸(sigmoid colon)　②直腸(rectum)　③横行結腸(transverse colon)
④下行結腸(descending colon)　⑤上行結腸(ascending colon)　⑥盲腸 (cecum)
⑦虫垂(vermiform appendix)

図2　直腸のX線解剖

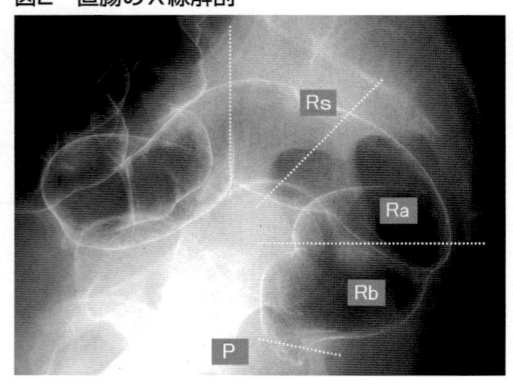

Rs, Ra, Rb, P

側面像における正常直腸のX線解剖を示します。直腸は前後に走行するため側面像において観察が容易です。

●腫瘍性疾患

進行直腸癌(2型)(40歳, 男性)

図3

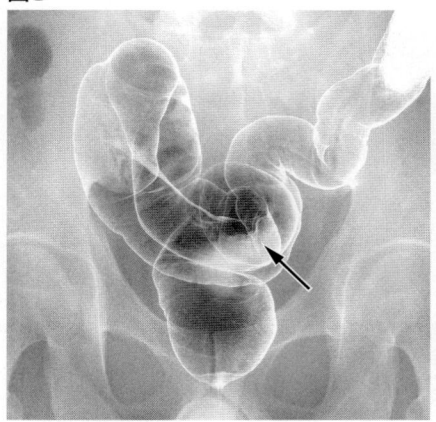

a 骨盤部正面像
上部直腸に病変が疑われますが, S状結腸の重なりにより明らかではありません(→)。

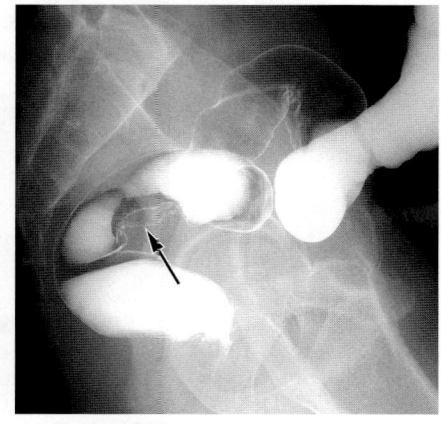

b 骨盤部側面像
上部直腸(Ra〜Rs)の前壁に欠損を認め, 中心潰瘍を有する2型進行直腸癌(→)を認めます。このように直腸癌の診断には側面像が不可欠であり, 真側面を確実に撮る必要があります。

早期直腸癌(IIa+IIc型)(58歳, 男性)

図4

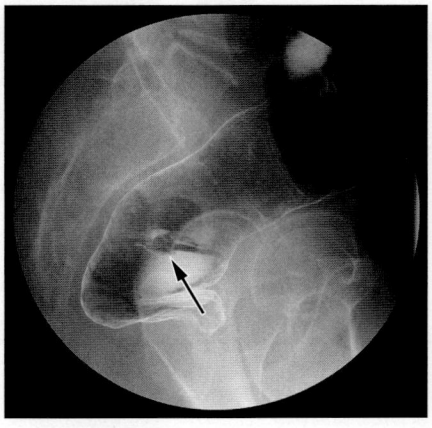

a 骨盤部側面像
上部直腸のRa左壁に隆起性病変を認めます(→)。病変は直腸のヒダ上に認められ, 明瞭な中心陥凹をもつ典型的なIIa+IIc型早期直腸癌です。

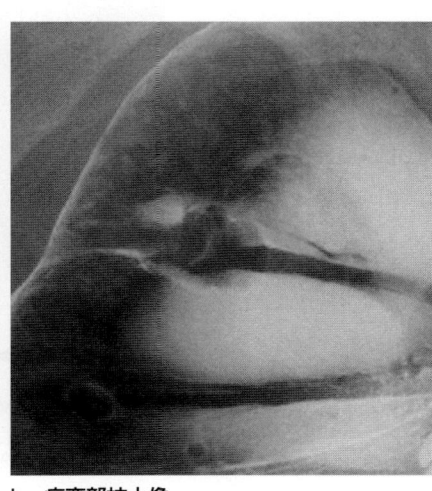

b 病変部拡大像

家族性大腸ポリポーシス（32歳，男性）

図5

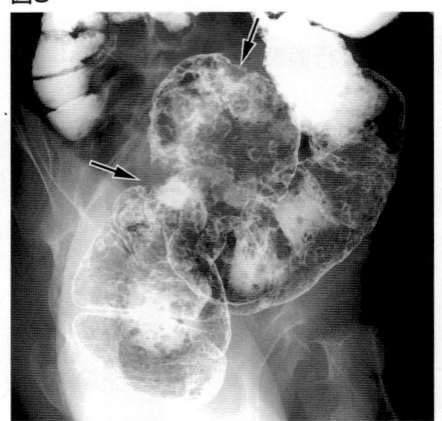

a　直腸・S状結腸第1斜位像
直腸から盲腸に至る全大腸に3〜5mmのポリープが密在性に多発しており，特にS状結腸には2〜3cm大の大きな（亜）有茎性ポリープが認められます（→）。典型的な家族性大腸ポリポーシス（密在型）の所見です。

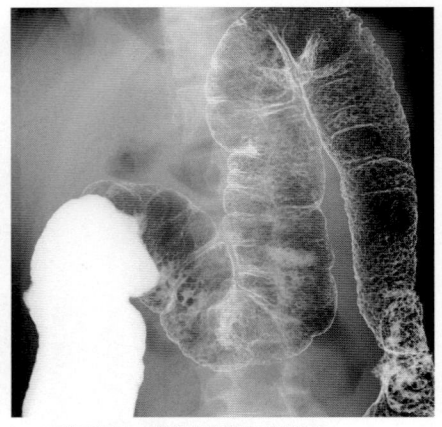

b　下行結腸〜横行結腸第2斜位像

癌性腹膜炎（胃原発）（47歳，男性）

図6

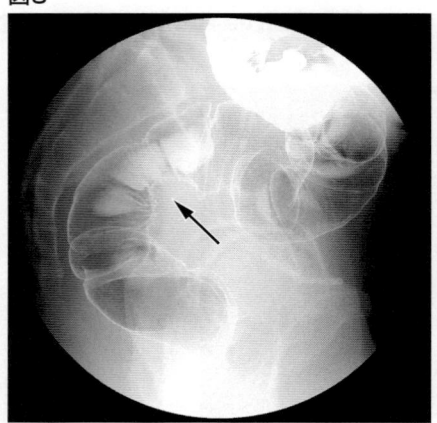

a　骨盤部側面像
胃に3型進行癌が発見された症例で，術前検査として注腸X線を施行しました。直腸（Ra〜Rs）の前壁中心に収束像を伴う欠損を認めます（→）。

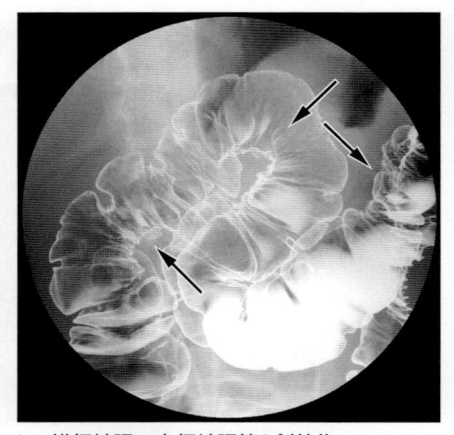

b　横行結腸〜上行結腸第1斜位像
下行結腸〜上行結腸にも同様の所見を認め（→），典型的な癌性腹膜炎の所見です。

直腸カルチノイド(65歳，女性)

図7

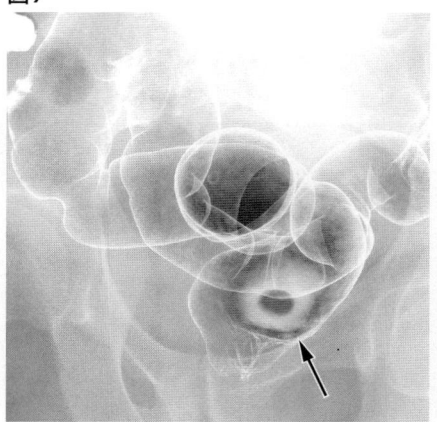

a 骨盤部腹臥位第1斜位像
直腸のRbに辺縁・表面がスムーズな粘膜下腫瘍様の隆起性病変を認めます(→)。わずかな表面びらんを伴っているため，直腸カルチノイドと診断可能です。

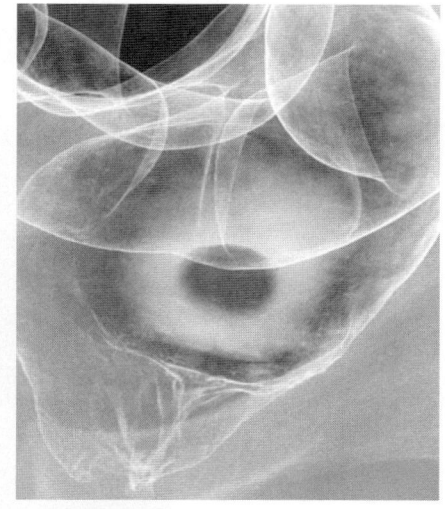

b 病変部拡大像

大腸悪性リンパ腫(MLP)(55歳，女性)

図8

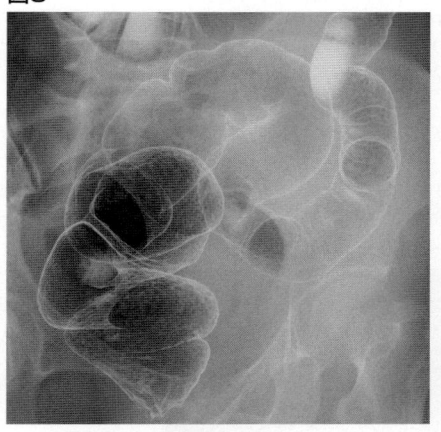

a 骨盤部第1斜位像
全大腸に2～3mmのリンパ濾胞様の小隆起が密在して多発しており，よく観察すると隆起頂部に淡いバリウム斑が認められます。multiple lymphomatous polyposis(MLP)に特徴的な所見であり，内視鏡による生検で悪性リンパ腫と診断されました。

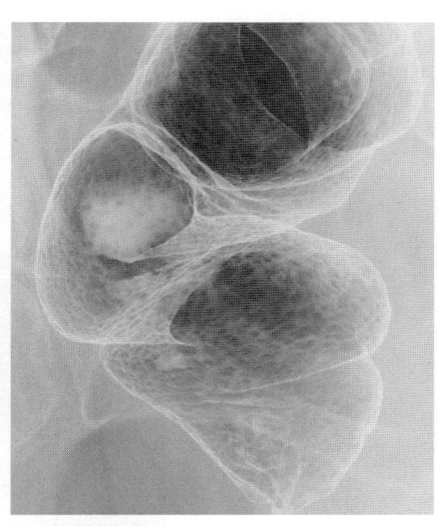

b 直腸拡大像

●非腫瘍性疾患

大腸クローン病（28歳，女性）

図9

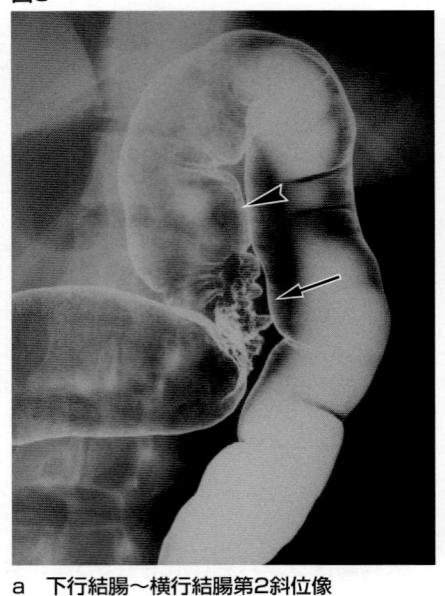

a　下行結腸～横行結腸第2斜位像
横行結腸に2つの腸管軸に沿って縦走する潰瘍を認め，周囲にヒダ集中とcobble stone様の隆起性変化を認めます（→）。やや肛門側に小さなアフトイド様の陥凹が認められ（▶），大腸クローン病の診断は比較的容易です。

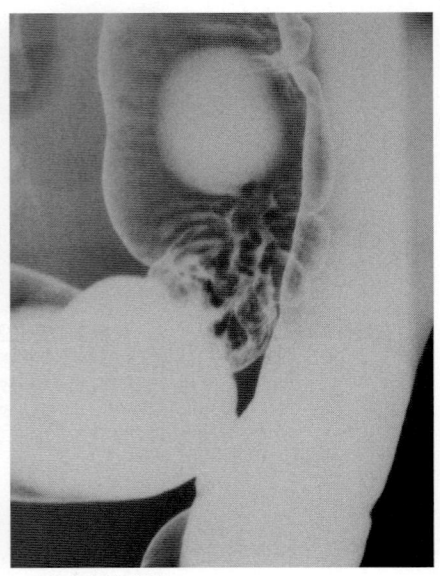

b　病変部拡大像

潰瘍性大腸炎（39歳，女性）

図10　下行結腸～横行結腸第2斜位像

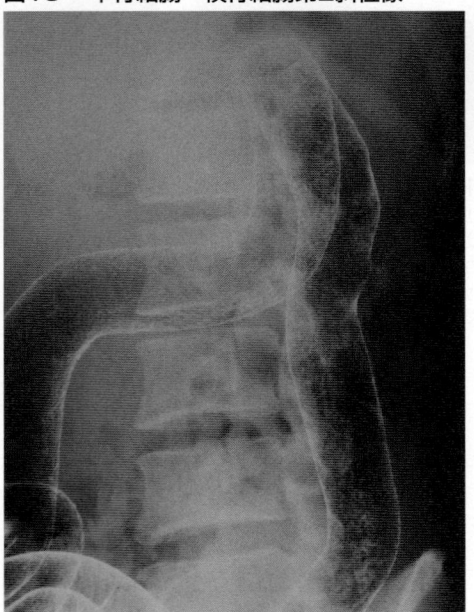

直腸から全結腸に渡って半月ヒダとハウストラが消失し腸管が狭小化しており，鉛管様の所見を呈しています。不整びらんを伴う粗糙な粘膜の拡がりを認め，fine network patternが消失した典型的な潰瘍性大腸炎の所見です。

腸結核(横行結腸〜盲腸)(68歳,男性)

図11　横行結腸〜上行結腸像(肝彎曲中心)

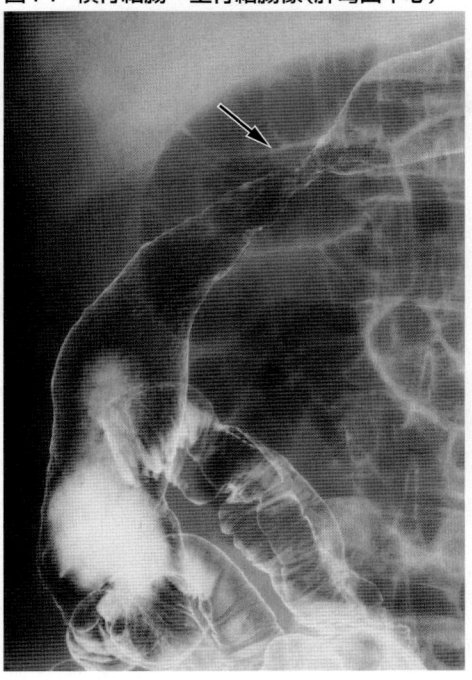

右側結腸において半月ヒダとハウストラが消失し,肝彎曲では小さな潰瘍が多発して狭小化しています。上行結腸から盲腸には粘膜面に萎縮瘢痕帯が認められ,典型的な腸結核と考えられます。抗結核剤服用で肝彎曲の所見の改善が認められました。

虚血性大腸炎(62歳,女性)

図12　横行結腸〜上行結腸像(肝彎曲中心)

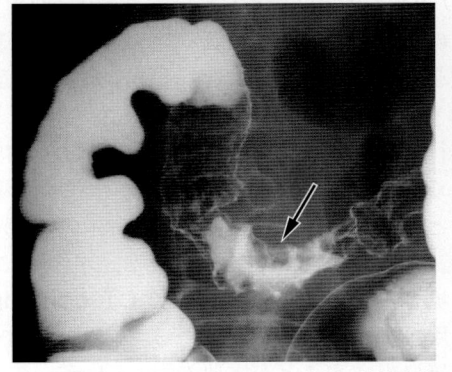

突然の腹痛と血便を認めたため,注腸X線検査を行いました。横行結腸に不整な狭窄像を認め,縦走する潰瘍と母指圧痕(thumb printing)を伴い,虚血性大腸炎と診断されます。

偽膜性大腸炎(64歳,女性)

図13　S状結腸〜下行結腸像(SD junction中心)

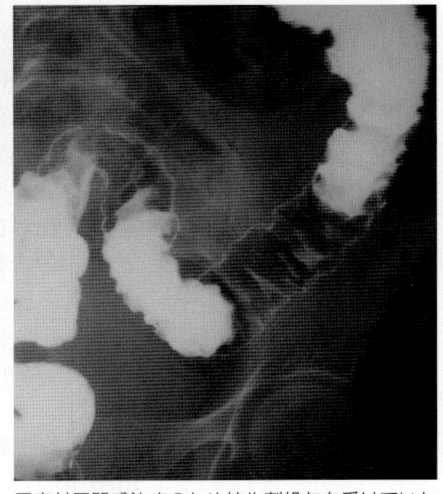

子宮付属器感染症のため抗生剤投与を受けていたところ,下痢,腹痛,発熱があり注腸X線検査を行いました。全大腸に中心陥凹を伴う5〜10mmの隆起性病変が多発し,一部ヒダが腫大しており,偽膜性大腸炎が強く疑われる所見です。抗生剤バンコマイシンの服用により症状は軽快し,経過の注腸X線検査で病変の消失を認めています。

憩室炎症例（穿孔性）（53歳，男性）

図14

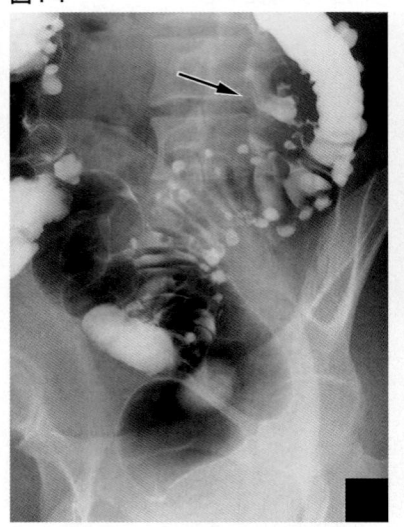

a 注腸造影像
急激な腹痛があり，ガストログラフィンにより注腸X線検査を行いました。S状結腸に憩室の多発を認め，下行結腸への移行部に管腔外に漏出する造影剤が認められます（→）。

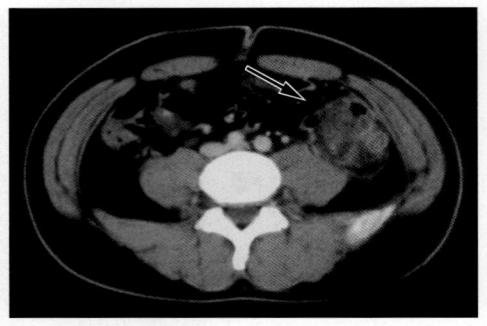

b CT
CT検査では同部位に一致して不整な管腔周囲脂肪織の濃度上昇が認められ，憩室炎と憩室穿孔によるものと診断されます（→）。

●画像撮影技術

- **検査の基本**：注腸X線検査では透視による病変の確認が重要になります。見落としのないように，肛門側から口側に順を追って腸管を追いながら二重造影を撮影していきます。大腸は屈曲蛇行した長い腸管で相互の重なりが多く，さらに小腸へ造影剤が流出すると撮影が困難となり注意が必要です。検査中に透視像で病変を発見した場合，二重造影のみならず薄層法を用いた多方向撮影により，病変を的確に捉えることが重要です。

- **注腸X線読影の基本（two finger method）**：正常の腸管辺縁はスムーズなラインとして人差し指と中指で連続的に追うことが可能です。二重造影を中心に，欠損像，透亮像，バリウムの付着異常やはじき像に注意しながら，この方法で読影を進めることが大切です。

- **病変を見逃しやすい部位**：代表的な盲点として，①バリウムが溜まりやすい部位（直腸など），②腸管の重なる部位（S状結腸と直腸など），③解剖学的に構造が複雑な部位（回盲部，上行結腸など）があります。特に腸管屈曲部の内側や半月ヒダ上に病変が存在する場合にこの傾向が強くでるので，こうした点を意識して撮影，読影を行うことが重要です。

- **CT colonography**：最近のマルチスライスCTの登場で，CTのボリュームデータを用いた大腸の3次元診断が臨床へ応用されるようになりました。図15に示すようにair-enema 3D表示（**図15b**）や仮想内視鏡表示（**図15d**）により，従来の転移診断のみならず消化管病変そのものの診断が可能になり，今後ますます用いられるようになると予想されます。

消化管造影検査〔大腸疾患（腫瘍性疾患・非腫瘍性疾患）〕

図15　進行直腸癌（2型）（64歳，女性）

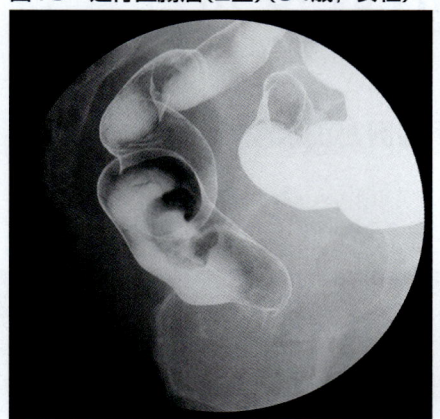

a　注腸造影像

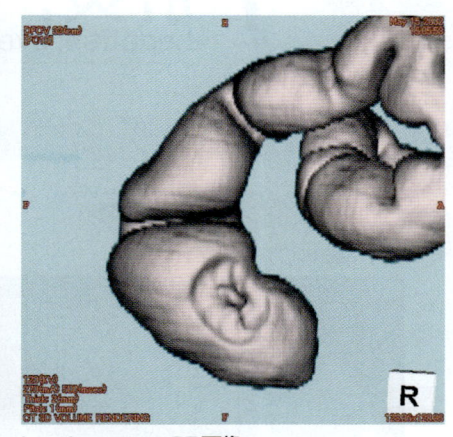

b　air-enema 3D画像

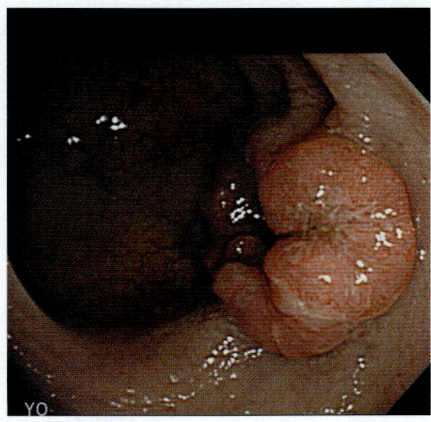

c　内視鏡像

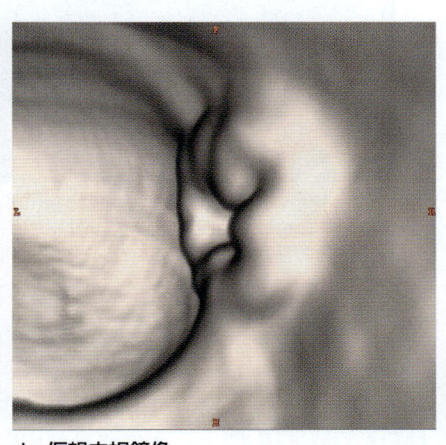

d　仮想内視鏡像

腹部・骨盤部―疾患編

1 肝炎，肝硬変症
hepatitis, liver cirrhosis

疾患編—肝臓

3 腹部・骨盤部

五島 聡

● 症例と正常画像 ●

急性肝炎

図1　単純CT

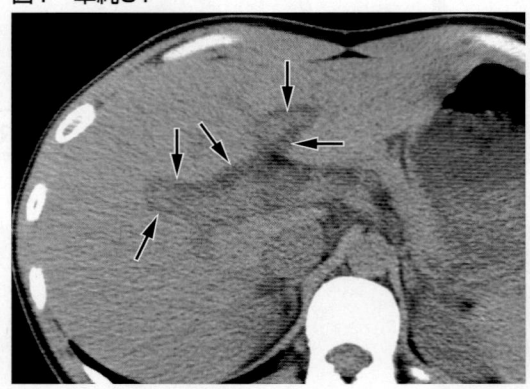

35歳，男性。急性肝炎の典型例では門脈に沿ってさらに低濃度の帯（periportal collar）が出現します（→）。グリソン鞘の炎症や浮腫を反映しているといわれています。

正常

図2　単純CT

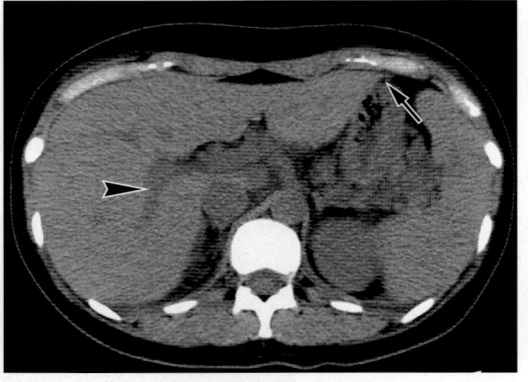

28歳，女性。左葉外側域は鋭角に描出され（→），肝の内部濃度も均一です。門脈（▶）や下大静脈などの血管は正常肝実質よりも低濃度に描出されます。

● 疾患概念

1 肝炎

- 肝炎は肝細胞に対する炎症反応全般をいいます。
- 一時的に**急性肝炎**で発症し，軽症で治癒することもあれば，進行するもの（**劇症肝炎***1）もあります。
- **慢性肝炎**に移行すると，①肝細胞壊死，②肝機能障害，③線維化，④肝硬変症など，さまざまな病気を引き起こします。
- 一般的には肝の一部もしくは全体的に肝細胞の壊死と門脈周囲における炎症が主体となります。

● 肝炎の主な原因

①ウイルス感染（A～E型肝炎ウイルス，ヘルペス，サイトメガロウイルスなど）
②真菌，細菌感染
③自己免疫性
④アルコール曝露
⑤薬剤性障害
⑥放射線障害
⑦遺伝性代謝性

2 肝硬変症*2

- あらゆる慢性進行性肝疾患の終末像です。
- 肝臓全体に**線維化**と**再生結節**がみられる状態をいいます。
- 高度の**肝機能低下**，**門脈圧亢進**，**肝内外の短絡**（**シャント**）が形成されます。

● 肝硬変症の主な原因

①肝炎ウイルスの慢性感染（日本では70％がこれ！そのうち50％強がC型，20％強がB型となります。）
②アルコール性肝障害（欧米では最も多くみられます）
③原発性胆汁性肝硬変（胆汁うっ滞によるものです）
④ウィルソン病（銅の代謝異常）
⑤ヘモクロマトーシス（鉄の代謝異常）
⑥うっ血肝（にくずく肝，高度心機能低下）
⑦自己免疫性肝炎（ルポイド肝炎）
⑧薬剤性

知って得するアラカルト

*1　劇症肝炎
- 特にB型肝炎ウイルスによるものが多くみられます。
- 急激に進行し，肝細胞の破壊が激しく死の転帰をとることもあります。

*2　肝硬変症
- 肝硬変症自体にはあまり画像診断の出番は少ないようです。内科医や外科医は肝硬変症に合併する**肝細胞癌**を心配して検査をオーダーしてくるので，CTやMRIを撮像するときにはダイナミック造影が必須となります。単純撮影ではダメです!!

●画像診断技術

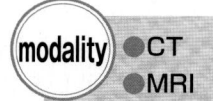

modality ● CT
　　　　　● MRI

- 肝炎，肝硬変症は血液検査などに基づき，画像診断の役割は補助的なものです。
- 肝の形態，肝実質内病変，血管評価，リンパ節評価などが主な役割です。
- その他の類似疾患，すなわち肝外胆汁うっ滞，転移性肝癌などを除外することも重要なポイントです。

◆ CT（特に多列検出器型CT）

- 多列検出器型（multidetector-row）CTの登場により全肝をおよそ5秒前後で撮影することが可能です。
- 空間分解能に優れ（くっきりした画像），1mm前後のスライス厚までに再構成できます。通常は5mm程度のスライス厚で十分です。
- MPR画像によりさまざまな断面での画像を作成できます。
- 撮影は非イオン性ヨード造影剤を用いた多相撮影（**肝動脈相，門脈相，平衡相**）が基本ですが，ヨード過敏，気管支喘息患者には基本的に禁忌となります。
- 動脈相画像を用いてvolume rendering（VR）法にて3次元表示も可能です。血管造影に匹敵する画像が得られ，現在では診断目的の血管造影検査は減少傾向にあります。

◆ MRI
● 基本撮像

> ①T1強調グラディエント・エコー像
> ②T2強調（ファースト）スピン・エコー像
> ③ガドリニウム造影ダイナミック撮像

- 非造影のT1・T2強調画像での信号から重要な情報が引き出せます。
- CTと比較してやや撮像に時間がかかります。
- 被曝はありません。
- 現在はパラレルイメージングによる高速撮像により全肝が10秒前後にて撮像可能です。
- 脂肪，鉄沈着，**再生結節**の検出にはMRIが有利となります。
- 正真正銘の多断面撮像が可能で，どの方向からでも画像ができます。
- コントラスト分解能は抜群です。現在では空間分解能もほぼCTと同等です。
- MRCPでの胆道系評価も追加できれば有用となります。
- ダイナミック造影ではCTと同様に3相撮像が基本となります。

●画像所見のポイント

◆ CT・MRI
1 肝炎

- 肝は全体的に腫大し，脾臓の腫大がみられることもあります。炎症の消退とともに回復します。
- 胆嚢壁の肥厚，ときには内腔の虚脱を認めます。
- 時間が経つと徐々に萎縮するため，画像による経過観察は有用です。
- 門脈周囲に炎症が激しい場合，CTでは低吸収域，MRIではT2強調画像での高信号域として描出され，「periportal collar」といわれます（**図1**）。
- 劇症肝炎のような強い炎症を伴う場合，CTでは境界不明瞭な低吸収域，MRIでは同様のT2高信号域を認めます。
- 劇症肝炎回復期には「馬鈴薯肝（potato liver）」といわれる特異な形態を呈します。

2 肝硬変症

- 肝の形態は時間経過とともに変化します。初期には腫大，進行すると変形，萎縮がみられます。
- 右葉，方形葉が萎縮，左葉，尾状葉が腫大します。

- 辺縁鈍化，表面凹凸不整を認めます。どちらも左葉の外側域を目安にするといいでしょう。
- 門脈圧亢進を反映し，脾臓の腫大，腹水，胆嚢壁肥厚，門脈側副路の発達がみられます（図3，4）。
- 再生結節の出現を認めます。**多段階的に肝細胞癌へ発展するといわれています**。
- 再生結節はCTでの検出率は低くなりますが，MRIでは鋭敏に検出できます。
- 再生結節のMRI信号は一般的にT1強調画像で高信号，T2強調画像にて低信号を呈します（図5）。肝細胞癌とは逆になります。鉄の沈着や細胞密度が高いためとされています。
- 線維化は網目のようにT2高信号に描出され，造影では平衡相にて周囲の肝実質よりも濃染します（図5，6）。

肝硬変症（67歳，男性）

MRI

図3　造影MRI T1強調画像（肝動脈相）

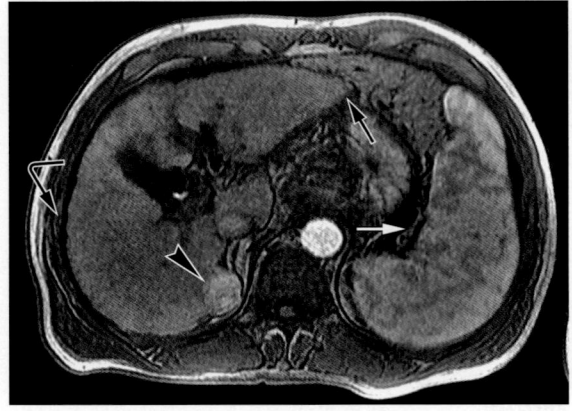

肝臓の表面は凹凸不整で，左葉外側域には辺縁の鈍化を認めます（→）。脾腫（⇨）と腹水の出現（曲矢印）を認め，肝硬変症の典型的な形態です。S6内側には20mm大の肝細胞癌を認めます（▶）。

図4　造影MRI T1強調画像（門脈相）

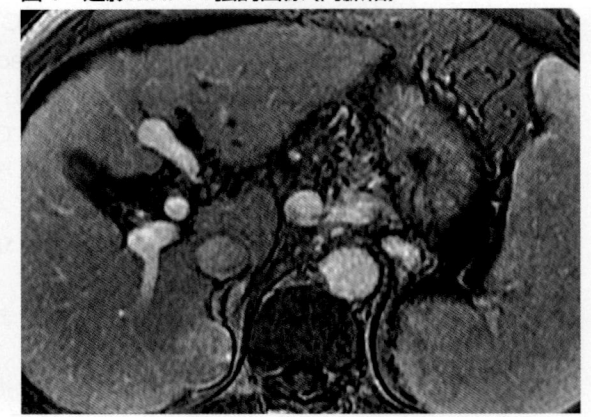

門脈相では門脈と同等に強く濃染を示す門脈側副路を認めます。肝硬変に付随する門脈圧亢進症の所見です。

図5　非造影脂肪抑制T2強調画像

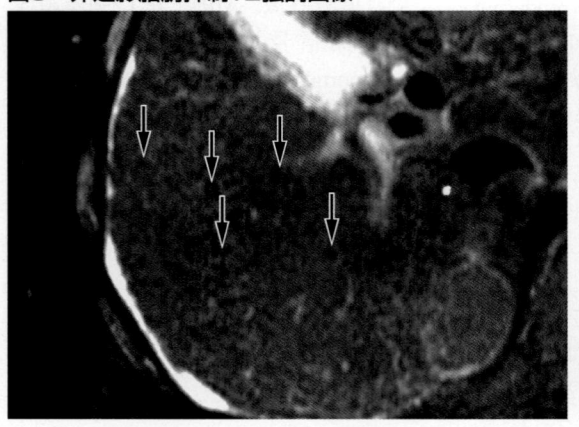

肝硬変症の肝実質内にはT2強調画像にて低信号を呈する微小な結節が多数認められることがあります（→）。また，網目状の高信号は線維化を反映しています。

図6　造影MRI T1強調画像（平衡相）

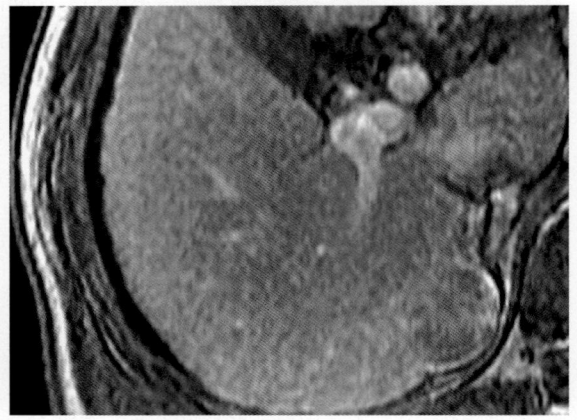

T2強調画像にて認めた線維化は平衡相にて同じく網目状の淡い濃染を示します。

2 肝悪性腫瘍
malignant epithelial tumor

疾患編—肝臓

3 腹部・骨盤部

● 肝細胞癌

● 症例（肝細胞癌）●

CT

図1　造影CT

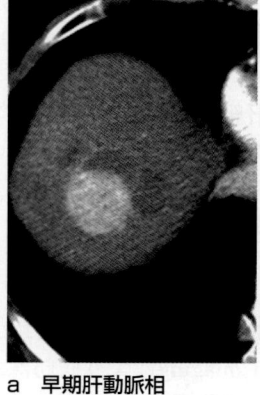

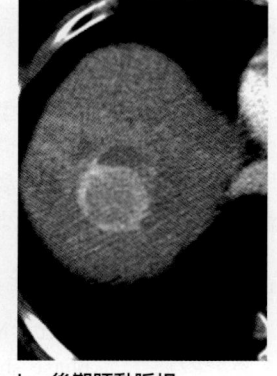

a　早期肝動脈相
b　後期肝動脈相

59歳，男性。S8肝細胞癌。早期肝動脈相では明瞭に濃染し，後期肝動脈相では明瞭なコロナ様濃染を示します。若干濃染のサイズが大きくなることに注目してください。

MRI

図2　造影MRI T1強調画像（肝動脈相）

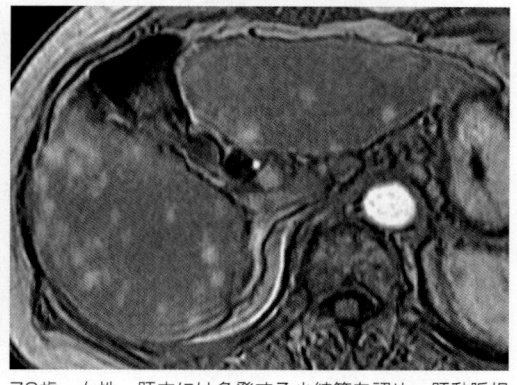

78歳，女性。肝内には多発する小結節を認め，肝動脈相にて明瞭に濃染を示します。肉眼分類ではびまん型に分類されます。

● 疾患概念

- 原発性肝癌の95％を占めます。
- 肝硬変，慢性肝炎を高率に合併します。
- 組織学的分類
  - ①高分化型
  - ②中分化型
  - ③低分化型
  - ④未分化型
- 高分化型では脂肪沈着や金属沈着を伴うことがあります。
- 門脈や肝静脈に腫瘍塞栓を形成することもあり，肝内転移，**異時性多中心性発癌**も知られています。

図3　肝細胞癌の肉眼分類

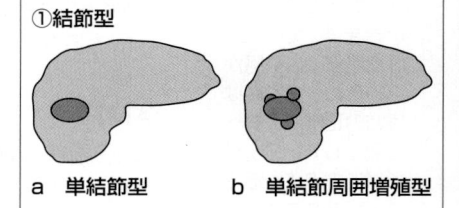

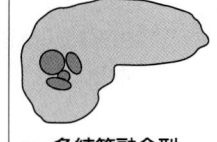

①結節型

a　単結節型
b　単結節周囲増殖型
c　多結節融合型

②塊状型
③びまん型

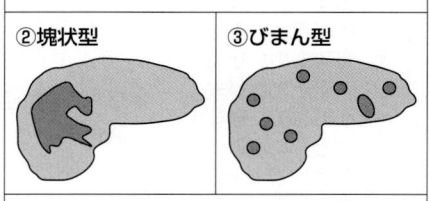

肉眼的には，①結節型，②塊状型，③びまん型の3型に分類されます。

画像診断技術

modality
- CT
- MRI
- 血管造影下CT

◆ CT（特に多列検出器型CT）
- CTでは比較的境界明瞭な低濃度を示します。
- 基本の3相撮影
  1. 肝動脈相
  2. 門脈相
  3. 平衡相
- MDCTにより動脈相を2相撮影するdouble arterial phaseも非常に有用です。
- 門脈側副路や腹水の評価にも役立ちます。
- 造影剤は毎秒2.5〜4.0m*l*ぐらいの速度での投与が必要です。点滴ではダメです。
- 投与開始からおよそ40秒前後が肝動脈相、70秒後前後が門脈相、3分以降が平衡相となります。
- 動脈相画像を用い、3D CT angiographyも有用です。

◆ MRI
- 非造影T1・T2強調画像を撮像します。
- ガドリニウムダイナミック造影を追加します。
- SPIO造影MRI*1も悪性腫瘍の検出に有用です。

◆ 血管造影下CT
- これまでの血管造影のみの診断にCTを併用したものです。
- 感度、特異度ともに優れますが、侵襲的といえます。
- 総肝動脈造影下（CTHA）および経上腸間膜動脈門脈造影下（CTAP）にてCTを撮影します。

画像所見のポイント

◆ CT（特に多列検出器型CT）
- 主に血流の評価をします。
- 中分化型以降の肝細胞癌では肝動脈相にて強く濃染、門脈相および平衡相では周囲肝実質と比べて低濃度もしくは等濃度となります。
- double arterial撮影にて**コロナ様濃染***2を認めればほぼ確定できます（**図1**）。
- 門脈相以降では腫瘍周囲の偽被膜がリング状濃染を呈することがあります。
- **高分化型肝細胞癌**では動脈相での濃染が目立たないことがあるので、注意が必要です。染まらない肝細胞癌もあります。

◆ MRI
- 非造影MRIではT1強調画像によるphase shift imagingにより脂肪沈着、金属沈着、細胞密度をみます。
- 特に、染まらない肝細胞癌は内部の脂肪を検出することが重要です。MRIが最も鋭敏です。
- 非造影T2強調画像では淡く高信号を呈します。
- ダイナミック造影ではCTと同様の所見となります。

◆ 血管造影下CT
- CTAPでは明瞭な低吸収域として描出されます。
- CTHAでは早期から強く濃染され、2相目くらいからコロナ様濃染を呈します。
- 末梢ではA-P shunt*3も強く濃染されるので、鑑別に注意が必要です。
- CTAPではコロナ様濃染の部分も含めて低吸収域を呈するため、CTHAでの濃染領域よりも大きくなります。CTHAでの濃染部分が癌の本体です。

知って得するアラカルト

*1 SPIO造影MRI
- 「super paramagnetic iron oxide」の略です。
- 超常磁性体である酸化鉄製剤〔フェリデックス（田辺製薬）、リゾビスト（シェーリング）〕は正常肝実質の網内系といわれるクッパー細胞に取り込まれ、T2強調画像やT2*強調画像にて肝の信号を低下させます。
- 腫瘍には取り込まれないため、相対的に腫瘍の高信号が視覚的に認識しやすくなります。
- 肝の信号を低下させるため「陰性造影剤」といいます。
- ガドリニウムは逆に「陽性造影剤」といいます。

*2 コロナ様濃染
- 通常、正常の肝臓は肝動脈もしくは門脈から造影剤が流入、肝静脈へと流出していきます。しかし、肝細胞癌には静脈がないため、造影剤は周囲の正常肝実質へと漏出していき、リング状の濃染をみることがあります。これを、太陽のコロナになぞって「コロナ様濃染」といいます。

*3 A-P shunt
- 通常、肝細胞癌は肝硬変症や慢性肝炎に合併して発生するため、肝実質のなかには肝動脈と門脈が末梢レベルにて交通してしまうA-P shunt（肝動脈門脈短絡）が存在することが多くなります。
- 濃染の形態は通常楔状で、コロナ様濃染は認めません。

● 胆管細胞癌

● 症例1（末梢型胆管細胞癌：50歳，男性）

CT

図4　造影CT（肝動脈相）

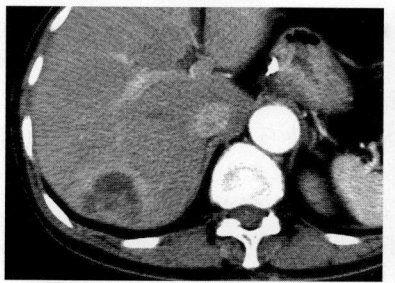

図5　造影CT（肝動脈相）

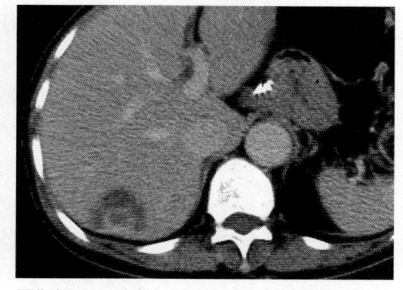

肝動脈相では腫瘍辺縁部に淡い濃染を認めます。肝の表面にはわずかなnotchを認め線維化成分が示唆されます。

平衡相では腫瘍内部に淡い遷延性濃染を認めます。内部線維化を反映した所見です。

● 症例2（肝門部型胆管細胞癌：62歳，男性）

CT

図6　造影CT（門脈相）

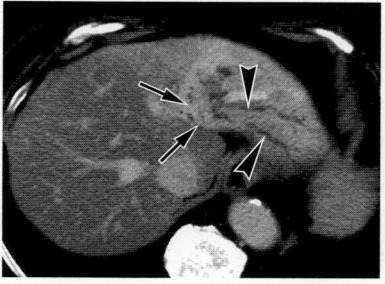

図7　造影CT MPR像

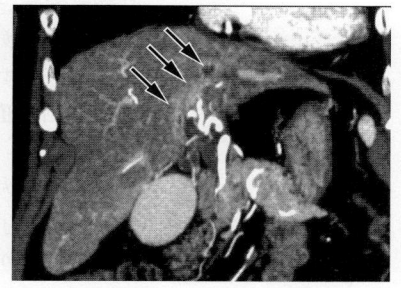

左葉肝門部側には境界不明瞭な遷延性濃染を認めます（→）。末梢の肝内胆管の拡張が明瞭です（►）。

MPR像では肝門部のグリソンに不整濃染を認めるようすがよりはっきり描出されています（→）。

● 疾患概念

- 原発性肝癌の約3％を占めます。
- 肝寄生虫症，胆管結石症，原発性硬化性胆管炎，胆管嚢腫，Caroli病との関連が知られ，肝硬変の合併は多くありません。

● 肝内胆管細胞癌の分類

① 末梢型
② 肝門部型

● 発育形態の分類

① 腫瘤形成型
② 胆管浸潤型
③ 胆管内発育型

- 腫瘤の辺縁部には豊富な腫瘍細胞，中心部には強い線維化を認め，壊死やムチン貯留を伴います。
- **末梢胆管の拡張**を伴うこともあります。

●画像診断技術と画像所見のポイント

modality
- CT
- MRI

◆CT
- 病変の広がり，胆管拡張の評価をします。
- 造影にて肝動脈相から門脈相にて辺縁部にリング状濃染がみられます。
- 平衡相では内部の線維化にまで濃染が広がり，濃染が持続します（図4，5）。
- 肝門部型では肝内胆管のびまん性拡張を認めます（図6，7）。

◆MRI
- 病変の広がり，胆管拡張の評価をします。
- T1強調画像にて淡く低信号を示します。
- T2強調画像にて中等度の高信号を呈します。線維化があれば内部は淡く低信号，壊死があれば比較的強い高信号を呈するなどさまざまです。
- 造影パターンはCTと同様となります。
- 特に肝門部型ではT2強調画像やMRCP像にて左右肝管が肝門部にて泣き別れ像を示します。
- T1およびT2強調画像での信号や濃染パターンからは転移性肝癌との鑑別は難しいことが多いでしょう。

●転移性肝癌

●疾患概念

- 頻度としては胃，大腸などの消化管原発悪性腫瘍からの転移が多くみられますが，あらゆる臓器からの転移がありえます。
- 門脈経由の**血行性転移**が最も多く，リンパ行性，播種性もあります。
- 治療方針を大きく左右するため，存在診断，質的診断が非常に重要です。
- 原発巣により血流は異なります。

① 乏血性転移
　・消化器癌：最も頻度が多い
② 多血性転移
　・腎細胞癌
　・褐色細胞腫
　・カルチノイド
　・膵内分泌腫瘍
　・悪性黒色腫
　・乳癌

●画像診断技術と画像所見のポイント

modality
- CT
- MRI

◆CT
- 典型的には多発で，単純CTにて大小不同の低濃度を示します。内部に**石灰化**を有することがあります。
- 多血性転移では動脈相にて濃染，門脈相，平衡相ではほぼ周囲肝と同等に濃染することが多くなります。
- 多血性転移では血管腫との鑑別が問題となります。
- 乏血性転移では門脈相にて周囲肝実質より低濃度に認められます。
- 乏血性転移も腫瘍の辺縁部には豊富な腫瘍細胞が存在するため，動脈相にて**リング状に濃染**することがあります。胆管細胞癌と鑑別が困難です。

◆MRI
- T1強調画像にて低信号，T2強調画像にて中等度の高信号を呈します。
- 内部に壊死巣や線維化を有する場合には不均一な信号を示します。
- 濃染パターンはCTと同じです。
- SPIO造影MRIも特に転移性肝癌の検出には有用です。

3 非上皮性腫瘍
疾患編—肝臓
non-epithelial tumor

● 平滑筋肉腫

● 疾患概念

- **未分化肉腫**といわれ，ごくまれな肝原発性悪性腫瘍です。
- 6〜10歳の小児に好発し，まれに成人にも発症します。
- 腹部腫瘤，腹痛で発症し，ときには破裂により急性腹症を呈します。
- 偽被膜を有する巨大腫瘤（15〜20cm）として認められ，大部分は充実性，内部に囊胞を伴うこともあります。
- 出血や壊死を有すると画像所見が複雑となります。
- 右葉に多く，肺や骨に高率に転移し予後不良です。

● 画像診断技術と画像所見のポイント

modality ● CT
● MRI

◆ CT

- 単純CTでは低濃度に認められ，出血や石灰化を有する場合には内部に高吸収域を認めます。
- 造影CTでは動脈相にてほぼ濃染を呈しません。
- 門脈相や平衡相にて辺縁部や隔壁に遷延性濃染を示します。

◆ MRI

- T1強調画像では低信号を呈し，出血を含む場合は高信号域が混在します。
- T2強調画像では比較的明瞭な強い高信号を呈し，囊胞性部分が描出されます。

◆ 鑑別疾患

- 巨大血管腫
- 血管内皮腫
- 胆管囊胞腺腫（癌）
- 肝膿瘍
- 外傷性血腫
- 肉腫様肝細胞癌

Q & A

Q 肝の病変のなかで，MRIのT1強調画像にて高信号を呈する病態とは何ですか？

A
①鉄沈着性再生結節（鉄のT1短縮効果による）
②低度異形成結節（肝細胞癌の前癌病変，脂肪や細胞密度の上昇による）
③高分化型肝細胞癌（脂肪沈着による）
④限局性脂肪沈着
⑤凝固壊死（ラジオ波焼灼術後や肝動脈塞栓術後の腫瘍壊死）
⑥出血（腫瘍内出血，囊胞内出血，外傷性出血）
⑦悪性黒色腫の肝転移（豊富なメラニンによる）

・T1強調画像にて通常の腫瘍は低信号です。逆に高信号を呈するものは内部の組織構造が特定できるものが多いのです。
・基本的に脂肪，出血成分，鉄や銅などの金属，細胞密度の上昇や蛋白濃度の上昇が原因となります。

非上皮性腫瘍

●悪性リンパ腫

●症例（続発性肝悪性リンパ腫：73歳，男性）●

MRI

図1　造影MRI T1強調画像（肝動脈相）

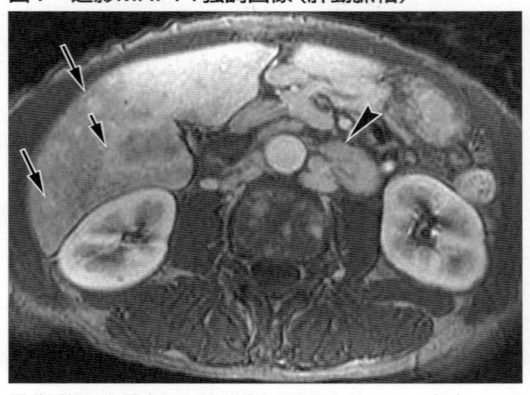

図2　造影MRI T1強調画像（門脈相）

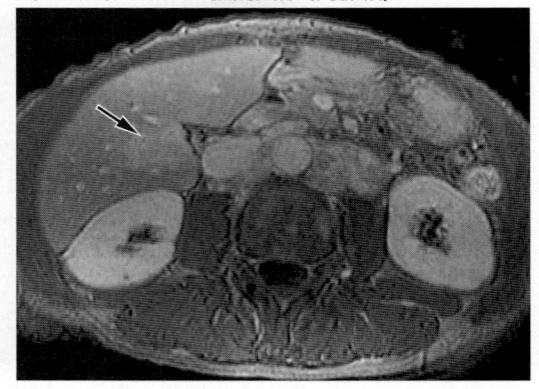

肝動脈相では肝内に不整な濃染が多発しています（→）。リンパ腫によるびまん性浸潤です。大動脈の周囲には多数のリンパ節腫大を認めます。

門脈相では一部の結節（→）が淡く濃染していますが，非特異的な所見です。

●疾患概念

- 肝原発性悪性リンパ腫は極めてまれです。
- ほとんどが，リンパ節発生のリンパ腫による肝浸潤です。
- 悪性リンパ腫の50％以上に肝病変が存在します。
- 肝原発性のものでは境界明瞭な巨大腫瘤を形成することが多く，続発性ではびまん性浸潤を示すことが多くなります。

●画像診断技術と画像所見のポイント

modality
- CT
- MRI
- ガリウムシンチグラフィ

◆CT
- 単純CTでは低濃度を示します。
- 造影にて多血性，乏血性とさまざまです。多くは乏血性となります。
- 腫瘤の内部に門脈枝などの**血管が貫通**することが特徴です。

◆MRI
- T1強調画像にて低信号，T2強調画像にて脾臓程度の高信号を呈します。
- 腫瘤内の血管貫通はT2強調画像でのflow voidとしても認められることがあります。
- 基本的にまれな腫瘍であり，特徴的な画像所見にも乏しいことから多くの場合は肝生検が必要です。
- 続発性の場合は脾臓も同様に浸潤を受けている場合があり，肝硬変症がないにもかかわらず，著明な脾腫を呈します。

◆ガリウムシンチグラフィ
- ガリウムシンチグラフィでは正常肝実質より強い集積を示します。
- 肝外病変の検出にも役立ちます。

3 腹部・骨盤部
疾患編—肝臓
4 炎症性肝腫瘤
inflammatory lesion

● 細菌性膿瘍

● 症例（肝膿瘍*1：65歳，男性）●

CT

図1　造影CT（肝動脈相）

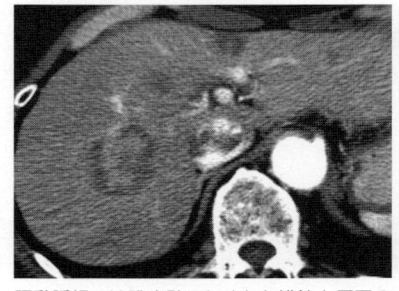

図2　造影CT（平衡相）

肝動脈相では膿瘍壁のわずかな濃染と周囲の炎症による低吸収域が明瞭に描出されています。

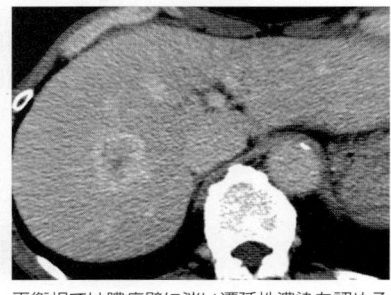

平衡相では膿瘍壁に淡い遷延性濃染を認めるものの，周囲の炎症領域は不明瞭化しています。

知って得するアラカルト

＊1　肝膿瘍
- 細菌性と非細菌性に分けられます。
- 後者にはアメーバ性，真菌性，寄生虫性があります。
- 肝へは門脈，動脈，胆管を通じて到達します。
- 最近では肝動脈塞栓術後や全身化学療法後などの医原性の一面ももちます。
- 抗生剤で軽快しない場合は，超音波ガイド下もしくはCTガイド下にてドレナージが必要となります。

● 疾患概念

- 原因となる細菌は大腸菌やクレブシエラが多くみられます。
- 発熱，右季肋部痛，肝腫大を主な症状とし黄疸を伴うものもありますが，まったく臨床症状を伴わないものもあります。
- 単房性のことも多房性のこともあり，腫瘤の構成もさまざまですが，基本的には膿瘍腔内の膿と周囲の炎症性変化によるものです。
- 画像所見も病期によりさまざまですが，本稿では基本的な画像所見を解説します。

● 画像診断技術と画像所見のポイント

modality ● CT
　　　　● MRI

◆ CT

- 単純CTでは膿瘍腔内の膿汁による低吸収域と周囲に波及した炎症による不整形低吸収域からなる二重構造が比較的特徴的です。
- 動脈相では膿汁を取り囲む壁が淡く濃染し，周囲の炎症部分は比較的濃染が弱くなります（図1）。
- 門脈相や平衡相では炎症部分が徐々に濃染し低濃度域が徐々に小さくなります（図2）。
- 内部ガスによるair densityを有することがあります。
- 化学療法後などの日和見感染では多発性の**微小膿瘍**（microabscess）を形成することがあります。

◆ MRI

- MRIではT2強調画像にて膿汁が著明な高信号として描出され，多房性の場合は隔壁構造も明瞭に描出されます。
- 基本的にはCTと同様の所見を呈します。
- 悪性腫瘍の内部壊死と鑑別が問題になることがあります。

●アメーバ肝膿瘍

●疾患概念

- ●大腸のアメーバ感染に続発して生じます。
- ●もともと，熱帯・亜熱帯地方に多い疾患の1つです。
- ●男性同姓愛者間の感染が注目されています。
- ●経門脈的に肝臓へ到達します。
- ●組織学的変化は細菌性肝膿瘍と同様です。

●画像診断技術と画像所見のポイント

- ●CT
- ●MRI

modality

◆CT，MRI
- ●画像所見も細菌性肝膿瘍に準じます。
- ●ダイナミックにて膿汁周囲の壁構造が濃染されることが特徴の1つとされています。

●炎症性偽腫瘍

●症例（炎症性偽腫瘍：64歳，女性）

MRI

図3　非造影T2強調画像

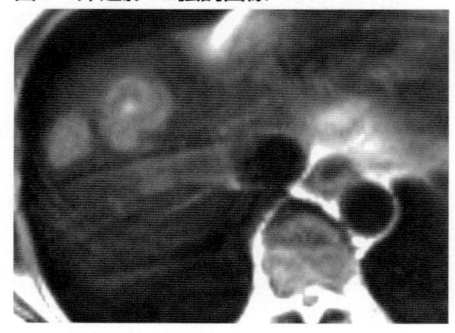

T2強調画像では比較的明瞭な高信号を示します。

CT

図4　単純CT

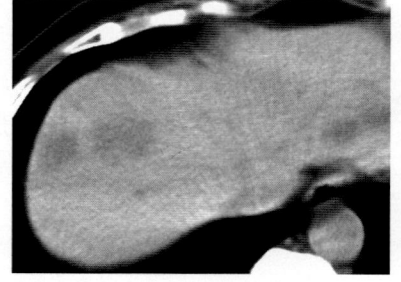

単純CTでは境界不明瞭な低吸収域を示します。

図5　造影CT（平衡相）

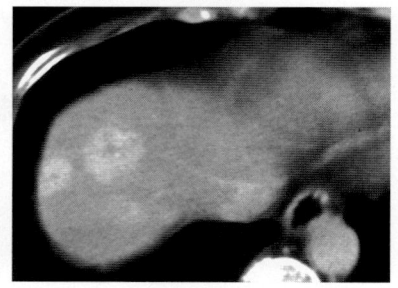

平衡相では淡く遷延性濃染を示します。

●疾患概念

- いまだ確立された原因はわかっていません。
- 症状も発熱，腹痛，体重減少など膿瘍に類似するものもあれば，まったく症状がないものもあります。
- 肝の炎症性偽腫瘍は単発のものが多く，症状があるものは平均8.3cm，ないものは3.6cmとの報告があります。
- ほかに肺，眼窩，口腔内，耳下腺，胃，卵巣，後腹膜にも発生します。

●画像診断技術と画像所見のポイント

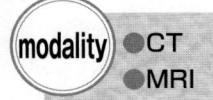

modality
- CT
- MRI

◆CT，MRI

- 基本的に炎症の時期によりさまざまな画像所見を呈します。
- CTでは淡い低濃度域を示します（図4）。
- MRIではT1低信号，T2淡い高信号を示します（図3）。
- 造影もパターンはバラバラです。
- 平衡相にて遷延性濃染を示すものが比較的多くなります（図5）。
- 経過観察にて縮小したり消失することを確認することが必要です。多くの場合は悪性腫瘍が否定できず，生検となります。

Q & A

Q 肝細胞癌の治療法は？

A
①外科的手術（肝切除術）
②局所治療（超音波もしくはCTガイド下によるエタノール局注，ラジオ波焼灼）
③肝動脈塞栓術（カテーテル手技を用いた動脈塞栓術）
④肝移植術

- 施設によりさまざまですが，基本的には手術による切除が最も成績良好と考えられています。ただし，局所治療も進歩しており，手術と同等の成績が得られつつあります。
- また，昨年より日本でも生体肝移植術が保険適応となり，治療法の1つに加えられています。
- 多発する（3個以上）場合には，肝動脈塞栓術の独壇場となります。ちなみに，各施設により異なりますが，入院期間は外科手術で約2～4週間，肝動脈塞栓術では1週間以内，局所治療では1～2泊で可能です。

5 びまん性肝疾患
diffuse liver disease

疾患編―肝臓

加藤博基

● 症例と正常画像 ●

脂肪肝

図1　腹部単純CT

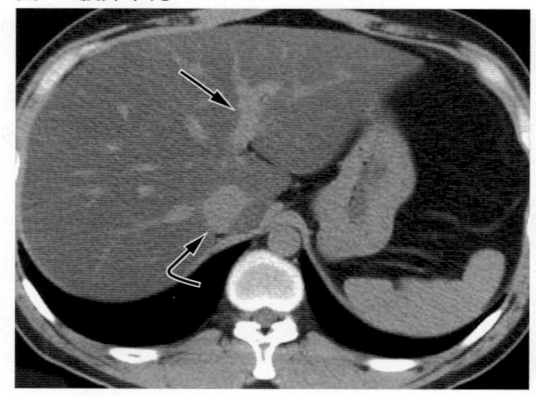

肝臓の濃度は約−5HUであり，高度に低下しています。肝臓と比べて大血管や脾臓が高濃度に描出されています。門脈臍部(→)，下大静脈(曲矢印)。

正常

図2　腹部単純CT

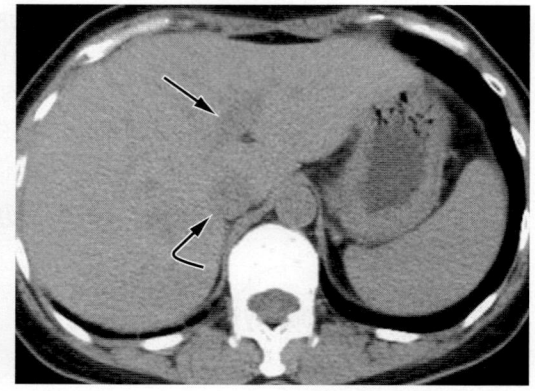

肝臓の濃度は約65HUであり，正常例です。肝臓に比べて大血管や脾臓はわずかに低濃度を呈しています。門脈臍部(→)，下大静脈(曲矢印)。

●疾患概念

- **脂肪肝**は肝細胞内に中性脂肪(トリグリセライド)が蓄積した病態です。

脂肪肝の原因
① 肥満
② 長期経静脈栄養などの過栄養
③ インスリン非依存性糖尿病
④ アルコール多量摂取
⑤ 薬剤(化学療法剤，ステロイド剤など)
⑥ 内分泌代謝異常　など

- 通常の脂肪肝は肝全体にびまん性に生じることが多いのですが，限局性の脂肪沈着をきたして腫瘤性病変との鑑別が問題となる**限局性脂肪肝(まだら脂肪肝)**は，区域性，地図状，円形などに分類されます。また，脂肪肝には高頻度でfocal fat spared area*1が認められます。

- 先天的または後天的になんらかの原因によって生体内諸臓器(特に肝臓)に鉄が過剰に蓄積している病態は，一般に「**鉄蓄積(過剰)症**」と呼ばれており，通常**ヘモクロマトーシス**と**ヘモジデローシス**に大別されます。

- ヘモクロマトーシスは全身臓器の網内系組織のみならず実質細胞にも大量に鉄が蓄積し，そのために進行性の諸臓器障害をきたす疾患であり，またヘモジデローシスは鉄が主として網内系組織に蓄積し，臓器障害や機能障害を伴わない状態を指します。

- **von Meyenburg complex**(Meyenburg複合体)は「**胆管過誤腫**(**biliary hamartoma**)」とも呼ばれており，線維間質に囲まれた小胆管が嚢状に拡張した良性の微小過誤腫です。これらの結節は通常は小さく0.1～5mmですが，ときに10mmに達することがあります。

知って得するアラカルト

*1　focal fat spared area
・脂肪肝内に正常または脂肪肝の程度が軽い肝組織が残存している状態をいいます。
・胆嚢床部やS2，S4の肝門部寄りに好発し，CTでは脂肪肝に比べて相対的に高吸収域として認められます。

画像診断技術

modality
- 超音波検査（US）
- CT
- MRI

◇ 超音波検査（US）
- 超音波は検診などのスクリーニングに用いられることが多く，簡便にびまん性肝疾患を診断できます。

◇ CT
- 肝実質の濃度（**CT値**[*2]）の変化がびまん性肝疾患の診断に有用です。

◇ MRI
- MRIでは通常の撮像に加え，**chemical shift imaging**[*3]を用いることで肝臓への微量の**脂肪沈着**を検出することができます。また，MRIは**鉄沈着**による磁場の不均一に敏感であり，鉄沈着に伴って信号変化をきたします。

画像所見のポイント

◇ 超音波検査（US）
- 脂肪肝の超音波像の特徴

①肝実質の点状高エコー像
　（bright liver）
②肝深部エコーの減衰増強
③肝内脈管の不明瞭化

- 肝のエコーレベルが腎よりも高い場合を「**肝・腎コントラスト陽性**」と呼び，脂肪肝と診断できる所見です。
- von Meyenburg complexは超音波で多発小囊胞として認められ，サイズが小さい場合は高エコーまたは多重反射によるコメットエコーを呈します。

◇ CT
- **脂肪肝では肝実質の濃度が低下**します。正常例では単純CTで肝臓は脾臓より高濃度であり，両者を比較することが診断に有用です。**肝臓の濃度が脾臓の濃度より低くなれば脂肪肝と診断できます**。肝臓の中性脂肪量とCT値には負の相関があります。
- **ヘモクロマトーシス，ヘモジデローシスでは肝実質の濃度が上昇**します。肝臓の鉄沈着量とCT値には正の相関があります。CT値は75HU～130HUを呈します。
- von Meyenburg complexは肝両葉に渡る微細な低吸収域として描出されます。

◇ MRI
- 高度の脂肪沈着部はT1強調SE（スピン・エコー）像で高信号に描出されますが，軽度の場合は通常のT1強調SE像，T2強調FSE（ファーストスピン・エコー）像では描出困難です。GRE（グラジエント・エコー）opposed phase像や脂肪抑制画像では，微量の脂肪沈着部を信号低下として描出することができます。
- ヘモクロマトーシス，ヘモジデローシスでは，鉄沈着を反映してT2強調画像やGRE像で肝臓の信号低下をきたし，筋肉より低信号になります。
- ヘモクロマトーシスでは膵臓への鉄沈着により膵臓の信号低下が認められますが，脾臓の信号低下は認めないことが多いのです。網内系の鉄沈着が主体であるヘモジデローシスでは脾臓の信号低下は認められませんが，脾臓や骨髄での信号低下が認められます。
- von Meyenburg complexは小嚢胞として描出され，T1強調画像で低信号，T2強調画像で著明な高信号を示します。

知って得するアラカルト

[*2] 肝実質のCT値
- 物質のX線吸収係数を表示した相対的，便宜的な値で，**水を基準物質として0**とし，**空気（真空）を-1000**と仮定した臨床目的のための単位です。
- 単位は，HU＝Hounsfield Unit。
- 正常例では，単純CTで肝実質のCT値は，55HU～75HUを示します。

[*3] chemical shift imaging
- GRE法ではTEを延長していくと，水と脂肪の共鳴周波数が周期的に信号の増強（**in phase**），打ち消し合い（**opposed phase**）をくり返します。
- 水と脂肪を含有した組織では，in phaseの信号に比べてopposed phaseの信号が低下します。したがって，in phase，opposed phaseの両者を撮像することで，微量の脂肪の検出が可能となります。

びまん性肝疾患

ヘモクロマトーシス

図3　腹部単純CT

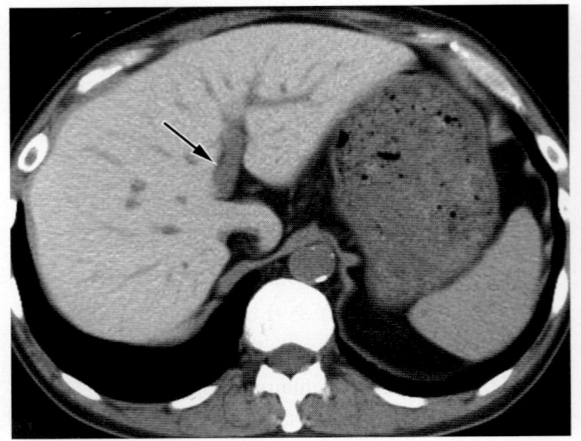

肝臓の濃度は約105HUであり，高度に上昇しています。肝臓と比べて大血管や脾臓が低濃度に描出されています。門脈臍部（→）。

ヘモクロマトーシス

図4　腹部単純MRI T2強調画像
　　　（FSE, TR/TE=4286/80）

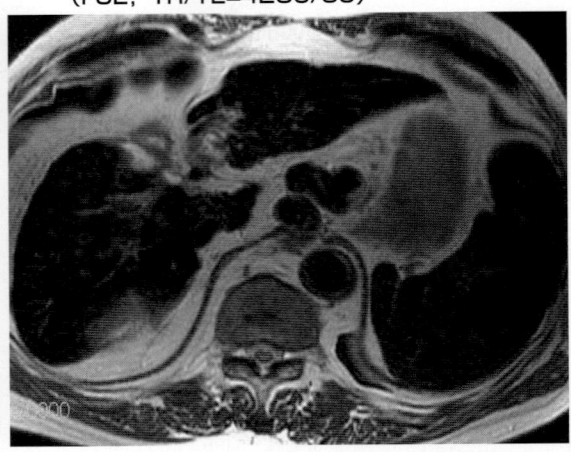

肝実質，脾臓の信号は鉄沈着を反映してT2強調画像で低下しています。

von Meyenburg complex

図5　腹部単純MRI脂肪抑制T2強調画像
　　　（FSE, TR/TE=7500/87.7）

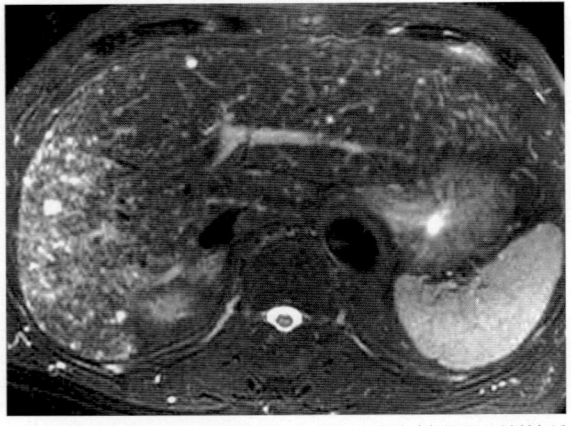

肝右葉を中心として，肝臓全体に無数の小嚢胞（高信号の結節）が認められます。

知って得するアラカルト

肝臓の濃度（CT値）がびまん性に上昇する病態
（原子番号が大きい物質が異常に肝臓へ沈着した病態）
　①鉄沈着：ヘモクロマトーシス・ヘモジデローシス，輸血による鉄の過剰負荷
　②銅沈着：Wilson（ウィルソン）病
　③ヨウ素沈着：アミオダロン（抗不整脈薬）
　④金沈着：金製剤（抗リウマチ薬）
　⑤トロトラスト沈着：放射性血管造影（日本では1932〜1945年に使用されました）
　⑥タリウム沈着：誤飲や自殺
　⑦糖原病

6 良性肝腫瘍
benign hepatic mass
疾患編―肝臓
3 腹部・骨盤部

● 症例と正常画像 ●

肝血管腫
図1　腹部造影CT門脈相像

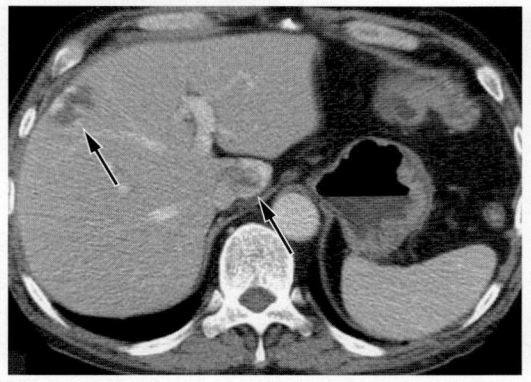

肝S1，S8にはそれぞれ20mm大の肝腫瘍を認めます。門脈相像で腫瘍辺縁に大血管と等しい濃度の結節状の造影効果を認め（→），平衡相像では内部に造影効果が広がっていきます（非提示）。

正　常
図2　腹部造影CT門脈相像

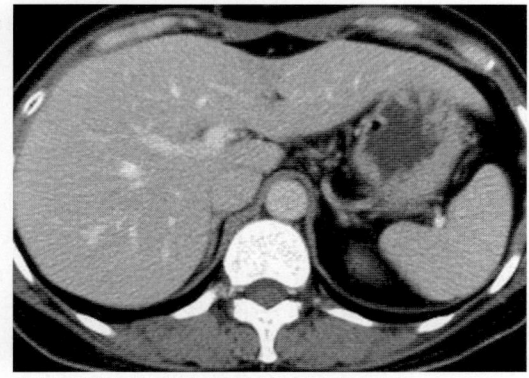

肝内には明らかな腫瘍性病変は認められません。

● 疾患概念

- **肝嚢胞**は漿液性の液体成分からなる真性嚢胞です。
- 肝嚢胞は寄生虫性と非寄生虫性に大別され，後者は先天性と後天性に分類されます。先天性嚢胞が多く，孤立性と多発性のものがあり，後者には腎，膵にも嚢胞が多発するものがあります。

肝嚢胞
①寄生虫性
②非寄生虫性 ─┬─先天性嚢胞
　　　　　　 └─後天性嚢胞

- **肝血管腫**にはcavernous type（海綿状血管腫）とcapillary type（毛細血管腫）に分類されますが，日常診療で頻繁に遭遇するのは前者の**海綿状血管腫**です。
- 肝海綿状血管腫は，海綿状，網目状の血液腔の集簇からなる良性腫瘍であり，腫瘍内部には血栓形成，ガラス様変性，線維化などが認められることがあります。

肝血管腫
①海綿状血管腫
②毛細血管腫

- **限局性結節性過形成**（focal nodular hyperplasia：FNH）は非硬変肝に生じる腫瘍類似病変で，肝内血流異常に基づく肝細胞の過形成とする説が有力です。
- **肝腺腫**（肝細胞腺腫）は若年女性の非硬変肝に好発する良性腫瘍で，経口避妊薬，蛋白同化ホルモン摂取，糖原病などとの関連が強いことが知られています。

●画像診断技術

modality
- ●超音波検査（US）
- ●CT
- ●MRI

◇ 超音波検査（US）

●超音波は非侵襲的に肝腫瘍性病変を検出することができます。最近では経静脈性超音波造影剤の使用が可能となり，質的診断も向上しています。

◇ CT

●CTは簡便に肝および腹部全体をスクリーニングすることができます。肝腫瘍性病変の検出および質的診断は**ヨード造影剤**の急速静注による**ダイナミック造影検査**が一般的であり，血行動態の把握が容易となっています。

●**血管造影下CT（CTHA，CTAP）**は病変の検出，質的な診断能の向上に寄与します。最近では**多列検出器型CT（MDCT）**の急速な普及により，CTは空間および時間分解能をさらに向上させ，MRIのような任意の断面を再構成したり，詳細な血管像を作成したりすることも容易です。

◇ MRI

●MRIでも**ガドリニウム造影剤**の急速静注によるダイナミック造影検査が多くの施設で行われています。

●MRIでは，肝**網内系**[*1]組織に取り込まれる**超常磁性酸化鉄（SPIO）造影剤**[*2]を用いて肝実質を低信号化することにより，肝腫瘍性病変を検出，診断することができます。

●画像所見のポイント

◇ 超音波検査（US）

●肝嚢胞は境界明瞭，辺縁平滑な類円形の腫瘤で，**後方エコー増強**を伴って，**内部は無エコー**を示します。

●肝血管腫は以下の3パターンに分類されます。

① 高エコーパターン：最も多いパターンで，腫瘍全体が高エコーを示します。

② 辺縁高エコーパターン：2cm未満の小腫瘍に多く，腫瘍の辺縁は高エコーを呈し，内部は肝実質に比べて低エコーあるいは等エコーを示します。

③ 混合エコーパターン：5cm以上の比較的大きな腫瘍に多く，高エコーと低エコーが不規則に混在して多彩な超音波像を呈します。

◇ CT

●肝嚢胞は境界明瞭，辺縁平滑な類円形の腫瘤で，内部は均一な水濃度を呈し，造影剤による造影効果を認めません。

●肝嚢胞の内部に感染や出血を合併すると内部のCT値が上昇し，「**複雑性嚢胞（complicated cyst）**」と呼ばれ，充実性腫瘍性病変との鑑別が必要となります。

●肝海綿状血管腫は，単純CTで境界明瞭，内部均一な低吸収腫瘤として描出され，内部濃度は脈管とほぼ等しい濃度を呈します。

●典型的な肝海綿状血管腫は，ダイナミック造影検査の肝動脈優位相で**腫瘍辺縁に結節状の濃染が出現し，急速に内部に広がっていきます（peripheral nodular enhancement and progressive fill-in）**。小さな腫瘍では肝動脈優位相で腫瘍全体が造影されることがあります。

●限局性結節性過形成は，単純CTで**中心瘢痕**[*3]を除いて均一な低濃度を呈します。ダイナミック造影検査の肝動脈優位相で均一な強い濃染を呈しますが，中心瘢痕は低吸収に認められます。平衡相で中心瘢痕に遅延性の造影効果を認めます。

●肝腺腫は，単純CTでは内部均一な低吸収腫瘤を呈し，ダイナミック造影検査の肝動脈優位相で均一な強い濃染を呈します。しかし内部出血，

知って得するアラカルト

＊1　網内系
- 肝臓，脾臓，リンパ節，肺などで細菌や異物を貪食細胞が処理するしくみを「網内系」といいます。
- 肝臓の類洞壁細胞にあるクッパー細胞（Kupffer細胞）は肝の網内系を担当していますが，肝硬変ではその機能や数が低下しています。

＊2　超常磁性酸化鉄（SPIO）造影剤
- 超常磁性体酸化鉄粒子（superparamagnetic iron oxide：SPIO）が臨床応用され，網内系機能を反映したMRI画像が得られるようになりました。
- 正常肝組織ではクッパー細胞（Kupffer細胞）がSPIOを貪食しますが，大部分の肝腫瘍にはクッパー細胞（Kupffer細胞）が存在しないためにSPIOを取り込まないという特徴を利用したのが，SPIO造影MRIです。

＊3　中心瘢痕（central scar）
- 限局性結節性過形成の中心部に認められ，「線維性星芒状瘢痕」とも呼ばれます。
- この瘢痕内には胆管や動静脈の分枝が存在します。

壊死を伴うことが多く，その場合には不均一な濃度，造影効果を認めます。

◆ **MRI**
- 肝嚢胞は境界明瞭，辺縁平滑な類円形の腫瘤で，内部は均一な水信号（T1強調画像で低信号，T2強調画像で著明な高信号）を呈し，造影剤による造影効果を認めません。**脳脊髄液と等しい信号を呈する**ことが診断のポイントですが，複雑性嚢胞（complicated cyst）はさまざまな信号を呈するので，注意が必要です。
- 典型的な肝海綿状血管腫は境界明瞭な腫瘤で，単純MRIではT1強調画像で低信号，T2強調画像で高信号を呈し，単純MRIのみでは肝嚢胞と鑑別が難しい疾患です。造影パターンはCTと同様ですが，変性した血管腫はさまざまな信号強度を示します。
- 限局性結節性過形成は，T1またはT2強調画像で周囲肝と等信号を呈することが多いのですが，中心瘢痕はT2強調画像で高信号を呈することがあります。限局性結節性過形成には**クッパー細胞（Kupffer細胞）が残存している**ため，**超常磁性酸化鉄造影MRI（SPIO造影MRI）にて造影剤の取り込みを認めます**。
- 肝腺腫は出血，壊死を有すると不均一な信号を呈しますが，出血，壊死がなくてもT2強調画像で不均一な信号を呈することが多いのです。

肝嚢胞

図3　腹部造影MRI T1強調門脈相像
　　（GRE，TR/TE=155/1.5）

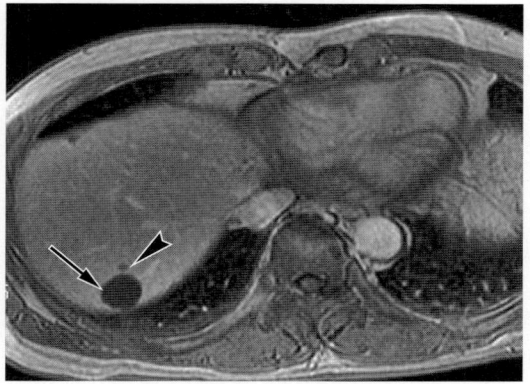

肝S7に20mm大の境界明瞭，辺縁平滑な腫瘤を認めます（→）。肝嚢胞はいずれの造影時相でも造影されません。その腹側にも数mm大の肝嚢胞を認めます（▶）。

限局性結節性過形成

図4　腹部造影MRI T1強調肝動脈相像
　　（GRE，TR/TE=150/1.6）

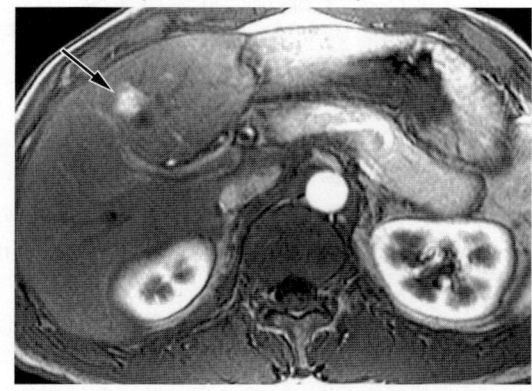

造影MRI肝動脈優位相像で，限局性結節性過形成は著明な濃染を呈します（→）。

限局性結節性過形成

図5　腹部SPIO造影MRI T2強調画像
　　（FSE，TR/TE=8571/80.0）

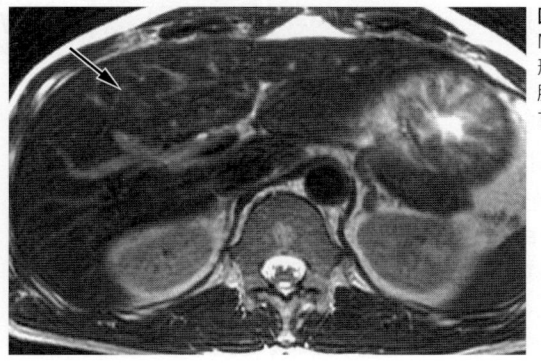

図4と同一症例のSPIO造影MRI像で，限局性結節性過形成はSPIOを取り込むため肝臓とほぼ等信号を呈します（→）。

7 小児肝腫瘍，先天疾患
infantile hepatic tumor, congenital disorder

疾患編―肝臓

3 腹部・骨盤部

● 症例と正常画像 ●

Budd-Chiari症候群

図1　腹部造影CT門脈相像

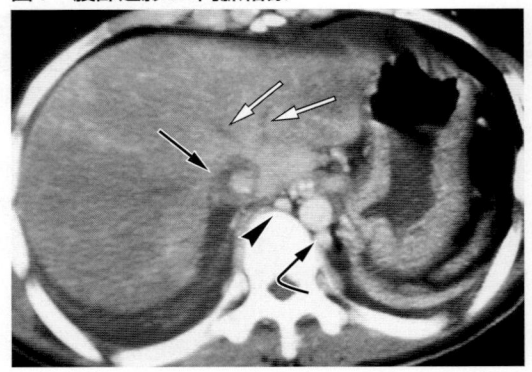

肝臓は不均一に造影されています。肝部下大静脈には血栓を示す低濃度域を認め（→），肝静脈も血栓のために低濃度に認められます（⇒）。奇静脈（曲矢印），半奇静脈（▶）は側副血行路として機能しており，これらは通常よりも拡張してみえます。

正常

図2　腹部造影CT門脈相像

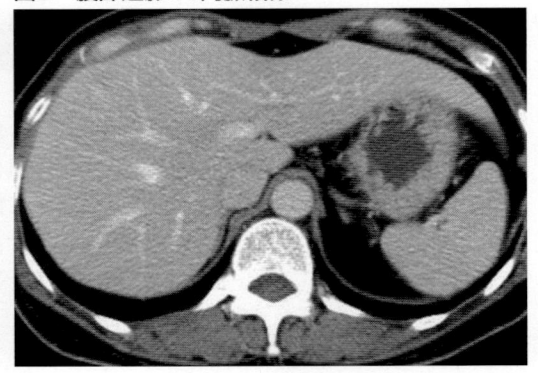

肝部下大静脈，肝静脈には造影欠損は認められず，奇静脈，半奇静脈には拡張を認めません。

知って得するアラカルト

＊1　Kasabach-Merritt症候群
・巨大または多発血管腫内の血栓形成により血小板が消費され，血小板減少や出血傾向を呈することをいいます。

＊2　門脈圧亢進症
・肝硬変，肝外門脈・肝静脈閉塞，血液疾患，寄生虫症，肉芽腫性肝疾患，先天性肝線維症または特発性に門脈圧が亢進する病態の総称です。
・一般的所見は門脈径拡張，脾腫，側副血行路の発達で，門脈圧亢進症に伴う食道静脈瘤と脾機能亢進に伴う汎血球減少症が治療の対象となります。

● 疾患概念

● 小児の腹部悪性腫瘍の約半数が神経芽腫で最も多く，Wilms腫瘍（腎芽腫），肝芽腫が続きます。
● 小児の肝原発腫瘍では，悪性腫瘍が2/3を占め，良性腫瘍が1/3を占めます。
● 小児の肝原発性悪性腫瘍には，肝芽腫，成人型肝細胞癌，未分化肉腫，悪性リンパ腫，悪性胚細胞腫瘍があります。これらのなかで肝芽腫が90％以上で，成人型肝細胞癌が残りをほぼ占めます。肝芽腫の大部分が5歳以下の乳幼児に発生し，特に2歳以下に多いのです。
● 小児の肝良性腫瘍は，**血管腫，血管内皮腫**がその代表です。無症状例は経過観察により1年～1年6カ月で自然退縮することが多いのですが，心不全や血小板減少（Kasabach-Merritt症候群＊1）を伴う場合は，緊急に治療が必要です。
● 肝の門脈血流循環は消化管，膵，脾から肝類洞に流入する**門脈**，終末肝静脈枝（中心静脈）から大循環に流出する**肝静脈，下大静脈**により構成されています。狭義のBudd-Chiari症候群は，肝静脈閉塞による静脈血流出障害のため，肝鬱血，**門脈圧亢進症**＊2をきたす症候群ですが，下大静脈の閉塞によるものも含めて広義に用いられています。

● 画像診断技術

● 超音波検査（US）
● CT
● MRI

modality

◆ 超音波検査（US）

● 小児では非侵襲的な超音波検査が簡便で有用です。CTは被曝の問題があり，MRIは長時間の**鎮静**が必要であるため，**小児の肝臓検査では，超音波検査が第1選択**とされることが多いのです。

316

◆ CT
- 多列検出器型CT（MDCT）は短時間に広範囲の撮影が可能ですが、被曝の短所があり、小児の検査に際しては検査の適応に慎重であるべきです。**CTの被曝量は管電圧の2乗に比例**し、**管電流やスキャン時間に比例**するため、これらのパラメーターに留意することが必要です。

◆ MRI
- MRIは肝臓内の有用な情報をもたらしますが、小児のMRI検査では長時間の無動化が必要です。モニターなしの安易な鎮静では患児の安全確保が保証できないため、専門医の監視下で行う必要があります。

● 画像所見のポイント

◆ 超音波検査（US）
- 肝芽腫は非常に多彩な超音波像を呈します。典型的には高エコーですが、内部が不均一を呈する場合がしばしば認められます。境界は明瞭なことも不明瞭なこともあります。
- 血管内皮腫の超音波所見はさまざまです。典型的には肝に不均一なエコーパターンを呈する腫瘤があり、腹腔動脈、肝動脈径が拡大しており、腹腔動脈起始部より遠位で腹部大動脈の内径が減少しています。
- Budd-Chiari症候群では、パルスドプラ法を用いた超音波検査が下大静脈、肝静脈の閉塞や狭窄の評価を高い正診率で可能にし、術前の切除範囲の決定や術後のフォローアップに簡便かつ有用です。尾状葉腫大も認められます。

◆ CT
- 肝芽腫は単純CTで周囲肝実質より低吸収を呈し、出血や壊死を反映した不均一な低吸収が認められることがあります。点在する粗大な石灰化がしばしば認められ、造影効果は正常肝実質より弱いのです。
- 典型的な血管内皮腫のCT像は、造影効果が辺縁から中心部に向かい、遅延相で中心部の造影効果が持続します。腫瘍の内部に線維化や血栓化が認められることがあります。
- 造影CTは、Budd-Chiari症候群の肝静脈または肝部下大静脈の閉塞ないしは狭窄を直接描出することができ、奇静脈系などの側副血行路の拡張も描出します。

◆ MRI
- 肝芽腫はT1強調画像で低信号、T2強調画像で高信号を呈しますが、非特異的な信号強度です。MRI所見は組織型により変化し、上皮型では一般的に均一であり、混合型ではT1、T2強調画像でともに低信号を呈する線維性中隔を有します。
- 血管内皮腫のMRI像は、T2強調画像でさまざまな高信号を呈します。不均一な多結節型の所見を呈することが多いのですが、腫瘍が退縮して線維成分の置換が起こるとT2強調画像で低信号化します。
- MRIやMRAでは、造影剤を用いなくてもBudd-Chiari症候群の肝静脈または肝部下大静脈の閉塞ないしは狭窄を直接描出することができます。冠状断、矢状断像では下大静脈の閉塞病変を長軸方向に同定し、閉塞距離を正確に測定できます。

肝芽腫

図3　腹部造影CT

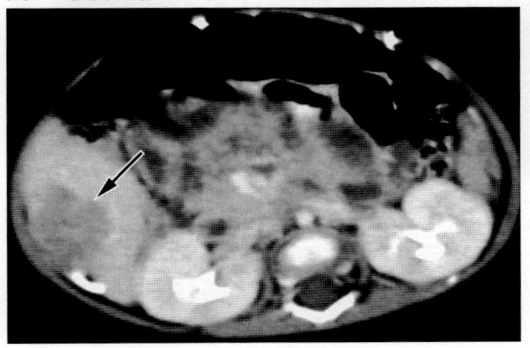

肝S6に40mm大の肝腫瘍を認めます（→）。境界不明瞭、辺縁不整であり、造影効果は正常肝実質より弱く、内部は不均一です。

3 腹部・骨盤部

1 疾患編—胆道
胆道結石
biliary tract stone

前谷洋爾

● 症例と正常画像 ●

胆嚢結石症
図1　MRCP

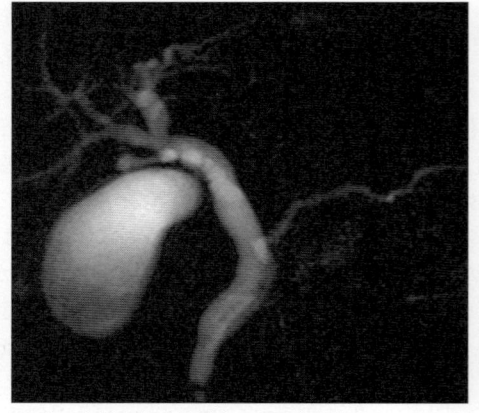

84歳，女性。超音波検査で胆石を指摘され，MRIでの精査のため来院されました。MRCPでは胆嚢管および肝内胆管が明瞭に描出されていますが，胆嚢結石は指摘困難です。

正常
図2　MRCP

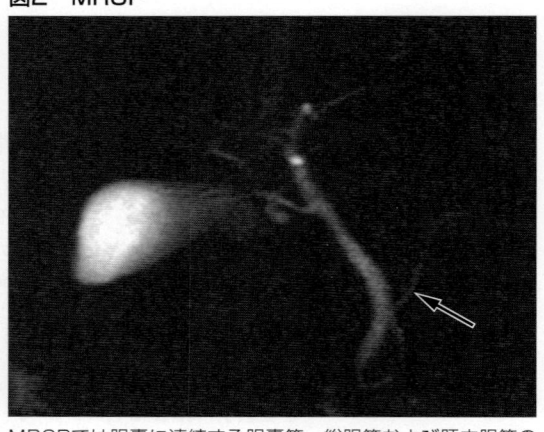

MRCPでは胆嚢に連続する胆嚢管，総胆管および肝内胆管の一部が描出されています。さらに膵管まで描出されています（→）。

（前谷洋爾：画像診断．胆道系疾患のdiagnostic tree, 23（2）：171-181, 2003.より引用）

● 症例と正常画像 ●

総胆管結石症
図3　MRCP

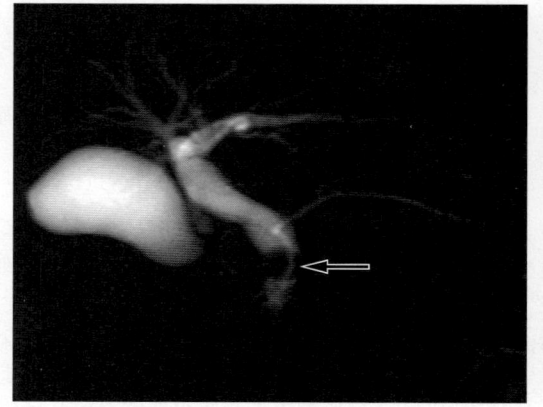

46歳，男性。スクリーニングの超音波検査で総胆管結石を指摘され，MRIでの精査のため来院されました。MRCPでは下部胆管に結石を示唆するdefectを認めます（→）。

正常
図4　MRCP

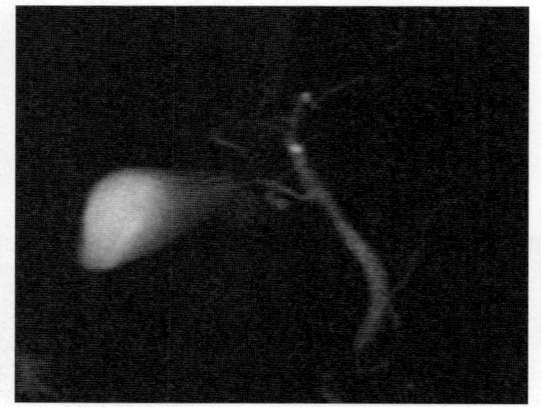

MRCPでは胆嚢・胆管・膵管が描出されていますが，総胆管には異常所見はありません。

> 知って得するアラカルト

＊1 MRCP (magnetic resonance cholangio-pancreato-graphy)

・MRCPとは，極めて強いT2強調画像を用いて長いT2値をもつ静止水のみを高信号に描出するhydrographyの一種です。

・静止した液体を画像化することにより，造影剤を用いずにERCPのような膵管・胆管像を得る撮像法であり，単なる診断目的の胆道造影や膵管造影に代わる新たな診断法としての地位を確立してきています。

・一方，その原理上，撮像範囲内の静止水すべてが高信号に描出されるため，腹水が貯留している場合には画質が著明に劣化する場合があります。

● 疾患概念

● 胆道結石は大きく，①胆嚢結石と②胆管結石に分かれます。

胆石症

● 胆石は，コレステロールやビリルビンカルシウム，炭酸カルシウムを主成分とします。
● CT所見はそのカルシウム含有量に左右され，約10％を占める純コレステロール結石はCTでは検出されないことがあり注意を要します〔「黄色肉芽腫性胆嚢炎」の項，図1参照（326ページ）〕。
● 胆石症の合併症としては，急性・慢性胆嚢炎，胆嚢癌，総胆管結石などがあります。
● 後2者は手術術式の決定のうえで重要ですので，その存在診断は大切です。

● 画像診断技術

● 超音波検査（US）
● MRCP
● 経静脈的胆管造影：DIC-CT
● CT

modality

◆ 超音波検査（US）
● 胆石の診断において通常，最初に施行される検査です。
● 総胆管の評価がやや困難であるという欠点があります。

◆ MRCP＊1
● 胆石症で腹腔鏡下胆嚢摘出術の術前には胆嚢管や胆管の走行，総胆管結石の有無を調べるためにMRCPを施行する必要があります（図1，3）。
● **胆道結石ではthick slabのMRCPでは小さな結石は見落とされる可能性があります。**
● したがって，必ずthin sliceのHASTEなどのheavily T2強調画像を少なくとも2方向追加する必要があります（図5，6）。
● 一方，下部胆管内の結石では，周囲に液体が乏しい場合には結石がdefectとして描出されないことがあり注意を要します。
● MRIで生じる種々のアーチファクトが総胆管結石と鑑別困難な場合があります。
● しかし，結石のみは脂肪抑制T1強調画像で高信号を呈することがあり，この撮像法を追加することは大切です。

MRCP

図5　MRI T2強調冠状断像（SSFSE法 冠状断像）（胆嚢結石症）

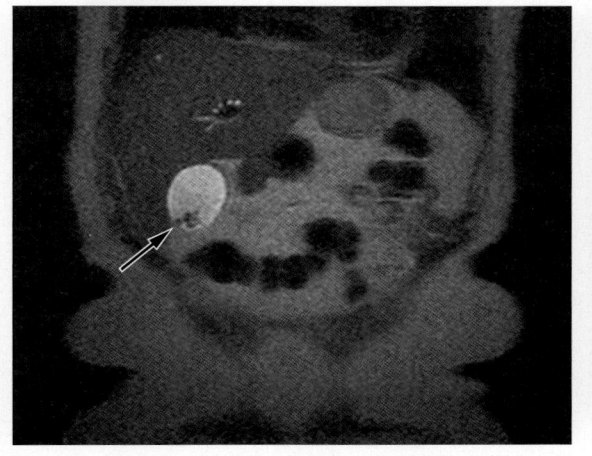

図1と同一症例です。T2強調冠状断像では，胆嚢結石が明らかです（→）。

図6　HASTE 冠状断像（総胆管結石症）

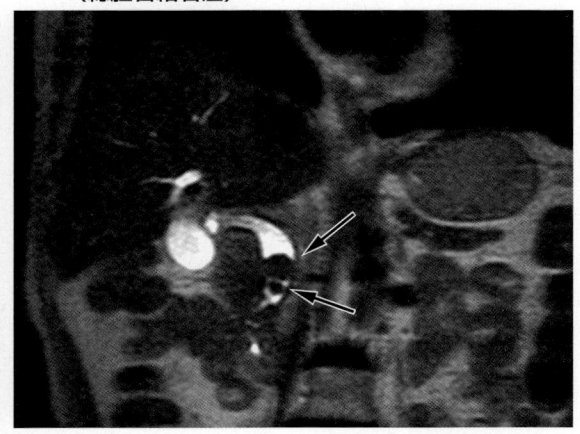

図3と同一症例です。thin sliceのHASTEではさらに薄い総胆管結石が描出されています（→）。

◆ 経静脈的胆管造影 (drip infusion cholangiography：DIC)

- 空間分解能が低く，現在はほとんど不要な検査です。
- MDCTを利用したDIC-CTは極めて高い空間/濃度分解能を有しており，MRCPの画質が不良な場合には追加する意義があります。
- 一方，DICに使用するイオトロコス酸（ビリスコピン）は副作用の少なくない高浸透圧性のイオン性造影剤であり，その使用時には注意を要します。

◆ CT

- ほかのmodalityの発展により，CTの必要性はあまり高くありません。

● 画像所見のポイント

◆ MRCP

- MRCPでの総胆管結石診断の感度と特異度は90%以上であり，3mm以上の総胆管結石は描出可能です。
- 上述のようにthin sliceのHASTEやMRCPの原画像を参照することが重要です。
- 閉塞性化膿性胆管炎などの緊急疾患を除けば，侵襲的なERCPは多くの場合で省略可能です。
- 一方，総胆管結石に伴う閉塞性化膿性胆管炎などの緊急疾患においては，ドレナージ療法などが可能なERCPを優先する必要があります。

◆ 経静脈的胆管造影CT (drip infusion cholangiography：DIC-CT)

- 極めて高精細の3次元画像が得られます。
- 高濃度の造影剤を使用するため，石灰化を有する総胆管結石を見落とすおそれもあります。

◆ CT

- 溶解療法や体外衝撃波結石破砕術を選択する際には，CTにて結石の石灰化のパターンや程度を把握する必要があります。
- 一方，CTにおいてはしばしば合併する胆嚢癌の検索も重要です。

2 胆嚢癌
gallbladder cancer

疾患編—胆道

3 腹部・骨盤部

● 症例と正常画像 ●

胆嚢癌

図1　造影CT

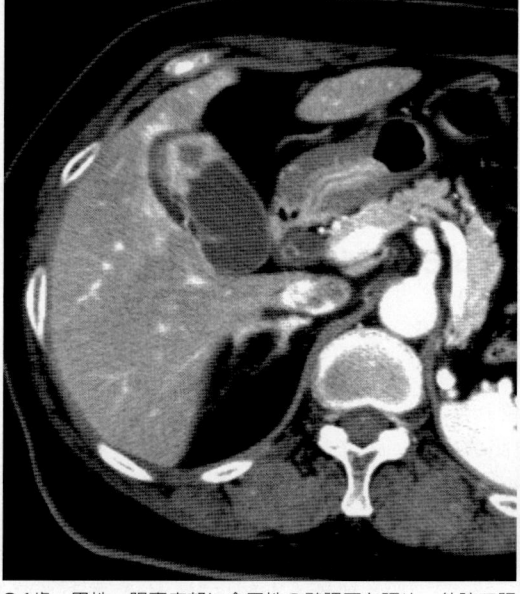

64歳，男性。胆嚢底部に全周性の壁肥厚を認め，他院で胆嚢腺筋腫症と診断され，精査・加療目的に入院されました。

正常

図2　造影CT

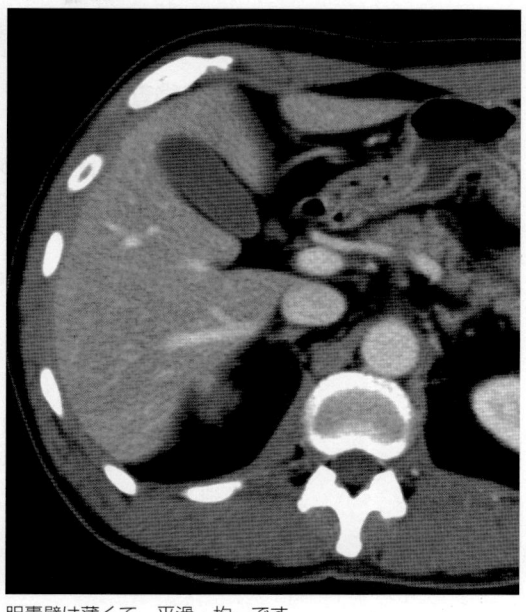

胆嚢壁は薄くて，平滑・均一です。

〔前谷洋爾：INNERVISION マルチモダリティによるAbdominal imaging（胆道疾患），20：61-64，2005．より引用〕

1) 荒木　力：腹部CT診断120ステップ，127-128，中外医学社，2002．

● 疾患概念

- 胆嚢癌は次の3型に大きく分類されます[1]。

  ①内腔型　②壁肥厚型　③塊状型

- 鑑別疾患としては胆嚢ポリープや胆嚢腺筋腫症，慢性胆嚢炎や黄色肉芽腫性胆嚢炎があります。
- 黄色肉芽腫性胆嚢炎は，しばしば周囲臓器への浸潤やリンパ節腫大もきたし，典型例を除いて胆嚢癌との鑑別は容易ではありません。
- 病変内部の微量な脂肪も検出可能なMRIが鑑別に役に立つ可能性があります。
- しかし，これでも両者の鑑別を完全に行うことは困難です。
- 癌の浸潤が固有筋層をこえる進行癌では高率にリンパ節転移を認め，重要な予後決定因子です。
- 漿膜下層浸潤のある場合には厳密なリンパ節郭清のため胆道再建が必要とされており，癌の深達度診断は重要です。
- そのほか，肝臓を始めとする周囲臓器への浸潤の有無を評価する必要があります。

●画像診断技術

modality
- 超音波検査（US）
- 超音波内視鏡（endoscopic ultrasonography：EUS）
- MDCT
- MRI
- 血管造影

◆超音波検査（US）
- 最初に施行される検査です。
- ドプラーエコーは胆嚢の小隆起性病変の鑑別にも有用です。

◆超音波内視鏡（endoscopic ultrasonography：EUS）
- 超音波内視鏡は通常の超音波検査（US）よりも胆嚢全体の詳細な観察が可能であり、かつ画質が優れており、病変と胆嚢壁の関係や胆嚢壁3層構造も描出可能です。
- この3層構造の破壊の有無から胆嚢癌の深達度診断に有用です。

◆MDCT
- 単なる2次元画像としての横断像だけでなく、撮像範囲内のvolume dataを得ることが可能です。
- このvolume dataから任意の断面のmultiplanar reformation（MPR）像を得ることができ、目的に応じた断面での病変の評価（肝浸潤の有無など）が可能です。
- 広範囲の撮影も容易であり、遠隔転移の検出にも優れます。
- さらに高画質のCT angiographyも作成可能です。

◆MRI
- 任意の断面像が作成可能なMDCTの登場により、MRIの必要性は相対的に低下しました。
- しかし、胆道系を把握するためには非侵襲的なMRCPは重要です。
- 近年、種々の腫瘍性疾患における拡散強調画像の有用性が報告されてきています。
- 拡散強調画像は、胆嚢の腫瘍性病変の鑑別に有用となる可能性があります。

◆血管造影
- 上述のMDCTの登場によりほぼ不要になりつつあります。

●画像所見のポイント

◆超音波検査（US）
- 胆嚢の隆起性病変に関しては典型的なコレステロールポリープと胆嚢腺筋腫症を除くと、その鑑別はしばしば困難です。
- これらの鑑別には腫瘤の大きさ、形態、腫瘤内血流などが鑑別のkeyとなります。
- 隆起病変の大きさは最も鑑別に役に立つ情報であり、5mm以下の病変はほとんどが良性です。
- しかし、10mmをこえると悪性の可能性を念頭に置いた精査が必要となり、15mm異常では約半数が胆嚢癌になります[2]。

◆超音波内視鏡（endoscopic ultrasonography：EUS）
- 胆嚢癌は進行度により、リンパ節郭清などの手術術式が異なってくるので、EUSによる深達度診断は重要です。

◆MDCT
- 明らかな浸潤癌の場合にはEUSは必須の検査とはいえません。
- この場合、肝、胆管、脈管などへの浸潤や、肝・リンパ節転移、腹膜播種の診断が重要になります。
- MPR法を用いることにより、肝臓浸潤の有無もより正確になります（**図3**）。
- 最新鋭のMDCTでは胆嚢動脈の描出も可能になりつつあります（**図4**）。

2）田中直見 編：図説 消化器病シリーズ 13. 胆道疾患，メジカルビュー社，2000.

知って得するアラカルト

＊1 Rokitansky-Aschoff sinus（RAS）
- 胆嚢内圧の増大に伴い、胆嚢粘膜上皮が粘膜固有層―筋層、ときに漿膜下相に陥入してできた深いくぼみで、切除された胆嚢の90％にみられるとされます。
- 加齢により増加し、慢性胆嚢炎や胆石と関係があり、後天性に発生すると考えられています。

◆MRI

- 胆嚢癌と鑑別を要する胆嚢腺筋腫症の診断においてはRokitansky-Aschoff sinus[*1]の有無が1つのkey pointになりますが，MRCPはその描出にも優れています（**図5**）。
- 近年，種々の腫瘍性疾患における拡散強調画像の有用性が報告されてきています。
- 壁肥厚型胆嚢癌との鑑別が問題となる慢性胆嚢炎や胆嚢腺筋腫症と，胆嚢癌の鑑別に拡散強調画像が有用になる可能性があります（**図6**）。

CT

図3　造影CT斜矢状断像（胆嚢癌）

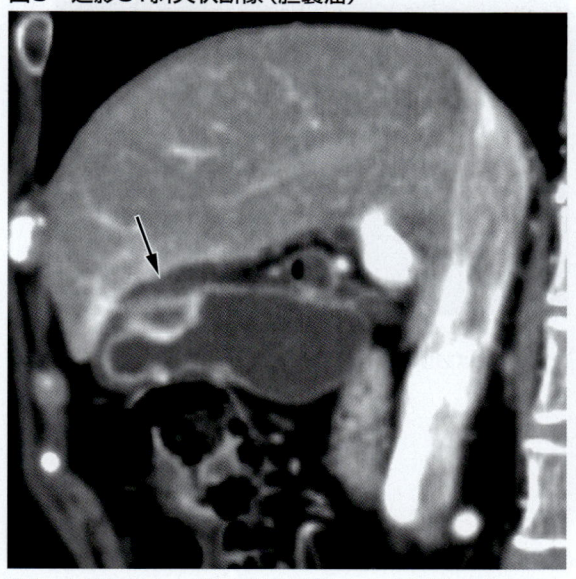

腫瘍と肝臓の間には一層の脂肪織を認め（→），肝浸潤は否定的です。

図4　CT angiography（胆嚢癌）

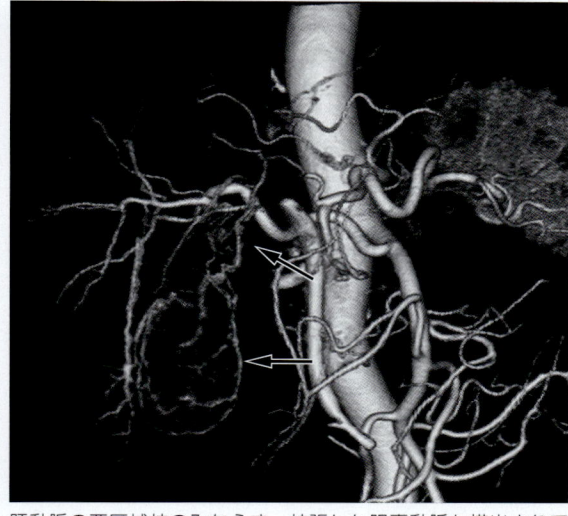

肝動脈の亜区域枝のみならず，拡張した胆嚢動脈も描出されています（→）。

MRI

図5　MRCP（胆嚢癌）

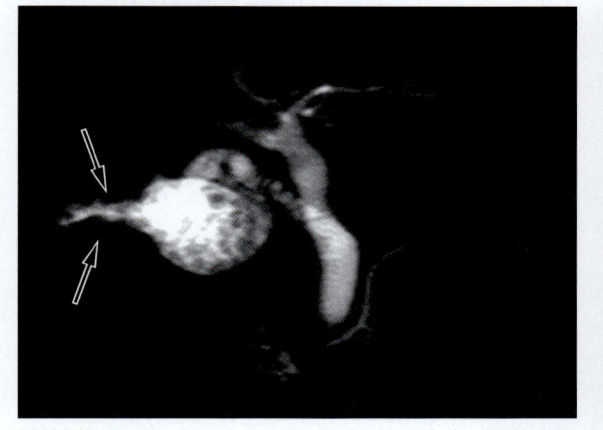

胆嚢底部にRokitansky-Aschoff sinusはなく（→），胆嚢腺筋腫症は否定的です。

図6　T2強調画像と拡散強調画像のfusion像（胆嚢癌）

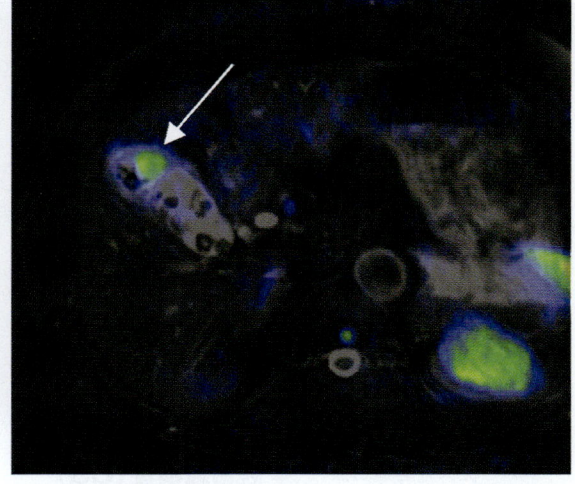

壁肥厚部が拡散強調画像で高信号を呈しており（→），胆嚢癌が強く疑われました。手術が施行され，最終的に胆嚢癌と診断されました。

3 先天性胆道拡張症
choledochal cysts

疾患編—胆道

● 症例と正常画像 ●

先天性胆管拡張症

図1 MRCP

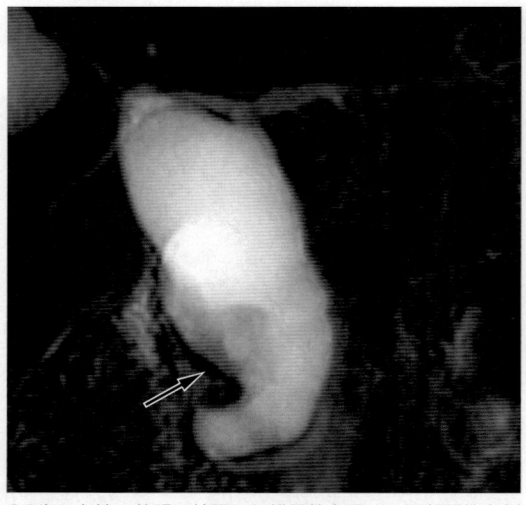

27歳，女性。著明に拡張した総胆管を認め，下部胆管右側壁には合併した胆管癌によるdefectを認めます（→）。

正常

図2 MRCP

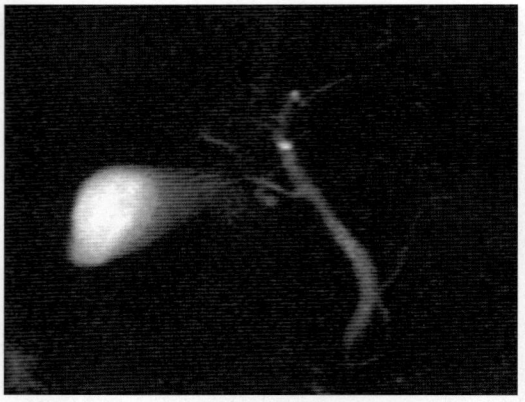

総胆管径は5mm弱と正常範囲内であり，ほかにも特記すべき異常所見はありません。

知って得するアラカルト

＊1 膵胆管合流異常
- 解剖学的に膵管と胆管が十二指腸壁外で合流する先天異常と定義されています。
- Oddi括約筋の作用が合流部に及ばないため膵液と胆汁の相互逆流が生じ，胆管癌の合併など，膵胆道系にさまざまな悪影響を及ぼします。

1) 田中直見 編:図説 消化器病シリーズ 13. 胆道疾患, メジカルビュー社, 2000.
2) 本城和光:膵・胆管合流異常と先天性胆道拡張症, 90-92, メディカル・サイエンス・インターナショナル, 2000.

●疾患概念

- 日本人に多い疾患で，性差は1：3～4で女性に多くみられます。
- 発症年齢は約30％が10歳以下です。
- 膵胆管合流異常＊1を高率に伴います。
- 胆道系の悪性腫瘍を高率に合併するので注意が必要です[1,2]。

●画像診断技術

modality
- 超音波検査（US）
- MRI・MRCP
- ERCP
- MDCT

◆ 超音波検査（US）

- 総胆管拡張を認めることが本症発見の契機になります。
- 成人でも総胆管拡張を認めた場合には総胆管結石嵌頓や胆道癌以外に本症も鑑別にあがります。
- 合流異常で認められる**胆嚢壁の全周性の肥厚など**を認めた場合には，合流異常の可能性を念頭においてさらなる検査を進める必要があります。

◆ MRI・MRCP

- MRCPでは総胆管嚢腫の全体像を容易に把握可能であり，診断は容易です。
- MRCPでは合併する膵胆管合流異常の診断も可能です。
- 小児の場合は膵胆管合流異常の診断は必ずしも容易ではありません
- MRIでは合併する胆道系悪性腫瘍の診断も可能です。

◆ ERCP

- 拡張部を造影剤で満たしきることが

難しく，胆道系全体の評価が困難な場合があります
- しばしば合併する膵胆管合流異常の診断には非常に有用です。

◆ CT
- MDCTではMRIと比較しても遜色ない情報が得られる可能性があります。
- しかし，被曝の問題などがあり，特に小児においてはMRIが優先されるべきでしょう。

画像所見のポイント

◆ MRI・MRCP
- 嚢状に拡張した総胆管が明瞭に描出されます(**図1**)。
- 高率に合併する膵胆管合流異常の診断も同時に可能ですが，不明瞭な場合もあります。
- 同時に合併する胆道腫瘍やその転移の検出にも有用です(**図1，3**)。

◆ ERCP
- 膵胆管合流異常の診断に威力を発揮します。

胆管癌多発肝転移

MRCP

図3 T2強調画像

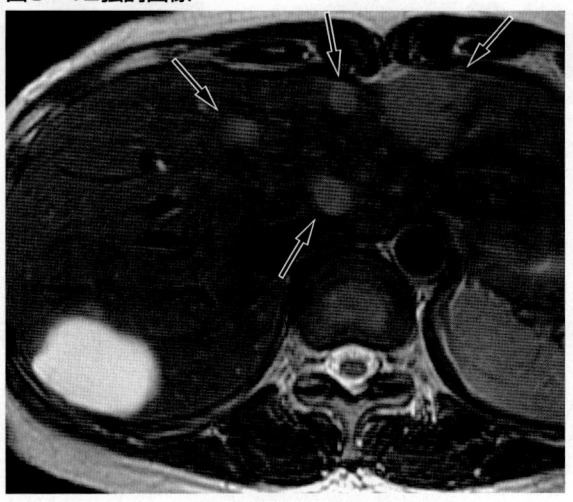

肝内には囊胞以外に胆管癌の肝転移を多数認めます(→)。

4 黄色肉芽腫性胆嚢炎
xanthogranulomatous cholecystitis

疾患編―胆道

腹部・骨盤部 3

● 症例と正常画像 ●

黄色肉芽腫性胆嚢炎

図1 造影CT

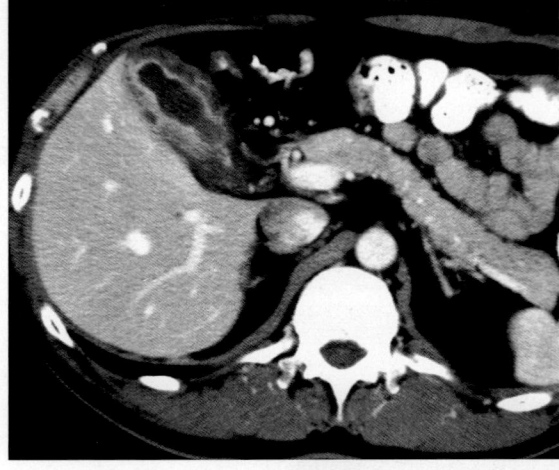

64歳，男性。超音波検査で胆嚢壁のびまん性の肥厚を認め，他院で胆嚢癌を疑われ，精査・加療目的に入院されました。胆嚢壁は不整に肥厚し，この内部に低吸収域が多発しています。なお，MRCPで明らかな胆石はCTでは指摘困難です。

正常

図2 造影CT

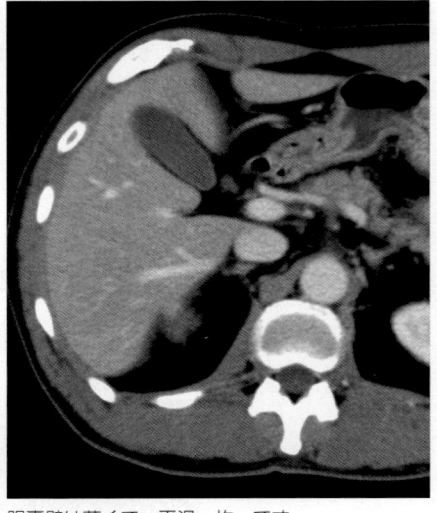

胆嚢壁は薄くて，平滑・均一です。

1) 佐々木恵子，柳澤昭夫:胆嚢・胆管の病理. 画像診断，23(2) 128-133, 2003.

● 疾患概念

- 周囲との境界がやや不明瞭な結節性病変で，胆嚢炎の一亜型と考えられます。
- 組織学的には泡沫状の細胞質をもつ組織球（黄色腫細胞）が増生し，リンパ球，形質細胞などを伴う肉芽組織です[1]。
- 腔内隆起型，びまん性肥厚型など，さまざまな形態をとりえます。
- しばしば周囲臓器への浸潤やリンパ節腫大もきたし，典型例を除いて胆嚢癌との鑑別は容易ではありません。

● 画像診断技術

- 超音波検査（US）
- MDCT
- MRI

modality

◆ 超音波検査（US）

- 壁肥厚型では，胆嚢癌との鑑別は困難ですが，黄色肉芽腫は低エコーに描出されることがあります。

◆ MDCT

- 肥厚した壁内または胆嚢周囲に増強されない低吸収域もしくは低エコー域が特徴的ですが，**これらの出現頻度は30～50％程度に過ぎません。**

◆ MRI
- 黄色肉芽腫内に特徴的に出現する**組織中の脂肪をchemical shift MR画像で検出しえた**という報告があります。
- しかし，内部に黄色肉芽腫性変化を伴った胆囊癌では，この手法も両者の鑑別に有用とはいえず，依然として診断のジレンマです[2]。

2) 吉満研吾, 本田 浩:明日からの読影に役立つ胆道系の画像診断（胆囊疾患）. 画像診断, 23(2) 155-163, 2003.

●画像所見のポイント

◆ 超音波検査（US）
- 胆囊壁の肥厚の検出には有用ですが，質的診断はしばしば困難です。

◆ MDCT
- 肥厚した壁内に複数の低吸収域を認めれば，本症と診断可能です（**図1**）。なお，本症例では胆石を合併していますが，CTでは指摘困難です。

◆ MRI
- 造影MRI T1強調画像にて肥厚した壁内に複数の低信号域を認めれば，本症と診断可能です。
- 胆囊腺筋腫症や胆石の診断も同時に可能です（**図3, 4**）

胆石症およびRAS

MRI

図3　HASTE 横断像

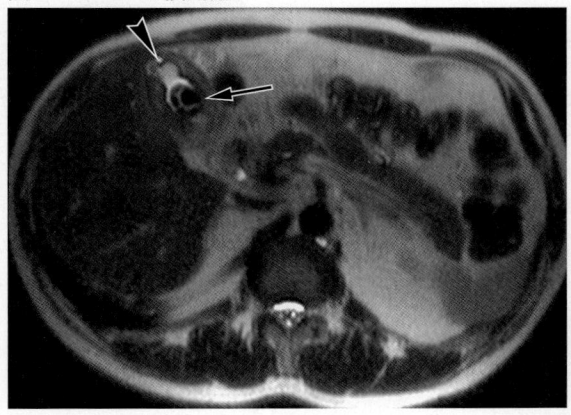

胆囊内腔に相対的に低信号を呈する胆石を認めます（▶）。また，胆囊底部にはRokitansky-Aschoff sinusを認め（→），胆囊腺筋腫症も合併しています。

図4　HASTE 横断像

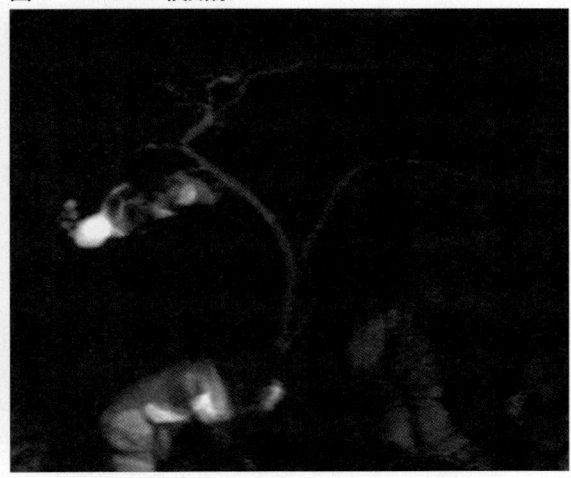

胆石症による胆囊内腔のdefectおよびRokitansky-Aschoff sinusが明瞭に描出されています。

【参考文献】
1) 金子健一郎, 安藤久實:胆膵管合流異常―診断・治療の最近の進歩. 消化器病セミナー, 87:77-92, へるす出版, 2002.

3 腹部・骨盤部

疾患編—膵臓

1 膵悪性腫瘍（浸潤性膵管癌[*1]）
Malignant tumor of the pancreas (infiltrative pancreatic ductal cancer)

小井戸一光，廣川直樹，佐藤大志，晴山雅人，西田　睦

● 症例と正常画像 ●

膵頭部癌
図1　CT

正常
図2　CT

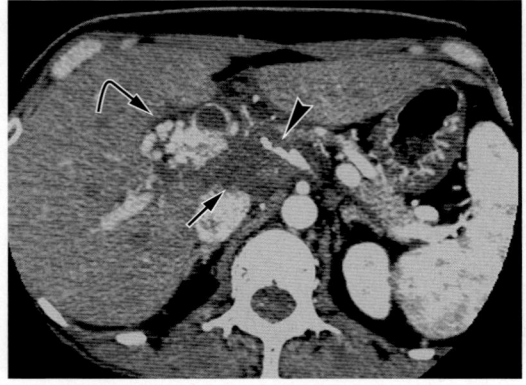

low densityの腫瘤（→）と門脈閉塞に伴うcavernous transformation（曲矢），腹腔動脈と総肝動脈の浸潤（▶）が描出されています。

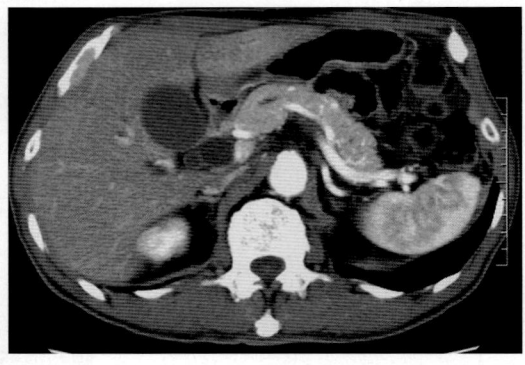

知って得するアラカルト

[*1]　浸潤性膵管癌
- 『第5版 膵癌取り扱い規約』によると，浸潤性膵管癌には次の7種類があります。
  ①乳頭腺癌
  ②管状腺癌
  ③腺扁平上皮癌
  ④粘液癌
  ⑤退形成癌
  ⑥浸潤性粘液性嚢胞腺癌
  ⑦膵管内腫瘍由来の浸潤癌
- これらのうち，**圧倒的に多いのが管状腺癌**です。

● 疾患概念

● 膵管上皮より発生する膵の代表的悪性腫瘍です（全膵癌の80％を占めます）。
● 発見時はすでに進行癌であることが多く，予後不良です。

	5年生存率
Stage IVa	4.3%
Stage IVb	5.3%

● 切除可能な膵癌はサイズが2cm以下のものといわれていますが，それだけではなく，周囲動脈や門脈への浸潤・肝転移などの進展度によって予後・治療法が異なるので，画像診断が極めて重要です。

● 画像診断技術

modality
- CT
- CT angiography
- MRI・MRCP

◆ CT，CT angiography

● CT（含むCT angiography）の画像診断として最も広く行われています。
● 特に，MDCTを用いたMPR像（「multiplanar reformation」の略です。MDCTで得られた容積データから抽出した任意平面の画像のことです。MPRによって横断像のみならず冠状断や矢状断像が得られます。膵の領域では冠状断像が特に有用です）や**CPR**[*2]**像**，そして**CT angiography**によって周囲臓器・脈管への進展程度や肝転移，腹水の有無など，治療方針決定に必要な画像情報がほとんど得られます。

◆ MRI，MRCP

● CTと同様な情報が得られますが，空間分解能はCTよりも低く，また検査時間などの問題から進行膵管癌の確定診断や進展度診断においてはCTほど用いられていません。しかし，小さな膵癌に関しては**造影MRI**

では膵実質が強く染まることから造影CTよりも造影MRIのほうが描出能にすぐれているといわれており，切除可能膵癌が疑われた場合は，進展度診断を含めて積極的にMRIを施行すべきでしょう。
- MRCPは，膵管系と膵頭部癌でしばしば問題となる胆管系の情報が造影剤なしに得られるので重要な画像診断です。

画像所見のポイント

CT
- 腫瘍は通常低吸収域で，境界は不整です。内部densityは壊死の程度によって不均一となります（図1）。腫瘍によって主膵管が圧排浸潤を受けると，膵尾側主膵管が拡張してきます（図3）。
- 膵癌の浸潤による周囲臓器浸潤も描出できます（図4）。
- 以上の所見はMDCTによるMPR像やCPR像でよくわかります。

CT angiography
- 腹腔動脈，上腸間膜動脈，脾動脈，胃十二指腸動脈などの動脈や，上腸間膜静脈，門脈などの浸潤，閉塞がわかります（図5，6）。
- この方法の登場で，進行膵癌に血管造影を行うことはほぼなくなりました。

MRI
- 腫瘍はT1強調画像ではlow intensity，T2強調画像ではhigh intensityとして描出されます（図7）。
- 脂肪抑制法を使用すれば脂肪からのアーチファクトが減少するので，コントラストがついて腫瘍がより明瞭となり，特に小さな膵癌に有用です（図8）が，腫瘍周囲の脂肪織が不明瞭となり，逆に周囲への進展度診断は困難になります。
- 進展度診断に造影が必要なのはCTと同様で，進展度診断はCTと同様の所見が得られます。

MRCP
- 主膵管や胆管の異常所見を非侵襲的に描出できます。
- 膵癌におけるMRCP所見としては，主膵管の高度狭窄や閉塞（図9），胆管の閉塞などがあります。

知って得するアラカルト

＊2 CPR
- 「curved planar re-formation」の略です。
- MDCTで得られた容積データから抽出した任意1次曲面の画像のことです。
- 折れ線で容積データから抽出するため主膵管や胆管の長軸に沿った画像を作成することができるので，主膵管や胆管との関連で病変の観察が行えます。

CT

図3　MDCTによるCPR像（冠状断像）（膵癌）

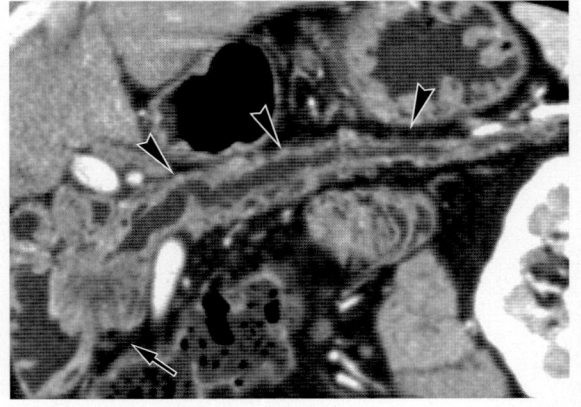

膵頭部腫瘍（→）と膵体尾部主膵管の拡張（▶）を認めます。膵癌とそれに伴う膵全体の変化はCPR像が横断像より有用です。

図4　造影CT（膵頭部癌）

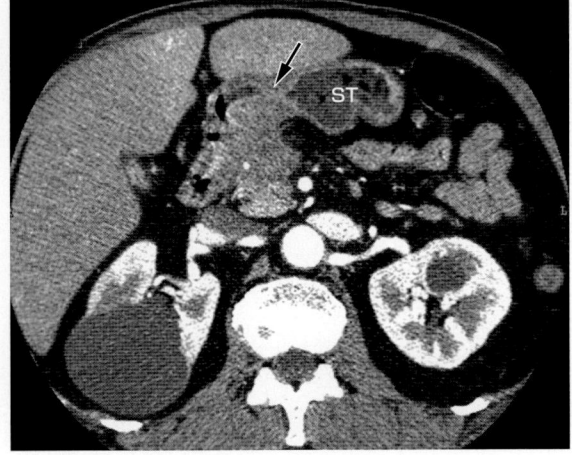

膵頭部の腫瘍が胃（ST）に浸潤しています（→）。

CT

図5 MDCTによる3D-CT angiography像（動脈相）（膵癌）

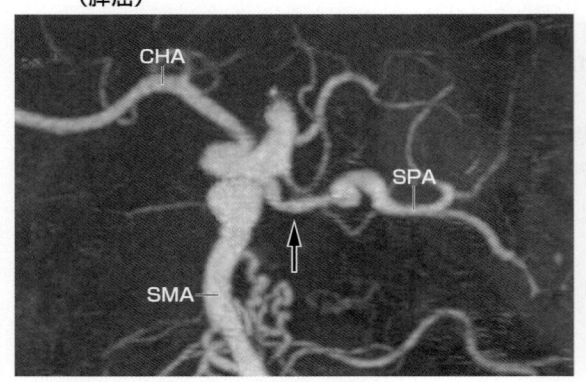

脾動脈のencasement（→）を認めます。
SPA：脾動脈，CHA：総肝動脈，SMA：上腸間膜動脈

図6 MDCTによる3D-CT angiography像（門脈相）（膵癌）

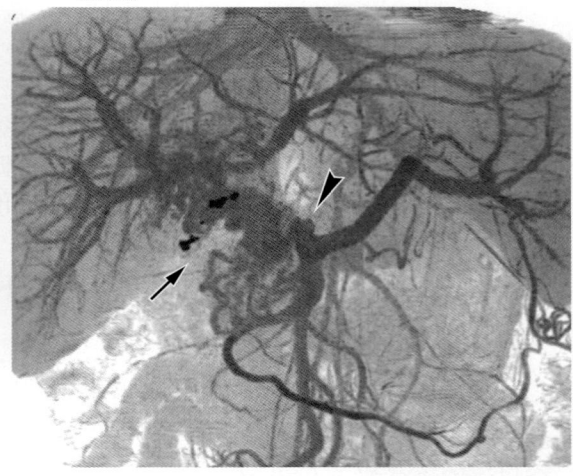

門脈の閉塞（▶）と周囲の側副路としてcavernous transformation（→）を認めます。

MRI

図7 膵頭部癌

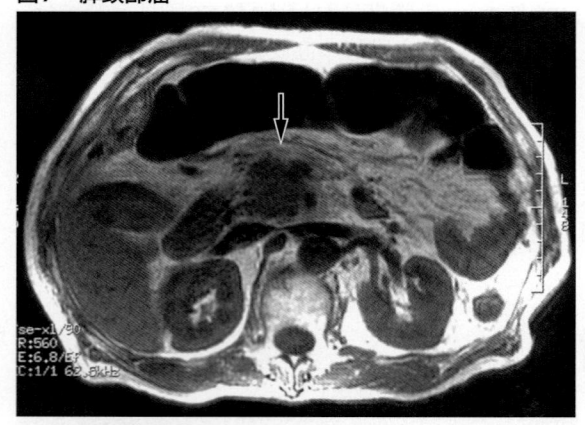

a T1強調画像
腫瘍はlow intensity mass（→）として描出されています。

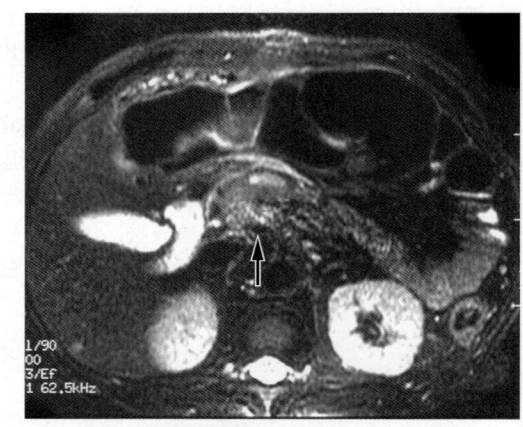

b 同症例のT2強調画像
腫瘍はhigh intensity mass（→）として描出されています。

MRI

図8 脂肪抑制を加えたT1強調画像(小さな膵癌のMRI)

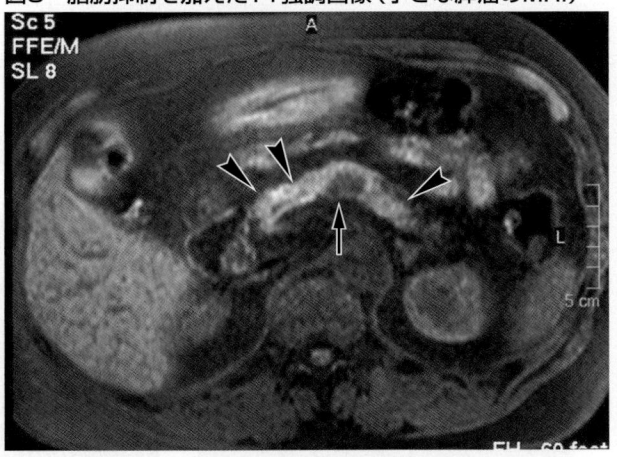

膵実質はhigh intensity(▶)で,膵体部にlow intensity mass(→)を認めます。

MRCP

図9 膵頭体移行部膵癌

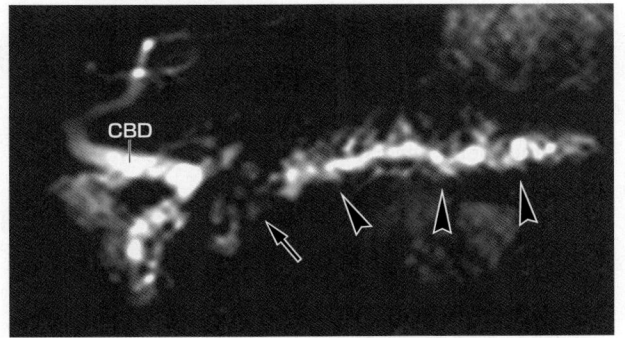

主膵管の閉塞と分枝膵管の拡張(→),尾側主膵管の拡張(▶)を認めます。
CBD:総胆管

Q & A

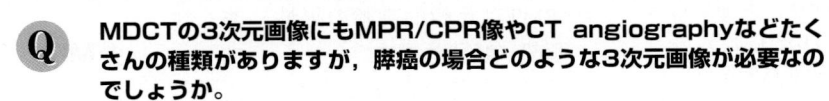

Q MDCTの3次元画像にもMPR/CPR像やCT angiographyなどたくさんの種類がありますが,膵癌の場合どのような3次元画像が必要なのでしょうか。

A
・通常は,膵癌の進展度診断を目的として行われますので,動脈や門脈の3D-CT angiographyと冠状断/矢状断のMPR像が必須です。
・また,胆管浸潤の程度をみるためには胆管長軸に沿ったCPR像が必要です。
・いずれにしても,検査前に放射線科医もしくは検査をオーダーした医師に検査の目的を確認することが必要です。

【参考文献】
1) 入江裕之,本田 浩,吉満研吾ほか:CT, MRIによる膵周囲浸潤の診断. 消化器画像, 1:345-351, 1999.

2 膵管内乳頭粘液性腫瘍(IPMT)
疾患編—膵臓
Intraductal papillary mucinous tumor

3 腹部・骨盤部

症例と正常画像

分枝型IPMT
図1 CT

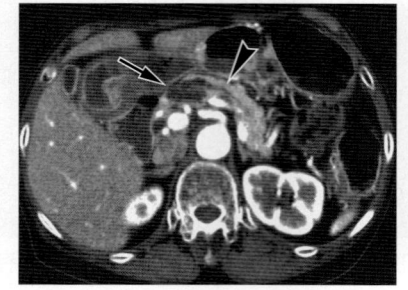

膵体部に嚢胞性病変(→)とこれに連続する主膵管拡張(▶)を認めます。嚢胞性病変は主膵管との連続性から分枝膵管の拡張とわかります。

正常
図2 CT

知って得するアラカルト

*1 MCT
- 「mucinous cystic tumor」の略。
- 日本語では「粘液性嚢胞腫瘍」といい,腺腫(MCA)と腺癌(MCC)があります。
- 比較的若年から中年(平均年齢48歳)に発症し,**ほぼ女性**に限られます。
- **膵体尾部に好発する限局的な嚢胞性病変**で,単房性と多房性があります。
- IPMTと同様,膵管癌に比べて予後が良好ですが,IPMTの分枝型との鑑別はMCTでは主膵管との交通がほとんどみられないこと,嚢胞は厚い線維性被膜で覆われること,多房性の場合,嚢胞腔の内容が粘液や出血など多彩であることがあげられます。
- 直感的にはMCTは夏みかんの輪切り様で,IPMT分枝型はぶどうの房状と考えると理解しやすいでしょう。
- 病理組織学的にはMCTの被膜や隔壁に**卵巣様間質**があることでIPMTから区別されます。

*2 CPR
- 「膵悪性腫瘍」の知って得するアラカルト3(329ページ)を参照。

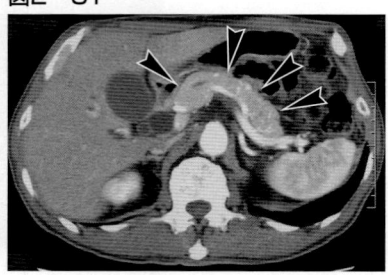

疾患概念

- 膵管内乳頭粘液性腫瘍(intraductal papillary-mucinous tumors,以下**IPMT**)は粘液産生性上皮細胞が膵管内に乳頭状増殖をきたす腫瘍です。
- 『第5版 膵癌取り扱い規約(2002年)』ではIPMTを腺腫(**IPMA**)と腺癌(**IPMC**)に分類していますが,このほかに**過形成病変**があります。
- IPMTは腫瘍の存在部位によって主膵管型,分枝型,そして主膵管と分枝膵管の両者にまたがる混合型に分類されます。
- IPMTは比較的高齢の男性に多く膵頭部に好発します。
- 予後は膵管癌より良好ですが,膵実質浸潤があると膵管癌と同程度の予後といわれています。
- 鑑別診断として分枝型IPMTはMCT*1が,主膵管型IPMTは慢性膵炎があげられます。

画像診断技術

modality
- CT
- MRI
- ERCP

◆CT
- 腫瘍の全体像を把握するのに適した画像診断です。
- 特に,MDCTを用いたcurved MPR(CPR*2)を用いると主膵管,膵管分枝と膵実質の関係が明瞭となり,IPMTの全体像がわかります。

◆MRI
- CT同様,IPMTの全体像の把握に有用な検査法です。
- 超音波内視鏡や管腔内超音波には及びませんが,主膵管や拡張膵管分枝内の結節もある程度の大きさになると描出されます。
- MRCPはIPMTの膵管系の異常像を非侵襲的に全体として把握するのに最も適した検査法です。

◆ ERCP

- 侵襲的な検査法ですが，膵管系の異常や主膵管と拡張分枝膵管のつながりなどをみるのに用いられます。
- 治療方針決定のため膵液細胞診などを行う場合にも必要な検査法です。
- 粘液によって開大している乳頭が観察されればIPMTの確定診断材料となります。

● 画像所見のポイント

◆ CT

- 主膵管拡張は膵内のwater densityの管状構造として描出されます（**図1**）。
- 膵管分枝拡張は膵実質内（ときに膵辺縁から外方に突出して）の嚢胞状病変として認められます（**図1，3**）。
- 主膵管と嚢胞性病変のつながりを観察することも重要です。
- 膵管内結節はwater densityの内部にsoft tissue densityとして描出されます（**図4**）。このsoft tissue densityと膵実質の境界が不明瞭な場合，膵実質浸潤が疑われます（**図5，6**）。

◆ MRI，MRCP

- 拡張膵管はT2強調画像でhigh intensityな管状（主膵管）あるいは嚢胞状（分枝膵管）構造として描出されます（**図7**）。これらのhigh intensity area内部に陰影欠損があれば膵管内腫瘍を疑います。
- MRCPでは拡張した主膵管や膵管分枝がhigh intensityな構造物として明瞭に描出されます（**図7，8**）。
- 膵管内腫瘍はMRI同様膵管内の陰影欠損として認められます（**図8**）。しかし，膵管内腫瘍の有無はMRCPだけではなく，その元画像で検討しないと見落とすことがありますので注意が必要です。

◆ ERCP

- 主膵管や分枝膵管の拡張がわかります（**図9**）が，分枝膵管はしばしば膵管内の粘液のため描出されないことがあります。
- 膵管内の乳頭状腫瘍も描出されます（**図9**）。

CT

図3　CPR像（混合型IPMT）

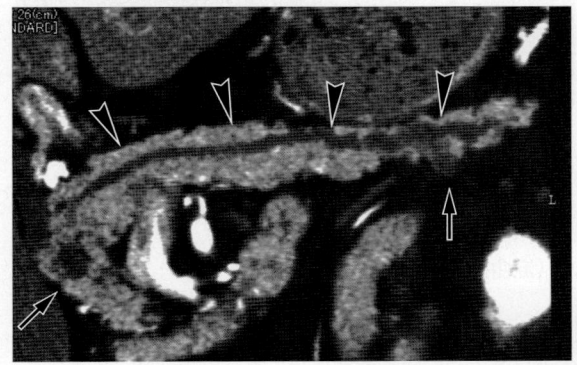

主膵管拡張（▷）と膵頭部ならびに膵尾部膵管分枝の拡張（→）を認めます。

図4　冠状断CPR像（主膵管型IPMT）

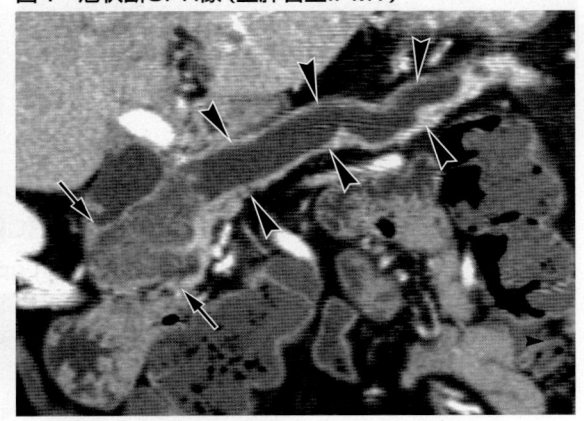

膵体尾部主膵管の拡張（▷）と膵頭部主膵管内の結節（→）が認められます。

CT

図5 MDCTによるMPR像（冠状断像）
（主膵管型IPMTの実質浸潤例）

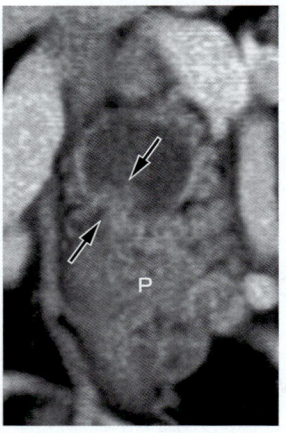

主膵管内結節（→）と膵実質（P）の境界が不明瞭で膵実質浸潤が疑われます。

肉眼所見

図6 摘出標本の割面像
（主膵管型IPMTの実質浸潤例）

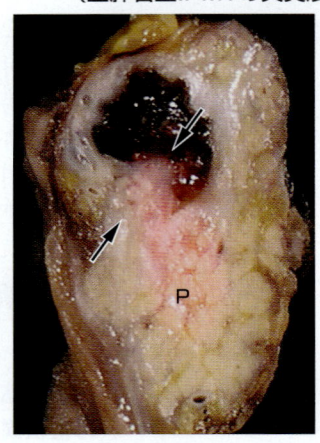

腫瘍（→）が膵実質（P）に浸潤しています。

MRCP

図7 分枝型IPMT（腺腫）

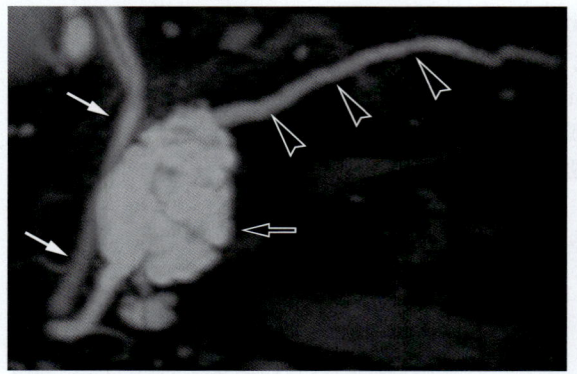

膵頭部に"ぶどうの房"状に拡張している膵管分枝の嚢胞性病変（→）が認められます。
▶：主膵管　⇨：総胆管

図8 分枝型IPMT

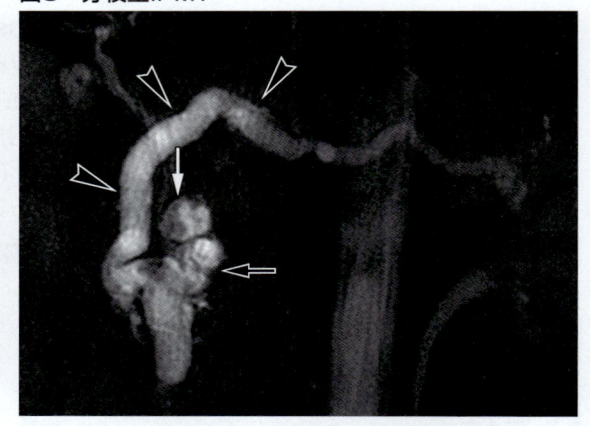

主膵管（▶）と拡張分枝（→）の交通ならびに拡張分枝内結節（⇨）が認められます。主膵管も拡張しています。

ERCP

図9 バルンERP（圧迫像）〔IPMT（混合型）〕

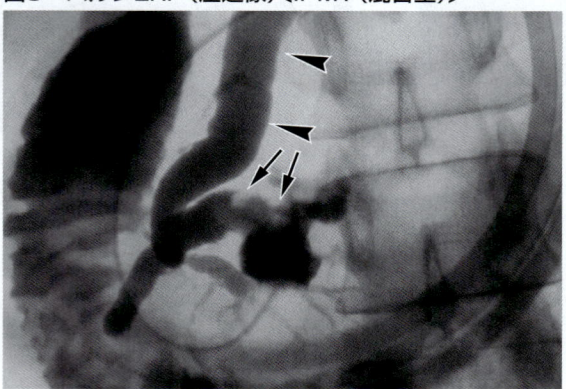

主膵管（→）内に陰影欠損を認めます。
▶：拡張した主膵管

【参考文献】
1) 小井戸一光：IPMTとMCT. 臨床病理と画像, 膵臓, 18:681-697, 2003.

3 膵内分泌腫瘍
Neuroendocrine tumor of the pancreas

疾患編―膵臓

腹部・骨盤部

● 症例と正常画像 ●

インスリノーマ

図1　CT（動脈相）

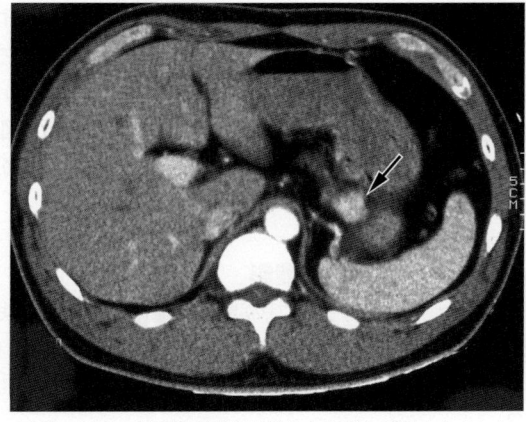

正常

図2　CT

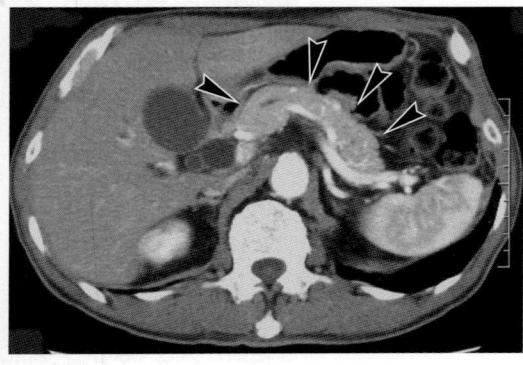

▶：膵臓

40歳，男性。空腹時意識消失発作を契機に発見されました。膵尾部に濃染する腫瘍（→）を認めます。

知って得するアラカルト

*1　腎癌の膵転移
- 一般的に膵転移は通常，他臓器転移の一部として出現することが多いのですが，腎癌に関しては孤立性の他臓器転移が1～4％に出現し，そのなかで**膵転移を1～2％**認めるといわれています。
- 腎癌と診断されてから膵転移出現までの平均期間は10年前後と非常に長いのが特徴で，膵管癌と異なり，膵転移切除後の平均生存期間が19.8年との報告があり，**通常型膵癌に比較してはるかに良好**です。

● 疾患概念

- 膵のランゲルハンス島細胞由来の腫瘍です。
- 膵腫瘍の1～3％を占めます。
- 膵内分泌腫瘍には産生するホルモン作用による症状を有する**機能性腫瘍**と無症状の**非機能性腫瘍**があります。
- ときに多発性内分泌腺腫症（multiple endocrine neoplasia：MEN）Ⅰ型の腫瘍として出現することがあります。
- 膵管癌と異なり，基本的に**多血性腫瘍で，造影検査が有用**です。
- 鑑別診断として，腎癌の膵転移*1があります。これも多血性腫瘍であり，画像上は内分泌腫瘍と鑑別不可能ですが，腎癌の既往歴が鑑別の決め手になります。

● 画像診断技術

- CT
- MRI
- 血管造影

modality

◆ CT
- 膵全体の描出ができるので，多発病変の診断に有用です。**造影CTによって確定診断**ができます。
- 病変検出能は1cm以下，1～2cmではそれぞれ10％以下，40％程度といわれており，小病変の描出には限界があります。
- このような小病変には超音波内視鏡が有用です。

◆ MRI
- CT同様膵全体における多発病変の評価が可能ですが，病変の検出能はCTよりも低く，現時点ではCTをこえる検査法とはいえません。

腹部・骨盤部―疾患編

◆ 血管造影
- CTやMRIが発達する前は確定診断に用いられました。しかし，最近はMDCTを用いたCT angiographyが出現したため，血管造影の有用性はあまりなくなりました。

● 画像所見のポイント

◆ CT
- 単純CTでは境界明瞭なlow density tumorとして認められますが，小さな病変は単純CTでは描出されない場合があります。
- 造影CT動脈相では豊富な血流を反映してhypervascular tumorとして描出されます（図1）。
- 結節が大きくなると内部に嚢胞を形成してきますが，この部分は造影されずlow density areaとなります（図3）。
- MDCTを用いたCT angiographyでは栄養動脈もわかります（図4）。

◆ MRI
- 境界明瞭な結節として認められます。
- MRIではT1強調画像でlow，T2強調画像でhigh intensityとなります。
- 脂肪抑制併用下T1強調画像にすると膵実質が比較的高信号になるので病変がより明瞭となります（図5）。
- 造影検査にてhypervascular（図6）であり，このことから確定診断ができます。

◆ 血管造影
- 動脈相での豊富な腫瘍血管や，実質相での腫瘍濃染が認められます（図7）。

CT

図3 動脈層（嚢胞を伴う内分泌腫瘍）

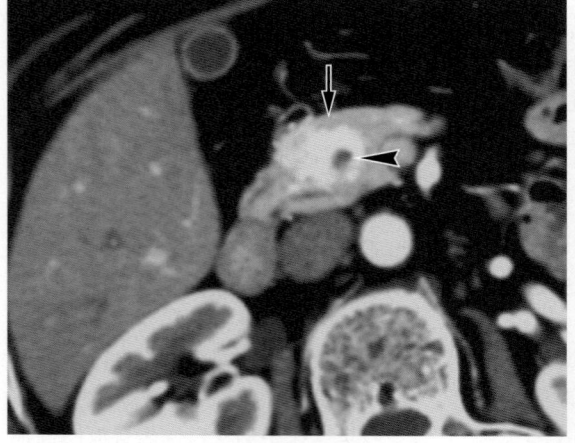

膵頭部に膵実質より濃染する腫瘍を認めます（→）。腫瘍中心に造影されない嚢胞がみられます（▶）。

CT angiography

図4 3D CT angiography（膵内分泌腫瘍）

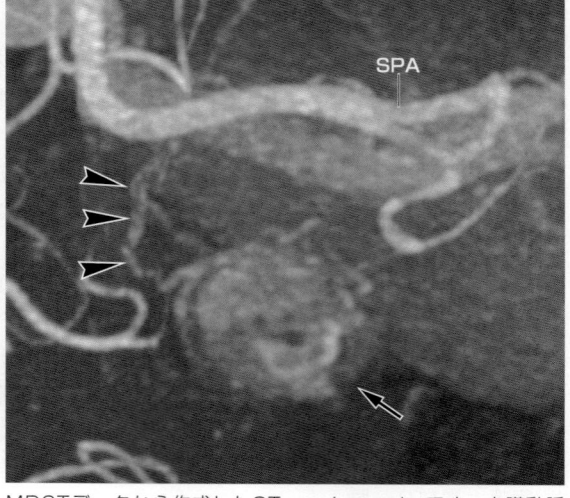

MDCTデータから作成したCT angiographyです。大膵動脈（▶）を栄養動脈とする多血性腫瘍（→）を膵体部に認めます。
SPA：脾動脈

MRI

図5 膵内分泌腫瘍

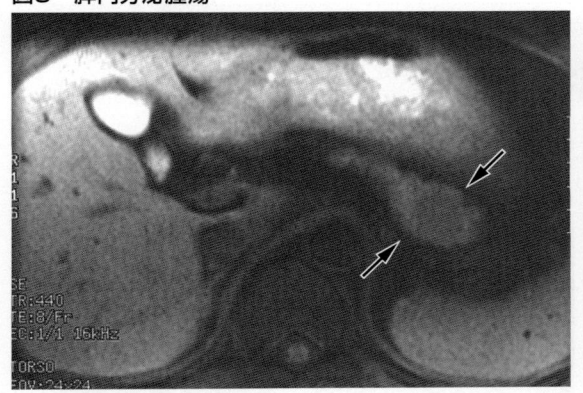

a 脂肪抑制T1強調画像
膵尾部に膵実質よりlow intensityな腫瘤を認めます（→）。

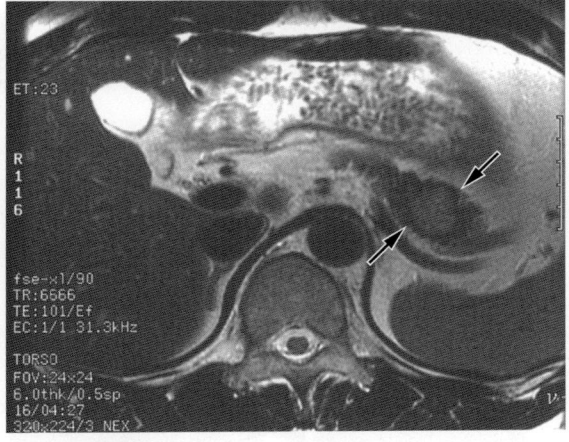

b T2強調画像
膵尾部に膵実質よりhigh intensityな腫瘤を認めます（→）。

MRI

図6 造影MRI T1強調画像（膵内分泌腫瘍）

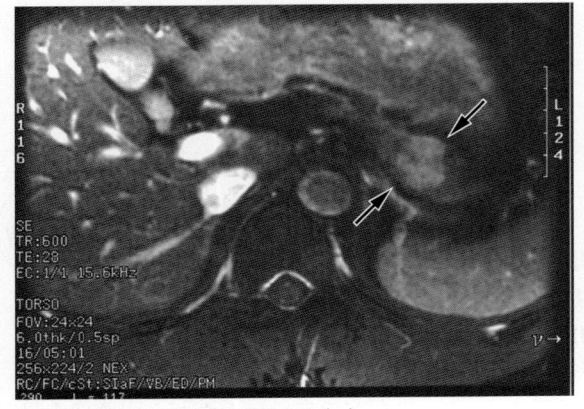

膵尾部に濃染される腫瘤を認めます（→）。

血管造影

図7 腹腔動脈造影像（膵内分泌腫瘍）

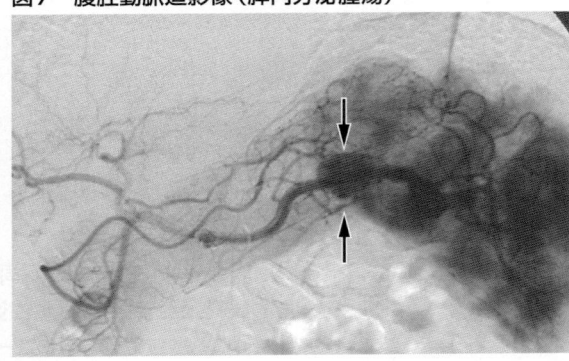

膵尾部に濃染する腫瘤を認めます（→）。

Q & A

Q 膵内分泌腫瘍にも悪性のものがあるそうですが，良悪性の鑑別点を教えてください。

A
- 肝転移やリンパ節腫大，あるいは膵周囲の動脈・静脈に明らかな浸潤があれば悪性と診断できます。
- 問題はこれらの明らかな悪性所見がない場合です。この場合，良悪性の鑑別は非常に困難です。ただし，造影CTの後期相で腫瘤内からの造影剤の排泄が遅延している場合は，膵内のドレナージ静脈に腫瘍塞栓が存在する場合があり，この造影剤排泄遅延所見は悪性を疑わせる所見といえます。

【参考文献】
1) 渡辺智治, 角谷眞澄：膵内分泌腫瘍―典型例の画像と鑑別診断のポイント. 消化器画像, 7:33-38, 2005.
2) Koito K, Namieno T, Nagakawa T, Morita K: Delayed enhancement of islet cell carcinoma on dynamic computed tomography: a sign of its malignancy. Abdom Imaging, May-Jun: 22(3):304-306, 1997.

4 急性膵炎
Acute pancreatitis

疾患編―膵臓

3 腹部・骨盤部

● 症例と正常画像 ●

急性膵炎

図1 CT

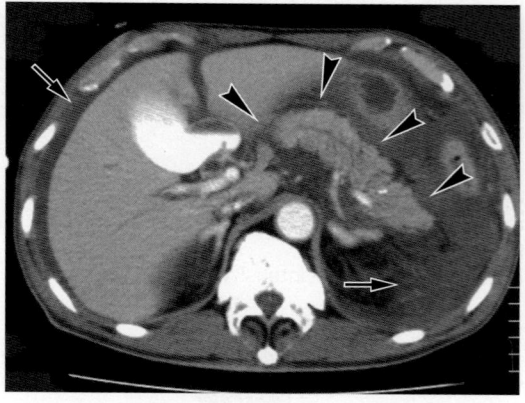

76歳，男性。閉塞性黄疸にてERCP，ENBD施行後より急性膵炎となった症例です。膵の軽度腫大（▶）と腹水（→）を認めます。CT grade分類のⅢ相当です。

正常

図2 CT

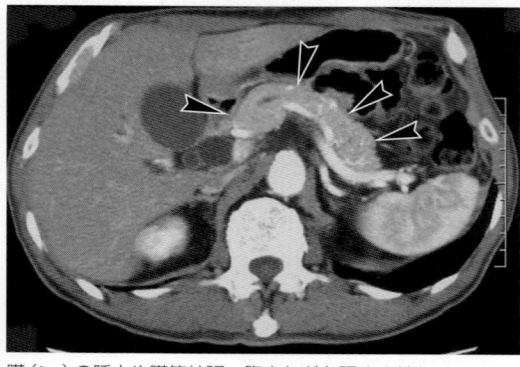

膵（▷）の腫大や膵管拡張，腹水などを認めません。

●疾患概念

- 種々の原因により膵内でトリプシノーゲンが活性化されてトリプシンが生成され，これにより**膵酵素が活性化して発症する膵の急性炎症**です。
- 原因[*1]としては**アルコール（35～40％），胆石症（20％）**が多く，このほか薬剤（ステロイド，アザチオプリン，L-アスパラギナーゼ，サイアザイド系利尿剤，サイクロスポリン，ラシックス，テトラサイクリンなど）や特発性があります。
- 好発年齢は30～50歳代，男女比は2：1で，年間死亡数は約1,000人で漸増しています。**重症化は55歳以上で起こりやすく，その原因としてはアルコール性が最多**です。
- 重症化すると死亡率が高いので，迅速な重症度診断が必要です。

●画像診断技術

- CT
- MRI，MRCP

modality

◆CT

- 消化管ガスや腹壁・腹腔内脂肪組織の存在の有無にかかわらず画像を得ることが可能です。
- すなわち，**急性膵炎を疑ったとき最も情報量の多い検査法**で，現在，急性膵炎の画像診断としてgold standardです[*2]。
- 特に急性膵炎の診療ガイドライン重症度分類においては推奨度Aの検査法として推奨されています。
- さらに感染性膵壊死や膵膿瘍が疑われた場合に行うfine needle aspiration（FNA）のガイドにもCTは用いられます。

> **知って得するアラカルト**
>
> **＊1 急性膵炎のそのほかの原因**
> ・副甲状腺機能亢進症（高Ca血症により膵管内結石を生じるため），高脂血症（トリグリセリドが上昇し，リパーゼが活性化されやすくなっているため），腹部外傷，膵の手術，ショックなどの循環障害，サルモネラ中毒，ウイルス感染（ムンプス，コクサッキー），ERCP後などがあります。

> 知って得するアラカルト

*2 急性膵炎のCT分類

- 厚生省特定疾患難治性膵疾患調査研究班による急性膵炎のCT grade分類が主に用いられています。
- gradeⅠ～Ⅴまであり、Ⅰが軽症、Ⅴが最も重症です。
- この分類は急性膵炎の診療ガイドライン作成委員会による「エビデンスに基づいた急性膵炎の診療ガイドライン第1版」によって採用されています。

◆ MRI, MRCP

- 治療が緊急を要することから、検査のスループットが悪く、さらに、強力な磁場のなかに患者さんを入れるため通常の輸液ポンプや人工呼吸器は使用できないなどの問題点があり、MRIは臨床の現場ではほとんど用いられていません。
- MRCPも急性膵炎の診断に必須のものとはいえず、急性期に用いられることは通常ありません。しかし、急性炎症が沈静化した時点で膵管系の情報を得るために行うことはあります。

● 画像所見のポイント

◆ CT

- 急性膵炎の所見として、膵腫大（図1）、膵周囲の炎症性変化、fluid collection（図3, 4）、膵実質のdensityの不均一化、腸間膜や前後腎傍腔への炎症波及、脂肪壊死（図4）などがあげられます。
- これらの所見のうち**膵壊死の有無と範囲、炎症の広がりは重症度と相関する**といわれていますが、その正確な診断のためには造影CTを行う必要があります。ただし、造影剤投与による腎機能の増悪の恐れがある場合は、慎重な投与が必要です。
- このほか、急性膵炎の原因の1つである胆嚢・総胆管結石の有無などもCTでわかるので、これらも忘れずにチェックしなければなりません。

◆ MRI

- 前述したように急性膵炎にMRIが用いられることはほとんどありませんが、CT同様膵腫大やfluid collectionはMRIでも描出されます。
- Gd-DTPAによる造影MRIによって膵壊死が明瞭となることもあります。

CT

図3 急性膵炎

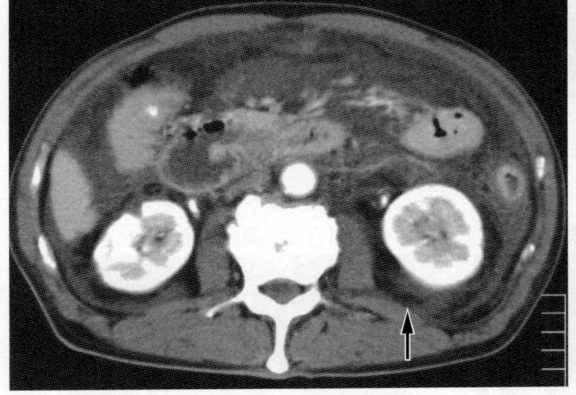

fluid collectionが後腎傍腔まで及んでいるのがわかります（→）。gradeⅢの所見です。

図4 急性膵炎

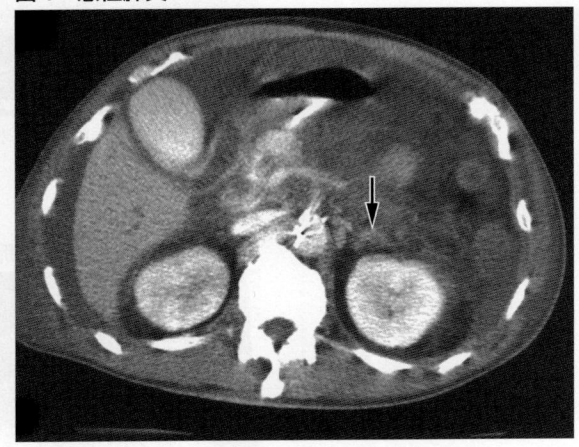

腹腔内および前腎傍腔にfluid collectionを認めます。また、前腎傍腔には脂肪壊死もみられます（→）。gradeⅢの所見です。

【参考文献】
1）朝倉　徹, 木村憲治, 下瀬川　徹：急性膵炎のCT診断. 消化器画像, 6:587-595, 2004.

3 腹部・骨盤部

浅野隆彦

1 疾患編―副腎
副腎皮質腫瘍（腺腫・腺癌）
adrenal cortical tumor (adenoma, adenocarcinoma)

症例と正常画像

副腎皮質腺腫

図1　単純CT

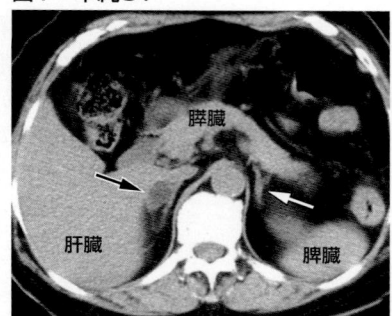

右副腎に低吸収腫瘤を認めます（→）。内部CT値*1は−7HUであり，脂肪含有を認めます。左副腎は正常大です（⇒）。

図3　MRI T2強調水平断像

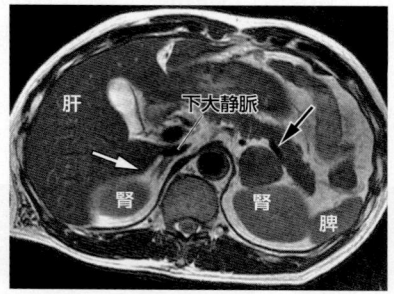

左副腎に肝と等信号腫瘤を認めます（→）。内部は均一です。右副腎は肝臓，下大静脈，腎に囲まれています（⇒）。

図5　MRI T2強調冠状断像

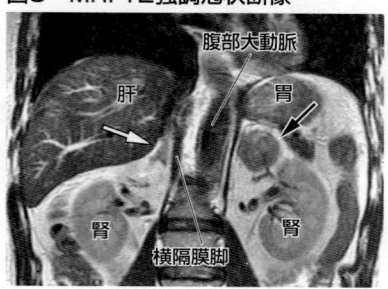

左副腎は胃と腎の間に位置し（→），球形腫瘤を呈します。右副腎は肝と横隔膜脚との間に位置します（⇒）。

正常

図2　単純CT

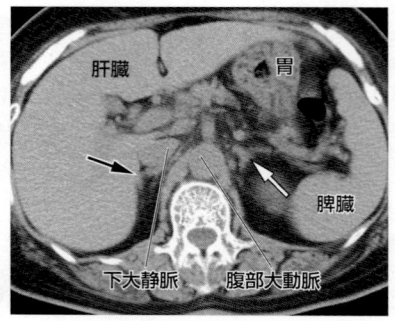

右副腎は肝と下大静脈に接する「逆Y」字状の形態（→）です。左副腎は「く」の字状の形態（⇒）です。

図4　MRI T2強調水平断像

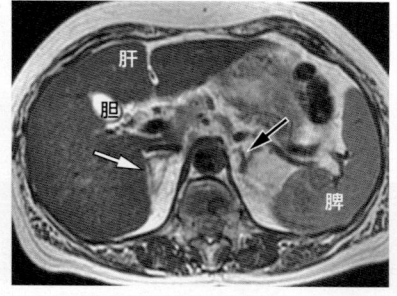

左副腎は"v"字状を呈します（→）。右副腎は下大静脈の背側に位置し，三角形の形状を呈します（⇒）。

図6　MRI T2強調冠状断像

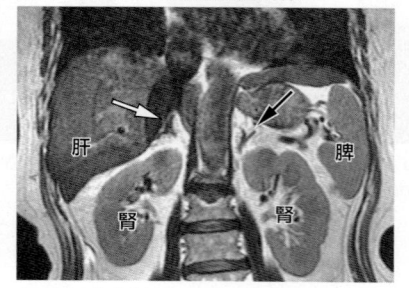

左副腎は"v"字状を呈します（→）。右副腎は三角形の形状を呈します（⇒）。両側ともに腎上極の頭側に位置しています。

知って得するアラカルト

＊1　脂肪のCT値
- 水のCT値を0HU，空気のCT値を−1000HUと定義し，他の物質のX線吸収値を相対的に数値化したものです。
- 単位はHU（ハンスフィールド・ユニット）です。
- 脂肪は−50〜−100HUで特異性が高いといえます。

● 症例と正常画像 ●

副腎皮質腺腫

図7　副腎皮質シンチグラム（後面像）

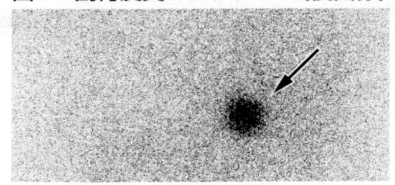

a　クッシング症候群

クッシング症候群では右副腎に高集積を認め（→），対側副腎の集積を認めません。

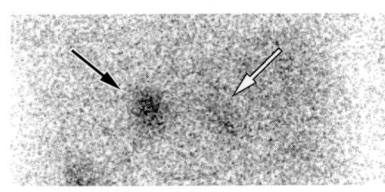

b　原発性アルドステロン症

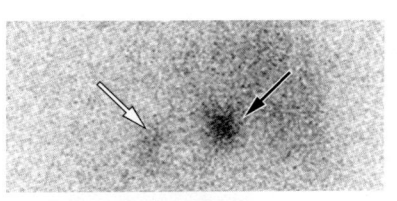

c　非機能性副腎皮質腺腫

原発性アルドステロン症（b），非機能性副腎皮質腺腫（c）では患側副腎に高集積を認め（→），対側副腎にも正常集積を認めます（⇒）。

正　常

図8　副腎皮質シンチグラム（後面像）

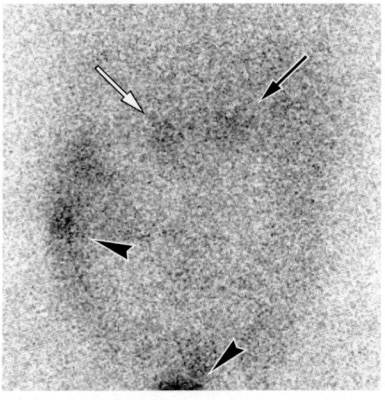

正常像では両側副腎に淡い正常集積を認めます（→，⇒）。左側腹部・骨盤部には生理的腸管集積を認めます（▶）。

● 疾患概念

● 副腎皮質腫瘍

①腺腫（良性）
②癌（悪性）
③転移（悪性）

● 副腎皮質腺腫

①機能性（ホルモン産生）
②非機能性

● 機能性腺腫

①原発性アルドステロン症
②クッシング症候群

- 非機能性の場合，多くが無症状で，検診や他疾患の精査中に偶然見つかることも多く，「偶然腫」と呼ばれることもあります。
- 腺腫では，機能性・非機能性にかかわらず脂肪を含むため，画像診断では**脂肪含有の有無**が重要なポイントです。
- 副腎皮質癌は非常にまれな疾患です。
- 副腎転移は，肺・乳房・肝・腎・膵などの悪性腫瘍のからの転移が多い傾向があります。

●画像診断技術

> **modality**
> ●CT：単純，造影
> 　　　（dynamic study）
> ●MRI：単純，造影
> 　　　（dynamic study）
> 　　　chemical shift imaging
> 　　　を含む
> ●副腎皮質シンチグラフィ

◆ CT
- 最もスタンダードな検査法です。
- 副腎は小さな臓器のため，**3mm程度の薄いスライス**で撮影し，適切な**ウィンドウ条件*2**で評価する必要があります。

◆ MRI
- CTよりも濃度分解能に優れていますが，一般に空間分解能では劣ります。
- chemical shift imagingでは，**CTではっきりしない微量な脂肪の検出が可能**です。
- CTで脂肪成分がはっきりしない場合に，CTに引き続き施行されます。

◆ 副腎皮質シンチグラフィ
- ^{131}I-アドステロールを静脈内投与後，7日目に背面より撮影します。
- 肝や腸管にも生理的集積するため，病的集積と間違えないよう注意が必要です。
- 甲状腺ブロックが必要です。

●画像所見のポイント

◆ CT
- 脂肪成分を豊富に含むため，腫瘍内部のCT値が0 HU以下の部分があれば，腺腫の可能性が非常に高くなります。
- 癌や転移の場合，5cm以上と大きく，内部不均一になる傾向があります。

◆ MRI
- chemical shift imagingにて，in phaseとout of phaseの信号の差は脂肪含有量を反映し，微量な脂肪の検出に有用です。
- 癌や転移の場合，内部に脂肪を含むことは極めてまれです。

◆ 副腎皮質シンチグラフィ
- 正常像では，右副腎の集積が左よりやや強い傾向があります（**normal asymmetry**）。
- クッシング症候群では，過剰産生されたホルモンの影響により対側副腎への集積が抑制されます。
- 原発性アルドステロン症や非機能性腺腫は対側副腎の集積を抑制しないため，対側副腎の集積を認めます。

> **知って得するアラカルト**
>
> **＊2　ウィンドウ条件**
> ・ウィンドウレベル（WL）とウィンドウ幅（WW）があります。
> ・WLは中心となるCT値を表し，WWは表示するCT値の範囲を示します。例えば，WL：40，WW：100であれば，−10から90HUまでのCT値の範囲内で白黒段階表示を行います。この条件では，−10HU以下のものは「真っ黒」に，90HU以上のものは「真っ白」に表示されます。

MRI

図9　T1強調画像（in phase）　　　　**図10　T1強調画像（out of phase）**

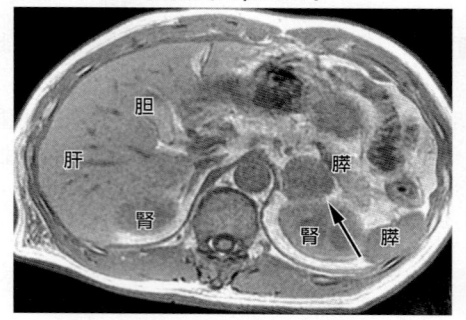

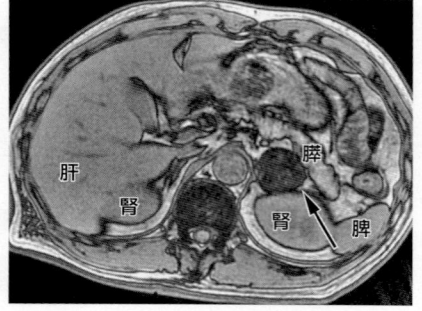

chemical shift imagingでは，同位相（in phase）と比較して逆位相（out of phase）では，**肝・腎・脾といった周囲臓器と比較して副腎皮質腺腫の信号低下は著明**です。

3 腹部・骨盤部

疾患編―副腎

2 副腎髄質腫瘍(褐色細胞腫)
adrenal medullary tumor (pheochromocytoma)

● 症例と正常画像 ●

副腎髄質腫瘍

図1　単純CT

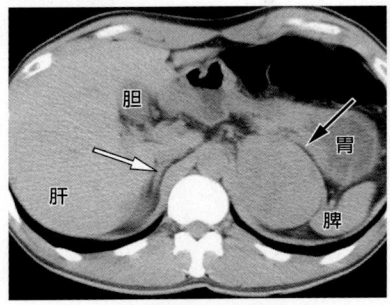

左副腎には境界明瞭な塊状腫瘍を認めます(→)。右副腎は正常大です(⇒)。

図3　MRI T2強調水平断(a)・冠状断像(b)

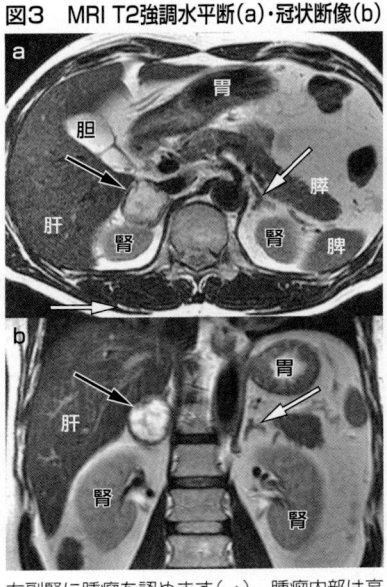

右副腎に腫瘍を認めます(→)。腫瘍内部は高信号を呈し、内部壊死が示唆されます。左副腎は正常大(⇒)です。

図5　副腎髄質シンチグラム(後面spot像)

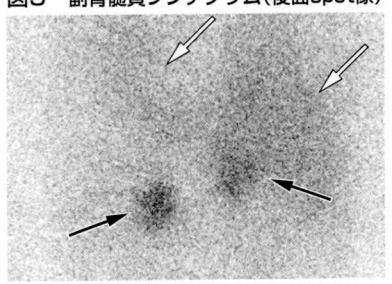

両側副腎に高集積を認めます(→)。原発巣への集積により、肝・心の集積は正常像と比較して減弱しています(⇒)。

正　常

図2　単純CT

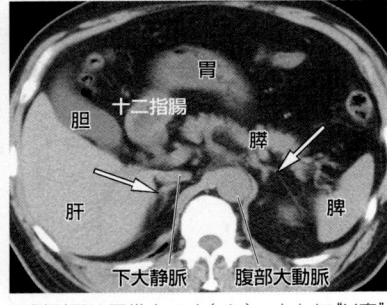

両側副腎は正常大です(⇒)。ともに"Y字"状です。

図4　MRI T2強調水平断(a)・冠状断像(b)

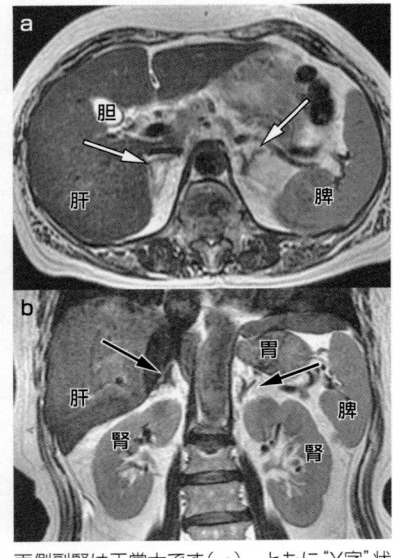

両側副腎は正常大です(→)。ともに"Y字"状です。

図6　副腎髄質シンチグラム(後面spot像)

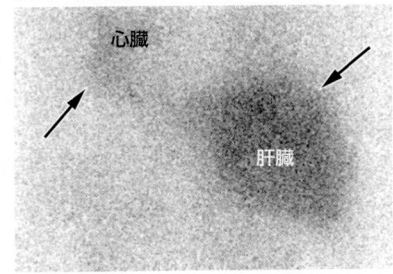

正常では両側副腎への集積はみられません。心・肝には生理的集積を認めます(→)。

雑談

副腎腫瘍見つけた！今後どうなるの…？

・まずは副腎腫瘍なのか副腎外腫瘍なのかを見極める必要があります。特に大きな腫瘍の場合は、副腎発生だと癌や転移、褐色細胞腫の可能性が高くなります。

・一方、副腎外発生の腫瘍だと、神経原性腫瘍といった良性腫瘍の可能性が高くなります。そのため、正常の副腎との関係を見極めることが非常に重要となります。

・副腎腫瘍であれば、症状の有無や大きさ、内部構造などを総合し、皮質腺腫が疑われれば血中ホルモンを測定し、機能性・非機能性に分類していきます。非機能性の場合、精査・治療の必要がないことが多いのでその鑑別は非常に重要です。

・内部不均一であったり、大きかったりすると、癌や転移、褐色細胞腫の可能性が高くなるので、血中ホルモン値の測定や全身検索などがなされます。

● 症例と正常画像 ●

褐色細胞腫

図7　副腎髄質シンチグラム(全身像)

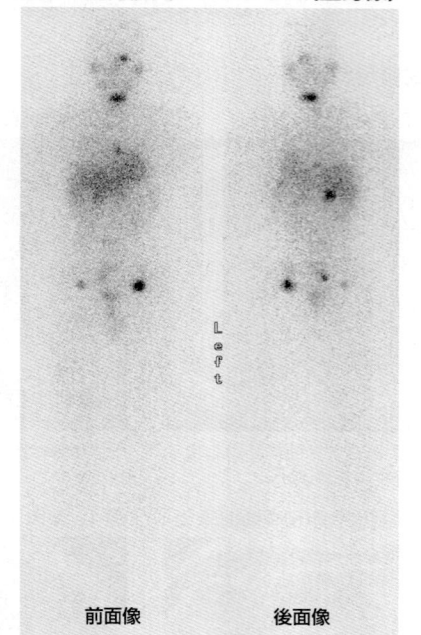

前面像　　後面像

正　常

図8　副腎髄質シンチグラム(全身像)

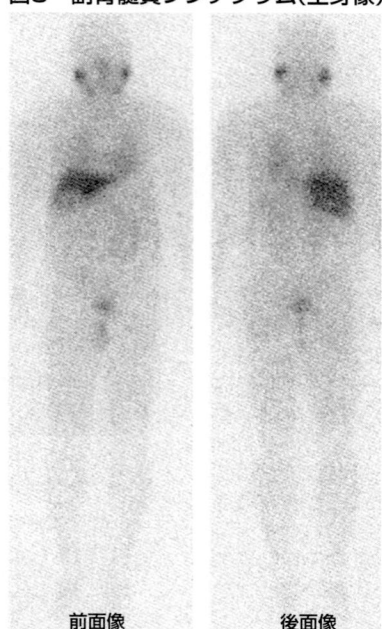

前面像　　後面像

右副腎の原発巣と顔面，下顎骨，両側骨盤骨の転移巣に多発性高集積を認めます。悪性褐色細胞腫および多発転移の所見です。なお，耳下腺・顎下腺・心・肝・膀胱に生理的集積を認めます。

● 疾患概念

- 褐色細胞腫は頸部から膀胱までどこにでも生じますが，9割は副腎発生です。
- 褐色細胞腫は「10% disease」と呼ばれます。

  ① 10%が悪性
  ② 10%が両側発生
  ③ 10%が小児発生
  ④ 10%が副腎外に発生

- 遺伝性疾患として，「多発性内分泌腺腫症(multiple endocrine adenomatosis)」とも呼ばれ，他の内分泌性腫瘍を合併することもあります。
- アドレナリンやノルアドレナリンを産生する腫瘍であり，3大臨床徴候は，①頭痛，②発汗，③動悸であり，そのほか，高血圧や頻脈，高血糖などの多彩な症状を呈します。
- 良悪性の境界が不明瞭であり，転移がある場合を悪性とします。

● 画像診断技術

- CT：単純，造影 (dynamic study)　*modality*
- MRI：T1およびT2強調画像，造影(dynamic study)
- 副腎髄質シンチグラフィ

◆ CT

- 90％は副腎発生のため，副腎部を撮影し，異常がない場合は異所性を考慮し，広い範囲を撮影します。
- 多くは数cm大の腫瘤であり，薄いスライスでなくても病変の同定は可能です。
- 腫瘍は富血管性であり，造影CT(特にdynamic study)が有用ですが，造影剤投与により血圧上昇，頻脈，不整脈などの発作を誘発する危険性があり，注意が必要です。

副腎髄質腫瘍（褐色細胞腫）

知って得するアラカルト

＊1 MPR像
- MPRとは「multi-planar reconstruction」の略。「多断面再構成」と訳します。
- 薄いスライス厚の画像を何枚も積み重ねて3次元データを作り、それをもとに任意の断面の画像を作成する方法です。
- MDCTの登場により、薄いスライスで広範囲の撮影が可能となり、より解像度の高いMPR像の作成が可能となりました。任意の局面に沿った断面の作成も可能であり、「curved MPR」と呼ばれています。

＊2 dynamic study
- 造影剤を急速静注後、短時間に撮像をくり返し、病変の血流動態を評価する方法です。
- 褐色細胞腫や原発性肝癌、膵島腫瘍など、富血管性の腫瘍は早期より濃染します。
- CT angiographyにも応用でき、動脈と静脈を分離して表示することも可能です。

●副腎発生か副腎外発生か紛らわしい場合、薄いスライスで撮影後、**MPR像**＊1 で評価する方法も有用です。

◆MRI
●任意の断面で撮像することが可能であり、副腎内外発生の鑑別や周囲臓器への浸潤の有無などの評価が可能です。
●CTの造影剤と比較して、血圧上昇、頻脈、不整脈などの発作誘発の危険性は低く、造影検査（**dynamic study**＊2）をより安全に施行することが可能です。

◆副腎髄質シンチグラフィ
●^{131}I-MIBGを静脈内投与後、48時間後に全身像と背部スポット像を撮影します。
●甲状腺への被曝を避けるため、トレーサー投与前後に**甲状腺ブロック**を行います。
●全身像は、異所性や転移巣の評価のため必要です。

●画像所見のポイント

◆CT
●境界明瞭・内部均一で肝実質よりもや低吸収な腫瘤として認められます。
●内部に壊死や出血、石灰化を伴いやすく、内部不均一な構造を示すこともあります。
●富血管性の腫瘍のため、dynamic studyでは早期より強く造影されます。

◆MRI
●典型例では、T1強調画像にて低信号、T2強調画像にて著明な高信号を呈します。
●ただし、出血・壊死・石灰化により、さまざまな信号を呈することもあります。
●CTと同様に、dynamic studyでは早期より強く造影されます。

◆副腎髄質シンチグラフィ
●正常では両側副腎に集積を認めません。
●褐色細胞腫およびその転移巣には非常に強い集積を示しますが、内部壊死・出血を伴うと内部は低集積となり、辺縁の充実部のみに集積することがあります。
●原発巣や転移巣への集積が強いと、唾液腺や心・肝といった生理的集積部位に集積を認めないことがあります。

Q & A

Q 甲状腺ブロックはどのように行うのですか？

A
- トレーサー投与前後数日にわたりルゴール液を1日数滴投与します。
- 副腎皮質・髄質シンチグラフィで利用されるトレーサーは^{131}Iで標識されています。その標識率は95％以上といわれていますが、遊離した^{131}Iは甲状腺に集積するため、甲状腺への被曝を防ぐ目的として行われます。
- ^{123}I-MIBGを用いた副腎髄質シンチグラフィの場合は、甲状腺ブロックは不要です。

【参考文献】
1）久田欣一：最新臨床核医学　改訂第3版, 371-387, 金原出版, 1999.
2）本田　浩：腹部画像診断学, 211-228, 中外医学社, 1999.
3）荒木　力：腹部のMRI, 241-249, メディカル・サイエンス・インターナショナル, 2000.

疾患編―腎，尿路

悪性尿路疾患（腎細胞癌）
malignant urinary disease (renal cell carcinoma)

本杉宇太郎

● 症例と正常画像 ●

腎細胞癌

図1　ダイナミックCT（腎皮質相）

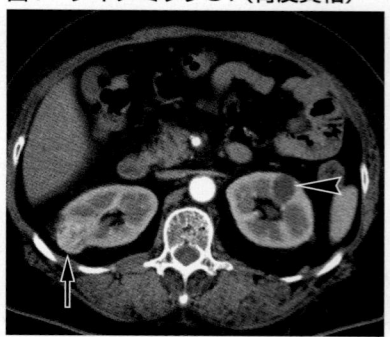

67歳，男性。内部が不均一に強く造影される腫瘤が腎皮質に存在しています（→）。典型的な腎細胞癌の所見です。左腎の低濃度腫瘤は腎囊胞です（▶）。

正常

図2　ダイナミックCT（腎皮質相）

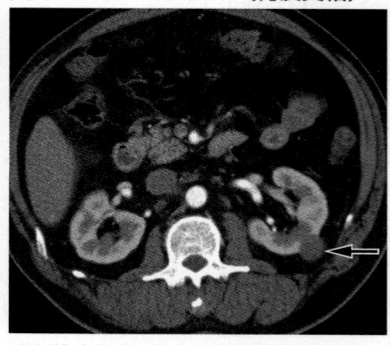

腎皮質が造影され高濃度に描出されています。左腎にみられる低濃度の腫瘤は腎囊胞です（→）。

● 疾患概念

- 腎に発生する悪性腫瘍の代表です。
- 小さいうちはCTなどの検査で偶然発見されることがよくあります。
- 血尿などの症状で発見されることもあります。
- 小さいうちに発見され切除されれば予後良好な腫瘍ですが，大きくなると腎静脈へ進展し肺転移，骨転移などを起こします。

● 画像診断技術

modality
- 超音波検査（US）
- CT
- MRI
- 血管造影

◆ 超音波検査（US）

- 最も簡便な検査で必ず施行されます。超音波検査で「囊胞ではなさそう」というところが診断の出発点になります。

◆ CT

- 造影剤を急速に注入し**動脈相（腎皮質相）**，**腎実質相**，**排泄相**を撮影します（ダイナミックCT）。
- 現在は**腎細胞癌診断になくてはならない検査**です。
- multislice CTの導入で冠状断像の再構成画像が良好な画質で得られるようになりました。
- 腫瘍が正常の腎皮質と紛らわしいこともあり，冠状断や矢状断での観察は診断に大変役立ちます。

◆ MRI

- T1，T2強調画像にて腫瘍と正常腎皮質はコントラストをつけて描出可能です。
- ダイナミックMRIを行うことでダイナミックCTと同様に血流の評価が可能です。
- multislice CTがない場合やCTで診断に迷った場合には有用ですが，ダイナミックCTで診断できた場合は必須ではありません。

◆ 血管造影

- 通常は鼠径部の大腿動脈からカテーテルを挿入し動脈内に造影剤を注入します。
- まず大動脈造影，次いで腎動脈造影を施行します。腎動脈が複数あることもあり注意が必要です。

● 画像所見のポイント

◆ 超音波検査（US）

- 境界明瞭な腎腫瘤として確認できます。
- エコー輝度はさまざまですが，内部に隔壁様構造や充実部がみられ，通常は嚢胞と区別できます。

◆ CT

- 単純CTでは境界明瞭な低濃度腫瘤で，ときに嚢胞と区別がつきません。
- 動脈血流が豊富な腫瘍なので動脈相で造影される所見が特徴的です。
- 動脈相（腎皮質相）での造影効果がみられない腎細胞癌も存在するため，動脈相で造影されなくても「腎細胞癌でない」とはいえません。
- 腫瘤が小さい場合，動脈相（腎皮質相）では正常腎皮質の強い造影効果によって腫瘤がみえにくい場合があります。小さな腫瘤の同定には排泄相（造影後3〜5分ほど）のほうが適しています。

- 腎静脈への進展の評価にはCTが適しています。
- 肝，膵などに転移した場合，動脈相で染まる小結節としてみられるため術後フォローのCT検査でも上腹部の動脈相を撮影するべきです。

◆ MRI

- T2強調画像で淡い高信号を示すことが多くみられます。
- ダイナミックMRIではCTと同様に動脈相で造影される所見がみられます。
- 造影効果の弱い腎細胞癌では，嚢胞との区別のために造影前T1強調画像との比較が必要なこともあります。
- 一般に造影剤によるコントラストはCTよりも高いため，造影効果の弱い腫瘍の場合，有用です。

◆ 血管造影

- 血流豊富な腫瘍なので血管造影でもよく造影される腫瘍として同定できます。
- 腎を手術で切除する場合に腎動脈がどの位置から何本でているかを把握する必要があり，血管造影が行われます。
- 最近は造影CTで上記の情報が得られるため，必須の検査ではなくなってきています。

MRI

図3 T2強調画像（腎細胞癌）

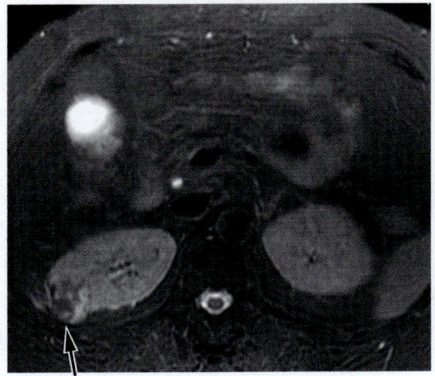

腫瘍は不均一な信号を呈しています（→）。

CT

図4 CT angiography（腎細胞癌）

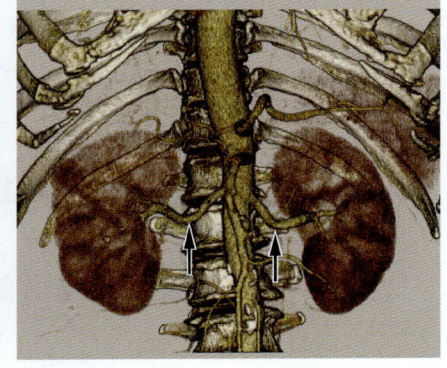

腎皮質相から作成したCT angiographyです。両側の腎動脈は1本ずつであることが確認できます（→）。

2 良性腫瘍（腎血管筋脂肪腫）
benign tumor (renal angiomyolipoma)

疾患編—腎, 尿路

3 腹部・骨盤部

● 症例と正常画像 ●

腎血管筋脂肪腫

図1　ダイナミックCT（腎皮質相）

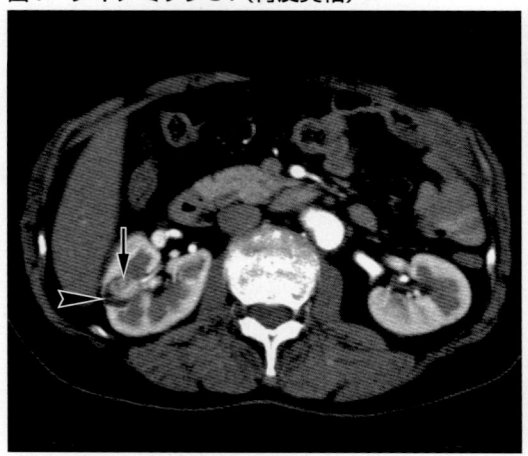

66歳, 男性. 内部が不均一に強く造影される腫瘤が腎皮質に存在しています（→）. 腎細胞癌とは異なり, 内部に脂肪を示す低濃度域がみられます（▶）.

正常

図2　ダイナミックCT（腎皮質相）

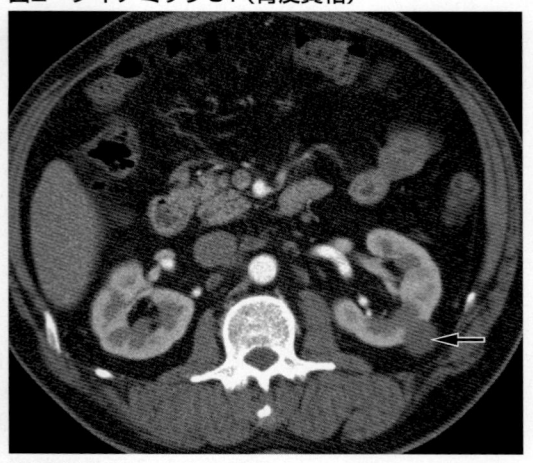

腎皮質が造影され高濃度に描出されています. 左腎にみられる低濃度の腫瘤は腎嚢胞です（→）.

● 疾患概念

- 腎に発生する良性腫瘍で, 典型的には, ①血管様, ②筋様, ③脂肪様の3つの成分をもっています.
- 小さいうちは無症状ですが大きくなると出血を起こし, 腹痛, 血尿, 血圧低下などが起こりえます.
- 良性腫瘍なので転移することはなく予後は良好ですが, 出血を起こした場合は塞栓術や摘出などの治療が必要となります.
- 患者さんの8割は画像検査で偶然発見されます.

● 画像診断技術

modality
- 超音波検査（US）
- CT
- MRI
- 血管造影

◆ 超音波検査（US）

- 最も簡便な検査で必ず施行されます.
- 脂肪を反映して高エコーとなるのが特徴です.

◆ CT

- 造影剤を急速に注入し動脈相（腎皮質相）, 腎実質相, 排泄相を撮影します.
- 現在は**最も診断価値の高い検査です**.

◆ MRI

- T1, T2強調画像にて腫瘍と正常腎皮質はコントラストをつけて描出可能です.
- ダイナミックMRIを行うことでダイナミックCTと同様に血流の評価が可能です.
- 脂肪抑制画像やグラディエント・エコー法T1強調画像のin phaseとopposed phaseを撮像することでわずかな脂肪成分が検出できます. 脂肪

知って得するアラカルト

＊1　血管筋脂肪腫と結節性硬化症
- 血管筋脂肪腫は結節性硬化症という遺伝病（皮膚病の1つ）に合併することが有名です。
- 血管筋脂肪腫患者の2割が結節性硬化症であり，逆に結節性硬化症の8割に血管筋脂肪腫が合併するといわれています。

腎細胞癌との鑑別
- 血管筋脂肪腫の診断は脂肪成分を同定することで容易です。
- しかし5％ほどの症例で画像上脂肪成分を同定できません。この場合は腎細胞癌との区別は画像診断では不可能となります。

成分の存在は血管筋脂肪腫＊1と診断するうえでの決め手の所見となります。

◆ 血管造影
- 通常は鼠径部の大腿動脈からカテーテルを挿入し，動脈内に造影剤を注入します。
- まず大動脈造影，次いで腎動脈造影を施行します。腎動脈が複数あることもあり注意が必要です。

● 画像所見のポイント

◆ 超音波検査（US）
- 脂肪成分を反映して正常腎実質に比べて**著明に高エコーの腫瘤**としてみえます。
- もし，筋成分，血管成分，出血が大部分を占めていれば低エコーとなります。
- 小さな腎細胞癌は高エコーになることがあり所見が類似します。

◆ CT
- 単純CTで**脂肪濃度（負のCT値）を含む腎腫瘤**がみられたら血管筋脂肪腫を強く疑います。
- 造影後は非常によく造影される腫瘤として描出されることが多くなります。
- 画像所見はどの成分が多いかによって変化します。

◆ MRI
- 脂肪成分を反映して**T1強調画像で高信号**の部分がみられます。
- ダイナミックMRIでダイナミックCTと同様に早期からよく造影される腫瘤として描出されます（血管成分を反映）。
- 腫瘍に脂肪成分が含まれていれば脂肪抑制画像やグラディエント・エコー法T1強調画像opposed phaseで低信号（in phaseに比べて信号が低下）となります。
- 脂肪成分の検出は血管筋脂肪腫と診断するうえでの決め手の所見となります。

◆ 血管造影
- 血流豊富な腫瘍なので血管造影でもよく造影される腫瘤として同定できます。
- 腫瘍内出血を起こしたときは，血管造影にて出血した動脈を同定して塞栓することもあります。
- 通常はCTで診断されるため，出血時の治療以外では必須の検査ではありません。

CT

図3　単純CT（腎血管筋脂肪腫）

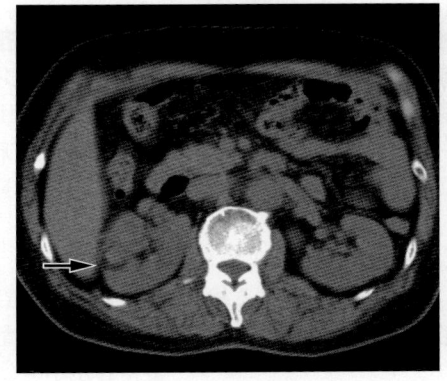

単純CTでも低濃度であり，脂肪濃度であることが明らかです（→）。

図4　冠状断再構成画像（腎血管筋脂肪腫）

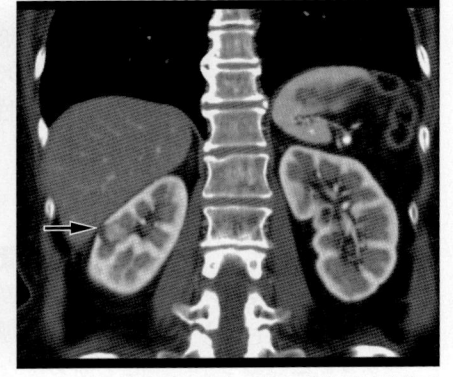

冠状断に再構成することで腎の全体像が把握できます（→）。また，腎皮質との関係も明瞭になり，小さい腫瘍の場合の診断に役立つことがあります。

3 尿管結石
ureteral stone

疾患編—腎，尿路

腹部・骨盤部

● 症例と正常画像 ●

尿管結石

図1　腹部単純X線像

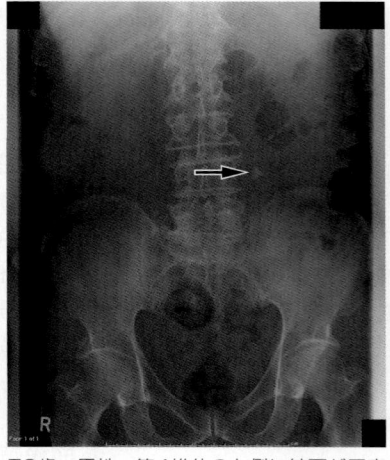

70歳，男性。第4椎体の左側に結石が同定できます（→）。尿管との関係はわかりませんが，超音波での腎盂拡張所見と症状を合わせれば診断可能です。

正常

図2　腹部単純X線像

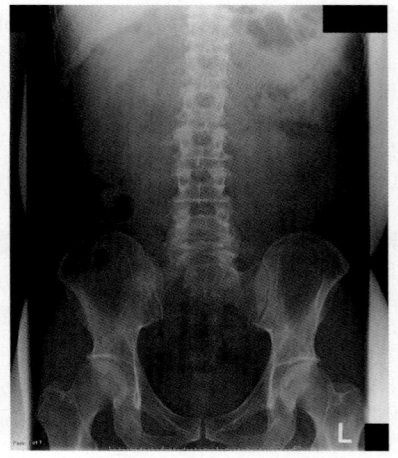

結石を思わせる高濃度域はありません。骨，腸管のガスおよび後腹膜の脂肪により画像上の線は構成されています。

知って得するアラカルト

＊1　静脈性尿路造影
- 当然ですが，造影CT施行後に腹部単純X線撮影を行えば静脈性尿路造影と同じ画像が得られます。
- 造影剤には腎への悪影響もあるので，余剰な造影剤投与を避けるため造影CTの予定がある場合はその予定に合わせて検査計画を行うことが大切です。

水腎症，水尿管
- 尿管の閉塞によって上流が拡張します。
- 閉塞により腎盂が拡張することを「水腎症」，閉塞により尿管が拡張することを「水尿管」と呼びます。どちらも尿路疾患を疑う重要な所見です。

●疾患概念

- 尿管内に結石ができる疾患です。
- 通常は腎盂腎杯で形成された結石（腎結石）が落下して尿管に嵌頓します。

●画像診断技術

modality
- ●超音波検査（US）
- ●単純X線撮影（KUB）
- ●静脈性尿路造影＊1
- ●CT
- ●MRI

◆超音波検査（US）
- 腎結石の診断に最も簡便で優れる検査ですが，尿管結石は描出できないことが多くなります。
- 尿管結石によって尿管が閉塞した場合，上流の尿管と腎盂が拡張し超音波検査で指摘可能です。

◆単純X線撮影（KUB）
- 腎（**k**idney），尿管（**u**reter），膀胱（**b**ladder）のコントラストを狙った単純X線撮影です。
- ある程度の大きさのX線非透過性結石の場合は結石が描出されます。

◆静脈性尿路造影
- 静脈から造影剤を注入し腎盂尿管に移行した造影剤を撮影する方法です。
- 腎盂尿管の形態を1枚の画像で捉えることができます。

◆CT
- 単純CTは結石の描出に優れ現在では必須の検査となっています。
- 結石が小さくて尿管との関係がわかりづらいときや，腎盂腎炎などの合併症の診断には造影が有用なことがあります。

◆ MRI
- MRIでは極端なT2強調画像にて腎盂尿管を描出することができ（「MR urography」と呼ばれています），尿路結石の診断は可能です。
- しかし，石灰化の描出はCTのほうが優れており，実際の臨床では尿管結石の診断にMRIを必要とすることはほとんどありません。

● 画像所見のポイント

◆ 超音波検査（US）
- 尿管結石自体を描出することはできませんが，尿管閉塞により**拡張した上流の尿管と腎盂**を低エコー領域として描出することができます。
- 逆に背部痛・腹痛を訴える患者で腎盂拡張がみられた場合は，まず尿管結石が疑われるためKUB，CTの検査が必要となります。

◆ 単純X線撮影（KUB）
- 結石は高濃度結節として描出されます。
- 多くの尿管結石は大きさが小さいため，またX線透過性のためKUBではみえません。
- 尿管はKUBではみえないため，みえた石灰化が尿管結石であるとの証明ができません。

◆ 静脈性尿路造影
- 腎盂尿管が造影剤によって満たされ高濃度に描出されます。
- 結石の描出能はKUBと同じですが，結石により拡張した上流の尿管と腎盂を描出することができます。
- 尿管の走行が把握でき，KUBで同定された結石が尿管内のものであることが確認できます。

◆ CT
- 単純CTで高濃度の結節としてほとんどの結石を描出できます。
- 多くの場合尿管の走行がわかるため，尿管内の結石と確定できます。
- 尿管の走行は造影後排泄相を撮影することで明瞭になり，尿管結石の診断はさらに容易になります。
- **現在は尿路結石の診断に不可欠の検査**と考えられます。

◆ MRI
- 結石は信号を出さないため**無信号**（signal void）として同定されます。
- 極端なT2強調画像を用いて腎盂尿管を高信号に描出するMR urographyが診断に適しています。

CT

図3　単純CT（尿管結石）

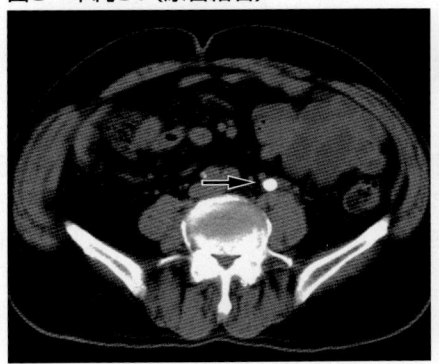

KUBよりも明瞭に結石を描出することができます（→）。また，尿管内にあると確認することができます。

図4　単純CT（尿管結石）

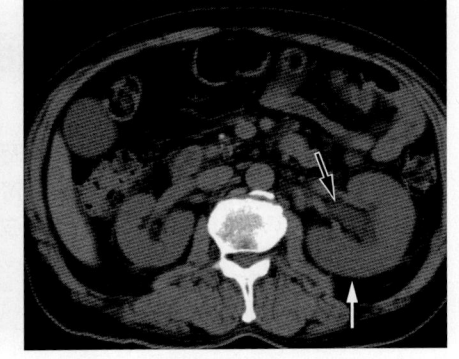

尿管閉塞により拡張した腎盂（→）がみられます（水腎症）。左腎は右腎に比べ腫大し低濃度化しています（⇒）。これは腎に炎症があることを示す所見です。

4 先天性腎尿路疾患(膀胱尿管逆流)
congenital urinary disease (vesicoureteral reflux)

疾患編―腎, 尿路
腹部・骨盤部

● 症例(膀胱尿管逆流：3カ月，男児) ●

膀胱尿道造影

図1　排尿時膀胱尿道造影像

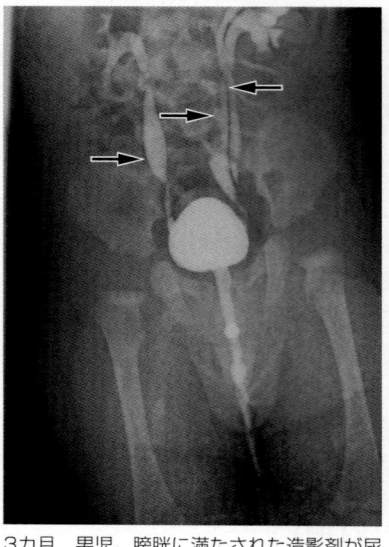

図2　排尿前膀胱尿道造影像

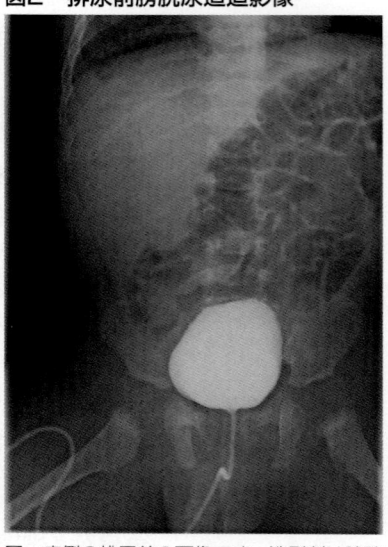

3カ月，男児。膀胱に満たされた造影剤が尿管へ逆流しています。左尿管は2本あり，重複尿管(奇形)であることがわかります(→)。

同一症例の排尿前の画像です。造影剤は膀胱にのみ認められ，尿管は描出されていません。正常では排尿時にも尿管への逆流はみられず，この画像と同様です。

知って得するアラカルト

尿路感染と膀胱尿管逆流の診断

- 乳幼児が尿路感染と診断された場合，3〜5割の頻度で膀胱尿管逆流が存在します。
- 尿路感染の診断は発熱などの感染症状と尿検査により行われます。
- その原因として膀胱尿管逆流がないか調べるために放射線診断が必要となるのです。
- 膀胱尿管逆流の診断は排尿時膀胱造影のみで可能です。
- その他の画像検査は膀胱尿管逆流の結果生じた2次的な変化(腎実質の菲薄化，腎杯の拡張)の程度を評価しているに過ぎません。

● 疾患概念

- 膀胱に貯留した尿が尿管，腎盂腎杯さらに腎実質に逆流する現象です。
- 乳幼児の尿路感染の原因として重要な病態の1つです。

● 画像診断技術

modality
- ●排尿時膀胱尿道造影
- ●静態腎シンチグラフィ
- ●超音波検査(US)
- ●CT
- ●MRI

◆ 排尿時膀胱尿道造影

- ●尿道から膀胱内へカテーテルを挿入し膀胱へ造影剤を注入し，排尿時に単純X線撮影を行います。
- ●排尿時撮影の代わりに圧力をかけて造影剤を注入することもあります。
- ●感染の急性期には感染が悪化するため行ってはいけません。

◆ 静態腎シンチグラフィ

- ●^{99m}Tc-DMSAを用います。
- ●逆流により瘢痕化した腎実質を欠損像として描出します。

◆ 超音波検査(US)

- ●腎の形態評価に用います。
- ●拡張した尿管が描出されることもありますが，膀胱尿管逆流現象を捉えることは通常できません。

◆ CT

- ●超音波検査と同様に腎，尿管の形態評価に用います。
- ●造影を行えば腎の瘢痕化の評価も可

能です。
- 排泄相を撮影することで尿管の形態を3次元的に描出することもできます。

◆ MRI
- 腎，尿管の形態評価に用います。
- 造影剤を用いずに腎盂尿管を描出することができます。

●画像所見のポイント

◆ 排尿時膀胱尿道造影
- 正常では排尿時にも膀胱から尿管への逆流は起こりません。
- 膀胱造影時や排尿時に**膀胱内の造影剤が尿管へ流入**する所見があれば，膀胱尿管逆流の診断は確定となります。

◆ 静態腎シンチグラフィ
- 逆流により瘢痕化した腎実質が，正常部よりも**取り込み低下像もしくは欠損像**として描出されます。

◆ 超音波検査（US）
- 瘢痕化により萎縮した腎がみられることがあります。
- 高度の膀胱尿管逆流の場合，拡張した尿管が描出されることもあります。

◆ CT
- 逆流により瘢痕化した腎は萎縮し，造影効果不良域として描出されます。
- 排泄相CTにて腎盂，尿管の形態的な評価が可能です。

◆ MRI
- 腎，尿管の形態評価に用います。
- 造影剤を用いずに腎盂尿管を描出することができます。

CT

図3　CT urography

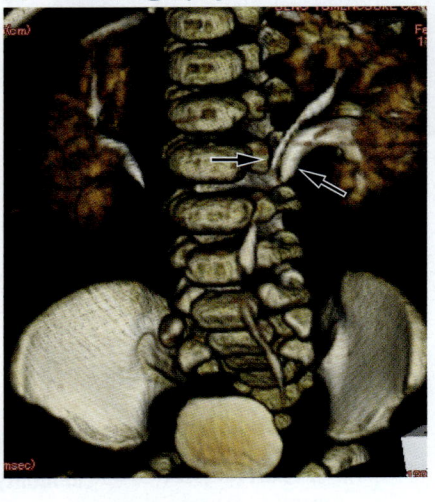

造影CTの排泄相から3次元再構成をして作成した画像です。左尿管が重複しているのが確認できます（→）。しかし，両側の尿管とも全長は描出されていません。これは，尿管が従来細い構造であるためで，描出されてないこと自体は異常とはいえません。

MRI

図4　MR urography

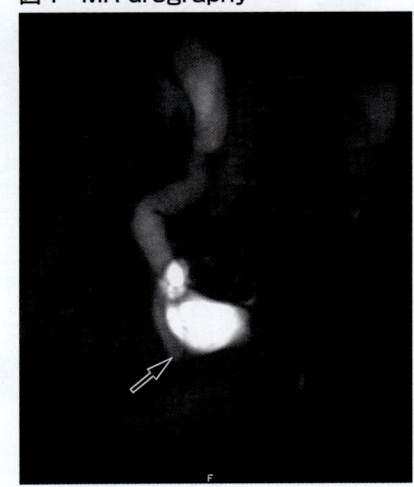

図3とは別症例です。極端なT2強調画像によって尿管や膀胱といった静止した水のみを高信号に描出することができ，MR urographyと呼ばれています。この症例では右尿管が重複しており，そのうちの1つが著明に拡張しているのが描出されています。また，拡張した尿管は通常の開口部より尾側まで走行しており，異所性開口（この症例では尿道：→）であることがわかります。

知って得するアラカルト

逆流重症度国際分類
- 膀胱尿管逆流はその程度により5段階に分類されます（図5）。
- grade Ⅰ，Ⅱでは成長に伴う弁機能発達によって自然治癒が期待できますが，gradeⅣ，Ⅴでは自然治癒は期待できず外科的手術が考慮されます。

図5　国際分類　Ⅰ　Ⅱ　Ⅲ　Ⅳ　Ⅴ

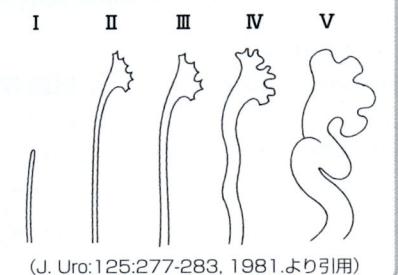

(J. Uro:125:277-283, 1981.より引用)

3 腹部・骨盤部

1 疾患編―女性性器 子宮悪性腫瘍
malignant uterine tumors

真鍋知子

● 子宮頸癌

● 症例と正常画像 ●

子宮頸癌Ⅱb
図1　MRI T2強調矢状断像

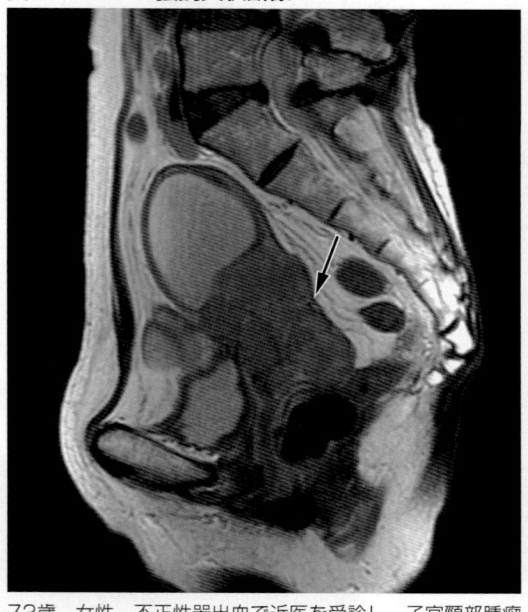

72歳，女性。不正性器出血で近医を受診し，子宮頸部腫瘤を指摘されました。子宮頸部には筋層とほぼ等信号の腫瘤を認めています（→）。子宮体部には液貯留を認め，留水腫の状態です。

正　常
図2　MRI T2強調矢状断像

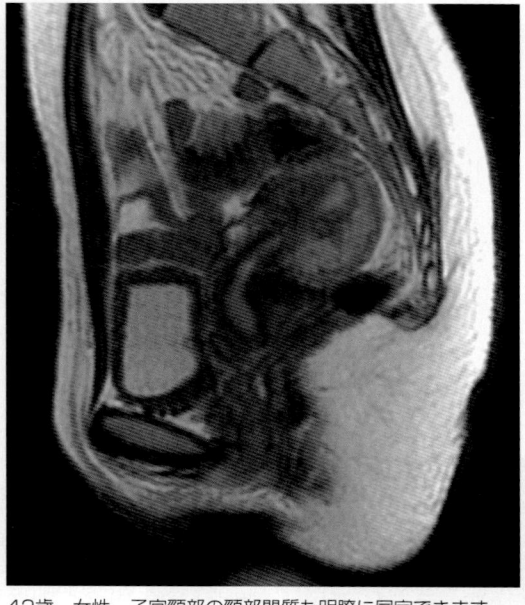

42歳，女性。子宮頸部の頸部間質も明瞭に同定できます。

●疾患概念

●組織学

扁平上皮癌	85%
腺癌	10%
その他	5%

- 性交渉によるヒト乳頭腫ウイルス（human papilloma virus：HPV）の感染が原因です。
- 病期分類はFIGO分類[*1]に準じています。

知って得するアラカルト

***1　FIGO分類**
・FIGO分類は，「CT，MRIによる検査結果は治療計画決定に使用するのは構わないが，進行期の決定に際してこれらの結果に影響されてはならない」としています。

●画像診断技術と画像所見のポイント

● 経腟超音波検査（US） **modality**
● DIP
● MRI
● CT

◆ 経腟超音波検査（US）（図3）

- 婦人科疾患の画像診断では，第1選択となります。
- 進行した頸癌では辺縁不整，内部エコーが不均一な頸部の腫大を呈します。

◆ DIP
- 水腎症があると病期がⅢbとなります。

◆ MRI
- **T2強調画像の矢状断像が基本**です。
- T2強調画像で正常粘膜と比較するとやや低信号の腫瘍として描出されます。
- **頸部間質（stromal ring）**が進達度診断で重要です。

◆ CT
- 腫瘍自体の描出能はMRIより明らかに劣ります。
- CTの役割はリンパ節転移や遠隔転移の有無の診断となります。

経腟超音波検査

図3　経腟超音波画像（子宮頸癌）

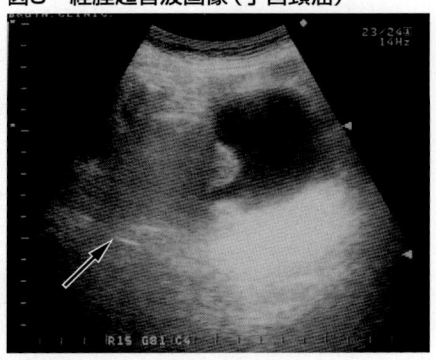

子宮頸部に腫瘍を認めており（→），子宮体部内腔は拡大しています。
（岐阜大学 産婦人科　藤本次良先生のご厚意による）

● 子宮体癌

● 症例（子宮体癌：55歳，女性）●

MRI
図4　T2強調矢状断像

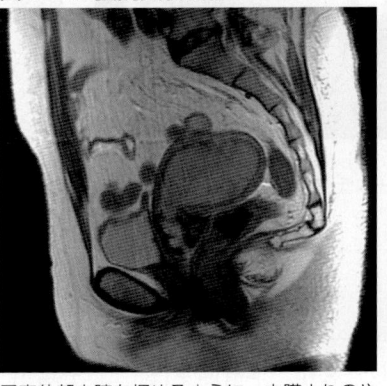

子宮体部内腔を埋めるように，内膜よりのやや信号強度の低い腫瘍が存在しています。

経腟超音波検査
図5　経腟超音波像

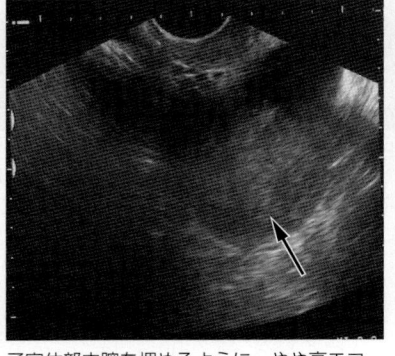

子宮体部内腔を埋めるように，やや高エコーを呈する腫瘍を認めます（→）。
（岐阜大学 産婦人科　藤本次良先生のご厚意による）

● 疾患概念
- 近年増加傾向にあります。
- 好発年齢は50～60歳代です。未産婦，ホルモン異常がrisk factorです。組織は腺癌が多くみられます。
- 病期分類は頸癌と同様，FIGO分類に準じています[1]。
- 頸癌に比べると放射線治療，化学療法が効きにくいとされています。

● 画像診断技術と画像所見のポイント
- 経腟超音波検査（US）　modality
- MRI
- CT

1) 日本産科婦人科学会, 日本病理学会, 日本医学放射線学会・編:子宮頸癌取り扱い規約. 改訂第2版, 金原出版, 1997.

◆ **経腟超音波検査（US）**
● 限局型では子宮内腔に比較的境界明瞭な高エコーの腫瘤として描出され，びまん型では境界不明瞭で腫瘤を指摘できないことが多くみられます。

◆ **MRI**
● T1強調画像では筋と等信号，T2強調画像では正常内膜よりも低信号として描出されます。junctional zoneの断裂の有無で筋層浸潤の有無を判断します。

◆ **CT**
● 局所の診断能は劣るため，転移，リンパ節検索に用いられます。

子宮肉腫

症例（子宮肉腫：28歳，女性）

MRI

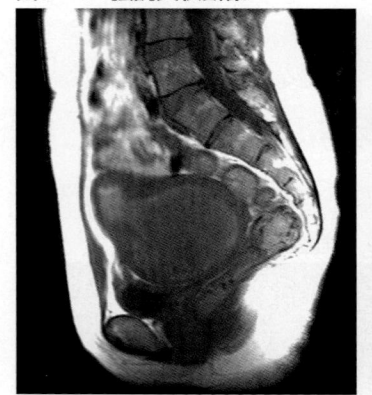

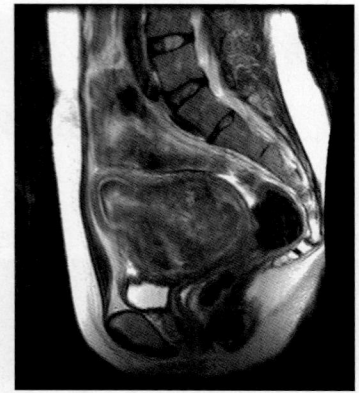

図6　T1強調矢状断像　　図7　T2強調矢状断像　　図8　脂肪抑制造影T1強調矢状断像

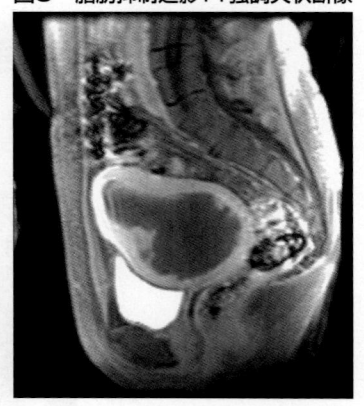

2年前より近医にて子宮の腫瘤を経過観察されていましたが，最近，急速な増大があったためMRIを施行しました。T1強調画像で出血を反映する高信号，T2強調画像では不均一な低信号を呈し，造影では辺縁に不整な増強効果を認めますが，ほとんどは壊死のため増強効果を呈していません。
（広島大学 放射線科　岸本佳子先生のご厚意による）

疾患概念

● 悪性間葉性腫瘍であり，平滑筋をはじめ骨や横紋筋などの中胚葉成分由来の組織から構成されます。
● 平滑筋肉腫，子宮内膜間質肉腫（endometrial stromal sarcoma），腺肉腫，悪性ミュラー管混合腫瘍（癌肉腫，中胚葉性混合腫瘍）に分類されます。

画像診断技術と画像所見のポイント

modality
● 経腟超音波検査（US）
● MRI
● CT

◆ **経腟超音波検査（US）**
● 筋腫よりも不均一な充実性腫瘤として描出されますが，変性筋腫との鑑別は困難です。

◆ **MRI**
● 最も有用な検査方法です。
● **内部の出血，壊死，周囲への浸潤傾向**を認めた場合には子宮肉腫を疑います。
● 変性子宮筋腫との鑑別は難しく，リンパ節転移や播種などの副所見も重要となります。

◆ **CT**
● 転移やリンパ節の検索に用いられます。

2 子宮良性腫瘍
benign uterine tumors

疾患編—女性性器

● 子宮筋腫

症例（子宮筋腫：46歳，女性）

MRI

図1　T2強調矢状断像

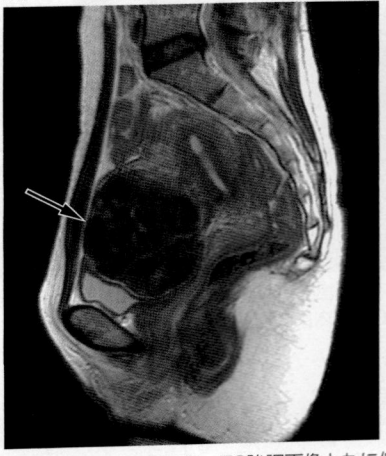

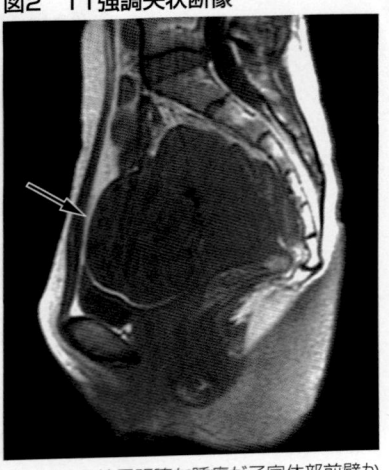

図2　T1強調矢状断像

月経時痛。T1強調画像，T2強調画像ともに低信号を呈する境界明瞭な腫瘍が子宮体部前壁から突出するように存在しています（→）。

● 疾患概念

- 平滑筋腫であり，非常に頻度が高い良性腫瘍です。
- 性成熟期の女性の20～40％に存在します。ホルモンに依存した発育を示し，閉経後は縮小します。

● 画像診断技術と画像所見のポイント

Modality
- 経腟超音波検査（US）
- MRI

経腟超音波検査（US）

子宮は腫大し，筋腫核は子宮筋層より低エコー，楕円形で充実性の結節として描出されます。

◆ MRI

- T1強調画像，T2強調画像ともに**低信号**の，**境界明瞭な腫瘍**として認識されます。しかし，さまざまな変性をきたすため，多彩な信号強度を呈することもあります。

経腟超音波検査

図3　経腟超音波像（子宮筋腫）

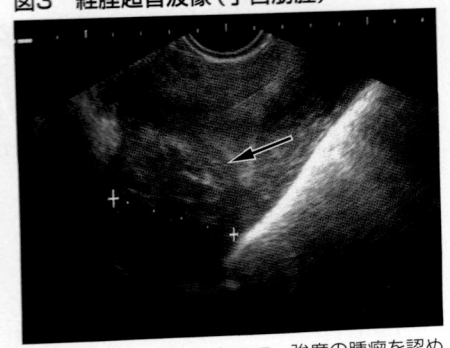

境界明瞭で，ほぼ均一なエコー強度の腫瘍を認めます（→）。
（岐阜大学 産婦人科　藤本次良先生のご厚意による）

子宮良性腫瘍

●子宮腺筋症

●症例（子宮腺筋症：42歳，女性）●

MRI

図4　T2強調矢状断像　　図5　T1強調矢状断像

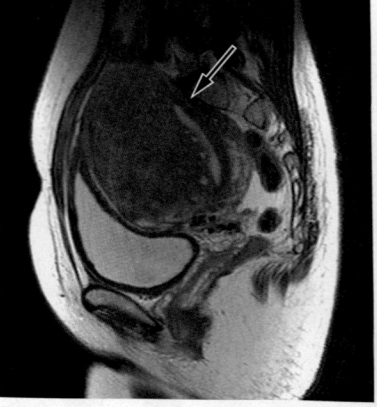

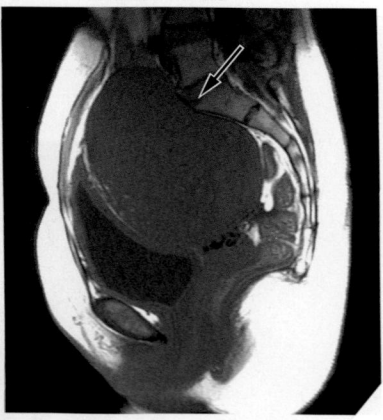

不正性器出血。子宮体部前壁は腫大し，T1強調画像，T2強調画像ともに境界不明瞭な低(信号)を呈しています（→）。内部にはT1強調画像，T2強調画像ともに高信号が散見されてい(ます)。

●疾患概念

- 子宮内膜組織が子宮筋層内に侵入し，異所性に増殖する疾患です。
- 性成熟期女性の20〜30％程度にみられ，40〜50歳代の経産婦に多く発症します。

●画像診断技術と画像所見のポイント

modality
- 経腟超音波検査（US）
- MRI

◆経腟超音波検査（US）
- 筋層が厚く，子宮体部の全体的な(腫大)として描出される場合が多く，(腫瘤)を認めることは少なくなります。

◆MRI
- T2強調画像でjunction(al zone)に類似した，**境界不(明瞭な低信号域)** として描出されます。
- 異所性内膜はT2強調画(像で高)信号として散見されます。

経腟超音波

図6　経腟超音波像（子宮腺筋症）

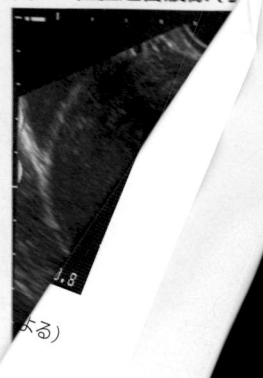

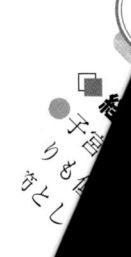

3 腹部・骨盤部

2 子宮良性腫瘍
疾患編—女性性器
benign uterine tumors

● 子宮筋腫

症例（子宮筋腫：46歳，女性）

MRI

図1　T2強調矢状断像

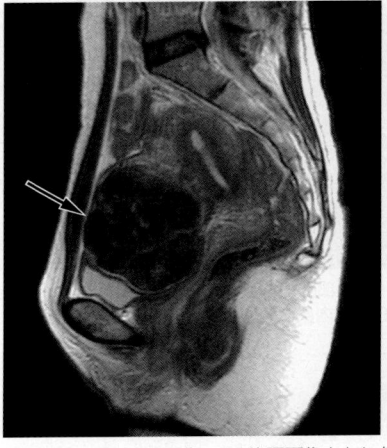

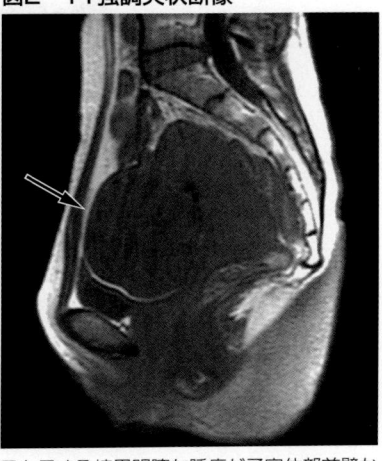

図2　T1強調矢状断像

月経時痛。T1強調画像，T2強調画像ともに低信号を呈する境界明瞭な腫瘤が子宮体部前壁から突出するように存在しています（→）。

● 疾患概念

- 平滑筋腫であり，非常に頻度が高い良性腫瘍です。
- 性成熟期の女性の20～40％に存在します。ホルモンに依存した発育を示し，閉経後は縮小します。

● 画像診断技術と画像所見のポイント

modality
- 経膣超音波検査（US）
- MRI

◆ 経膣超音波検査（US）

- 子宮は腫大し，筋腫核は子宮筋層よりも低エコー，楕円形で充実性の結節として描出されます。

◆ MRI

- T1強調画像，T2強調画像ともに**低信号の**，**境界明瞭な腫瘤**として認識されます。しかし，さまざまな変性をきたすため，多彩な信号強度を呈することもあります。

経膣超音波検査

図3　経膣超音波像（子宮筋腫）

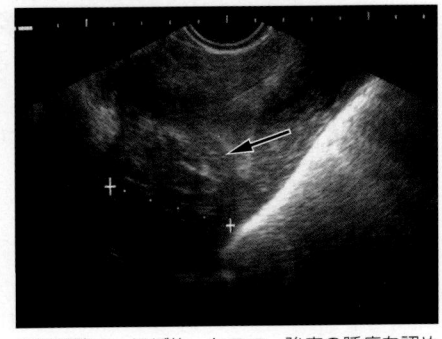

境界明瞭で，ほぼ均一なエコー強度の腫瘤を認めます（→）。
（岐阜大学 産婦人科　藤本次良先生のご厚意による）

子宮腺筋症

症例（子宮腺筋症：42歳，女性）

MRI

図4　T2強調矢状断像

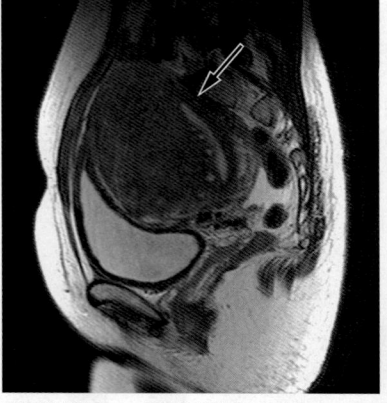

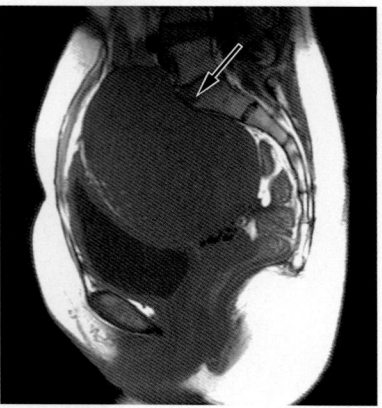

図5　T1強調矢状断像

不正性器出血。子宮体部前壁は腫大し，T1強調画像，T2強調画像ともに境界不明瞭な低信号を呈しています（→）。内部にはT1強調画像，T2強調画像ともに高信号が散見されています。

疾患概念

- 子宮内膜組織が子宮筋層内に侵入し，異所性に増殖する疾患です。
- 性成熟期女性の20〜30％程度にみられ，40〜50歳代の経産婦に多く発症します。

画像診断技術と画像所見のポイント

modality
- 経腟超音波検査（US）
- MRI

◆ 経腟超音波検査（US）
- 筋層が厚く，子宮体部の全体的な腫大として描出される場合が多く，腫瘤像を認めることは少なくなります。

◆ MRI
- T2強調画像でjunctional zoneの信号に類似した，**境界不明瞭な低信号**として描出されます。
- 異所性内膜はT2強調画像で点状の高信号として散見されます。

経腟超音波検査

図6　経腟超音波像（子宮腺筋症）

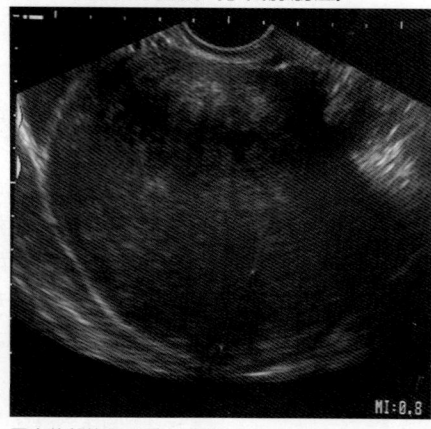

子宮体部筋層の腫大が認められます。
（岐阜大学 産婦人科　藤本次良先生のご厚意による）

3 卵巣嚢腫
ovarian cystic tumors

疾患編—女性性器

腹部・骨盤部

● 疾患概念

- 卵巣にできた嚢胞性腫瘍の総称です。
- ①非腫瘍性のものと②腫瘍性のものがあります。

①非腫瘍性：機能性卵胞
　　　　　　内膜症性嚢胞
②腫瘍性　：皮様嚢腫
　　　　　　漿液性嚢胞腺腫
　　　　　　粘液性嚢胞腺腫

● 内膜症性嚢胞

● 症例と正常画像

内膜症性嚢胞

図1　MRI T2強調横断像

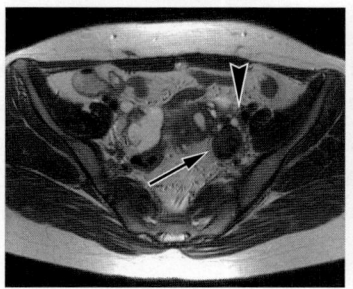

図2　MRI脂肪抑制T1強調横断像

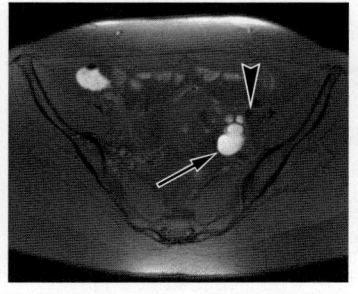

正 常

図3　MRI T2強調横断像

26歳，女性。月経時痛。左骨盤壁に沿ってT2強調画像で低信号，脂肪抑制T1強調画像で高信号を呈する腫瘤を認めます（→）。古い出血を反映した信号強度です。その周囲にはT2強調画像，脂肪抑制T1強調画像ともに高信号の，新しい出血を反映した小さな結節も認められます（▶）。

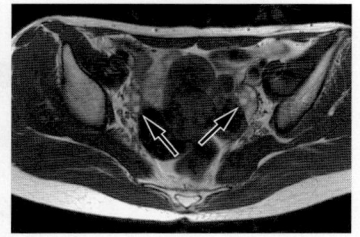

32歳，女性。卵巣内には数ミリ大の卵胞が認められます（→）。卵胞の信号はT1強調画像では低信号，T2強調画像では高信号を呈します。月経周期によって卵胞の大きさは変化します。

● 疾患概念

- **子宮内膜様組織**が卵巣内に存在し，その内膜機能による出血のために血液が溜まって，その結果，卵巣に褐色なチョコレート色の濃厚粘稠な液（陳旧血液）を有する嚢胞が形成される状態となります。
- 癒着を引き起こし，不妊症の原因になります。

● 画像診断技術と画像所見のポイント

modality
- 経腟超音波検査（US）
- MRI

◆ 経腟超音波検査（US）

- 筋辺縁不整な嚢胞性腫瘤です。内部に微細点状エコー（scatter）あるいは砂状陰影を認めたり，ヘモジデリンの沈着を表すechogenic patternを示すことがあります。

◆ MRI

- 血液の信号を反映して**T1強調画像，T2強調画像ともに高信号**を呈し，脂肪抑制画像で信号が抑制されません。
- 古い血液はT2強調画像で低信号を呈します。
- 腹膜病変の診断には**脂肪抑制のT1強調画像**が有用となります。

●皮様嚢腫

● 症例（皮様嚢腫：30歳，女性）●

MRI

図4　T1強調横断像　　　図5　T2強調横断像 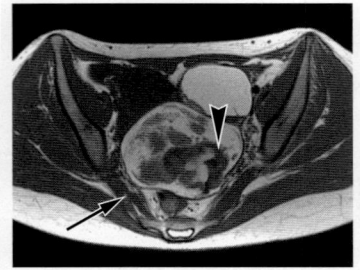　　　図6　脂肪抑制T1強調横断像

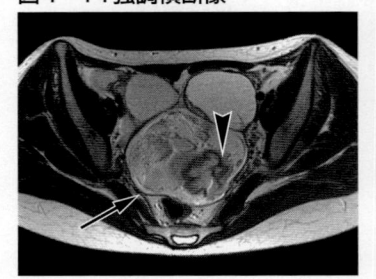

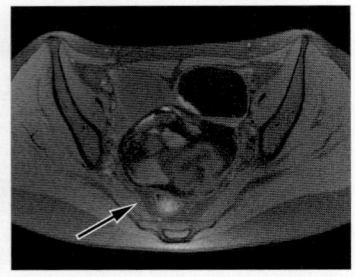

腹部エコーにて偶然骨盤内腫瘤を指摘されました．T1強調画像，T2強調画像ともに高信号を呈し，脂肪抑制T1強調画像で信号が抑制される腫瘤を認めます（→）．内部にはT1強調画像，T2強調画像ともに低信号を呈する領域を認め，石灰化やhair ballなどを反映しています（▶）．

●疾患概念
- 全卵巣腫瘍中の20～25％も占め，しばしばみられる卵巣腫瘍の1つです．
- あらゆる年齢に発症しますが，若年者に好発します．
- 腫瘍内は毛髪や皮下脂肪組織を含む胚細胞が奇形的発育をした特殊な腫瘍です．

●画像診断技術と画像所見のポイント

modality
- 経腟超音波検査（US）
- CT
- MRI

◆経腟超音波検査（US）
- 囊胞内のいろいろな成分がいろいろな組み合わせで混在するため，画像は多様です．
- 骨や歯を含む場合に認められる高エコーレベルと音響陰影，脂肪と水の境界に形成される水平境界面，hair ballによる楕円形の高レベル充実性エコーなどが特徴的な所見となります．

◆CT
- 脂肪成分，石灰化成分を有する腫瘤として描出されます．
- 石灰化と脂肪成分を認めた場合には，ほぼ間違いなく皮様嚢腫となります．

◆MRI
- 脂肪成分を反映した**T1強調画像，T2強調画像での高信号は脂肪抑制画像で抑制**されます．
- 脂肪成分の証明にはchemical shift artifactの存在も有用です．
- 石灰化成分はT1強調画像，T2強調画像ともに無信号となります．

●漿液性嚢胞腺腫

● 症例（漿液性嚢胞腺腫：17歳，女性）●

MRI

図7　T1強調横断像

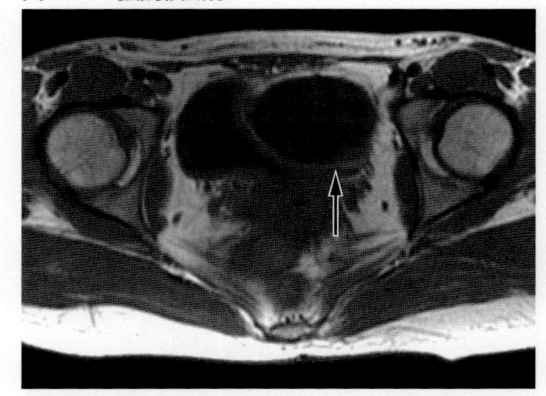

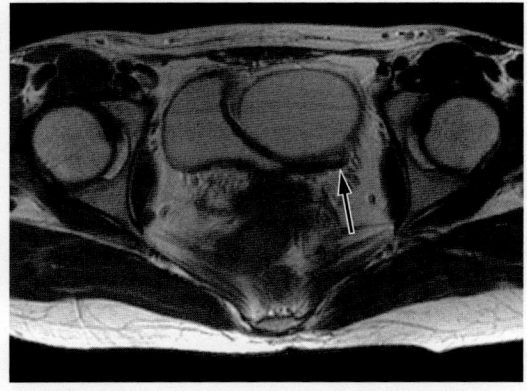

図8　T2強調横断像

腹部エコーにて偶然発見されました。T1強調画像で低信号，T2強調画像で高信号を呈し，膀胱内の尿と同じ信号強度を呈する単房性嚢胞性腫瘤を認めます（→）。

●疾患概念

- 表層上皮性腫瘍のなかの良性腫瘍の1つです。
- 卵巣腫瘍のうち，最も頻度が高い疾患となります。

●画像診断技術と画像所見のポイント

modality
- 経腟超音波検査（US）
- MRI

◆経腟超音波検査（US）
- 嚢胞壁は薄く平滑で単房性であることが多くなります。
- 壁の肥厚や不整を認めた場合には悪性腫瘍を考慮します。

◆MRI
- 漿液を反映してT1強調画像で低信号，T2強調画像で高信号を呈する単房性の嚢胞性腫瘤を呈します。

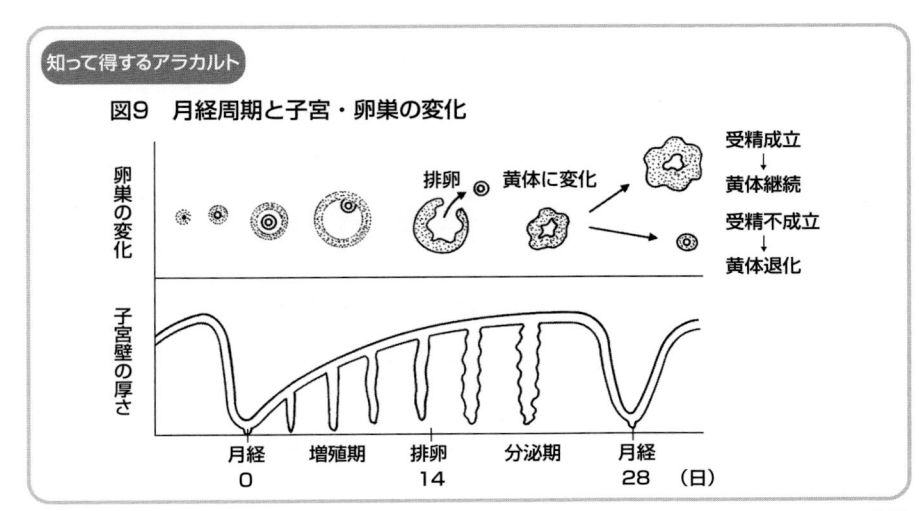

知って得するアラカルト

図9　月経周期と子宮・卵巣の変化

卵巣の変化：排卵　黄体に変化　受精成立 → 黄体継続　受精不成立 → 黄体退化

子宮壁の厚さ

月経 0　増殖期　排卵 14　分泌期　月経 28（日）

粘液性嚢胞腺腫

症例（粘液性嚢胞腺腫：57歳，女性）

MRI

図10　T1強調横断像

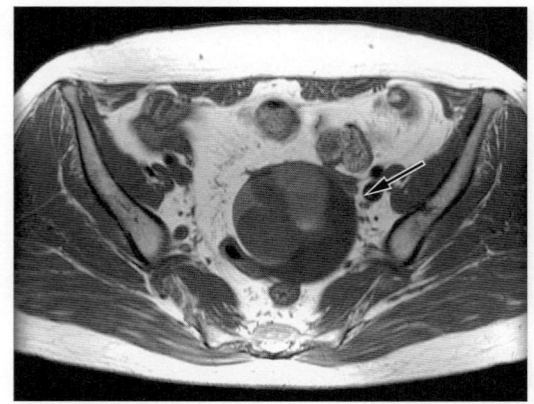

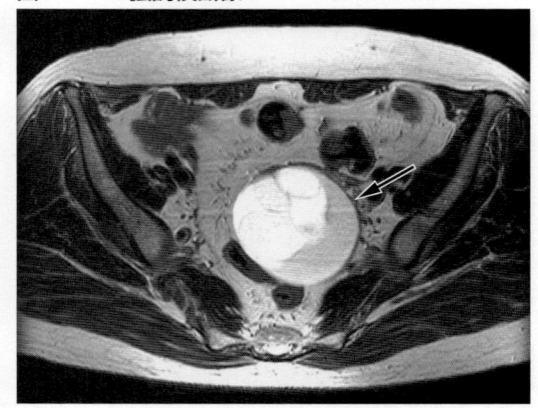

図11　T2強調横断像

検診のエコーで偶然発見されました。T1強調画像，T2強調画像ともに各房でいろいろな信号強度を呈する多房性嚢胞性腫瘤が認められます（→）。隔壁は薄く，肥厚や充実性成分は認めません。

疾患概念

- 表層上皮性腫瘍のうち，良性腫瘍に入ります。
- 漿液性嚢胞腺腫に次いで頻度が高いものの1つです。

画像診断技術と画像所見のポイント

modality
- 経腟超音波検査（US）
- MRI

◆ 経腟超音波検査（US）

- 内部に大小さまざまな小嚢胞を有する多房性嚢胞で，壁は薄く平滑です。
- 内容は粘液性であるため，各嚢胞内でエコーレベルの差を認めることがあります。

◆ MRI

- 多房性嚢胞性腫瘤として描出されます。
- 各房の信号強度が蛋白濃度の違いによりさまざまな信号強度を呈するため，「stained glass appearance」といわれます。

Q & A

Q 機能性卵胞って何ですか？

A
- 正常卵巣では，「卵胞発育→排卵→黄体形成」という周期的変化がくり返されていて，その過程で認められる貯留嚢胞のことです。病的意義はありません。
- 通常は2カ月を目安に消退します。

4 先天性女性性器疾患
疾患編―女性性器
congenital anomaly of female genital tracts

3 腹部・骨盤部

● 子宮欠損

● 症例（子宮欠損：19歳，女性）●

MRI

図1　T2強調矢状断像

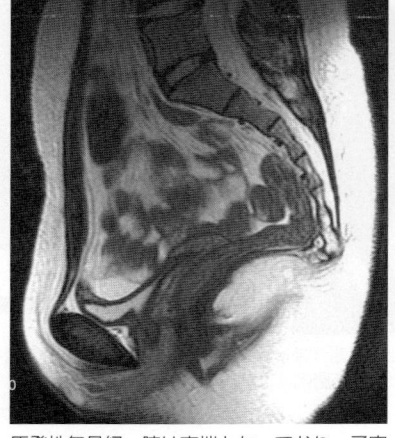

図2　T2強調横断像

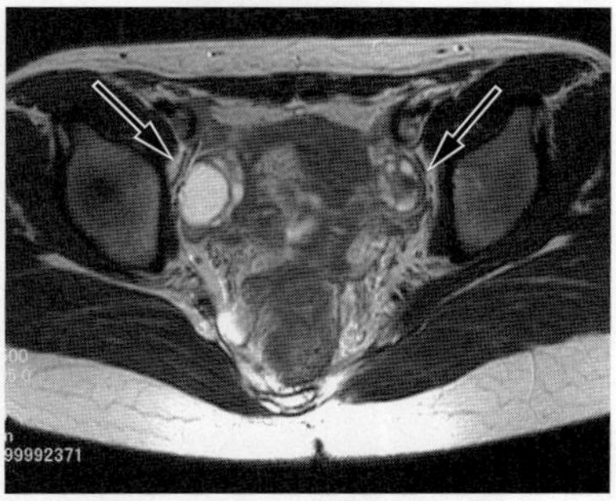

両側の卵巣は正常に認められています（→）。

原発性無月経。腟は盲端となっており，子宮は同定できません。

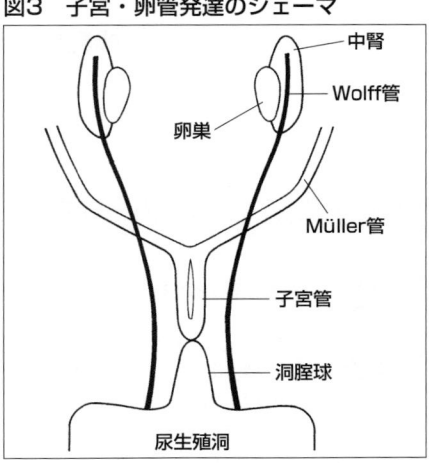

知って得するアラカルト

＊1　Müller管発育異常
〔american society for reproductive medicine（ASRM）による分類3)〕
①ClassⅠ
　hypoplasis/ agenesis
　（低形成/無形成）
②ClassⅡ
　unicornuate
　（単角子宮）
③ClassⅢ
　didelphus
　（重複子宮）
④ClassⅣ
　bicornuate
　（双角子宮）
⑤ClassⅤ
　septate（子宮中隔）
⑥ClassⅥ
　arcyate（弓状子宮）
⑦ClassⅦ
　DES Drug Related
　（合成エストロゲンによるT型子宮，子宮低形成）

● 疾患概念

- **Müller管癒合不全**による奇形です。
- 子宮は左右2つのMüller管が癒合して形成され，その癒合が障害されるといろいろな奇形を呈します。
- Müller管の発育異常＊1が存在する場合には同側のWolff管の発育異常もきたしている場合が多く，腎尿路奇形を合併することがあります。
- ASRM分類のClassⅠに相当します。子宮，卵管，腟の全部ないし部分的な欠損を含みます。

● 画像診断技術と画像所見のポイント

- 経腟超音波検査（US）　modality
- MRI

◆ 経腟超音波検査（US）
- 子宮を同定できず，腟も盲端になっている，もしくは欠損しています。

◆ MRI
- 子宮の欠損，腟の欠損もしくは部分欠損が認められます。

図3　子宮・卵管発達のシェーマ

中腎
Wolff管
卵巣
Müller管
子宮管
洞腟球
尿生殖洞

腹部・骨盤部―疾患編

363

●双角子宮

●症例（双角子宮：32歳，女性）●

MRI

図4　T2強調冠状断像

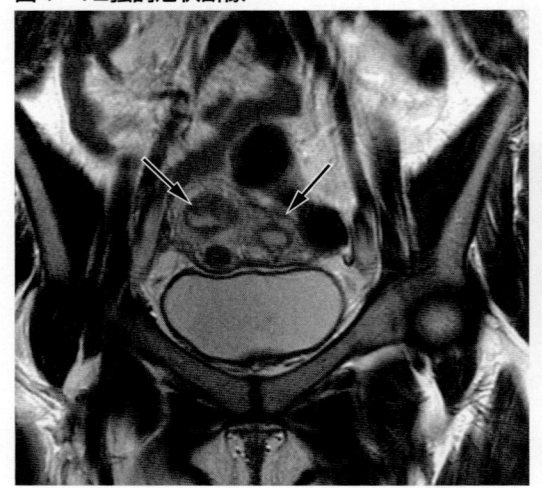

図5　T2強調横断像

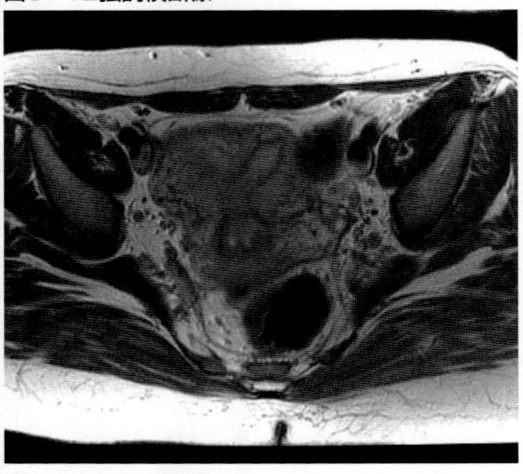

流産をくり返すため，子宮の奇形が疑われました。子宮体部は内膜，junctional zone，筋層をそれぞれ有する2つの部分に分かれており（→），子宮頸部は単一となっています。筋層内には筋腫も認められます。

●疾患概念
- Müller管癒合不全による奇形です。
- ASRM分類のClass IVに相当します。

●画像診断技術と画像所見のポイント

modality
- 経腟超音波検査（US）
- MRI

◆経腟超音波検査（US）
- 内腔あるいは内膜を認める2つの子宮体部が子宮頸部に連続して観察されます。

◆MRI
- 子宮体部内腔は2つに分かれています。
- 筋層もそれぞれ有していますが途中から共有しています（完全に分かれると重複子宮となります）。
- 子宮頸部内腔も2つに分かれている場合（双角双頸子宮）と，頸部は1つの場合（双角単頸子宮）がありますが，いずれも腟は1つです。どちらかの子宮体部内腔が頸部と交通していない場合があり，その場合交通していないほうの子宮内腔には留血腫を認めることがあります。

Q & A

Q 子宮に奇形があると，妊娠・出産はできませんか？

A
- 子宮の奇形は全女性の5％，妊娠・出産を経験した女性の2〜4％に認められるとされており，奇形の種類にもよりますが，妊娠・出産が可能である場合が多いのです。
- 奇形があると流産率が高くなるといわれていますが，中隔子宮で最も流産率が高く，次いで単角です。双角，重複，弓状子宮がこれに続きます。

3 腹部・骨盤部

5 急性腹症を起こす女性性器疾患
疾患編—女性性器
female acute abdomen

● 子宮外妊娠

● 症例（子宮外妊娠：26歳，女性）●

MRI

図1　T2強調横断像

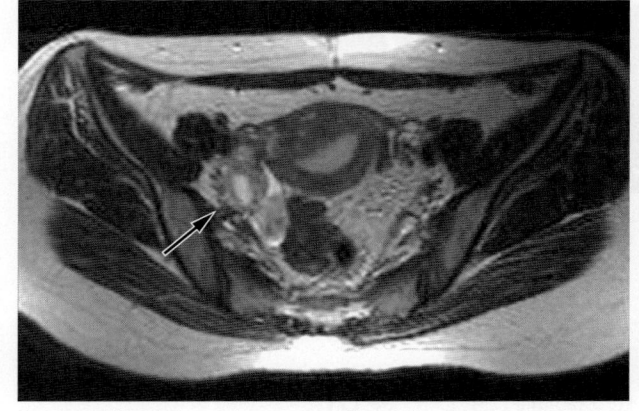

図2　造影T1強調矢状断像

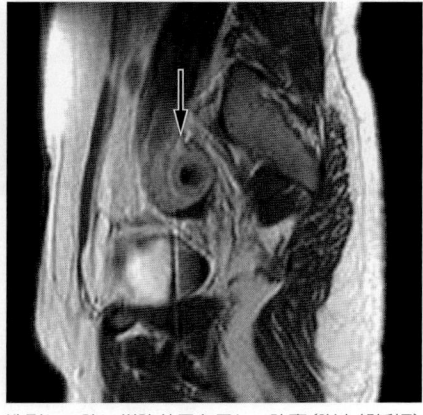

腹痛と不正性器出血。尿中hCG*1は高値ですが子宮内には胎嚢を同定できません。子宮の右側にT2強調画像で中心部に高信号を有する低信号の腫瘤がみられます（→）。

造影にて強い増強効果を呈し，胎嚢（膨大部妊娠）が認められます（→）。

（木澤記念病院放射線科　近藤浩史先生のご厚意による）

知って得するアラカルト

＊1　尿中hCG

・妊娠が成立すると，発育中の受精卵の一部から生じる胎盤の絨毛組織からヒト絨毛性ゴナドトロピン（human chorionic gonadotropin：hCG）が分泌されます。このホルモンはただちに母体尿中に排泄されるために，尿中hCGを検出することは妊娠の有力な補助診断法となります。

・妊娠検査が陽性の場合には実質的には妊娠を意味しています。着床後1週間以降で判定が可能となります。

● 疾患概念

- 子宮外妊娠の8割は卵管膨大部妊娠です。
- 破裂や流産により不正出血，急性腹症として発症します。
- 腹腔内出血が画像的に認識されるため，卵巣出血との鑑別が問題となりますが，妊娠反応の有無が重要な役割を果たします。

● 画像診断技術と画像所見のポイント

- 経腟超音波検査（US）　modality
- CT
- MRI

◇ 経腟超音波検査（US）

- 経腟超音波法は子宮外妊娠の診断には極めて有効です。
- 子宮内に胎嚢がないことを確認したら胎嚢を探します。
- 腹腔内あるいはダグラス窩に血液の貯留あるいは卵管血腫の有無についても検討します。

◇ CT

- ダグラス窩を中心に血性腹水を認めます。
- 単純CTでは胎嚢ははっきりしませんが，造影剤を使用すると**胎嚢は強い増強効果を呈する厚い壁に囲まれた囊胞性変化として描出されます**。
- 子宮内妊娠が否定できる場合には躊躇せず造影剤を使用します。

◇ MRI

- CTと同様，ダグラス窩の血性腹水と増強効果を有する胎嚢を認めます。
- 妊娠の間接所見として内膜の肥厚（脱落膜化）は卵巣出血では認めませんので，鑑別に有用といえます。

● 卵巣出血

● 症例と正常画像 ●

卵巣出血

図3　単純CT

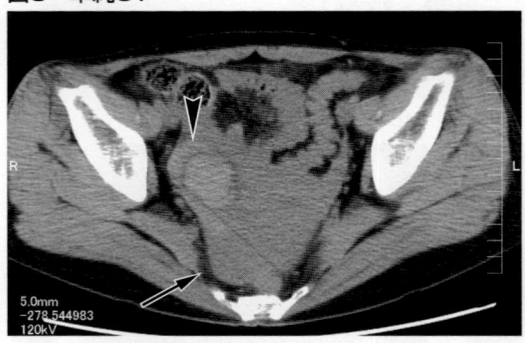

25歳，女性。突然の下腹部痛。骨盤内には高吸収を呈する液貯留（出血）（→）と，卵巣に高吸収が認められます（▶）。

正常

図4　単純CT

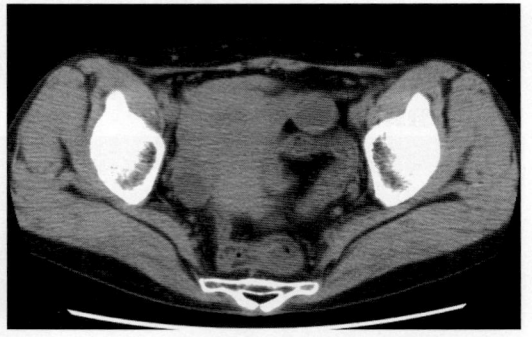

40歳，女性。CTでは通常，卵巣は低吸収の腫瘤として同定されます。

● 疾患概念

- 外傷や人工生殖に伴う採卵時に生じる外因性出血と，出血性素因による内因性出血，特発性出血の3つに大別されます。

● 画像診断技術と画像所見のポイント

modality
- 経腟超音波検査（US）
- CT
- MRI

◆ 経腟超音波検査（US）
- 腫大した卵巣と凝血塊を認めることがあります。
- ダグラス窩には液貯留を認めます。

◆ CT
- 子宮外妊娠と同様，ダグラス窩を中心とした**腹腔内出血**として認められます。
- 胎嚢の欠如が最大の鑑別点となります。

◆ MRI
- CTと同様，腹腔内出血を認めます。
- 卵巣内に血腫を認めます。
- 急性期の血腫はT1強調画像で筋肉と等信号，T2強調画像で低信号ですが，メトヘモグロビンの増加に伴いT1強調画像で血腫の辺縁から高信号となります。

Q & A

Q 妊婦に造影剤（ガドリニウム製剤）を投与してもよいのですか？

A
- 胎児への影響が明らかにされていないため，原則禁忌です。
- ガドリニウム製剤は，胎盤を容易に通過し，羊水中に胎児尿として排出されます。
- 胎児は羊水を嚥下するので，分娩まで胎児-羊水間で閉鎖回路を形成することになってしまいます。

●卵巣茎捻転

●症例（卵巣茎捻転：46歳，女性）●

MRI

図5　T2強調矢状断像

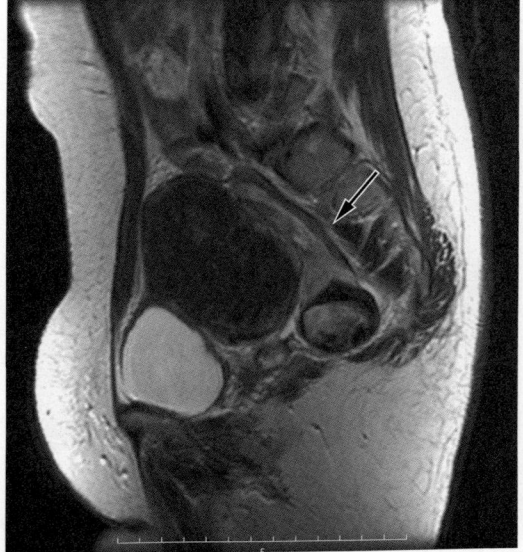

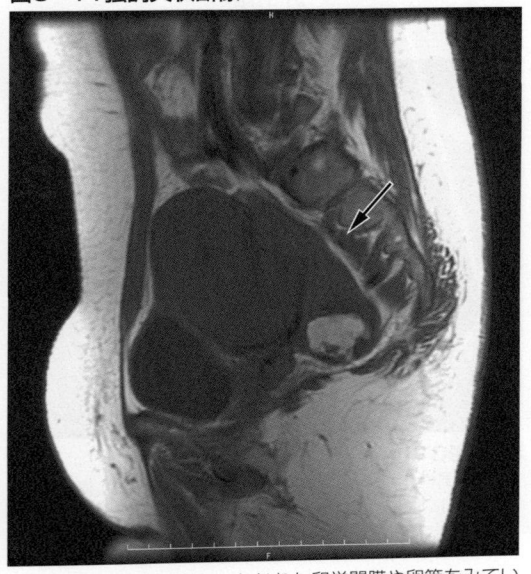

図6　T1強調矢状断像

右卵巣内には出血が認められます。卵巣と子宮との間には拡張した索状構造を認めており，ねじれた卵巣間膜や卵管をみているものと思われます（→）。

（神戸大学　杉村和朗教授のご厚意による症例）

●疾患概念

- 周囲との癒着をきたしにくい成熟嚢胞性奇形腫や機能性卵胞などの**良性疾患に合併しやすい**のが特徴です。

●画像診断技術と画像所見のポイント

modality ●MRI

◆MRI

- 茎捻転による卵巣間膜のねじれ，短縮を反映して子宮は捻転した卵巣の方向に偏位をきたします。
- 子宮から付属器に向かって捻転をきたした軟部組織がらせん状構造として認められることもあります。

3 腹部・骨盤部

1 腹部外傷
疾患編―腹部外傷・血管
trauma

近藤浩史，兼松雅之

● 症例と正常画像 ●

肝損傷

図1

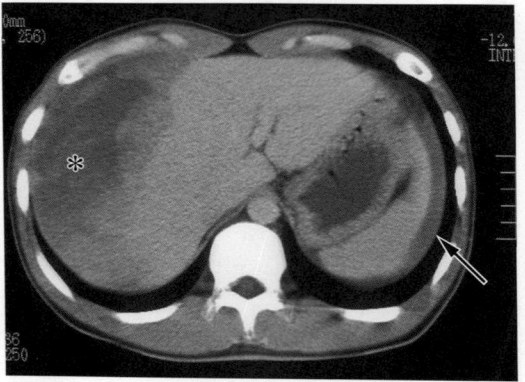

a 造影CT
18歳，男性。スノーボード外傷で受診しました。造影CTにて肝右葉に損傷を示す低吸収域を認めます（＊）。脾臓周囲にも腹腔内出血を認めます（→）。

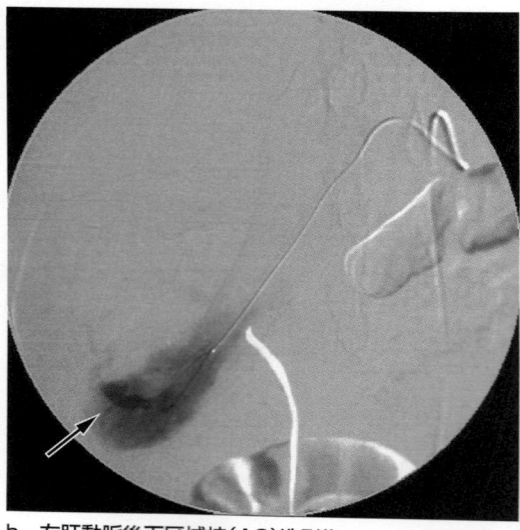

b 右肝動脈後下区域枝（A6）造影像
A6の選択造影にて，血管外漏出像（extravasation）が認められます（→）。

正常

図2

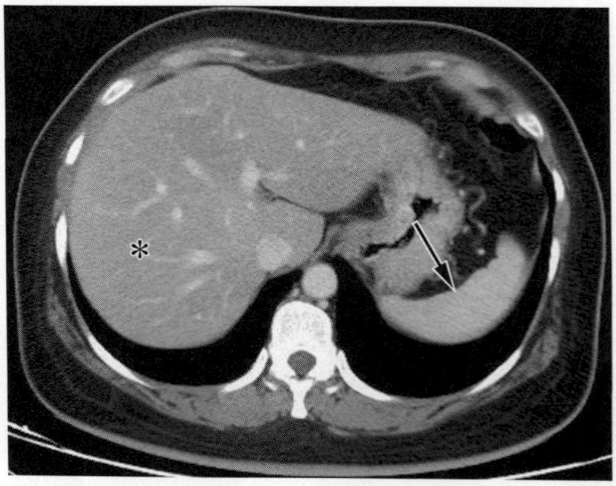

a 造影CT

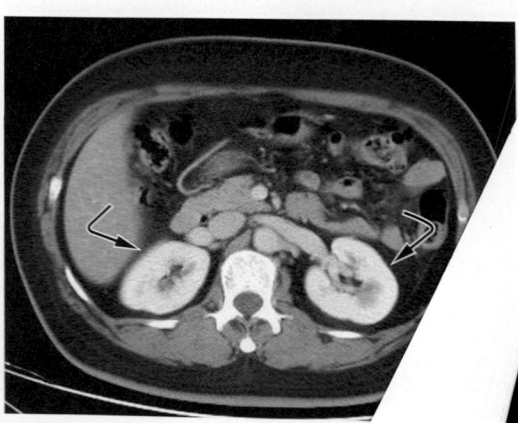

b 造影CT
肝臓（＊），脾臓（→），腎臓（曲矢）に異常も認めません。

【参考文献】
1) 日本産科婦人
2) The America
   occulusion,
   adhesions. Fe

急性腹症を起こす女性性器疾患

●卵巣茎捻転

●症例（卵巣茎捻転：46歳，女性）●

MRI

図5　T2強調矢状断像

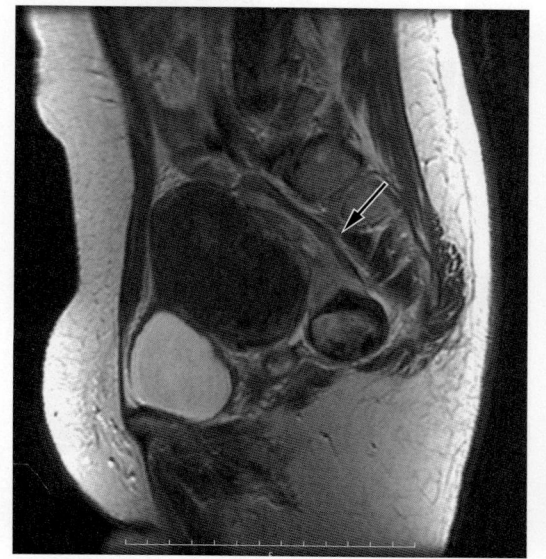

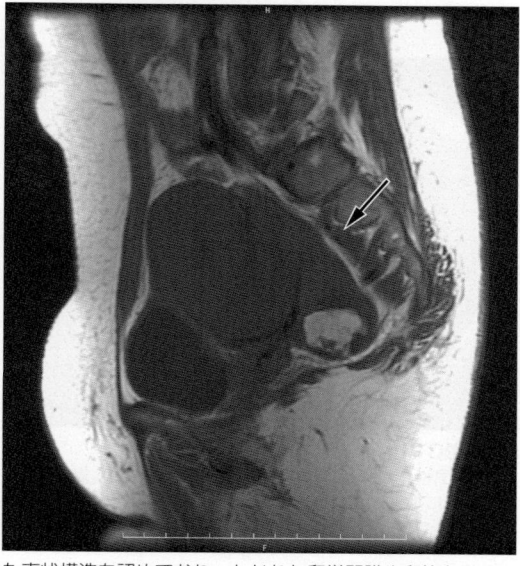

図6　T1強調矢状断像

右卵巣内には出血が認められます。卵巣と子宮との間には拡張した索状構造を認めており，ねじれた卵巣間膜や卵管をみているものと思われます（→）。

（神戸大学　杉村和朗教授のご厚意による症例）

●疾患概念

- 周囲との癒着をきたしにくい成熟嚢胞性奇形腫や機能性卵胞などの**良性疾患に合併しやすい**のが特徴です。

●画像診断技術と画像所見のポイント

modality　●MRI

◆MRI

- 茎捻転による卵巣間膜のねじれ，短縮を反映して子宮は捻転した卵巣の方向に偏位をきたします。
- 子宮から付属器に向かって捻転をきたした軟部組織がらせん状構造として認められることもあります。

腹部・骨盤部―疾患編

【参考文献】
1) 日本産科婦人科学会, 日本病理学会, 日本医学放射線学会・編:子宮体癌取り扱い規約. 改訂第2版, 金原出版, 1996.
2) The American Feritility Society:The American Feritility Society classifications of adnexal adhesions, distal tubal occulusion, tubal occulusion secondary to tubal ligation, tubal pregnancies, mullerian anomalies and intrauterine adhesions. Fertil Steril, 49:944-955, 1998.

3 腹部・骨盤部

疾患編—腹部外傷・血管

1 腹部外傷
trauma

近藤浩史, 兼松雅之

● 症例と正常画像 ●

肝損傷

図1

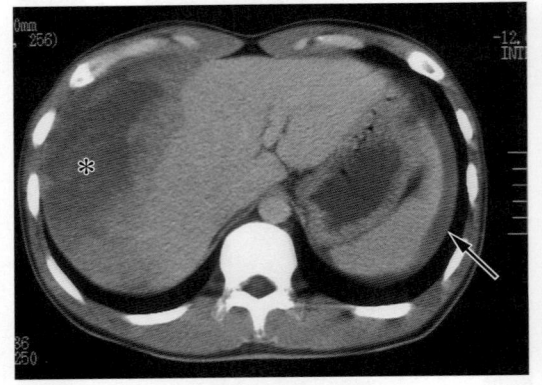

a 造影CT
18歳, 男性。スノーボード外傷で受診しました。造影CTにて肝右葉に損傷を示す低吸収域を認めます（＊）。脾臓周囲にも腹腔内出血を認めます（→）。

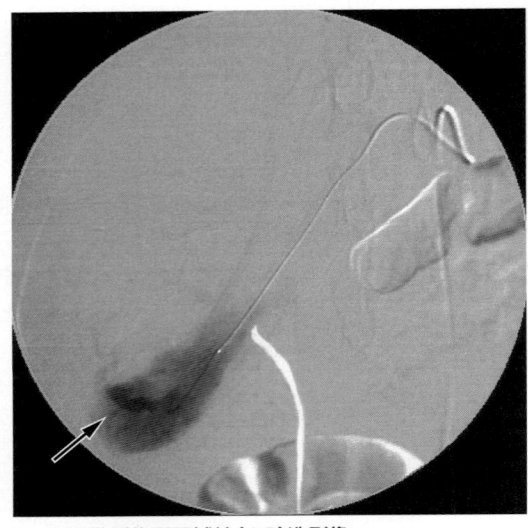

b 右肝動脈後下区域枝（A6）造影像
A6の選択造影にて, 血管外漏出像（extravasation）が認められます（→）。

正常

図2

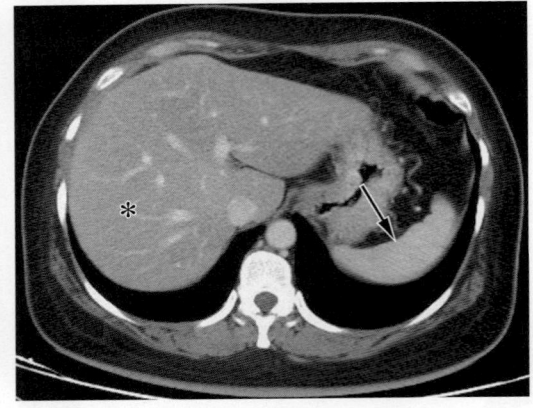

a 造影CT

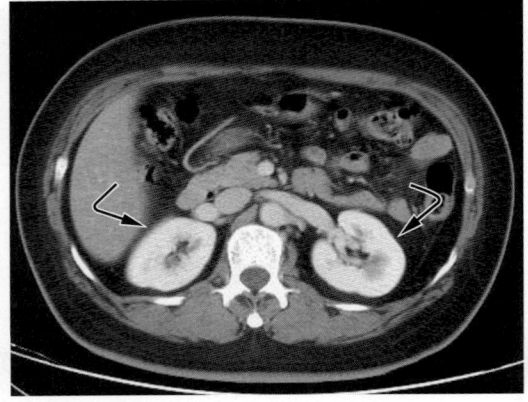

b 造影CT
肝臓（＊）, 脾臓（→）, 腎臓（曲矢）に異常を認めません。腹水も認めません。

●疾患概念

- 腹部外傷には肝損傷，脾損傷，膵損傷，腎損傷などがあります。右上腹部の打撲，右下部肋骨骨折がある場合には肝損傷を，左側腹部の打撲，左下部肋骨骨折がある場合には脾損傷を，背部の打撲では腎損傷を疑います。膵損傷の原因としては交通事故によるハンドル外傷が最も多く，十二指腸損傷や胆管損傷を合併することがあります。
- 肝，脾，腎損傷でバイタルが安定していて腸管破裂が否定できるときは原則として保存的に治療します。腹腔内出血の増加や**血管外漏出像**（**extravasation**）が確認できたときは動脈塞栓術の適応となります。
- 腹部を前方から打撲し，肝，脾，腎損傷が否定され腸間膜からの出血が予想され，**腹腔内出血量**が増加するようであれば開腹術の適応となります。肝損傷のうち肝部下大静脈損傷，門脈と直行する損傷，腎損傷のうち腎茎部損傷は手術適応となります。
- 膵損傷では主膵管損傷の有無と膵挫傷の程度が重要です。主膵管の完全断裂は手術適応です。

●画像診断技術

modality
- 超音波検査(US)
- CT
- 血管造影

◆ 超音波検査(US)
- 臓器損傷の有無や腹腔内出血の評価を行います。

◆ CT
- 単純CTで腹腔内出血が高吸収に描出されます。CT値〔物質のX線吸収係数を表示した相対的，便宜的な値で，水を基準物質として0とし，空気(真空)を－1,000と仮定した臨床目的のための単位です。単位は，HU＝Hounsfield Unitです〕は水より高くなります。
- 損傷の程度，腹腔内出血の評価が可能で，造影CTでは出血源の同定に役立ちます。

◆ 血管造影
- 診断および引き続き動脈塞栓術を行います。造影剤の**血管外漏出像**（**extravasation**）の判定が重要です。

●画像所見のポイント

◆ 超音波検査(US)
- ベッドサイドで頻回に施行可能な検査です。
- **モリソン窩**（肝右葉と右腎との間の陥凹）や脾腎境界面を観察し，腹腔内出血の有無を判定します。

◆ CT
- **血性腹水**の有無を同定します。造影CTにより損傷部は明瞭に描出されます。損傷部から被膜の破綻および造影剤の血管外漏出の有無を判定します。また，動脈瘤の有無も確認しておきます。

Q & A

Q　DSAとは何ですか？

A
- DSAとは「Digital Subtraction Angiography」の略で，画像信号をデジタル化して造影剤注入前の画像（マスク像）を造影剤注入後の画像からリアルタイムで引き算をして写し出したものです。
- 血管の走行や腫瘍などの染まりを少ない造影剤で明瞭に描出できます。
- 骨との位置関係を把握したいときは，引き算をしない画像（DA像）を観察します。

腹部外傷

- 肝損傷*2，脾損傷*3のCT所見としては腹腔内出血，被膜下血腫，肝周囲血腫，肝実質の不均一な造影効果，断裂，造影剤の**血管外漏出像（extravasation）**があります（図1a）。
- 腎損傷のCT所見としては腎実質の損傷の程度および血腫の広がり（図3），腎周辺への尿漏の広がりを判定します。
- 遊離ガス検出には広いウィンドウ幅で観察します。

◆ **血管造影**

- 腹腔動脈，上腸間膜動脈造影，脾動脈造影，腎動脈造影などで動脈の血管解剖を確認します。**血管外漏出（extravasation）**の有無や出血源が同定できたら，マイクロカテーテルを用いてスポンジェルやマイクロコイルなどで塞栓術を施行します。
- 多臓器損傷がある場合は，その血管も造影して臓器損傷の有無を確認します。

腎損傷

CT

図3　単純CT

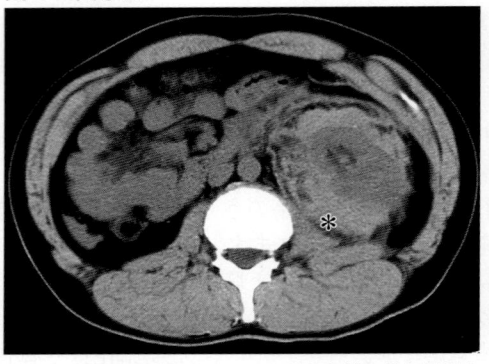

30歳，男性。転落事故による左背部打撲で救急搬送されました。単純CTにて左腎周囲腔に血腫を認めます（*）。

左腎動脈造影

図4　急性副鼻腔炎（冠状断MPR像）

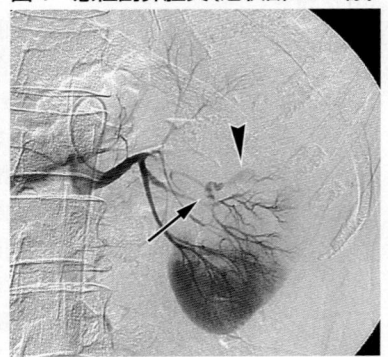

左腎動脈造影にて仮性動脈瘤（→）と血管外漏出像（▶）を認めます。

【参考文献】
1) 日本外傷学会肝損傷分類委員会:日本外傷学会肝損傷分類. 日外傷会誌, 11:29, 1997.
2) 日本外傷学会脾損傷分類委員会:日本外傷学会脾損傷分類. 日外傷会誌, 11:30, 1997.

知って得するアラカルト

＊2　肝損傷分類
- Ⅰ型：被膜下損傷(subcapsular injury)
  肝被膜の連続性が保たれている（腹腔内出血を伴わない）
  a. 被膜下血腫(subcapsular hematoma)
  b. 中心性破裂(central rupture)
- Ⅱ型：表在性損傷(superficial injury)
  （深さ3cm以内の損傷をいう）
- Ⅲ型：深在性損傷(deep injury)
  （深さ3cm以上の深部に達している損傷をいう）
  a. 単純型(simple type)
  b. 複雑型(complex type)

Appendix：肝損傷に合併した傍肝血管，肝門部胆管損傷の表現。肝後面下大静脈損傷(IVC)，肝静脈損傷(HV)，肝動脈損傷(HA)，門脈損傷(P)，胆管損傷(B)を損傷分類の後に記載する。

＊3　脾損傷分類
- Ⅰ型：被膜下損傷(subcapsular injury)
  〔脾被膜の連続性が保たれている
  a. 被膜下血腫(subcapsular hematoma)
  b. 脾臓内血腫(intrasplenic hematoma)に分けられる〕
- Ⅱ型：被膜損傷(capsular injury)
  （主な損傷が被膜で，実質損傷は2～3mmくらい）
- Ⅲ型：実質損傷(parenchymal injury)
  （実質の損傷形態から以下のように分類）
  a. 単純型(simple type)
  b. 離断型(transection)
  c. 複雑型(complex type)
  d. 粉砕型(fragmentation)
- Ⅳ型：脾門部血管損傷(hilar vessel injury)
  Appendix：脾損傷に合併した脾門部血管損傷の表現。脾門部血管損傷(HV)

2 血管
vascular disease

疾患編—腹部外傷・血管

● 症例と正常画像 ●

腹部大動脈瘤
図1　3D-CT像

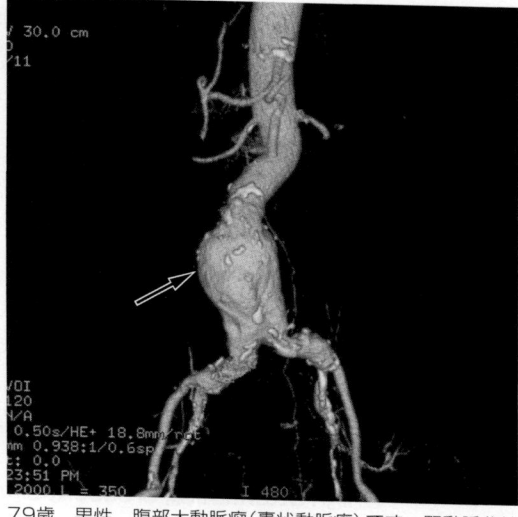

79歳，男性。腹部大動脈瘤（嚢状動脈瘤）です。腎動脈分岐部下に最大径55mm大の嚢状動脈瘤を認めます（→）。

正常
図2　3D-CT像

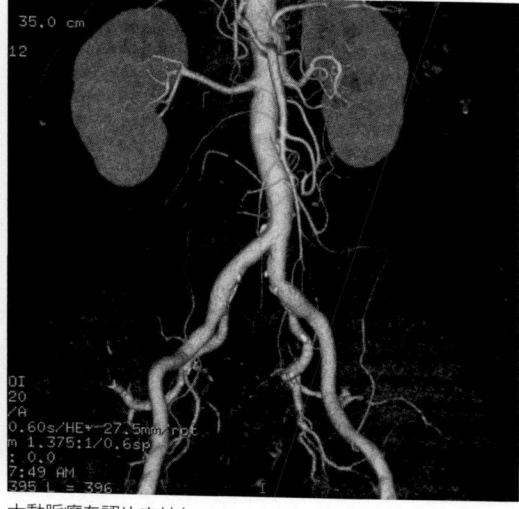

大動脈瘤を認めません。

●疾患概念

- 動脈が限局性に拡張した状態で，破裂すると致命的になります。
- 形態的に以下のように分類されています。

①真性動脈瘤（血管壁が内膜・中膜・外膜の3層構造を保ちながら拡大するもの）
　a. 紡錘状動脈瘤（両端が細くなったもの）
　b. 嚢状動脈瘤（袋状になったもの）

②解離性動脈瘤（内膜の亀裂によって血液が動脈壁内へ侵入し，中膜を剥離して真腔[*1]と分離した状態）。

- 治療は人工血管置換術や大動脈ステント留置があります。
- 解離性動脈瘤では，急性期（発症から2週間以内）で上行大動脈が解離していれば緊急手術適応です。下行大動脈から始まる急性解離は内科的治療が選択されます。

知って得するアラカルト

＊1　真腔と偽腔
- 内膜に裂け目が生じ，新たにできた通り道が偽腔です。
- 本来の血液の通り道が真腔です。
- 真腔から偽腔への血液流入部を「entry」，偽腔から真腔への血液流入部を「re-entry」と呼び，外側が偽腔で，内側が真腔の場合が多くみられます。
- 偽腔と真腔を隔てる剥離した血管壁を「intimal flap」と呼びます。

血管

知って得するアラカルト

*2 MDCT（multi-detector-row CT）
・MDCTとは，X線の検出器を複数用いることで，X線管球1回転当たり1枚の画像を得ていた従来のCTに比べて，短時間で多くの断面を撮影できる最新のCT装置です。

*3 high-attenuating crescent sign
・大動脈瘤の壁在血栓が三日月状の高吸収を呈するもので，壁在血栓内に生じた新鮮な出血を示唆します。

●解離性大動脈瘤は以下のように分類されています。

①DeBakey分類
　Ⅰ型　：解離が上行大動脈に始まり，解離腔が腹部大動脈まで進展したもの。
　Ⅱ型　：解離が上行大動脈に始まり，解離腔が上行大動脈に限局したもの。
　Ⅲ型　：解離が胸部大動脈に始まるもの。
　Ⅲa型：解離が胸部大動脈に始まるも，下行大動脈に限局しているもの。
　Ⅲb型：解離が胸部大動脈に始まり，下行大動脈から腹部まで進展したもの。

②Stanford分類
　A型：Ⅰ型，Ⅱ型
　B型：Ⅲ型

●画像診断技術

modality　●CT
　　　　　●血管造影

◆CT
●multidetector-row CT*2の普及により，今までより広範囲を高い空間分解能で撮影できるようになりました。3D-CTが全体像の把握に役立っています。

◆血管造影
●近年ではCTによりほとんどの症例が診断できます。診断目的の血管造影はあまり行われません。

●画像所見のポイント

◆CT
●紡錘状の瘤の場合，正常大動脈径の1.5倍以上を瘤と判定します。およそ胸部では45mm以上，腹部では30mm以上を瘤とします（図1）。
●3D-CTで瘤の範囲，形態を把握します。
●high-attenuating crescent sign*3がみられたら切迫破裂の危険性があります。

◆血管造影
●基本的にCTと同様の所見です。

Q & A

Q　IVR-CTとは何ですか？

A
・IVR-CT装置とは，血管撮影装置とCT装置が組み合わさった装置です。
・従来の血管造影下CTはカテーテルを挿入した後にCT室へ移動していましたが，この装置により1つの撮影室で行えるようになりました。
・また，短時間にCTと血管造影がくり返し得ることができ，複雑繊細な血管を正確に描出して高度なIVR技術を支援することができるようになりました。

図3　IVR-CT装置

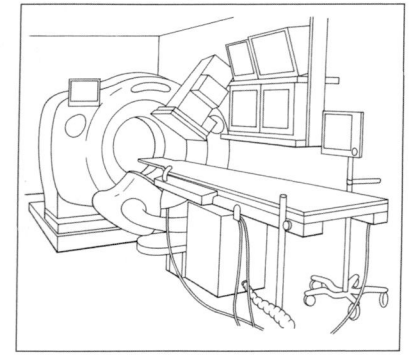

正常超音波解剖
normal anatomy of abdomen on ultra-sonography

超音波検査：正常編

3 腹部・骨盤部

熊田 卓，川地俊明

●画像の表示方法と走査法

- 本書の画像の表示法は原則として，「日本超音波医学会」の基準に沿って表示します。
- 横断像では被検者の右側が画面の左側，縦断像では頭側が画面の左側となります。超音波検査の走査法や手順としては定められた手順はありませんが，施設で一定の走査手順を決め，それに沿って検査を進めることによって，観察や記録のし忘れを防ぐことが重要です。
- 超音波での死角といわれている部位として以下の4つがあり，特に念入りに走査しなければなりません。

①肝臓の右葉前上区域
②胆囊底部
③膵臓頭部（鉤部）尾部
④腎下極外側部

図1 肝臓（右葉）（肋骨弓下走査）

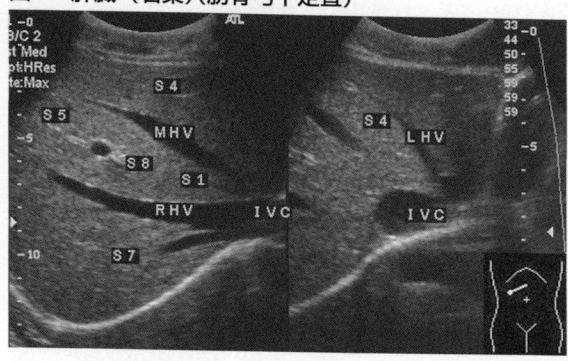

図2 肝臓（右葉）（右肋間下走査）

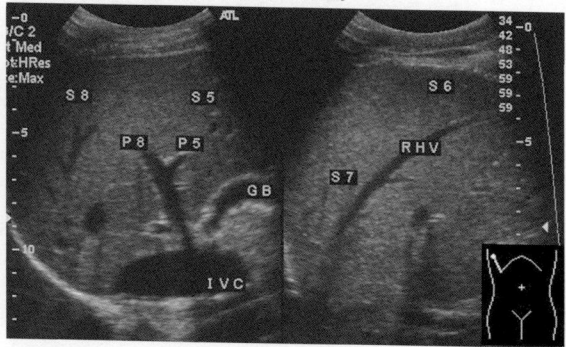

図3 肝臓（左葉）（心窩部横走査）

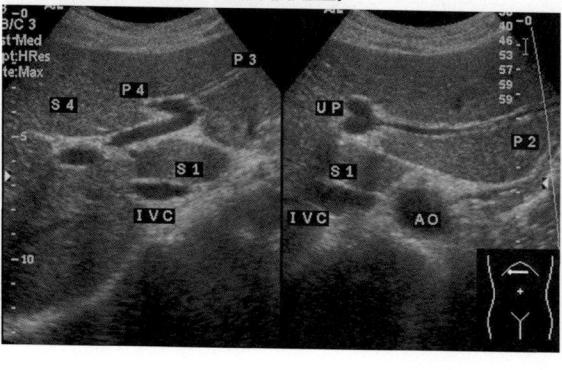

図4 肝臓（左葉）（心窩部縦走査）

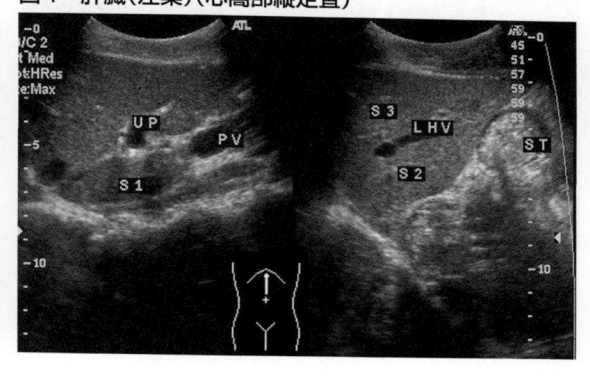

S1-S8：肝区域
MHV(middle hepatic vein)：中肝静脈
Ao(aorta)：大動脈
UP(umbilical portion)：門脈左枝臍部
P1-P8：区域門脈枝
LHV(left hepatic vein)：左肝静脈
GB(gallbladder)：胆囊
RHV(right hepatic vein)：右肝静脈
IVC(inferior vena cava)：下大静脈
PV(portal vein)：門脈本幹

図5 胆嚢 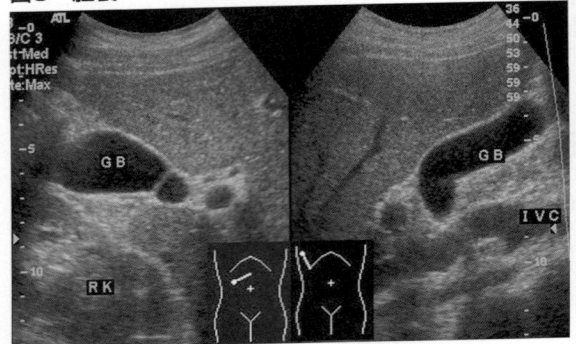
a 肋弓下走査
b 肋間走査

図6 肝外胆管，右腎（右腹部斜走査） 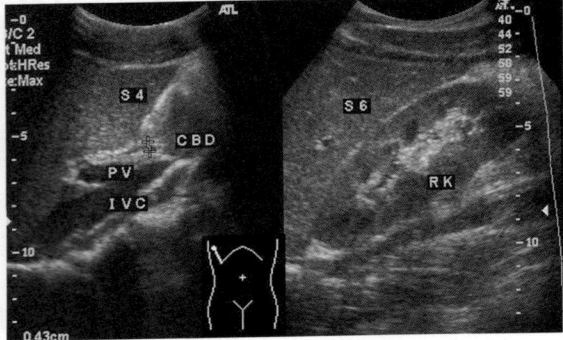
a 肝外胆管
b 右腎

図7 脾臓，左腎（左肋間走査） 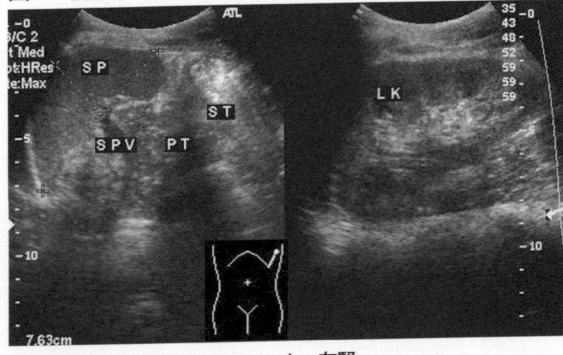
a 脾臓
b 左腎

図8 膵臓（横走査）

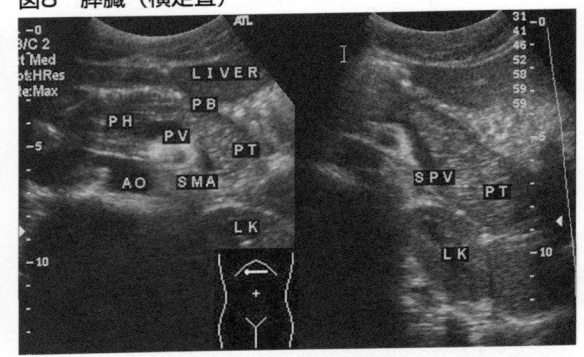

図9 大動脈，膵臓，胃（正中縦走査）

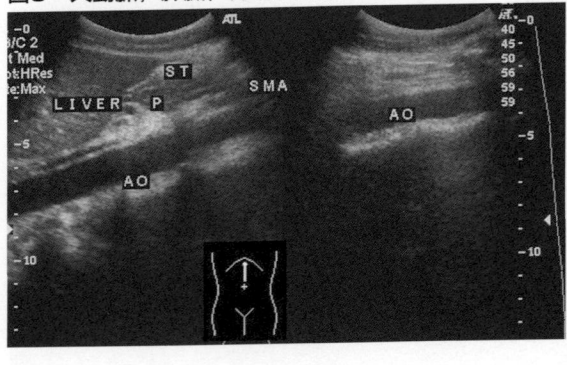

図10 前立腺，膀胱
a 横走査 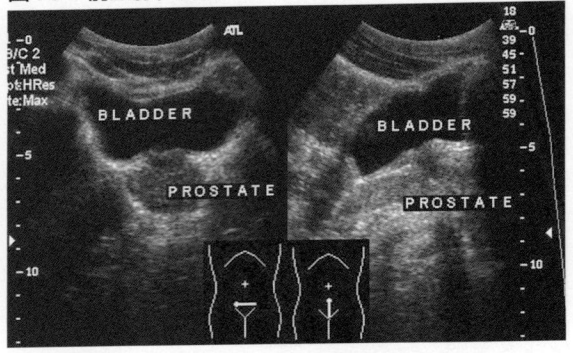
b 縦走査

S1-S8：肝区域
GB(gallbladder)：胆嚢
SPV(splenic vein)：脾静脈
SP(spleen)：脾臓
PB(body of pancreas)：膵体部
ST(stomach)：胃
IVC(inferior vena cava)：下大静脈
CBD(common bile duct)：総胆管
RK(right kidney)：右腎
P(pancreas)：膵臓
PT(tail of pancreas)：膵尾部
B(bladder)：膀胱
Ao(aorta)：大動脈
PV(portal vein)：門脈本幹
LK(left kidney)：左腎
PH(head of pancreas)：膵頭部
SMA(superior mesenteric artery)：上腸間膜動脈
prostate：前立腺

図11 子宮，卵巣（横走査）　　　　　図12 子宮（縦走査）

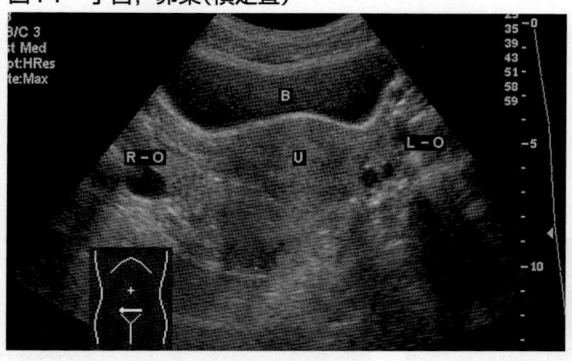

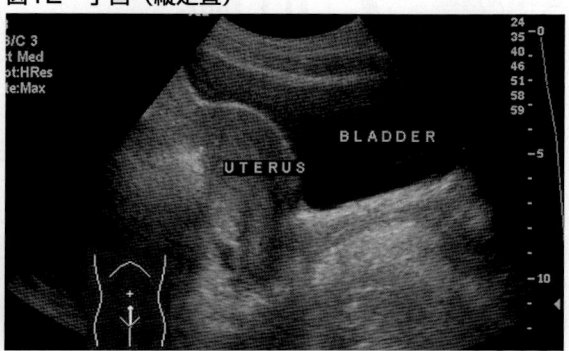

図13 直腸（↑）（横走査）　　　　　　図14 直腸（↑）（縦走査）

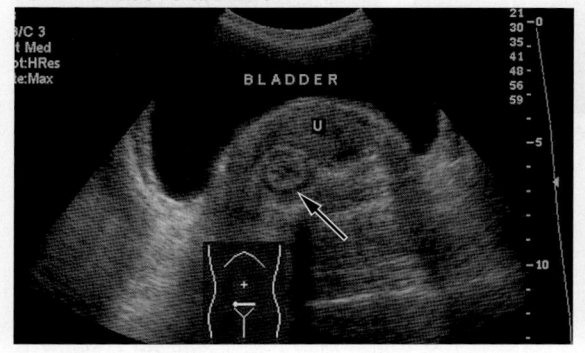

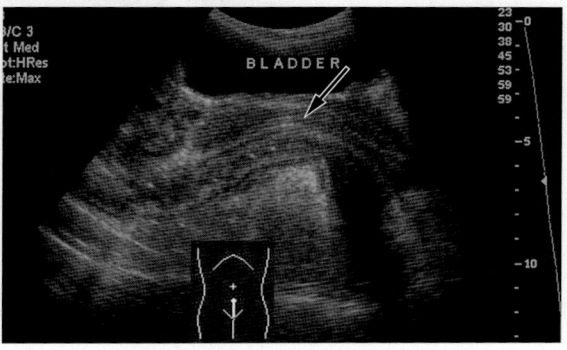

B(bladder)：膀胱　　R-O(right ovary)：右卵巣　　L-O(left ovary)：左卵巣　　U(uterus)：子宮

●超音波を担当する診療放射線技師は，検査に対する理解と自覚をもって信頼性の高いデータを提供しなければなりません。そのためには，個人のみならず検査室全体の**精度管理と標準化**を実践しなければなりません。

表1　機器管理

【機器管理】
超音波装置および周辺機器の保守管理
・プローブの劣化，損傷のチェック
・観察用モニターの調整
・記録画像の画質の調整
・外部ノイズのチェック
・エアーフィルターの清掃
・漏れ電流防止の3ピンコンセントの確認
・その他，機器の取り扱い

表2　精度管理

【検査精度管理】
いかに検者に起因する差をなくすか
・解剖学的な知識，死角の認識
・超音波の物理的特性の理解
・装置の取り扱い
・検査上の知識
　（呼吸・走査・体位変換）
・病態の知識
　（理学所見・検査所見の理解）
・超音波画像の読影能力

3 腹部・骨盤部

1 肝臓 liver
超音波検査：疾患編

●肝細胞癌（hepatocellular carcinoma：HCC）

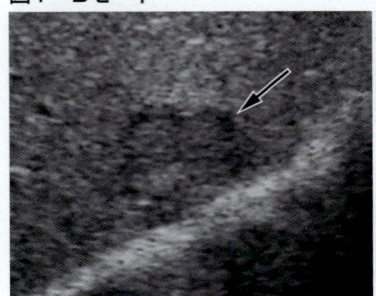

図1　Bモード
67歳，男性。特徴的なmosaic patternを示します（→）。

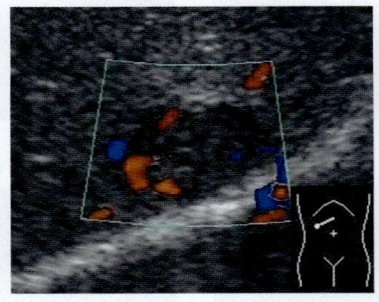

図2　カラードプラ
血流シグナルが確認できます。

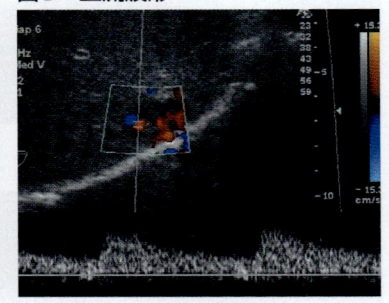

図3　血流波形
流入する拍動波がみられます。

●疾患の概念
●前項参照（以下同様）

●画像診断技術と画像所見のポイント

modality
- 超音波検査，造影超音波検査
- dynamic CT
- dynamic MRI
- 腹部血管造影

◆肝細胞癌（中低分化型）
① mosaic pattern（tumor in tumor, nodule in nodule）
② 腫瘍辺縁低エコー帯（halo, marginal hypoechoic zone）
③ 後方エコーの増強や外側陰影
④ 門脈や肝静脈・下大静脈内に腫瘍塞栓をきたすことがあります。
⑤ ドプラ（FFT）：腫瘍辺縁部と内部に流入する拍動流がみられます。

◆小さな肝細胞癌
① 腫瘍径が2cm以下では，比較的低エコーまたは高エコーを呈します。
② 腫瘍辺縁低エコー帯は認めないことが多くなります。
③ ドプラ：高分化型肝癌では門脈血の供給を受けるため，定常流となります。

造影超音波（レボビスト）

図4　血管相：腫瘍血管描出（肝細胞癌）

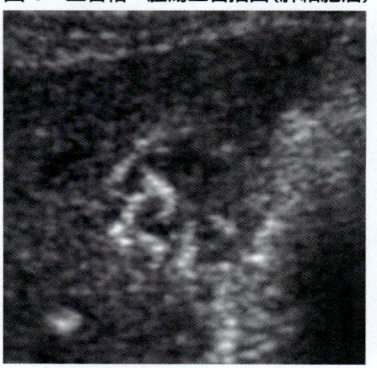

図5　腫瘍濃染（肝細胞癌）

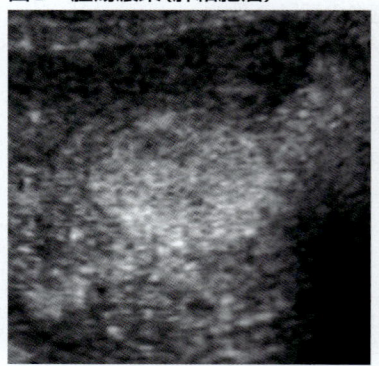

図6　後血管相：陰影欠損（肝細胞癌）

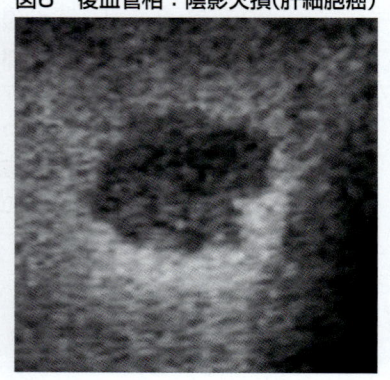

肝細胞癌の典型的な造影パターンを示しています。

肝臓

●転移性肝腫瘍(metastatic liver tumor)

図7 転移性肝腫瘍(胃癌からの肝転移)

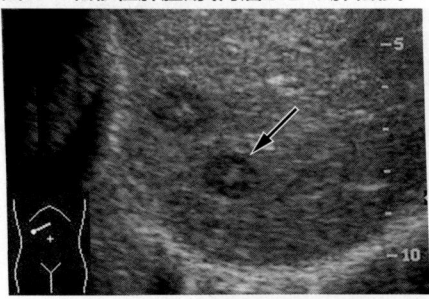

70歳,男性。肝内に辺縁低エコー帯を伴う充実性腫瘍がみられます(→)。典型的なbull's eye patternを呈しています。

●画像診断技術と画像所見のポイント

modality
- ●超音波検査
- ●造影超音波検査
- ●CT
- ●MRI

- ●類似したエコーパターンの腫瘤が多発します。
- ●腫瘍内部が高エコーや等エコーで辺縁に幅広い低エコー帯を有する**bull's eye pattern, target pattern**がみられます。

知って得するアラカルト
・転移性肝癌のエコー像は原発巣を反映し,石灰化変性や中心部壊死,嚢胞変性など,多彩なエコーを呈します。

●肝血管腫(hepatic hemangioma)

図8 肝血管腫

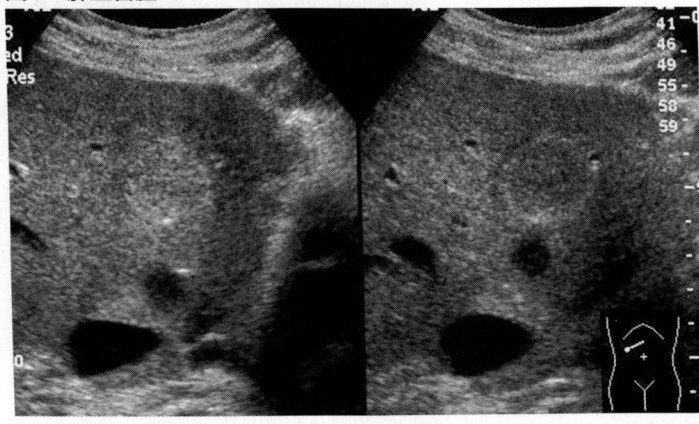

a 75歳,女性。肝左葉S4に高エコーの腫瘤を認めます。
b 経時観察後,内部エコーに変化がみられました。

●画像診断技術と画像所見のポイント

modality
- ●超音波検査
- ●造影超音波検査
- ●MRI
- ●CT

- ●高エコー腫瘤が認められます。
- ●辺縁高エコー帯を有します。
- ●多発でみられることが多いようです。
- ●**内部エコーが経時的に変化**することがあります。
  (chameleon sign, wax and wane sign, disappearing sign)

知って得するアラカルト
・腫瘍内部エコーが変化するのは,血洞の拡張と収縮により血液の溜まる状態が変化するものと考えられます。

腹部・骨盤部―超音波検査・疾患編

●肝嚢胞(hepatic cyst)

図9　肝嚢胞

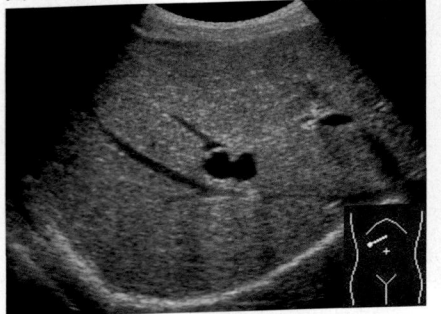

57歳，女性。肝右葉に無エコーの腫瘤を認め，後方エコーの増強がみられます。

●画像診断技術と画像所見のポイント

●超音波検査
●CT

modality

●辺縁は平滑で，内部無エコーが認められます。
●後方エコーの増強がみられます。

> **知って得するアラカルト**
>
> ・肝膿瘍，カロリ病，嚢胞腺癌，血管性病変(肝動脈瘤，門脈・動脈と静脈との吻合)などとの鑑別が必要です。

●肝硬変(liver cirrhosis)

図10　肝硬変

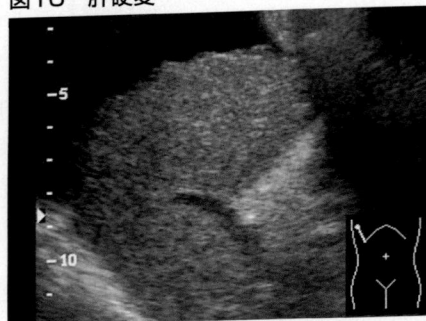

71歳，女性。肝右葉の萎縮，肝表面の凹凸不整，内部エコーの粗雑不均一エコー，腹水を認めます。

●画像診断技術と画像所見のポイント

●超音波検査
●CT
●MRI

modality

●典型例

①肝表面の凹凸不整，肝縁の鈍化
②尾状葉の腫大
③肝内エコーの粗雑不均一
④門脈亢進症に伴う脾腫，食道静脈瘤，側副血行路

以上のものが認められます。

> **知って得するアラカルト**
>
> ・肝硬変は慢性肝障害の終末像であり，腹水，食道静脈瘤，肝細胞癌などを合併することが多いので検査には注意を要します。

肝臓

●脂肪肝(fatty liver)

図11　脂肪肝

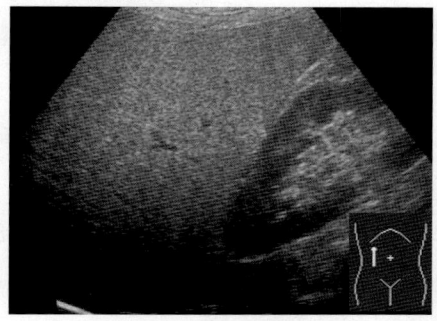

67歳，男性。肝実質エコー輝度の上昇，深部減衰，肝と腎のエコーレベルの差を認めます。

●画像診断技術と画像所見のポイント

●超音波検査
●CT

modality

- ●高輝度肝（blight liver）となります。
- ●肝腎コントラストの上昇がみられます。
- ●深部でのエコー減衰が認められます。
- ●肝内脈管の不明瞭化がみられます。
- ●不均一な脂肪沈着が認められることがあります。

知って得するアラカルト

・胆嚢静脈還流による限局性低脂肪域が胆嚢床付近でよくみられるので，腫瘤と間違えないように注意を要します。

Q & A

Q 腫大した脾臓の周辺に蛇行する血管が多数みられました。これは何の血管でしょうか？

A
・肝硬変などで門脈圧が亢進すると，図12のように肝外門脈系は拡張，蛇行し，側副血行路や肝円索の再開通が生じます。
・側副血行路として，拡張した左胃静脈，短胃静脈や脾腎短絡路，脾後腹膜短絡路などが描出されます。
・脾臓周辺の血管は，拡張した短胃静脈や脾腎短絡路，脾後腹膜短絡路と思われます。

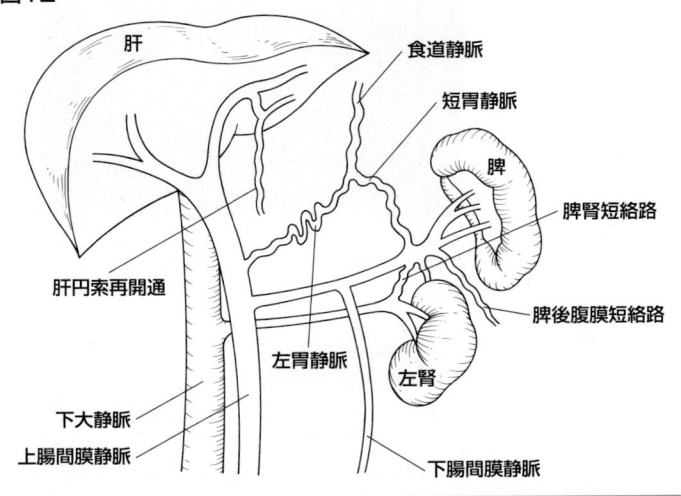

図12

肝／食道静脈／短胃静脈／脾／脾腎短絡路／肝円索再開通／脾後腹膜短絡路／左胃静脈／左腎／下大静脈／上腸間膜静脈／下腸間膜静脈

腹部・骨盤部　超音波検査：疾患編

3 腹部・骨盤部

2 胆膵 biliary tract and panceas
超音波検査：疾患編

●急性胆嚢炎(acute cholecystitis)

図1　急性胆嚢炎

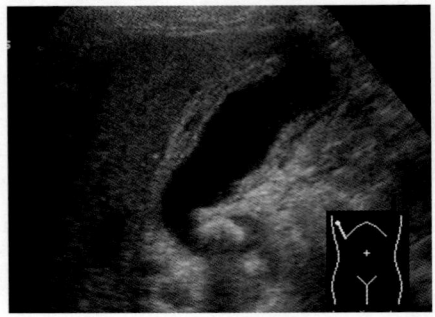

55歳，女性。胆嚢腫大，壁肥厚，結石を認めます。胆嚢壁に浮腫を反映したsonolucent layerがみられます。

知って得するアラカルト

sonographic Murphy's sign
・超音波プローブの圧迫により胆嚢部の圧痛が増強します。

●画像診断技術と画像所見のポイント

modality
- ●超音波検査
- ●CT

- ●胆嚢腫大となります。
- ●壁肥厚／sonolucent layer（**透亮帯**）がみられます。
- ●多くは結石の嵌頓を認めます。
- ●内腔に胆泥を認めます。

●総胆管結石(choledocholithiasis)

図2　総胆管結石

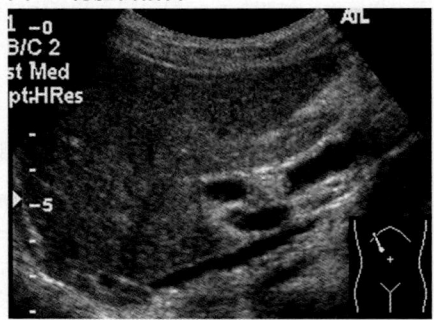

74歳，女性。拡張した総胆管内に，結石エコーがみられます。この結石では音響陰影はみられません。

知って得するアラカルト

・ビリルビン系結石が多く音響陰影を認めないことがあります。
・急性胆管炎や急性膵炎の原因となります。

●画像診断技術と画像所見のポイント

modality
- ●超音波検査
- ●CT
- ●MRCP
- ●ERCP

- ●総胆管拡張がみられます。
- ●総胆管内に結石エコーが認められます。

胆膵

●胆嚢癌（carcinoma of the gallbladder）

図3　胆嚢癌

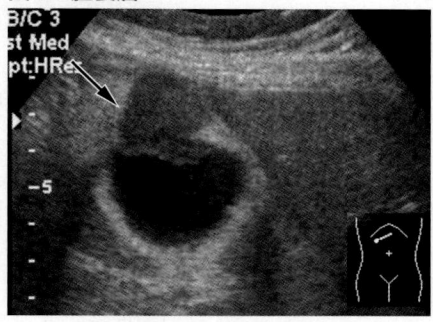

62歳，男性。胆嚢底部にエコーレベルの低い辺縁不整な腫瘍像を認め（→），肝床側には胆嚢壁の途絶がみられます。

●画像診断技術と画像所見のポイント

modality
- 超音波検査
- EUS
- CT
- ERCP

- 胆嚢内腔へ隆起した腫瘤がみられます。
- 胆嚢壁の不整な肥厚が認められます。
- 周囲臓器との境界の不明瞭化にて浸潤が疑われます。

知って得するアラカルト

肉眼形態
　①乳頭型　②結節型　③浸潤型　④充満型

ドプラ（FFT解析）
　①豊富な血流シグナル　②動脈血流と血管抵抗係数の上昇

●胆嚢腺筋症（adenomyomatosis）

図4　胆嚢腺筋症（分節型）

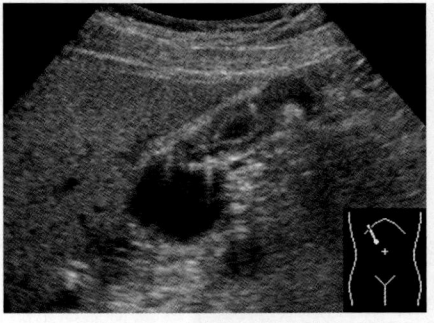

48歳，男性。胆嚢体底部の壁は平滑に肥厚し，壁内にはRASやcommet echoが認められます。

●画像診断技術と画像所見のポイント

modality
- 超音波検査
- CT
- ERCP

- 壁肥厚（Rokitansky-Aschoff sinus：RAS）がみられます。
- commet echoが認められます。

知って得するアラカルト

肉眼形態
　①分節型　②限局型　③びまん型

胆嚢癌の鑑別
・RASやcommet echoの存在が認められます。

●肝門部胆管癌(cholangio carcinoma)

図5　肝門部胆管癌

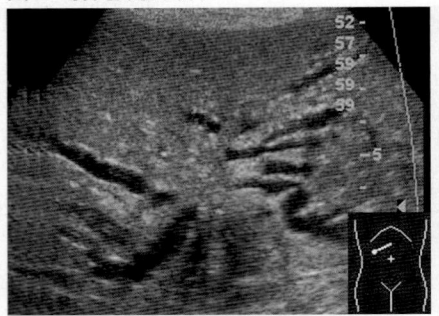

75歳，女性。拡張した胆管が肝門部に向かって集中し，それぞれの胆管は先細りとなっています。

●画像診断技術と画像所見のポイント

●超音波検査
●CT
●MRI／MRCP
●ERCP
●PTC

modality

●拡張胆管の途絶，先細りがみられます。
●浸潤型では腫瘤として描出されないことが多いのが特徴です。

知って得するアラカルト
・胆管癌は発生部位より
　①肝門部胆管癌　②上部胆管癌　③中部胆管癌
　④下部胆管癌　　⑤広範囲胆管癌
の5つに分けられ，肝内胆管に発生した場合は，「胆管細胞癌」といいます。

●急性膵炎(acute pancreatitis)

図6　急性膵炎

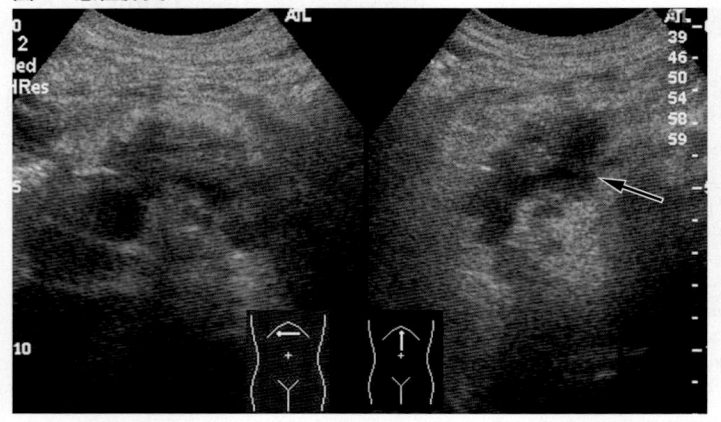

74歳，男性。膵実質エコーの低下，膵周囲の液体貯留(→)，膵周囲の脂肪組織エコーの上昇がみられます。

●画像診断技術と画像所見のポイント

●超音波検査
●CT
●MRCP

modality

●膵腫大となります。
●実質エコーレベルの低下がみられます。
●境界の不明瞭化が認められます。
●膵周囲の液体貯留がみられることがあります。

知って得するアラカルト
・胆石性膵炎を疑う場合は胆道系結石の確認が必要です。

胆膵

●慢性膵炎(chronic pancreatitis)

図7 慢性膵炎

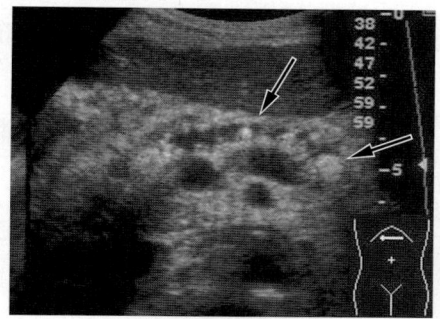

67歳,男性。膵の萎縮,主膵管不整拡張および主膵管内に大小の結石エコーが多数みられます(→)。

●画像診断技術と画像所見のポイント

● 超音波検査
● CT
● ERCP

modality

- **膵石**が認められます。
- 膵内粗大高エコーを呈します。
- 膵管の不整拡張がみられます。
- 辺縁の不規則な凹凸・萎縮があります。
- 膵嚢胞がみられることがあります。

知って得するアラカルト

・慢性膵炎の臨床診断基準では,膵石が描出されれば,確定診断例となります(日本膵臓学会,1995)。

●膵癌(carcinoma of the pancreas)

図8 膵癌

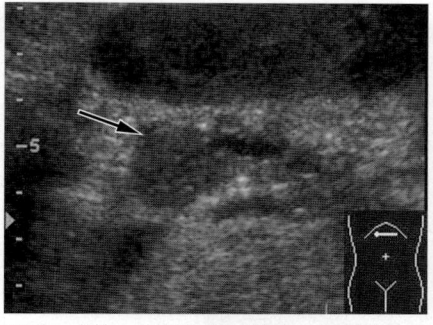

82歳,女性。膵頭部に辺縁不整,内部低エコーの腫瘤を認め(→),その尾側膵管の拡張がみられます。

●画像診断技術と画像所見のポイント

● 超音波検査/EUS
● CT
● MRCP
● ERCP

modality

- 境界不明瞭な低エコー腫瘤を認めます。
- 尾側の膵管拡張がみられます。
- 膵頭部では胆管拡張がみられます。

知って得するアラカルト

・膵鉤部に発生する膵癌は尾側の膵管拡張はみられないことが多いので注意が必要です。
・脈管浸潤がきたしやすいので,カラードプラでの確認が重要となります。

腹部・骨盤部―超音波検査・疾患編

3 腎尿路
kidney and urinary tract

超音波検査：疾患編

腹部・骨盤部

●多発性嚢胞腎(polycystic kidney)

図1　多発性嚢胞腎

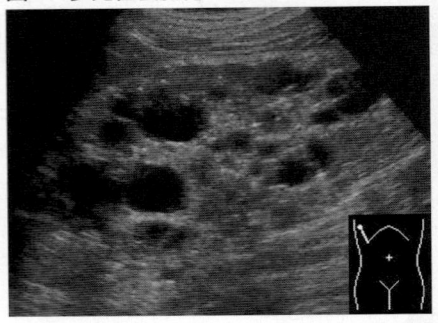

37歳，男性。右腎は腫大し，内部に大小の嚢胞が多数認められます。

知って得するアラカルト

嚢胞腎には　①劣性遺伝の幼児型
　　　　　　②優性遺伝の成人型
の2つがあります。

●画像診断技術と画像所見のポイント

modality
- ●超音波検査
- ●CT

●成人型
- ・両側性に腎種大と腎全体に大小さまざまな多数の嚢胞を認めます。
- ・嚢胞内部は無エコーを呈します。
- ・後方エコーの増強がみられます。
- ・他臓器(肝・膵など)にも嚢胞が合併することがあります。

●腎結石(renal stone)

図2　腎結石

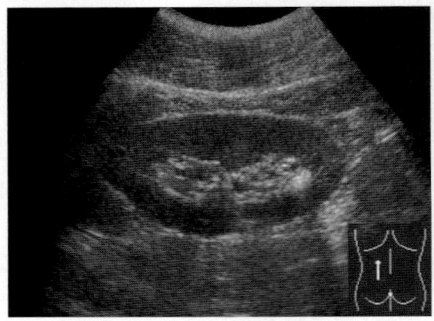

61歳　男性。左腎下極の腎杯に結石エコーを認めます。

知って得するアラカルト

・X線透過性のため，単純X線撮影で描出されない尿酸結石，シスチン結石，キサンチン結石であっても超音波検査では描出可能です。

●画像診断技術と画像所見のポイント

modality
- ●超音波検査
- ●腹部単純X線撮影
- ●IVP

- ●腎盂・腎杯内に高エコーで描出されます。
- ●多くは音響陰影を認めます。

腎尿路

●水腎症(hydronephrosis)

図3 水腎症

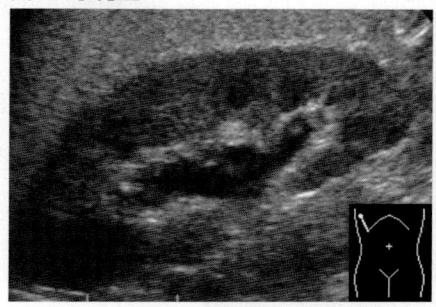

40歳，男性。右腎に軽度から中等度の腎盂・腎杯拡張を認めます。尿管結石が原因でした。

●画像診断技術と画像所見のポイント

- ●超音波検査
- ●CT
- ●IVP

modality

●腎盂・腎杯の拡張
- ・軽　度：腎盂の拡張
- ・中等度：腎盂・腎杯の拡張
- ・高　度：実質エコーおよび中心部高エコーが消失し，囊腫状にみられます。

知って得するアラカルト
・水腎症は，尿路系の閉塞あるいは狭窄によって起こるので，拡張した尿管に沿ってその原因を調べることが重要です。

●尿管結石(ureteral stone)

図4 尿管結石

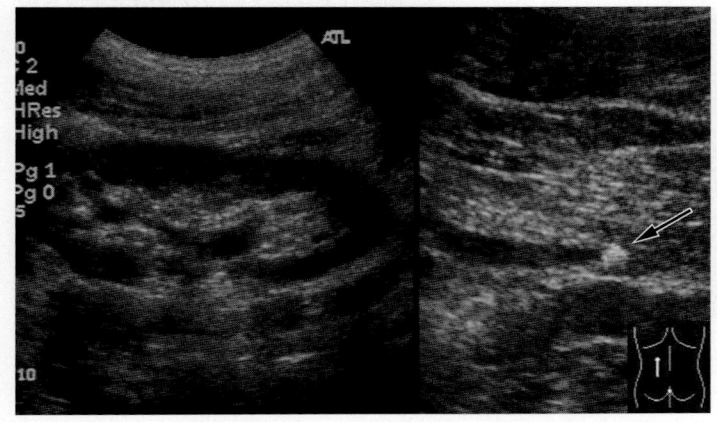

27歳，男性。左腎に軽度水腎症を認め，第4腰椎体レベルに拡張した尿管内に結石エコーを認めます(→)。

●画像診断技術と画像所見のポイント

- ●超音波検査
- ●CT
- ●IVP

modality

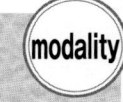

●尿管内に高エコーとして描出されます。
●水腎症を伴うことが多いのが特徴です。

知って得するアラカルト
・尿管結石の検査にあたり，**生理学的狭窄部位**（腎盂尿管移行部，腸骨動脈交叉部，尿管膀胱移行部）を丹念に調べます。

腹部・骨盤部―超音波検査：疾患編

●腎血管筋脂肪腫(renal angiomyolipoma)

図5　腎血管筋脂肪腫

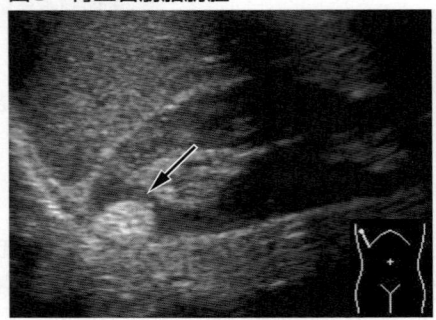

61歳，女性。右腎上極に境界明瞭，内部均一な高エコー腫瘤を認めます(→)。

●画像診断技術と画像所見のポイント

●超音波検査
●CT

modality

●境界明瞭な高エコーの腫瘤としてみられます。

知って得するアラカルト

・血管・平滑筋・脂肪成分からなる良性腫瘍で，脂肪成分が多いほど高輝度のエコーレベルを呈します。

●腎細胞癌(renal cell carcinoma)

図6　腎細胞癌

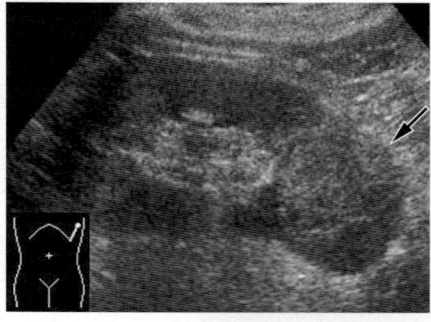

65歳，男性。左腎下極に腎皮質よりやや高エコーの充実性腫瘤像を認めます(→)。

●画像診断技術と画像所見のポイント

●超音波検査
●CT
●血管造影

modality

●腫瘤は腎実質に比べて等エコーからやや高エコーを呈し，大きくなると出血や壊死巣により，無エコーや高エコーを呈します。
●腎被膜外に突出することが多くみられます。

知って得するアラカルト

・腎細胞癌は**腎静脈内へ進展しやすい**ので，腎静脈，下大静脈内の検索が重要です。
・Bertin柱や胎児性分葉を腫瘤と間違えることがあります。

腎尿路

●急性膀胱炎(acute cystitis)

図7　急性膀胱炎

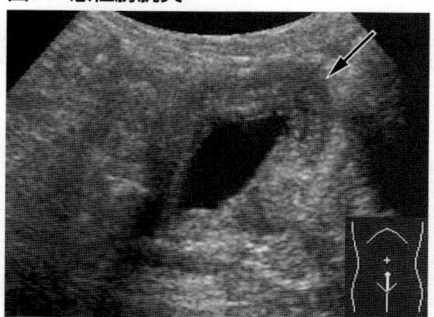

79歳，男性。膀胱壁の著明な全周性肥厚と内腔の狭小化を認めます(→)。

●画像診断技術と画像所見のポイント

- ●超音波検査
- ●膀胱鏡検査

modality

- ●全周性の壁肥厚が認められます。
- ●やや高エコーの層状壁として描出されます。

知って得するアラカルト

・正常でも尿量が少ないと壁は厚く描出されます。

●膀胱癌(bladder carcinoma)

図8　膀胱癌

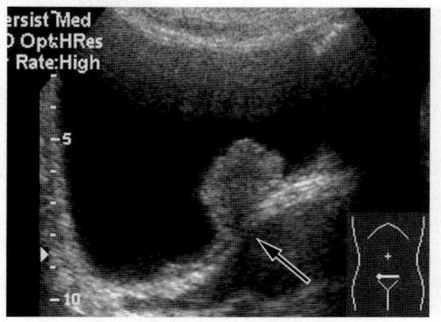

76歳，男性。膀胱後壁に辺縁不整，内部やや低エコー領域を伴う高エコー腫瘤を認めます(→)。一部は膀胱筋層まで達しています。

●画像診断技術と画像所見のポイント

- ●超音波検査
  （カラードプラ）
- ●CT
- ●MRI

modality

- ●膀胱壁に連続する辺縁不規則な腫瘤が認められます。

知って得するアラカルト

・膀胱腫瘍は深達度により治療方針が決定されるので，膀胱筋層まで達しているかの観察が必要です。
・前立腺肥大に伴う肉柱形成や尿管口を膀胱腫瘍と見間違えないように注意を要します。

腹部・骨盤部―超音波検査・疾患編

4 骨盤 pelvis part

3 腹部・骨盤部 / 超音波検査：疾患編

●急性虫垂炎（acute appendicitis）

図1　急性虫垂炎

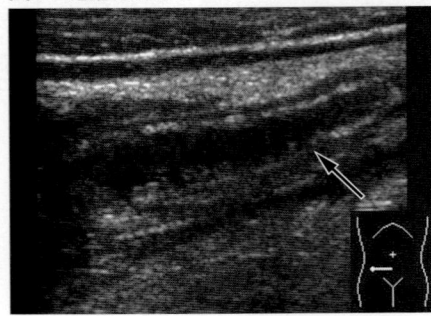

13歳，男性。虫垂は10mmと腫大し，粘膜下層の肥厚と一部不連続がみられます（→）。蜂窩織炎性虫垂炎例です。

●画像診断技術と画像所見のポイント

modality
- ●超音波検査（高周波探触子）
- ●CT

- ●虫垂の腫大がみられます。
- ●糞石エコーがみられることがあります。
- ●浮腫性壁肥厚を認めます。
- ●周辺リンパ節腫大がみられることがあります。
- ●重症例では壁断裂や膿瘍形成が認められます。

知って得するアラカルト
・虫垂の位置のうち，**盲腸後性**（盲腸部背側）があることを念頭に走査します。

●大腸憩室炎（diverticulitis of the colon）

図2　大腸憩室炎

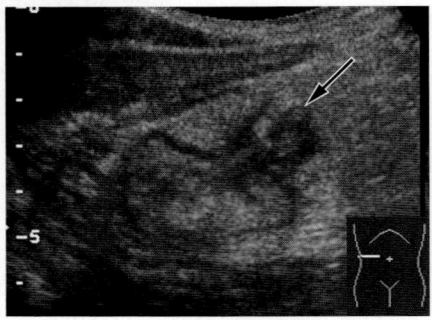

43歳，男性。上行結腸壁より連続し，腸管外側に突出するする内部不均一な低エコー腫瘤を認め（→），周辺脂肪組織の高エコーが目立ちます。

●画像診断技術と画像所見のポイント

modality
- ●超音波検査
- ●CT
- ●大腸X線検査

- ●腸管壁より外へ突出する低エコー腫瘤像が認められます。
- ●内部に糞石などの高エコー像がみられることがあります。
- ●周囲脂肪組織の炎症による高エコー化がみられます。

知って得するアラカルト
・好発部位は上行およびS状結腸で，上行の場合は虫垂炎との鑑別が重要です。

●虚血性大腸炎(ischemic colitis)

図3 虚血性大腸炎

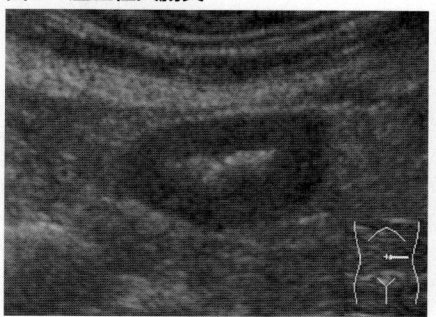

76歳，女性。下行結腸の壁肥厚を認めます。この症例では壁全体が低エコー化し，層構造は不明瞭です。

●画像診断技術と画像所見のポイント

- ●超音波検査（カラードプラ）
- ●大腸内視鏡
- ●大腸X線検査

modality

- ●粘膜下層（第3層）の低エコー化がみられます。
- ●カラードプラでは壁内の血流シグナルの検出は認めないか，またはまれです。

知って得するアラカルト

・罹患部位は**下行結腸**，S状結腸，横行結腸の順に多くなります。

●大腸癌(colonic cancer)

図4 大腸癌

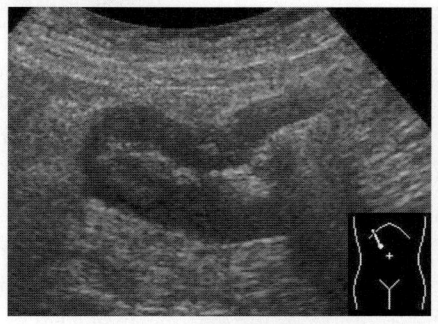

69歳，女性。横行結腸に長さ5cmにわたり全周性の壁肥厚を認め，狭小化した内腔にはガスが線状に認められます。

●画像診断技術と画像所見のポイント

- ●超音波検査
- ●大腸内視鏡検査
- ●大腸X線検査

modality

- ●壁肥厚（限局または全周性）がみられます（pseudo-kidney sign[*1]）。
- ●全周性の場合はpseudo-kidney signを呈します。
- ●早期癌や腺腫の描出は困難となります。

知って得するアラカルト

＊1 pseudo-kidney sign
・進行癌例では消化管壁が低エコーの腫瘤を形成し，その内腔に消化管ガスや内容物が高エコーとして描出され，腎臓様に類似します。

●前立腺肥大(benign prostatic hypertrophy)

図5　前立腺肥大

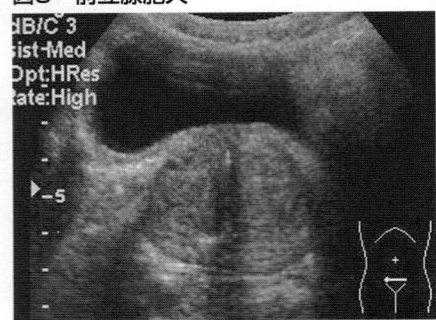

70歳，男性。肥大した前立腺を認めます。左右対称で被膜エコーは連続しています。

●画像診断技術と画像所見のポイント

●超音波検査
（ラジアル走査） modality

- 半円形または円形の腫大した左右対称の腺腫がみられます。
- 横断像でおおむね50mm以上となります。
- 被膜エコーは連続して整っています。
- 内部はほぼ均一です。

知って得するアラカルト
・前立腺肥大症は移行域の腫大に対し，**前立腺癌は辺縁域**に発生します。

●急性精巣上体炎(acute epididymitis)

図6　急性精巣上体炎

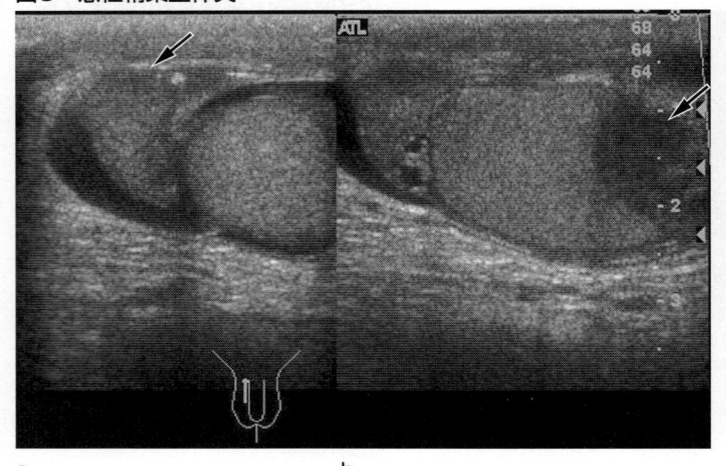

a　　　　　　　　　b
82歳，男性。精巣上体の頭尾部に腫脹を認め(a：→)，尾部は低エコー化しています(b：→)。

●画像診断技術と画像所見のポイント

●超音波検査
（カラードプラ） modality

- 発症初期では精巣上体尾部の腫大が認められます。
- 進行とともに体部から頭部の腫大，尾部の不均一な低エコーを示します。
- 多くは陰嚢水腫を伴います。
- カラードプラで血流シグナルの増強がみられます。

知って得するアラカルト
・精巣捻転症との鑑別にはカラードプラ検査が有用で，血流シグナルの低下や検出が認められれば上記を疑います。

●子宮筋腫(myoma of the uterus)

図7 子宮筋腫

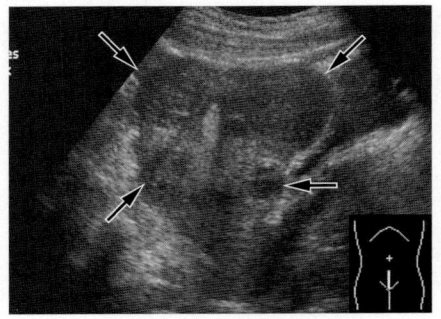

46歳，女性。子宮の筋層に低エコー腫瘤が多数みられます(→)。漿膜下および筋層内筋腫像の所見です。

●画像診断技術と画像所見のポイント

- ●超音波検査
- ●MRI

modality

- ●球形の低エコー域を呈します。
- ●多発することが多くみられます。
- ●硝子化，壊死，嚢胞，石灰化などの変性伴うとさまざまなエコーを呈します。

> **知って得するアラカルト**
> ・粘膜下筋腫，筋層内筋腫，漿膜下筋腫があります。

●卵巣癌(ovarian cancer)

図8 卵巣癌

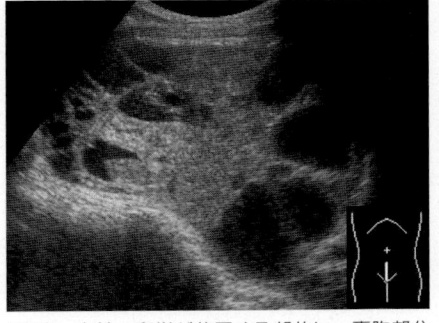

28歳，女性。卵巣が位置する部位に，嚢胞部分と充実部分の混合パターン像を呈する腫瘤を認めます。

●画像診断技術と画像所見のポイント

- ●超音波検査
  （カラードプラ）
- ●MRI

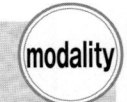

modality

- ●充実性エコーが認められます。
- ●嚢胞内に充実性エコーがみられます。
- ●不規則な内部エコーを呈します。

> **知って得するアラカルト**
> **クルーケンベルグ腫瘍**
> ・消化管の原発巣とする転移性卵巣癌両側に腫瘍を認める場合，上記を疑います。

4 骨軟部・脊椎・関節

4 骨軟部

1 骨 骨軟骨腫（外骨腫）
osteochondroma (exostosis)

新津 守

● 症例（骨軟骨腫：2歳，女児）●

単純X線撮影

図1　単純X線像

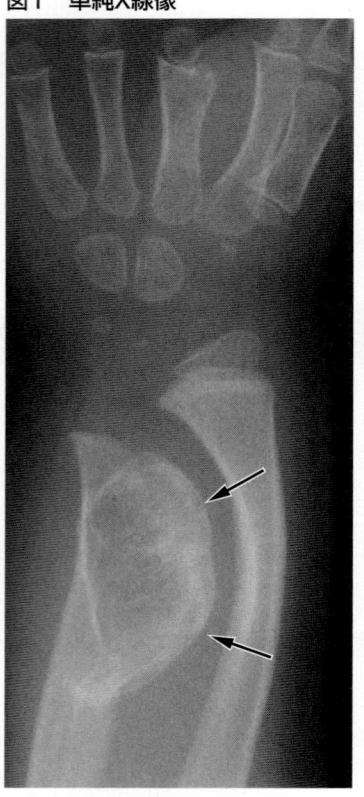

尺骨の遠位に骨腫瘤があり，骨外へ大きく突出します（→）。突出部の骨表面に硬化性変化もみられます。

MRI

図2　T2強調画像

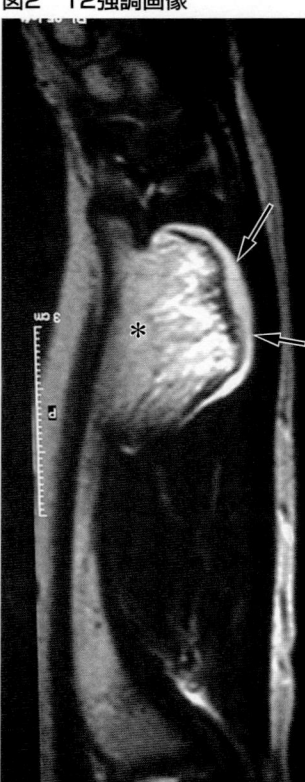

MRIで突出部の内部まで正常骨髄が入り込むようすがわかります（＊）。この腫瘍に特徴的な，突出部を円弧状に被覆する軟骨帽，cartilage capが認められ，軟骨成分を反映してT2強調画像で高信号（→）を示します。

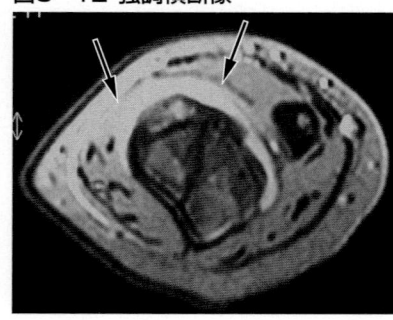

図3　T2*強調横断像

MRI T2*強調画像でも同様に，この腫瘍に特徴的な，突出部を円弧状に被覆する軟骨帽，cartilage capが認められ，T2強調画像で高信号（→）を示します。

● 疾患概念

- **好発年齢：10～20歳代**
- 骨の腫瘤性病変のなかで内軟骨腫とともに最も頻度が高いものです。
- **好発部位**：膝周囲の大腿骨遠位，脛骨近位，上腕骨近位などの骨幹端部に好発します。また，肩甲骨，骨盤にも多く発生します。
- 多発する場合は**多発性外骨腫症**と呼ばれます。

- 辺縁明瞭な骨の突出があり，接する骨の皮質から不連続になることなく移行します．
- 内部の骨梁（MRIでは骨髄も）も突出部へ連続します．
- 突出部は骨端（関節方向）から遠ざかる方向に成長します．
- 突出部の先端に数mm厚の軟骨組織（**軟骨帽，cartilage cap**）が被覆します．軟骨性分を反映してT2高信号となります．成人では石灰化します．
- 発育は思春期まで持続します．
- 骨突出部が増大すると体表から触れ，神経や血管を圧迫して症状をきたすことがあります．
- また，その表面に滑液包を形成する場合があり，液体貯留が炎症や出血で増加すると，滑膜炎と同様の症状を呈します．
- 高齢者で急速増大する場合は軟骨肉腫への悪性化があります〔特にcartilage capが大きく（20mm以上），石灰化が乏しく，骨軟骨腫内部に透亮像がみられる場合〕．

modality
- 単純X線撮影
- MRI

●画像所見のポイント

◆ 単純X線撮影
- 骨幹端部に辺縁明瞭な骨の突出があり，関節から遠ざかるように進展します（**図1**）．
- **軟骨帽自体は描出されません**．しかし，それに沈着した石灰化がみられることがあります．
- 突出部の骨表面は凹凸，不整があり，硬化性変化もみられます．

◆ MRI
- この腫瘍に特徴的な，突出部を円弧状に被覆する**軟骨帽，cartilage cap**を検出します．
- cartilage capは軟骨性分を反映してT2強調画像で高信号を示します（**図2, 3**）．
- 突出部の内部へ骨髄が連続します．

知って得するアラカルト

骨腫瘍の年齢分布
- 骨腫瘍は年齢による分布が特徴的なものが多くみられます．
- 数多くの良性骨腫瘍は骨の成長が盛んな小児期から思春期に多くみられます．
- それ以外の腫瘍の年齢分布を覚えておくと有効です．

【5歳未満】	神経芽細胞腫
【5〜15歳】	Ewing肉腫
【10歳〜】	骨肉腫
【20〜40歳】	巨細胞腫
【40歳以上】	転移性骨腫瘍，多発性骨髄腫

骨軟骨腫（外骨腫）

多発性外骨腫症

症例〔多発性外骨腫症とそれから発生した軟骨肉腫（57歳, 男性）〕

単純X線撮影

図4　左足単純X線像

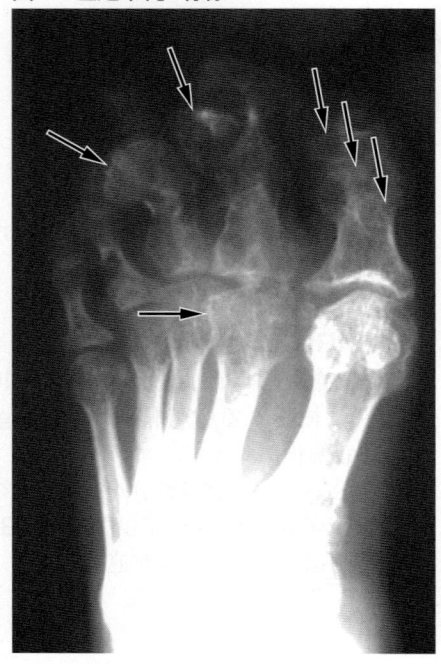

左足の足趾に多数の外骨腫（→）が存在します。右足も同様です。

CT

図5　CT

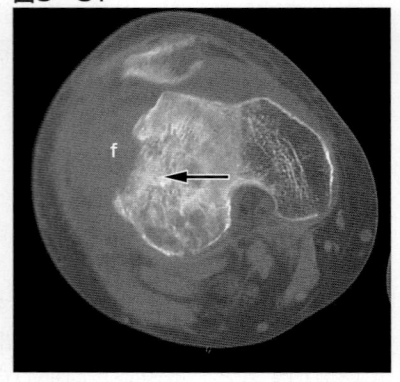

CTで左膝の遠位脛骨外側面に骨破壊が認められます（→）。

MRI

図6　Gd造影T1強調冠状断像

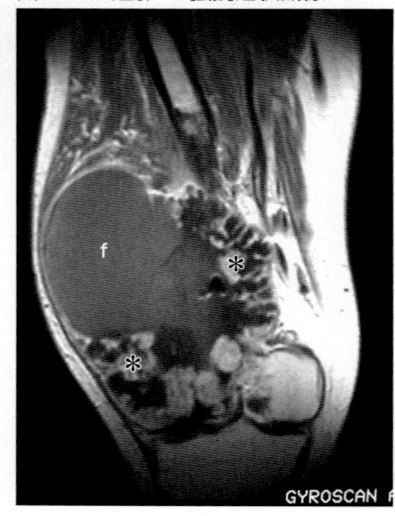

MRIでは不整な増強を示す腫瘍が遠位脛骨の大半を占め（＊），多量の液体貯留を伴います（f）。

●疾患概念

- 遺伝性（常染色体優性遺伝）。
- 両側対称性に外骨腫が多発します。
- 肩甲骨, 肋骨, 腸骨に発生する頻度が高いのが特徴です。
- 悪性化（軟骨肉腫）に発生する頻度が高く, 厳重な経過観察が必要です。

modality

- 単純X線撮影
- CT
- MRI

●画像所見のポイント

◆ **単純X線撮影・MRI**

- 両側対称性に骨軟骨腫が多発します。

2 内軟骨腫 (骨)
enchondroma

症例(内軟骨腫:59歳,女性)

単純X線撮影
図1 単純X線像

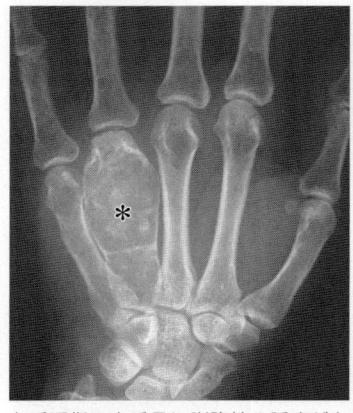

左手環指の中手骨に膨隆性の腫瘤が存在します(*)。皮質骨を膨隆性に菲薄化しますが破綻はありません。内部は軟骨基質を反映して単純X線写真ではすりガラス状を示します。

MRI
図2 T1強調冠状断像

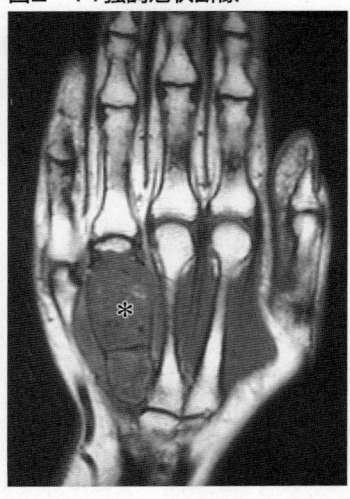

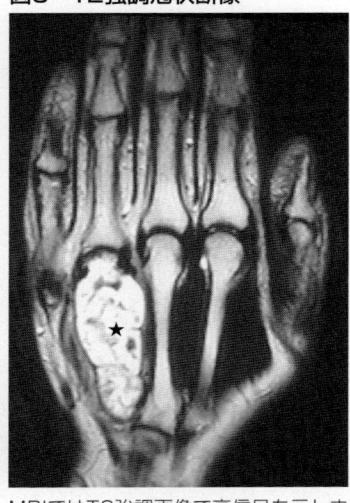

図3 T2強調冠状断像

MRIではT2強調画像で高信号を示します。

●疾患概念

- 好発年齢:10〜50歳
- 骨の腫瘍性病変のなかで骨軟骨腫とともに最も頻度が高いものの1つです。
- 軟骨内骨化に関与する成長板軟骨の増生であり、骨幹端に発生し、軟骨から形成される骨ならば何処にでもできます。
- 特に**手指や足趾の短骨**に多くみられます。
- 膨隆性を示し、皮質骨は菲薄化しますが破綻はありません。
- 内部は軟骨基質を反映して**すりガラス状**を示します。
- 石灰化を伴う場合があります。
- 高分化軟骨肉腫との鑑別が問題となることがあります。
- Ollier病:多発性内軟骨腫症
  - 遺伝性はありません。片側性が多いのが特徴です。
  - 手足や骨盤に好発します(図6,7)。
- Maffucci症候群:内軟骨腫症+血管腫症

modality
- 単純X線撮影
- MRI

●画像所見のポイント

◇単純X線撮影
- 薄い骨硬化像を伴う辺縁明瞭な透亮像(図1)です。
- 内部はすりガラス状で石灰化を伴う場合があります。
- 長管骨では多房性となることがあります。

内軟骨腫

◆MRI
- 内部は軟骨基質を反映して**T2強調画像で高信号**を示します。
- 辺縁は**分葉状**を呈します。
- Gdで辺縁を中心に増強されます。

症例〔Ollier病(多発性内軟骨腫症)(4歳,女児)〕

単純X線撮影

図6 骨盤骨,大腿骨単純X線像

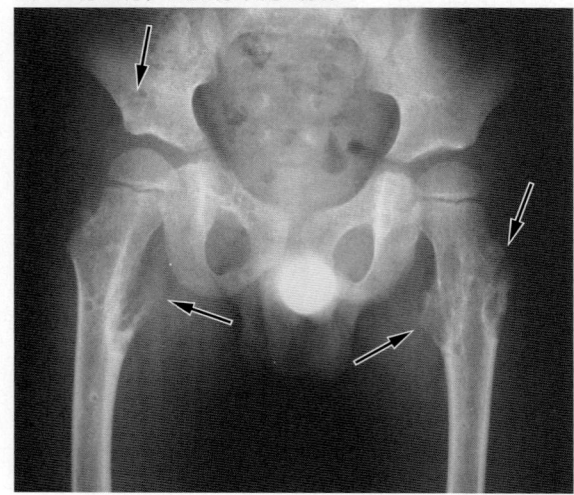

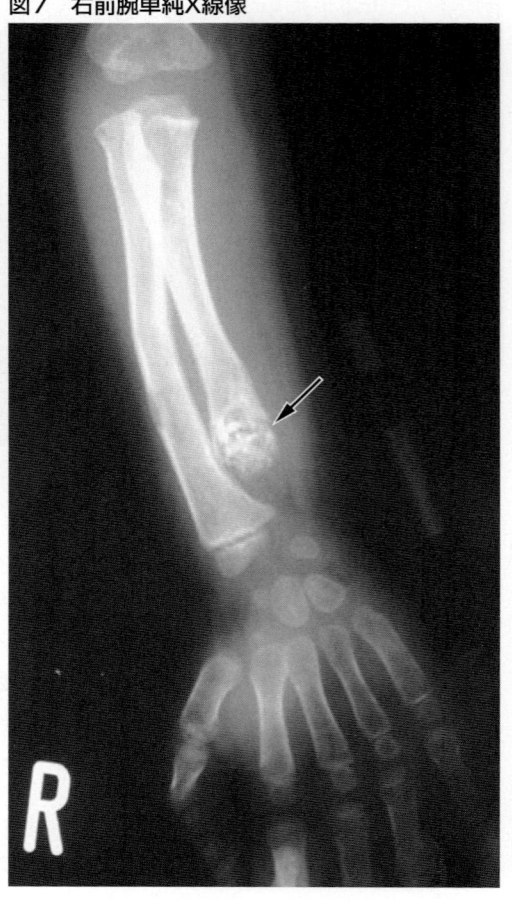

図7 右前腕単純X線像

両側大腿骨や骨盤骨,右手尺骨に多数の透亮像を主体とした膨隆性の腫瘤が存在し,多発性内軟骨腫を示します(→)。骨の変形,短縮を伴います。

知って得するアラカルト

骨腫瘍の発生部位
- 骨腫瘍の発生部位も非常に特徴的です。
- 大多数の骨腫瘍は骨代謝の活発な骨幹端で発生します。
- つまりそれ以外の骨腫瘍の発生部位を覚えておくと有効です。
- **骨端**:軟骨芽細胞腫
   巨細胞腫(骨端線閉鎖後)
- **骨幹**:小型円形細胞腫(リンパ腫,白血病,多発性骨髄腫,Ewing肉腫など)

3 類骨骨腫
osteoid osteoma

(骨軟部 4 / 骨)

症例（類骨骨腫：18歳，男性）

単純X線撮影

図1　大腿骨単純X線像

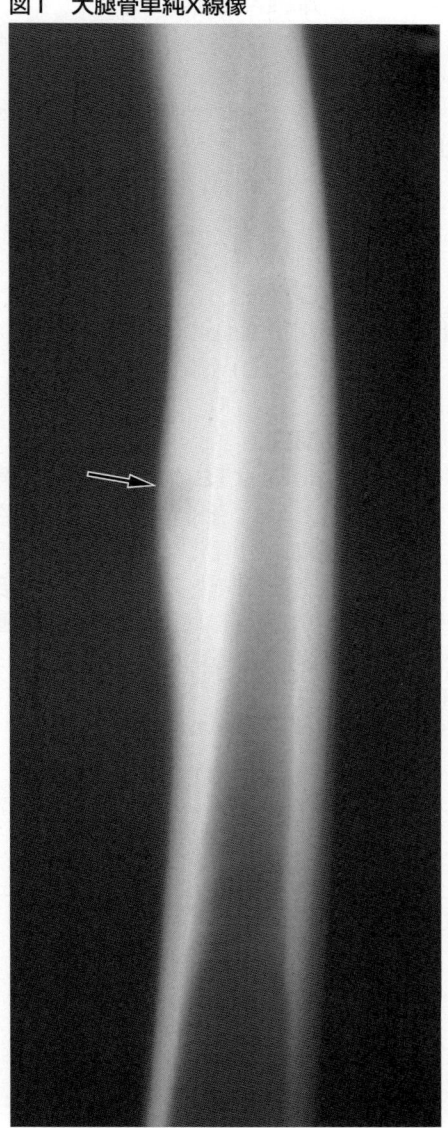

大腿骨背側に皮質が広範囲にわたり肥厚し，中心部に小さな透亮像（nidus）が認められます（→）。

CT

図2　CT

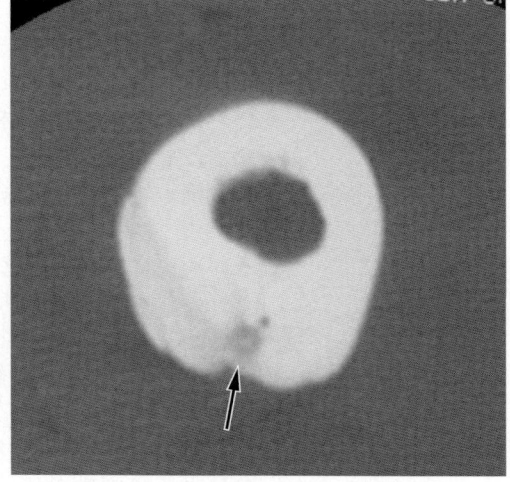

CTでは微細なnidusが明瞭に描出されます（→）。

MRI

図3　Gd造影T1強調横断像

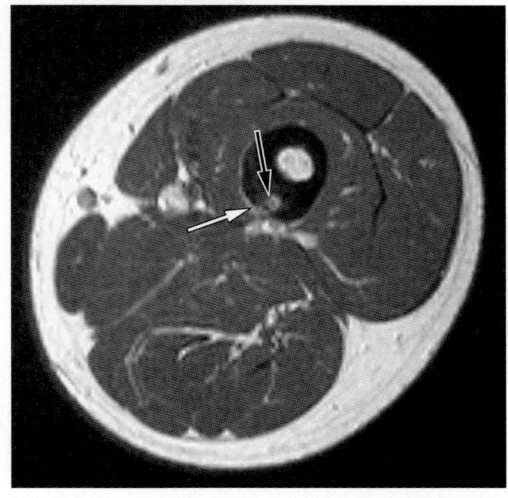

MRIでnidusはGdで強く増強され（→），周囲の軟部組織にも反応性変化が認められます（⇒）。

●疾患概念

- 好発年齢：10〜30歳
- **男性**に多くみられます。
- **好発部位**：大腿骨，脛骨（この2者で過半数を占めます），長管骨の骨幹部です。
- 皮質骨の紡錘状の骨硬化性肥厚があり，骨膜反応を伴うことが多いのが特徴です。
- 中央部にnidusと呼ばれる透亮像（径15mm以下）がみられます。
- 径15mm以上のものは**骨芽細胞腫**と呼ばれます。
- **夜間痛**が特徴的で鎮痛剤（アスピリン）が有効です。
- その周囲に**浮腫性変化**（プロスタグランジンの作用？）があり，腫脹，熱感，圧痛を伴います。
- まれに離れた部位に骨膜反応を示します。
- 脊椎に発生した場合は傍脊椎筋の収縮による疼痛性の側彎症を示します。
- 自然消退することもあります。
- 発生部位により，①**皮質内類骨骨腫**（cortical osteoid osteoma）と ②**骨髄内類骨骨腫**〔cancellous（intramedullary）osteoid osteoma〕に分けられますが前者が多くみられます。

●modality

- 単純X線撮影
- CT
- MRI

●画像所見のポイント

◆単純X線撮影
- 紡錘状の皮質骨の肥厚が認められます（**図1**）。
- 内部にnidusと呼ばれる透亮像があります。
- 病変部位に，または離れた部位に骨膜反応を伴うことがあります。

◆CT
- 微細なnidusの描出には薄いスライスによるCTが有効です（**図2**）。

◆MRI
- **nidusはT2強調画像で高信号**を示し，Gdで強く増強されます（**図3**）。
- 周囲の骨硬化部位は低信号（無信号）ですが，その周囲の**骨髄**や**軟部組織**に反応性浮腫を示す**T2強調画像高信号**が認められます。

4 単純性骨嚢腫
simple bone cyst

骨軟部

症例1（単純性骨嚢腫：13歳，男性）

単純X線撮影

図1　単純X線像

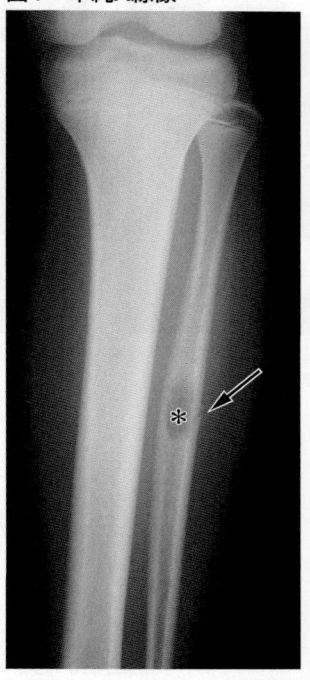

腓骨中央部の全体を占拠する辺縁明瞭な透亮像があります（＊）。皮質は菲薄化し一部に骨折線がみられます（→：病的骨折）。

MRI

図2　T1強調横断像

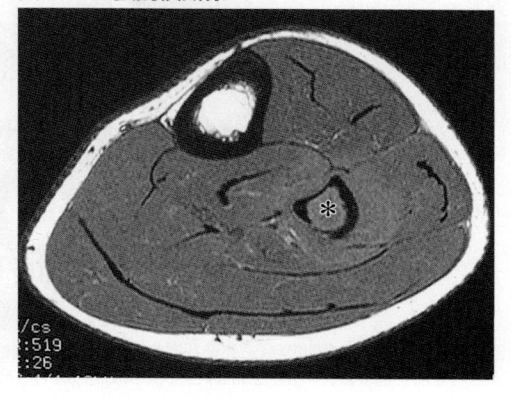

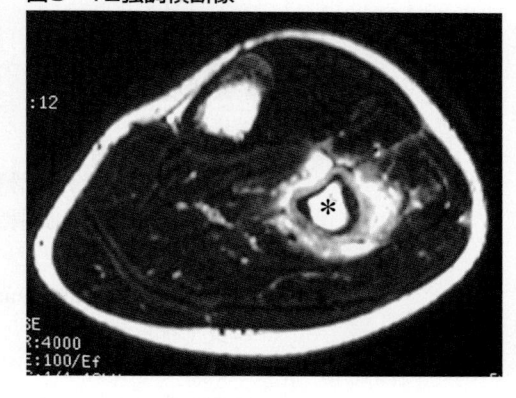

図3　T2強調横断像

図4　Gd造影T1強調横断像

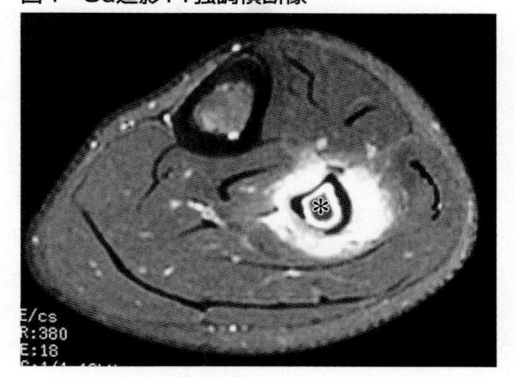

MRIでは骨周囲に反応性変化が広がります。嚢胞性領域の内部は液体貯留を反映してほぼ均一なT1強調画像低信号，T2強調画像高信号を示し（＊），壁面に増強効果がみられます。

骨軟部—骨

単純性骨嚢腫

症例2〔踵骨の単純性骨嚢腫（calcaneus cyst）：18歳，女性〕

単純X線撮影

図5 単純X線像

MRI

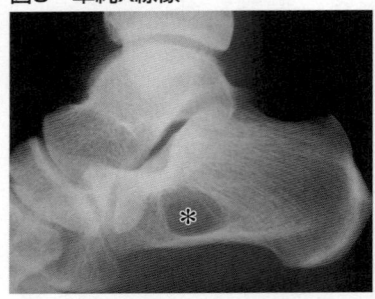

図6 T1強調矢状断像

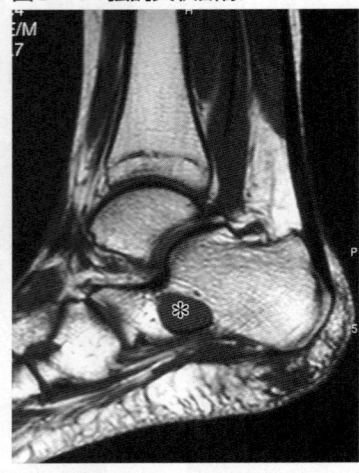

図7 脂肪抑制T2強調横断像

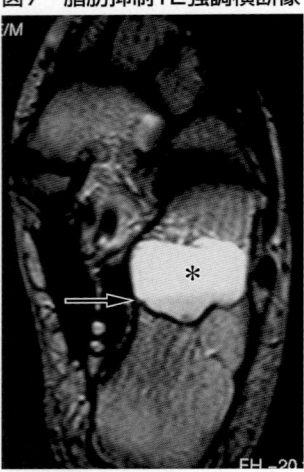

踵骨の前方に辺縁境界明瞭な透亮像があります（＊）。嚢胞性領域の内部は液体貯留を反映してT1強調画像低信号，T2強調画像高信号を示しますが，一部に出血などによる液面形成もみられます（→）。

疾患概念

- **好発年齢**：15歳以下
- **好発部位**：長管骨の骨幹端部，特に上腕骨近位部，大腿骨大転子に好発します。
- 扁平骨や踵骨（calcaneus cyst）は成人に多くみられます。
- 骨髄腔への液体貯留で，真の腫瘍ではありません。
- 内容液は肉眼で黄色や褐色の液体となります。
- 骨幹端部に発生し成長とともに骨幹部方向へ移動し，しだいに縦長になっていき，消失するといわれます。
- 骨片が嚢胞内部に落ち込むと，「fallen fragment sign」といわれます。
- 骨皮質は菲薄化し，軽度膨隆します。
- サイズの大きなものは骨折などにより隔壁構造が形成され，多房性にみえます。
- 通常は無症状で骨折を契機に発見されることがあります。

modality

- 単純X線撮影
- MRI

画像所見のポイント

単純X線撮影

- 長管骨の骨幹端の中央にみられます。
- 薄い骨硬化縁をもつ辺縁明瞭な透亮像です（**図1，5**）。
- 薄い内部隔壁を有します。

MRI

- 内部は液体貯留を反映してほぼ均一なT1強調画像低信号，T2強調画像高信号を示します（**図2～4，6，7**）。
- 骨折などによる出血のため，液面形成もみられます（**図7**）。
- Gdで壁に淡い増強効果がみられます。
- 病的骨折や再発例では肉芽形成により壁面に厚い増強がみられます（**図4**）。

5 非骨化性線維腫 (骨)
non-ossifying fibroma

4 骨軟部

症例（非骨化性線維腫：14歳，男性）

単純X線撮影
図1　単純X線像

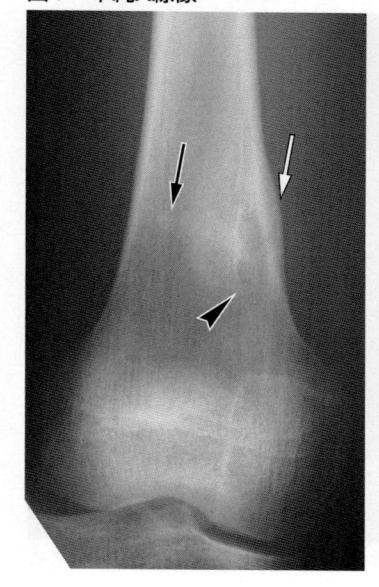

MRI
図2　T1強調冠状断像 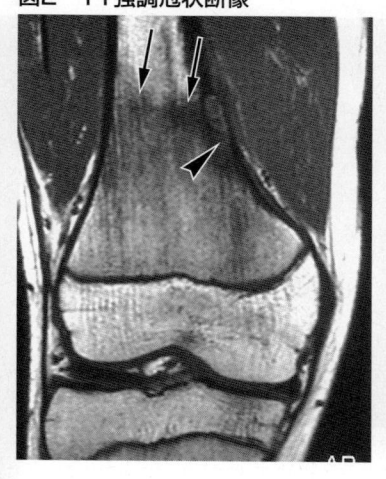
図3　脂肪抑制T2強調冠状断像

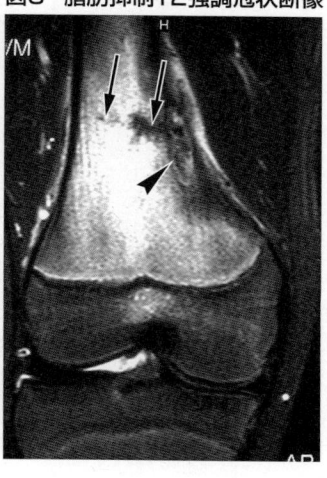

脛骨遠位に骨の長軸方向に長い偏心性の辺縁明瞭な透亮像がみられます（▶）。内部は多彩な信号を示します。病的骨折があり，皮質の断裂（⇒）と骨膜反応，脛骨を横切る骨折線がみられます（→）。

● 疾患概念

- 好発年齢：10～20歳
- 好発部位：大腿骨，脛骨。
- 骨幹端，成長に伴い骨幹方向へ移動します。
- 皮質を中心に長軸方向へ長く伸びます。
- 小さなものを含めると非常に頻度が高くなります。
- 皮質に限局した辺縁硬化像を伴う境界明瞭な透亮像としてみられます。
- 「線維性皮質欠損（fibrous cortical defect）」とも呼ばれます。
- 偏心性で軽度の膨隆があります。
- 病的骨折を惹起することがあり，通常は無症状で，骨折を契機に発見されることがあります。
- 通常は治療の対象とはなりませんが，下肢の加重骨の径の半分以上を占める大きな腫瘍は，病的骨折を予防するために手術などが考慮されます。
- 骨透亮像がしだいに硬化し縮小して自然治癒する場合が多くみられます。

● modality
- 単純X線撮影
- MRI

● 画像所見のポイント

◆ 単純X線撮影
- 辺縁硬化像を伴う境界明瞭な透亮像がみられます。
- 骨の長軸方向に長い偏心性の病変がみられます。
- 腫瘍が大きくなると辺縁が波状となることがあります。

◆ MRI
- 腫瘍内部はT1強調低信号，T2強調軽度高信号を示すことが多くなります。
- 内部にコラーゲンが多いとT1，T2強調ともに低信号を示しやすいのですが，出血などの修飾により一定のパターンは示しません。
- 内部はGdによる増強を受けます。

骨軟部―骨

6 線維性異形成 骨
fibrous dysplasia

4 骨軟部

● 症例1〔線維性異形成（多骨性）：44歳，女性〕●

骨シンチグラフィ
図1　骨シンチグラム

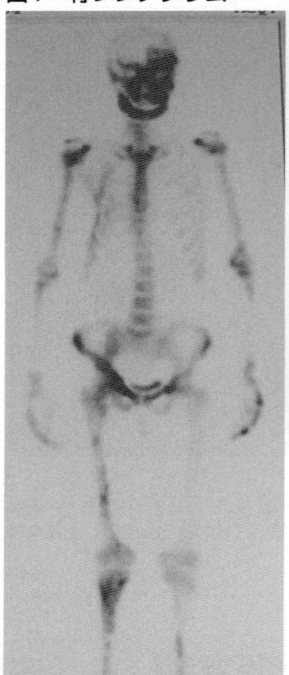

CT
図2　CT

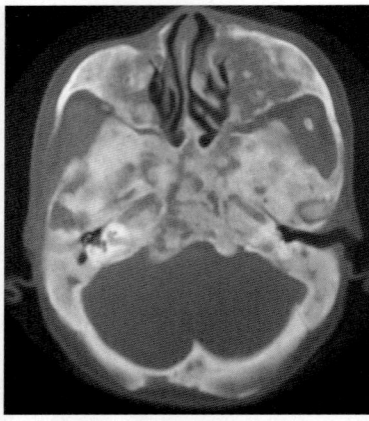

CTでは骨内部の多数の嚢胞性領域があり，すりガラス状（ground glass appearance）を呈します。

単純X線撮影
図3　単純X線像

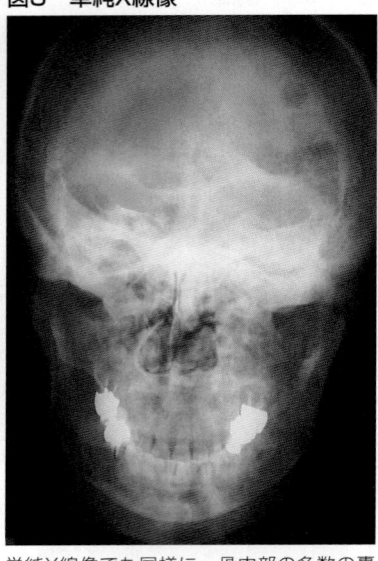

単純X線像でも同様に，骨内部の多数の嚢胞性領域があります。

骨シンチグラフム上，全身に多数の取り込みがあり，多発病変を示します。

● 症例2〔線維性異形成（単骨性）：68歳，男性〕●

CT
図4　CT

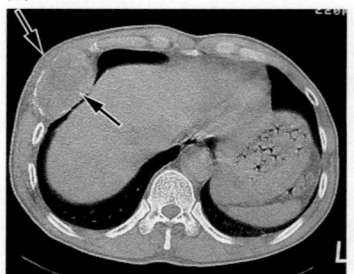

肋骨に溶骨性を示す嚢胞状病変があります（→）。

MRI
図5　T2強調矢状断像

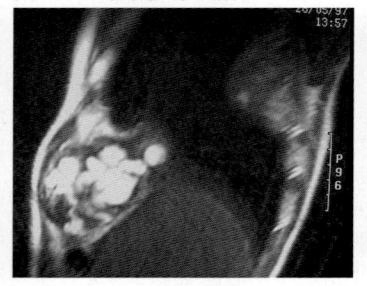

内部は多房性でT2強調画像で高信号を示します。

図3　Gd造影脂肪抑制T1強調画像

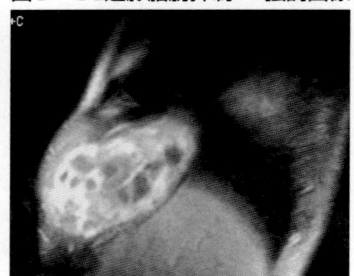

Gdでその周囲が増強されますが，非特異的です。

●疾患概念

- 原因不明です（骨髄腔が線維性組織で置換される骨の成長異常と考えられます）。
- 真の腫瘍ではありません。
- 通常，若年時に病的骨折や骨変形で発見されますが，無症状の場合も多く，骨折を契機に発見されることがあります。
- 単骨性または多骨性（約3：1の頻度）です。
- **単骨性**：5〜20歳に多く，また長管骨に好発します。
- **多骨性**：より低年齢に好発し，片側性発生が多くみられます。
- 両側性の場合は非対称性となることが多くなります。
- 大腿骨，骨盤，頭蓋骨（主に前頭蓋底と円蓋），下顎骨，上腕骨，肋骨（肋骨の限局性膨隆病変としては最も頻度が高くなります）。
- 骨幹または骨幹端（骨端部は成長線閉鎖後に侵されます）。
- 骨皮質内側の波状変形を伴う嚢胞状病変です。
- 内部基質への石灰沈着によりすりガラス状（**ground glass appearance**）を呈する場合もあります。
- 骨膨隆を伴う場合と伴わない場合があります。
- 成長が遅い場合は長管骨のかなりの部分を占め，特徴的です。
- 大腿骨の近位部が侵されて変形した場合，「羊飼いの杖」と呼ばれます。
- 内分泌異常を伴い性早熟と皮膚色素沈着をきたした場合は「McCune-Albright症候群」と呼ばれます。

modality

- 単純X線撮影
- CT
- MRI
- 骨シンチグラフィ

●画像所見のポイント

◆ 単純X線撮影
- 骨皮質内側の波状変形を伴う嚢胞状病変として認められます。
- 内部は溶骨性または均一な骨化を示すすりガラス状（ground glass appearance）を呈する場合もあります。
- 骨膜反応はみられません。

◆ CT
- 頭蓋骨や顔面骨，脊椎などの複雑な形態を呈する骨の病変の把握に有効です。
- 特に，ground glass appearanceの確認に威力を発揮します（**図2**）。

◆ MRI
- T1強調画像では低信号が多くみられますが，T2強調画像では低信号から高信号まで極めて多彩であり（**図5**），Gdによる増強も示します（**図6**）。
- 非特異的であり，MRIの診断的価値は低いでしょう。

◆ 骨シンチグラフィ
- 病変部の集積がみられます。
- 全身の多発病変の把握に有効です。

骨軟部—骨

4 骨軟部 7 骨 血管腫 hemangioma

症例（椎体血管腫：73歳，女性）

CT像
図1　CT

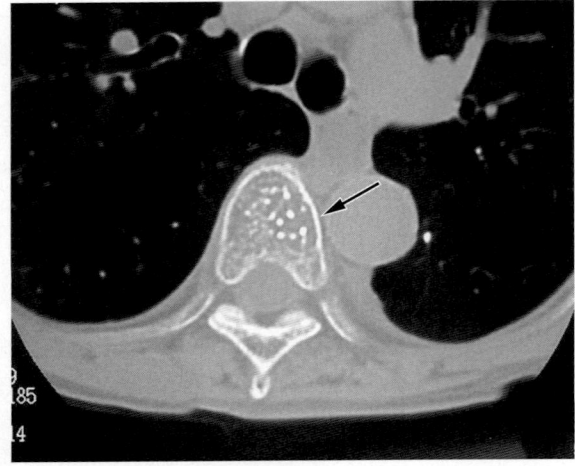

椎体内部に点状の骨化やまばらな骨梁がみられます（polka-dot appearance：→）。

MRI
図2　T2強調横断像

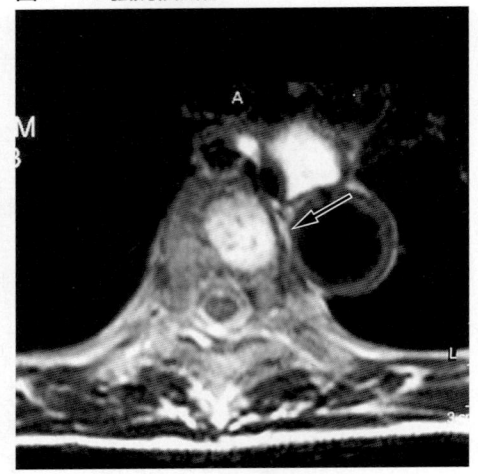

MRIでは著明な高信号を示します。

●疾患概念

- **好発年齢**：10～50歳
- 血管内皮細胞による骨内に取り込まれた血管腔によるものです。
- 脊椎と頭蓋骨に多くみられます。
- 海綿状血管腫と毛細血管腫があります。
- 椎体の血管腫は非常に頻度が高く，剖検例の1割以上にみられるといわれます。
- 内部に脂肪を含み特徴的所見となります。

modality
- 単純X線撮影
- CT
- MRI

●画像所見のポイント

◆単純X線撮影
- **脊椎**：椎体に上下に走行する線状影がみられます。
- **頭蓋骨**：正面視する場所にあると境界明瞭な透亮像内部に放射状影が認められます。

◆CT
- 内部に点状の骨化や骨梁がみられます。
- 椎体の血管腫では内部にまばらな骨梁がみられますが，これは「polka-dot appearance」と呼ばれます（**図1**）。

◆MRI
- T2強調画像で主に高信号となりますが，多彩な信号を呈します（**図2**）。
- 脂肪を含む場合はT1強調画像で高信号を呈します。

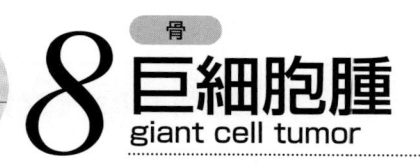

4 骨軟部 骨 8 巨細胞腫
giant cell tumor

● 症例（巨細胞腫：22歳，男性）●

単純X線撮影

図1　単純X線像

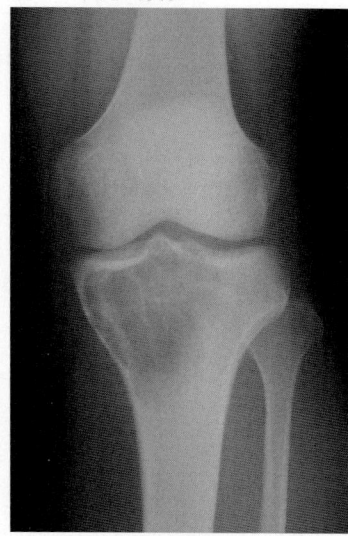

脛骨近位骨端に辺縁不明瞭な骨透亮像が認められます。皮質は膨隆し多房性を示します（soap bubble appearance）。

MRI

図2　T1強調冠状断像

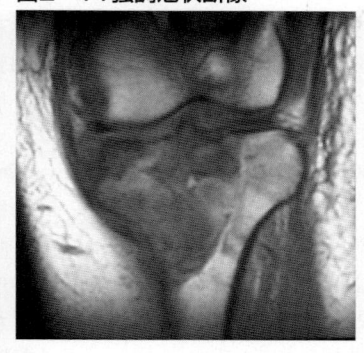

図3　T2強調冠状断像

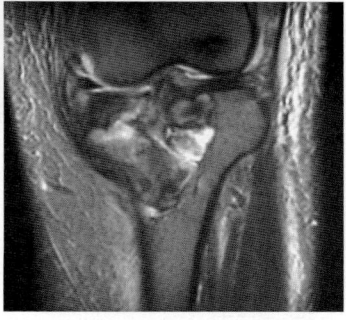

MRIでは出血によるヘモジデリン沈着や線維性変化など多彩な信号を示します。

図4　Gd造影T1強調冠状断像

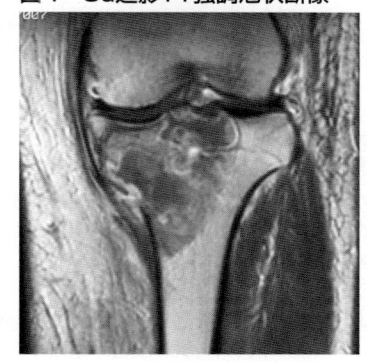

隔壁部などがGdで増強を示します。

骨シンチグラフィ

図5　骨シンチグラム

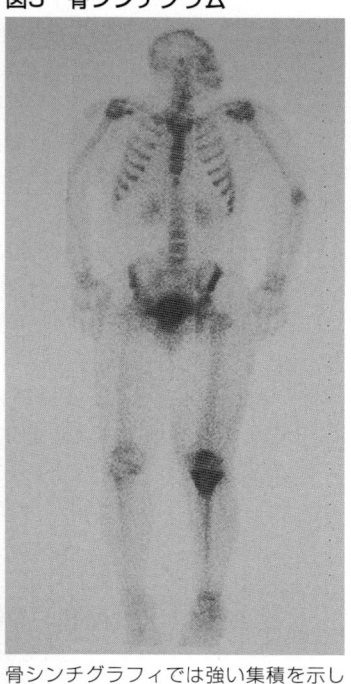

骨シンチグラフィでは強い集積を示します。

骨軟部―骨

巨細胞腫

●疾患概念

- **好発年齢**：20〜40歳
- 組織学的に単核または多核の巨細胞を含む細胞成分に富む腫瘍です。
- **好発部位**：長管骨，特に膝周囲の大腿骨遠位と脛骨近位，上腕骨近位，橈骨遠位，および仙骨，骨盤，脊椎。
- 四肢末梢の小骨の発生はまれです。
- 骨幹端に発生しますが，大半は骨端線が閉じている年齢であり，骨端（関節面直下）までいたります。
- 辺縁不明瞭な骨透亮像が認められます。
- 偏心性に膨隆します。
- 骨皮質破壊や周囲軟部組織への進展を伴うことがあり，悪性骨腫瘍との鑑別が問題となります。
- 良性腫瘍ですが局所に再発しやすく，肺に転移（「implant」と呼ばれます）するため悪性と良性の間の中間群に分類されることが多くなります。

modality
- 単純X線撮影
- CT
- MRI
- 骨シンチグラフィ

●画像所見のポイント

◆単純X線撮影

- 長管骨の骨幹端または骨端の辺縁不明瞭な骨透亮像（図1）が認められます。
- 皮質は膨隆し内部隔壁により多房性を示します（soap bubble appearance：石鹸の泡状）（図1）。
- 骨硬化縁を伴う場合は少なく，骨膜反応はありません。

◆CT

- 椎体など複雑な構造の骨に発生した腫瘍の詳細が観察可能です。
- 皮質骨が薄いシェル状の骨に改築され腫瘍を覆います。
- 内部に石灰化を含みません。

◆MRI

- 多彩な信号を示します。
- 出血によるヘモジデリン沈着により，T2強調画像低信号や線維性変化によるT1，T2強調画像低信号を示します（図2，3）。
- fluid-fluid levelがみられることがあります。
- 辺縁は低信号の偽被膜がみられます。
- 隔壁は低信号でGdで増強を示します（図4）。
- 内部も多血性部分がありGdで増強を示します。

知って得するアラカルト

グラディエント・エコー法によるヘモジデリン検出

- 出血成分であるヘモジデリンはその強い磁性作用により磁場を乱し（susceptibility effect），MRIで低信号となります。
- スピン・エコー法より磁場不均一に敏感なグラディエント・エコー法でこの作用が著明で，微量のヘモジデリン沈着も信号の「抜け」（signal void）として検知されます。
- 出血を疑う場合は通常のスピン・エコー法に加えて，このグラディエント・エコー法を追加すると診断の材料が増します。

9 脊索腫 chordoma

骨軟部／骨

症例（脊索腫：66歳，男性）

単純X線撮影

図1　単純X線像

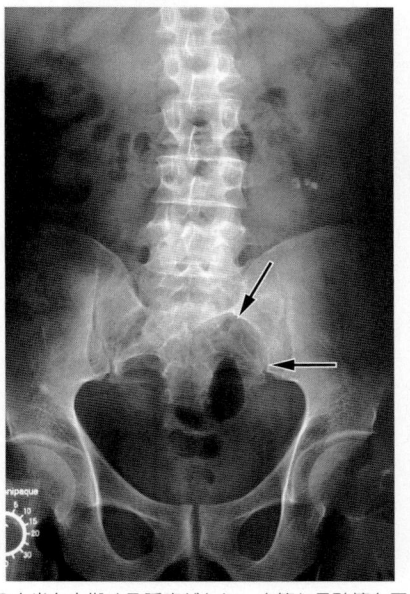

仙骨の大半を占拠する腫瘍があり，広範な骨破壊を示します（→）。

CT

図2　造影CT

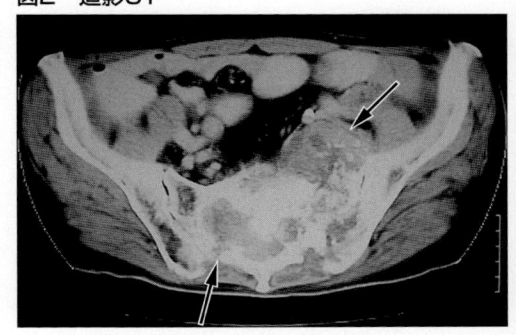

CTで破壊された骨組織が腫瘍内部にみられます（→）。

MRI

図3　T1強調矢状断像

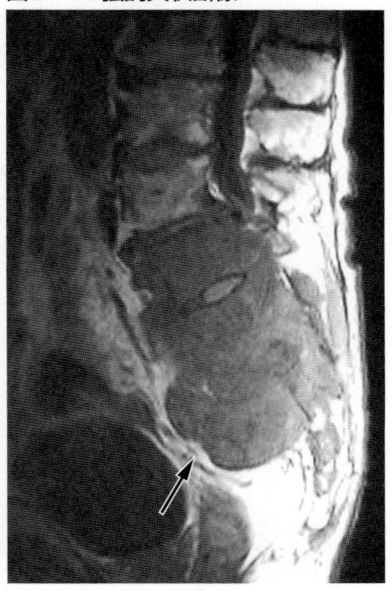

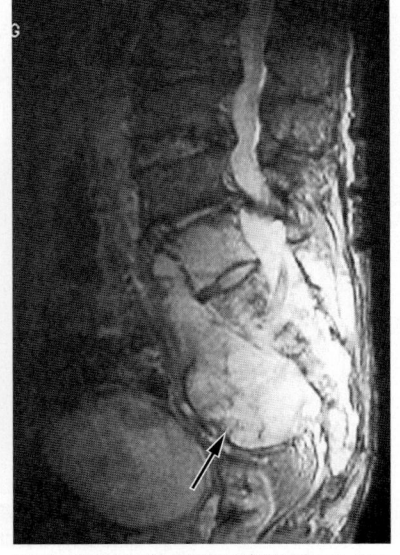

図4　T2強調矢状断像

MRIで腫瘍はT2強調画像で高信号を示します（→）。腫瘍は脊柱管内部まで進展しています。

●疾患概念

- 好発年齢：40～60歳
- 男性に多くみられます。
- 脊索の遺残から発生するため，体軸の正中部にできます。
- その大半は仙骨尾骨（約50％）と斜台（約40％）に発生します。
- 周囲組織への浸潤が強く，骨外の腫瘍形成が著明です。

modality
- 単純X線撮影
- CT
- MRI

●画像所見のポイント

◆ 単純X線撮影・CT
- 骨外軟部組織腫瘍を伴う骨破壊性病変として認められます。
- 破壊された骨組織が腫瘍内部にみられます（**図1，2**）。

◆ MRI
- T2強調画像で高信号を示すことが多くなります（腫瘍内部に含まれるムチン成分のためといわれます）（**図4**）。
- 内部に低信号の線維性隔壁を含む分葉状腫瘤がみられます。
- Gdで比較的強く増強されます。

知って得するアラカルト

仙骨と岬角について
- 「仙骨（sacrum）」は，語源では「神聖な骨」の意味となります。これはもともと動物の仙骨が神への奉げものにされたり，他の骨に比べて丈夫で腐敗しづらい仙骨が「神聖」とみなされた，などの説がありますが，定説はありません。
- また，第1仙椎の前方部分は「岬角（promontorium）」と呼ばれます。この部分は脊柱全体で最も前に張り出した箇所です。

10 骨 軟骨肉腫
chondrosarcoma

症例(軟骨肉腫:74歳,女性)

単純X線撮影

図1　単純X線像

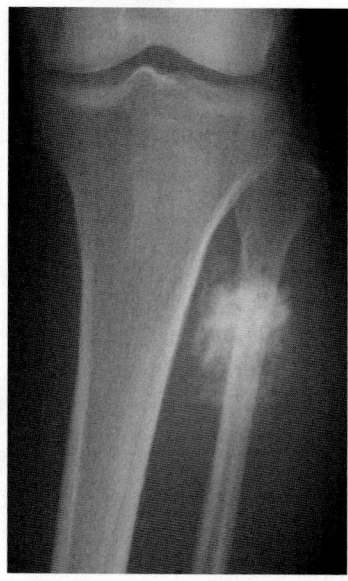

腓骨近位部に接して,微細点状,雲状の石灰化を有する腫瘤があります。

MRI

図2　T1強調横断像

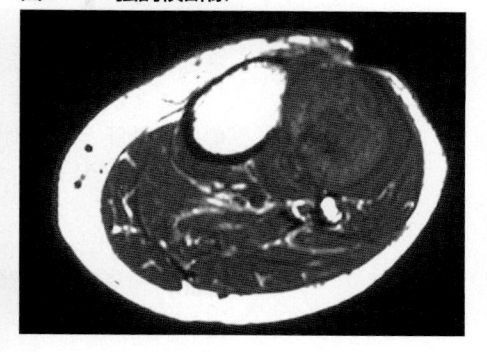

図3　T2強調横断像

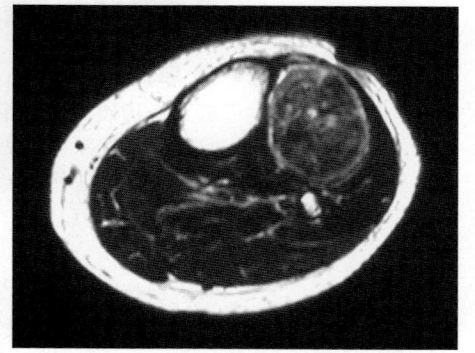

図4　Gd造影脂肪抑制 T1強調横断像

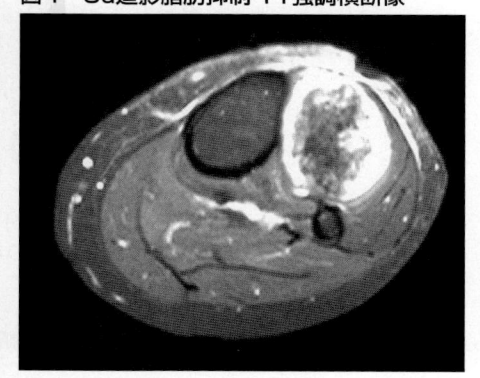

腫瘍は辺縁を中心に強く増強されます。

図5　T2*強調冠状断像

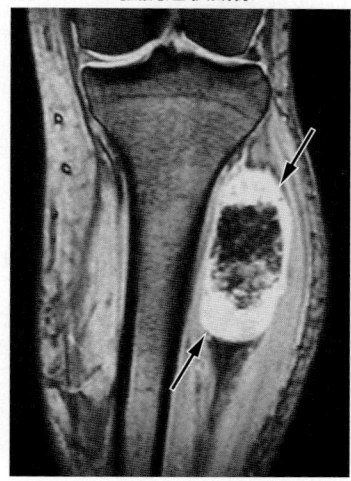

MRIで辺縁に軟骨成分を示すT2強調画像高信号がありますが,グラディエント・エコー法によるT2*強調画像で顕著です(→)。

●疾患概念

1 中心性軟骨肉腫
- **好発年齢**：30〜60歳
- **好発部位**：大腿骨，上腕骨。骨幹端または骨幹。
- 内骨性に骨皮質が肥厚します。
- 骨皮質破壊，軟部組織腫瘤が認められます。
- 分葉状の輪郭を示し，隔壁がみられることがあります。
- 内軟骨腫との鑑別が困難な場合が多いでしょう。

modality
- 単純X線撮影
- MRI

●画像所見のポイント

◆ 単純X線撮影
- 辺縁に硬化像を伴う透亮性，膨隆性の病変がみられます。
- 内部に各種の石灰化を伴います。

◆ MRI
- 内軟骨腫と同様にT2強調画像で著明な高信号を示します（**図3**）。
- 分葉状の輪郭，辺縁や隔壁の増強がみられます（**図4**）。

●疾患概念

2 末梢性軟骨肉腫
- **好発年齢**：30〜60歳
- **好発部位**：骨盤，肩，大腿骨上部，上腕骨。骨幹端または骨幹。
- 軟部腫瘤，骨軟骨腫より発生します。
- 多発性骨軟骨腫より発生する腫瘍の母地は扁平骨が多くみられます。
- 石灰化が顕著です。
- 辺縁は不鮮明となります。
- 骨破壊は後期になってからみられます。

modality
- 単純X線撮影

●画像所見のポイント

◆ 単純X線撮影
- 骨軟骨腫（外骨腫）と同様に，骨幹端中心に骨から突出した部位より不整な腫瘤を形成します。
- 多様な石灰化の散在が認められます。

☞「多発性外骨腫とそれから発生した軟骨肉腫」396ページ参照

知って得するアラカルト

グレードと分化度
- ともに組織学上の分類ですが，グレード分類は1〜4までであり，グレードが高いほど臨床的悪性度が高くなります。
- 分化度は，①低分化，②中分化，③高分化とあり，低分化ほど臨床的悪性度が高くなります。
- 両者の「高い」「低い」で臨床的悪性度が食い違っていることに注意が必要です（ちょうどMRIで「水」がT1強調画像で「低」信号，T2強調画像で「高」信号であるように）。

11 骨 骨肉腫 osteosarcoma

4 骨軟部

● 症例1（骨肉腫：22歳，女性）●

単純X線撮影

図1　単純X線像

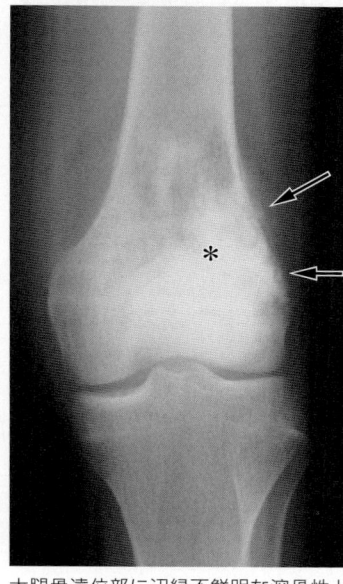

大腿骨遠位部に辺縁不鮮明な溶骨性と骨硬化像の混合域があり，斑状の内部石灰化を含みます（＊）。放射状（sunray spiculation），多層状（たまねぎ状）の骨膜反応を伴います（→）。

MRI

図2　T1強調冠状断像

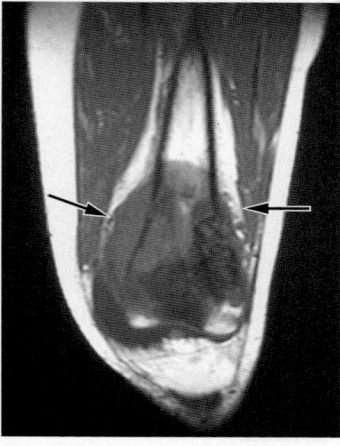

MRIでは腫瘍部分はT1強調画像で主に低信号を示します。

図3　T2強調冠状断像

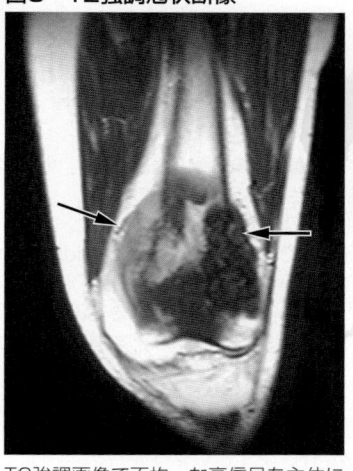

T2強調画像で不均一な高信号を主体に多彩な信号を示します。腫瘍の骨外への進展の把握に有用です（→）。

骨シンチグラフィ

図4　骨シンチグラム

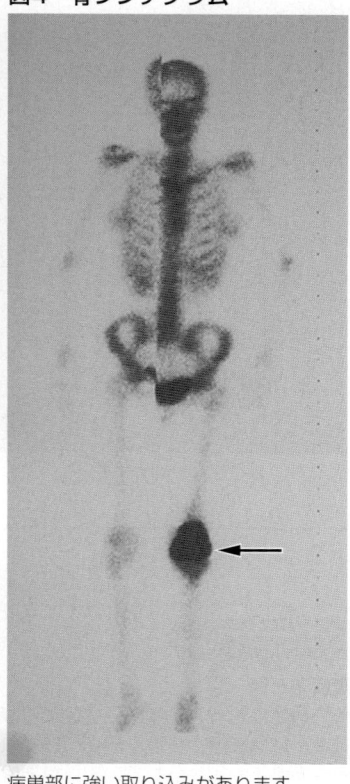

病巣部に強い取り込みがあります。

骨軟部―骨

症例2（骨肉腫：14歳，男性）

単純X線撮影

図5　単純X線像

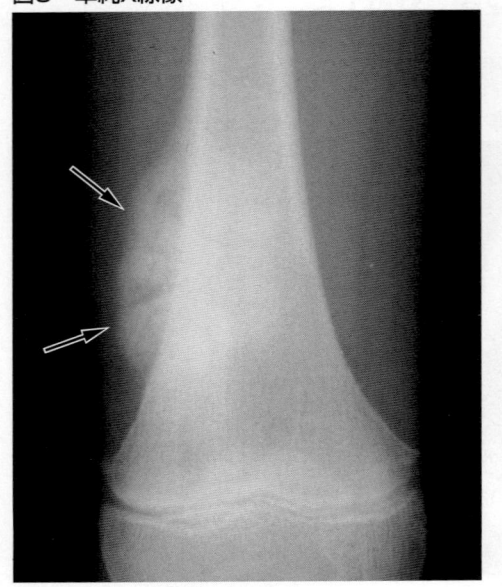

硬化型の骨膜反応を伴います（→）。

症例3（骨肉腫：9歳，男児）

単純X線撮影

図6　単純X線像

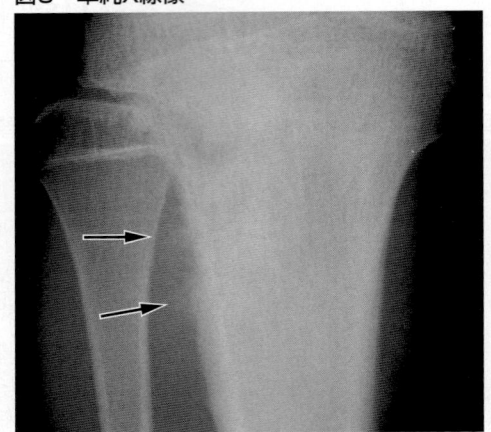

放射状（sunray spiculation）を示します（→）。

知って得するアラカルト

骨膜反応とは
- 骨の病変に対する骨膜の反応性の肥厚や骨化像（通常は単純X線撮影）。骨病変の活動性の指標となります。
- 骨膜反応は腫瘍，炎症，外傷，いずれでも発生し，非特異的です。
- 良性腫瘍でも認められるので，良悪性の鑑別の決め手とはなりません。
- 連続性と非連続性の骨膜反応があり，連続性では，硬化状（bony bridge），単層状，多層状，放射状（sunray spiculation），シェル状，非連続性としてはCodman三角が有名です（**図7**）。
- MRIは周囲への進展の程度を評価します（筋肉，神経や血管の巻き込みなど）。
- Gdによる造影MRIが有効です。この場合，周囲の皮下脂肪などを信号抑制した脂肪抑制画像の活用が重要です。

図7　骨膜反応

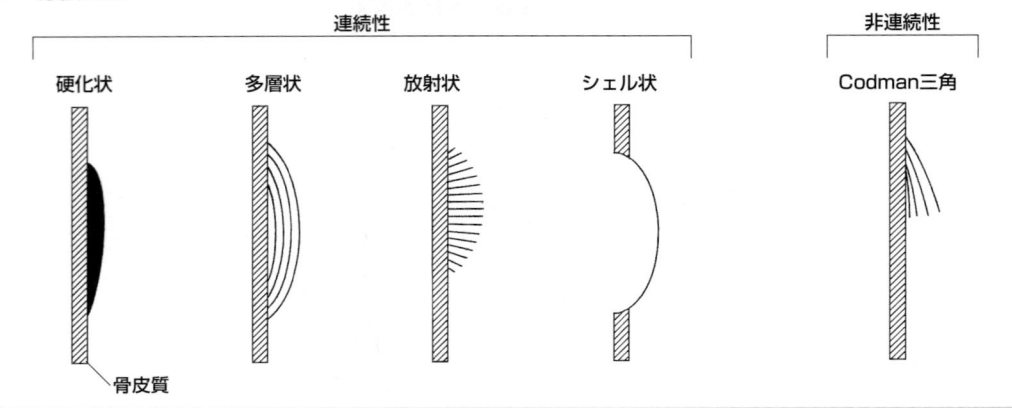

連続性：硬化状　多層状　放射状　シェル状
非連続性：Codman三角

骨皮質

骨肉腫

> **知って得するアラカルト**
>
> **＊1 skip lesion**
> ・skip lesionは骨腫瘍の同じ骨内へ（原発巣の近位あるいは遠位側），または関節をはさんでの対側骨内への転移を示します（ただし肺転移のない場合に限ります）。
> ・骨肉腫の治療方針の決定，予後の推定に極めて重要です。
> ・骨シンチグラフィやMRIはこれの評価に有効です。

●疾患概念

- 代表的な骨原性の悪性骨腫瘍です。
- **好発年齢**：10～25歳および60歳代に年齢分布のピークがあります（高齢者の原因は2次的発癌であり，素因としてはPaget病，放射線照射，骨軟骨腫，線維性異形成などがあります）。
- **好発部位**：膝周囲の大腿骨遠位，脛骨近位，上腕骨近位などの骨幹端部，あるいは骨盤に好発します。
- 溶骨性が主体ですが，骨硬化性や混合性を示します。
- 骨皮質の破壊，周囲軟部組織への進展（初診時には周囲進展していることがよくあります）がみられます。
- 血液検査で血清アルカリホスファターゼ上昇や血沈亢進，CRPの陽性を示します。
- 内部に石灰化が認められます。

modality
- 単純X線撮影
- CT
- MRI

●画像所見のポイント

◆単純X線撮影
- 辺縁不鮮明な地図状破壊像がみられます。
- 溶骨性の場合，浸透性や虫食い状，骨硬化性，混合性が認められます。
- 雲状，あるいは点状，斑状の内部石灰化があります。
- 放射状（sunray spiculation），多層状（たまねぎ状），Codman三角など悪性に特有の骨膜反応を示します。

◆CT
- 骨皮質の破壊状態をより正確に描出します。
- 内部の石灰化の評価に適します。
- 微細な肺転移巣の検出に有効です。

◆MRI
- MRIは筋肉，神経や血管の巻き込みなど，周囲への進展の程度を評価します。
- 腫瘍部分はT1強調画像で低信号，T2強調画像で不均一な高信号を示します。
- Gdによる造影MRIが有効で，脂肪抑制画像の活用が重要となります。
- skip lesion＊1の検出，評価に有効です（大腿骨遠位の原発巣の場合）。
- 腫瘍の活動性の評価には血流状態を把握するdynamic MRIが有効で，治療効果の判定にも用いられます。

> **知って得するアラカルト**
>
> **「長～い」大腿骨**
> ・大腿骨は人体で最も長い骨で，身長のおよそ1/4あるといわれています。
> ・成人男性の大腿骨の単純X線写真撮影では，半切と呼ばれる最も大きなフィルムを斜めに，対角線に横切るようにしてようやく全長が入るほどです。バレーボールの選手などではこれでも足りなくなり，もっと長い規格外のフィルムを使うことがあります。

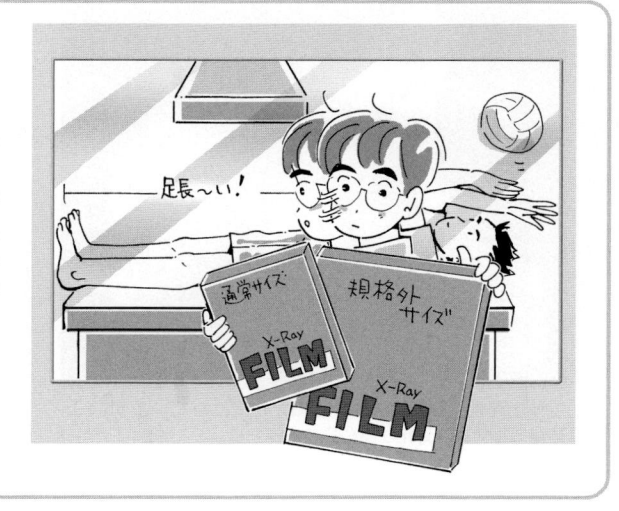

12 Ewing肉腫
骨
Ewing's sarcoma

骨軟部 4

● 症例1（Ewing肉腫：17歳，女性）●

単純X線撮影

図1　単純X線像

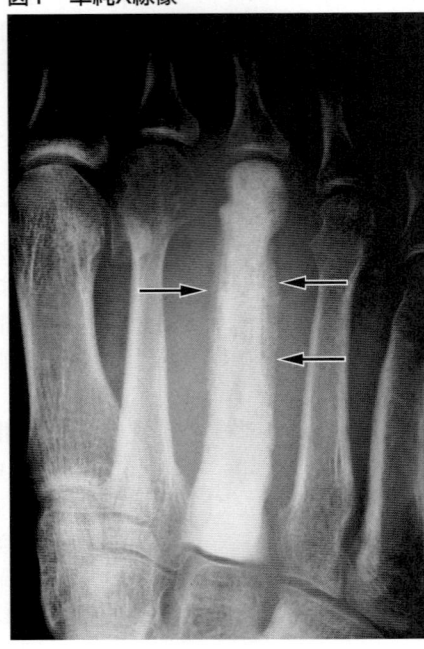

第3趾中足骨全体に及ぶ硬化性の不整像があり，棘状（spiculation）の骨膜反応を示します（→）。

● 症例2（Ewing肉腫：13歳，女性）●

CT

図2　CT

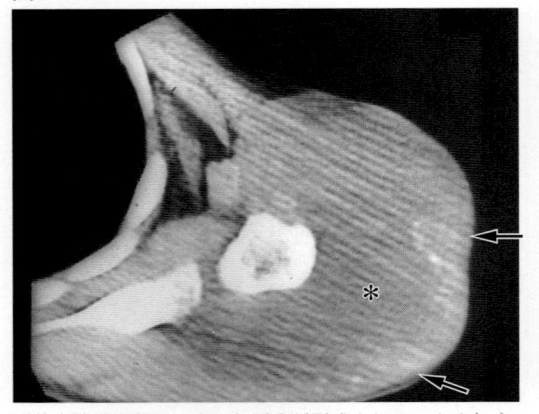

近位上腕骨の周囲に大きな腫瘍が形成されています（＊）。辺縁にわずかな骨化が認められます（→）。

MRI

図3　T1強調冠状断像

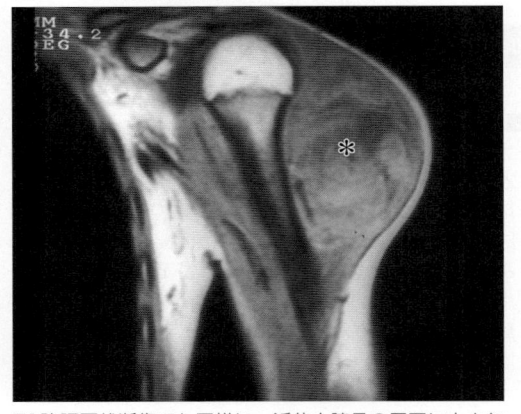

T1強調冠状断像でも同様に，近位上腕骨の周囲に大きな腫瘍が形成されています（＊）。

● 疾患概念

- 好発年齢：5〜15歳
- 好発部位：長管骨骨幹に好発し，大腿骨，骨盤，肋骨，肩帯に多くみられます。
- 小円形細胞腫の1つです。
- 極めて浸潤性の高い進展を示し，周囲に大きな軟部腫瘤を伴うことがあります。
- 髄腔の破壊がみられます。
- 急速な発育を反映して多層状，Codman三角，棘状など悪性腫瘍に典型的な骨膜反応を示します。
- 肺転移，ほかの骨への転移が多いのが特徴です。

modality
- 単純X線撮影
- MRI

● 画像所見のポイント

◆ 単純X線撮影
- 骨幹部の辺縁の不整な骨破壊が認められます。
- 骨硬化像もみられます。
- 髄腔の破壊，虫食い状，辺縁不明瞭となります。
- 骨膜反応，玉ねぎ状といわれる多層状，Codman三角，棘状，放射状などがみられます。

◆ MRI
- 周囲軟部組織への進展の把握に有用です。

知って得するアラカルト

小型円形細胞腫とは
- 小型円形細胞腫（small round cell tumor）とは顕微鏡で観察した場合，腫瘍細胞がリンパ球に似た小さな円形細胞を示すものです。
- その内訳はリンパ腫，白血病，多発性骨髄腫，Ewing肉腫など，造血細胞由来の腫瘍です。
- 骨髄に発生するため骨幹部に好発します。
- 骨梁間を浸潤性に成長するため，骨梁の破壊性変化は目立ちません（単純X線写真で無所見，CTや骨シンチグラフィでも所見が軽微のことが多いのが特徴です）。
- 腫瘍は皮質骨を滲透し周囲へ軟部組織を形成しやすいのが特徴です。

知って得するアラカルト

発見が遅れるEwing肉腫
- Ewing肉腫は疼痛を主訴としますが病初期には間欠性であり，比較的症状に乏しい疾患です。
- また，発熱や赤沈亢進，白血球増多など，炎症と見間違う場合もあります。
- さらに，骨周囲への浸潤が優位なためX線所見も病初期には乏しく，診断が遅れる場合があります。単純X線写真で骨膜反応や骨破壊がみられる頃には，MRIなどでは腫瘍は周囲へ大きく進展しており，発見，診断が遅れやすい腫瘍といえます。

13 多発性骨髄腫
multiple myeloma

4 骨軟部 / 骨

症例（多発性骨髄腫：70歳，男性）

単純X線撮影

図1 単純X線像

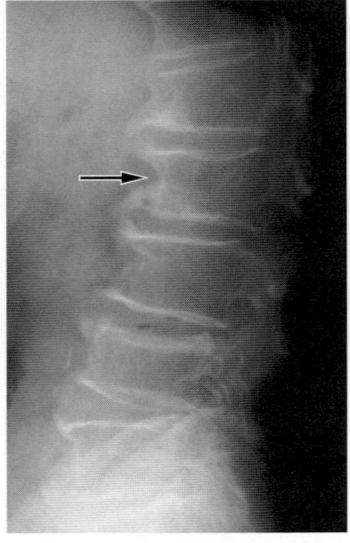

L2椎体は単純X線像では骨濃度の減少がみられます（→）。

CT

図2 CT

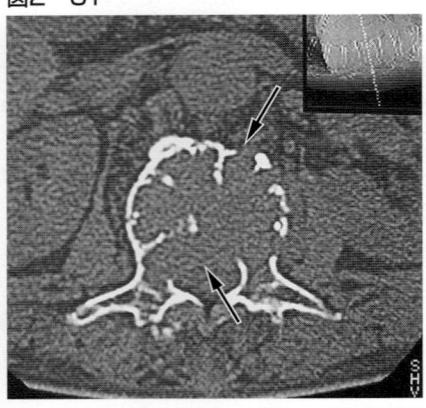

CTで骨皮質内面の菲薄化，膨隆，一部破綻が明らかとなります（→）。

MRI

図3 T2強調矢状断像

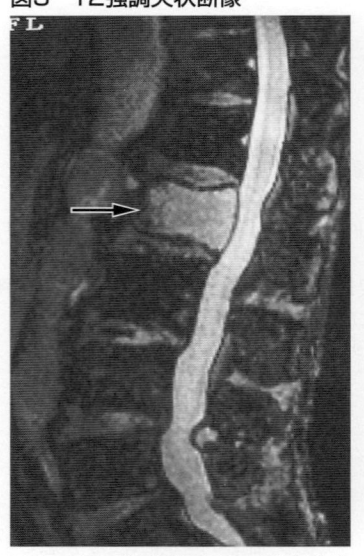

MRIではT2強調画像高信号が比較的強くみられます（→）。

図4 T1強調矢状断像

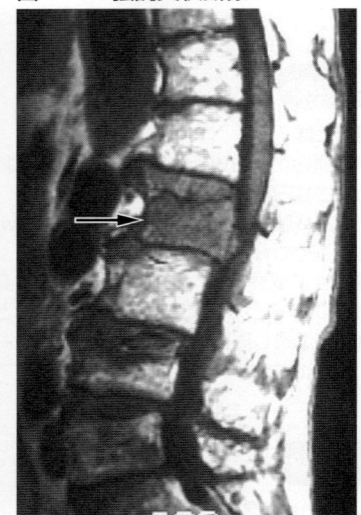

図5 Gd造影T1強調画像

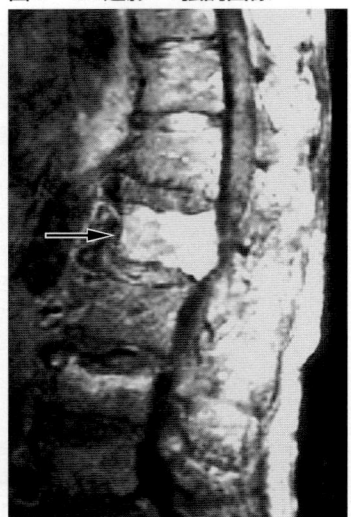

Gdにより強い増強を示します（→）。

●疾患概念

- 小円形細胞腫瘍の1つで骨のBリンパ球系の形質細胞由来の腫瘍です。
- M蛋白血症がみられます。
- **好発年齢**：高齢者（転移性腫瘍とともに高齢者の代表的な骨腫瘍）
- **好発部位**：赤色髄の多い長管骨の骨幹や脊椎に好発します。
- 脊椎では椎体に主に発生し，圧迫骨折の原因となります。
- 椎弓など後部要素を侵すことは少ないのが特徴です。
- 広範な骨髄浸潤を示します。
- 肋骨や脊椎では骨破壊を伴い，骨外にも腫瘤形成をなします。
- **Crow-Fukase症候群**（POEMS症候群：polyneuropathy, organomegaly, endocrinopathy, M-protein, skin change）：M蛋白血症＋多発神経炎，臓器腫大，内分泌異常，皮膚症状を示す症候群に含まれることがあります。

modality

- 単純X線撮影
- CT
- MRI

●画像所見のポイント

◆ 単純X線撮影・CT

- 初期には骨濃度のびまん性の減少が主な所見であることがよくあります。
- 病気の進行に伴って骨破壊性変化がみられ，局所的な骨破壊は「punched-out lesion」と呼ばれます。
- 骨皮質内面がerosionにより菲薄化し，膨隆し，病的骨折を起こしやすくなります。
- 転移性骨腫瘍と異なり，個々が均一な大きさであることが多いのが特徴です。

◆ MRI

- 骨髄浸潤の進展範囲の把握に有用です。
- 他の腫瘍と同様に非特異的ですが，T2強調画像高信号が比較的強く，この場合，脂肪抑制T2強調画像が有効となります。
- Gdによる造影では強い増強を示します。

知って得するアラカルト

多発性骨髄腫の造影剤使用には要注意

- 多発性骨髄腫は異常蛋白を産出し腎アミロイドーシスなどによる腎障害のほか，高カルシウム血症や尿酸塩腎症も合併しやすく，腎機能不全の場合が多い疾患です。
- 元来，高齢者に多い疾患であり，この点でも腎機能低下を考慮すべきです。したがって，CTやMRIで多発性骨髄腫自体は強い増強効果を示し，診断の有力な所見となりますが，造影剤使用には厳重な注意が必要です。

14 転移性骨腫瘍
骨
metastatic bone tumor

4 骨軟部

● 症例1〔転移性骨腫瘍（上咽頭癌）：45歳，男性〕●

単純X線撮影

図1　単純X線像

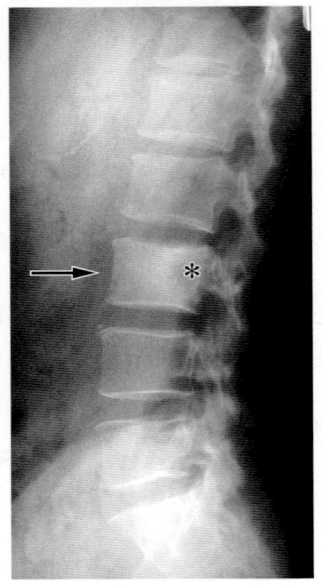

単純X線像でL2背側に透亮像があり（＊），周囲に硬化性変化が認められます（→）。

骨シンチグラフィ

図2　骨シンチグラム

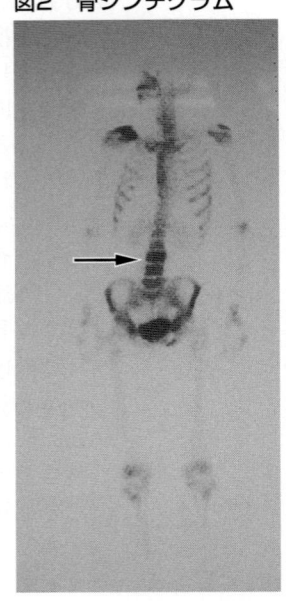

骨シンチグラフィでL2椎体に強い集積が認められます（→）。

MRI

図3　T1強調矢状断像

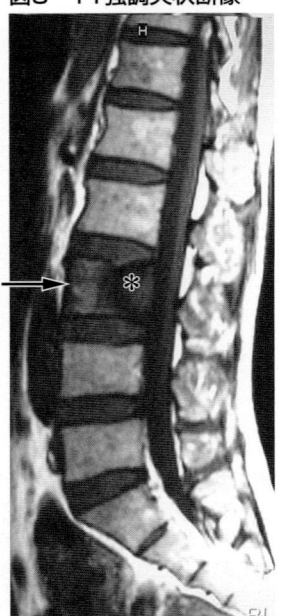

図4　T2強調矢状断像

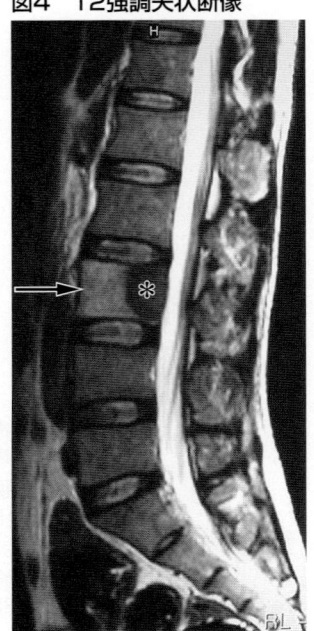

MRIでは腫瘍は比較的低信号を示し（＊），椎体内部に浮腫性変化が認められます（→）。

症例2〔転移性骨腫瘍（神経芽細胞腫）：4歳，男児〕

CT

図5　造影CT

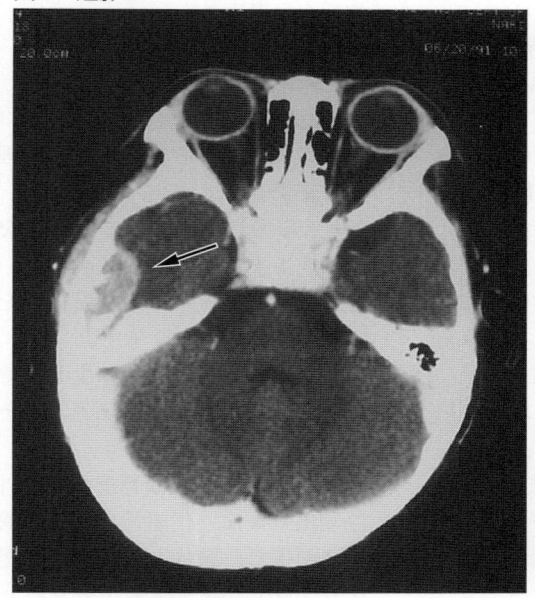

図6　造影CT（骨表示）

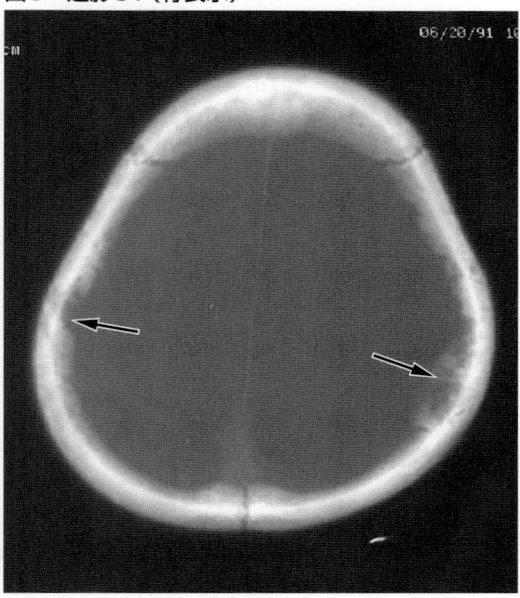

副腎原発の神経芽細胞腫の頭蓋骨への転移です。多発する骨破壊像と周囲への進展がみられます（→）。

症例3〔転移性骨腫瘍（前立腺癌）：67歳，男性〕

単純X線撮影

図7　単純X線像

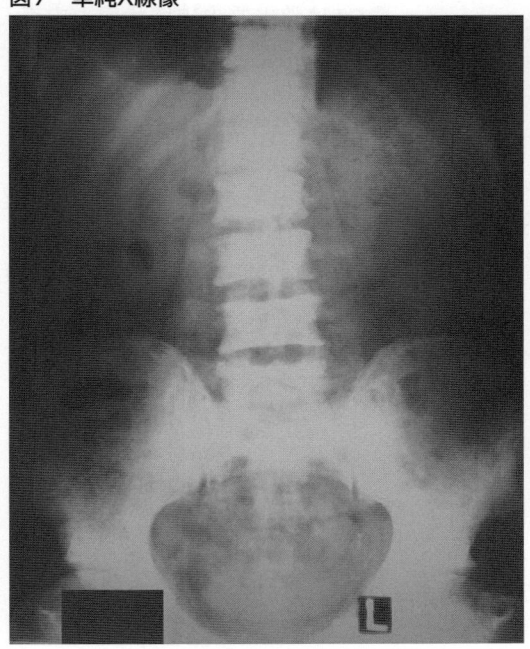

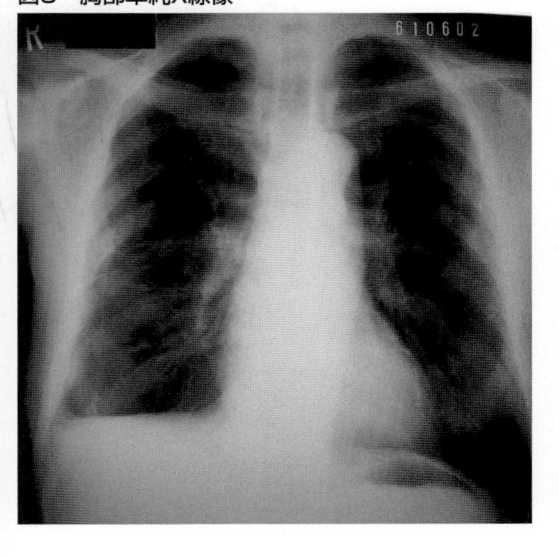

図8　胸部単純X線像

ほぼすべての骨に硬化性変化が認められ，びまん性の前立腺癌の転移を示します。

骨軟部－骨

疾患概念

- 高齢者に最も多い骨腫瘍の1つです。
- 原発性骨腫瘍の10倍以上の頻度で発生するといわれます。
- 原発巣は，**乳房**，**肺**，**前立腺**，腎，消化管で，特に前3者は注意が必要です。
- 男性は**肺癌**，女性は**乳癌**がトップとなります。
- 5歳以下の小児では**神経芽細胞腫**の転移が非常に多くみられます。
- 経静脈性転移が主体となります。
- 部位は脊椎や頭蓋骨，骨盤骨，および上腕骨と大腿骨の近位，いわゆるaxial skeletonに多く好発します。
- 特に脊椎が最も多く，この場合，経静脈性に脊椎静脈叢（Batson静脈叢）の関与が重要視されています（圧勾配が少なく，また静脈弁が少ないため容易に逆流し，腫瘍細胞が定着しやすいといわれます）。
- 著明な骨破壊性，溶骨性変化を示します。
- 骨硬化性（造骨性）転移は**前立腺癌**と**乳癌**に多く認められます。

modality
- 単純X線撮影
- 骨シンチグラフィ
- CT
- MRI

画像所見のポイント

◆ 単純X線撮影
- 骨塩量の減少が50％をこえないと単純X線撮影では描出できません。
- 症状が存在しても単純X線撮影で検出できない場合が多く，骨シンチグラフィなど，ほかのmodalityに依存せざるを得ません。

◆ 骨シンチグラフィ
- ^{99m}Tc標識リン酸化合物のハイドロキシアパタイトへの化学的吸着を画像化します。
- 単純X線撮影より早期に転移巣を検出できます。
- 1回のスキャンで全身の転移巣を評価できる利点があります。
- ごく早期の転移は骨髄に生じ，骨梁破壊にいたらない場合は骨シンチグラフィでも検知できません。
- 骨シンチグラフィは骨折などの外傷性変化や炎症，代謝性疾患でも異常集積が生じ，腫瘍との鑑別が問題となります（偽陽性病変が多く特異度が低くなります）。
- 多発性骨髄腫は陽性所見を呈しにくくなります。

◆ CT・MRI
- 非特異的なことが多くみられます。
- CTは骨皮質の破壊状態や内部石灰化の描出に優れています。
- MRIでGdを用いた造影MRIが有効といわれますが，新鮮骨折や出血，修復組織など造影される病態が多く，増強されたからといって必ずしも転移とは限りません。
- 原発巣の腫瘍の性情に似ることもあります。

4 骨軟部

1 軟部 脂肪腫 lipoma

症例（脂肪腫：46歳，女性）

MRI

図1 T1強調横断像

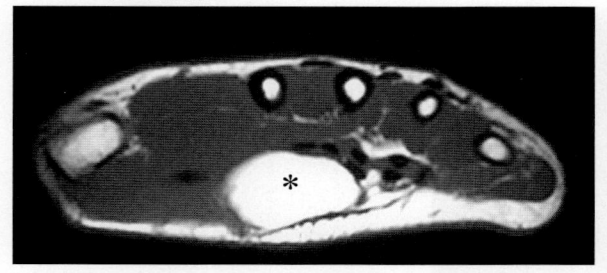

手掌の皮下，屈筋腱群に接してT1強調画像で高信号を示します。内部均一な腫瘤があり，脂肪腫が認められます（＊）。

図2 脂肪抑制画像（STIR）

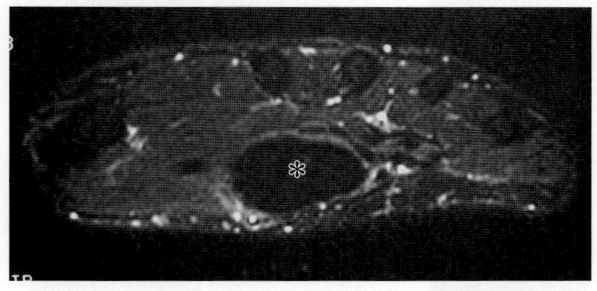

脂肪抑制画像では低信号を示します。内部均一な腫瘤があり，脂肪腫が認められます（＊）。

図3 Gd造影脂肪抑制T1強調冠状断像

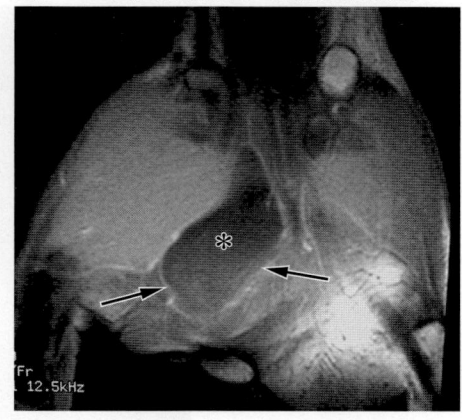

Gdで辺縁がわずかに染まってみえる程度で（→），増強部分がないことに注意しましょう（脂肪肉腫との鑑別）（＊：脂肪腫）。

●疾患概念

- 成熟した脂肪細胞による腫瘍です。
- 最も頻度の高い良性軟部組織腫瘍となります。
- 表在性と深在性に分けられますが，表在性が多くみられます。
- 体のどこにでも発生します。
- 境界明瞭な腫瘤でまれに巨大化し，周囲の筋肉などを圧排します。

●MRI　modality

●画像所見のポイント

◆MRI

- 脂肪の信号（T1強調画像で高信号，T2強調画像で中間信号）を有する内部均一な腫瘍です。
- 隔壁構造を有する場合もあります。
- 境界は明瞭で浸潤性所見はみられません。

骨軟部―軟部

2 血管腫（軟部）
hemangioma

骨軟部 4　軟部

● 症例〔血管腫（軟部）：9歳，女児〕●

単純X線撮影

図1　単純X線像

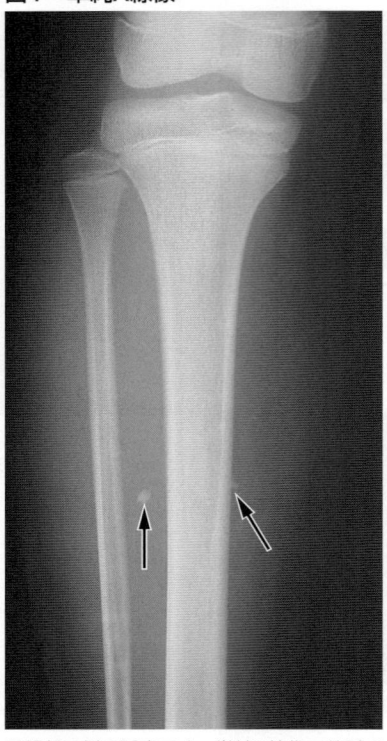

下腿部屈側の腫瘤です。単純X線像で静脈石が認められます（→）。

血管造影

図2　血管造影像（DSA，静脈後期相）

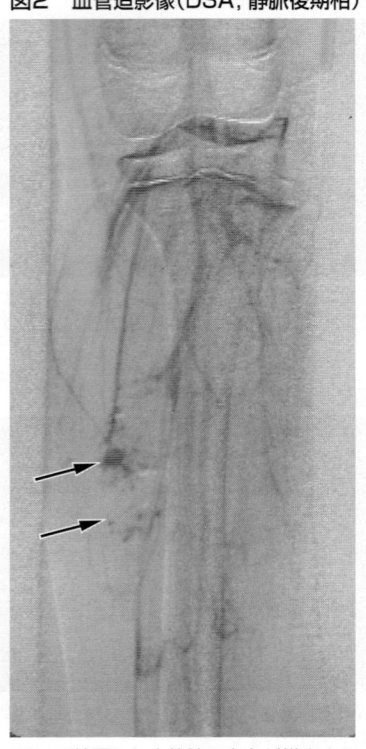

DSAで拡張した血管腔の点在が描出されます（→）。

MRI

図3　T1強調横断像

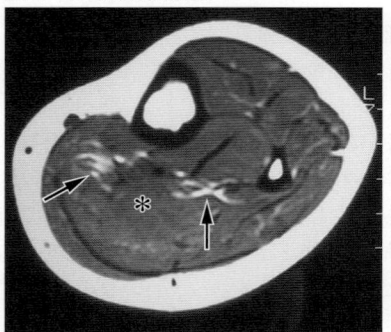

MRIでは血管腔を反映してT1強調画像で低信号を示します（＊）。介在する脂肪もみられます（→）。

図4　T2強調横断像

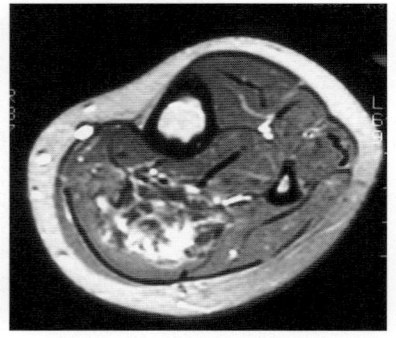

T2強調画像では著明な高信号が主体となります。

●疾患概念

- 血管成分を主体とした過誤腫性腫瘍です。
- 脂肪腫とならんで頻度の高い良性軟部組織腫瘍の1つです。
- 若年者に好発します。
- 皮下に血管腔が集簇し結節状をきたし（海綿状血管腫），表皮から認識されることがあります。

- **Maffucci症候群**：内軟骨腫症＋多発性血管腫。軟骨肉腫の発生頻度が高いのが特徴です。
- **Kasabach-Merritt症候群**：新生児の全身の血管腫＋血小板減少症。
- **Klippel-Trenaunay症候群**：片側の下肢の肥大，延長があり，血管腫，静脈瘤が加わります。
- **blue rubber-bleb nevus症候群**：皮膚から透見される青い血管腫＋消化管血管腫。

modality

- 単純X線撮影
- MRI
- 血管造影

●画像所見のポイント

◆単純X線撮影
- 血管腫内部の静脈石がみられることがあります（図1）。

◆MRI
- 血管腔を反映してT1強調画像で低信号（図3：＊），T2強調画像で著明な高信号を示しますが（図4），介在する脂肪（T1強調画像で高信号，T2強調画像で中間信号）（図3：→）や静脈石（いずれの撮像でも無信号）を含んで多彩になります。
- 豊富な血流がある場合は無信号（flow void）がみられます。
- 内部に隔壁様の低信号索条物を含みます。
- Gdで良好に染まります。
- 多房性で辺縁は凹凸が認められますが，浸潤性所見はありません。

◆血管造影
- 拡張した血管腔が描出され，確定診断にいたります。
- 侵襲的検査であるため，現在ではMRIや造影CTで代用されています。

Q & A

Q 腓骨は何のためにあるのでしょうか？

A
- 上肢の橈骨と尺骨がほぼ同等の長さ，太さを有するのに対して，腓骨は脛骨よりはるかに細く，また短い骨です。
- 膝関節に腓骨は関与せず，膝にかかる荷重の大半は脛骨が受け持ちます。実際，牛や馬では腓骨は退化して欠損しているといわれています。ただし，腓骨には多くの筋肉が付着しており，また下端の足関節では関節の一面である外果を形成し，決して「なくても良い骨」ではないのです。

3 神経原性腫瘍
neurogenic tumor

骨軟部 / 軟部

● 症例1〔神経鞘腫（肋間神経発生）：59歳，男性〕●

MRI

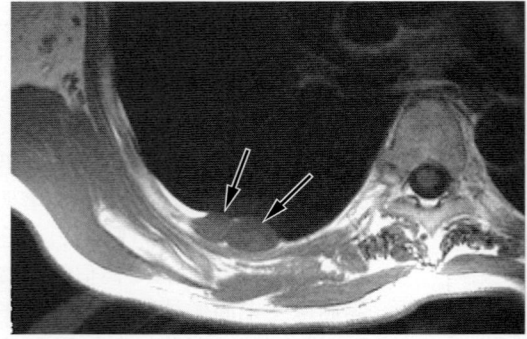

図1　T1強調横断像

肋骨の下縁に接してふたこぶ状の腫瘤が認められます（→）。

図2　T2強調横断像

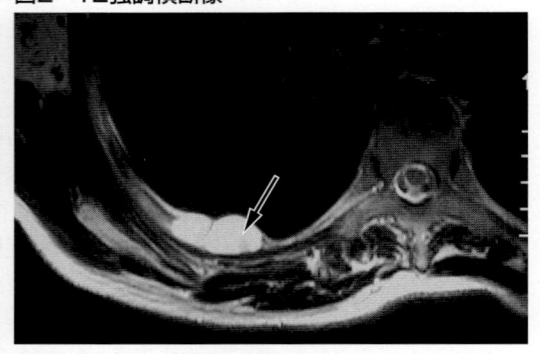

中央部はT2強調画像で軽度高信号を示します（→）。

図3　Gd造影T1強調横断像

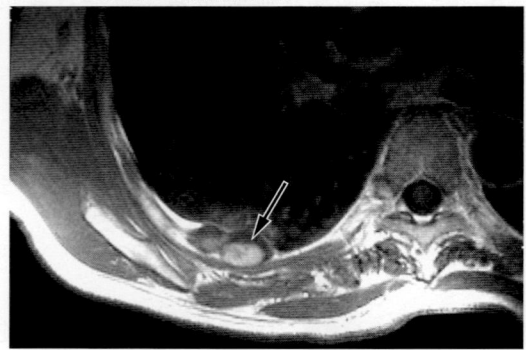

Gdで良好に増強されAntoni Aの成分を示します（→）。

図4　T2強調冠状断像

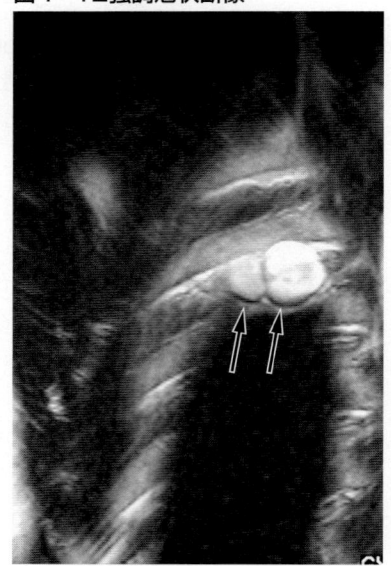

辺縁部は著明なT2強調画像高信号を示しAntoni B部分を示します（→）。

症例2（神経線維腫症：48歳，女性）

単純X線撮影

図5　胸部単純X線像

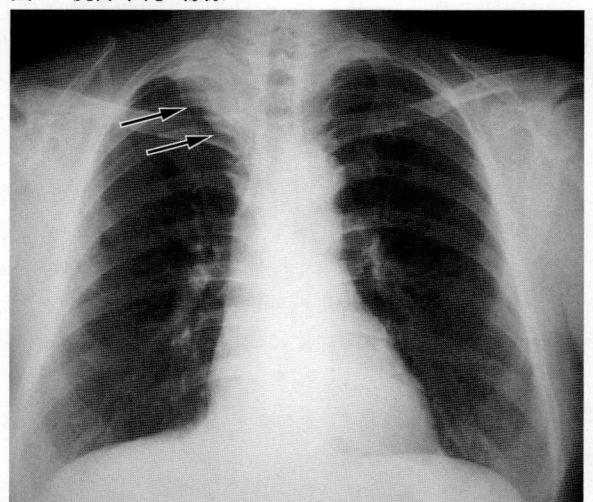

単純X線像で縦隔上部の右縁が張り出しています（→）。

MRI

図6　T2強調冠状断像

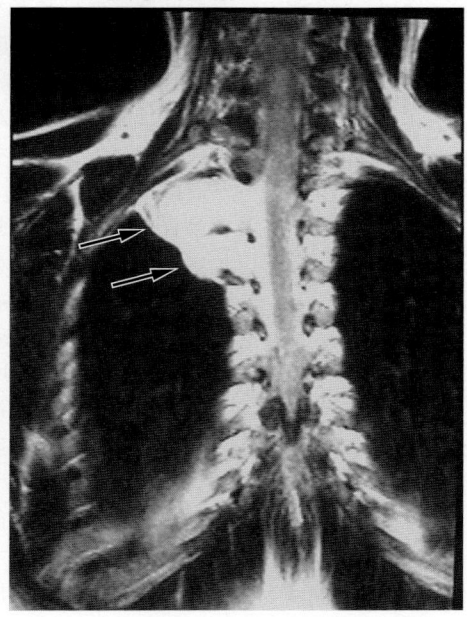

MRIでは2椎間にわたって連続性に椎間孔から突出する囊胞成分がみられます（→）。

MRI

図7　Gd造影T1強調横断像

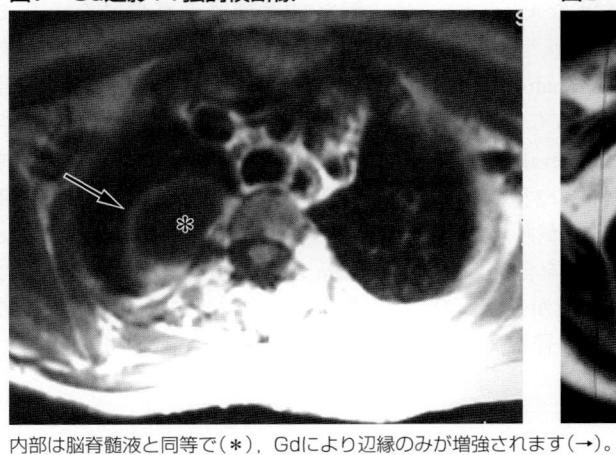

図8　T2強調横断像

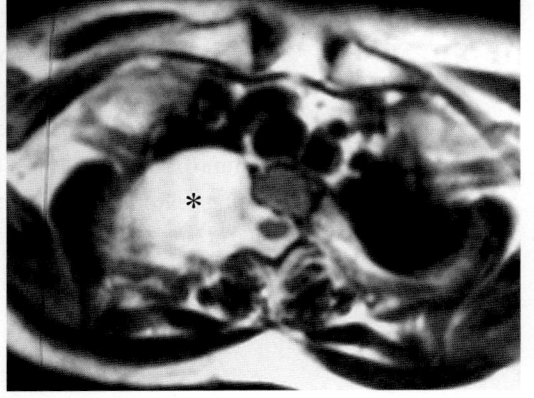

内部は脳脊髄液と同等で（＊），Gdにより辺縁のみが増強されます（→）。

疾患概念

- 神経線維を構成するSchwann細胞由来の腫瘍です。
- 脂肪腫，血管腫とならんで頻度の高い良性軟部組織腫瘍の1つです。
- 好発年齢：20〜50歳代
- 性差はみられません。
- 成長は遅く，5cmをこえることは少ないのが特徴です。
- 神経線維に沿った類球形，紡錘形の表面平滑な腫瘍となります。
- 神経鞘腫(neurilemoma, Schwannoma, neurinoma)と神経線維腫(neurofibroma)に分類されます。
- 神経鞘腫は腓骨神経と尺骨神経の領域に生じやすくなります。
- 大多数は孤立性ですが，一部で多発性，叢状を示し，後述の神経線維腫症1型に合併します。
- その内部で中心部は細胞組織が豊富なAntoni A，周辺部は粘液様部のAntoni Bから構成されます。
- 囊胞形成もみられます。
- 神経線維腫も大多数は孤立性となります。線維化組織が主体であり，神経鞘腫にみられるようなAntoni A，Bの分離はできません。
- 神経線維腫症(neurofibromatosis：NF)は神経線維腫が多発するもので，末梢性の1型(NF1, peripheral neurofibromatosis)と中枢性の2型(NF2, central neurofibromatosis)があります。
- NF2は両側の聴神経鞘腫を含みます。
- NF1は皮下に神経線維腫が叢状，びまん性に多発し(蔓状神経線維腫：plexiform neurofibroma)，von Recklinghausen病に代表されます。
- von Recklinghausen病では皮膚にメラニン色素沈着による褐色斑(カフェオレ斑)が発生し，四肢全体が侵され腫大が著明になると「神経腫性象皮症(エレファントマン*1)」と呼ばれます。
- このほか，von Recklinghausen病(NF1)では，脊椎(特に胸椎下部)の側彎，椎間孔付近の髄膜が憩室様に突出するlateral meningoceleやそれに伴う椎間孔拡大，椎体後縁のscalloping(陥凹)，肋骨の細長化，変形，長管骨の偽関節などの特徴的所見を呈します。

modality

- 単純X線撮影
- MRI

画像所見のポイント

MRI

- 神経鞘腫のAntoni A部分はT2強調画像で軽度高信号(**図2**)，Gdで良好に増強され(**図3**)，Antoni B部分は著明なT2強調画像高信号を示します(**図4**)。したがって，T2強調画像で中心部が低信号，周辺部が高信号を示し，「targetサイン」と呼ばれます。
- 神経線維腫症では無数の微細な神経線維腫がびまん性に非常に広範囲に広がります(蔓状神経線維腫：plexiform neurofibroma)。脂肪抑制T2強調画像で高信号に描出され，その範囲の把握に有用となります。

知って得するアラカルト

***1 エレファントマンと象皮症**

- 神経線維腫症に四肢全体が侵され著明に腫大すると，映画で有名な「エレファントマン」と呼ばれます。これは別名，「神経腫性象皮症」です。
- 「象皮症」はリンパ管の閉塞や結合組織の線維化，硬化による体の一部の著明な肥厚の総称です。
- 象皮症で一般に有名なのは，バンクロフト糸状虫などのフィラリアによるリンパ経路の閉塞です(熱帯地方に多く日本では九州地方にみられます)。
- 下肢では再発性血栓性静脈炎も象皮症の原因となり，また乳癌手術後の上肢のリンパうっ滞も象皮症の原因となります。

4 化骨性筋炎
軟部
myositis ossificans

骨軟部 4

● 症例〔化骨性筋炎（数週間前にソフトボールで前腕を打撲，腫脹あり）：44歳，男性〕●

単純X線撮影

図1　単純X線像

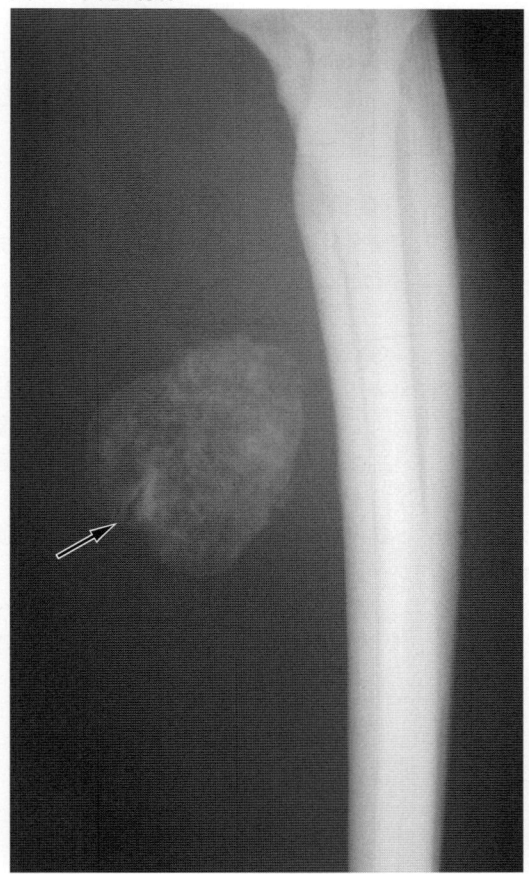

単純X線写真で前腕の皮下に腫瘤が認められます（→）。

CT像

図2　CT

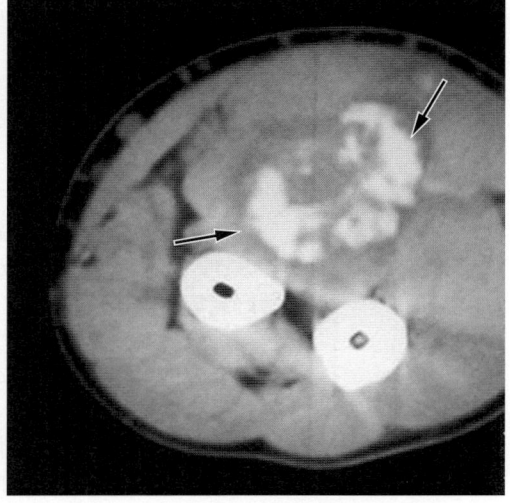

CTでも同様に，前腕の皮下に腫瘤があり，周辺部に骨化がみられます（zone phenomenon：→）。

MRI

図3　T1強調矢状断像

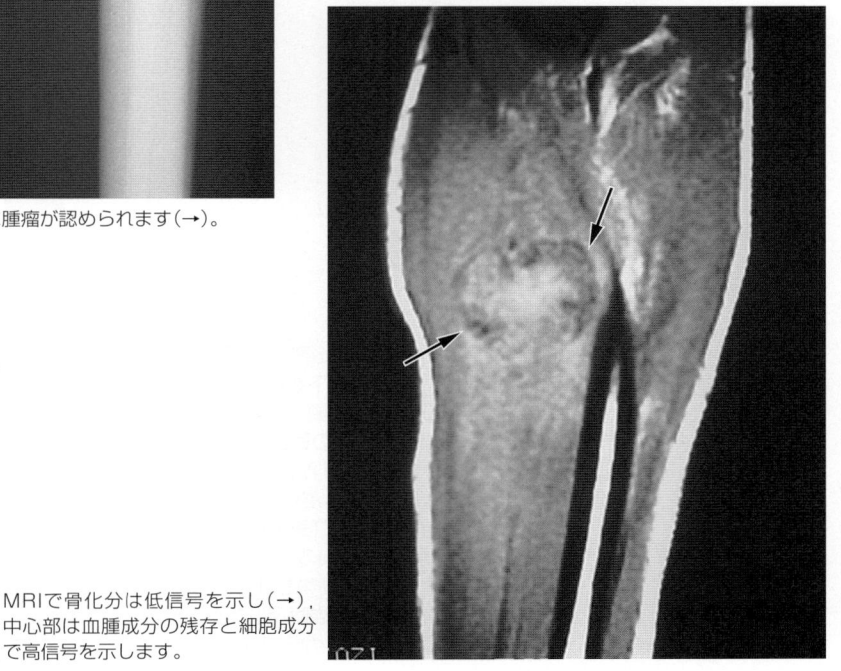

MRIで骨化分は低信号を示し（→），中心部は血腫成分の残存と細胞成分で高信号を示します。

（沼津市立病院 放射線科 藤本 肇先生のご厚意による）

化骨性筋炎

●疾患概念

- 筋肉や軟部組織の外傷などによる損傷後に生じる異所性の骨化です。
- 筋，軟部組織の損傷（出血，壊死，変性）後に急速に増殖する間葉組織が，修復過程にて過形成と石灰化を伴う器質化を示します。
- 石灰化は受傷から2～6週ほどで確認されるといわれます。
- 非腫瘍性であり，炎症もその病態の主体ではなく，「筋炎」の命名は不適当であるといえます。
- 受傷機転がはっきりしていない場合は他の石灰化する軟部組織腫瘍との鑑別が問題となることがあります。
- 好発年齢：10～20歳代
- 男性にやや多くみられます。
- 好発部位：骨盤，四肢の大きな筋肉に多く発生します。
- 単発の有痛性腫瘤として触知されます。
- 中心部は細胞成分，中間層に未熟な骨芽組織，周辺部に成熟した骨組織がみられます（**zone phenomenon**）。

modality

- 単純X線撮影
- CT
- 骨シンチグラフィ
- MRI

●画像所見のポイント

◆ 単純X線撮影

- zone phenomenonを反映して周辺部に強い骨化がみられ，経時的にしだいに全体に骨化が広がります。

◆ 骨シンチグラフィ

- 骨化部に一致した集積がみられますが，しだいに集積は減弱します。

◆ MRI

- 中央部は内部の液体貯留を反映してT1強調画像で低信号，T2強調画像で高信号，辺縁部は骨化により低信号を示します。
- その周囲には浮腫による淡いT2強調画像で高信号が広がります。
- 後期になると，骨化，線維化やヘモジデリン沈着により全体に低信号化し，縮小します。

知って得するアラカルト

短頭と長頭

・頭蓋骨の最大左右幅を前後径で割った指数を頭蓋示数といい，74以下を長頭，75～80を中頭，80～85を短頭，85以上を超短頭といいます。日本人の頭蓋示数は85前後で短頭と分類されますが，鎌倉時代の人骨の調査では長頭が過半数でした。

・この短頭化傾向は日本人に限らず欧米人にもみられ，全世界的な傾向のようです。原因は不明です。一説には動物も野生から家畜化されるとこの短頭化現象が起こるといわれています（例：イノシシからブタなど）。

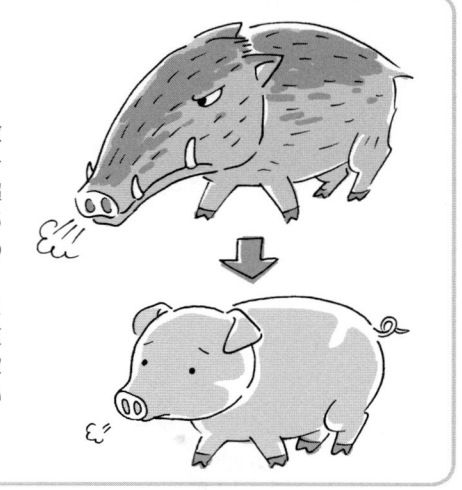

5 脂肪肉腫 liposarcoma

軟部

骨軟部 4

● 症例1（高分化型脂肪肉腫：44歳，女性） ●

MRI

図1　T1強調冠状断像

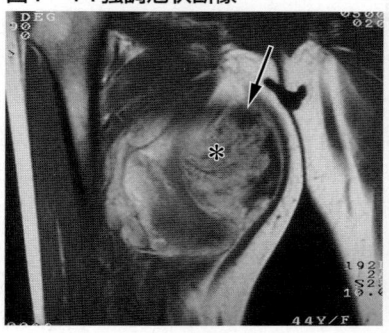

図2　T2強調冠状断像

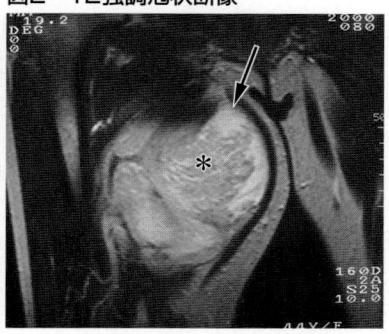

大腿の深部に大きな腫瘤があり，内部の大半は脂肪の信号で，T1強調画像で高信号（＊）を示します。それ以外には低信号の粘液変性の部分がみられます（→）。

T2強調画像でも同様に，大腿の深部に大きな腫瘤があり，内部の大半は脂肪の信号で，T2強調画像で中間信号（皮下脂肪の信号に近い）（＊）を示します。それ以外には高信号の粘液変性の部分がみられます（→）。

（沼津市立病院 放射線科 藤本　肇先生のご厚意による）

● 症例2（粘液型脂肪肉腫：69歳，女性） ●

MRI

図3　T2強調横断像

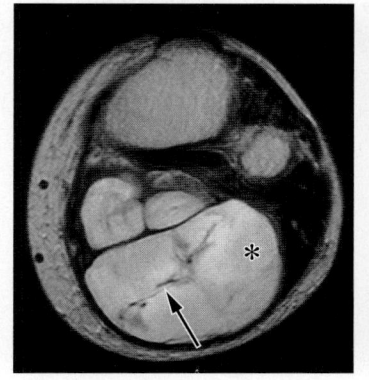

図4　T1強調横断像

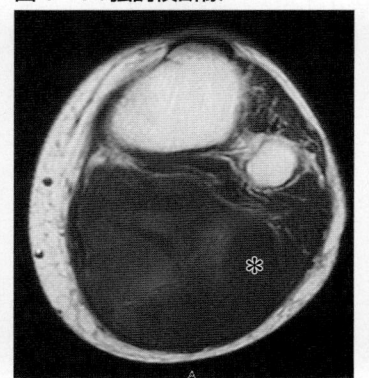

図5　Gd造影T1強調横断像

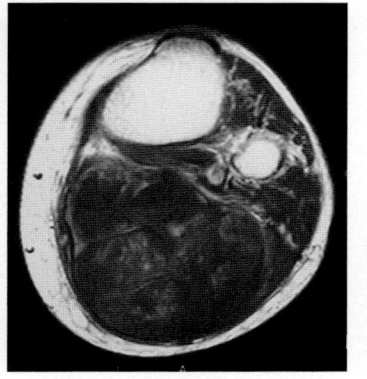

下腿の背側深部に上下に広がる大きな腫瘤があります。内部の大半はT2強調画像で著明な高信号を示す粘液成分で占められます（＊）。線状の低信号が介在し隔壁様構造を示します（→）。

一部分はGdでの増強を示します。

（沼津市立病院 放射線科 藤本　肇先生のご厚意による）

骨軟部―軟部

●疾患概念

- 頻度の高い悪性軟部組織腫瘍です。
- 中高年者に好発します。
- 下肢や後腹膜に多いのが特徴です。
- 一般に巨大化します。
- 脂肪組織を主体としますが，分化度により予後が大きく異なります。
- 高分化型脂肪肉腫（well-differentiated liposarcoma）は脂肪成分が大半を占めます。なかでも脂肪腫類似型（lipoma-like）は，成熟した脂肪細胞が大半を占め，良性の脂肪腫との鑑別が非常に困難な場合があります。ほかに炎症型（inflammatory type），硬化型（sclerosing type）の亜種があります。
- 粘液型脂肪肉腫（myxoid type liposarcoma）は脂肪肉腫のなかでは最も頻度が高いものの1つです。境界明瞭な分葉状の形態を示し，ゼラチン様の粘液成分を含みます。
- 脱分化型脂肪肉腫（dedifferentiated liposarcoma）は高分化脂肪肉腫の一部に悪性度の高い肉腫（MFHや線維肉腫）が発生したものです。縦隔や後腹膜発生の高分化脂肪肉腫に多いといわれます。

●MRI　modality

●画像所見のポイント

◆MRI

- 高分化型脂肪肉腫は脂肪成分のほかに隔壁様構造が結節状に肥厚したり，Gdで増強される悪性化の充実性分が存在します（図1）。しかし脂肪腫類似型脂肪肉腫のように悪性化部分がほとんど描出されずに，良性の脂肪腫と区別がつかない場合もあります。
- 粘液型脂肪肉腫は粘液成分がT2強調画像で著明な高信号を示します（図2）。この場合，T1強調画像で低信号であり，囊胞性病変と区別がつきづらい場合があります。また，脂肪部分がごくわずかであることが多く，その半数以上はMRIで描出困難といわれています。
- 脱分化型脂肪肉腫は高分化型脂肪肉腫の画像所見の一部に，脂肪を含まない境界明瞭な，Gdで増強される軟部組織腫瘤を含み悪性化を示唆します。

知って得するアラカルト

さまざまな顔をもつ脂肪肉腫

- 上述のように，高分化（脂肪腫類似型）脂肪肉腫はほとんど成熟した脂肪組織からなり，良性の脂肪腫との鑑別は極めて難しい疾患です。
- 一方，未分化のものはほとんど脂肪組織を含まず，術前診断で「脂肪肉腫」の診断がつかない場合もあります。このように脂肪肉腫に含まれる脂肪組織には大きな変化があり，良性から悪性まで多くの「顔」をもつことが有名です。

6 悪性線維性組織球腫
malignant fibrous histiocytoma (MFH)

MFH(56歳，女性)

CT

図1　単純CT

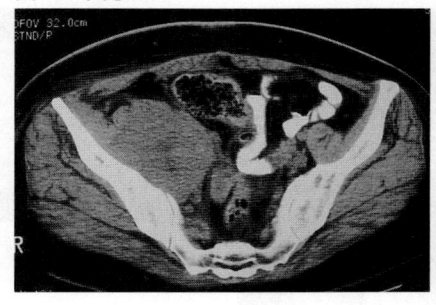

図2　造影CT

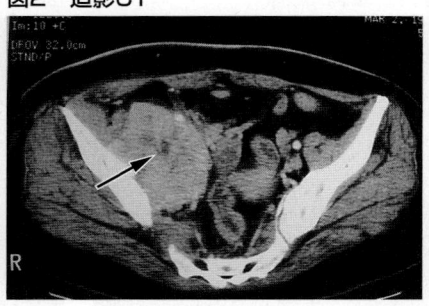

MRI

図3　T1強調冠状断像

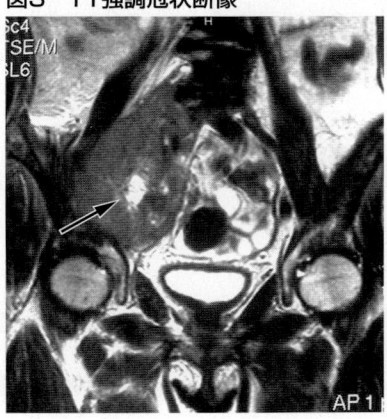

図4　脂肪抑制T2強調冠状断像

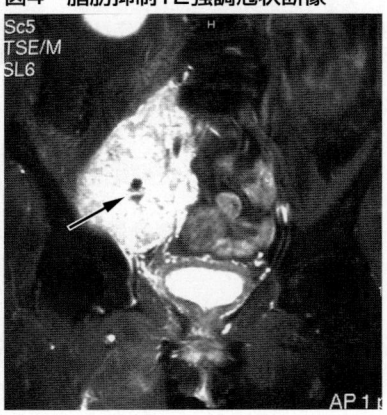

右腸骨に接する後腹膜腔に大きな軟部組織腫瘤が認められます。実質部分はよく増強され，T1強調画像で筋肉と同程度，T2強調画像で不均一な高信号を示します。ただし非特異的であり，MFHを確信するにはいたりません。中央部に壊死や出血が示唆されます(→)。

疾患概念

- **好発年齢**：高齢者
- **好発部位**：四肢，特に膝周囲などの下肢に好発し，深部筋肉にも多くみられます。
- 最も頻度の高い悪性軟部肉腫であり，以前は線維肉腫(fibrosarcoma)と診断されていたものが多いようです。
- 骨に近接するとこれを破壊します。

modality
- CT
- MRI

画像所見のポイント

◆ MRI
- 所見は非特異的となります(T1強調画像で筋肉と同程度，T2強調画像で不均一な高信号，実質部分はよく増強されます)。

骨髄炎 osteomyelitis

4 骨軟部

症例〔急性骨髄炎（発症後3週間）：24歳，女性〕

単純X線撮影

図1　単純X線像

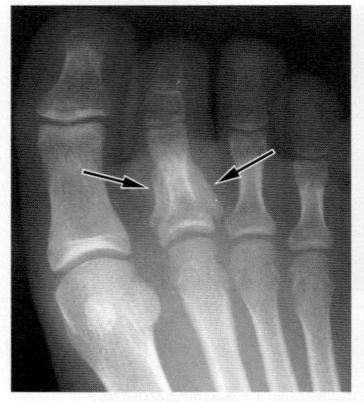

単純X線像で右足第2趾基節骨は骨萎縮を示し，周囲に硬化性の骨膜反応が認められます（→）。

MRI

図2　脂肪抑制T2強調冠状断像

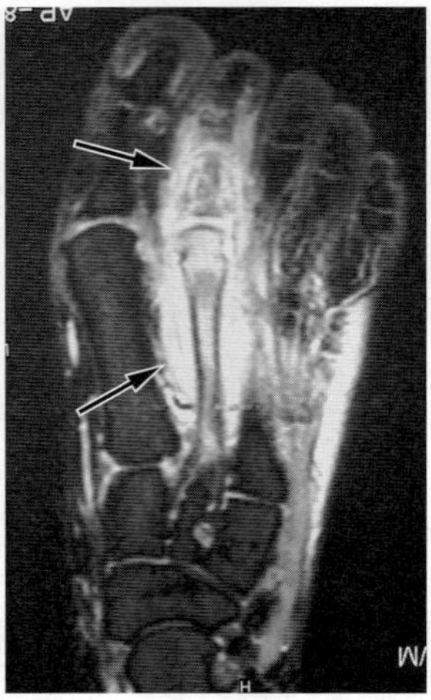

図3　Gd造影脂肪抑制T1強調横断像

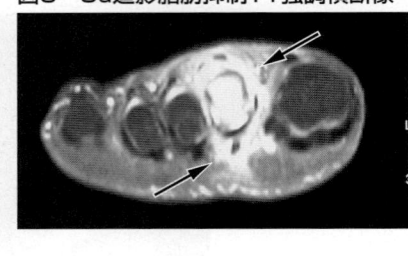

MRIは炎症性変化の把握に有効であり，特に脂肪抑制T2強調画像とGd造影脂肪抑制T1強調画像が有用となります（→）。

●疾患概念

- 骨髄腔の化膿性炎症変化で黄色ブドウ球菌によるものが多いのが特徴です。
- 開放創に続発する場合は大腸菌や緑膿菌によるものがあります。
- 急激発症をきたす急性骨髄炎と，それが遷延化する慢性骨髄炎の2種類があります。
- 急性の場合，激しい疼痛，腫脹，発熱がみられます。
- 小児の急性骨髄炎は成長軟骨で境界されているため，骨幹端部に好発します。
- 成人の場合はどの部位にも発生します。
- 膿瘍が拡大し骨皮質を破壊すると骨膜下に膿瘍を形成します。
- さらに骨膜を穿破すると皮下に広がり，皮膚に達すると瘻孔をつくります。

modality

- ●単純X線撮影
- ●MRI

●画像所見のポイント

◇単純X線撮影

- 急性骨髄炎の初期は無所見ですが，1〜2週間で骨萎縮をきたします。
- 骨膜反応もみられるようになります（図1）。
- 慢性期になると四肢の長管骨は短縮し，近位部は幅広くなります。
- 壊死した骨組織は健常部から分離し腐骨（sequestrum）としてみられます。
- 骨膜の部分に仮骨が形成され，これを「骨柩（involucrum）」と呼びます。

◇MRI

- 急性骨髄炎の診断に有効です。
- 骨内外の膿瘍の有無，進展範囲の把握には必須となります。
- Gdにより膿瘍壁が増強され，炎症の波及範囲が描出されます。

軟骨無形成症
achondroplasia

系統疾患

4　骨軟部

症例（軟骨無形成症：1歳，女児）

単純X線撮影

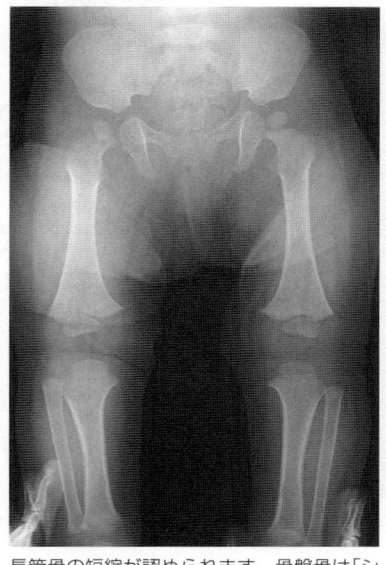

図1　単純X線像
長管骨の短縮が認められます。骨盤骨は「シャンペングラス」様を示します。

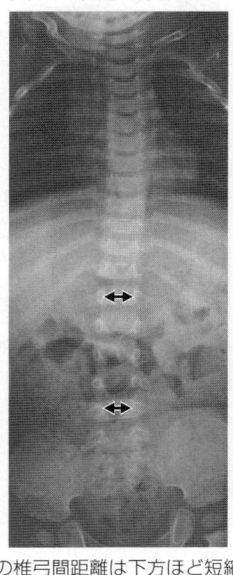

図2　単純X線像
腰椎の椎弓間距離は下方ほど短縮します（↔）。

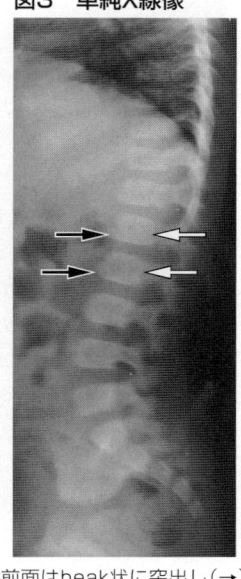

図3　単純X線像
椎体前面はbeak状に突出し（→），椎体後面の陥凹が認められます（⇒）。

知って得するアラカルト

*1 シャンペングラス様

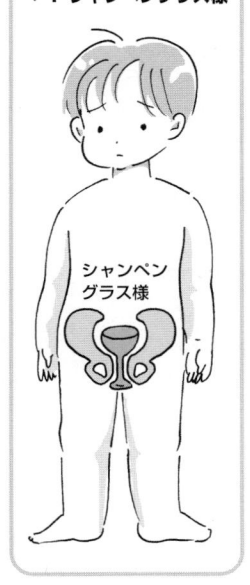

疾患概念

- 軟骨内骨化の障害で長管骨の長軸方向の成長発育が障害されます。
- 常染色体優性遺伝です。
- 四肢短縮型低身長を呈する最も頻繁な骨系統疾患です。
- **頭蓋**：頭蓋底短縮，トルコ鞍は小さく斜台は急峻。小頭症。知能は正常。
- **脊椎**：腰椎の椎弓間距離は下方ほど短縮し，腰部脊柱管狭搾をきたします。
  - ・椎体前面のbeak状の突出（Th12, L1, L2）
  - ・椎体後面の陥凹
- **骨盤骨**：「シャンペングラス」様*1（仙腸関節の位置は低く，仙坐骨切痕は短くなります），腸骨翼は四角形になります。
- **四肢骨**：四肢の長管骨は短縮し，近位部は幅広くなります。

●単純X線撮影　modality

画像所見のポイント

◇ 単純X線撮影
- 「疾患概念」の項を参照してください。

【骨軟部・脊椎の参考文献】
1) 江原　茂：骨・関節の画像診断，金原出版，1995．
2) 大場　覚，江原　茂 編：骨・軟部腫瘍の画像と病理―画像が描出するもの―，43:1-142，日独医報，1998．
3) 石井清一，平澤泰介，鳥巣岳彦，国分正一 編：標準整形外科学．第7版，医学書院，1999．
4) 藤本　肇：MRI骨・関節アトラス．コンパクトMRIシリーズ 第1版，ベクトルコア，2000．
5) 寺田晴水，藤田恒夫：骨学実習の手引き．第4版，南山堂，1992．

4 脊椎

1 頸椎 正常編
anatomy of the cervical spine

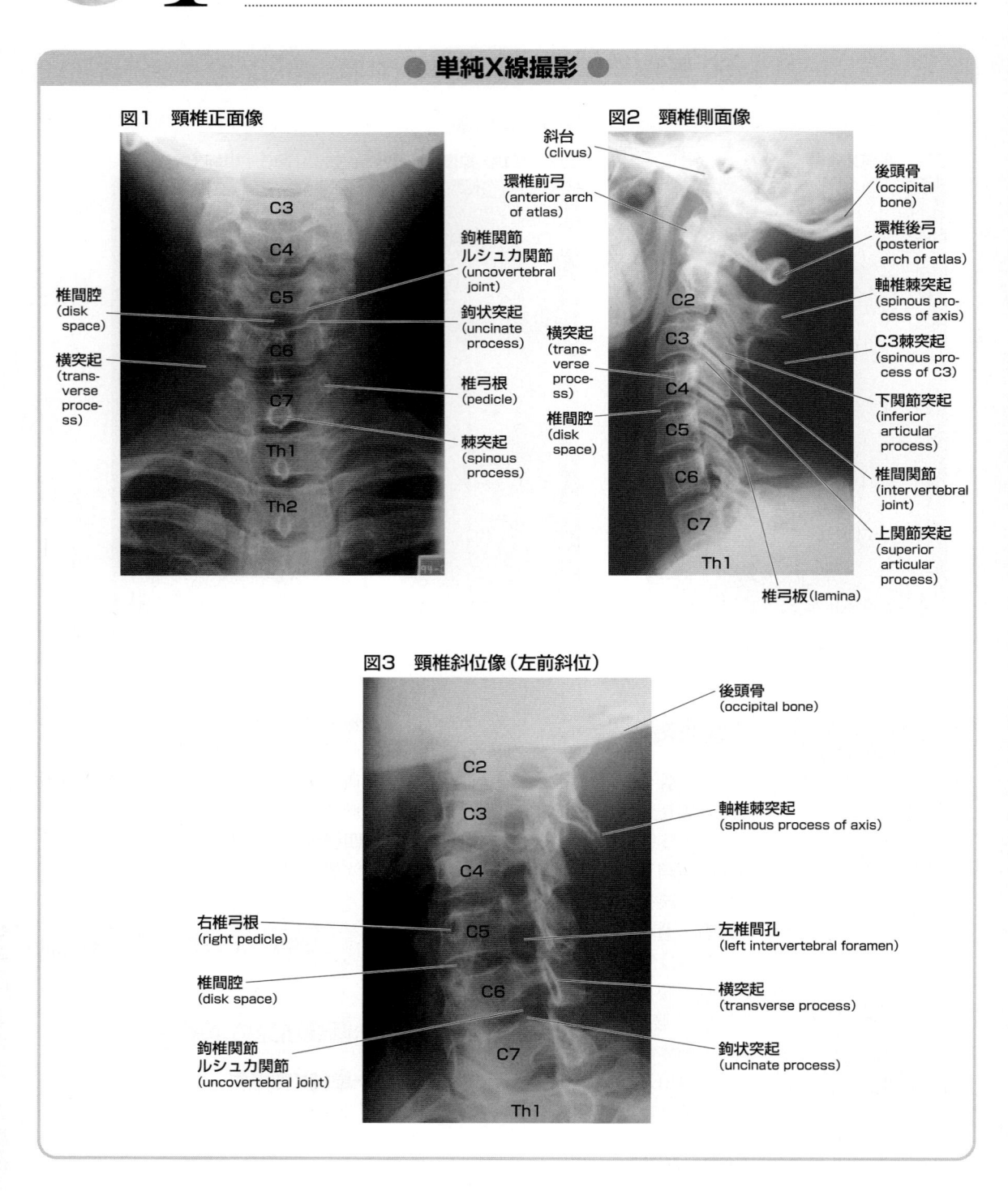

● 単純X線撮影 ●

図1　頸椎正面像

- 椎間腔 (disk space)
- 横突起 (transverse process)
- C3, C4, C5, C6, C7, Th1, Th2
- 鉤椎関節 ルシュカ関節 (uncovertebral joint)
- 鉤状突起 (uncinate process)
- 椎弓根 (pedicle)
- 棘突起 (spinous process)

図2　頸椎側面像

- 斜台 (clivus)
- 環椎前弓 (anterior arch of atlas)
- 横突起 (transverse process)
- 椎間腔 (disk space)
- C2, C3, C4, C5, C6, C7, Th1
- 後頭骨 (occipital bone)
- 環椎後弓 (posterior arch of atlas)
- 軸椎棘突起 (spinous process of axis)
- C3棘突起 (spinous process of C3)
- 下関節突起 (inferior articular process)
- 椎間関節 (intervertebral joint)
- 上関節突起 (superior articular process)
- 椎弓板 (lamina)

図3　頸椎斜位像（左前斜位）

- C2, C3, C4, C5, C6, C7, Th1
- 右椎弓根 (right pedicle)
- 椎間腔 (disk space)
- 鉤椎関節 ルシュカ関節 (uncovertebral joint)
- 後頭骨 (occipital bone)
- 軸椎棘突起 (spinous process of axis)
- 左椎間孔 (left intervertebral foramen)
- 横突起 (transverse process)
- 鉤状突起 (uncinate process)

4 脊椎

2 胸腰椎 正常編
anatomy of the cervical and lumbar spine

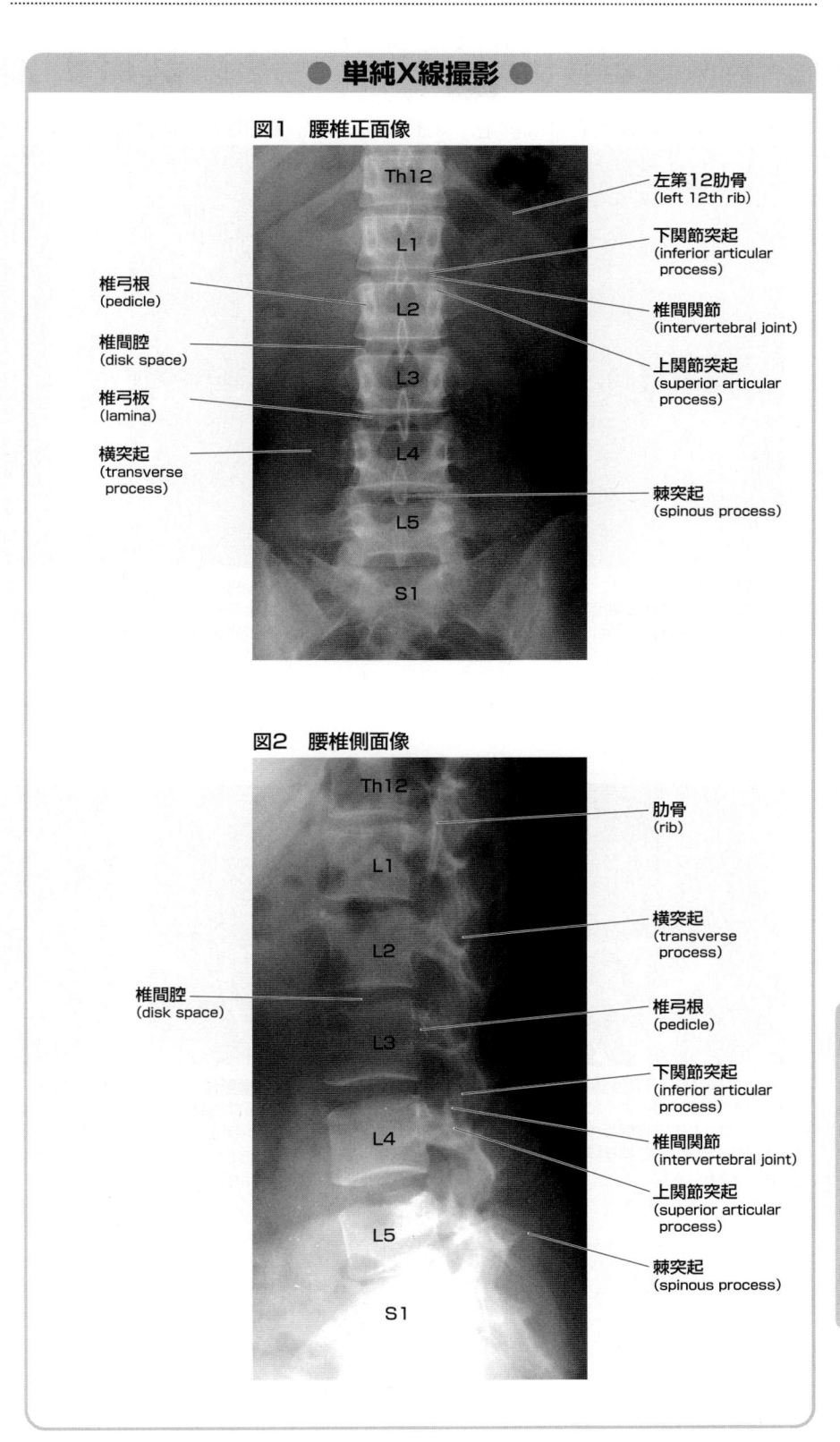

● 単純X線撮影 ●

図1　腰椎正面像

- 椎弓根 (pedicle)
- 椎間腔 (disk space)
- 椎弓板 (lamina)
- 横突起 (transverse process)
- 左第12肋骨 (left 12th rib)
- 下関節突起 (inferior articular process)
- 椎間関節 (intervertebral joint)
- 上関節突起 (superior articular process)
- 棘突起 (spinous process)

図2　腰椎側面像

- 椎間腔 (disk space)
- 肋骨 (rib)
- 横突起 (transverse process)
- 椎弓根 (pedicle)
- 下関節突起 (inferior articular process)
- 椎間関節 (intervertebral joint)
- 上関節突起 (superior articular process)
- 棘突起 (spinous process)

脊椎―正常編

4 脊椎

1 疾患編—脊椎症
椎間板ヘルニア，変形性脊椎症
intervertebral disc herniation, spondylosis deformans

● 症例1（椎間板ヘルニア，変形性脊椎症：61歳，男性）●

図1　正常椎間板と膨隆（bulging），椎間板ヘルニア，変形性腰椎症と腰部脊柱管狭窄症

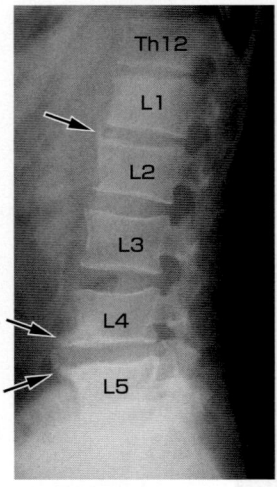

a　単純X線像
加齢による変形性腰椎症があります。単純X線像ではL4/5（とL5/S1）の椎間板腔狭小化があり，骨棘を伴います（→）。

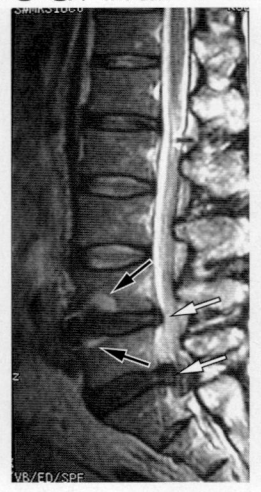

b　MRI T2強調矢状断像
L1〜2間には骨棘のbridgingがみられます（⇒）。終板の陥凹とともに椎体内部も脂肪変性を示します（→）。

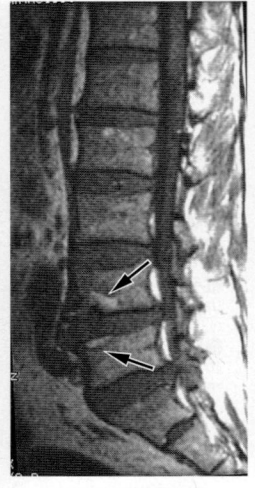

c　MRI T1強調画像
T2強調矢状断像と同様に，終板の陥凹とともに椎体内部も脂肪変性を示します（→）。

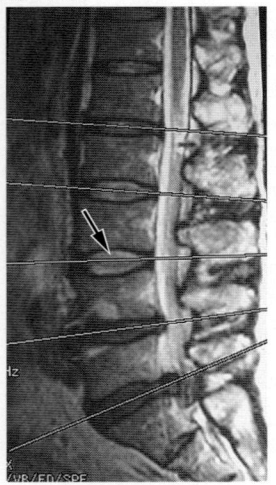

d　横断像の位置決め画像（bと同一）

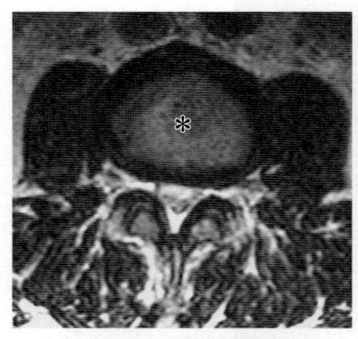

e　L3/4 MRI T2強調横断像
横断像の設定をdのようにすると，変性していないL3/4椎間板中央部には髄核がT2強調画像で高信号を示します（d：→，e：＊）。

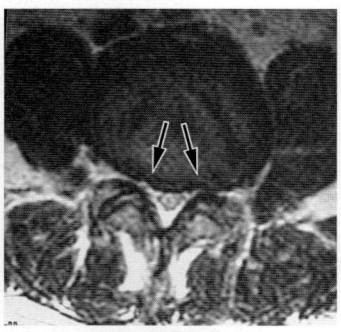

f　L4/5 MRI T2強調横断像
L4/5とL5/S1の椎間板は髄核のT2強調高信号を失い背側へ突出します（→）。L4/5は背側周囲方向へ伸展突出しており，膨隆（bulging）を示します（→）。

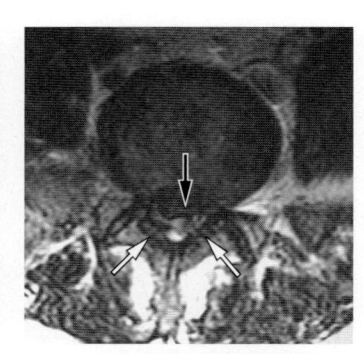

g　L5/S1 MRI T2強調横断像
L5/S1では背側正中へのヘルニア〔脱出型（extrusion）：→〕を示します。また，黄色靱帯の肥厚もみられます（⇒）。

● 症例2〔椎間板ヘルニア（正中型）：54歳，男性〕

図2　MRI T2強調矢状断像と横断像の位置決め

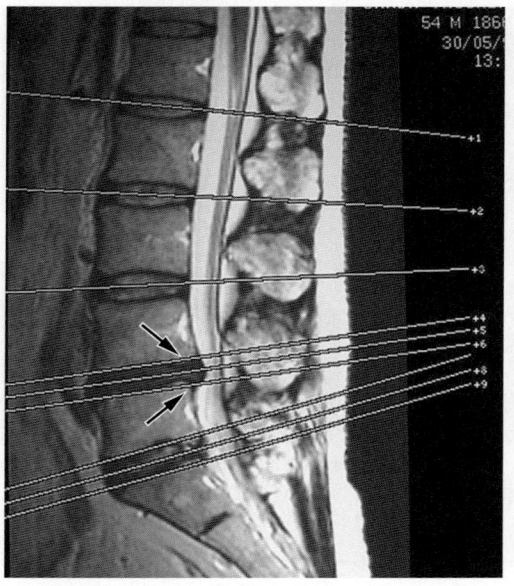

図3　L4/5 MRI T2強調横断像

L4/5椎間板はT2強調画像で低信号を示し，髄核は変性し突出します（→）。このような病変レベルでは複数の連続する横断像を設定し，突出椎間板の上下方向への偏位や椎間孔の狭搾程度を描出する必要があります。

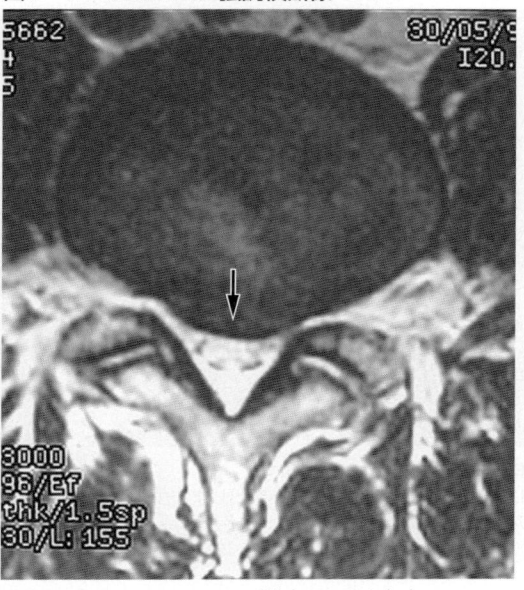

横断像では正中へのヘルニアが描出されます（→）。

● 症例3〔椎間板ヘルニア（傍正中型）：16歳，女性〕

図4　MRI T2強調矢状断像

図5　L5/S1 MRI T2強調横断像

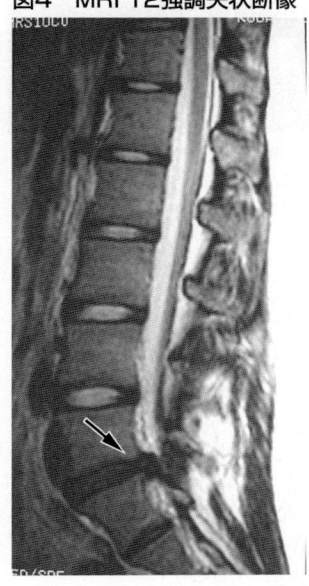

L5/S1椎間板は変性し背側へ突出します（→）。

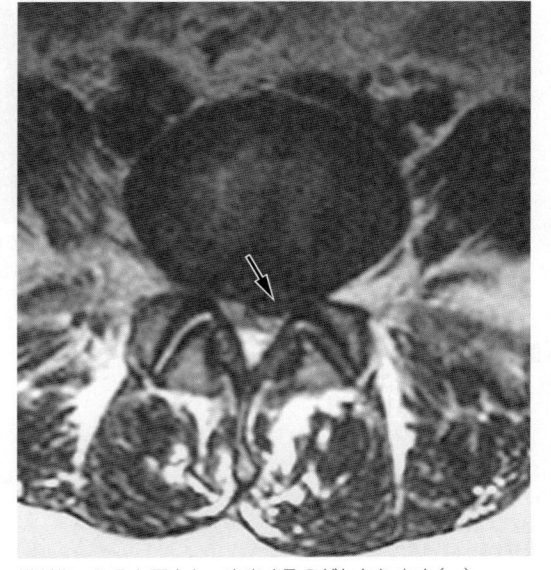

横断像でみると正中左へ突出するのがわかります（→）。

脊椎―疾患編

● 症例4〔椎間板ヘルニア（椎間孔型）：34歳, 男性〕●

図6　3枚の連続するMRI T2強調矢状断像

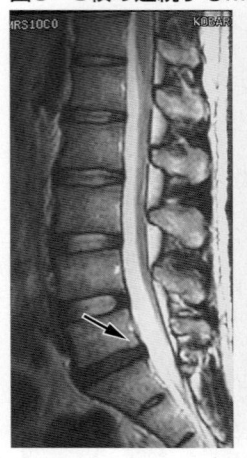

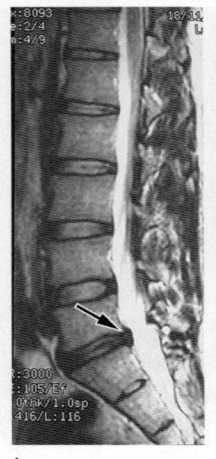

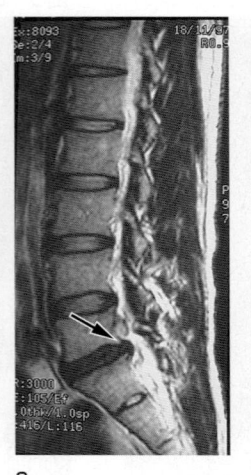

a　b　c

L5/S1椎間板は変性し背側へ突出しますが，矢状断で外側方向に突出が大きくなります（→）。

図7　L5/S1 MRI T2強調横断像

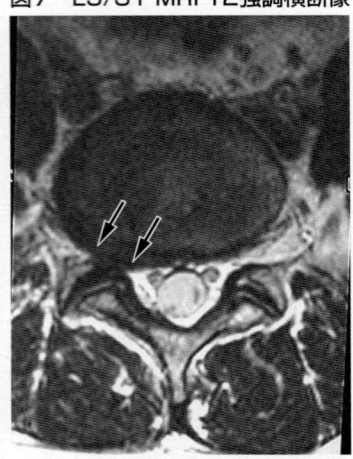

横断像では椎間板の変性が明瞭で右椎間孔から外側方向へ突出しています（→）。

● 症例5〔椎間板ヘルニア（外側型）：53歳, 女性〕●

図8　正中のMRI T2強調矢状断像

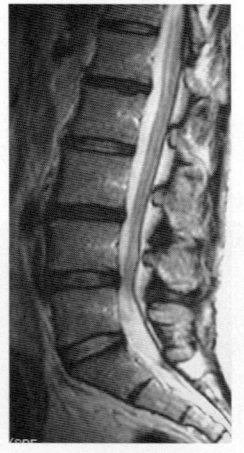

正中矢状断像では明らかなヘルニアは指摘されません。

図9　左側方のMRI T1強調矢状断像

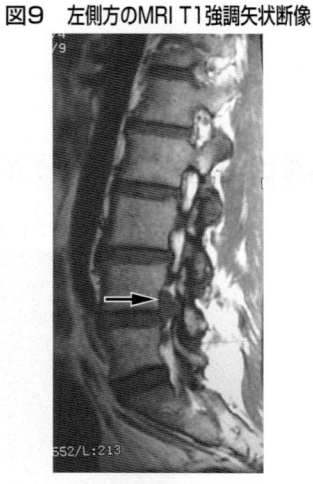

左側方の矢状断像では椎間孔に突出したヘルニアが描出されます（→）。

図10　L4/5 MRI T2強調横断像

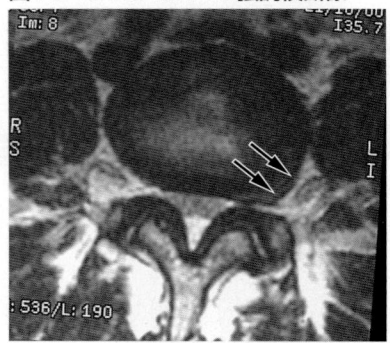

横断像では椎間孔から外側へ広く突出するようすがわかります（→）。

図11　椎間板ヘルニアの突出部位による神経根圧迫の違い

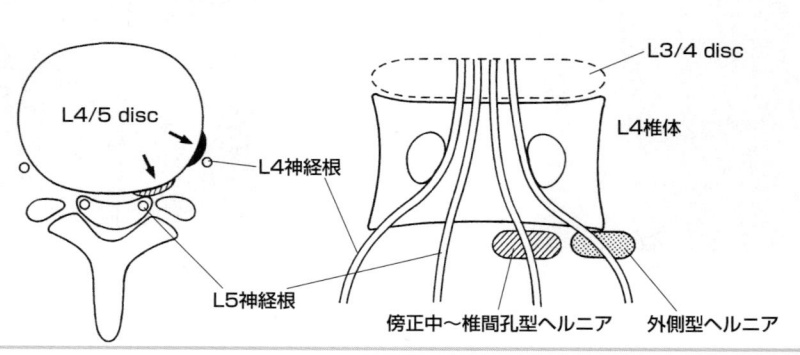

L4/5椎間板ヘルニアの場合，傍正中型や椎間孔型ではL5神経根を圧迫しますが，椎間孔から外側のヘルニアでは1つ上のL4神経根を圧迫することに注意が必要です。

L4/5 disc／L3/4 disc／L4椎体／L4神経根／L5神経根／傍正中〜椎間孔型ヘルニア／外側型ヘルニア

椎間板ヘルニア，変形性脊椎症

● 症例6〔頸椎の変形性脊椎症（頸椎症）：56歳，男性〕

図12　単純X線側面像

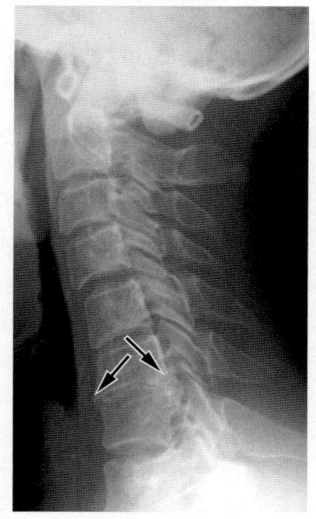

単純X線側面像ではC6/7の椎間板腔は狭小化し前方と背側に骨棘spurが突出します（→）。

図13　単純X線正面像

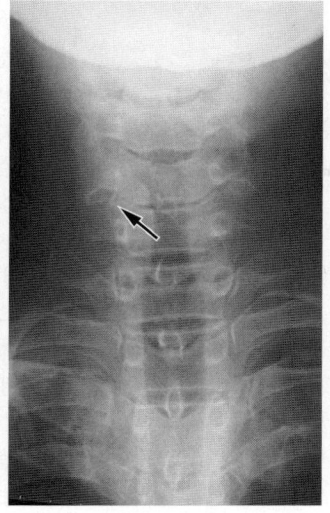

正面像で鉤椎関節（Luschka関節）の肥厚，硬化が認められます（→）。

図14　単純X線右前斜位像

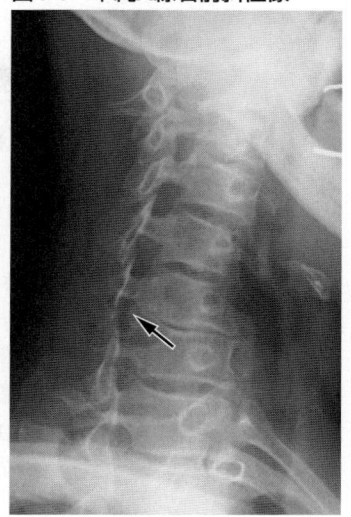

斜位像で骨棘として椎間孔へ突出し，これを狭搾するようすがわかります（→）。

図15　MRI T2強調矢状断像

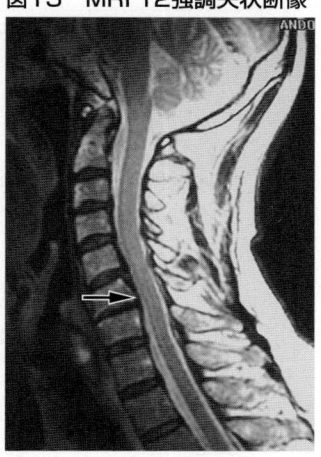

MRI矢状断像で同様の所見があり，C6を頂点とした硬膜嚢の圧排と脊髄への圧迫がみられます（→）。

図16　C6/7 MRI T2強調横断像

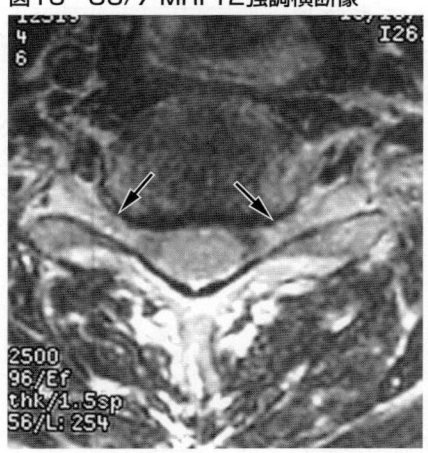

MRI横断像で鉤椎関節（Luschka関節）の肥厚により左右の椎間孔の狭小化があります（→）。

●疾患概念

- 椎間板の退行変性によるものです。
- 椎間板ヘルニアは脆弱化，破綻した線維輪の一部から髄核が突出する10～20代に好発します。
- 脱出の程度により髄核が線維輪を破っていない突出型（protrusion），線維輪が破綻し髄核が突出した脱出型（extrusion），および脱出した髄核がちぎれて遊離した遊離型（sequestration）があります（**図17**）。
- 破綻部位により正中型，傍正中型，椎間孔型，外側型に分けられます（**図18**）。
- この部位の把握には横断像が有効です。
- 神経根の走行に対して，傍正中型や椎間孔型と外側型ではヘルニアにより圧排される神経根のレベルが異なることに注意しましょう。

脊椎─疾患編

modality
- 単純X線撮影
- MRI

●画像所見のポイント

◆単純X線撮影
- 罹患した椎間板の椎間板腔の狭小化がみられます（椎体の間が狭くなります）。
- その上下の椎体の終板に変形と硬化性変化が生じます。
- 以前は脊髄腔に水溶性造影剤を注入して脊髄造影が行われていましたが，MRIが普及した現在，ほとんど行われなくなりました。

◆MRI
- T2強調画像ではほんらい水分含有により高信号を示していた椎間板の髄核が低信号化し，その高さを減じ，周囲へ膨隆するようすの全体像が描出されます。
- 矢状断のみでなく横断像の詳細な観察が必要となります。
- Gdによる造影検査は脱出ヘルニアとヘルニア後の線維化の鑑別に有効です。両者ともMRIでは低信号を示すことが多くなりますが，脱出髄核自体に造影効果はありませんがその周囲には被膜様の増強がみられます。これに対してヘルニア塊の吸収，線維化過程においては全体が増強されます。この際には，神経原性腫瘍などの硬膜外腫瘍との鑑別も問題となります。

図17 椎間板の膨隆（bulging）と椎間板ヘルニアの各タイプ

膨隆（bulging）　突出型（protrusion）　脱出型（extrusion）　遊離型（sequestration）

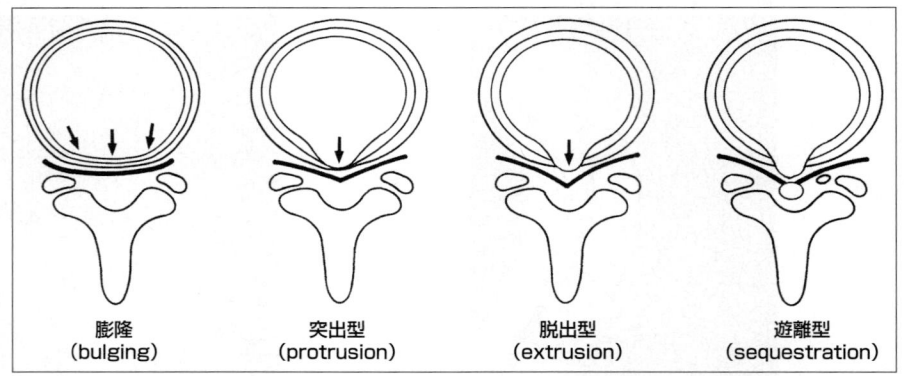

図18 椎間板ヘルニアの破綻部位による各タイプ

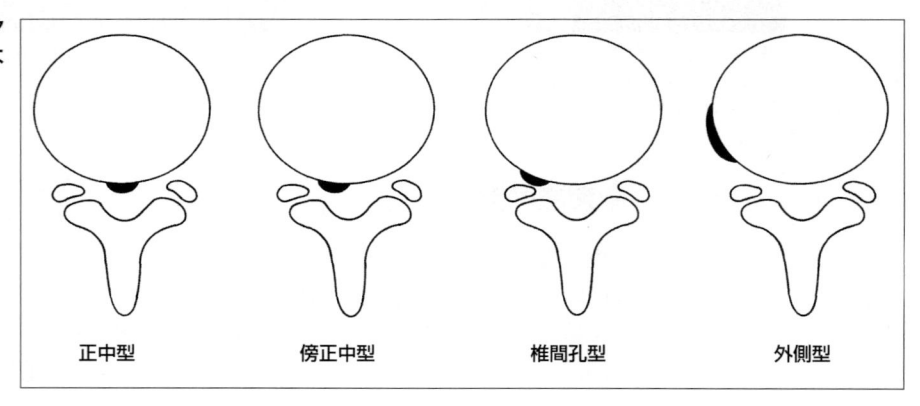

正中型　傍正中型　椎間孔型　外側型

椎間板ヘルニア，変形性脊椎症

> **知って得するアラカルト**
>
> **椎間板の髄核と線維輪とは**
> ・椎間板は中心部の髄核（nucleus pulposus）と周囲の線維輪（anulus fibrosus）からなります（**図19**）。
> ・髄核はゼリー状のクッションの役割を果たしますが，周囲の線維輪が破綻すると容易にそこから脱出し，神経を圧迫することになります。

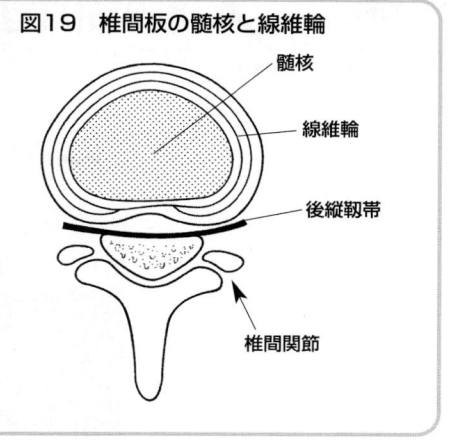

図19　椎間板の髄核と線維輪

（髄核／線維輪／後縦靱帯／椎間関節）

> **知って得するアラカルト**
>
> **椎間板ヘルニアと膨隆（bulging）の違い**
> ・ヘルニアにいたる前段階として椎間板の膨隆（bulging）があります。
> ・これは，椎間板の加齢，変性により髄核の水分含有が減少し，かつ線維輪が弾力を失い伸びた状態のことです。
> ・この場合，椎間板のクッションとしての役割が減弱するとともに線維輪が全周性に膨隆することにより，容易に脊柱管や椎間孔を狭搾することになります。
> ・ただし，MRIでは変性してT2強調画像で低信号をきたした髄核と線維輪は必ずしも区別できず，ヘルニアとbulgingの区別は困難であることが多いのです。
> ・この椎間板膨隆は極めて頻繁にみられます。成人の腰痛を主訴とする腰椎・MRIでは，最低どこか1個所にこの所見がみられる場合が多くなります。実際にL4/5，またはL5/S1が最も罹患しやすく，この両者がまったく無傷の大人はほとんどいません。
> ・頸椎の椎間板ヘルニアはC5/6とC6/7に好発します。腰椎に比べて正中型ヘルニアの頻度が高いのが特徴です。
>
> **腰椎MRIの所見と腰痛の臨床症状は必ずしも一致しない**
> ・腰痛を主訴とする腰椎のMRIは頻度の高い検査ですが，その所見と臨床症状が必ずしも一致しないことはよく経験することです。
> ・椎間板ヘルニアで傍正中型，外側型（椎間孔型）で圧迫される神経根が異なる場合はありますが，それ以外にMRIのヘルニアや脊柱管狭窄のレベルが臨床症状のレベルに一致しない場合が多々あります。おそらくこれは狭い神経孔を通過する神経根に対し，炎症や外傷変化による傍椎間板組織のわずかな腫脹が影響を及ぼすためと推察されますが，現状の画像診断のレベルをこえた問題と思われます。また頸椎にも同様の問題があります。いずれにせよ椎間板病変や圧迫骨折，腫瘍などをすべて拾いあげることから，MRI診断は始まるといえます。

脊椎―疾患編

2 腰部脊柱管狭窄症
lumbar canal stenosis

疾患編—脊椎症

4 脊椎

● 症例（腰部脊柱管狭窄症：62歳，女性）

MRI

図1　正中のT2強調矢状断像

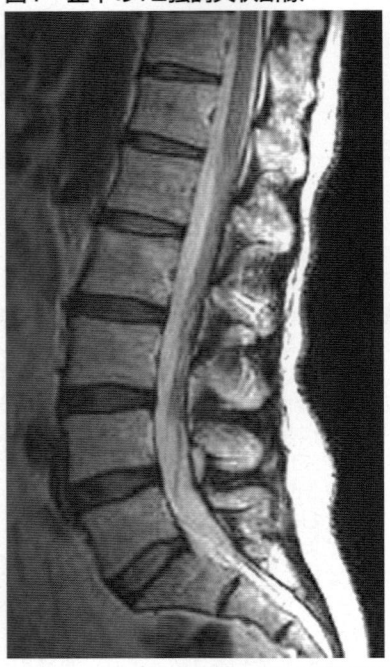

矢状断像では特に椎間板病変はなく脊柱管の狭搾はみられません。

図2　L4/5 T2強調横断像

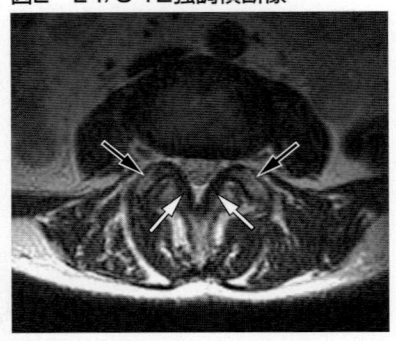

横断像では椎間関節の肥厚変形（→）と黄色靱帯の肥厚（⇒）が明らかです。これにより左右の椎間孔は狭搾し，根症状をきたします。脊柱管はV字型を示しています。

● 疾患概念

- 多様な原因で腰椎の脊柱管が狭くなった病態で，軟骨無形成症などの先天性と変形性脊椎症，脊椎すべりなどによる後天性に分けられます。
- 特に脊柱の両側背側に位置する椎間関節（facet joint）の骨性肥厚と黄色靱帯の肥厚による脊柱管と神経孔の狭搾があります。
- 椎間関節の変形性関節症ともいえます。
- 単独の病態ではなく，多くは椎間板ヘルニアやほかの要因とともに脊柱管狭搾の原因の1つとなります。

● modality

- 単純X線撮影
- MRI

● 画像所見のポイント

◆ 単純X線撮影
- 椎間関節の肥厚，硬化像がみられます。
- 大抵の場合，椎間腔の狭小化や骨棘形成など変形性腰椎症の所見を伴っている場合が多いのが特徴です。

◆ MRI
- 椎間関節の肥厚変形と黄色靱帯の肥厚（低信号の板状構造）が描出され，硬膜嚢への圧排が直接的に示されます。
- 横断像で脊柱管は左右からの挟み込みにより深いV字型を示します。

4 脊椎

疾患編―脊椎症

3 脊椎分離症，脊椎すべり症
spondylolysis, spondylolisthesis

症例（脊椎分離症，脊椎すべり症：35歳，男性）

単純X線撮影

図1　単純X線側面像

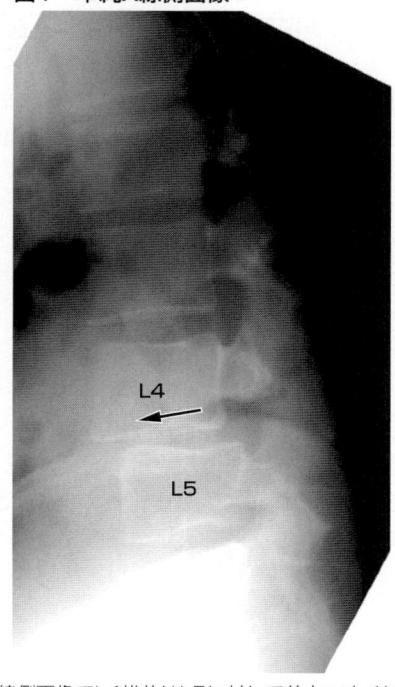

L4
L5

単純X線側面像でL4椎体はL5に対して前方へすべりを示します（約1°）。

図2　単純X線斜位像

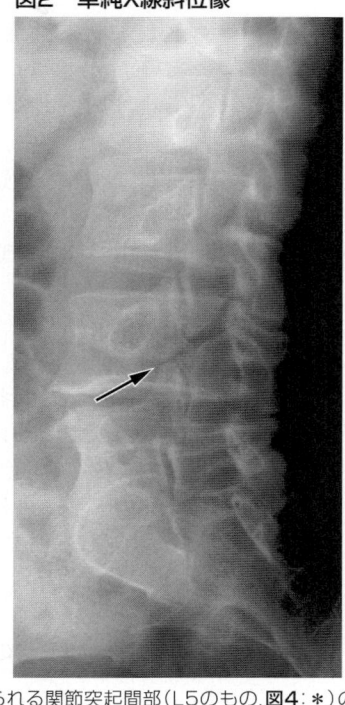

CTでみられる関節突起間部（L5のもの，図4：＊）の両側性の骨性分離（図3, 4：→）は，単純X線斜位像で「犬の首輪，スコッチテリアの首」としてみられます（→）。

CT

図3　CT

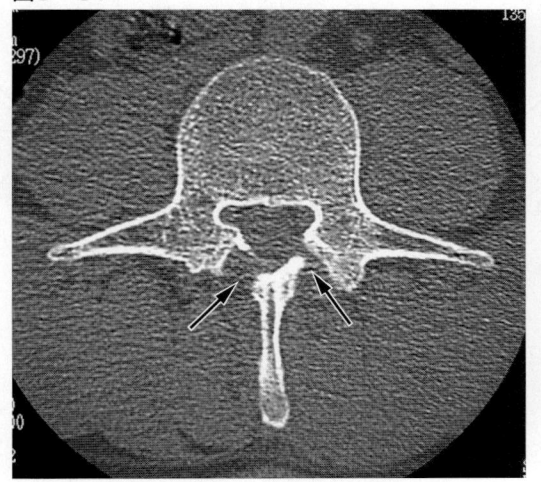

関節突起間部の両側性の骨性分離がみられます（→）。

図4　CTからの3次元画像

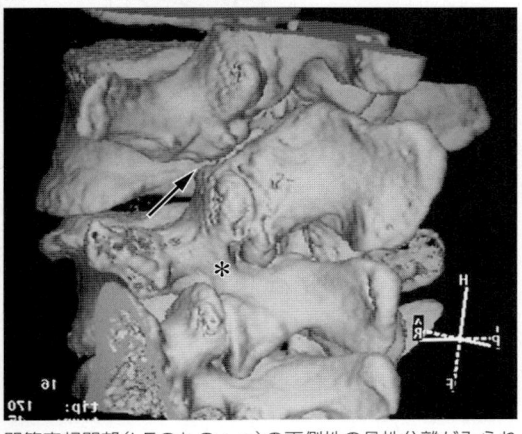

関節突起間部（L5のもの：＊）の両側性の骨性分離がみられます（→）。

脊椎分離症，脊椎すべり症

●疾患概念

- 脊椎分離症は関節突起間部が骨性に分離します。
- 脊椎分離症はL5に発生するものが大半を占めます。
- 両側性が多いのが特徴です。
- 若年者に発生し，スポーツなどのストレスの関与(疲労骨折)が指摘されています。
- 脊椎すべり症は椎体同士が前後に「すべる」ことで，上位脊椎が下位に対して前方へ移動することが多くなります。
- 脊椎すべり症の原因としては上記の脊椎分離症(この場合，両側性の分離が多くなります)のほかに，変性椎間関節の「ゆるみ」(変性すべり症)も原因となります。
- 変性すべり症は高齢者に好発し，L4/5に多くみられます。
- 脊椎のすべりの程度は椎体の前後径を4等分し，偏位の状態を1°〜4°に分類します(図5)。

図5 脊椎すべり症の進行度分類

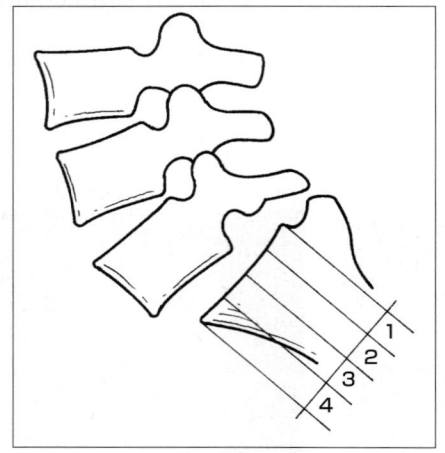

椎体の前後径を4等分し，偏位の状態を1°〜4°に分類します(この例では2°)。

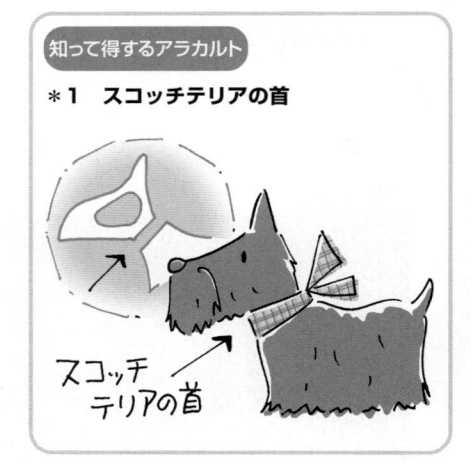

modality

- 単純X線撮影
- CT
- MRI

●画像所見のポイント

◆単純X線撮影

- 関節突起間部の分離は，腰椎の単純X線斜位像で「犬の首輪，スコッチテリアの首[*1]」としてみられます。
- 骨性の分離とともに硬化像が認められます。

◆CT

- 微細な分離の描出に優れ，変形や硬化像の描出に有効です。

◆MRI

- 骨性分離部の描出は劣ります。
- 脊椎すべり症は脊柱管の拡大とともに変性した椎間板の突出状態や馬尾への圧迫状態が把握できます。

知って得するアラカルト

***1 スコッチテリアの首**

4 後縦靱帯骨化症
ossification of posterior longitudinal ligament (OPLL)

疾患編—脊椎症

● 症例1（後縦靱帯骨化症：53歳，女性）●

単純X線撮影
図1　頸椎X線断層矢状断像

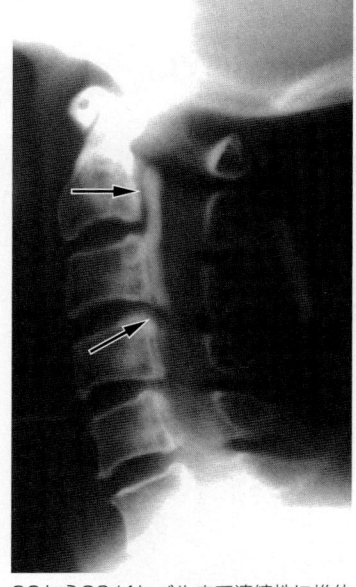

C2からC3/4レベルまで連続性に椎体背側を上下に走行する骨陰影が認められます（→）。

CT
図2　脊髄造影併用像

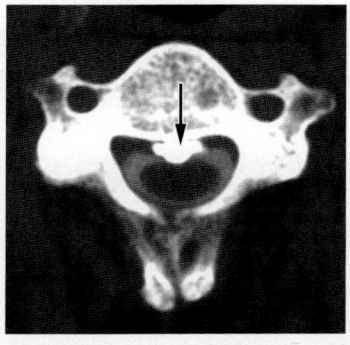

CTで造影剤の入った硬膜嚢をOPLLが腹側から圧排するようすがわかります（→）。

MRI
図3　T2*強調矢状断像

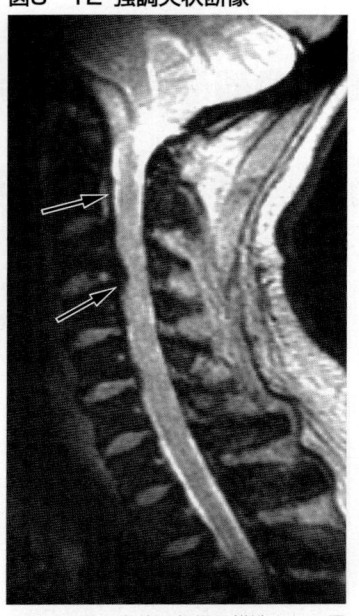

MRIでOPLL自体は無信号構造として示されます（→）。

●疾患概念

- 椎体の背側を上下に走行する後縦靱帯が肥厚，異所性に骨化し，脊柱管狭搾をきたします。
- 東洋人に多いといわれます。
- 原因不明で，わが国では難病に指定され，人口10万人に6人の頻度でみられます。
- 50〜60歳代に好発します。
- 骨化部分の連続性により連続型，分節型，混合型に分けられます。
- C3〜C5の発生が多く，上位胸椎にも発生します。
- 脊柱管の正中からの硬膜嚢への圧排があり，それが著明だと脊髄も圧迫し脊髄症（頸髄症）の症状を示します。

modality
- 単純X線撮影
- CT
- MRI

●画像所見のポイント

◆ 単純X線撮影
- 椎体の背側に上下に走向する線状の骨化陰影がみられます。
- 連続するものや分節するものがあります。

◆ CT
- 微細な骨化部分の描出に優れています。
- MDCTの3次元再構成により容易に矢状断などのMPR像が得られるようになりました（それ以前はX線断層撮

影を用いていましたが，画像が不鮮明であり，被曝も問題でした）。

◆ MRI
- 骨化部分はいずれの画像でも低信号を示します。
- 肥厚した骨化部分の内部に骨髄が含まれることがあり，この場合は脂肪髄を反映してT1強調画像で高信号を示します。
- 骨化部分による脊髄の圧迫状態が明瞭に描出され，脊髄内部の変性〔T2強調画像で高信号を示す脊髄軟化症（myelomalacia）〕を検査します。

●黄色靭帯骨化症（ossification of yellow ligament：OYL）

●症例2（後縦靭帯骨化症と黄色靭帯骨化症：53歳，女性）●

単純X線撮影
図4　胸腰椎X線断層矢状断像

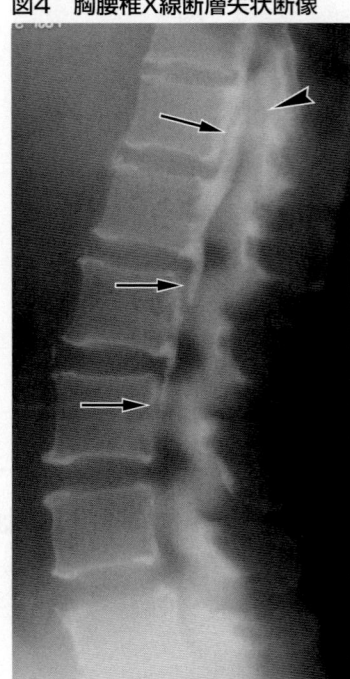

CT
図5　脊髄造影併用像

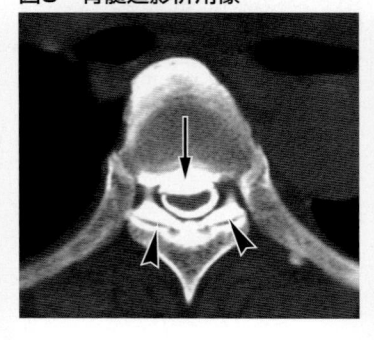

MRI
図7　T2*強調矢状断像

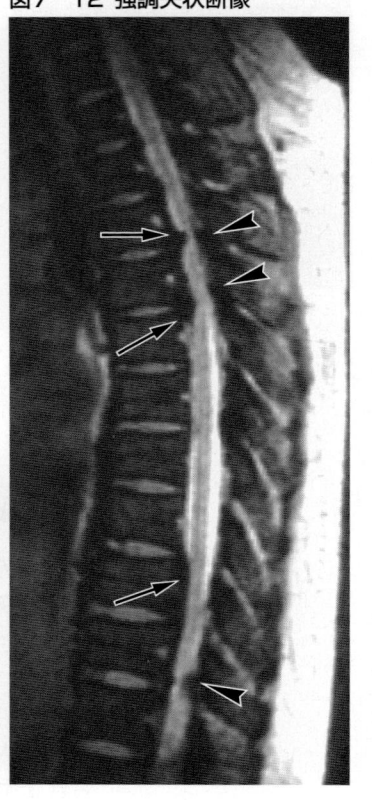

MRI
図6　T2*強調横断像

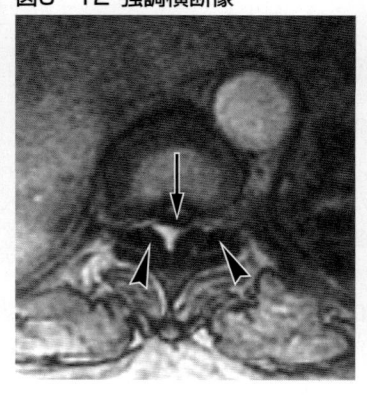

症例1と同一症例。胸椎から上部腰椎にかけて分節状にOPLLがあります（→）。背側からはOYLがあり（▶），前後から硬膜嚢を圧排し，脊髄への圧迫もみられます。

●疾患概念

- 脊柱管の背面で椎弓と椎間関節を上下にまとめて連結している黄色靱帯が肥厚，骨化し，脊柱管狭搾をきたします。
- OPLLに病態が似ています(こちらも原因不明)。
- 下位胸椎に好発します。
- 日本人に多くみられます。
- 50〜60歳代に多く好発します。
- 黄色靱帯の局所的肥厚，骨化により，脊柱管を背側から圧排するようになり，脊髄圧迫症状をきたします。
- 左右両側性に発生することが多くなりますが，片側性の場合もあります。

●modality

- 単純X線撮影
- CT
- MRI

●画像所見のポイント

◆ 単純X線撮影
- 脊柱管の背側部位に線状の骨化陰影がみえることもありますが，多くは椎間関節などの骨組織と重なり，確認できないものが多くなります。

◆ CT
- 単純X線撮影で描出されない微細な骨化部分の描出に優れます。

◆ MRI
- OPLLと同様に骨化部分はいずれの画像でも低信号を示します。
- 脊髄内部の変性，脊髄軟化症（myelomalacia）が描出されます。

知って得するアラカルト

腰椎の仙椎化（sacralization）と仙椎の腰椎化（lumbarization）

- 似たような言葉で紛らわしいのですが，腰椎の仙椎化は第5腰椎が仙骨に融合して腰椎が4つしかない破格で，仙椎の腰椎化はこの逆で腰椎は6つあることになります。
- 肋骨のある第12胸椎から数えられる腹部単純X線写真の正面像では問題とはなりませんが，X線写真の側面像のみやMRIでははたして何番腰椎に病変があるのか困惑するときがあります。特に腫瘍や感染巣があり，外科的や放射線照射を計画するMRIではこの問題に頻繁に遭遇します。その際にはぜひ単純X線写真正面像を参照してください。

4 脊椎

疾患編―炎症

脊椎炎，椎間板炎
spondylitis, discitis

症例（椎体炎：57歳，女性）

断層撮影

図1 胸椎X線断層矢状断像

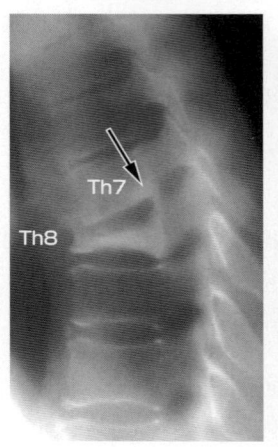

X線断層撮影では第8胸椎がくさび型に圧迫変形しています。全体に骨硬化像を示しますが，この写真で椎体炎か転移性腫瘍かの判読は難しいでしょう。ただし，よく見るとTh7椎体にも骨硬化性変化が存在します（→）。

MRI

図2 T1強調矢状断像 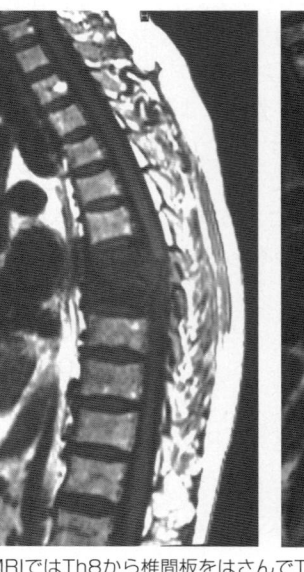
図3 T2強調矢状断像 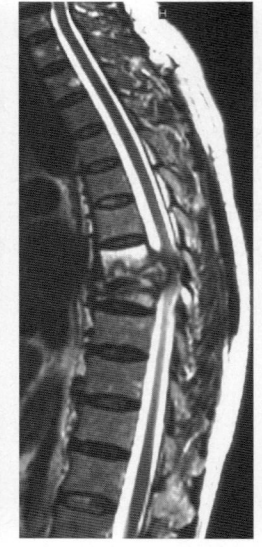
図4 Gd造影脂肪抑制T1強調矢状断像

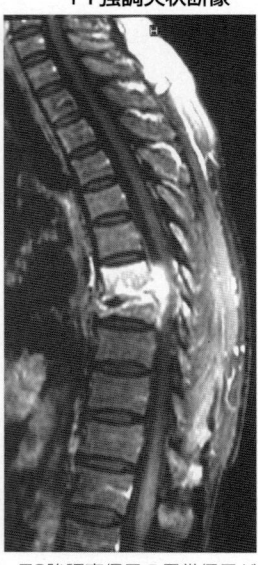

MRIではTh8から椎間板をはさんでTh7椎体までT1強調低信号，T2強調高信号の異常信号が広がります。椎間板は虚脱し，膿と思われる液体成分を含んで硬膜嚢と脊髄を強く圧迫しています。これらはGdで強く増強されます。

疾患概念

- 脊椎炎には，化膿性と結核性脊椎炎があります。
- 化膿性脊椎炎には黄色ブドウ球菌によるものが多いのが特徴です。
- 結核性脊椎炎も近年増加傾向にあります。
- 血行性感染がほとんどで椎体終板直下が初発感染になることが多くなります。
- 椎間板をはさんで上下2椎体に及ぶ場合が多数みられます。

modality
- 単純X線撮影
- CT
- MRI

画像所見のポイント

◆ 単純X線撮影
- 初期には所見がないことが多いのですが終板の陥凹や変形がみられ，骨硬化性変化が広がります。圧迫骨折をきたすと変形が著明になります。

◆ CT
- 骨梁の軽度の破壊性変化がみられますが，転移性腫瘍のような，骨皮質も破綻するような著明な骨破壊像はみられません。

◆ MRI
- 椎体炎に最も敏感な検査です。
- 初期から椎体内部にT1強調低信号，T2強調高信号の領域が確認され，Gdで強い増強を示します。この際，増強領域を強調するために，脂肪抑制法が重要です。
- 椎間板をはさんで上下の椎体への波及のようすが確認されます。
- 横断像で硬膜嚢や脊髄の圧迫状態が把握可能です。

4 脊椎

疾患編—骨折

脊椎圧迫骨折
compression fracture

症例（腰椎の機械的圧迫骨折：59歳，女性）

単純X線撮影

図1　単純X線側面像

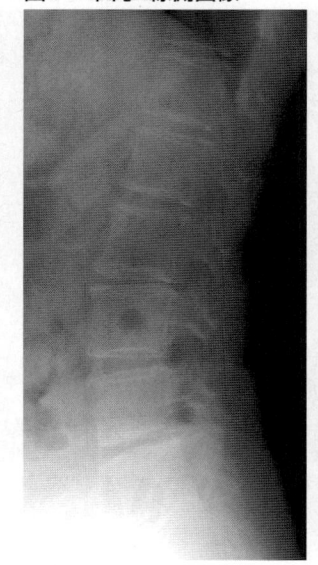

単純X線撮影ではほとんど所見がみられません。

MRI

図2　T1強調矢状断像　　図3　T2強調矢状断像

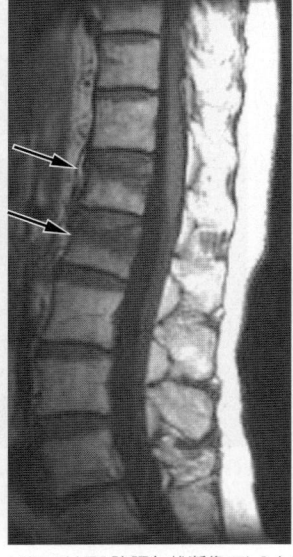

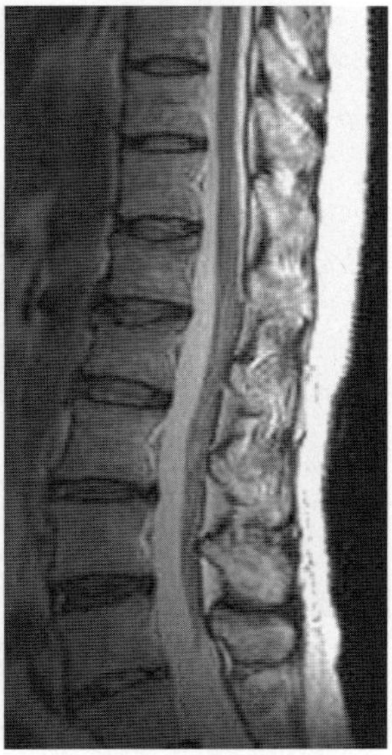

MRIではT1強調矢状断像でL1とL2椎体の上終板の直下に低信号が帯状に走行します（→）。
脊椎の転移性腫瘍による病的圧迫骨折との対比を**表1**にまとめます。

●疾患概念

- 椎体が圧迫性に変形するもので，外傷や骨粗鬆症による機械的圧迫骨折と転移性腫瘍による病的圧迫骨折に分けられます。
- 癌をもつ患者の圧迫骨折に遭遇した場合にこの両者を識別することは極めて重要ですが，実際にはその診断は難しいといえます。
- 特に急性期の圧迫骨折ではCT，MRIを駆使しても両者の識別には困難を伴うことが多くなります。

以下**表1**にその要点をまとめます。

modality
- CT
- MRI

●画像所見のポイント

表1　圧迫骨折の分類

	機械的圧迫骨折	病的圧迫骨折
好発部位	・荷重の加わる上位腰椎を中心に胸椎，腰椎	・どの椎体にも起こりえます
多発性	・単発ですが，数個所みられることもあります	・多発が多いのですが単発もあります
椎弓への進展	・ほぼありません	・ありえます
椎体周囲への進展	・あまりありません	・ありえます
椎体背面の形態	・変化はありません	・後ろに凸となることがあります
CT	・骨破壊像はみられないことが多くなります	・骨破壊像がみられることがあります ・椎体内にガスがみられることがあります
MRI	・異常信号の境界が比較的不明瞭 ・異常信号は終板に平行の場合があります ・慢性期に脂肪髄が回復します	・異常信号の境界が明瞭 ・異常信号の局在に特に規則性はありません ・経過観察で回復しません

脊椎—疾患編

4 脊椎

疾患編—脊髄病変

脊髄空洞症，Chiari奇形
syringomyelia, Chiari malformation

●症例（脊髄空洞症，Chiari I型奇形：74歳，女性）

MRI

図1 T1強調矢状断像

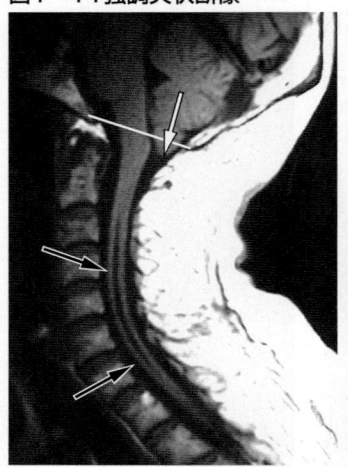

図2 T2強調矢状断像

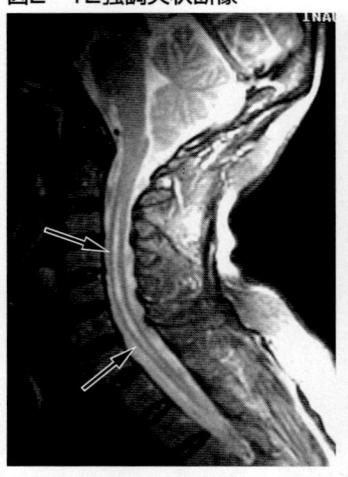

図3 T2強調横断像

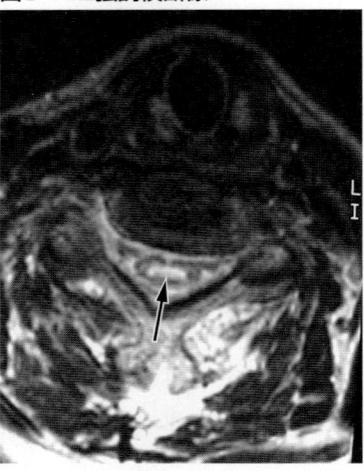

頸髄内部を上下に走行する液体貯留（T1強調画像で低信号，T2強調画像で高信号）があり脊髄空洞症を示します（→）。小脳扁桃は大後頭孔（図1：白線）から舌状に下垂し（⇨），Chiari I型奇形を示します。

知って得するアラカルト

＊1 Chiari奇形
- 頭蓋頸椎移行部の奇形で小脳・脳幹が大後頭孔の下方へ下垂します。
- I型からIV型まで提唱されていますが，頻度が高く臨床上重要なのはI型とII型となります。
- Chiari I型奇形は小脳扁桃の舌状の下垂で，成人発症，脊髄空洞症を20〜25％に合併します。
- Chiari II型奇形は脊髄髄膜瘤に合併するため，生下時または乳幼児期に発症します。小脳扁桃に加えて延髄や第4脳室が大後頭孔下へ下垂します。さらに水頭症や脳梁欠損など脳奇形を伴うことが多くみられます。

●疾患概念

- 脊髄空洞症は脊髄の内部に上下に走行する空洞が生じるもので，その中心を走行する中心管が拡大する脊髄中心水腫（hydromyelia）と，脊髄実質に液体貯留が生じた2次的なものがあります。これらを総称して脊髄空洞症と呼びます。
- 脊髄空洞症の原因としては，Chiari I型奇形＊1およびChiari II型奇形，二分脊椎，脊髄係留症候群（tethered cord syndrome），Dandy-Walker症候群などがあります。
- 2次的な脊髄空洞症としては，外傷後の変性，頸椎症などによる強い脊髄圧迫，髄内の脊髄腫瘍（上衣腫，星細胞腫など）が原因となります。

●MRI modality

●画像所見のポイント

◆MRI
- 脊髄空洞症は脊髄内部を上下に走行する液体貯留（T1強調画像で低信号，T2強調画像で高信号）として描出されます。
- 大きなものは隔壁を有します。
- 腫瘍性病変が疑われる場合はGdによる造影MRIが必要となります。
- 矢状断像で脊髄内部の上下走行をするT2強調高信号にはtruncation artifact＊2との区別が必要です。

知って得するアラカルト　＊2 truncation artifact

- MRIに特有のアーチファクト。脊髄のMRI T2強調矢状断像のように高信号の脳脊髄液と低信号の脊髄が隣接した場合に，脊髄内部に線状の高信号が重なり，あたかも空洞症があるようにみえる場合があります。これは画像データのサンプリングが有限であり（truncation：「切断」の意味で，理想的には無限にサンプリング可能なMRIデータを現実的に「切り詰める」ことになります），高コントラストをなす2つの構造物の境界面で高信号，低信号が波状に並列することになります。

4 脊椎

疾患編—先天奇形

髄膜脊髄瘤，仙尾部脂肪腫，脊髄稽留症候群
meningomyelocele, lumbosacral lipoma, tethered cord syndrome

症例（髄膜脊髄瘤，仙尾部脂肪腫，脊髄稽留症候群：1歳，女児）

MRI

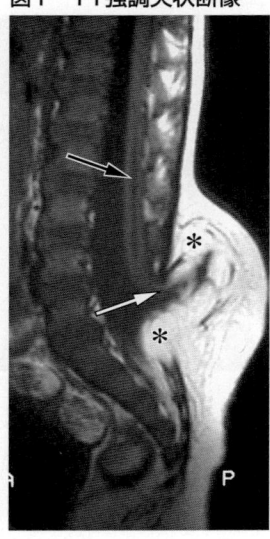

図1　T1強調矢状断像
図2　T2強調矢状断像
図3　T2強調横断像

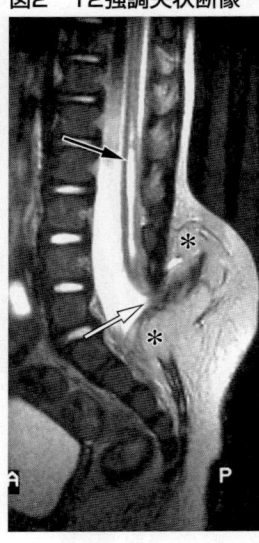

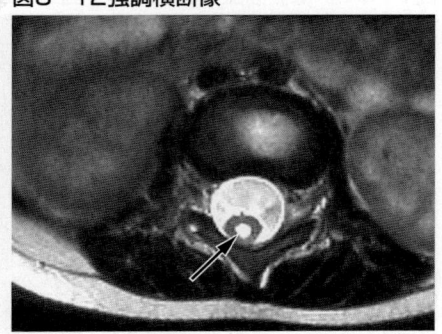

仙尾部の脊柱管の下端から皮下に大きな脂肪腫が描出されます（＊）。脊髄円錐が明らかでなく，馬尾も確認されず，脊髄稽留症候群を示します（⇒）。下降した脊髄内部には脊髄中心水腫（脊髄空洞症）がみられます（→）。

●疾患概念

- 脊髄脊椎の発生異常の1つです。
- 先天性皮膚洞を伴うことが多く，生下時の殿部の皮膚の陥凹や瘻孔で発見されます。
- 髄膜が脊髄（馬尾）とともに脱出する場合（meningocele, meningomyelocele）を伴います。
- 脊柱管内部や皮下に脂肪腫を伴うことが多くみられます。
- さらに脊髄稽留症候群*1（tethered cord syndrome）や脊髄中心水腫（hydro-myelia）を合併しやすくなります。

modality
- 単純X線撮影
- MRI

●画像所見のポイント

◇ 単純X線撮影
- 二分脊椎がみられることがあります。

◇ MRI
- 仙尾部の脊柱管の下端に脂肪の信号による脂肪腫が描出されます。
- 脊髄円錐が明らかでなく，馬尾も確認されない，または牽引性に馬尾が異常な走向を示します。

知って得するアラカルト

＊1　脊髄稽留症候群（tethered cord syndrome）
- 発生異常による先天性の脊髄疾患です。
- 脊髄の発生においてその尾側端は仙尾部にあり，しだいに上行性に馬尾と脊髄円錐を形成し発達します。
- 最終的には脊髄円錐がL1レベルまで上行しますが，脊髄稽留症候群ではそれが妨げられ，L2以下のレベルに留まり，馬尾自体がみられない場合もあります。
- 成長とともに馬尾や脊髄に牽引性損傷が生じ，膀胱直腸傷害や下肢の麻痺，変形が顕著となります。

4 脊椎

疾患編—脊髄腫瘍

硬膜外腫瘍，硬膜内髄外腫瘍，髄内腫瘍
extradural tumor, intradural-extramedullary tumor, intramedullary tumor

● 症例〔脊髄腫瘍（硬膜内髄外腫瘍）神経鞘腫：63歳，男性〕 ●

単純X線撮影

図1　単純X線側面像

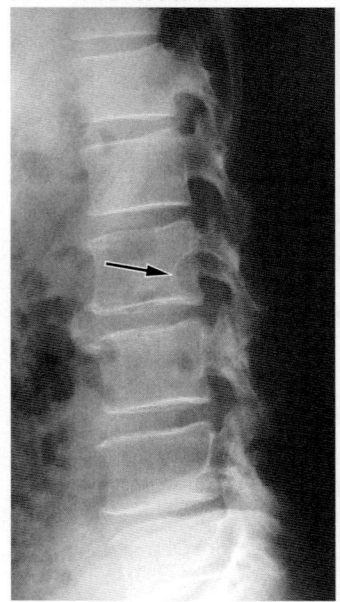

MRI

図2　T2強調矢状断像

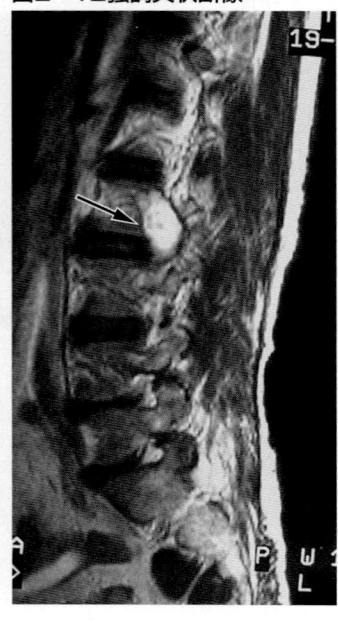

図3　T2強調冠状断像

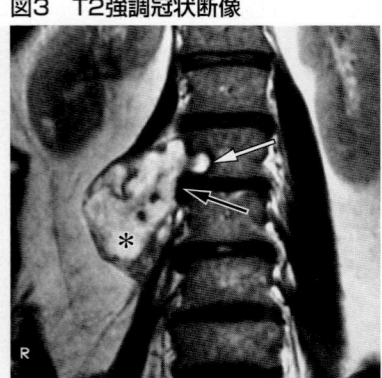

単純X線側面像ではL2/3椎間孔の拡大と椎体後面の陥凹がみられます（→）。

MRI

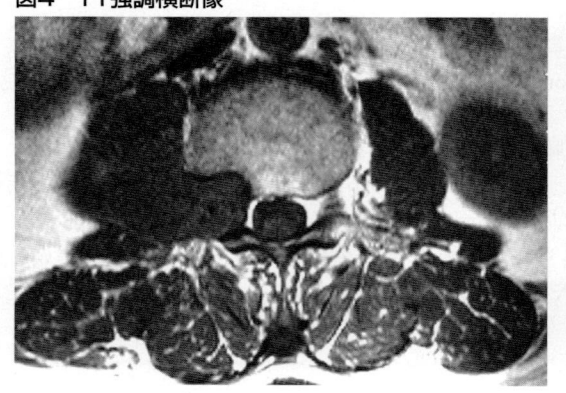

図4　T1強調横断像

図5　Gd造影T1強調横断像

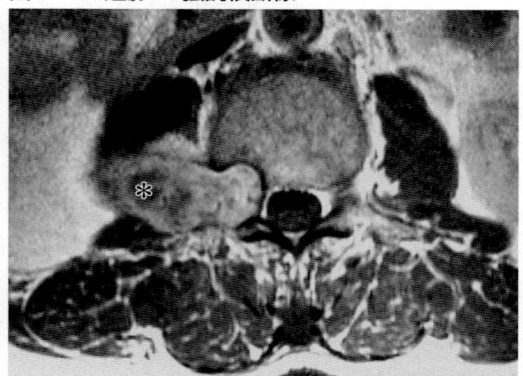

腫瘍はT2強調画像で高信号を示します。一部に囊胞性領域を含みT2強調画像でさらに強い高信号，T1強調画像で低信号を示します（図3，5：＊）。冠状断では腫瘍の椎体後面への陥入がみられます（図3：⇒）。腫瘍はGdで比較的強い，不均一な増強を示します（図4，5）。

●疾患概念

- 脊髄の内外に発生する腫瘍はその局在により，①硬膜外腫瘍，②硬膜内髄外腫瘍，③髄内腫瘍の3つに分類されます。
- いずれの部位にも転移性腫瘍はありえます。特に硬膜外腫瘍では骨転移も含めて最多となります。
- 原発性腫瘍では

  > ①**硬膜外**：神経鞘腫，髄膜腫，脂肪腫，類皮嚢胞
  > ②**硬膜内髄外腫瘍**：神経鞘腫（schwannoma），神経線維腫（neurofibroma），髄膜腫（meningioma），脂肪腫（lipoma），類皮腫（dermoid），上衣腫（ependymoma）
  > ③**髄内腫瘍**：脊髄内部に限局する腫瘍で上衣腫（ependymoma），星細胞腫（astrocytoma），乏突起膠腫（oligodendroglioma），血管芽腫（hemangioblastoma），転移性腫瘍

  などがあります。なかでも上衣腫と星細胞腫の頻度が高くなります。

●画像診断技術と画像所見のポイント

●単純X線撮影
●MRI   *modality*

◆ 単純X線撮影

- 神経鞘腫など椎間孔から突出してダンベル状の形態を示す腫瘍では椎間孔の拡大がみられます。
- 明らかな骨破壊はみられません。

◆ MRI

1 神経鞘腫（schwannoma）

- 四肢や体幹など軟部組織に発生した神経鞘腫と基本的に同様の画像を示します。
- 脊椎では硬膜内髄外腫瘍の形態をとることが多いのが特徴です。
- 椎間孔から突出してダンベル状の形態を示し椎間孔の拡大がみられることがあります。
- T1強調画像で低―中信号，T2強調画像で高信号を示します。
- 内部に囊胞性領域を含み，T2強調画像で強い高信号を示します。
- 実質部分はGdで増強を示します。

2 髄膜腫（meningioma）

- 神経鞘腫に類似します。
- 硬膜の近傍に発生し，硬膜に幅広い裾野状に肥厚を伴い付着します（dural tail sign）。

> **知って得するアラカルト**
>
> **頸椎のいろいろな名前**
> ・環椎（第1頸椎）はラテン語名を「atlas」といいますが，これはギリシャ神話の巨人の神「Atlas」に由来します。すなわち，環椎は頭蓋骨という非常に大きく重い荷物を支えていますが，これは頭上に天空を支える罰を受けた「Atlas」に例えたものといわれています。
> ・第7頸椎の棘突起は頸椎中最も大きく，頸を前に曲げたときに後に突出して触れることもできます。このため「隆椎」とも呼ばれます。

【脊椎の参考文献】
1) 江原　茂:骨・関節の画像診断. 金原出版, 1995.
2) 大場　覚, 江原　茂 編:骨・軟部腫瘍の画像と病理 ―画像が描出するもの―. 日独医報, 43:1-142, 1998.
3) 藤本　肇:MRI骨・関節アトラス. コンパクトMRIシリーズ, 第1版, ベクトルコア, 2000.
4) 寺田晴水, 藤田恒夫:骨学実習の手引き. 第4版, 南山堂, 1992.

4 関節

1 肩関節 正常解剖図譜 anatomy

佐志隆士

正常画像解剖

図1　正面像

- 鎖骨 (clavicle)
- 肩甲棘 (scapular spine)
- 肩峰 (acromion)
- 上腕骨頭 (humeral head)
- 烏口突起 (coracoid process)
- 大結節 (greater tuberosity)
- 肩甲骨 (scapula)
- 結節間溝 (intertubercular groove)
- 関節窩 (glenoid)
- 小結節 (lesser tuberosity)
- 上腕骨 (humerus)

図2　肩甲骨Y軸像

- 肩甲棘 (scapular spine)
- 肩峰 (acromion)
- 鎖骨 (clavicle)
- 烏口突起 (coracoid process)
- 上腕骨頭 (humeral head)
- 頸部 (neck)
- 体部 (body)
- 骨幹 (diaphysis)

知って得するアラカルト

・肩関節は非荷重関節で骨関節症（OA）を生じることは少ないのです。

・加齢とともに肩鎖関節のOAはしばしば観察されます。

・肩関節は胸鎖関節，肩鎖関節，肩甲上腕関節を中心として形成される複合関節です。

・上肢を支えるのに体幹との骨性連続が小さな胸鎖関節のみであることは驚きです。これは"手"を視野内の範囲で自由に動かす大きな可動を実現するための仕組みです。この機能は背中の上を筋肉に支えながら滑る肩甲骨によるところが大きいようです。

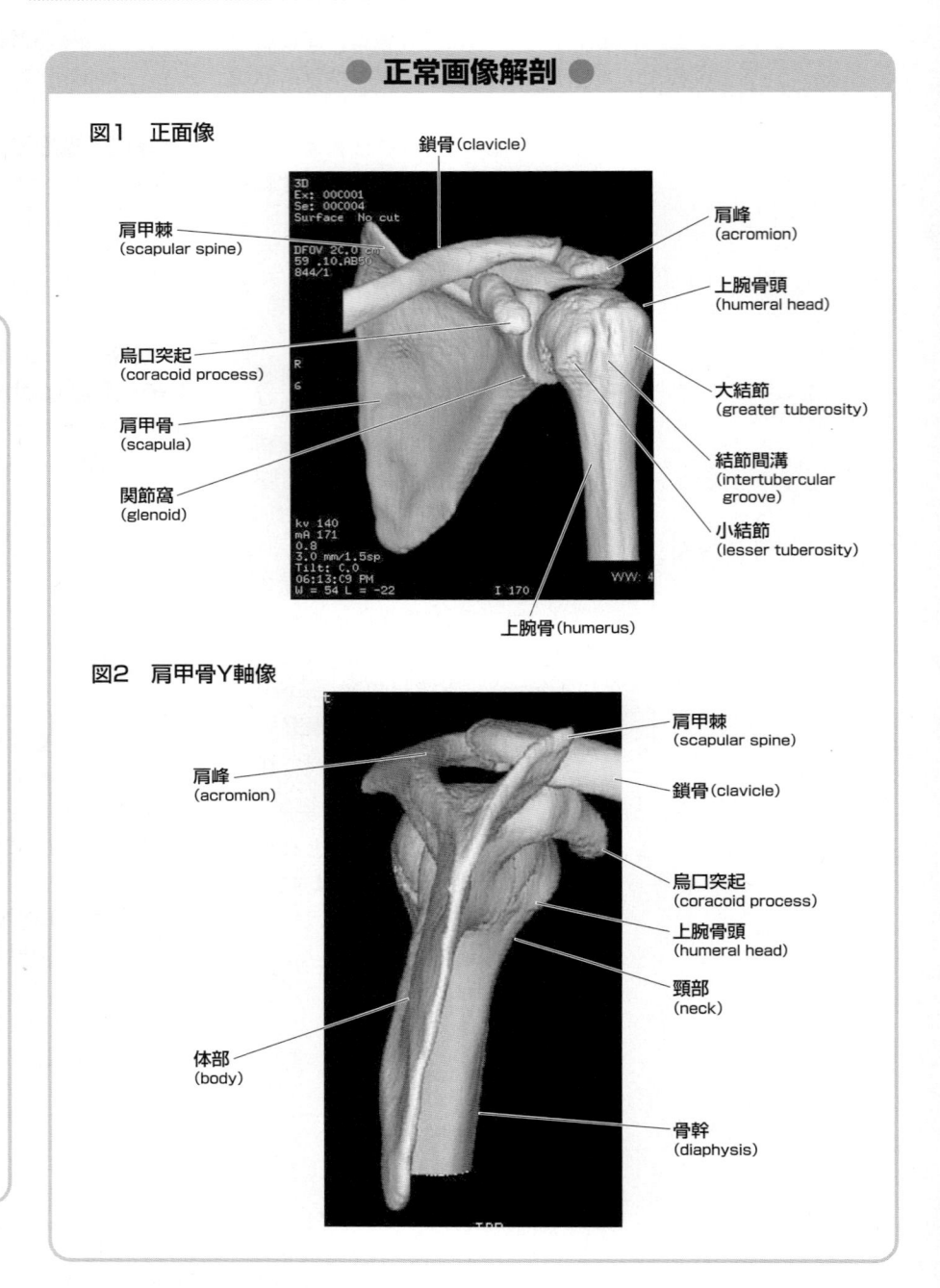

● 肩関節の疼痛や外傷があると"とりあえず"肩関節のX線撮像が指示されることが多いのです。

● 体軸に正面撮像をすると**肩甲上腕関節**（関節窩と上腕骨頭）面は抜けません。

● 腱板疾患では肩峰と上腕骨頭間の距離が重要となりますが，こちらも抜けてきません。依頼医師と相談して撮像方法を決定しましょう。

● 肩甲Y軸撮像はできあがった写真を立体的に理解することが最も難しい撮像方向です。3D CTでの図譜を参考に自らの作品（X線像）をよく観察してください。

4 関節
2 肩関節 肩関節脱臼
dislocation of the shoulder

● 反復性肩関節脱臼 ●

図1 軸位断MR-arthrography，脂肪抑制併用T1強調画像

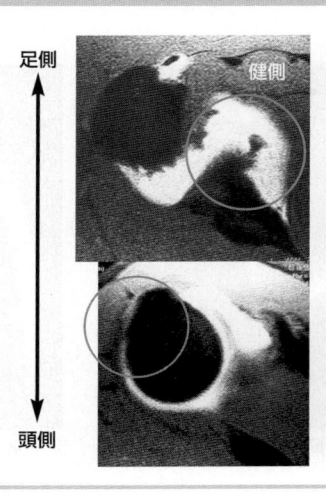

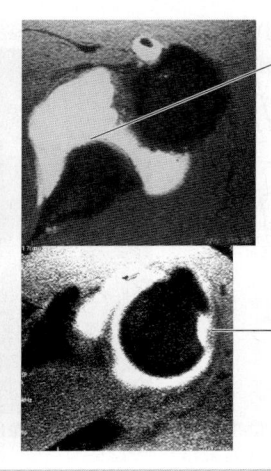

足側 / 頭側
健側
骨性Bankart病変
Hill-Sachs病変

知って得するアラカルト

・脱臼の画像診断といいますが，脱臼したことは依頼医はもとより，患者さんが1番知っています。
・反復性肩関節脱臼症例でHill-Sachs損傷がない場合は，ベースに"動揺肩"の要素が示唆されます。これは治療方針にも大きな影響を与えます。
・中年以降の脱臼では肩甲下筋腱を含む腱板損傷の頻度が増します。

●疾患概念

● 肩関節は人体関節のなかで最も脱臼しやすい関節です。これは，肩関節のもつ大きな可動域に由来します。
● 肩甲上腕関節は外転外旋位で脱臼します。下関節上腕靭帯を含む腋窩嚢が骨頭を包み込みながら関節窩に押し付けることにより，安定を得ています。
● 外転外旋が過度となると，下関節上腕靭帯の関節窩付着部の損傷を生じて脱臼にいたります。これを「**Bankart損傷**」と呼びます。
● 脱臼，および整復時に上腕骨頭の後方外側に陥凹骨折を生じますが，これを「**Hill-Sachs損傷**」と呼びます。
● 1度脱臼し，Bankart lesionが生じると肩関節は安定化機構を失い，**反復性肩関節脱臼**に移行しやすくなります。

図2 脱臼肢位

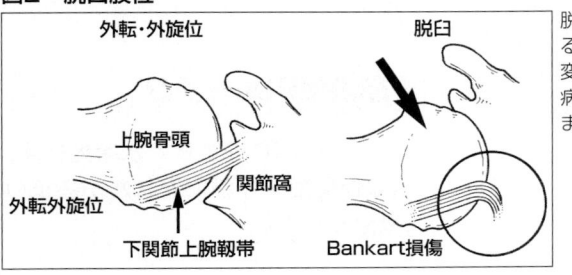

外転・外旋位 / 脱臼
上腕骨頭
関節窩
外転外旋位
下関節上腕靭帯
Bankart損傷

脱臼肢位を覚えるとBankart病変，Hill-Sachs病変の理解が深まります。

●画像診断技術と画像所見のポイント

● 単純X線撮影
● CT
● MRI
● MR-arthrography

modality

● 単純X線撮影，CT，MRI，MR-arthrographyが施行されます。
● 上記損傷の程度を知ることや術前のmappingとして画像診断がなされます。

◆ 単純X線撮影・CT
● 関節窩前下方の骨欠損である骨性Bankart病変，Hill-Sachs病変が観察できます。

◆ MR-arthrography
● 重要な下関節上腕靭帯の損傷はMR-arthrographyでないと評価は難しくなります。

●必須MRIルーチン

● 不安定肩診断のための単純MRIではT2強調系の**軸位断**が必須の撮像方向です。

関節―肩関節

4 関節 3 肩関節 腱板損傷 rotator cuff disease

● 腱板断裂 ●

図1 棘上筋腱の小断裂

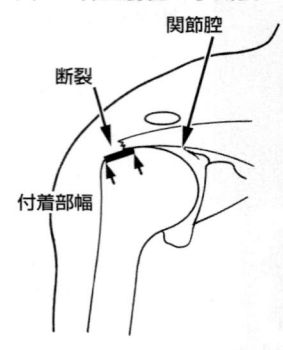

関節腔
断裂
付着部幅

【ポイント】
大結節の腱付着部には幅があり，この部分が完全に腱と被われていないときは腱板断裂が存在します。

図2 腱板断裂

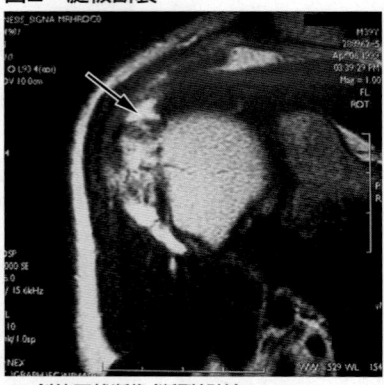

a 斜位冠状断像（断裂部位）
b 斜位冠状断像（腹側）

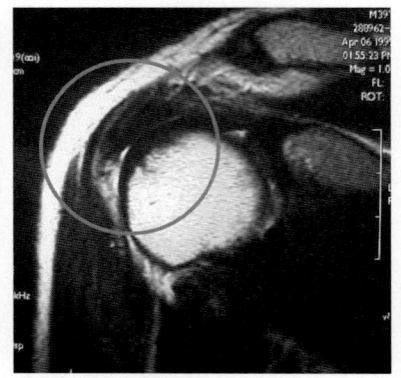

知って得するアラカルト

・中年の疼痛肩で，MRI上，腱板断裂がないと"五十肩"の可能性が高いのですが，"五十肩"とは痛みが消失した後で，"五十肩"であったと回顧的に診断されるべきものです。

・MRIや超音波装置が登場する以前は，関節腔に造影剤を入れ，肩峰下滑液包への造影剤が漏出したとき，全層腱板断裂と診断していました。この方法では滑液側包部分断裂は診断できません。

●疾患概念

- 腱板は人体のなかで最も断裂しやすい腱です。**断裂**といっても，上腕骨頭を包んでいる腱板に"**穴が空く**"という状態です。
- 可動域が大きな肩甲上腕関節では，上腕骨頭は関節窩に緩やかに固定されているため，正常でも"**突き上げ**"や"**擦れ**"を肩峰 - 肩峰下滑液包 - 腱板 - 骨頭の部分で生じています。
- 腱板は，伸びたり縮んだりして使い古される消耗品です。それで当然，断裂，つまり"穴が空く"わけです。

●画像診断技術と画像所見のポイント

modality
- 単純X線撮影
- 超音波検査
- MRI

- 単純X線撮影，超音波検査，MRIが施行されます。

◆単純X線撮影

- 大断裂症例では，単純X線撮影で肩峰 - 骨頭間の短縮が観察されます。

◆MRI

- 疼痛肩に施行されるMRIの検査目的の第1は腱板断裂の有無・範囲を知ることです。
- 腱板"小"断裂の"断端"は腫脹していることが多く，"大・中"断裂の"筋腹"は収縮・萎縮していることが多いのです。
- 腱板断裂が"ない"ことも重要な所見です。肩関節周囲炎などの診断名をつけることができるからです。
- "よいMRI画像"でないと腱板断裂が"ない"と診断することは難しくなります。

●必須MRIルーチン

- 腱板断裂部に貯まった**水を光らす**，**T2強調画像**の斜位冠状断が必須の撮像方向です。

4 関節

4 肩関節 投球障害
throwing disturbance

投球障害肩

図1　斜位冠状断MR-arthrography，T1強調画像

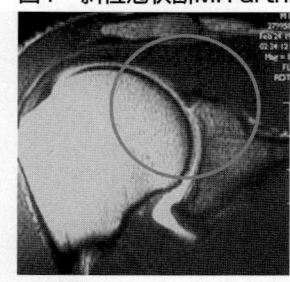

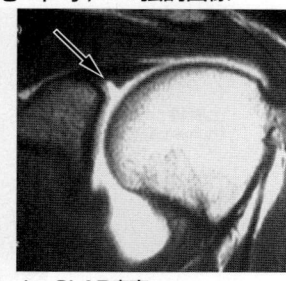

a　健側　　　　b　SLAP病変

図2　Bennett病変＋Slant appearance

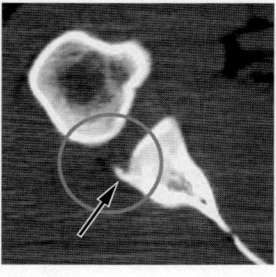

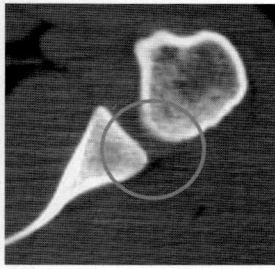

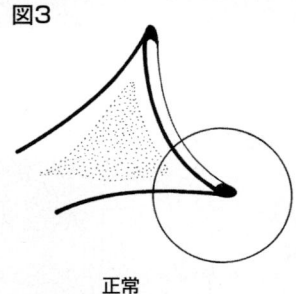

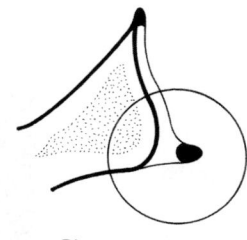

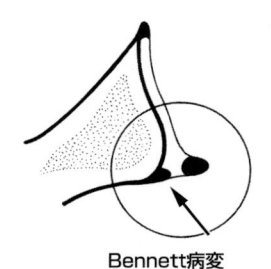

図3

正常　　　　Slant appearance　　　　Bennett病変

知って得するアラカルト

・SLAPは「superior labrum anterior posterior」の略です。判然としないnamingですが，Slap（ピシャリ）という語感で，人気の病名です。

・投球でボールを放す瞬間，骨頭は関節窩から後下方へslippingをしているらしいのです。

・投手の上腕骨頭にはHill-Sachs lesionに似た骨欠損と，関節窩後下方に"Slant appearance"を認めますが，筆者はこのslippingが原因であると推測しています。

・この"Slant appearance"の背側に延びる骨棘を「Bennett病変」と呼びます。これは単純X線撮影でも観察することができます。

●疾患概念

● 人の肩はボールを投げるようにはできていないので，毎日投球すると痛くなるのは当たり前です。少々練習しても痛めない恵まれた人がピッチャーになれます。
● 投球という肩関節の酷使では，**関節唇損傷**と関節包側から生じる棘下筋腱断裂が主な画像診断の対象です。
● 基本的には関節内の構造はMR-arthrographyを施行しないとよく観察できません。
● 関節唇損傷のうち，長頭腱付着部から**後方**に生じる損傷を「SLAP損傷」と呼びます。

●必須MRIルーチン

● MR-arthrographyが望ましいのですが，単純MRIなら軸位断T2*強調画像と斜位冠状断T2強調画像が必須の撮像方向です。

4 関節

1 肘関節 正常解剖 anatomy

新津 守

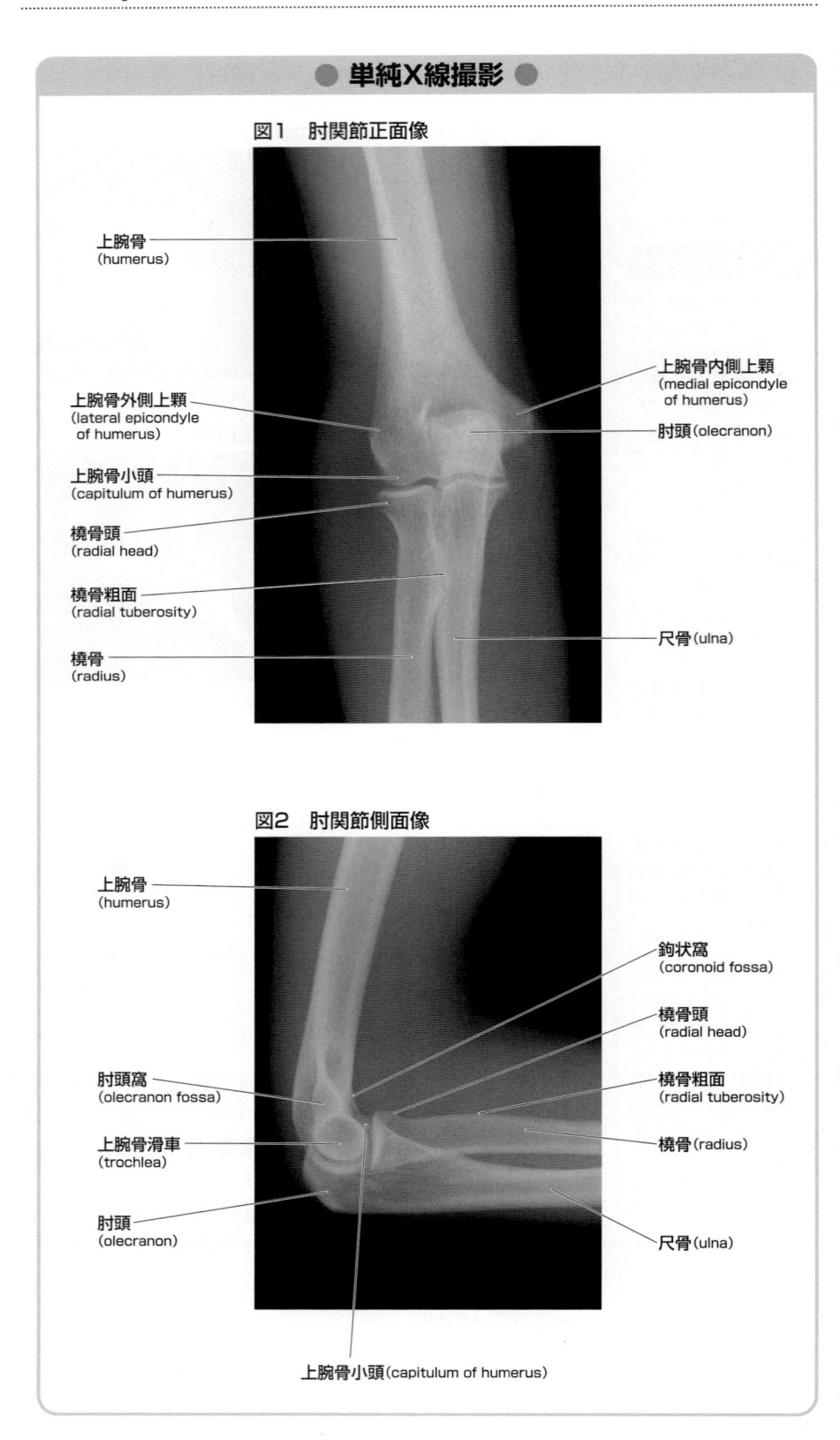

● 単純X線撮影 ●

図1 肘関節正面像

- 上腕骨 (humerus)
- 上腕骨外側上顆 (lateral epicondyle of humerus)
- 上腕骨小頭 (capitulum of humerus)
- 橈骨頭 (radial head)
- 橈骨粗面 (radial tuberosity)
- 橈骨 (radius)
- 上腕骨内側上顆 (medial epicondyle of humerus)
- 肘頭 (olecranon)
- 尺骨 (ulna)

図2 肘関節側面像

- 上腕骨 (humerus)
- 肘頭窩 (olecranon fossa)
- 上腕骨滑車 (trochlea)
- 肘頭 (olecranon)
- 鉤状窩 (coronoid fossa)
- 橈骨頭 (radial head)
- 橈骨粗面 (radial tuberosity)
- 橈骨 (radius)
- 尺骨 (ulna)
- 上腕骨小頭 (capitulum of humerus)

4 関節

2 肘関節 内側上顆炎
medial epicondylitis

植野映子

● 症例と正常画像 ●

内側上顆炎
図1　右肘関節単純X線正面像

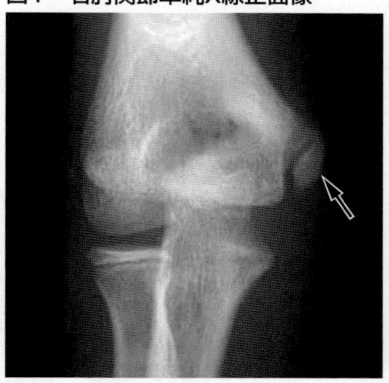

内側上顆の形態に問題はありませんが，表面に近接して小さな骨片が認められます（→）。

正　常
図2　右肘関節単純X線正面像

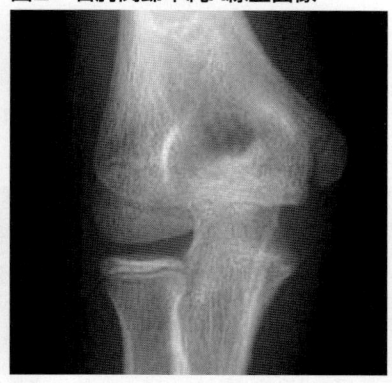

図1のような骨片はありません。

●疾患概念

- ゴルフやテニス，野球などにより生じる**内側上顆に付着する前腕の屈筋群のストレイン**[*1]**や腱の炎症，損傷などの総称です**。損傷がひどくなれば腱断裂も生じますが，この状態も含みます。
- 屈筋腱の損傷のほか，内側側副靱帯の損傷も認めることがあります。
- 上腕骨内側上顆の背側では尺骨神経が通過します（図5：→）。このため，内側上顆炎に尺骨神経炎を合併することもあります。

●画像診断技術

modality
- 単純X線撮影
  正面像，側面像
- MRI

◆単純X線撮影

- 正面像では本症例のように異常石灰化が認められることがありますが，軟部組織主体の損傷であり，単純X線撮影のみでは診断が困難です。
- 本症例のように骨の変形が確認できる場合もありますが，非特異的な所見しか得られないことも多いのです。ただし，MRIのみでは異常な石灰化や硬化性変化の分布がわかりづらいこともあり，単純X線撮影は初回検査としては重要です。

◆MRI

- 腱や筋の損傷，変性が主な病因なので，MRIにおける所見が重要となります。単純X線撮影で描出できない骨の変性，骨傷なども確認できます。
- 前述した尺骨神経炎は臨床的に診断が難しいとされており，MRIでの所見が重要となります。このことに留意し撮像する必要があります。

知って得するアラカルト

*1　ストレイン
- 筋と腱の移行部を主として生じる損傷です。過伸展が原因とされています。
- 軽度のものでは一部の筋線維損傷をみるのみ（Ⅰ度）ですが，重度のものは完全断裂（Ⅲ度）を呈し，筋の機能は失われます。

●画像所見のポイント

◆MRI

- T2強調画像あるいはSTIRの横断像や冠状断像にて，内側上顆近傍の屈筋腱や回内筋内部，内側側副靱帯に高信号領域（図4）が認められるとされています。
- 腱の損傷の状態により，肥厚や菲薄化，消失なども認められます。
- 骨表面の変形（図3，5），骨浮腫性変化などが，筋や腱，靱帯への負荷を反映している場合もあり，周囲構造物に異常信号がなくとも診断に役立つことがあります。

単純X線撮影	MRI	
図3　右肘関節単純X線側面像（内側上顆炎）	図4　T2*強調冠状断像（内側上顆炎）	図5　高分解能MRI（FOV＝50mm, slice厚1mm）T2*強調横断像（内側上顆炎）

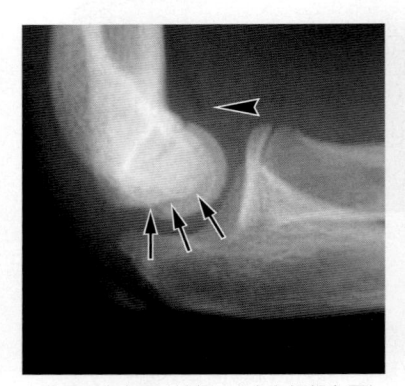

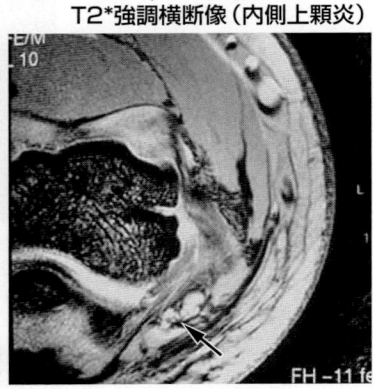

上腕骨滑車表面は波打つような辺縁を示し（→），硬化性変化を呈しています。内側に優位な変形が生じていると考えられます。anterior fat padが挙上しており（▶），fat pad sign陽性*1といえる所見です。肘関節内の関節液貯留が疑われます。

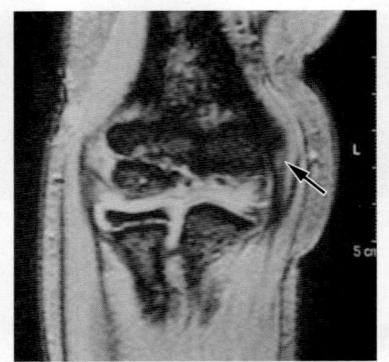

内側，外側とも上腕骨表面には凹凸不整と硬化性変化があり，free bodyが複数個確認できます。関節腔内には関節液が貯留しています。内側側副靱帯の上腕骨付着部に局所的な高信号領域があり（→），損傷が疑われますが，連続性は保たれています。

内側上顆表面には変形があります。また，内側側副靱帯は高信号化，不明瞭化しており，損傷が考えられます。そのすぐ背側に尺骨神経が確認できます（→）。こちらに異常はありません。

知って得するアラカルト

＊1　fat pad sign

- 肘関節の関節包と滑膜の間には脂肪組織が存在しており（図6），正常肘関節側面像にて関節前面に確認できます。
- 関節包内圧の上昇が生じると圧迫された脂肪組織の転位が確認でき，このことを「fat pad sign陽性」といいます。関節液貯留や関節包内の血腫の存在を示す所見です。

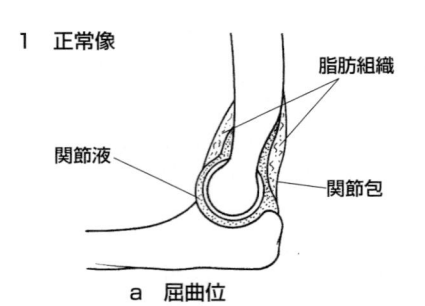

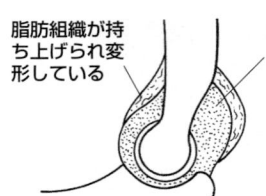

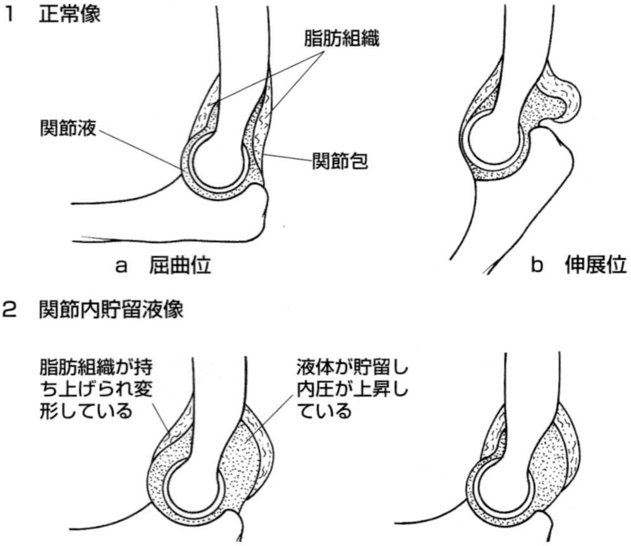

図6
1　正常像
　脂肪組織
　関節液
　関節包
　a　屈曲位
　b　伸展位

2　関節内貯留液像
　脂肪組織が持ち上げられ変形している
　液体が貯留し内圧が上昇している

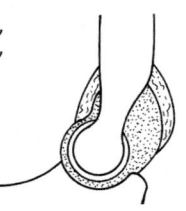

4 関節

3 肘関節 離断性骨軟骨損傷（離断性骨軟骨炎）
osteochondritis dissecans

● 症例と正常画像 ●

離断性骨軟骨損傷

図1　右肘関節単純X線正面像

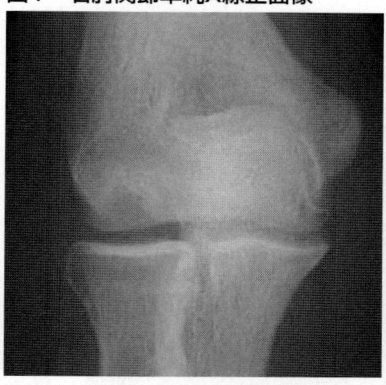

上腕骨小頭に限局した透亮像が認められます。辺縁は不整で硬化縁を伴っています。この透亮像は関節腔に連続しています。遊離体ははっきりしません。

正　常

図2　右肘関節単純X線正面像

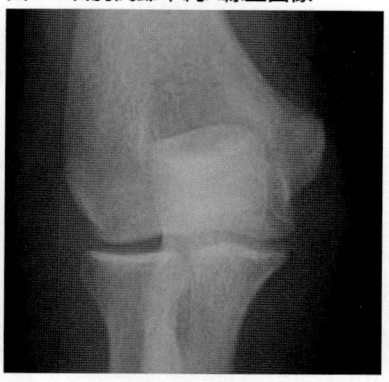

正常です。上腕骨小頭の形態に問題はなく，内部の骨濃度も正常です。均一な厚みを有する皮質も確認できます。

知って得するアラカルト

＊1　外反
- 回外位にて肘関節を橈側に屈曲させることをいいます。
- 逆側への屈曲は「内反」といいます。

＊2　肘を強制的に外反する投球動作
- 投球動作そのものが原因となることが多いため，投球動作をくり返す利き腕側の肘関節に多発します。
- 患者の大半が若年男性になります。

●疾患概念

- **くり返す外反＊1ストレスにより生じる軟骨下骨の疲労骨折**であり，肘を強制的に外反する投球動作＊2が原因となることが多い疾患です。
- 関節面の軟骨下骨が離断する所見が得られることが多いのですが，離断が確認できない場合もあります。
- 痛み，関節の腫脹のほか，クリック，ロッキングなどの原因となります。
- 肘のほかに，大腿骨内側顆，上腕骨頭，距骨にも生じます。
- 遊離体が明らかであれば観血的治療が必要になることもありますが，前駆状態であれば保存的治療がとられます。

●画像診断技術

modality
- 単純X線撮影
- MRI

◆ 単純X線撮影

- 安価，容易であり，本疾患が疑われた場合，第1に行うべき画像検査です。
- 骨欠損や遊離体も確認でき，本検査のみで診断することも可能です。
- 欠損や遊離体は正面像でも確認できますが，側面像があればさらに確認しやすくなります。
- radial head-capitellum撮影という方法で撮影すると，上腕骨小頭の軽微な変形が確認しやすいとされています。

◆ MRI

- 病名と異なりますが，離断がはっきりしないものもあります。MRIでは病変の離断の有無を詳しく観察することができます（図6，7）。
- 治療方針を左右するため，離断骨片が不安定であるかどうかの評価をすることもMRI検査の重要な目的です。
- MRIでは周囲の変化も詳しく評価できます。

離断性骨軟骨損傷（離断性骨軟骨炎）

●画像所見のポイント

◇単純X線撮影，MRI

- 軟骨下骨からの骨欠損が認められます。単純X線撮影では透亮像として（図1），MRIではT2強調画像，T1強調画像とも低信号の領域として（図4～7）確認できます。
- 離断の不安定性の有無は正常骨髄と離断部の間にT2強調画像にて高信号領域があるかどうかで判断します。高信号領域がある場合，関節液の流入があると考えられ，不安定性があると判断されます。

単純X線撮影	MRI

図3　右肘関節側面像（離断性骨軟骨損傷）

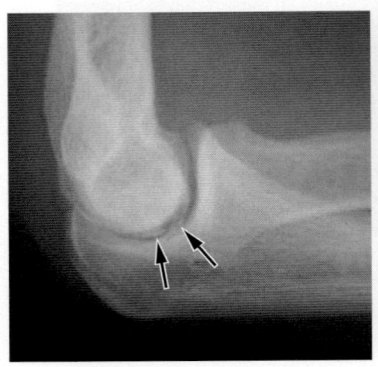

硬化した遊離体が少なくとも2個確認できます（→）。

図4　高分解能MRI（FOV=50mm，slice厚 1mm）プロトン密度強調矢状断像（離断性骨軟骨損傷）

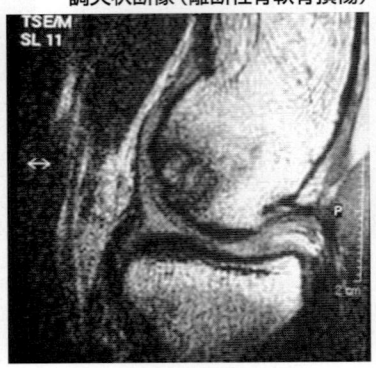

上腕骨小頭の軟骨下骨に低信号を示す結節状の領域が認められます。表面は軽度ながら陥凹しています。

図5　高分解能 MRI T2*強調冠状断像（離断性骨軟骨損傷）

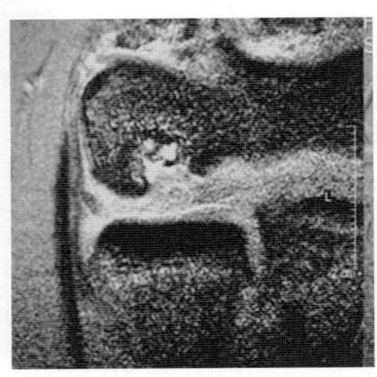

上腕骨小頭表面は欠損しており，その辺縁には硬化性変化とともに囊胞の形成が認められます。

MRI

図6　T1強調矢状断像（離断性骨軟骨損傷）

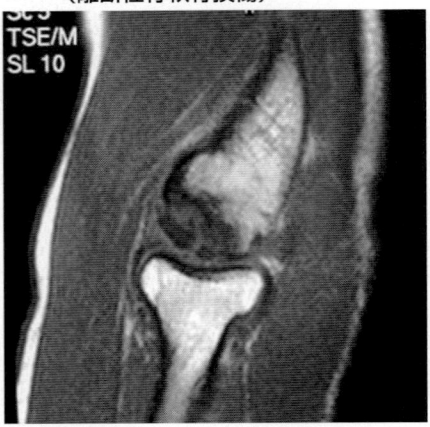

遊離体が確認しやすい症例です。T1強調画像にて，低信号を示す骨片が上腕骨小頭より遊離しており，離断が確認できます。

図7　高分解能MRI T2*強調横断像（離断性骨軟骨損傷）

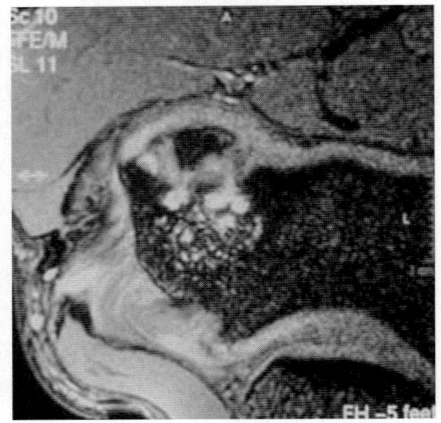

図6と同一症例です。遊離した骨片と上腕骨小頭の間には高信号の領域があり，関節液の流入が考えられます。また，小頭の遊離面にそって囊胞が生じており，軟骨下骨に生じた変性を反映しており，離断の原因を示しています。

4 関節

1 手・手関節 正常解剖
anatomy of the hand

新津 守

● 単純X線撮影 ●

図1　手正面像

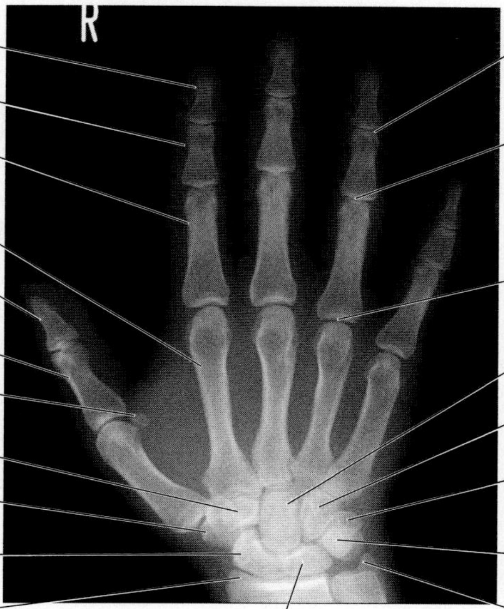

- 末節骨 (distal phalanx)
- 中節骨 (middle phalanx)
- 基節骨 (proximal phalanx)
- 中手骨 (metacarpal bone)
- 末節骨 (distal phalanx)
- 基節骨 (proximal phalanx)
- 種子骨 (sesamoid bone)
- 小菱形骨 (trapezoid bone)
- 大菱形骨 (trapezium bone)
- 舟状骨 (navicular bone)
- 橈骨茎状突起 (styloid process of radius)
- 月状骨 (lunate bone)
- 遠位節骨間関節 (distal interphalangeal (DIP) joint)
- 近位節骨間関節 (proximal interphalangeal (PIP) joint)
- 中手指節関節 (metacarpophalangeal (MP) joint)
- 有頭骨 (capitate bone)
- 有鉤骨 (hamate bone)
- 三角骨 (triquetral (triangular) bone)
- 豆状骨 (pisiform bone)
- 尺骨茎状突起 (styloid process of ulna)

図2　手側面像

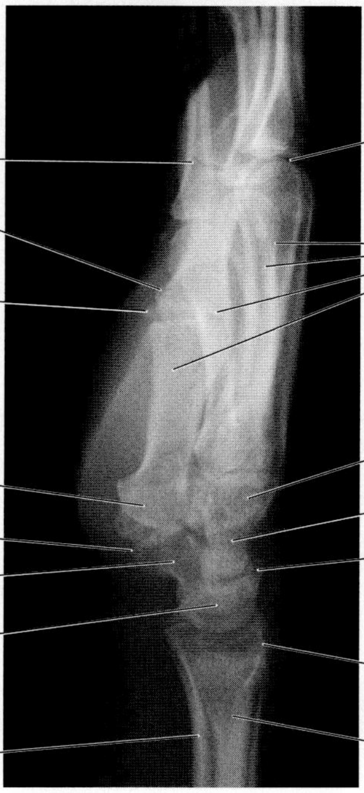

- 基節骨 (proximal phalanx)
- 種子骨 (sesamoid bone)
- 大菱形骨 (trapezium bone)
- 舟状骨 (navicular bone)
- 豆状骨 (pisiform bone)
- 月状骨 (lunate bone)
- 橈骨 (radius)
- 中手指節関節 (metacarpophalangeal (MP) joint)
- 中手骨 (metacarpal bone)
- 小菱形骨 (trapezoid bone)
- 有鉤骨 (hamate bone)
- 三角骨 (triquetral (triangular) bone)
- 尺骨茎状突起 (styloid process of ulna)
- 尺骨 (ulna)

4 関節

2 手・手関節 手根管症候群
carpal tunnel syndrome

植野映子

症例（手根管症候群）

MRI

図1　T1強調横断像（有鈎骨鈎部レベル）

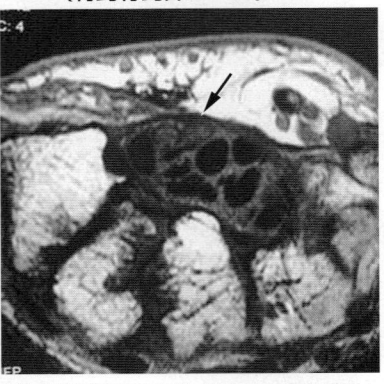

屈筋支帯が手のひら側へ突出し、屈筋腱群との間の脂肪組織が消失しています。正中神経（→）は屈筋腱に比べ高信号を呈しています。

図2　T2強調横断像（図1と同じレベル）

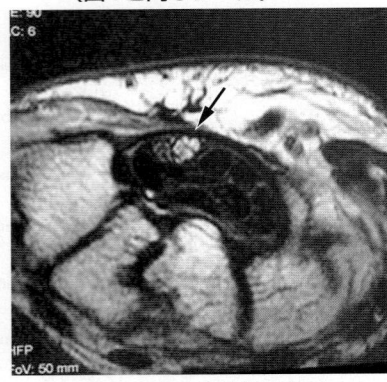

正中神経は高信号を示す粒状構造がまとまって認められますが、その一部が腫大し、高信号化しています（→）。神経腫状の変性を反映している所見であり、拘約により生じた変化です。

知って得するアラカルト

＊1　手根管
- 手根管とは内側、手背側、外側を手根骨で、手掌側を屈筋支帯で形成される管状の腔のことです。
- 中を8本の指屈筋腱とその腱鞘、正中神経、長母指屈筋腱とその腱鞘が通過します。

＊2　手根管撮影
- 「手根管撮影」という名がついていますが、有鈎骨鈎部や豆状骨、大菱形骨の掌側面が描出されるので、手根管病変よりも、上記部位の病変（特に外傷）を評価するのに適しているといえます。

疾患概念

- 手根管[*1]に生じた腱鞘炎、ガングリオンなどの圧迫により正中神経障害を生じる状態のことです。前述の病変以外にも管の狭窄を惹起する疾患は原因となりえます。
- 症状は正中神経の圧迫に伴って生じる知覚低下やしびれ、母指球筋の萎縮などです。
- 画像所見よりも臨床所見で明らかになる疾患であり、画像診断のみで診断を行うべきではない疾患です。
- 治療は手根管内への注射（ステロイドなど）や、屈筋支帯の開放術などです。

画像診断技術

modality
- 単純X線撮影（手根管撮影[*2]）
- MRI

◆ 単純X線撮影（手根管撮影）
- 骨性の異常が原因となることはほとんどないので、この疾患に対する検査としてはあまり有用ではありません。

◆ MRI
- 最も鋭敏ですが、症状があっても異常が指摘できない例や、異常があっても症状からは手根管症候群に合致しない症例もあります。

画像所見のポイント

◆ MRI
- 前述のように臨床症状が優先される疾患であり、MRIにても異常がないことがあることも念頭におく必要があります。
- 正中神経に変性が生じていれば神経の膨化と高信号化が確認できます。
- 手根管内に占拠性の病変があれば、その性状を描出するための撮像法を考慮しましょう。

3 Kienböck（キーンベック）病
Kienböck disease

手・手関節

関節 4

● 症例と正常画像 ●

Kienböck病

図1　手関節単純X線正面像
図2　手関節単純X線斜位像

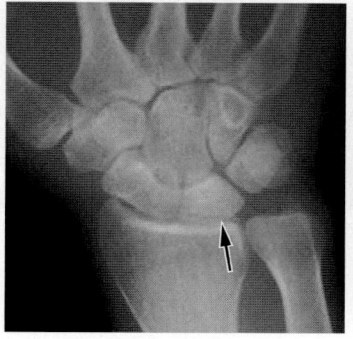

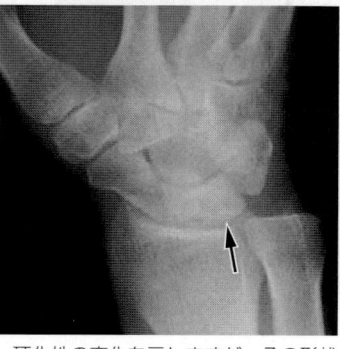

月状骨の透過性が全体に低下しており（→），硬化性の変化を示しますが，その形状は保たれています。周囲の手根骨，橈骨遠位端の形態に異常はありません。また，周囲とのalignmentも保たれています。

正常

図3　手関節単純X線正面像

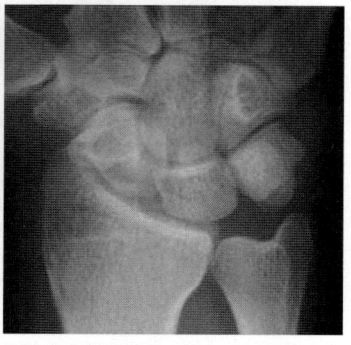

月状骨の濃度はそのほかの手根骨と同様で，内部も均一です。

知って得するアラカルト

＊1　外傷
・慢性的に，くり返される軽微な外傷が原因となることが多いのですが，急性外傷でも生じえます。

＊2　negative ulnar variant
・逆に尺骨が長い症例を「positive ulnar variant」と呼びますが，こちらは月状骨や三角骨と尺骨の間で慢性的な衝突が生じやすいとされており，TFCC損傷の原因になりうるとされています。

＊3　循環を温存するための術式
・ドリリングなどがあります。

● 疾患概念

- 月状骨に生じる骨壊死のことです。
- 原因としては外傷＊1，脱臼による阻血があげられます。20～40歳代に多く，尺骨が橈骨に比べて短い症例（negative ulnar variant）＊2に多いとされています。
- 進行すると囊腫状変性により骨折，分節化が生じます。
- 治療は圧潰変形が生じる前の段階では循環を温存するための術式＊3がとられます。また，尺骨延長術や橈骨短縮術が施行されることもあります。

● 画像診断技術

modality
- 単純X線撮影
  手関節正面像，側面像
- MRI

◆ 単純X線撮影
- 安価で手軽です。
- 骨壊死を意味する硬化性変化が確認できれば診断には十分であり，これだけで診断が確定できることがほとんどです。
- 側面像では圧潰した月状骨の変位が確認できます。

◆ MRI
- 骨壊死の確定（図4，5）に加え，周囲構造物への影響も確認できます。

● 画像所見のポイント

◆ 単純X線撮影
- 壊死を反映する硬化性変化や（図1，2），圧潰（図6）を示す月状骨の扁平化が単純X線撮影で確認できれば診断はほぼ確定します。MRIは基本的に情報の付加をする程度です。
- 尺骨の長さが治療方針に影響を与えることがあります。撮影時に回内・回外気味だと尺骨の長さにずれが生じるので，肢位の正確な設定が重要となります。

関節—手・手関節

MRI

図4 T1強調画像（Kienböck病）

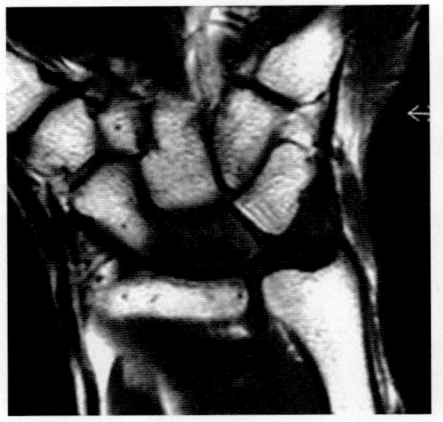

月状骨内の正常脂肪髄を示す高信号領域が消失し，全体に低信号化しています。壊死を反映する所見です。骨の形態はかろうじて保たれています。

図5 STIR像（Kienböck病）

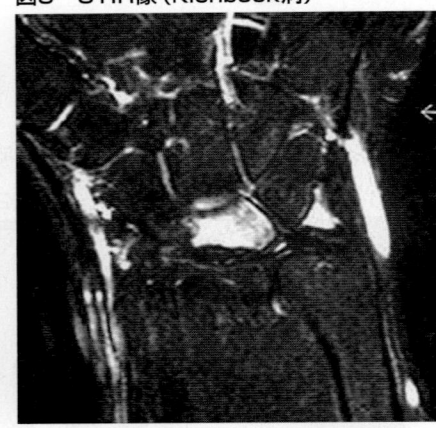

図4で示した壊死を反映して，水分が増加したことを示す高信号領域が確認できます。

単純X線撮影

図6 手関節単純X線正面像（Kienböck病）

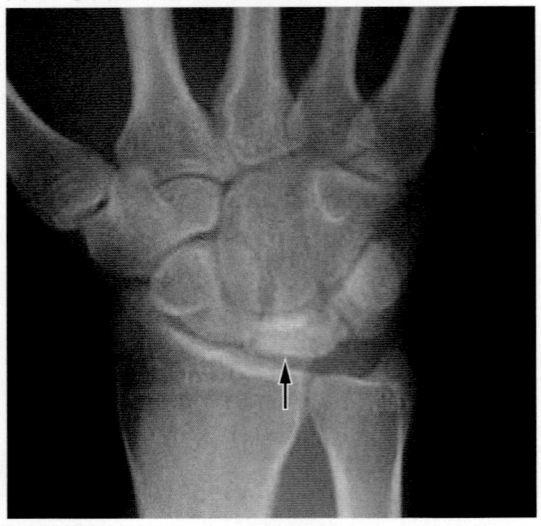

さらに進行した症例です。月状骨が扁平化しており（→），圧潰が生じたことを示しています。

4 舟状骨骨折
手・手関節
scaphoid fracture

症例と正常画像

舟状骨骨折
図1 手関節単純X線正面像

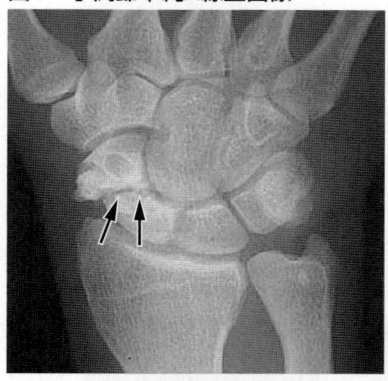

舟状骨の中心部を横断する骨折線を認めます（→）。同部位を舟状骨の「腰部」と呼び，舟状骨骨折が生じる最も典型的な部位です。転位はなく，骨折線に沿った硬化性変化が生じており，治癒機転が生じていると考えられます。

正常
図2 手関節単純X線正面像

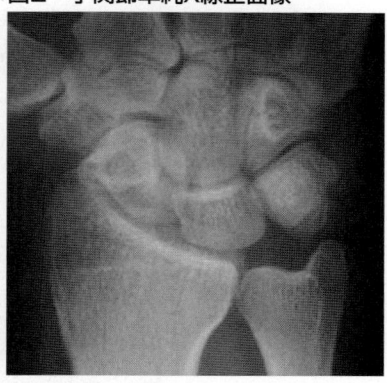

舟状骨は均一な骨濃度を示し，皮質の連続性も保たれています。

知って得するアラカルト

＊1　高頻度の骨折
- ほかには三角骨背面の剥離骨折，有鉤骨鉤部骨折などが多いとされています。
- 月上骨周囲脱臼の75％に舟状骨腰部骨折を伴うとされており，こちらに対する注意も必要です。

＊2　観血的治療
- 壊死骨の除去，骨移植，人工物充填などがあります。

疾患概念

- 舟状骨骨折は全骨折の2％，手根骨折および脱臼のなかで50～60％を占める最も高頻度の骨折[＊1]です。若年者に多く，手関節が背屈した状態で手のひらを突いて倒れることにより発生します。
- 70～80％が腰部に生じ，転位がなければ90％以上の症例で良好な骨癒合が得られますが，近位極の骨折は効率に偽関節と骨壊死を生じます。
- 骨折が疑われたら正面像，尺屈正面像，回内位斜位像，側面像を撮影しますが，通常は骨折を描出できます。ただし，これらで骨折が明らかでない場合は断層像も有効です。むろんCTでも明瞭な骨折線を描出できます。
- 転位が軽度であれば固定による保存的治療が基本ですが，偽関節や壊死が生じた場合は観血的治療[＊2]が必要となります。

画像診断技術

modality
- 単純X線撮影
   - 手関節正面像
   - 尺屈正面像
   - 回内位斜位像，側面像
- 断層像
- CT
- MRI

◇ 単純X線撮影
- 最も安価で，手軽な検査です。
- ほとんどの場合で骨折線を描出できます。

◇ 断層像
- 単純X線撮影で骨折線が確認できない場合に有用ですが，CTが撮影できれば必要ありません。

◆ CT
- 単純X線撮影で描出できない骨折線の確認だけでなく，3次元の情報がとれる点が特に優れています。
- データ収集後の処理を加えることで，周囲手根骨との関係を立体的に把握することも可能です。

◆ MRI
- 骨壊死や偽関節が生じた際に，骨髄の性状を含めた詳細を描出することができます（図3，4）。

●画像所見のポイント

◆ 単純X線撮影，CT
- 舟状骨中央を横切る骨折線が多く認められます。
- 転位を伴っているかいないかが予後や治療方針に関わってくるので，周囲骨との関係にずれがないかの確認も必要です。
- 受傷後，時間が経っている症例では変形治癒や壊死による硬化性変化が生じていることがあり，骨折がわかりにくくなることがあります。

MRI

図3　T2強調画像（舟状骨骨折）

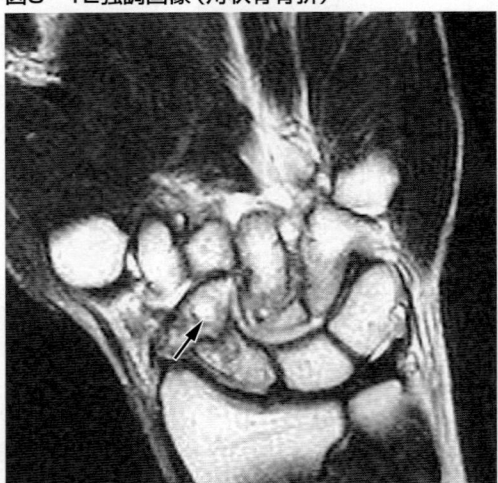

舟状骨腰部を横切る低信号の線状構造があり，骨折が確認できます。骨片の信号輝度は遠位骨片で結節状に上昇しており（→），嚢胞状の変性が生じていることがわかります。

図4　T1強調画像（舟状骨骨折）

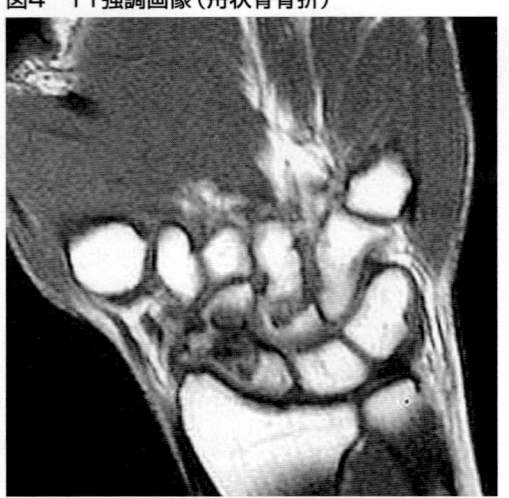

骨折線はT1強調画像でも低信号領域として描出されます。前述した骨折線の周囲にも広範囲に低信号領域が広がっており，硬化性変化が生じている部分を反映しています。

4 関節 — 手・手関節

5 TFCC損傷
triangular fibrocartilage complex injury

● 症例と正常画像 ●

TFCC[*1]損傷

図1　高分解能MRI（FOV=50mm, slice厚1mm）プロトン密度強調冠状断像

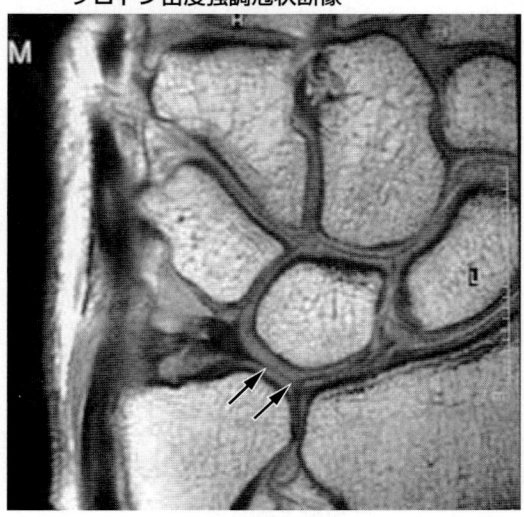

図2　MRI T2*強調冠状断像

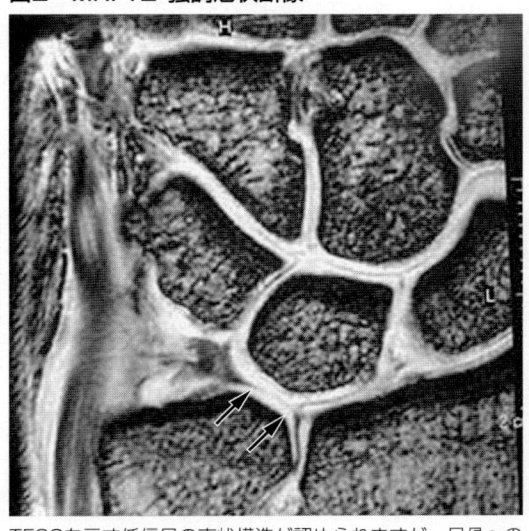

TFCCを示す低信号の索状構造が認められますが，尺骨への連続性が消失しており（→），断裂していると考えられます。

正常

図3　MRIプロトン密度強調冠状断像

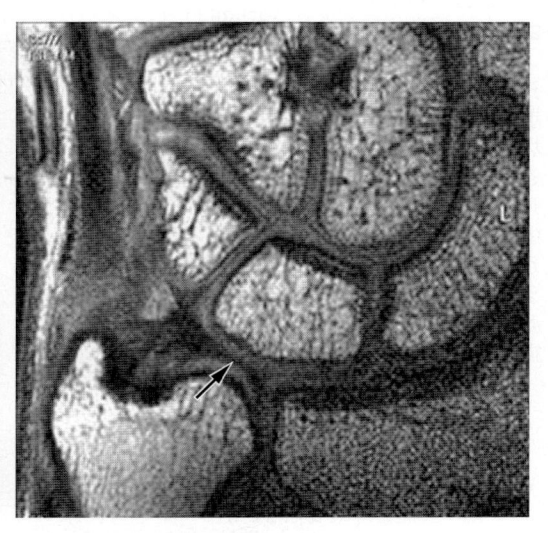

図4　MRI T2*強調冠状断像

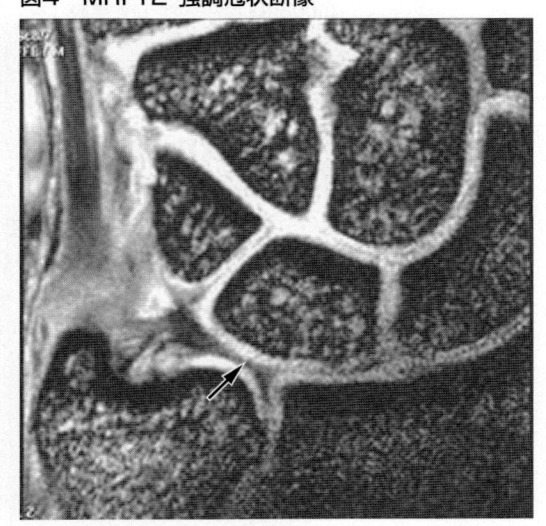

正常の線維軟骨を反映した低信号領域が尺骨から橈骨まで連続して認められます（→）。手根骨（月状骨）への線維の形態や信号輝度も保たれています。

知って得するアラカルト

＊1　TFCC
- 「triangular fibrocartilage complex」のことです。
- 「三角線維軟骨複合体」と呼びます。
- 尺骨の遠位端と近位手根骨列の間にあり，両者の可動性を保持しつつ，衝撃を吸収する役目があるとされています。

●疾患概念

- 「disc proper」と呼ばれる線維軟骨とそれを中心とした靱帯や腱鞘の複合体のことを一括して「三角線維軟骨複合体」と呼び，これに生じる損傷のことを指します。
- 尺骨が橈骨よりも長いpositive ulnar variant〔「キーンベック病」の項，アラカルト＊2（467ページ）を参照してください〕の例では，TFCCにかかる負荷が大きく，損傷を起こしやすいとされています。
- 周囲の骨にも負荷が波及し，骨傷を生じるケースもあります（abutment syndrome＊2）。
- 程度にもよりますが，ひどい例では尺骨の不安定性が生じることもあります。

> **知って得するアラカルト**
>
> **＊2　abutment syndrome**
> ・尺骨頭と近位列の手根骨間の慢性的な衝突により生じる損傷です。
> ・月状骨と尺骨間に生じる衝突が主たる原因です。
> ・その間にはさまれるTFCCにも当然損傷は及びます。

●画像診断技術

modality
- 単純X線撮影
- MRI
- 手関節造影

◆単純X線撮影
- ulnar variantを描出できます。
- 骨の変形，変性は確認できますが，軟部構造における異常を指摘できず，あまり有用ではありません。
- 骨傷のfollow upには有効です。

◆MRI
- 最も有用で鋭敏です。
- TFCCの全景が描出できます。
- 損傷そのものはもちろん，変性や周囲に生じているほかの構造物の損傷や滑膜炎の範囲，程度も描出できます。
- abutment syndromeを生じているケースでは周囲骨の損傷も描出できます。

◆手関節造影
- 手関節腔内に造影剤を注入し，その分布をみる検査です。
- 関節腔外や遠位橈尺関節腔への漏れがあった場合は，非常に高い信頼度で断裂ありと判断ができます。
- 侵襲的であり，患者の負担は前出の検査に比べはるかに高いものとなります。

●画像所見のポイント

◆単純X線撮影
- 単純X線撮影の役割は，骨傷の描出とulnar variantの有無を推測する程度であり，損傷そのものの評価はMRIで行われます。

◆MRI
- TFCCの断裂そのものがMRIで確認できれば診断ができます。
- 周囲に水分が貯留することも多く，分解能が低いMRI検査では損傷と区別がつかなくなることもあります。

Q & A

Q　MRI検査で手関節撮像時に留意することはありますか？

A
・MRIで手関節を撮像する際は磁場中心に撮像部をもってくるため，肩関節を挙上した肢位（クロールで泳ぐときのようなポジションです）を長時間とる必要があります。
・検査前の問診の際に，肩関節にトラブルがないか患者さんご自身に確認をとる方がよいでしょう。

4 関節

1 股関節 正常解剖
anatomy of the hip

新津 守

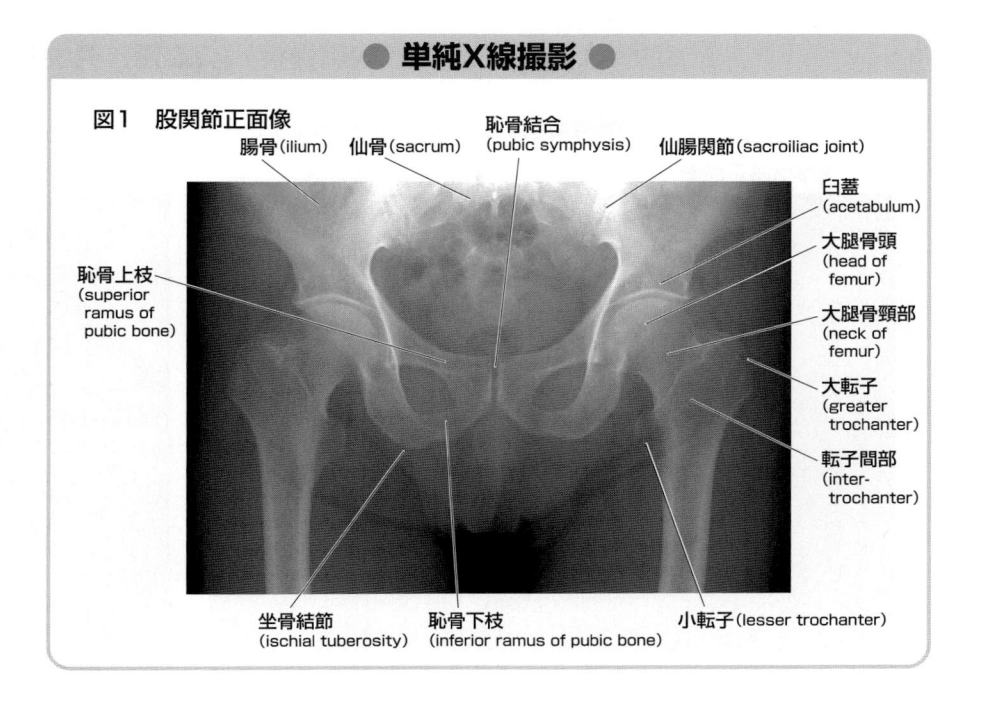

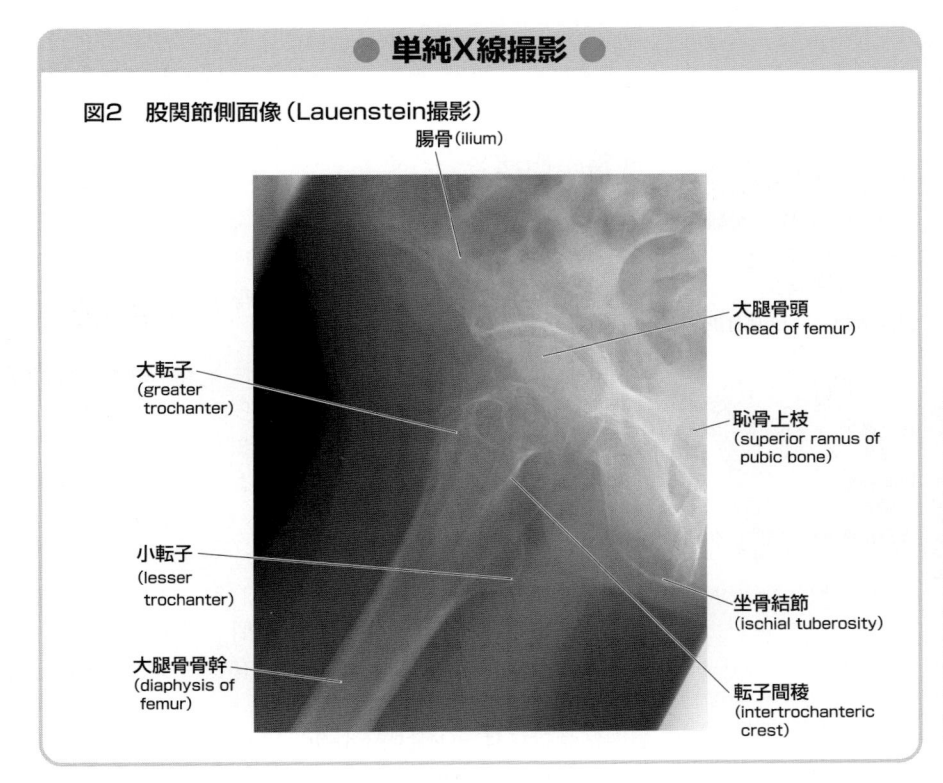

● 単純X線撮影 ●

図1 股関節正面像

- 腸骨 (ilium)
- 仙骨 (sacrum)
- 恥骨結合 (pubic symphysis)
- 仙腸関節 (sacroiliac joint)
- 臼蓋 (acetabulum)
- 大腿骨頭 (head of femur)
- 恥骨上枝 (superior ramus of pubic bone)
- 大腿骨頸部 (neck of femur)
- 大転子 (greater trochanter)
- 転子間部 (inter-trochanter)
- 坐骨結節 (ischial tuberosity)
- 恥骨下枝 (inferior ramus of pubic bone)
- 小転子 (lesser trochanter)

● 単純X線撮影 ●

図2 股関節側面像(Lauenstein撮影)

- 腸骨 (ilium)
- 大腿骨頭 (head of femur)
- 大転子 (greater trochanter)
- 恥骨上枝 (superior ramus of pubic bone)
- 小転子 (lesser trochanter)
- 坐骨結節 (ischial tuberosity)
- 大腿骨骨幹 (diaphysis of femur)
- 転子間稜 (intertrochanteric crest)

関節 — 股関節

2 大腿骨頸部骨折
股関節
femoral neck fracture

症例〔大腿骨頸部骨折（内側骨折）：70歳，男性〕

単純X線撮影

図1　単純X線正面像

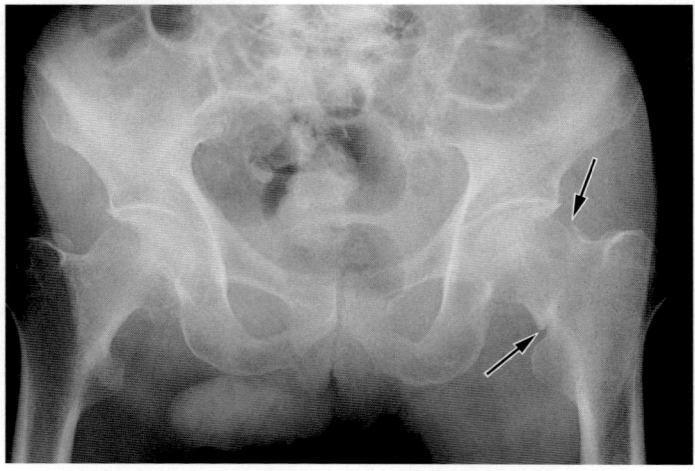

転倒して歩行不能となり，左股関節痛を訴えて来院しました。左股関節の大腿骨頸部を横切る骨折線があり，若干の変位があります（→）。正常例は473ページを参照してください。

MRI

図2　脂肪抑制T2強調冠状断像

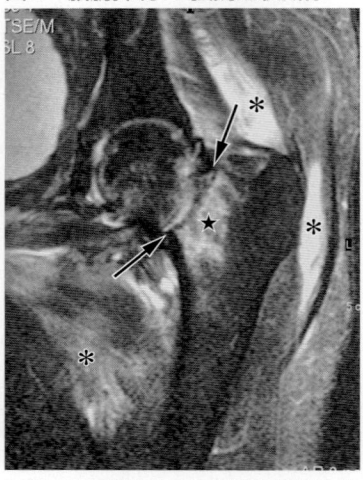

MRIでは骨折線の周囲骨髄に浮腫がみられ（★），股関節周囲にも血腫や筋肉内への浮腫性変化がみられます（*）。

知って得するアラカルト

*1　内側骨折の分類

図3　内側骨折と外側骨折

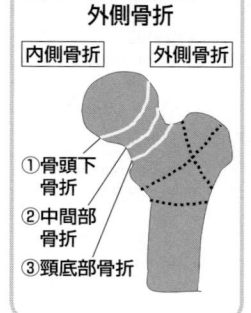

内側骨折／外側骨折
①骨頭下骨折
②中間部骨折
③頸底部骨折

●疾患概念

- 股関節内部の内側骨折と関節包付着部より外側の外側骨折に分けられます。
- 内側骨折が多く，これは骨癒合が得られにくく治療が困難となります。
- 理由は，①関節内骨折のため骨膜性仮骨が形成されない，②頸部側から供給される血流が遮断される，③頸部を横断する骨折線がせん断力により離開しやすいなどがあります。
- 骨粗鬆症，高齢者に多発するため，現在増加中です。
- 骨折後に発生する大腿骨頭壊死が問題となります（MRIが早期診断に有用です）。
- 内側骨折には，①骨頭下骨折，②中間部骨折，③頸底部骨折があります（図3）*1。骨頭下骨折が最も多くみられます。

modality
- 単純X線撮影
- MRI

●画像所見のポイント

◆単純X線撮影
- 骨折線の同定，骨頭の偏位，変形を検索します。

◆MRI
- 単純X線撮影で骨折線が明らかでない症例で骨折の有無を検査します。
- この場合，骨折線自体が描出不明瞭でも周辺の浮腫に対する検出能は高いため，骨折の有無を効率よく検知することが可能です。
- 関節包や関節唇，関節軟骨の損傷程度も把握できます。
- 血腫の有無も検索できます。

4 関節

3 股関節 骨盤骨折（仙骨不全骨折）
insufficiency fracture of the sacrum

● 症例（仙骨不全骨折：83歳，女性）

骨シンチグラフィ
図1　骨シンチグラム

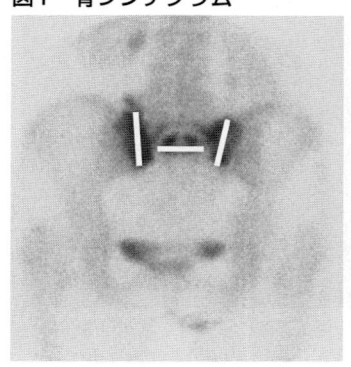

骨シンチグラフィ背面像で仙腸関節に沿う2本の縦線と仙骨を横切る1本の横線がH型を示し，「ホンダ」のHサインを示します。

MRI
図2　脂肪抑制T2強調矢状断像

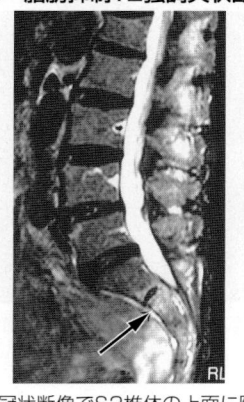

MRI冠状断像でS2椎体の上面に限局する高信号がみられます（→）。

CT
図3　CT（他の症例）

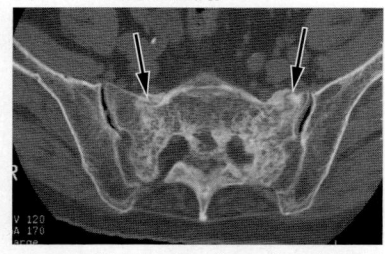

CTでは両側の仙骨翼に仙腸関節に沿う断裂があります（→）。

● 疾患概念

- 骨盤骨折のうち仙骨不全骨折は頻繁に経験されます。
- 特に婦人科悪性疾患に対する放射線療法の全骨盤照射後に頻発します。
- これは元来，高齢女性で骨粗鬆症を合併する場合が多く，さらに放射線療法で骨が「脆弱」になるためです。
- 単純X線撮影での指摘は困難であることが多く，MRI（または骨シンチグラフィ）が有効です。
- 骨シンチグラフィでの「ホンダ」のHサインが有名です。
- 典型的なHサインを示さない場合も多く，特に悪性疾患の骨転移が疑われる症例では，骨シンチグラフィのみでの診断は困難で，ほかの画像法が必要となります。
- 骨シンチグラフィは骨折に対する感度は高いのですが，特異性に欠け，現在はMRIが用いられることが多くなっています。

知って得するアラカルト

脆弱骨骨折，不全（骨）骨折とは

- 骨粗鬆症，骨軟化症，放射線治療後など「脆弱，不全」状態にある骨に軽微な外力が加わった場合に発生するストレス骨折の一種のことをいいます（これに対して，「疲労骨折」は健常な骨におけるストレス骨折のことです）。
- 椎体や脛骨，腓骨，踵骨に好発し，なかでも骨盤骨が多くみられます。
- 骨盤では恥骨結合，恥骨枝，臼蓋，仙骨部が多くなります。

modality
- 単純X線撮影
- CT
- MRI
- 骨シンチグラフィ

● 画像所見のポイント

◇ **単純X線撮影**
- 単純X線撮影での指摘は困難であることが多くなります（高齢者が多い，骨粗鬆症などにより，骨塩の減少が著しい場合）。

◇ **CT**
- 骨塩の減少が著しい場合はCTを用いても骨折部の描出が困難である場合があります。

◇ **MRI**
- MRIではほかの骨折と同様にT1強調画像で低信号の帯状域を認め，脂肪抑制T2強調画像では高信号を示します。

◇ **骨シンチグラフィ**
- シンチグラフィで，両側の仙腸関節に沿う2本の縦線と仙骨を横切る1本の横線がH型を示し上に向かって開いているので，車の「ホンダ」のHサインともいわれます。仙骨を横切るレベルは第2仙椎上面が多くみられます。

関節－股関節

4 股関節 大腿骨頭壊死症
necrosis of the femoral head

症例1（大腿骨頭壊死症①：37歳，男性）

MRI

図1　T1強調冠状断像

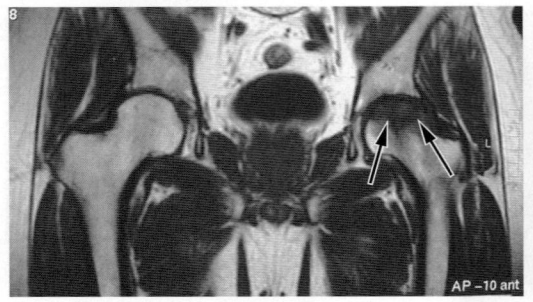

図2　脂肪抑制T2強調冠状断像

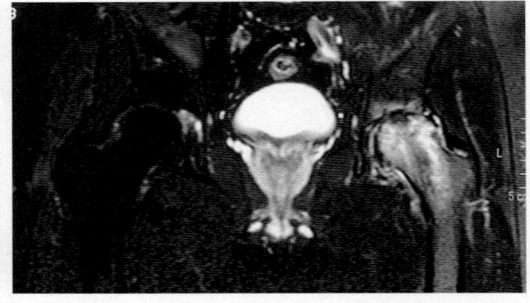

左大腿骨頭の頭側部に半球状の異常信号域があります（→）。正常例は右大腿骨頭を参照してください。

脂肪抑制T2強調画像では広範囲に高信号を示す浮腫性変化が広がります。

症例2（大腿骨頭壊死症②：41歳，男性）

MRI

図3　T1強調矢状断像

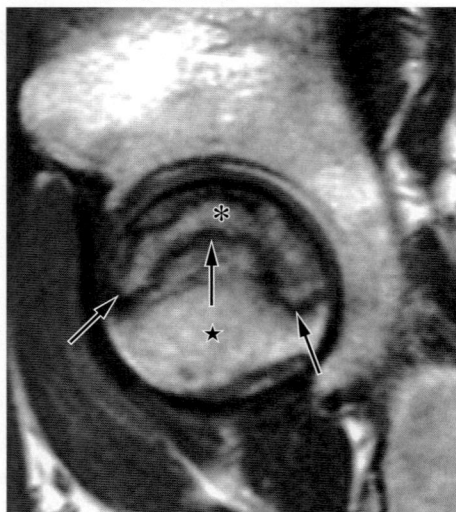

壊死部分の中心部は壊死骨梁と脂肪壊死を含みT1強調画像で高信号（＊），それの外側の同じくT1強調画像で高信号を示す正常骨髄（★）との間に，屈曲蛇行する特徴的な低信号帯がみられます（→）。

●疾患概念

- 大腿骨頭への血流途絶による壊死のことです。
- 骨端線閉鎖後の成人に発症します。
- 原因不明の特発性と先行病変が存在する症候性に分けられます。
- 特にステロイド投与中に頻発し、これは20歳代にピークをもち、女性に多くみられます。全身性エリテマトーシス(SLE)などの膠原病でも頻発するため、SLEでステロイド治療中の若年女性は非常に危険性が高くなります。
- アルコール性は40歳代、男性に多く発症します。
- 大腿骨頸部骨折、股関節脱臼などの外傷に続発するものも多くみられます。
- 両側発生が多く50%以上になり、特にステロイド性は70%に及びます。
- MRIでは両側を含めた検査(冠状断像や横断像)が必要となります。

modality
- 単純X線撮影
- MRI
- 骨シンチグラフィ

●画像所見のポイント

◆ 単純X線撮影
- 初期には骨硬化や局所的透亮化の変化のみで、所見のみられないことも多くあります。
- 骨頭関節面の陥凹などの変形は病期が進行しないとみられません。

◆ MRI
- MRIで壊死範囲の決定を行います。
- T1強調画像と脂肪抑制T2強調画像が有効です。
- 壊死部は壊死骨梁と脂肪壊死を含み、T1強調画像で高信号を示します。それを取り巻く線維性肉芽と新生骨添加の部分は屈曲蛇行する低信号帯としてみられ、さらにその周囲の正常骨髄はT1強調高信号を示します。

◆ 骨シンチグラフィ
- 壊死の検知には以前は感度の高い骨シンチグラフィが使用されていましたが、特異性に欠け、現在はMRIが用いられています。

知って得するアラカルト

寛骨とは
・寛骨とは、「腸骨」「坐骨」「恥骨」の融合した全体の骨の名称であり、その名のとおり人体中で最も「広い骨」となります。成人までにこれらは癒合しますが、その接合部位は臼蓋に中心をもつY字型であり、若年者で軟骨結合のときは「Y字軟骨」と呼ばれます。

5 発育性股関節脱臼
股関節
developmental dislocation(dysplasia) of the hip (DDH)

● 症例1（発育性股関節脱臼①：10カ月，女児）●

MRI

図1　T2*強調冠状断像

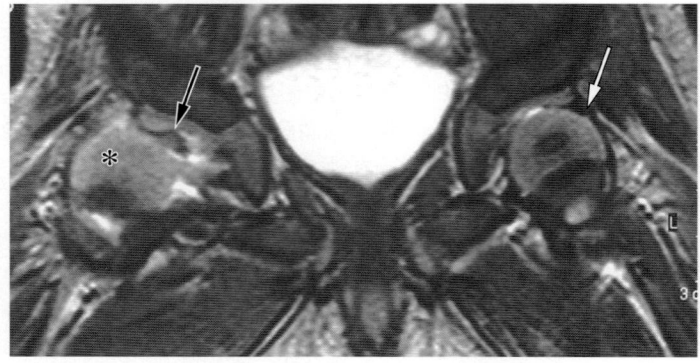

図2　T2*強調冠状断像（3カ月後）

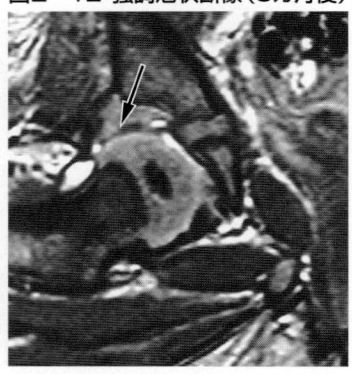

右大腿骨頭（＊）は外側に変位しており，関節唇の肥厚と内反がみられます（→）。左の正常股関節とその関節唇（⇒）との比較ができます。

装具使用による整復治療により，3カ月後には脱臼は整復され，関節唇も正常の位置，形態となりました（→）。

● 症例2（発育性股関節脱臼②：2歳，女児）●

MRI

図3　T2*強調冠状断像

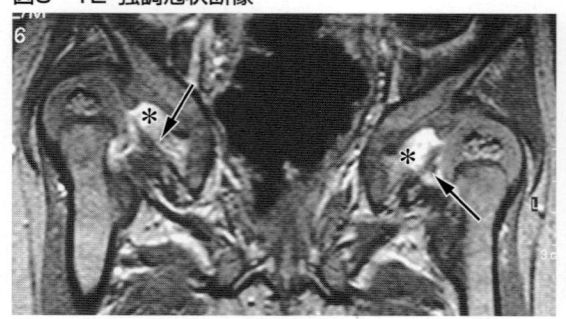

図4　T2*強調横断像

ほかの整復障害因子として，大腿骨頭靭帯の肥厚と延長（→），臼蓋底脂肪織の増生（＊）が認められます。

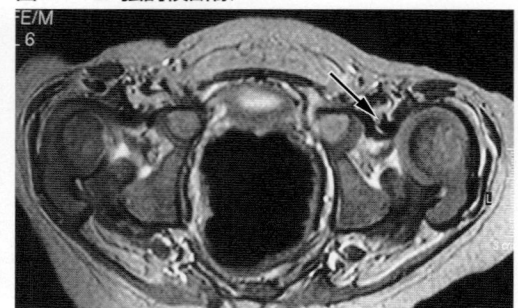

同様に，整復障害因子として腸腰筋による関節包の圧排（→）が認められます。

疾患概念

- 出生前後に大腿骨頭が股関節包の内部で脱臼している状態をいいます。
- 以前は「先天性（congenital）股関節脱臼」といわれていました（CDH）が，原因は股関節周囲軟部組織の弛緩といわれ，発育過程での脱臼であるため，「発育性股関節脱臼」という名称に代わりました。
- オムツなどによる股関節の強制伸展がその原因の1つといわれます。
- 発生率は0.1〜0.3％で女児に圧倒的に多く発生します。
- 画像診断の役割は脱臼の程度の把握と整復障害因子の検索にあります。
- 整復障害因子には，①関節唇の肥厚と内反，②大腿骨頭靱帯の肥厚と延長，③腸腰筋による関節包の圧排，④臼蓋底脂肪織の増生があります。

modality

- 単純X線撮影
- MRI

画像所見のポイント

単純X線撮影

- 脱臼の程度の把握に必須で，各種の測定法があります。

MRI

- 整復障害因子の検索に非常に有効です。
- 片側の脱臼の場合は，健側との比較が重要となります。
- 年少者であるため画質が鮮明でないことも多く，検査時の鎮静にも手間がかかる検査といえます。

知って得するアラカルト

小骨盤腔とは

- 骨盤を上から見ると，岬角から寛骨の弓状線，恥骨櫛を経て恥骨結合上縁にいたるリングが形成されます。これを「分界線」といい，その上を「大骨盤」，下を「小骨盤」と呼びます。つまり，子宮や膀胱，直腸など骨盤内臓器を格納するのはこの小骨盤であり，英語では「lessor pelvis」，別名「true pelvis」といいます。
- また，分界線は産科学で使用される骨盤上口の辺縁です。したがって，腹部単純X線写真正面像でみられる腸骨の下縁から恥骨上枝のラインより分界線は仙骨の部分でかなり上であることに注意しましょう。

【股関節の参考文献】

1) 江原　茂：骨・関節の画像診断．金原出版，1995．
2) 藤本　肇：MRI骨・関節アトラス．コンパクトMRIシリーズ 第1版．ベクトルコア，2000．
3) 河野　敦：骨関節X線解剖ハンドブック．中外医学社，1998．

4 関節

1 膝関節 正常解剖
anatomy of the knee

新津 守

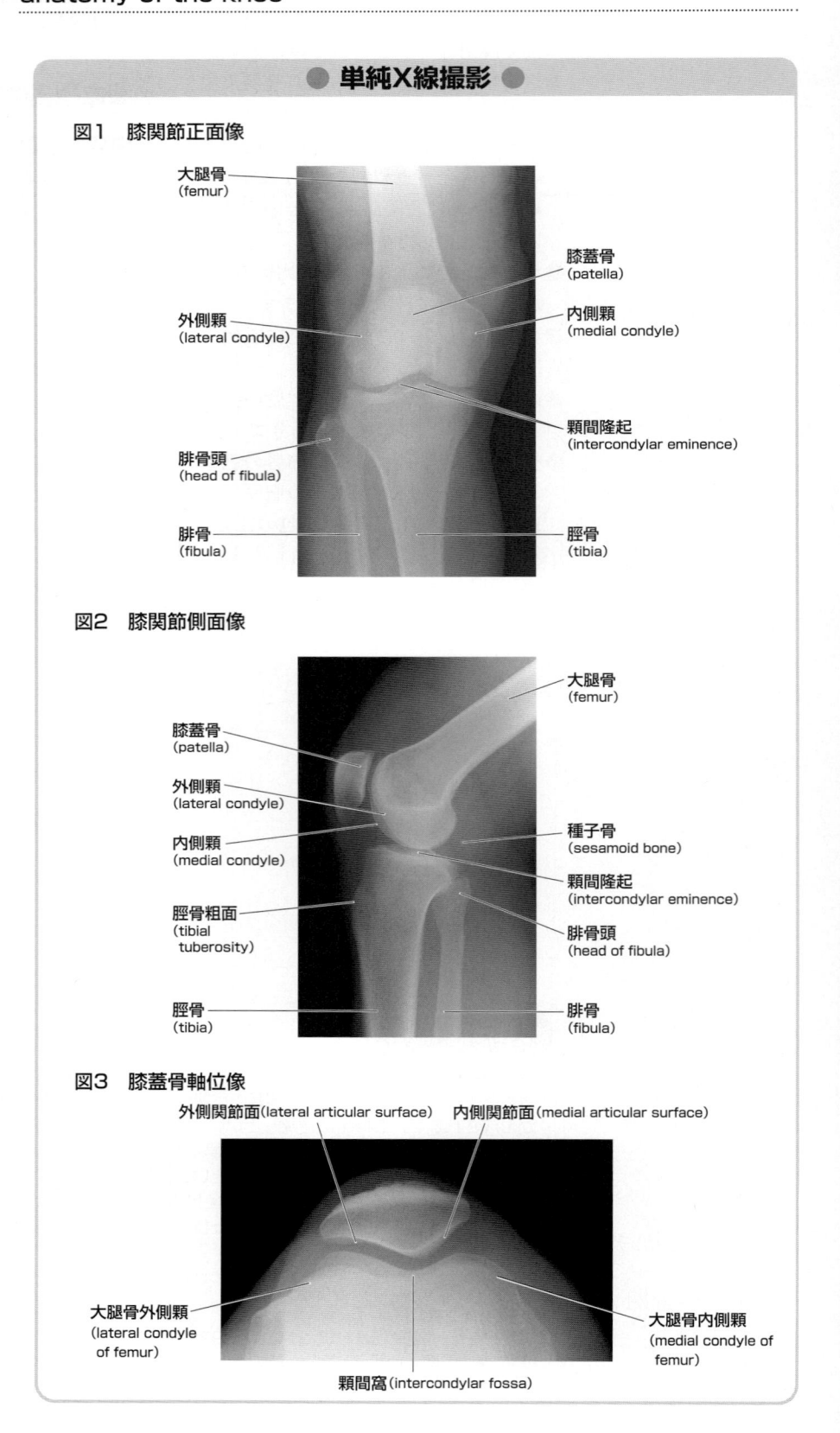

● 単純X線撮影 ●

図1 膝関節正面像

- 大腿骨 (femur)
- 膝蓋骨 (patella)
- 外側顆 (lateral condyle)
- 内側顆 (medial condyle)
- 顆間隆起 (intercondylar eminence)
- 腓骨頭 (head of fibula)
- 腓骨 (fibula)
- 脛骨 (tibia)

図2 膝関節側面像

- 大腿骨 (femur)
- 膝蓋骨 (patella)
- 外側顆 (lateral condyle)
- 内側顆 (medial condyle)
- 種子骨 (sesamoid bone)
- 顆間隆起 (intercondylar eminence)
- 脛骨粗面 (tibial tuberosity)
- 腓骨頭 (head of fibula)
- 脛骨 (tibia)
- 腓骨 (fibula)

図3 膝蓋骨軸位像

- 外側関節面 (lateral articular surface)
- 内側関節面 (medial articular surface)
- 大腿骨外側顆 (lateral condyle of femur)
- 大腿骨内側顆 (medial condyle of femur)
- 顆間窩 (intercondylar fossa)

4 関節

2 膝関節 前十字靱帯断裂
ACL tear

● 症例と正常画像 ●

前十字靱帯完全断裂（24歳，男性）

図1 MRIプロトン密度強調矢状断像

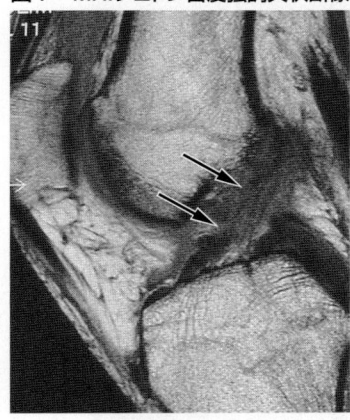

靱帯中央部での断裂です。前十字靱帯は靱帯中央部で不連続であり断裂を示します（→）。

図2 MRIプロトン密度強調矢状断像

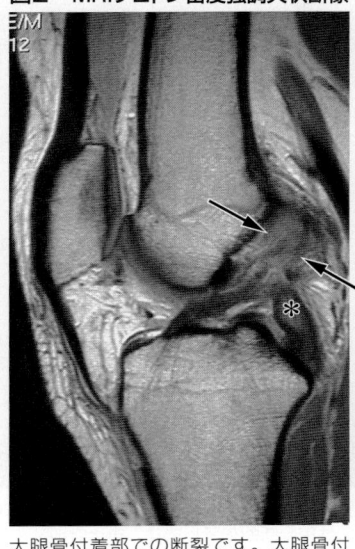

大腿骨付着部での断裂です。大腿骨付着部でも前十字靱帯断裂が頻繁にみられます（→）。後十字靱帯損傷も伴っています（*）。

正常

図3 MRIプロトン密度強調矢状断像

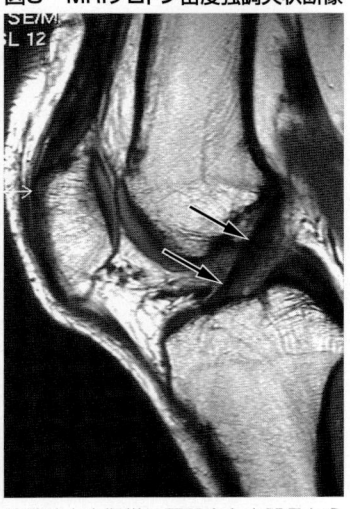

健常前十字靱帯は顆間窩を大腿骨から脛骨付着部へ向けて緩やかなカーブを描いて低信号に描出されます（→）。

● 症例2〔前十字靱帯剥離骨折（脛骨顆間隆起剥離骨折）：26歳，男性〕●

単純X線撮影
図4 単純X線側面像

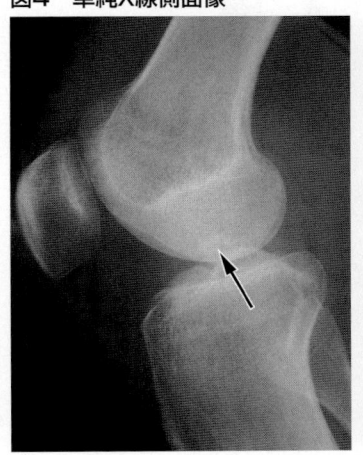

MRI
図5 プロトン密度強調矢状断像

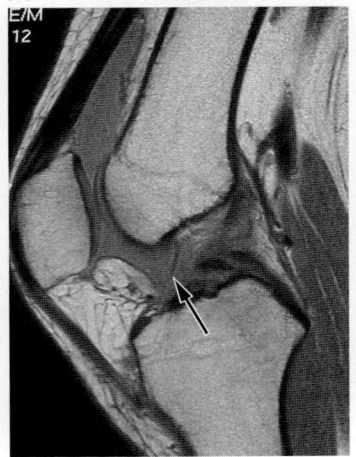

単純X線撮影
図6 単純X線正面像

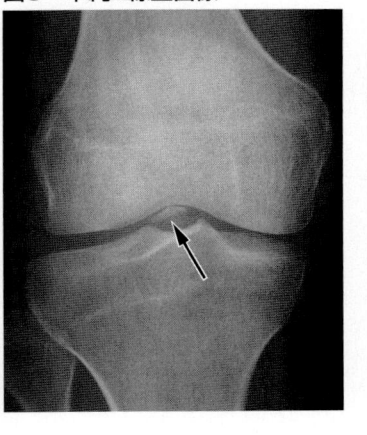

剥離骨片は頭側へ遊離しています（→）。MRIで剥離骨片の大きさ，位置を確認し，靱帯実質に損傷がないかをチェックします。

関節 — 膝関節

症例3（陳旧性前十字靱帯断裂：37歳，男性，受傷後約2年）

4枚の連続するMRIプロトン密度強調矢状断像

図7　靱帯の消失

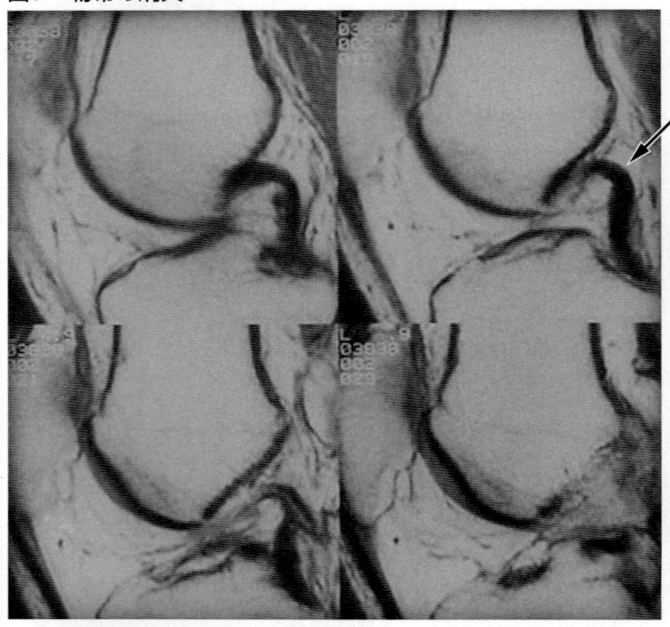

大腿骨顆間部にてわずかな索状物を残して前十字靱帯はまったくみられず，陳旧性完全断裂を示します。後十字靱帯も鋭角に屈曲しており（→），ACL断裂の2次的所見となります。

症例4（陳旧性前十字靱帯断裂（過長な索状物を示す場合）：40歳，男性）

MRIプロトン密度強調矢状断像

図8　靱帯のたわみ

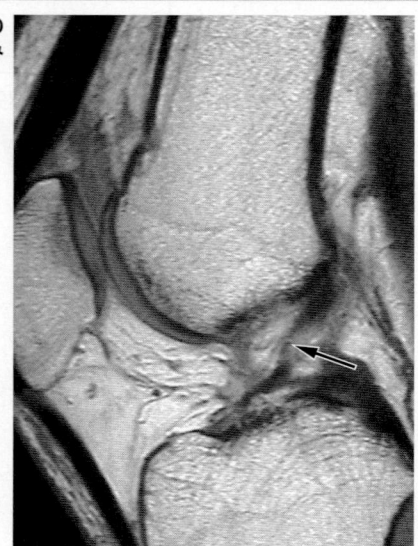

顆間窩に索状物が連続しますが，たわんでいます（→）。断裂靱帯を置換した瘢痕組織です。

●疾患概念

- 前十字靱帯（ACL）は長さ平均38mm，幅11mmで，らせん状によじれて走行します。
- 大腿骨付着部は長さが約23mmで，脛骨付着部に比べて小さく解剖的にも脆弱であり，断裂が多発します。
- 脛骨へは顆間隆起の前方に扇状に散開して付着し，脛骨付着部の長さは平均30mmです（大腿骨付着部より大きくなります）。したがって，脛骨付着部の靱帯断裂は少なく，骨の強度が未熟な若年者では前十字靱帯付着部の顆間隆起の剥離骨折が起きやすくなります。
- 前十字靱帯完全断裂は靱帯線維の完全な断裂で約7割が靱帯中央部での断裂，次いで大腿骨付着部が約2割となります。
- 前十字靱帯陳旧性断裂は受傷から約8週間以上経過したもので，断裂靱帯はさまざまな様相を呈します。
- なかには靱帯がほとんど消失する場合があり，損傷を受けた靱帯は次第に吸収され，受傷後数年を経ると顆間窩に靱帯線維がまったく存在しないことがあります。
- 陳旧性断裂には過長な索状物を示す場合もあります。これは，顆間窩に索状物が連続するが過長である場合であり，断裂靱帯を置換した瘢痕組織を示します。

●modality

- 単純X線撮影
- MRI

●画像所見のポイント

◆ 単純X線撮影

- 靱帯自体の損傷は描出されません。
- 随伴する骨折，特に剥離骨折には有効です。
- ほかに血腫や関節液貯留を検索します。

◆ MRI

- 健常前十字靱帯は顆間窩を大腿骨から脛骨付着部へ向けて緩やかなカーブを描いて走行し，あらゆる撮像法で低信号を示します。ただし，前十字靱帯は後十字靱帯に比べてやや高信号に描出される場合が多くなります。
- 前十字靱帯の断裂所見は靱帯線維の不連続であり，完全断裂の診断は比較的容易で正診率は90％以上となります。剥離骨折の場合，単純X線撮影で骨片が不明瞭な場合にはMRIで剥離骨片の大きさ，位置を確認します。また，同時に前十字靱帯の実質に損傷がないかを確認します。

Q & A

Q: 本書ではプロトン密度強調画像を用いていますがT1強調画像はなぜ使わないのですか？

A: 関節のMRIでは「T1強調画像」はあまり意味がありません。なぜならば，T1強調画像では半月板や靱帯が「黒」，関節液が「黒」，関節軟骨も「黒」で，ほとんどコントラストがつかないからです。そこで，TRを1500msec位に延長し「プロトン密度強調画像もどき」で撮影するとこれらのコントラストが改善します。もちろん，骨腫瘍や軟部腫瘍，出血性病変にはT1強調画像は有効ですが，関節に関してはT1強調画像を撮るならば，その代わりにTRを若干延長した「プロトン密度強調画像もどき」で撮像することをお勧めします。

4 関節

3 後十字靱帯断裂 （膝関節）
PCL tear

● 症例と正常画像 ●

後十字靱帯完全断裂（38歳，女性）
図1　MRIプロトン密度強調矢状断像

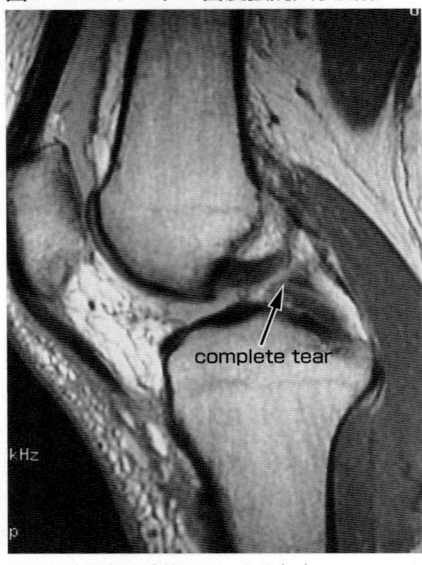

PCLは中間部で途絶しています（→）。

正常
図2　MRIプロトン密度強調矢状断像

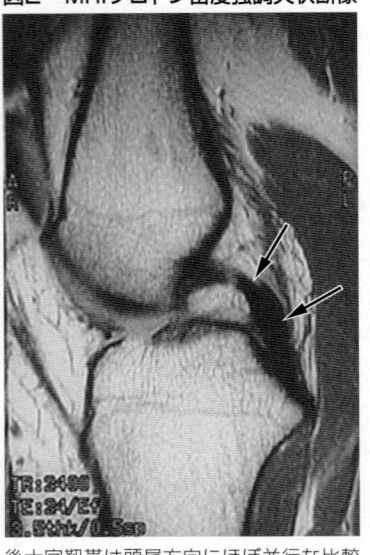

後十字靱帯は頭尾方向にほぼ並行な比較的太い低信号の索状物としてみられます（→）。

● 症例2（後十字靱帯不完全断裂：19歳，男性） ●

MRI
図3　T2*強調矢状断像

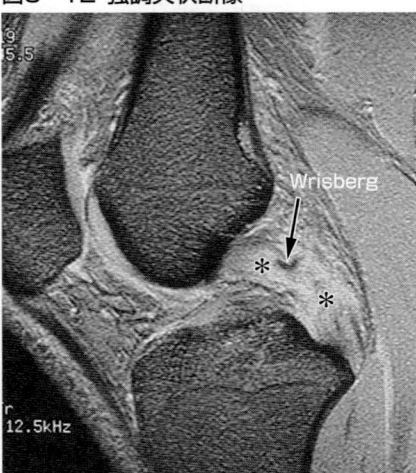

PCLは辺縁部の線維は連続性を保ちますが，全長にわたって腫脹し実質部に高信号がみられ（＊），靱帯内損傷を示します。半月大腿靱帯であるWrisberg靱帯により挟み込まれる（→）ように存在します。

症例3（後十字靭帯付着部剥離骨折：70歳，女性）

MRI

図4　T2*強調矢状断像

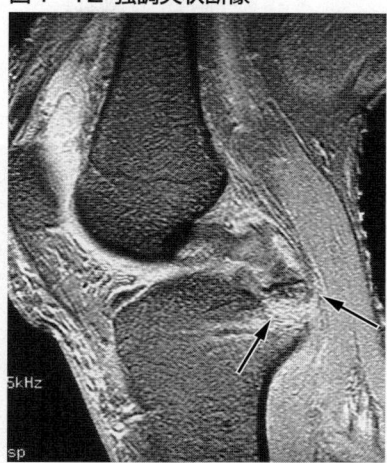

PCLは脛骨付着部で剥離し，無信号を示す数mm大の骨片が認められます（→）。

● 疾患概念

- 後十字靭帯（PCL）は長さ平均38mm，幅13mmで脛骨側にいくにつれてやや先細りをし，関節包に一部埋没します。脛骨付着部は関節面から1cm下方となります。
- PCLはACLに比べて2倍近くの太さをもち，また，ほかの膝の靭帯に比べても2倍以上の張力を有します。血流も豊富です。
- PCL断裂は徒手検査による診断能は低いためMRIの役割は重要となります。
- PCL断裂は以下に分類され，そのMRI所見は，以下のようです。

  ①**完全断裂**：靭帯線維の途絶，または消失。
  ②**不完全断裂（靭帯内損傷）**：靭帯全体としての連続性はみられ，特に辺縁部の線維は連続性を保ちます。靭帯全長にわたって腫脹し，内部の実質部全体に高信号がみられる場合が多いのが特徴です。
  ③**後十字靭帯付着部剥離骨折**：PCLは脛骨付着部で剥離骨折しやすくなります。若年者に多いACLの場合に対して，PCL剥離骨折は成人，高齢者に多くみられます。

modality
- 単純X線撮影
- MRI

● 画像所見のポイント

◆ 単純X線撮影
- 前十字靭帯と同様に靭帯自体の損傷は描出されません。
- 後十字靭帯には強大な外力が必要で，そのために随伴する骨折の有無を検索します。
- 後十字靭帯剥離骨折は高齢者に多くみられますが，骨粗鬆症などにより，単純X線撮影で指摘できない場合もあります。

◆ MRI
- PCLは，ACLのように顆間部を斜走することなく頭尾方向にほぼ並行に走行するため，MRI矢状断像での描出が容易であり，通常の検査で健常PCLを描出できない場合はまずありません。

知って得するアラカルト

後十字靭帯断裂の長期経過は？

- 後十字靭帯断裂の経過を長期間に追うと，MRIで高信号化していた後十字靭帯内部の信号が正常にみえることがあります。
- 靭帯内損傷の修復は靭帯線維全体にわたって行われるため，陳旧性前十字靭帯損傷の場合とは異なり，靭帯自体が「やせる」ことは少なくなります。これにはPCLの豊富な血流が関与しているといわれます。

関節―膝関節

4 膝関節 内側側副靱帯断裂
MCL tear

● 症例と正常画像 ●

MCL微細断裂（grade1）（26歳，男性）

図1　MRI T2*強調冠状断像

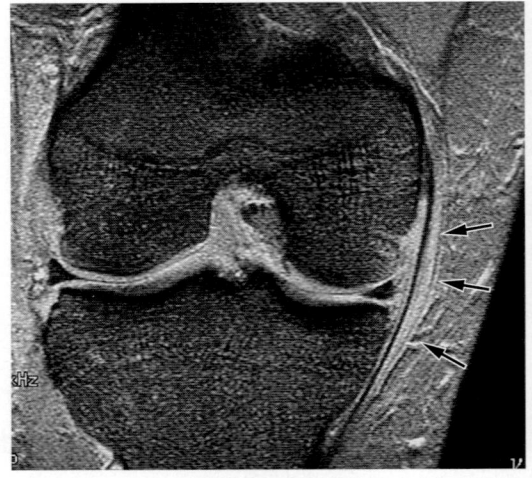

MCL浅層に沿って 微細断裂による浮腫を示す高信号域がみられます（→）。

正　常

図2　MRI T2*強調冠状断像

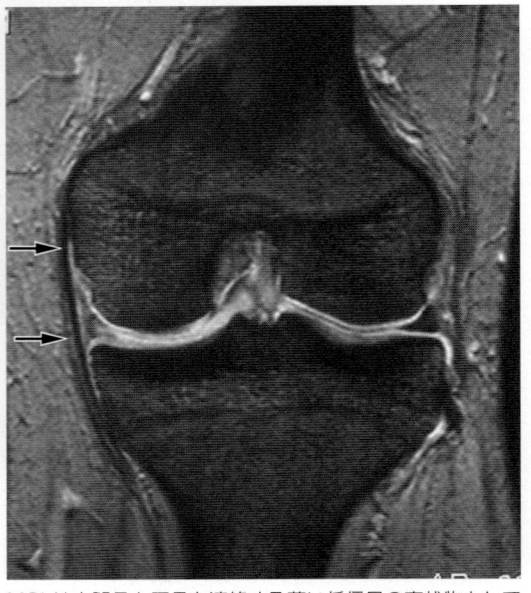

MCLは大腿骨と脛骨を連絡する薄い低信号の索状物としてみられます（→）。

● 症例2〔MCL部分断裂（grade2）：28歳，女性〕 ●

MRI

図3　T2*強調冠状断像

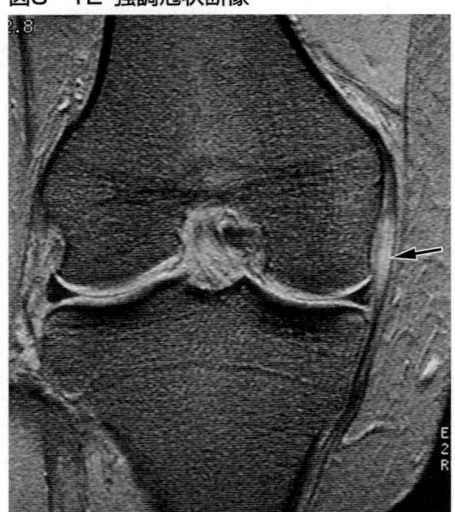

MCL浅層は大腿骨側で一部，不連続で部分的な高信号がみられます（→）。

症例3〔MCL完全断裂(grade3):53歳,女性〕

MRI

図4　T2*強調冠状断像

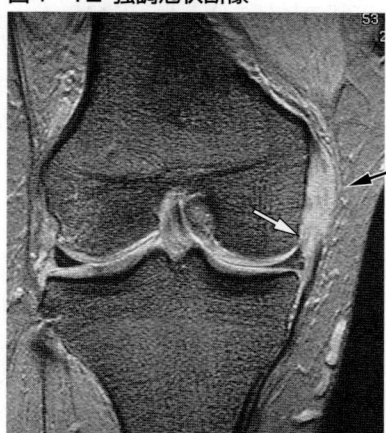

MCL上部が完全断裂を示し(→),周囲に著明な浮腫性変化が広がります。この例ではMCL深層も断裂が認められます(⇒)。

症例4〔陳旧性MCL断裂(瘢痕肥厚):31歳,男性〕

MRI

図5　T2*強調冠状断像

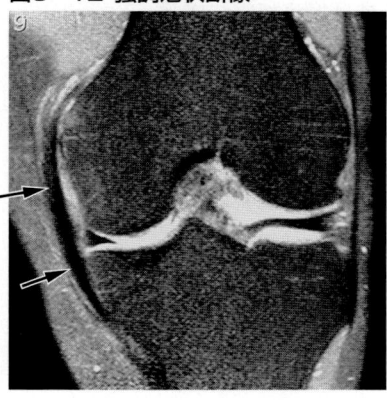

断裂後の靱帯組織は瘢痕組織に置換され,非常に厚く認められます。一見,健常靱帯があるようにみえます(→)。

●疾患概念

- 内側側副靱帯(MCL)は一般的には2つの層に大別され,①MCL浅層(別名tibial collateral ligament)と②MCL深層(膝の内側関節包の一部)に分けられます(**図6**)。
- MCL浅層は関節裂隙の7〜8cm下方の脛骨(かなり下であることに要注意)に付着します。
- 深層は内側半月板に強固に付着し,

図6　MCLの模式図

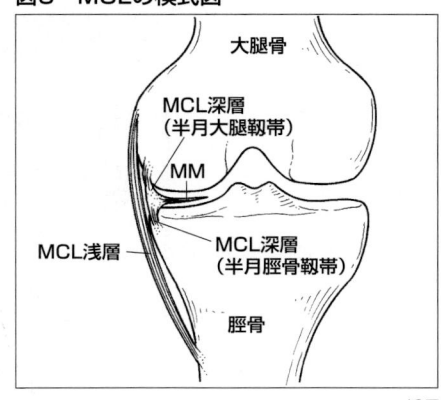

- 大腿骨
- MCL深層(半月大腿靱帯)
- MM
- MCL浅層
- MCL深層(半月脛骨靱帯)
- 脛骨

関節―膝関節

内側側副靱帯断裂

知って得するアラカルト

ハムストリングと鵞足について

- 内側ハムストリング（hamstrings）は脛骨上端の内側面に付着（停止）する筋腱の総称で，①縫工筋（起始は上前腸骨棘），②薄筋（恥骨），③半腱様筋（坐骨），④半膜様筋（坐骨）の4つからなります。
- 外側ハムストリングは大腿二頭筋を指しますが，一般にハムストリングといえば内側ハムストリングを指します。
- この内側ハムストリングの4筋のうち，縫工筋，薄筋，半腱様筋の3者は脛骨停止部で癒合して「鵞足」を形成します。
- 半膜様筋はそれよりかなり後方に付着します。

「半月大腿靱帯」「半月脛骨靱帯」とも呼ばれます。
- MCL損傷は膝の靱帯損傷のなかでは最も発生頻度が高くなります。
- MCL単独損傷は下腿の外反により生じやすくなります。
- MCL断裂は臨床的に3つのgradeに分類され，

①**grade1**：微細断裂，靱帯のelongationが主体で，機能的な障害にはなりません。治療も保存的となります。
②**grade2**：部分断裂
③**grade3**：完全断裂

と分けられます。ただし，MRI所見も含めて実際はgrade2と3は鑑別不可能の場合が多くみられます。
- grade1の微細断裂は靱帯のelongationが主体で，機能的な障害にはなりません。治療も保存的となります。
- 断裂後の靱帯組織は瘢痕組織に置換され，MRI上，一見，健常なMCLがあるようにみえる場合でも，機能不全であることが多くなります。

modality

- 単純X線撮影
- MRI

●画像所見のポイント

◆ 単純X線撮影

- 所見がみられないことがよくあります。

◆ MRI

- 通常のMRIではMCL浅層の連続性を評価します。MCL浅層はほかの靱帯と同様にいずれの撮像法でも帯状の低信号構造として描出されます。
- grade1のMCL断裂では，靱帯線維に沿って微細断裂による浮腫を示す高信号域がみられます。
- grade2～3の断裂では，靱帯線維の不連続と，血腫や浮腫による異常信号がみられます。

Q & A

Q　「粗線」と「内転筋結節」とは何ですか？

A
- 大腿骨の後面には上下に走行する表面がざらざらした稜線があり，これを「粗線」と呼びます。これは内転筋群や外側，内側広筋，大腿二頭筋短頭などが付着する部位です。
- その粗線を下にたどると粗線の内側唇が終了する部分の膝の内側上顆は鋭く突出します。これは大内転筋の付着部であり，「内転筋結節」と呼ばれます。

4 関節

5 膝関節 半月板断裂
meniscal tear

● 半月板内部の高信号と断裂 ●

MRIプロトン密度強調画像

図1　内側半月板後節内部の高信号

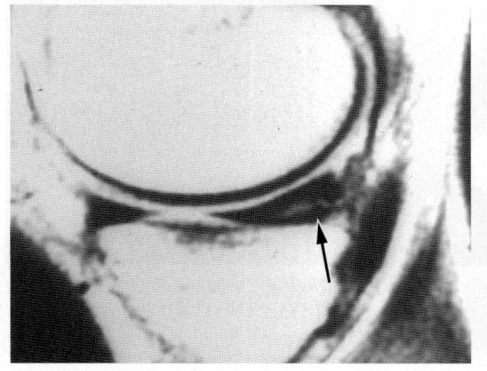

内側半月板後節には線状の高信号が認められますが、関節面に連続しない場合は断裂ではなく、生理的な変性を示します（→）。

図2　内側半月板後節内部の断裂

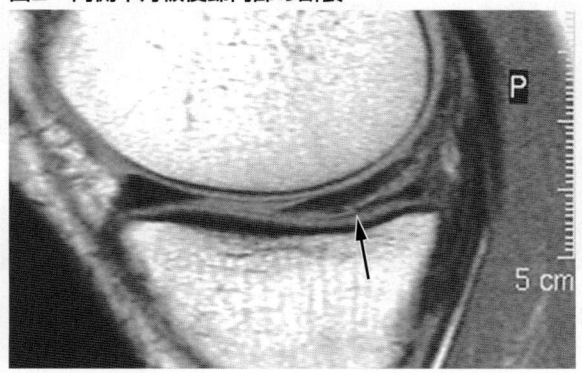

半月板内部に高信号がありますが、半月板の辺縁に達し開口しており（→）、こちらは断裂を示します。

図3　半月板断裂の分類

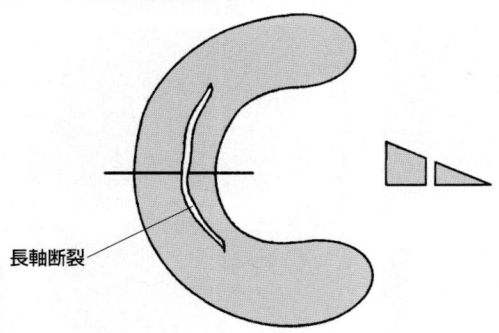

a　垂直断裂（長軸断裂）

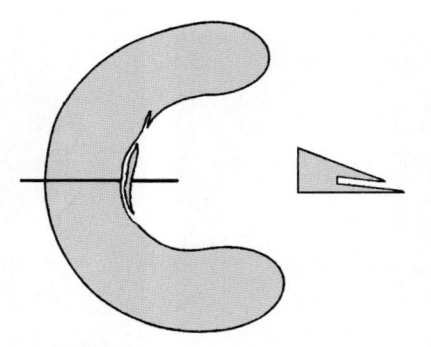

b　水平断裂

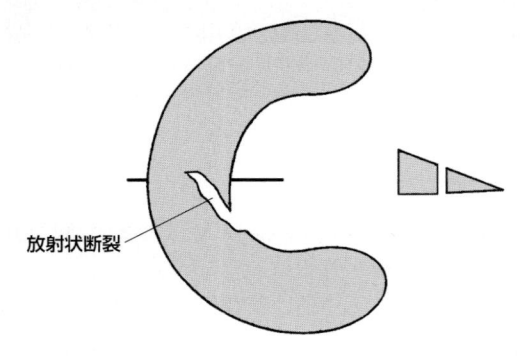

c　放射状断裂

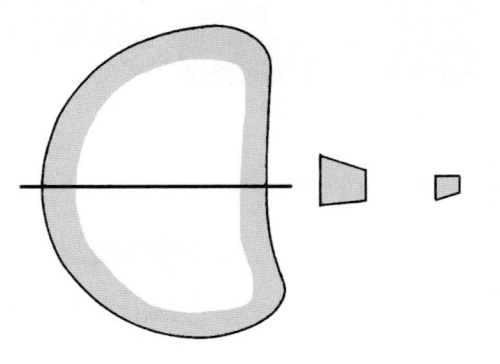

d　バケツ柄断裂

関節─膝関節

症例1〔バケツ柄断裂(bucket handle tear):43歳,男性〕

MRI

図4 プロトン密度強調矢状断像

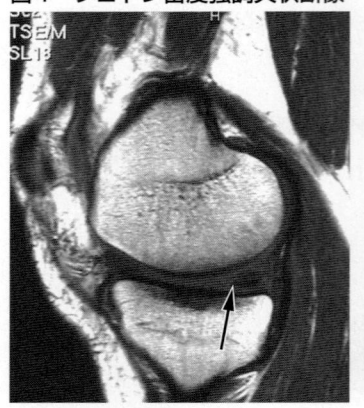

内側半月板後節は断裂を有し,小さい状態です(→)。

図5 顆間部のプロトン密度強調矢状断像

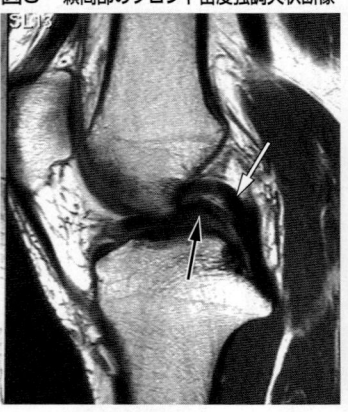

バケツの柄の部分はPCL(⇨)の直下に位置し(→),double PCL signを示します。

図6 T2*強調冠状断像

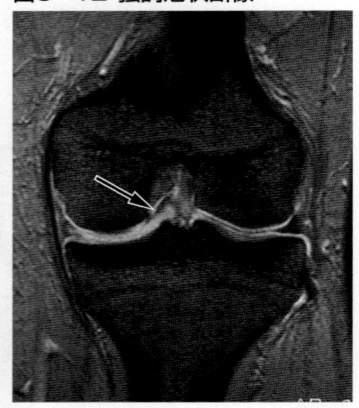

冠状断像で顆間部に変位したバケツの柄の部分がみられます(→)。

症例2(円板状半月:11歳,男児)

単純X線撮影

図7 単純X線正面像

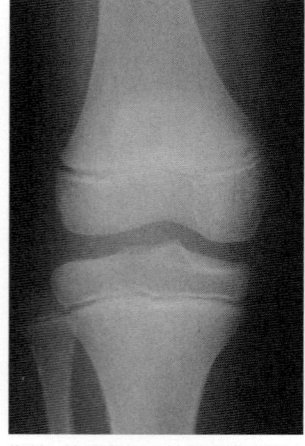

単純X線正面像で外側関節裂隙は広いことがわかります。

MRI

図8 T2*強調矢状断像

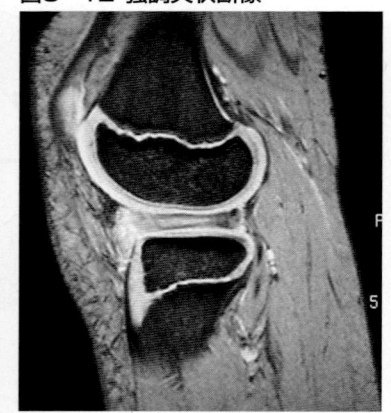

図9 T2*強調冠状断像

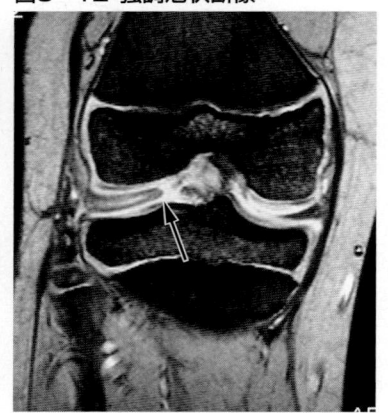

1枚の矢状断像のみでは不明瞭ですが,冠状断像で外側半月板が顆間部近くまで存在しています(→)。内部に変性が強いのですが表面に達する断裂はみられません。

● 疾患概念

- 半月板は線維軟骨からなり,その外周約1/3は血行があり「red zone」と呼ばれ,この部に発生した小断裂は自然治癒が見込まれます。
- これに対し自由縁側は血行がなく「white zone」と呼ばれます(図10)。
- 半月板は3つに大別すると,①前節,②中節,③後節(または前角,体部,後角)となりますが,5つに分けると,①前角,②前節,③中節,④後節,⑤後角となります(図10)。
- 内側半月板は外側半月板より半径は

- 大きく開き気味で、その幅は狭いのが特徴です。
- 内側半月板は辺縁部が厚く全体に大きくなります。特に内側半月板後節は最も厚く5mm程度の高さがあります。
- 外側半月板は半径は小さく、より閉じたC字型に近い状態です。外側半月板の幅は約10mmでほぼ一定となります。
- MRIの半月板断裂の定義は半月板表面に達する内部の高信号か半月板の変形です。
- 内側半月板後節は最も厚く内部に淡い高信号が認められることが多いのですが、関節面に達する断裂を除いて生理的な変性であるといわれており、断裂とはいいません（図1）。
- 半月板断裂の分類は、図3に示すように体の軸に対して垂直断裂と水平断裂に分けられ、半月板を上からみて、長軸断裂と短軸、または放射状断裂に分類されます。
- 有名なバケツ柄断裂（bucket handle tear）は長い距離の長軸、垂直断裂によるものです。断裂により辺縁部から分離した中央部分（バケツの柄に相当）は顆間窩よりに移行します。しかし、前方では前十字靱帯の付着部があるためそれ以上の顆間窩方向の移行は妨げられます。この間隙部分に大腿骨加重面が入り込み、膝のロッキングなど重篤な症状を伴う場合があります。
- バケツ柄断裂は内側半月板の発生が多くみられます。
- 半月板のバケツ柄断裂のときに顆間部へ変位した断裂片がMRIの矢状断像でPCLの下方に存在し、あたかも2本の後十字靱帯PCLがあるようにみえます（double PCL sign）。この顆間部へ変位した断裂片は冠状断像で確認できます。
- 円板状半月（discoid meniscus）は、胎生期の半月板形成過程でC字型の中央部が吸収されずに遺残し円板状を呈するものです。半月板の幅が12mm以上あり、辺縁の高さも5mm以上と高くなります。
- 円板状半月は圧倒的に外側半月板に多く、両膝ともに認められることが多いのが特徴です。東洋人に多いといわれます。
- 正常の半月板に比べて変性や断裂の頻度が高く、比較的軽微な外力で損傷します。

modality
- 単純X線撮影
- MRI

● 画像所見のポイント

◆ 単純X線撮影
- 円板状半月では膝関節腔の開大を示します。

◆ MRI
- 半月板の形態の描出に非常に有効です。

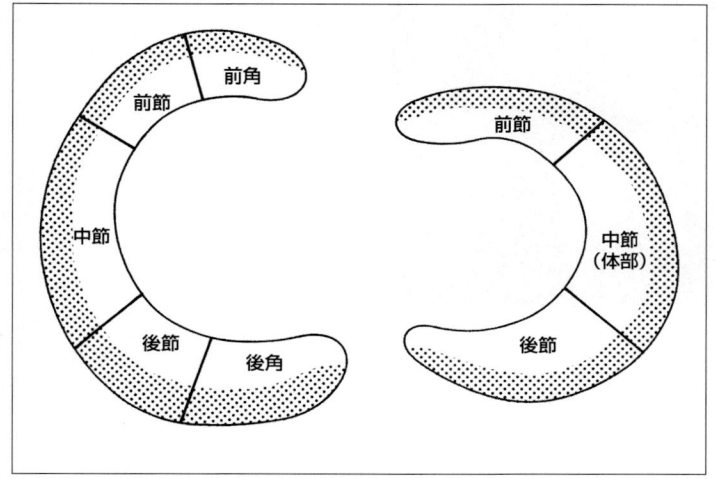

図10　内側半月板と外側半月板

外側半月板 は小さく、より閉じたC字型に近くなります。外周約1/3は血行があり「red zone」と呼ばれます（網掛け部分）。そこに生じた辺縁断裂は自然治癒も期待されます。

6 脛骨高原骨折
膝関節
tibial plateau fracture

症例1〔脛骨高原骨折（local compression型）：62歳，女性〕

単純X線撮影
図1　単純X線正面像

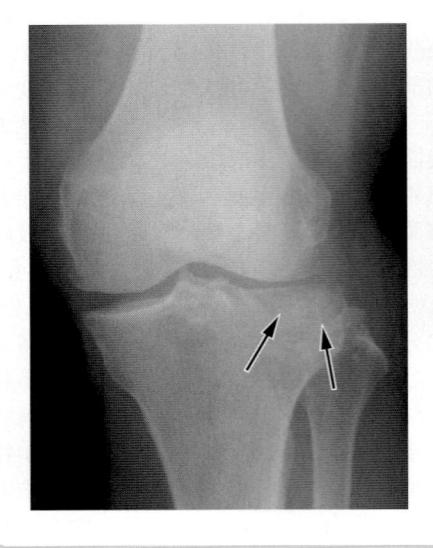

CT
図2　ヘリカルCTによる3次元再構成画像（冠状断像）

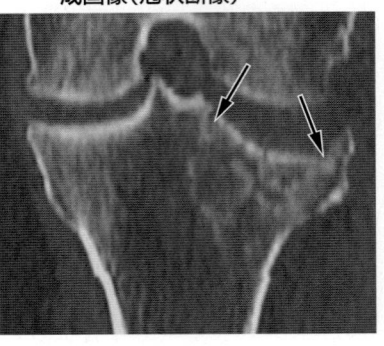

単純X線像，CTで外側脛骨高原に骨折線と皮質の破綻，関節面の陥凹変形がみられます（→）。

症例2（脛骨高原骨折：66歳，女性）

MRI
図3　T1強調矢状断像

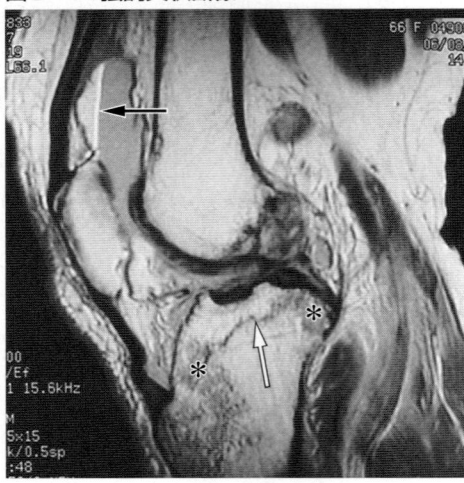

MRIでは斜走する骨折線（⇒）とT1強調画像で低信号（T2強調画像で高信号）を示すbone bruiseが認められます（＊）。膝関節包内には骨折により骨髄より流入した脂肪成分が液面形成を示します（→）。

● 疾患概念

- 骨粗鬆症を伴う高齢者に多くみられます。
- 大腿骨と脛骨の衝突により，多くは脛骨側が骨折します。
- 外反による脛骨外側顆の骨折が多いのが特徴です。
- 内側側副靱帯や十字靱帯の断裂を高頻度に伴います。
- 関節内出血の場合は関節（脂肪）血症となります。
- 関節面の陥没骨折を伴うと，観血的整復が必要となります。

modality
- 単純X線撮影
- CT
- MRI

● 画像所見のポイント

◆ 単純X線撮影
- 骨折線の位置，走行，脛骨高原の変形を探るファーストチョイスの画像法です。
- 描出不明瞭な微細な骨折線や骨片の検出に有効です。

◆ CT
- ヘリカルCTによる3次元再構成画像が有効です。

◆ MRI
- 骨折線とともにbone bruiseが検出されます。
- 関節内血腫や骨髄の関節液への流入もみられます。

Q & A

Q ヘリカルCTで骨折はわかるのですか？

A
- ヘリカルCT登場以前のCTでは人体の横断像のみしか撮影できなかったため，その面内の骨折線なら描出できますが，このページの症例のように，上下方向に走行する骨折線は無理でした。ヘリカルCTは人体の長軸方向にらせん状の軌跡をもって撮影するため，そのデータは3次元的なあつかいが可能です。すなわち，画像を3次元的に再構成（矢状断や冠状断など）することにより，骨の長軸方向の骨折線も描出できるようになりました。
- ヘリカルCT登場以前に四肢の骨や椎体の診断に用いられていた「X線断層撮影」は，被曝が多いこともあり，現在ではほとんど使われなくなりました。

【膝関節の参考文献】
1) 新津　守:膝MRI, 医学書院, 2002.
2) 藤本　肇:MRI骨・関節アトラス. コンパクトMRIシリーズ 第1版, ベクトルコア, 2000.
3) 河野　敦:骨関節X線解剖ハンドブック, 中外医学社, 1998.
4) Hohl M:Tibial condylar fractures. J Bone Joint Surg, 49-A:1455-1467, 1967.

4 関節

1 足・足関節 正常解剖
anatomy of the foot

新津 守

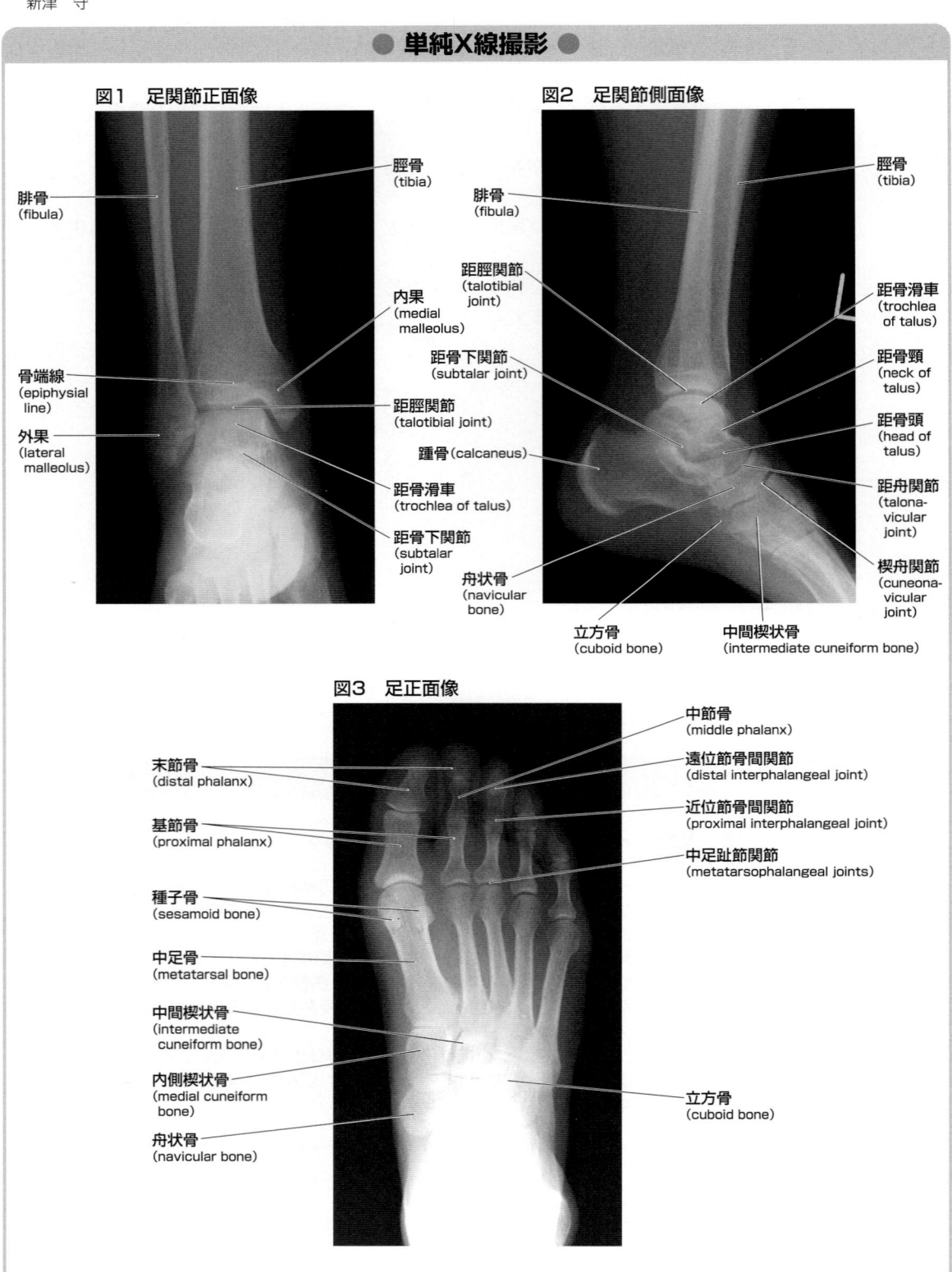

単純X線撮影

図1　足関節正面像

- 腓骨 (fibula)
- 脛骨 (tibia)
- 内果 (medial malleolus)
- 骨端線 (epiphysial line)
- 外果 (lateral malleolus)
- 距腿関節 (talotibial joint)
- 踵骨 (calcaneus)
- 距骨滑車 (trochlea of talus)
- 距骨下関節 (subtalar joint)

図2　足関節側面像

- 脛骨 (tibia)
- 腓骨 (fibula)
- 距腿関節 (talotibial joint)
- 距骨下関節 (subtalar joint)
- 距骨滑車 (trochlea of talus)
- 距骨頸 (neck of talus)
- 距骨頭 (head of talus)
- 距舟関節 (talonavicular joint)
- 楔舟関節 (cuneonavicular joint)
- 舟状骨 (navicular bone)
- 立方骨 (cuboid bone)
- 中間楔状骨 (intermediate cuneiform bone)

図3　足正面像

- 末節骨 (distal phalanx)
- 基節骨 (proximal phalanx)
- 種子骨 (sesamoid bone)
- 中足骨 (metatarsal bone)
- 中間楔状骨 (intermediate cuneiform bone)
- 内側楔状骨 (medial cuneiform bone)
- 舟状骨 (navicular bone)
- 中節骨 (middle phalanx)
- 遠位節骨間関節 (distal interphalangeal joint)
- 近位節骨間関節 (proximal interphalangeal joint)
- 中足趾節関節 (metatarsophalangeal joints)
- 立方骨 (cuboid bone)

4 関節

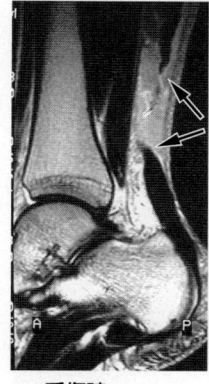

2 足・足関節 アキレス腱断裂
Achilles tendon rupture

● 症例と正常画像 ●

アキレス腱断裂（30歳，男性）

図1　MRI T2強調矢状断像

a　受傷時
アキレス腱は踵骨付着から数cm上で完全断裂を示します（→）。

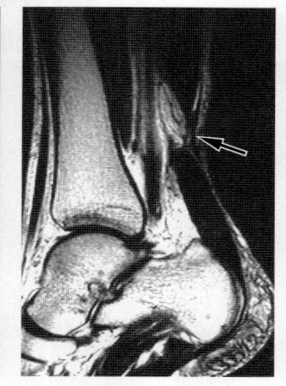

b　1カ月後
受傷後1カ月では断片同士を結合する線維性組織が生じます（→）。

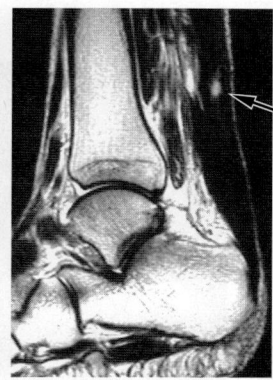

c　3カ月後
3カ月後では一部の高信号（→）を除いて均一な低信号の索条物として再生しています。

正常

図2　MRI T2強調矢状断像

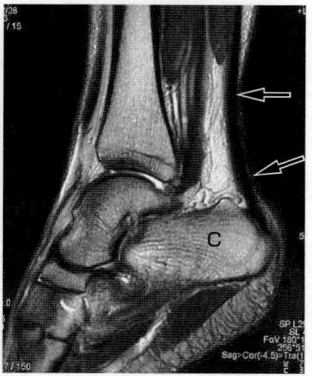

19歳，女性。アキレス腱は踵骨（C）へ付着する弧状の太い，均一な低信号の帯状物としてみられます（→）。

● 疾患概念

- アキレス腱は人体の腱のなかでは最も太く長大な腱で，ヒラメ筋と腓腹筋からなる下腿三頭筋を踵骨へ付着させます。
- 内部はコラーゲン線維の集合であり，T1・T2強調画像ともに均一な低信号を呈します。
- その断裂は日常頻繁に経験され，臨床的に診断は容易となります。
- 断裂部位の同定と断片間の距離がその後の保存療法，手術療法の適応の判断材料となり，MRIの役割はここにあるといえます。

modality
- 単純X線撮影
- MRI

● 画像所見のポイント

◆ 単純X線撮影
- 踵骨折など，骨の合併損傷を検索します。

◆ MRI
- アキレス腱の断裂部位の同定と断片間の距離を測定します。
- 踵骨へ付着する遺残靱帯の長さ，近位側の断片の位置，その間に存在する血腫をMRIで検索します。

4 関節

3 距骨ドームの骨軟骨損傷
足・足関節
osteochondral injury of the talar dome

● 症例と正常画像 ●

距骨ドームの骨軟骨損傷（23歳，男性）

単純X線撮影

図1　単純X線正面像

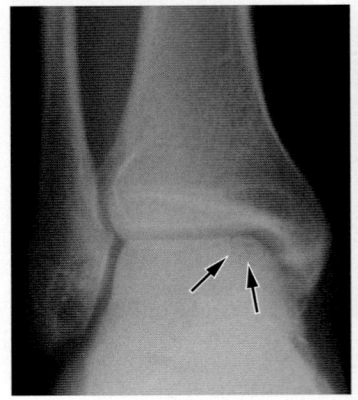

距骨ドームの内側縁に周囲に硬化像を伴う不整な低吸収域があります（→）。

CT

図2　CT

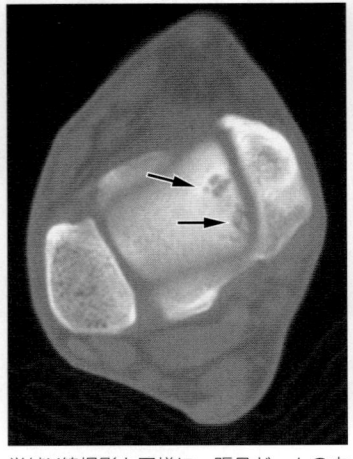

単純X線撮影と同様に，距骨ドームの内側縁に周囲に硬化像を伴う不整な低吸収域があります（→）。

正　常

単純X線撮影

図5　足関節単純X線像

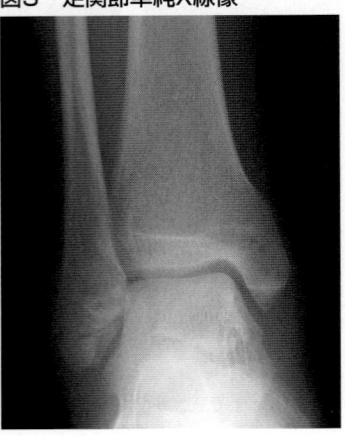

MRI

図3　T1強調冠状断像

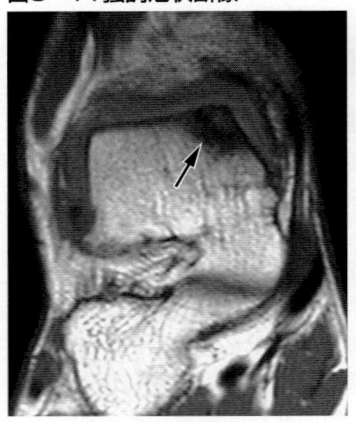

MRIで距骨ドームの内側角にT1強調画像で低信号域がみられます（→）。

図4　脂肪抑制T2強調画像

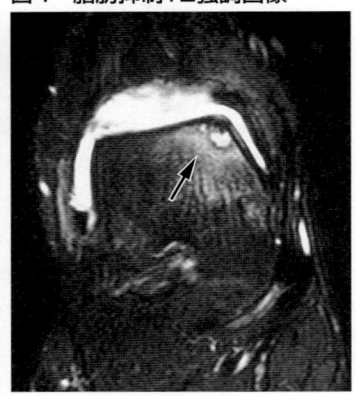

脂肪抑制T2強調画像では関節面直下の液状化巣と周囲の浮腫性変化がみられます。関節軟骨はほぼ保たれており，骨片の遊離や関節液の母床との間隙への流入はみられません。

●疾患概念

- 距骨ドームの内側と外側に発生します。
- 内側型は足関節底屈で内反，外旋により発生します。
- 捻挫と診断されることがよくあります。

●stage分類

stage1：圧迫骨折
stage2：部分剥離骨折
stage3：転位を伴わない全層剥離骨折
stage4：転位を伴う剥離骨折

- 画像診断の役割は骨軟骨片の安定性の評価であり，関節液の骨軟骨片と母床の間隙への流入の有無をチェックします。

●modality

- 単純X線撮影
- MRI

●画像所見のポイント

◆単純X線撮影

- 関節表面の不整，軟骨下骨の硬化，囊胞形成がみられ，剥離骨片も指摘できる場合があります。
- 所見がみられないこともあります。

◆MRI

- MRIは関節軟骨の離断や不整，陥凹，軟骨下骨のbone bruiseの描出に優れています。

Q & A

Q 内果，外果の「果」とはどういう意味ですか？

A ・内果，外果は足関節の内・外の「くるぶし」の解剖名であり，膝や肘などの内側顆，外側顆と漢字が異なります。

【足・足関節の参考文献】
1）江原　茂：骨・関節の画像診断，金原出版，1995．
2）藤本　肇：MRI骨・関節アトラス．コンパクトMRIシリーズ 第1版，ベクトルコア，2000．
3）河野　敦：骨関節X線解剖ハンドブック，中外医学社，1998．

Index 和文●欧文

あ

アキレス腱断裂	495
悪性線維性組織球腫	433
悪性中皮腫	166, 167
悪性尿路疾患	346, 347
悪性リンパ腫	286, 306
アスベスト	184
アスベストーシス	184, 185
胃癌	284, 285
異型狭心症	227
異型腺腫様過形成	150, 151
意識障害の分類	53
異所性甲状腺	106, 108, 109
石綿	184
イレウス	251
——の分類	251
機械性——	251
機能性——	251
咽後膿瘍	123, 124
陰性造影剤	265
ウイルス性脳炎	43, 44, 45
ウィンドウ	
——条件	342
——幅	342
——レベル	342
エレファントマン	428
炎症性肝腫	307, 308
炎症性偽腫瘍	308
円板状半月	490
黄色靱帯骨化症	448
黄色肉芽腫性胆嚢炎	326, 327

か

外傷	467
外側骨折	474
外反	463
潰瘍性大腸炎	294
潰瘍(良性)	285
顎骨性疾患	100
拡散強調画像	25, 40
——で高信号を示す病変	45
過誤腫	59, 154, 155
化骨性筋炎	429
下垂体腺腫	27, 29
下垂体のdynamic study	28
仮性動脈瘤	199
鵞足	488
家族性大腸ポリポーシス	292
肩関節脱臼	457
褐色細胞腫	344
過敏性肺臓炎	168, 169
川崎病	236, 238
——の治療	238
肝悪性腫瘍	301, 303
肝炎	298
肝芽腫	317
眼窩内髄膜腫	85
眼窩内側壁	116
眼窩吹き抜け骨折	116, 117
眼窩への直接外力のイメージ	116
間隙	123
肝血管腫	313, 377
観血的治療	469
肝硬変	378
——症	298, 300
寛骨	477
肝細胞癌	301, 376
肝実質のCT値	311
冠状動脈狭窄	227
冠状動脈瘤	236, 238
癌性腹膜炎	292
関節円板	96
——転位	96, 97, 98
——変形	97
肝臓および膵臓などにおける腫瘍鑑別のための検査	263
肝の濃度(CT値)がびまん性に上昇する病態	312
肝損傷	368
——分類	370
肝動脈門脈短絡	302
肝嚢胞	315, 378
肝膿瘍	307
肝門部胆管癌	382
灌流画像	25
キーンベック病	467, 468
気管支拡張症	174, 175
気管支動脈塞栓術	131
気管支透亮像	132
気胸	186, 187
偽腔	371
危険間隙	123
機能性イレウス	251
機能的鼻内内視鏡手術	77
偽膜性大腸炎	295
逆流重症度国際分類	353
急性硬膜外血腫	50, 51
急性硬膜下血腫	52
急性膵炎	338, 339, 382
——のCT分類	339
——の原因	338
急性精巣上体炎	390
急性胆嚢炎	380
急性虫垂炎	388
急性副鼻腔炎	77, 79
急性膀胱炎	387
狭窄後拡張	198
狭心症	231
——の分類	227
胸水	162, 163
——の分類	164
胸腺腫	160, 161
胸部大動脈瘤	198, 201
胸部単純X線写真による動脈管の陰影	207
胸膜	129
——・気胸の概念図	187
虚血性心疾患	227, 230, 231
虚血性大腸炎	295, 389
距骨ドームの骨軟骨損傷	496
巨細胞腫	407
空洞	138
くも膜下出血	18, 19
グラディエント・エコー法によるヘモジデリン検出	408
クルーケンベルグ腫瘍	391
グレードと分化度	412
グレーブス病	111
脛骨顆間隆起剥離骨折	481
脛骨高原骨折	492
憩室炎	296
頸椎の名称	455
珪肺	182, 183
劇症肝炎	298
結核腫	156, 157
結核性肺炎	141, 143
血管炎	199
血管筋脂肪腫	349
血管腫	424
血管輪	212, 213, 214
血管攣縮	18
月経周期と子宮・卵巣の変化	361

索引

結石 ——— 252
結節・腫瘤影 ——— 133
結節性硬化症 ——— 349
血栓閉塞型解離 ——— 202
限局性結節性過形成 ——— 315
原発性副甲状腺機能亢進症 ——— 113
　——の原因 ——— 113
腱板損傷 ——— 458
口蓋扁桃 ——— 94
岬角 ——— 410
膠芽腫 ——— 24,26
高血圧性脳内出血 ——— 16,17
好酸球性肺炎 ——— 176,177
　——の分類 ——— 177
含歯性嚢胞 ——— 99
後十字靱帯断裂 ——— 484,485
　——の長期経過 ——— 485
後縦靱帯骨化症 ——— 447,448
甲状舌管 ——— 107
　——嚢胞 ——— 106,108,109
甲状腺¹²³I摂取率の経時的曲線
　——— 112
甲状腺癌 ——— 108
甲状腺機能亢進症 ——— 110,112
　——の原因 ——— 111
甲状腺機能低下症 ——— 110
　——の原因 ——— 111
高頻度の骨折 ——— 469
高分解能CT ——— 130
硬膜外腫瘍 ——— 454
硬膜下水腫 ——— 57
硬膜内髄外腫瘍 ——— 454
小型円形細胞腫 ——— 417
骨腫瘍の年齢分布 ——— 395
骨腫瘍の発生部位 ——— 398
骨髄炎 ——— 434
骨軟骨腫 ——— 394
骨肉腫 ——— 413,414
骨盤骨折 ——— 475
骨膜反応 ——— 414
鼓膜被蓋 ——— 88
コロナ様濃染 ——— 302
コンソリデーション ——— 133

さ

細菌性膿瘍 ——— 307
細菌性肺炎 ——— 136,137

最大短径 ——— 200
鰓部器官 ——— 121
左心不全 ——— 217,219
サルコイドーシス ——— 170,171
三角線維軟骨複合体 ——— 471
耳下腺腫瘍のダイナミック造影像
　——— 103
耳下腺多形腺腫 ——— 101,102,103
磁化率アーチファクト ——— 73
子宮外妊娠 ——— 365
子宮筋腫 ——— 357,391
子宮筋肉腫 ——— 356
子宮頸癌 ——— 354
子宮欠損 ——— 363
子宮腺筋症 ——— 358
子宮体癌 ——— 355
歯原性嚢胞 ——— 99
耳硬化症 ——— 90,91
歯根嚢胞 ——— 99,100
歯状核赤核淡蒼球ルイ体萎縮症 ——— 38
視神経膠腫 ——— 59,85,86
脂肪肝 ——— 310,379
脂肪腫 ——— 63,423
脂肪肉腫 ——— 431,432
脂肪のCT値 ——— 340
脂肪抑制画像 ——— 31
脂肪抑制法 ——— 272
　選択的—— ——— 272
若年性血管線維腫 ——— 80,81,82
シャンペングラス様 ——— 435
縦隔にできる腫瘍 ——— 161
十二指腸潰瘍 ——— 287
手根管 ——— 466
　——撮影 ——— 466
　——症候群 ——— 466
出血性梗塞 ——— 14
循環を温存するための術式 ——— 467
上衣腫 ——— 59
上咽頭 ——— 92
漿液性嚢胞腺腫 ——— 361
消化管間質腫瘍 ——— 286
消化管造影検査 ——— 289
小骨盤腔 ——— 479
小児肝腫瘍 ——— 316,317
紙様板 ——— 116
上皮性腫瘍 ——— 146
静脈血サンプリング ——— 28
静脈性尿路造影 ——— 350

小葉中心性結節 ——— 142
食道アカラシア ——— 283
食道癌の肉眼分類 ——— 282
食道進行癌 ——— 282,283
食道早期癌 ——— 283
食道粘膜下腫瘍 ——— 283
食道表在癌 ——— 283
腎癌の膵転移 ——— 335
真腔 ——— 371
神経原性腫瘍 ——— 58,426,427
神経腫性象皮症 ——— 428
神経鞘腫
　——— 30,31,32,164,165,426
神経線維腫症 ——— 58,427
　——1型 ——— 85
腎血管筋脂肪腫 ——— 348,349,386
腎結石 ——— 384
腎細胞癌 ——— 346,347,386
　——との鑑別 ——— 349
心室中隔欠損 ——— 239,241,242
真珠腫 ——— 87,89
浸潤影 ——— 133
浸潤性膵管癌 ——— 328
真性動脈瘤 ——— 199
腎損傷 ——— 370
新変異型Creutzfeldt-Jakob病
　（CJD） ——— 46
心房中隔欠損 ——— 243,245
膵悪性腫瘍 ——— 328,329
髄液の流れ ——— 2
膵癌 ——— 328,329,330,331,383
膵管内乳頭粘液性腫瘍
　——— 332,333,334
水腎症 ——— 350,385
膵胆管合流異常 ——— 324
膵頭部癌 ——— 328,329,330,331
髄内腫瘍 ——— 454
膵内分泌腫瘍 ——— 335,336,337
水尿管 ——— 350
髄膜腫 ——— 33,35,59
髄膜脊髄瘤 ——— 453
スコッチテリアの首 ——— 446
ストレイン ——— 461
すりガラス影 ——— 133
正円窓 ——— 90
脆弱骨骨折 ——— 475
精巣動脈 ——— 274
正中頸嚢胞 ——— 108

501

脊索 —— 93
　　—— 遺残 —— 74
　　—— 管遺残 —— 74
　　—— 腫 —— 72,74,409
脊髄空洞症 —— 452
脊髄稽留症候群 —— 453
脊髄小脳失調症 —— 38
脊髄小脳変性症 —— 38,39
　　—— の画像所見 —— 39
脊椎圧迫骨折 —— 451
脊椎炎 —— 450
脊椎すべり症 —— 445
脊椎分離症 —— 445
石灰化 —— 252
　　—— を示す眼球病変 —— 83
ゼブラ濃染 —— 269
線維性異形成 —— 404
占拠性効果 —— 40
仙骨 —— 410
　　—— 不全骨折 —— 475
前十字靱帯断裂 —— 481,482
線状・網状影 —— 133
舟状骨骨折 —— 469,470
選択的脂肪抑制法 —— 272
剪断損傷 —— 55
前腸嚢胞 —— 158,159
仙椎の腰椎化 —— 449
穿通枝 —— 14
前庭窓前小裂 —— 90
先天性腎尿路疾患 —— 352,353
先天性胆道拡張症 —— 324,325
仙尾部脂肪腫 —— 453
前方転位 —— 96
前立腺肥大 —— 390
造影FLAIR像 —— 37
造影剤の増強効果 —— 25
双角子宮 —— 364
早期虚血サイン —— 15
総胆管結石 —— 380
　　—— 症 —— 318,319
象皮症 —— 428
僧帽弁閉鎖不全症 —— 232,234
僧帽弁閉鎖不全のSellers分類
　　—— 234
側頸嚢胞 —— 108
粟粒結核 —— 144

た

第2鰓裂嚢胞 —— 121,122
　　—— の発生部位 —— 121
大腿骨頸部骨折 —— 474
大腿骨頭壊死症 —— 476
大腿骨の単純X線写真撮影 —— 415
大腸悪性リンパ腫 —— 293
大腸癌 —— 389
大腸クローン病 —— 294
大腸憩室炎 —— 388
大動脈炎症候群 —— 209
大動脈解離 —— 202,205
大動脈縮窄 —— 215,216
大動脈憩室 —— 212
大動脈弁逸脱 —— 240
大動脈弁狭窄 —— 235
大動脈弁閉鎖不全 —— 235
　　—— のSellers分類 —— 234
高安病 —— 209,211
　　—— の好発年齢 —— 209
　　—— の症状 —— 209
　　—— の別名 —— 209
多形腺腫 —— 101
　　—— の再発 —— 102
多系統萎縮症 —— 38
多断面再構成像 —— 345
脱臼の画像診断 —— 457
多発性外骨腫症 —— 396
多発性硬化症 —— 48,49
多発性骨髄腫 —— 418
　　—— の造影剤使用 —— 419
多発性内軟骨腫症 —— 398
多発性嚢胞腎 —— 384
ダブルアーテリアル撮像 —— 269
多列検出器型CT —— 372
胆管癌の分類 —— 382
胆管細胞癌 —— 303
担空胞細胞外軟骨症 —— 74
単純性骨嚢腫 —— 401,402
胆石症 —— 327
短頭 —— 430
胆道結石 —— 318,319
胆嚢癌 —— 321,323,381
　　—— の鑑別 —— 381
　　—— のドプラ(FFT解析) —— 381
　　—— の肉眼形態 —— 381
胆嚢結石症 —— 318,319

胆嚢腺筋症 —— 381
　　—— の肉眼形態 —— 381
中心瘢痕 —— 314
注入時間一定法 —— 263
腸結核 —— 295
超常磁性酸化鉄造影MRI —— 302
超常磁性酸化鉄造影剤 —— 314
長頭 —— 430
直腸カルチノイド —— 293
直腸癌 —— 291,297
貯留嚢胞 —— 93
陳旧性心筋梗塞 —— 230
椎間板炎 —— 450
椎間板髄核 —— 443
椎間板線維輪 —— 443
椎間板ヘルニア
　　—— 438,439,440,443
椎体血管腫 —— 406
転移性肝腫瘍 —— 377
転移性骨腫瘍 —— 420,421
転移性脳腫瘍 —— 36,37
転移性肺腫瘍 —— 152,153
投球障害肩 —— 459
等方性ボクセル —— 88
動脈管開存 —— 206,208
動脈管の治療 —— 206
特発性間質性肺炎 —— 178
特発性器質化肺炎 —— 178,179
特発性肺線維症 —— 134,172,173

な

内臓逆位症 —— 250
内側骨折 —— 474
　　—— の分類 —— 474
内側上顆炎 —— 461,462
内側側副靱帯断裂 —— 486,487
内軟骨腫 —— 397
内膜症性嚢胞 —— 359
軟骨肉腫 —— 72,411
軟骨無形成症 —— 435
二重造影 —— 282
日本消化器集団検診学会
　　ガイドライン —— 254
日本脳炎 —— 43
尿管結石 —— 350,351,385
尿中hCG —— 365
尿中ヒト絨毛性ゴナドトロピン —— 365

索引

尿路感染の診断 —— 352
粘液性囊胞腫瘍 —— 332
粘液性囊胞腺腫 —— 362
膿胸 —— 162,163
脳梗塞 —— 14,15
脳挫傷 —— 54,55
脳実質内にリング状の増強効果を
　示す病変 —— 42
脳神経鞘腫 —— 59
脳髄膜と脳表の解剖 —— 53
脳動静脈奇形 —— 22,23
脳動脈瘤 —— 20,21
　——3大好発部位 —— 20
脳ドック —— 20
脳膿瘍 —— 40,41,42
囊胞腎の分類 —— 384
脳梁形成異常 —— 62
脳梁の形成 —— 63

は

バーチャルエンドスコピー —— 259
肺炎球菌肺炎 —— 136,137
肺癌 —— 146,147,148,149
　——のCT検診 —— 147
肺気腫 —— 180,181
肺結節のランダムな分布 —— 145
肺水腫 —— 135
肺塞栓症 —— 220,222,223
肺動静脈瘻 —— 224,226
肺動脈弁狭窄 —— 235
肺の2次小葉 —— 130
肺囊胞 —— 186
肺膿瘍 —— 138,139,140
肺の空洞 —— 138
肺分画症 —— 192,193
肺胞置換型の発育 —— 150
白色瞳孔 —— 83
拍動性耳鳴 —— 75
バケツ柄断裂 —— 490
橋本病 —— 110
バセドウ病 —— 110,111,112
発育性股関節脱臼 —— 478
ハニカムラング —— 171
ハムストリング —— 488
半月板断裂 —— 489,490
ハンスフィールド・ユニット
　—— 262,311,340

鼻咽頭 —— 92
非骨化性線維腫 —— 403
非上皮性腫瘍 —— 146
肘を強制的に外反する投球動作
　—— 463
脾損傷分類 —— 370
非特異的な扁桃腫大の所見 —— 95
びまん性肝疾患 —— 310,312
びまん性軸索損傷 —— 55
びまん性脳損傷 —— 55
皮様囊腫 —— 360
不安定狭心症 —— 227
復位 —— 96
副甲状腺腺腫 —— 113,115
副腎腫瘤 —— 343
副腎髄質腫瘍 —— 343
副腎皮質腫瘍 —— 340,341,342
腹水 —— 251
腹部外傷 —— 368,370
腹部大動脈瘤 —— 371
腹部単純X線写真で腹水を
　読影する3つのポイント —— 251
不全(骨)骨折 —— 475
ブラ —— 186
フルオロデオキシグルコース —— 104
ブルサック腔 —— 87
フローボイド —— 267
ヘモグロビン —— 51
ヘモクロマトーシス —— 312
ヘルペス脳炎 —— 43,44,45
弁逆流の分類 —— 234
変形性関節症 —— 97
変形性脊椎症 —— 438,441
扁桃 —— 94
　——炎 —— 94,95
　——周囲膿瘍 —— 94,95
　——口蓋 —— 94
弁膜症 —— 232,234,235
膀胱癌 —— 387
膀胱結石 —— 252
膀胱尿管逆流 —— 352,353
　——の診断 —— 352
放射性薬剤 —— 104
放射性ヨード検査前の制限対象
　—— 111
放射線肺臓炎 —— 190,191
傍神経節腫瘍 —— 75,76
傍神経節腫瘍の塞栓術 —— 75

蜂巣肺 —— 171
膨隆 —— 443

ま

マイコプラズマ肺炎 —— 137
マルファン症候群 —— 203
慢性好酸球性肺炎 —— 134,135
慢性硬膜下血腫 —— 56,57
慢性膵炎 —— 383
慢性副鼻腔炎 —— 77,79
ミオクローヌス —— 46
脈なし病 —— 209
無気肺 —— 188,189
モアレ濃染 —— 269
網内系 —— 314
網膜芽細胞腫 —— 83,84
門脈 —— 277
　——圧亢進症 —— 316
　——造影 —— 277

や

遊離ガス —— 252
癒着などにより範囲が限定された
　出血 —— 198
容積効果 —— 40
腰椎の仙椎化 —— 449
腰部脊柱管狭窄症 —— 444
ヨード —— 107
翼口蓋窩 —— 80

ら

卵円窓 —— 90
卵巣癌 —— 391
卵巣茎捻転 —— 367
卵巣出血 —— 366
卵巣動脈 —— 274
離断性骨軟骨損傷 —— 463,464
良性肝腫瘤 —— 313,315
リング状の増強像を示す病変 —— 25
類骨骨腫 —— 399
ルフォール骨折 —— 118,119,120
肋骨横隔膜角鈍化 —— 135

A

AAE(annulo aortic ectasia) ——203
abutment syndrome——472
Achilles tendon rupture —495
achondroplasia ——435
ACL tear ——481,482
acute appendicitis ——388
acute cholecystitis ——380
acute cystiti ——387
acute epididymitis ——390
acute epidural hematoma ——50,51
acute pancreatitis ——338,339,382
acute sinusitis ——77,79
acute subdural hematoma—52
adenomyomatosis ——381
adrenal cortical tumor ——340,341,342
adrenal medullary tumor—343
AHA(American Heart Association)分類——228
anulus fibrosus ——443
aortic dissection——202,205
A-P shunt ——302
arch anomaly —212,213,214
asbestosis——184,185
ASRM(american society for reproductive medicine)分類 ——363
atelectasis——188,189
atrial septal defect—243,245
a typical adenomatous hyperplasia——150,151
AVM(arteriovenous malformation) ——22,23

B

b-factor ——270
b-value ——270
bacterial pneumonia—136,137
Basedow's disease ——111
benign hepatic mass—313,315
benign prostatic hypertrophy ——390

biliary tract stone —318,319
bladder carcinoma ——387
blow-out fracture——116,117
bolus tracking法 ——263
BOOP(bronchiolitis obliterans and organizing pneumonia) ——178,179
brain abscess ——40,41,42
brain contusion ——54,55
branchial apparatus——121
bronchiectasis ——174,175
bucket handle tear ——490
Budd-Chiari症候群 ——316
bulging ——443

C

carcinoma of the gallbladder ——381
carcinoma of the pancreas ——383
cardiac valvular disease ——232,234,235
carpal tunnel syndrome —466
central scar ——314
cerebral aneurysm ——20,21
cerebral infarction——14,15
chemical shift imaging —311
CHESS(chemical sift selective saturation) —272
Chiari II型に伴う
　脳先天性形成異常 ——61
Chiari malformation —60,452
Chiari奇形 ——60,61,452
　——の形態異常 ——61
cholangio carcinoma ——382
choledochal cysts —324,325
choledocholithiasis ——380
cholesteatoma ——87,89
chondrosarcoma ——411
chordoma ——72,74,409
chronic pancreatitis——383
chronic sinusitis ——77,79
chronic subdural hematoma ——56,57
cisternography ——31
coarctation of aorta—215,216
colonic cancer ——389

compression fracture ——451
congenital urinary disease ——352,353
consolidation ——133
COP(cryptogenic organizing pneumonia)——178,179
CPR(curved planar reformation) ——329
Creutzfeldt-Jakob disease ——46,47
CT2相性造影 ——102
CTAP(CT during arterial portography) ——276
CTHA(CT hepatic arteriography) ——276
CT値 ——262
CT撮影の工夫 ——102
CTダイナミック造影——102
curved MPR——345

D

DAI(diffuse axonal injury)—55
DDH(developmental dislocation(dysplasia)of the hip) ——478
diffuse liver disease—310,312
discitis ——450
dislocation of the shoulder ——457
diverticulitis of the colon—388
Dixon法 ——272
DRPLA(dentaterubropallidoluysian atrophy) ——38
ductus line ——207
dural tail sign ——34
DWI(diffusion weighted imaging)——25,40
dynamic contrast study—273
dynamic study
　——（頭頸部） ——76
　——（下垂体） ——28
　——（腹部） ——345
dysgenesis of corpus callosum ——62

E

ecchorodosis physalifora —74
ectopic thyroid gland
　　　　　　　——106,108,109
emphysema ——180,181
empyema ——162,163
enchondroma ——397
entry ——371
Ewing's sarcoma——416,417
extradural tumor ——454

F

Fallot四徴症 ——246,247,248
fat pad sign ——462
fatty liver ——379
FDG ——104
　——-PETにおける血糖値や
　　インスリン値の影響—104
　——-PETの集積に影響する因子
　　　　　　　　　　——105
　——-PETの集積に影響する治療
　　　　　　　　　　——105
　——の生理的集積 ——105
femoral neck fracture ——474
fibrous dysplasia ——404
FIGO分類 ——354
FLAIR像 ——37
flow void ——17,267
flow-related enhancement—17
focal fat spared area ——310
foregut cyst ——158,159

G

gallbladder cancer —321,323
giant cell tumor ——407
GIST(gastrointestinal stromal
　tumor) ——286
glioblastoma ——24,26
Graves' disease
　　　　　　——110,111,112

H

hamartoma——154,155
hamstrings ——488
Hashimoto's disease ——110
HCC(hepatocellular
　carcinoma) ——376
hemangioma ——406,424
hepatic cyst ——378
hepatic hemangioma ——377
hepatitis ——298
high-attenuating crescent
　sign ——372
honeycomb lung ——171
HRCT(High-Resolution CT)
　　　　　　　　　　——130
HU(Hounsfield Unit)
　　　　　　——262,311,340
hydronephrosis ——385
hypersensitivity pneumonitis
　　　　　　　　——168,169
hypertensive intracerebral
　hemorrhage——16,17
hyperthyroidism ——110,112
hypothyroidism ——110

I

IMH(intramural hematoma)
　　　　　　　　　　——202
infantile hepatic tumor
　　　　　　　　——316,317
inflammatory lesion—307,308
infundibulum sign ——207
in phase像 ——268
insufficiency fracture of the
　sacrum ——475
internal derangement of
　temporomandibular joint
　　　　　　　　——96,97,98
intervertebral disc herniation
　　　　　　——438,439,440
intimal flap ——202,371
intimal tear ——202
intradural-extramedullary
　tumor ——454
intramedullary tumor ——454
IPF(idiopathic pulmonary
　fibrosis) ——172,173
IPMT(intraductal papillary
　mucinous tumor)
　　　　　　——332,333,334
ischemic colitis ——389
ischemic heart disease
　　　　　　——227,230,231

J

juvenile angiofibroma
　　　　　　　　——80,81,82

K

Kasabach-Merritt症候群 —316
Kawasaki disease —236,238
Kerley line——218
Kienböck disease —467,468
Kommerell憩室 ——212
Krukenberg腫瘍 ——391

L

lamina papyracea ——116
LeFort fracture—118,119,120
　——分類 ——118
left heart failure ——217,219
lessor pelvis ——479
lipoma——423
liposarcoma——431
liver cirrhosis——300,378
lumbar canal stenosis ——444
lumbarization ——449
lumbosacral lipoma ——453
lung abscess —138,139,140
lung carcinoma
　　　　　　——146,147,148,149

M

malignant epithelial tumor
　　　　　　　　——301,303
malignant mesothelioma
　　　　　　　　——166,167
malignant tumor of the
　pancreas——328,329
malignant urinary disease
　　　　　　　　——346,347
Marfan症候群 ——203
mass effect ——40
MCL tear——486,487

MCT(mucinous cystic tumor) ——332
MDCT(multidetector-row CT) ——372
medial epicondylitis——461,462
meningioma ——33,35
meningomyelocele ——453
meniscal tear ——489,490
metastatic bone tumor ——420,421
metastatic brain tumor——36,37
metastatic liver tumor ——377
metastatic lung tumors ——152,153
MFH(malignant fibrous histiocytoma) ——433
miliary tuberculosis ——144
MLP(multiple lymphomatous polyposis) ——293
MPG(motion probing gradient) ——270
MPR(multiplanar reconstruction(reformation)) ——345
MRCP(magnetic resonance cholangiopancreatography) ——319
MR DSA ——23
MRI造影検査における脂肪抑制——80
MRIによる頭頸部腫瘍の血行動態評価法 ——82
MRS(MR spectroscopy) ——25,40
MSA(multiple systemic atrophy) ——38
MTCパルス ——36
multiple myeloma ——418
multiple sclerosis ——48,49
Müller管発育異常 ——363
myoma of the uterus ——391
myositis ossificans ——429

N

necrosis of the femoral head ——476
negative ulnar variant ——467
neurinoma ——164,165
neuroendocrine tumor of the pancreas ——335,336,337
neurofibromatosis ——58
——1型 ——85
neurogenic tumor ——426,427
non-ossifying fibroma ——403
notochord ——93
nucleus pulposus ——443

O

Ollier病 ——398
OPLL(ossification of posterior longitudinal ligament) ——447,448
opposed phase像 ——268
optic glioma ——85,86
osteochondral injury of the talar dome ——496
osteochondritis dissecans ——463,464
osteochondroma ——394
osteoid osteoma ——399
osteomeatal unit ——78
osteomyelitis ——434
osteosarcoma ——413,414
otosclerosis ——90,91
ovarian cancer ——391
OYL(ossification of yellow ligament) ——448

P

paraganglioma ——75,76
parathyroid adenoma——113,115
patent ductus arteriosus ——206,208
PAU(penetrating atherosclerotic ulcer)——203
PCL tear ——484,485
penumbra ——14
peritonsillar abscess ——94,95
pheochromocytoma ——344
PIE syndrome ——176,177
pituitary adenoma——27,29
pleomorphic adenoma of the parotid gland——101,102,103
pleural effusion ——162,163
pneumothorax ——186,187
polycystic kidney ——384
positive ulnar variant ——467
promontorium ——410
Prussak腔 ——87
pseudo-kidney sign ——389
pulmonary arteriovenous fistula——224,226
pulmonary sequestration ——192,193
pulmonary(thrombo)embolism ——220,222,223
PWI(perfusion weighted imaging) ——25

R

radiation pneumonitis ——190,191
radicular cyst ——99,100
re-entry ——371
renal angiomyolipoma ——348,349,386
renal cell carcinoma ——346,347,386
renal stone ——384
retinoblastoma ——83,84
retropharyngeal abscess ——123,124
Rokitansky-Aschoff sinus (RAS) ——322,327
rotator cuff disease——458
run-off sign ——207

S

sacralization ——449
sacrum ——410
salt and pepper——76
sarcoidosis ——170,171
scaphoid fracture ——469,470
SCA(spinocerebellar ataxia) ——38
SCD(spinocerebellar degeneration)の画像所見 ——39
schwannoma ——30,31,32,164,165
Scutum ——88

sealed rupture ——198
second branchial cleft cyst
　　——121,122
shearing injury ——55
silicosis ——182,183
simple bone cyst——401,402
skip lesion——415
SLAP(superior labrum anterior
　(posterior)) ——459
small round cell tumor ——417
sonographic Murphy's sign
　　——380
space ——123
spinocerebellar degeneration
　　——38,39
SPIO(super paramagnetic
　iron oxide)造影MRI——302
SPIO(super paramagnetic
　iron oxide)造影剤——314
spondylitis ——450
spondylolisthesis ——445
spondylolysis ——445
spondylosis deformans
　　——438,441
STIR(short TI inversion
　recovery) ——272
subarachnoid hemorrhage
　　——18,19
sunburst appearance——34
SUV(standardized uptake
　value) ——105
syringomyelia ——452

T

Takayasu disease —209,211
99mTc-MIBIシンチグラム ——114
tethered cord syndrome—453
tetralogy of Fallot
　　——246,247,248
TFCC(triangular fibrocartilage
　complex)——471
　——損傷 ——471
thoracic aortic aneurysm
　　——198,201
thymoma——160,161
thyroglossal duct cyst
　　——106,108,109

tibial plateau fracture ——492
tonsillitis ——94,95
Tornwaldt's cyst——74,92,93
trauma ——368,370
triangular fibrocartilage
　complex injury ——471
true pelvis——479
truncation artifact ——452
tuberculoma ——156,157
tuberculous pneumonia
　　——141,143
tumefactive demyelinating
　lesion——49

U

ULP(ulcer like projection)
　　——203
ureteral stone—350,351,385

V

Valsalva洞動脈瘤 ——240
ventricular septal defect
　　——239,241,242
vesicoureteral reflux—352,353
4-vessel study ——21
viral encephalitis —43,44,45
von Meyenburg complex—312
von Recklinghausen病 ——85

W

WL(window level) ——342
WW(window width) ——342

X

xanthogranulomatous chole-
　cystitis ——326,327

診療放射線技師
画像診断マスター・ノート

2005年	9月	10日	第1版第1刷発行
2006年	5月	20日	第2刷発行
2006年	12月	10日	第3刷発行
2008年	1月	20日	第4刷発行
2009年	9月	10日	第5刷発行
2012年	2月	20日	第6刷発行
2014年	2月	20日	第7刷発行
2016年	2月	20日	第8刷発行
2018年	3月	20日	第9刷発行
2019年	3月	20日	第10刷発行
2020年	3月	20日	第11刷発行

■監　修　　土屋一洋　　つちや　かずひろ

■編　集　　土屋一洋　　つちや　かずひろ
　　　　　　荒川浩明　　あらかわ　ひろあき
　　　　　　兼松雅之　　かねまつ　まさゆき
　　　　　　新津　守　　にいつ　まもる

■発行者　　三澤　岳

■発行所　　株式会社メジカルビュー社
　　　　　　〒162-0845　東京都新宿区市谷本村町2-30
　　　　　　電話　03(5228)2050(代表)
　　　　　　ホームページ　http://www.medicalview.co.jp/

　　　　　　営業部　FAX　03(5228)2059
　　　　　　　　　　E-mail　eigyo@medicalview.co.jp

　　　　　　編集部　FAX　03(5228)2062
　　　　　　　　　　E-mail　ed@medicalview.co.jp

■印刷所　　株式会社　創英

ISBN 978-4-7583-0657-7　C3047

©MEDICAL VIEW, 2005.　Printed in Japan

・本書に掲載された著作物の複写・複製・転載・翻訳・データベースへの取り込みおよび送信（送信可能化権を含む）・上映・譲渡に関する許諾権は，（株）メジカルビュー社が保有しています．

・JCOPY〈出版者著作権管理機構 委託出版物〉
本書の無断複製は著作権法上での例外を除き禁じられています．複製される場合は，そのつど事前に，出版者著作権管理機構（電話 03-5244-5088，FAX 03-5244-5089，e-mail：info@jcopy.or.jp）の許諾を得てください．

・本書をコピー，スキャン，デジタルデータ化するなどの複製を無許可で行う行為は，著作権法上での限られた例外（「私的使用のための複製」など）を除き禁じられています．大学，病院，企業などにおいて，研究活動，診察を含み業務上使用する目的で上記の行為を行うことは私的使用には該当せず違法です．また私的使用のためであっても，代行業者等の第三者に依頼して上記の行為を行うことは違法となります．

国試突破の最強ノート，4th edition!!
「平成32年版国試出題基準」に準拠して改訂!!

2020年以降はもちろん，
2018，2019年実施の国試受験者にも対応!

編集　福士政広　首都大学東京 健康福祉学部 放射線学科 教授

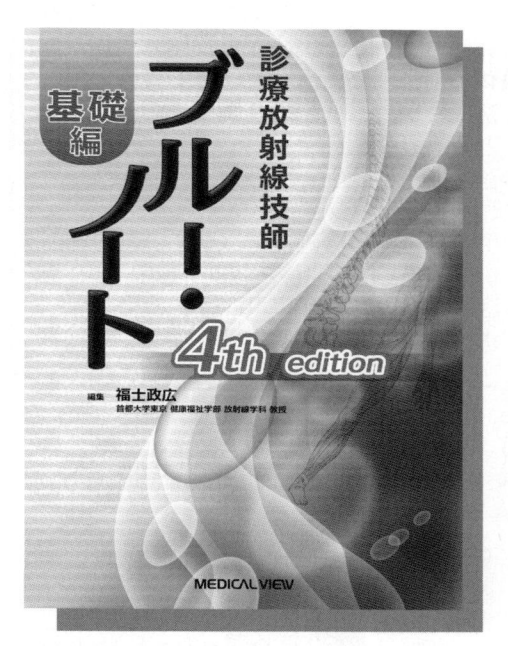

■B5判・592頁・定価(本体6,800円＋税)　　■B5判・632頁・定価(本体6,800円＋税)

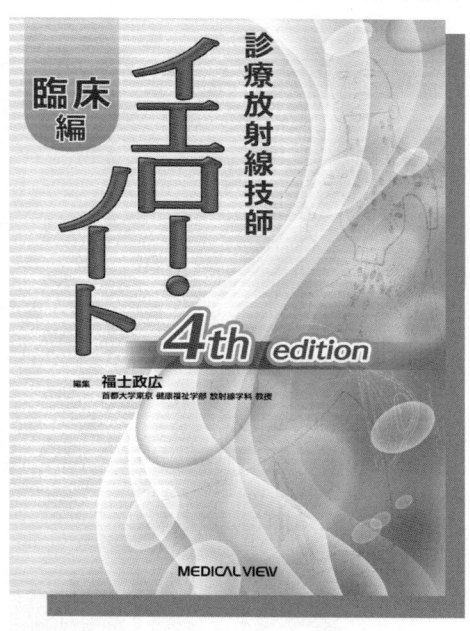

☆2020年春の国家試験から適用される新ガイドライン「平成32年版　診療放射線技師 国家試験出題基準」に合わせ，今後の国家試験にも対応できる内容としました。
☆各項目ごとに平易にかつポイントのみを記述し，図表を多用しました。
☆用語解説や補足説明も拡充することで，よりわかりやすく学習しやすい内容となっています。

◎「学生さんが各自の学習に合わせて「＋α」の知識を書き込み，独自の講義ノートを作成できる」という基本コンセプトを初版から受け継いでおり，日々の学習を積み重ねながら自ずと国家試験に十分対応できる知識が身に付く書籍となっています。
◎講義用のサブテキストから，学内試験，国試まで対応する診療放射線技師養成校学生必携の一冊として，ぜひご活用ください!!

メジカルビュー社

〒162-0845　東京都新宿区市谷本村町 2-30
TEL 03-5228-2050(代)
URL：www.medicalview.co.jp/

診療放射線技師自らが作成したフルカラーCGで
X線撮影のポジショニングとコツを直感的に理解できる！

監修　神島　保　北海道大学 大学院保健科学研究院 医用生体理工学分野 教授
著者　杉森博行　北海道大学 大学院保健科学研究院 医用生体理工学分野 講師

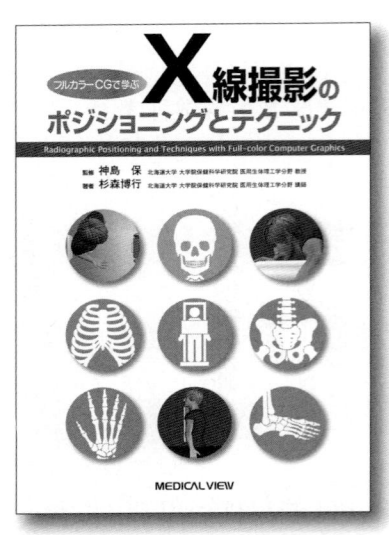

フルカラーCGで学ぶ X線撮影のポジショニングとテクニック

B5判・248頁・オールカラー
定価（本体5,500円＋税）

◆本書の特徴◆

◆ 学生・初心者のための，単純X線撮影時のポジショニングとコツを集約。
◆ ポジショニングの取り方がカラーCGの多数のカットにより視覚的に理解できる！
◆ 体の部位別に，代表的な102種類の撮影法について，典型的な画像や撮影のコツと関連づけて記載！
◆ 診断に適した画像を得るために必要な，
　①正しいポジショニング
　②意図どおりの画像になっているか判断するための正常像と解剖の理解
　③異常像の読影力
　の3つを連動して習得できる！

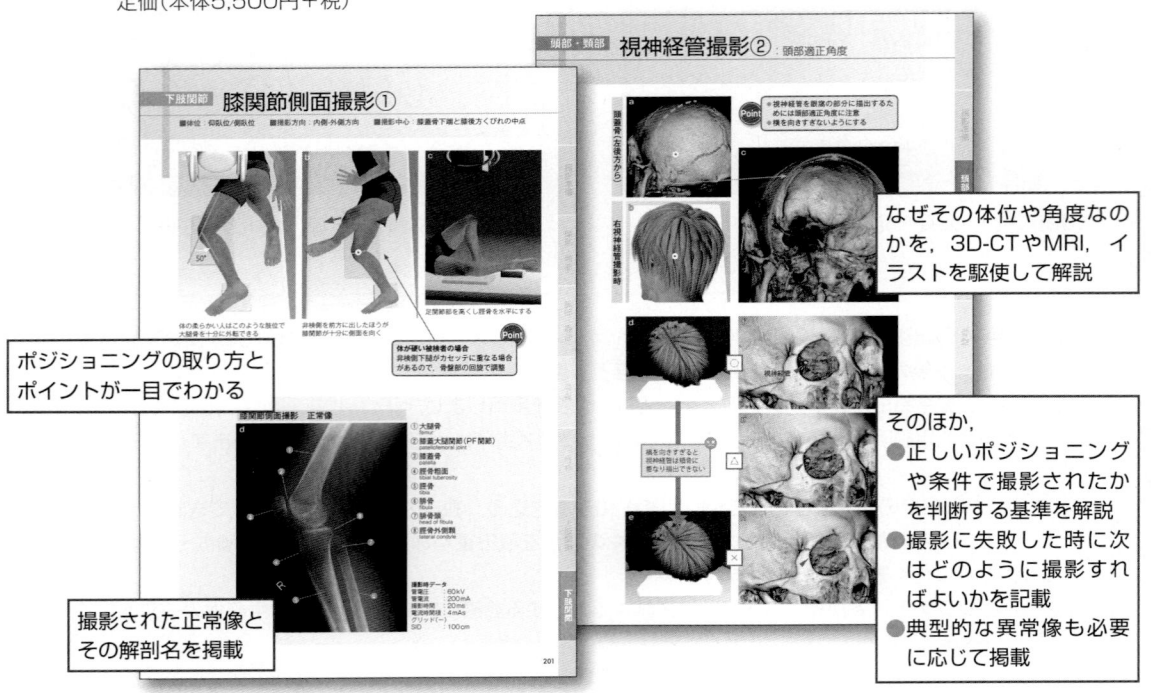

ポジショニングの取り方とポイントが一目でわかる

撮影された正常像とその解剖名を掲載

なぜその体位や角度なのかを，3D-CTやMRI，イラストを駆使して解説

そのほか，
● 正しいポジショニングや条件で撮影されたかを判断する基準を解説
● 撮影に失敗した時に次はどのように撮影すればよいかを記載
● 典型的な異常像も必要に応じて掲載

メジカルビュー社

〒162-0845　東京都新宿区市谷本村町 2-30
TEL 03-5228-2050(代)
URL：www.medicalview.co.jp/